黄帝内经

运气篇

气交变·五常政大论集注

杜武勋 主编

上海交通大学出版社
SHANGHAI JIAO TONG UNIVERSITY PRESS

内容提要

《黄帝内经》作为中医四大经典著作之首,被历代医家奉为圭臬,是我国医学宝库中现存成书最早的一部医学典籍。"五运六气理论"是传统中医理论中极具华彩的一部分,主要载于《内经·素问》的《天元纪大论》《五运行大论》《六微旨大论》《气交变大论》《五常政大论》《六元正纪大论》《至真要大论》七篇大论中,合称为"运气七篇",以及另外《本病论》和《刺法论》两个"遗篇"中,合称为"运气九篇",它是五运六气理论的源头。

《黄帝内经·素问》中,《气交变大论》主要论述五运之气在运行交互的过程中发生异常变化,引起自然界德、化、政、令、灾、变等的具体情况和人体的发病情况;《五常政大论》重点阐发了五运在天地之间正常布行政令的表现,从而产生平气、太过、不及的变化,并指出四方地势高下阴阳的差异对自然万物和人体的影响,提出治疗原则和方法。

本书将上述两篇经文合并,并将古今医家注释集萃,以期为读者呈现出古今医家丰富的注释解读,为学习五运六气理论奠定基础。本书适合有志于研究五运六气理论的读者朋友阅读参考。

图书在版编目(C I P)数据

黄帝内经运气篇.气交变·五常政大论集注 / 杜武勋主编.
—上海:上海交通大学出版社,2020
ISBN 978 - 7 - 313 - 21921 - 3

Ⅰ.①黄…　Ⅱ.①杜…　Ⅲ.①《内经》-运气(中医)-研究
Ⅳ.①R221②R226

中国版本图书馆 CIP 数据核字(2019)第 203154 号

黄帝内经运气篇

HUANGDI NEIJING YUNQI PIAN

气交变·五常政大论集注

QIJIAOBIAN · WUCHANGZHENG DALUN JIZHU

主　　编:杜武勋
出版发行:上海交通大学出版社　　　　　　地　　址:上海市番禺路 951 号
邮政编码:200030　　　　　　　　　　　　电　　话:021 - 64071208
印　　刷:上海万卷印刷股份有限公司　　　经　　销:全国新华书店
开　　本:710mm×1000mm　1/16　　　　印　　张:36.5
字　　数:732 千字
版　　次:2020 年 1 月第 1 版　　　　　　印　　次:2020 年 1 月第 1 次印刷
书　　号:ISBN 978 - 7 - 313 - 21921 - 3
定　　价:158.00 元

编 委 名 单

主　编　杜武勋

副主编（按姓氏笔画排列）

石宇奇　刘　津　李晓凤　张　茜

张少强

编　委（按姓氏笔画排列）

马　腾　王　硕　王　瑞　王润英

王晓霈　王智先　毛文艳　邓芳隽

石宇奇　田　盈　丛紫东　朱　博

朱明丹　朱林平　任　莹　刘　岩

刘　津　刘海峰　孙雨欣　孙非非

杜武勋　杜武媛　杜依濛　李卓威

李晓凤　邹金明　宋　爽　张　茜

张　瑜　张少强　张红霞　张丽红

张君丹　陈金红　武姿彤　林　杨

赵　美　袁嘉璐　袁宏伟　钱昆虹

黄　博　曹旭焱　裴丽敏

编写说明

一、本书编写的目的与意义

《黄帝内经》(以下简称《内经》)作为中医四大经典著作之首,被历代医家奉为圭臬,是我国医学宝库中现存成书最早的一部医学典籍。"五运六气理论"是传统中医理论中极具华彩的一部分,主要载于《内经》"七篇大论"及《本病论》和《刺法论》两个"遗篇"中,合称为"运气九篇",是五运六气理论的源头。虽自诞生之日起就饱受争议,但是五运六气理论在传统中医理论中的重要地位不可忽视。《内经》以大量篇幅阐释五运六气理论,使之成为中医气化学说、藏象学说、病机学说、升降出入等理论的渊薮,为后世医家提供了基本的中医思辨方式,对指导中医临床实践具有重要意义。

作为一名医生,必须"上知天文,下知地理,中知人事",且深入学习五运六气理论,因此充分研读《内经》是每位中医学者该具备的基本素养。但由于《黄帝内经》成书年代久远,涉及天文、地理、历法、气象等多学科知识,"其文简,其意博,其理奥,其趣深",原文艰深晦涩难懂,加之历经传抄翻刻,衍文、漏文、错文众多,使众多学者望而却步。为便于读者全面掌握《内经》中的五运六气理论知识,笔者挑选古今十五家注解《内经》的代表性书籍,按字、词、句的格式进行集萃,力求为研读运气九篇的广大读者提供一部基础、易懂、全面、详尽、各家思想交互碰撞的参考书籍。并使之成为学习五运六气的基础书籍,促进广大中医学者对中医经典的研读、挖掘,促进传统中医理论的继承与发展。

中医经典理论是中医发展的源泉,对经典理论的继承、发展与创新,是中医学发展的关键科学问题,中医临床绝非简单的经验与技能总结,中医学者只有坚持不懈,溯本求源,潜心悟道,应用传统中医理论指导临床才能使中医临床取得突出疗效,才可能实现中医经典理论对临床疾病的有效指导和中医理论的自身发展。本团队在繁重的临床工作之余,编写了《黄帝内经运气篇天元纪·五运行·六微旨大论集注》《黄帝内经运气篇气交变·五常政大论集注》《黄帝内经运气篇六元正纪大论集注》《黄帝内经运气遗篇集注》《黄帝内经运气篇至真要大论集注》。后续我们还将出版运用五运六气理论解读《黄帝内经》"运气九篇"、方剂、中药,及运用五脏生克制化辨证模式指导临床应用等系列书籍,为五运六气的推广与应用,贡献一点力量。

二、关于本书编写所使用医家注释版本说明

本团队搜集、研读了大量历代医家注释运气九篇的相关著作,共计四十余部,从中挑选出适合本书体例、按原著篇目注释、注释内容较完善的十五部著作进行摘录整理,希望为读者呈现尽可能丰富的医家解读。碍于卷帙有限,仍有许多非常优秀的医家著作未能收录进来,部分著作将作为参考文献出现在书中。

今本《黄帝内经素问》(以下简称《素问》)为唐代王冰的整理本,王冰不仅将原九卷内容分合增删、整理次注,还把"七篇大论"内容补入正文中,且在目录中保留了两个遗篇的篇名,注明"亡",故现存《素问》共有二十四卷,可大致分为三个部分:一是除去运气七篇及遗篇外的篇目,即成书时便存在的内容;二是运气七篇,由唐代王冰订补;三是两个遗篇,目前该部分出处争议较大。本书主要整理后两部分的相关医家注释,"七篇大论"部分选用王冰、马莳、张介宾、张志聪、高士宗、黄元御、张琦、高亿、孟景春、任廷革、张灿玾、方药中、王洪图、郭霭春等医家的十四部著作进行摘录整理;"遗篇"部分则选用马莳、张介宾、高士宗、孟景春、张灿玾、王洪图等医家的六部著作,以及上海涵芬楼影印正统道藏本,共七部著作进行摘录整理。

(一)"七篇大论"古代医家注释版本的选择

"七篇大论"指《天元纪大论》《五运行大论》《六微旨大论》《气交变大论》《五常政大论》《六元正纪大论》《至真要大论》七篇。

1.唐代重补"七篇大论"

在唐代以前,此《素问》七卷亡佚已久,究其何因,已无法考证。然王冰认为,"虽复年移代革,而授学犹存,惧非其人,而时有所隐,故第七一卷,师氏藏之,今之奉行,惟八卷尔",七卷亡佚是因为"师氏藏之",而后有幸得一秘本,"于先生郭子斋堂,受得先师张公秘本,文字昭晰,义理环周,一以参详,群疑冰释",秘本中载有"运气七篇",王冰"恐散于末学,绝彼师资,因而撰注,用传不朽",故在整理《素问》时便将"运气七篇"加以校勘订补,使之得以流传未绝。

然而王冰注本到了宋代出现"注文纷错,义理混淆"的混乱局面,北宋嘉祐年间,北宋校正医书局林亿、高保衡等人奉敕校正《素问》,定名《重广补注黄帝内经素问》。此次校正工作深入细致,以王冰注本为底本,又参照多种传本校订,所增注文均以"新校正"标之,并说明"运气七篇"为王冰补入。至此,《素问》传本的文字基本定型,后世皆沿用此宋版,卷数虽增减分合,文字却无大变动。

宋版流传至明代由顾从德保留其旧貌,得此刻本《素问》,其刻工精良,堪称善本。而后据此影刻、影印者不绝,1956年人民卫生出版社影印此本出版《重广补注黄帝内经素问》,1963年人民卫生出版社以其影印的此本为蓝本,参校守山阁本等,排印出版《黄帝内经素问》,成为《素问》现在的通行版本。

总而言之，王冰对"运气七篇"的发掘、整理、流传功不可没，不可抹杀他对五运六气学说传承、发展的贡献。因此，我们在选取注释版本时，首选经王冰—林亿、高保衡—顾从德—人民卫生出版社整理、刊刻、影印的1963年版《黄帝内经素问》一书(因王冰注本未收录"遗篇"具体内容，直至1963年人民卫生出版社排印出版《黄帝内经素问》才将"遗篇"附于书末，故此书在"七篇"部分简称为"王冰《黄帝内经素问》"，在"遗篇"原文校注部分简称为"1963年人卫版《黄帝内经素问》")。

2. 宋金元时期校注"运气七篇"的相关书籍

宋金元时期，校注《素问》"运气七篇"内容者开始涌现，如宋代赵佶的《圣济总录》，金代张从正的《儒门事亲》，由元代滑寿编辑、明代汪机续注的《读素问抄》等书，均涉及运气相关部分知识的注释、解读，具有很高的学术价值，但因其版本多拆分重编次序，或仅选取部分原文进行解读，不适合本书体例，故未纳入本书中。

3. 明清时期校注"运气七篇"的相关书籍

明清时期是五运六气学说蓬勃发展的重要阶段，众多医家开始重视《素问》原文的研习，注家辈出，各有见地。

明代马莳用三年时间，按原文次序分篇分节对《素问》进行全面注释，著成《黄帝内经素问注证发微》一书，该书分《素问》为九卷，不仅在注释篇名、解释病名、申明字义方面下了很大功夫，同时通过《素问》《灵枢》互证、归类条文、综合各家等方式，在剖析医理方面有许多超越前人的见解，成为学习《内经》不可缺少的参考书。

明代张介宾，对《内经》研习近三十年，根据个人体会，以类分门，撰成《类经》三十二卷，全书多从易理、五运六气、脏腑阴阳气血的理论来阐发经文蕴义，集前人注家的精要，加以自己的见解，敢于破前人之说，理论、注释、编次上均有自己的创见及特色，颇能启迪后人，深为后世所推崇。

清代张志聪，治学以宗经为基础，对《内经》的研究深入肌理，所著《黄帝内经素问集注》更是融合了其同窗与学生的智慧，综观全书，其特点在于以经解经，融会贯通，重视气化，天人合一，句栉字梳，提要钩玄，既吸纳了前人的胜义，又汇集了集体的新见。

清代高士宗，对《素问》殚心研注十载，汲取了前人张景岳、马莳、吴崑以及其师张志聪等注释《内经》的经验，著成《黄帝内经素问直解》一书，全书以当时盛行的阴阳五行学说作为阐述自身理解和经验的说理工具，重视"整体运动论""脏象论"等，说理透彻，文字易懂，确具"直解"特点。

清代黄元御，推崇黄帝、岐伯、扁鹊、仲景为医门四圣，倾注毕生精力研究中医古代典籍，将通行本《素问》内容分为十类，重予编次著为《素问悬解》，其注释参考王冰等历代《内经》注家之精论，间附自己对《素问》研究之心得。他学术精湛，敢创新说，标新立异，书中的五运六气之南政北政，为此南北二极之义，所论为前人未及。

清代张琦，重医理，尤好《素问》，潜心研究二十年始著成《素问释义》十卷，书中具有"辨错简独出己见,阐阴阳互根而重阳,论阴阳升降在乎中气"等特点,部分注文精辟且有新意,对经义发挥颇多。

清代高亿,撰《黄帝内经素问详注直讲全集》一书,其弟子罗济川、张映川注,大愚子、乾一修订,全书对《素问》一书逐篇分段注释直解,其注文言简义明,音义晓然,直解则会同诸家之说,而折衷其要,通晓畅达,全无以经解经之嫌,有裨于初学《内经》者。

故本书"七篇大论"部分古代医家的注释版本选用了王冰《黄帝内经素问》,1998年人民卫生出版社出版的由田代华主校的马莳《黄帝内经素问注证发微》,2016年中医古籍出版社出版的张介宾《类经》,2002年浙江古籍出版社出版的由方春阳、黄远媛、李官火等点校的张志聪《黄帝内经集注》,1980年由科学技术文献出版社出版的由于天星整理的高士宗《黄帝素问直解》,2016年中医古籍出版社出版的黄元御《黄元御医书全集》,1998年科学技术文献出版社出版的由王洪图点校的张琦《素问释义》,2016年中国中医药出版社出版的由战佳阳、乔铁、李丹等校注的高亿著,罗济川、张映川注,大愚子、乾一修订的《黄帝内经素问详注直讲全集》此八部古代医家著作。

4. "七篇大论"近现代医家注释版本的选择

为了阐述《素问》的学术思想,帮助后学更好地阅读原书,当今学者亦有不少人对其进行各种形式的整编和注释,各具特色。本书主要选取曾执教于各中医学院的教授或曾从事中医研究工作的中医学大家所著著作,各位医学大家均为中医学之前辈,为中医学的发展做出了巨大贡献,本书之编写也是对前辈的缅怀和纪念。

南京中医学院(今南京中医药大学)孟景春教授任职于医经教研组时,集合其校师生共同编写《黄帝内经素问译释》一书,对《素问》原文进行了校勘、注释、语译,并对每篇增加"题解""本篇要点"等内容,对于原文中重要理论和主要论点增补按语,提示其对临床实践的指导意义和应用价值,前后经过三次修订,目前第四版已较为全面。

北京中医学院(今北京中医药大学)任应秋教授一生阅读了大量中医古籍,尤其重视对中医典籍著作的理论研究,毕生致力于中医理论的发掘、整理、提高,并且作出了突出的成绩。他曾在中医首届研究生班上讲授《素问》内容,包括25篇《素问》文献的全文讲解,其女任廷革根据讲课录音整理成书《任应秋讲〈黄帝内经〉素问》,对没有讲课录音的部分,依据任应秋主编的《黄帝内经章句索引》进行整理。全书以《内经》系统的文献结构为线索进行整理,有较强的可读性及拓展思维的功能。

山东中医学院(今山东中医药大学)张灿玾教授与徐国仟教授等人受命整理研究中医古籍,撰成《黄帝内经素问校释》一书,对《素问》二十四卷共八十一篇按"提要""原文""校勘""注释""语译""按语"等项进行全面而系统的整理,此书是研究中医学、提高中医理论水平必读的中医古籍,可供中医学习、教学以及从事中医研究工作者参考学习之用。

中医研究院(今中国中医科学院)方药中教授对中医气化学说进行了创新性的研究,其与许家松所著的《黄帝内经素问运气七篇讲解》"各论"部分对"运气七篇"原文逐句加以解释,逐段进行述评,逐篇作出小结,全书就"运气七篇",总结其理论体系,揭示其科学内涵、精神实质和精华所在,阐述其临床指导意义,客观评价其在中医学中的地位与影响。

北京中医药大学王洪图教授是我国著名的内经研究大家,倡导"内经学"并得到学术界认同,使《内经》研究与教学发展为中医学的一个分支学科,其与贺娟撰写《黄帝内经素问白话解》一书,书中包括原文、提要、注释、白话解、按语五部分,重点突出,实用性强,准确地反映了原旨深意。

天津中医学院(今天津中医药大学)郭霭春教授博学多识,于目录、版本、校勘、训诂、音韵等专门之学造诣精深,治学精勤,著作颇丰,其主编的《黄帝内经素问校注》一书采众家之长,结合自己的见解,整理研究《素问》,资料丰富,校勘翔实,训解精当,其中对《素问》的一些研究论点,经全国有关专家审定,代表了 20 世纪 80 年代研究的最新水平,适用于临床、教学及广大中医爱好者阅读参考。

故本书"七篇大论"部分近现代医家的注释版本选用了 2009 年上海科学技术出版社出版的由孟景春、王新华主编的《黄帝内经素问译释》第 4 版,2014 年中国中医药出版社出版的由任廷革主编的《任应秋讲〈黄帝内经〉素问》,2016 年中国医药科技出版社出版的由张灿玾、徐国仟、宗全和校释的《黄帝内经素问校释》,2007年人民卫生出版社出版的由方药中、许家松所著的《黄帝内经素问运气七篇讲解》,2014 年人民卫生出版社出版的由王洪图、贺娟主编的《黄帝内经素问白话解》第 2 版,2012 年中国中医药出版社出版的郭霭春编著的《黄帝内经素问白话解》此六部近现代医家著作。

(二)"遗篇"医家注释版本的选择

运气遗篇指《刺法论》和《本病论》两篇。早在南朝全元起训解《素问》之前,《刺法论》和《本病论》两篇俱已亡失,至唐代王冰时仍未现世,故王冰再次注《素问》时仅目录中保留了两篇篇名,却无具体内容,并注明"亡",因而后世统称此二篇为"素问遗篇",又名"遗篇""素问亡篇""素问逸篇""素问佚篇"。

遗篇目前流传有两个内容完全不同的版本。一是通行版本,即目前普遍使用的人民卫生出版社梅花版《黄帝内经素问》中所载遗篇内容。宋代印刷技术进步,加之朝廷重视医学,《素问》得以广泛流行与传播,通行版遗篇悄然流传于世,宋代嘉祐中期进入校正医书局,林亿、高保衡等人阅览后评价道:"今世有《素问亡篇》及《昭明隐旨论》,以谓此三篇仍托名王冰为注,辞理鄙陋,无足取者。"既指出此遗篇并非《内经》原文,又否定了其医学价值,自然未能载入《重广补注黄帝内经素问》,这也导致遗篇在此后相当长一段时期内受到正统医家的批驳与排斥,对其流传造成不利影响。其后百余年未能留存完整的遗篇刊本,直至明代英宗时期,《正统道藏》收录《素问遗篇》，将《刺法论》分为三卷，《本病论》分为二卷，共五卷，后经上海涵芬楼影印正统道藏本《黄帝内经素问遗篇》使之流传至今（以下简称"正统道藏《黄帝内经素问遗篇》"）；马莳认为此二篇为正本所遗，首注遗篇，将其置于《素问注证发微》书末；张介宾将此遗篇与"运气七篇大论"统一类编，收于《类经》第二十八卷中。清代以后《素问》刊本大多将此遗篇内容附于书末，高士宗所撰《素问直解》中据马莳《素问注证发微》本另补《刺法论》及《本病论》，名为"素问补遗"，直接置于正文《气交变大论》之后。至近现代，多数注释《素问》的书籍均将其附于书末供读者参考研究，如上述提到的孟景春、张灿玾、王洪图所著著作。

　　二是高亿版本，此版本仅见于《黄帝内经素问详注直讲全集》一书中。此书又名《黄帝内经素问完璧直讲详注》，为清末医家高亿所著，其弟子罗济川、张映川注，大愚子、乾一修订，成书于同治十一年，即1872年。书中遗篇内容与通行本完全不同，为本书特点之一。《素问详注直讲全集》久不见于世，现存唯一版本为同治壬申年（1872年）绿云冈原刻本。民国时期只有《医学大辞典》将其收录，现代的《中医文献辞典》《中医文献学》《中医古籍珍本提要》《中医大辞典》等辞典类工具书亦有载录，但对其评介却是寥寥数语，研究此遗篇的学者亦是少之又少。

　　《内经》其他篇章多处提到"刺法""本病"，可见《刺法论》和《本病论》两篇在《内经》中确实存在，篇名并非王冰杜撰。遗篇通行版虽远早于高亿版现世，但不可忽视其内容的道教色彩，受到批驳，世人对编著者纷纭争论。高亿版虽在内容上与其他篇章交相呼应，看似一脉相承，但出现时间比《内经》晚了将近两千年之久，流传情况单一，且其来历仅能参考《黄帝内经素问详注直讲全集》一家之言，未可尽信，故不能断定哪一版为《内经》固有内容。而无论哪个版本才是真正的"遗篇"，此两版的学术价值和临床指导意义都是难以否认的。当今学者在研读"遗篇"时，当两版本互参，并联系《内经》其他篇章内容作出合理取舍。因此，本书将《刺法论》《本病论》两遗篇内容与运气七篇内容统一收编，以便于读者全面掌握此两篇内容。书中两遗篇原文采用通行版本。

　　"遗篇"部分注释版本选用上海涵芬楼影印正统道藏本《黄帝内经素问遗篇》，1998年人民卫生出版社出版的由田代华主校的马莳《黄帝内经素问注证发微》，2016年中医古籍出版社出版的张介宾《类经》，1980年由科学技术文献出版社出版的由于天星整理的高士宗《黄帝素问直解》，2009年上海科学技术出版社出版的由孟景春、王新华主编的《黄帝内经素问译释》第4版，2016年中国医药科技出版社出版的由张灿玾、徐国仟、宗全和校释的《黄帝内经素问校释》，2014年人民卫生出版社出版的由王洪图、贺娟主编的《黄帝内经素问白话解》第2版，2012年中国中医药出版社出版的郭霭春编著的《黄帝内经素问白话解》此七部古今医家著作。

三、编写体例说明

　　本书采用分解注释的形式，每一解分为"内经原文""字词注释""语句阐述"三部分内容。"内经原文"部分互参众多版本,经校对整理而成,卷次篇目保持不变;"字词注释""语句阐述"两部分甄选自十五部医家著作(以下称"原著"),将原著中注释、语译、白话解等内容摘录至本书中,力求保留原著释义。关于内容及格式处理,按以下原则和方法进行。

1. 原文校注

本书"七篇大论"的"内经原文",互参2013年人民卫生出版社出版的由郭霭春主编的《黄帝内经素问校注》,2016年中国医药科技出版社出版的由张灿玾、徐国仟、宗全和校释的《黄帝内经素问校释》,2009年上海科学技术出版社出版的由孟景春、王新华主编的《黄帝内经素问译释》第4版,2007年人民卫生出版社出版的由方药中、许家松所著的《黄帝内经素问运气七篇讲解》,2013年人民卫生出版社影印顾从德本《黄帝内经素问》等版本(与"遗篇"互参版本并称"互参诸本"),综合参考诸家原文,确定本书"七篇大论"所用原文。"遗篇"的"内经原文",则依法互参2013年人民卫生出版社出版的由郭霭春主编的《黄帝内经素问校注》,2016年中国医药科技出版社出版的由张灿玾、徐国仟、宗全和校释的《黄帝内经素问校释》,2009年上海科学技术出版社出版的由孟景春、王新华主编的《黄帝内经素问译释》第4版,2014年人民卫生出版社出版的由王洪图、贺娟主编的《黄帝内经素问白话解》第2版,1963年人民卫生出版社出版的《黄帝内经素问》,1998年人民卫生出版社出版的由田代华主校的马莳《黄帝内经素问注证发微》等版本,确定本书"遗篇"所用原文。

综合运用本校法与理校法,并充分参考互参诸本,作出校注。凡原文中有讹文、衍文、脱漏、倒置,以及疑似之处,均写出校记,注于原文之下。具体方法如下:

(1)凡互参诸本内容不一致者,均写出各家原文用字、用词、断句等,若有校勘者,依次列出其校勘注释,尽可能不提示倾向性意见。

(2)凡互参诸本内容不一致,若其一(多)版本明显有误时,不予采用,若无祖本或他本可据,数本互异,无所适从之时,以道理定是非,部分释义在"语句阐述"中阐明。

(3)凡不影响文义、医理以及注释的繁体字均予简化,其他不予擅改。

(4)凡古今通假字、异体字原则上不予改动,以保持古文原貌,但对于常见文字则改为通行规范字。

(5)凡断句不明处,多参考孟景春著本,若不易定夺者,则不予擅改,部分释义在"语句阐述"中阐明。

2. 原文分解

为方便读者阅读,本书将《黄帝内经素问》运气九篇原文(以下称"原文")按原段落进行分解,每解4~6句。

3. 字词注释

字词注释主要挑选原文中较为独立的、艰涩难懂、具有重要意义的字词进行注释,每解2～6词。并对生僻字加以注音,以方便读者阅读。

4. 语句阐述

语句阐述时将每解逐句拆分注释,保留段落中每一句原文。

5. 编排顺序

参考所选书籍的初版年份,对十五部著作进行编序。如孟景春等《黄帝内经素问译释》在"第四版前言"中提及该书初版于1959年6月;任廷革《任应秋讲〈黄帝内经〉素问》在"整理者的话"中注明该书主要根据1978年任应秋在中医首届研究生班上的讲课录音整理成书;张灿玾等《黄帝内经素问校释》在"前言"中提及该书原由人民卫生出版社于1982年2月第一次印刷出版;方药中等《黄帝内经素问运气七篇讲解》"前言"部分写于1982年8月18日;王洪图等《黄帝内经素问白话解》和郭霭春《黄帝内经素问白话解》分别在扉页中注明第一版出版印刷于2004年4月、2012年11月。故本书中"七篇大论"十四家著作的编排顺序为:①王冰《黄帝内经素问》;②马莳《黄帝内经素问注证发微》;③张介宾《类经》;④张志聪《黄帝内经集注》;⑤高士宗《黄帝内经素问直解》;⑥黄元御《黄元御医书全集》;⑦张琦《素问释义》;⑧高亿《黄帝内经素问详注直讲全集》;⑨孟景春等《黄帝内经素问译释》;⑩任廷革《任应秋讲〈黄帝内经〉素问》;⑪张灿玾等《黄帝内经素问校释》;⑫方药中等《黄帝内经素问运气七篇讲解》;⑬王洪图等《黄帝内经素问白话解》;⑭郭霭春《黄帝内经素问白话解》。"遗篇"七家著作的编排顺序为:①正统道藏《黄帝内经素问遗篇》;②马莳《黄帝内经素问注证发微》;③张介宾《类经》;④高士宗《黄帝内经素问直解》;⑤孟景春等《黄帝内经素问译释》;⑥张灿玾等《黄帝内经素问校释》;⑦王洪图等《黄帝内经素问白话解》。

6. 摘录文字及图表

"字词注释""语句阐述"两部分的文字及图表内容均摘录自十五家著作,在不影响原著释义的前提下适当改动,基本保持原著文字、图表原貌。因各家注本身所引用的参考文献/书籍版本不尽相同,本书为二次引用故不对其版本作统一校正。

(1)为避免重复,删去原著中待解的原字/词/句,仅摘录该字/词/句释义;

(2)若原著中未单独注释待解字词,则该字词注释摘录自"白话解"或"语译"等语句释义中;

(3)"此词/句未具体注释",此种写法适用于原著注释中对该词/句未提及者,若原著注释时照搬该词/句,则保留原词/句,以示区分;

(4)"此句未具体注释,总体概括此段为":此种写法适用于原著作者未逐句注释,但对段落大意进行了总结概括;

(5)正统道藏《黄帝内经素问遗篇》书中词句空白处以"□"表示,原著注"缺"处,以"(缺)"表示;

(6)高亿《黄帝内经素问详注直讲全集》书中分"批""注""讲"三部分内容,"讲"由高亿所撰,其弟子罗济川、张映川等加音释与"注",大愚子与乾一进行修订,批注

为"批",故本书分别摘录此三部分;

（7）孟景春、张灿玾、王洪图、郭霭春原著中"注释"部分有对重点字、词、短句的单独注释,将其均放入本书"语句阐述"部分的相应语句中;

（8）若原著注释出现"见下文""释义见前篇"等不明确语句,概予删除;

（9）若原著注释出现文字错漏或前后不一等情况,存疑处不予擅改,明显错误处,后加"编者按"进行说明;

（10）原著中①②③等序号均替换为[1][2][3],与本书序号样式相区分;

（11）为适应读者阅读习惯,将繁体字、异体字、竖排,统一调整为简体字、通行字、横排,若不同著作中同一语句的某字字形略异、字义相同,且均为现代不常用字,不予擅改,如"晥"与"睆";

（12）关于图表,由于每一本书的字体、图表样式,有较大差异,为统一、美观、清晰,将原书中所有图表,按照原书形式重新进行绘制,以图表形式放入本书相应位置;

（13）因卷帙有限,各书只采用与运气九篇有关内容,其余部分均不摘录,意欲深究者可寻原著阅读。

杜武勋
二〇一八年九月

目 录

目
录

五运六气理论是怎样形成的？主要内容是什么？要回答这些问题,首先要从古人对生命本质的认知开始谈起。生命的本质是什么？人类到目前为止还没有对此形成完整准确的认知。现代科学认为生命体总是处于变化之中的:它活动时不断地消耗能量,又通过吸收营养素或直接利用太阳能来补充能量,即便是构成生命体的细胞也处于不断变化中,并有在环境扰动中自我维持和修复的显著能力。这表明生命体在个体和群体上都遵循进化理论,同时又具有生态结构意义,生命体与外界环境是共存的。

中国古代哲学家很早就开始对生命本质进行探索,认为生命的本源,法于天地,正如《素问·宝命全形论》所言:"人生于地,悬命于天,天地合气,命之曰人……天覆地载,万物悉备,莫贵于人。"这里的"气",乃是禀天地精华而形成,天地之气运动变化、相互交合,人秉天地之气而生于中。关于天地之气的运行变化规律便涉及中医"气"理论,《素问·阴阳应象大论》言"清阳为天,浊阴为地",中国传统哲学以阴阳理论解释天与地的形成,混沌未分之时,含有的轻清物质具备上升之性,可上升以形成天;重浊物质具有沉降之性,可沉降以形成地。重浊之物虽有沉降之性,但也有上升之力,轻清之物有上升之性,但上升之中也有沉降之力,大地万物,在阴阳相交,天地气化中诞生,所以"天人合一"全赖"气化"而成。中医气理论以中国古代宇宙气化生成论[1]为哲学基础,以元气为首要的研究本体,以元气的运动变化,也即气化为主要的研究内容,《素问·五常政大论》曰:"气始而生化,气散而有形,气布而蕃育,气终而象变,其致一也……人以天地之气生,四时之法成。"天地万物和人类的生长、四时的转换,皆为"气"之变化,天地万物皆为天地气交的结果。

在《内经》的《天元纪大论》《五常政大论》《气交变大论》等篇章中,阐述了"形气相感,万物生化""物之生从于化""天地合气,六节分而万物化生矣"等生命发生、发展的道理,指出自然界通过"气交"从无生物到有生物的发生、发展过程,以及一切生物的新陈代谢现象。《内经》把这种过程和现象概括为生、长、化、收、藏五个阶段,并进一步指出了"上下之位,气交之中,人之居也"的生命体和生存环境相统一的关系。这一认识来源于中国古代哲学"气一元论",并逐渐引入中医学中。

"气一元论"是我国古代自然哲学中的一个光辉思想,认为天地之间存在着一种不断运行的精微物质,称为"气"。气是生化万物的基质,是生物和非生物的中介。一元之气在天化为六气,构成万千气象;在地化为五行,赋予万物以五类属性。阴阳为气化之理,五行为气聚之质,阴阳五行法则正是对万物气化规律的描述。气"在天垂象,在地成形";象为无形之气,形为气聚之质。观象以取意,类比以推理。这就是取象比类方法的理论依据。作为自然哲学范畴的中医理论的基本观点和方法,都是以气一元论和气化理论为基点而逐渐形成的[2]。整体动态观和天人相应观,阴阳五行和取象比类方法,是中医学理论的基础,也是中医学特色形成的根源,"气化—调节"是中医理论系统的核心。

"人法地,地法天,天法道,道法自然",老子对天、地、人,乃至整个宇宙的生命规律做了精辟涵括、阐述。"道法自然"揭示了整个宇宙的特性,囊括了天地间所有事物的属性,宇宙天地间万事万物均效法或遵循"道"的自然而然规律。"道"所反映出来的规律是"自然而然"的。而人法道,就要顺遂万物之自性,尊重事物本来的生存状态,观察其自然而然的变化,找出其自然变化的法则。《素问·天元纪大论》言,"天有五行,御五位,以生寒暑燥湿风。人有五脏,化五气,以生喜怒思忧恐",无论天地生化,还是人体生化,都以元气为本,由元气的运动变化而产生。元气生化万物的运动过程即为气化。

五运六气理论,是古人研究天体日月运行,总结自然界六气气化规律,并运用阴阳五行生克制化理论,以干支甲子符号作为推演工具,探求自然界气候变化及人体疾病防治规律的学问,是古人通过仰观天象,俯察地理形成的认知。自然万物呈现之"象",是天地气化运行的产物。"象"是自然界事物的整体呈现,"气"则是自然整体关系的主要实现者和承担者。"气"作为天地万物资始之源,其运动变化规律是天地自然的法则,"气"作为沟通天地万物的介质,把"天"与"人"紧紧地连成了一个整体,此乃"气为一元"的思想基础。

《黄帝内经》秉持"气一元论"的观点,认为气是万物生成之基源,是联系宇宙自然与生命的纽带。其以"气"为本源和媒介,以"时"为主线,将人与天连接成一个不可分割的整体。人之身表里内外的结构和功能,皆与天地自然相符,人之生命活动规律,皆合乎天地之气的变化规律。这样,就构建了《内经》"天人合一"理论体系的基本框架。在这一框架下,天即"天时",起统摄作用;人是一个与之同气相通、同律相动的自然人,是天人关系中的从应者,更是天人和谐关系的维护者。人自觉地遵循自然气化的规律,主动地维护天人和谐关系的过程和方法,实际上就是"因时制宜",也正是"气为一元""天人合一"思想的落脚点[3]。中国古代哲学家和医学家,从"气一元论"出发,阐述了生命的起源、生命的本质,从整体论角度给予生命本质之回答,五运六气理论正是阐述天、地、人相互关系的理论体系。

一、五运六气理论研究的重要性

五运六气理论是中医学术体系中重要的组成部分,其中包含了天文、历法、气象、物候、医学等多学科的学术内涵,蕴含着丰富的气化理论思想,它把自然气候变化与人体生命现象、发病乃至预防、治疗、用药规律统一起来,从天体运动角度、环境与人的关系角度,探讨自然气候变化与人体生理、病理的密切关系。《内经》中提到的"气宜""天道"均指五运六气而言,人处于天地气交之中,必然随着五运六气变化而变化,运气的常与变与人体疾病的发生有密切关系。五运六气理论由"五运"与"六气"组成,以此总结和分析以六十年为一周期的气候运动变化规律。五运即木、火、土、金、水五行之气,六气即风、热、湿、火、燥、寒三阴三阳之气,分别配以天干、地支,可推测出每年的运、气和各季的气候变化及其特点。

(一)五运六气理论的诞生及其争议

自标志运气学说成型的七篇大论补入《内经》以降,一直为历代医家聚讼,肯定、怀疑、否定持续不断,加之其为知识密集的学术,理论玄奥、验证困难,涉及多种学科[4],因此,成为中医学体系中最复杂、争论最大的学说,被称为医门之玄机。因此,有必要回溯和解析其理论源流和争鸣的历史,希望能以史为鉴,为相关研究做出初步探索[5]。回溯历史文献,运气学说萌芽于春秋战国时期,产生于秦汉时期,倡明于两晋隋唐时期,至宋金元时期达到鼎盛,迄明清时期终臻完善。总结多年来五运六气理论主要争议在于:一是七篇大论是否出自《黄帝内经素问》;二是五运六气理论能否准确预测疫病的流行;三是五运六气理论有没有临床价值以及应该如何指导临床运用;四是五运六气理论是否有科学背景;五是五运六气理论是不是有地域限制;六是几千年来我国气候变迁,五运六气理论是否适用现在的时代等。这些问题有待于对五运六气理论进行充分的研究,形成科学、充实的证据。

(二)五运六气理论研究的价值

五运六气理论是《内经》重要的组成部分,王冰在整理《素问》时补入运气七篇大论,以大量篇幅阐释五运六气理论,成为中医气化学说、藏象学说、病机学说、升降出入等理论的渊薮,为后世医家提供了基本的中医思辨方式,对指导中医临床实践具有重要意义。《素问·五运行大论》曰:"非其位则邪,当其位则正。"这里的正、邪是就自然气候而言,自然气候的正常变化为"正",反常变化为"邪"。六气在一年中的运行,是"行有次,止有位",按时、有序的,应当"至则至",若"未至而至"则为异常,说明非其位则邪,当其位则正。《素问·宝命全形论》曰:"人以天地之气生,四时之法成……人能应四时者,天地为之父母。"人秉天地正常之气而生,依赖自然正常气候而长,人和自然和合为一,人与天地之气息息相通。《素问·至真要大论》

曰:"彼春之暖,为夏之暑,彼秋之忿,为冬之怒,谨按四维。"一年四季转换,人要顺应四时,顺时则养,逆时则病。人体阴阳气血,应时而变,天地有四时气候、昼夜晨昏之变换,天地阴阳日有所变,人亦应之。运气变化,天地自然有四时节律、日节律、月节律,人体阴阳气血随之出现规律性变化,通过人体阴阳自我调节达到平衡。《素问·六微旨大论》曰:"上下之位,气交之中,人之居也。"人处于气交之中,运气改变不仅影响人体自我阴阳调节,影响人体生理,还影响人体病理。根据运气学说,疾病的发生有一定的规律可循,人们可以此推测疾病的发生与流行,甚至可以精确到具体的脏腑。

五运六气理论对于指导临床辨证具有重大的意义,有认为五运六气理论是展现天人相应理论的动态模型;有认为五运六气理论是中医理论的渊薮;还有认为五运六气理论是中医现代多学科研究的枢纽[6]。五运六气审察的"象",勾连了天、地、人与生命万物,包括外在可察的天象、气象(气候)、物象(物候)、病象(症候),以及内在可感知、意度的脉象、脏象。其所言之"数",则是序数、气数,是对事物有序性、规定性的表述。其思维过程包括"观物取象""立象尽意"与"取象比类/取象运数"三个不可分割的阶段,是中医"司外揣内"认识疾病,"法天之纪,用地之理"治疗疾病的一大路径[3]。面对纷繁复杂的自然现象和气候与生命万物,单纯应用六气系统或五运系统,均难以给予自然气象规律一个完美的解释,只有将二者结合起来分析,才能更好地阐明那些复杂的问题。而事实上,运气学说有五运系统、六气系统以及两者相合形成的五运六气系统等多种周期,借助三阴三阳上奉六气、五行之间的相互承制、五运与六气相合等,解释自然气象变动规律,即是以阴阳五行理论为基础的。阴阳五行学说这一理论工具在运气学说中的重要性可见一斑[7]。运气学说中的五运,是试图用木运、火运、土运、金运、水运五种因素来解读天地气象的周期性变动规律,是五行思想影响的结果;六气则试图用风、寒、暑、湿、燥、火六气来解读气象的变动规律,六气用厥阴风木、少阴君火、太阴湿土、少阳相火、阳明燥金、太阳寒水分别进行概念的标定与规范,实则是阴阳理论影响的结果。因此,《内经》之五运六气学说,是古代哲学思想"气一元论"、阴阳思想、五行思想共同渗透、影响的结晶,我们只有充分认识气化和阴阳五行生克制化的规律,才能学习好运气学说,利用运气学说有效地指导临床[7]。运气学说基于中医"天人相应"的思想,以"气化"为理论工具,对天人之间气化关系的考察,是中医气化学说的精髓所在。因此,只有认识中医气化学说,才能够更加深入地理解运气学说的内涵及其价值[7]。

五运六气理论研究价值逐渐得到大家的重视,杨力教授认为中医五运六气理论是《黄帝内经》中最为光彩夺目的内容,占据《黄帝内经素问》三分之一的分量,是中医理论中最为高深,也是最有价值的部分,中医学的主要理论即衍生于此[8]。著名中医学家方药中[9]教授曾说:"放弃了对《七篇》(即五运六气理论)的学习,实际上也就等于放弃了对《黄帝内经》的学习、放弃了对中医基本理论的学习。"顾植山教授认为"天人合一"是中医阴阳五行学说的灵魂,五运六气是这一思想的集中体现[10]。五运六气学说的内容是非常丰富的,它涵盖了多学科的知识,无论是在疾病的预测方面还是在临床治疗指导方面,具有不可估量的应用价值,无数医家从不同的领域对此进行了挖掘,这从一方面充实了中医学的理论宝库,一方面为提高临床医生的诊疗水平指明了新的出路[11]。

二、五运六气理论阐述的学术思想

虽然关于运气七篇是否出自《黄帝内经》,自五运六气理论诞生以来就存在着争议。但是,五运六气理论所蕴含的核心思想具有重要的理论意义和临床指导价值,是无可厚非的。其核心思想有二:一是基于五运六气对人体脏腑功能的影响,建立起气候 – 物候 – 病候相关的天、地、人结构体系。将人体置于整个宇宙空间的整体论角度考察人体生命现象和健康、疾病,充分体现出天人相应的"脏气法时"学术思想;二是通过"天人一气""天人同构""天人相应",建立起来的天、地、人气化理论。学习五运六气理论,以下三个方面必须引起重视。

(一)五运六气理论与天人相应

五运六气理论是展现天人相应理论的动态模型,总结了自然界生命的动态变化规律,描述了生命动态更替规律以及人体与脏腑组织之间生理、病理变化的相互关系与相互作用,成为从宏观角度概述天人相应理论的经典模型。《素问·宝命全形论》云:"天覆地载,万物悉备,莫贵于人。人以天地之气生,四时之法成。"故人的生命节律也是由宇宙运动规律产生的,人体生理功能节律也随天地四时之气运动变化而改变[6]。清代名医黄元御[12]云:"天有六气,地有五行,六气者,风、热、暑、湿、燥、寒,五行者,木、火、土、金、水。在天成象,在地成形……六气五行,皆备于人身,内伤者,病于人气之偏,外感者,因天地之气偏,而人气感之。内外感伤,总此六气。""天人同气也,经有十二,六气统焉。"《素问·阴阳应象大论》亦云:"余闻上古圣人,论理人形,列别脏腑,端络经脉,会通六合,各从其经。气穴所发……各有条理;四时阴阳,尽有经纪……"故"与天地相应,与四时相副,人参天地,故可为解"。可见《内经》广至诸物,近至人体的生理和病理,时刻将天人相应作为中医理论的立论之本、精髓所在。而运气学说将天象与古代历法相结合,将天人相应这一宏观的理论通过术数把握,使"法于阴阳,和于术数"成为现实。故《素问·著至教论》言:"而道上知天文,下知地理,中知人事,可以长久矣……"[6]"天人相应"是指天地自然与人息息相通,人能参合自然的变化而与之相适应。"天人相应"理论是在中国传统文化"天人合一"的基础上孕育而来,《周易》、道儒两家早期有关天人关系的思想对于正在萌芽阶段的天人相应论具有启迪作用。秦汉黄老之学则直接渗入天人相应论中,其观点和内容为天人相应论所广泛接受。元气论及宋明理学的宇宙生成论又继续充实、推动着天人相应论的发展[13]。"天人相应"的具体内涵如下。"天"指的是人类赖以生存的整个宇宙,即人类生存的时空环境,主要指由于太阳与地球相对运动而形成的四季的气候、昼夜的更替,及地域差别等。所谓"天人相应"是指人在长期进化过程中形成的一系列生理调控机制与宇宙的时空变化规律相通应。其机制以气的生、长、收、藏为核心,以阴阳矛盾运动为动力,以五行生克制化为自稳调节器,从而形成人与宇宙的协同共振关系[14]。基于"天人相应"理论认识脏腑的生理病理是中医学探究生命规律的重要思维模式[15]。

中医学核心思想——"天人相应""人与天地相参",其中的"天"是与人类社会相对的自然界,包括自然的气候、地理等环境;"人"指的是作为医学客体的人的生命体。所谓"天人相应"就是以"气"为基础的人的生命活动,决定于自然并与之相呼应。它包含三层意思:人体形态结构与天地万物相类;人体生命运动规律与天地气机变化相类;人体生理功能节律随天地四时之气的变化而变化。"天人相应"的中介是"气","天"与"人"之间之所以能相应,是因为天人在本质上都是气,天是充满气的宇宙空间,而人是以气的运动为其生命特征的客体。天人之间以气为中介连接为一个有机统一的整体。

《黄帝内经》的生命观是以气为生命之源,人由于禀受天地中阴阳五行之和气而最高贵。人之生命,在时间上表现为生长壮老已的运动展开过程;在空间上,人体生命之气时时刻刻与天地之气进行着交通,实现内外之气的动态平衡统一。

中医学的理论核心和实在依据是"气","没有气论,就没有中医学理论体系",而"气论是与原子论恰相对照的自然观"。气虽然也属于物质,但它无形,是与原子论所指称的物质不同的另一种实在。"气"的内在本性是运动和机能。而《黄帝内经》以"气"为生命的本质和本原,"气发挥功能的极致表现即为'神'"。"神""气"是在时间延续中展开的活动过程,故中医学"重神轻形",特别关注时间规律。用"气"的正常运行说明健康生理,以"气"的异常变化解释疾病发生。因为"气"乃是整个中国传统文化的灵魂。"可以说,气论是中国传统自然观的基础和核心,没有气论就没有我们所看到的这种形态的中国文化。"因此气论的研究是中医基础理论应持的研究方向。

天人相应的立论基础,天人一气,中医学认为人体同宇宙间万事万物都是由一元之气所化生。气为天地万物化源之本,"人未生,在元气之中;既死,复归元气。元气荒忽,人气在其中"(《论衡·论死》),"人之生,气之聚也,聚则为生,散则为死"(《知北游》),"有气则生,无气则死,生者以其气"(《枢言》),"在天为气,在地成形,形气相感而化生万物矣"(《素问·天元纪大论》)等,都阐述了"天人一气"的理论,即气是构成万事万物的本源,人生于天地之间,因天地交感而化生,人与万物同气所化。

人体由一元之气化生,并通过气的升降出入聚散实现自身的生、长、壮、老、已。《素问·天元纪大论》曰"物生谓之化,物极谓之变",天地"形气相感而化生万物";

《六微旨大论》篇指出"气之升降，天地之更用也"，"天气下降，气流于地；地气上升，气腾于天。故高下相召，升降相因，而变作矣"，"升降出入，无器不有"。《素问·四气调神大论》曰"天地气交，万物华实"。通过气的升降出入聚散运动，新事物不断孕育，旧事物不断消亡，自然界新陈代谢，整个宇宙充满生机[16]。

在天人一气思想的指导下，"天人同构"理论诞生，认为天地是大宇宙，人身是小宇宙，人与天具有相同的结构特点。《本经训》言："天地宇宙，一人之身也；六合之内，一人之制也。"天人有相对应的结构，人体是天地的缩影。《内经》中有诸多关于"天人同构"的论述，如《灵枢·经别》曰："人之合于天道也，内有五脏，以应五音、五色、五时、五味、五位也；外有六腑，以应六律，六律建阴阳诸经而合之十二月、十二辰、十二节、十二经水、十二时、十二经脉者，此五脏六腑之所以应天道。"《素问·生气通天论》曰："天地之间，六合之内，其气九州九窍、五脏、十二节，皆通乎天气。"《灵枢·邪客》曰："黄帝问于伯高曰：闻人之肢节，以应天地奈何？伯高答曰：天圆地方，人头圆足方以应之，天有日月，人有两目；地有九州，人有九窍；天有风雨，人有喜怒；天有雷电，人有音声；……岁有十二月，人有十二节；地有四时不生草，人有无子。此人与天地相应者也。"其后在临床实践的基础上，"天人同构"理论也不断发展和完善，张仲景在《伤寒杂病论》中的提法就更加严谨："夫天布五行，以运万类；人禀五常，以有五脏。""天人同构"思想将人体看作是天地的缩影，其间包含着生物全息的科学道理，对临床具有指导意义。

"天人一气""天人同构"是"天人相应"的立论依据，人感天地之气生，一元之气为宇宙万事万物的本源，是自然界和人体的共同化源；人体脏腑经络又与自然之气息息相通，受到自然界气候变化的影响。"天人相应"通过阴阳、五行工具实现"天"与"人"的交感、通应。太虚元气化生阴气和阳气，其变化是万物生长变化的本源；阴阳二气运动变化的相关性表现为五行之关系，宇宙万物同根同源是四时–阴阳–五脏相关联的理论基础[17]。

"天人相应"作为《黄帝内经》的自然观，是以一定自然科学为基础的[18]。《素问·天元纪大论》言："太虚廖廓，肇基化元。万物资始，五运终天。布气真灵，总统坤元。九星悬朗，七曜周旋。曰阴曰阳，曰柔曰刚。幽显既位，寒暑弛张。生生化化，品物咸章。"这是《黄帝内经》基本的宇宙观，宇宙的变化运动引起身处其中的自然界及人体的相应变化，其中最重要也是最明显的是四季、昼夜循环交替现象，这一过程是通过阴阳消长实现的，也就是说宇宙空间的变化是"天人相应"的原动力，而阴阳消长为"天人相应"之中介[19]。正如《素问·脉要精微论》所言："万物之外，六合之内，天地之变，阴阳之应，彼春之暖，为夏之暑，彼秋之忿，为冬之怒。"

阴阳最初是古人用来描述气温、日光向背的概念，是对时间和空间的描述。随着现代天文学的发展，人们知道四季的产生是地球围着太阳公转的结果，伴随着太阳光在地球上某一区域照射角度的周年变化，气温这一能量的标度随之改变，于是形成了春暖、夏热、秋凉、冬寒的四季气候。古人受观察水平的限制，不能以天体的运动和太阳辐射能量的变化来解释四时的更替,但是他们观察到自然界事物的变化规律,并发现这一规律与"气温"的变化有直接的联系,于是将"气温"的变化概括为"阴阳消长",用"阴阳消长"来阐释这些自然现象的变化规律,如《管子·乘马》云,"春秋夏冬,阴阳之推移也","春者,阳气始上,故万物生。夏者,阳气毕上,故万物长。秋者,阴气始下,故万物收。冬者,阴气毕下,故万物藏"。地球公转导致阴阳消长产生四季,也称四时,四时与四方的对应也是固定的:春应东方,夏应南方。秋应西方,冬应北方。于我们生存的自然环境四时四方则表现为"生、长、化、收、藏"五种自然现象,古人用"五行"概而言之,正如周敦颐所说"有阴阳则一变一合而五行具,然五行者,质具于地,而气行于天者也。以质而语其生之序,则曰水、火、木、金、土","五行生克之理即本四时之生、长、化、收、藏而来"[20]。五行的实质是阳气在四季依次变化的不同状态,进而产生了风、暑、湿、燥、寒的气候。

(二)五运六气理论与脏气法时

"脏气法时":所谓"脏气",即与五行相应,以五脏为中心的五脏系统之气,通过功能而表现;时,即与五行相应的季节、时令、时辰;法,即"人法地,地法天",相感而取法,效法之义。合而言之,即五脏系统功能的盛衰,与相应的自然界五行时节交替旺衰产生同步变化,具有生理、病理、诊断、治疗、养生等意义[21]。"脏气法时"理论主要探讨人体的生命节律,其可贵之处是使"天人合一"观念落到了临床操作实处,而不仅仅是一个凌空蹈虚的理念[22]。中医以气、阴阳、五行宇宙观为基,形成了阴阳、五行、五时、五方、五脏的藏象模式[23]。脏气法时,即此模式在天人相应观念上的体现。它把肝、心、脾、肺、肾五脏与时间周期的五个时段对应,如与一年的春、夏、长夏、秋、冬对应,或与一旬的甲乙、丙丁、戊己、庚辛、壬癸日对应,或与一天的平旦、日中、日昳、下晡、夜半对应,然后按五行生克规律来"定五脏之气,间甚之时,死生之期"。对五脏疾病的治疗,则是根据药食的酸、苦、甘、辛、咸五味,按照不同时段脏气的推移,有规律地进行治疗。即"四时五脏,病随五味所宜也"[24]。《灵枢·本藏》言:"五藏者,所以参天地,副阴阳,而运四时,化五节者也。"说明五脏的"五",是五行决定的。人体是以五藏为中心的外合四时阴阳,内合六腑、五官、五体、五华等组织器官的五大功能系统组成的有机整体[25]。中医学对脏腑的认识是基于解剖因素参与的功能结合体[26],其五脏概念包括大体的解剖知识、简单直观的功能观察、"望形生意"的臆测,还有运用阴阳五行之理进行的"合理"推论[27]。

五脏的五行属性是五脏的时空排列顺序。恽铁樵在《群经见智录》中言:"《黄帝内经》之五脏,非血肉之五脏,乃四时之五脏。不明此理,则触处荆棘,《黄帝内经》无一语可通。"[28]最初的五脏配五行是按照解剖位置排列的,即脾木、肺火、心土、肝金、肾水。心属土居中,有如君主,为神明所舍;其余四脏围绕周边,如同臣子,各司其职。《内经》仍保留"心为君主",是对这一解剖位置排列的遗存。《内经》在医疗实践经验总结的基础上对五脏五行属性进行修正最终形成以脾土居中,不独主于时,以肝、心、肺、肾分别对应四时的"四时五脏阴阳"的基本结构,它是古人试图在人体寻求生、长、化、收、藏五种气化形式物质基础的体现。

根据"脏气法时"理论,五脏在生理和病理上都与时令相关。如《素问·水热穴论》曰"春者木始治,肝气始生……冬者水始治,肾方闭",说明人体脏腑的功能与自然界阴阳消长息息相通,各脏腑在其相通应的季节功能增强。《素问·藏气法时论》言"至其所生而愈,至其所不胜而甚,至于所生而持,自得其位而起",论述了五脏疾病在某一时间周期内的间甚规律。又如《藏气法时论》"病在肝,愈于夏,夏不愈,甚于秋,秋不死,持于冬,起于春",即五脏疾病愈于其所生之时令,加重于其所不胜之时令,在所生之时令病情趋于平稳,在其所主的时令病情发作,对五脏疾病法时令而变的规律进行了总结。

"五行休王"又称五行囚王,是中医学五行学说的重要组成部分,是古代医家在研究人体脏器活动节律与外界自然环境相关的过程中逐步形成的,是我国古代医家认识自然界万物生长化收藏规律及人体五行精气活动节律的一种理论,以此可指导对疾病的诊断,判断病势的进退、转归和预后[29]。可以认为五行休王理论是"脏气法时"的最佳说明,万物和人体的生理活动均受时间所制约,五脏应时而王,符合五行相生顺序。如一昼夜中的平旦、日中、日昳、下晡、夜半,分别对应东、南、西南、西、北方向。四时的春、夏、长夏、秋、冬也对应这五个方向。从这个意义上讲,五脏应时而王符合自然节律。正如《素问·生气通天论》言:"五脏十二节,皆通乎天气。"

五行休王学说认为生、长、化、收、藏是客观存在的具有节律性的变化周期,是由一切生物体内五行精气的盛衰消长来决定的,五行精气的盛衰消长,是由时间来制约的。古人为了便于说明这个问题,就采用"休""王""相""死""囚"五个字,作为五行精气不同量的代号。当令者为"王",生王者为"休",王之所生者为"相",相之所克者(克王者)为"囚",王之所克者为"死"。死,是指精气活动量的最低值(零点);相,是指精气活动量开始逐渐上升;王,是活动量的最高峰;休、囚,则依次下降[30]。五行休王的节律,主要有一日或一昼夜、一旬(十日)和一年等三种周期。五行休王与五行归类、生克理论相配合,共同说明五脏与四时及五脏内部之间的相互关系。五行休王理论认为,人体健康的根本是五脏精气盛衰与四季、昼夜的节律同步,如五脏精气不能与四时同步就会发生疾病[31]。这也是五运六气理论根据时间节令来判断脏腑盛衰,从而推算体质、发病和预后的依据。

(三)五运六气理论与气化理论

运气学说的核心思想是气化学说[7]。气化学说是我国古代传统科学与哲学的核心内容,是以古代"气一元论"的本体论哲学思想为基础,在"天人合一"思想影响下,以"气"的运行来阐述自然万物的发生、发展、变化和人体生命的发生、运行、转化的学说[32]。《内经》提出"人以天地之气生,四时之法成……人生于地,悬命于天,天地合气,命之曰人"(《素问·宝命全形论》)。人的生存也处于天地"气交"的宇宙环境之中,人不但是天地之气交合的产物,而且也生存于天地"气交"的自然,即气机的升降出入之中,从而将人体的生命活动与天道自然统一起来[7]。

气化理论或称为气化论,是中国古代文人、先哲认识宇宙、认识天体、认识自然、认识人体、认识生命、认识健康、认识疾病和防治疾病的重要理论。气化论也是中医学的重要理论基础,研究中医和学习中医,不懂得人体气化论,很难触及中医学的灵魂和悟到中医学的精髓。

但是,目前气化论尚未形成系统的理论知识。气化论的研究内容可以说十分广泛,涉及许多学科。我们认为气化论大致可以分为自然气化学说、人体气化学说和药物气化学说三大学说理论体系。其中宇宙自然界气候变化相关人体生命的学说(即五运六气学说),为自然气化学说;药物功能作用于人体脏腑气化反应的学说,为药物气化学说;人体脏腑功能回应于自然、药物气化作用的学说,为人体气化学说。

宇宙气化论、自然气化论和天体气化论,主要研究宇宙、自然、天体气的运动变化规律以及其与人体相互关系和对人体的影响。中医学五运六气学说主要是研究这部分的内容。人体气化论,主要研究人体气的运动变化规律及效应与人体健康及疾病的关系。人体气化论研究又可以分为宏观气化论和微观气化论两方面的内容。人体气化论的研究,中医学是从宏观角度开始的,其研究的深入和研究的方式,必然走向微观,走向微观气化论。在气化论理论的指引下,如何开展微观气化论的研究,解决这一问题,必是中医学对人体生命科学的又一大贡献,期待有志于中医学研究的专家学者在中医学原创思维模式的指引下开展微观气化论的研究,造福人类。

从人体气化论立论,目前主要是研究人体气化论之宏观气化论,但是自然气化论与人体气化论密切相关,中医学"天人相应"学说,主要说明了人与自然,以气为中介,浑然成为一个整体的思想,人与自然界既为统一的整体,这就不可能不涉及自然气化论。中医学的整体论说明了,人体本身是一个有机整体,那么这个整体主要是以气为中介进行相互联系和沟通的,这才有了中医学的阴阳、五行学说、精气神学说、经络学说、藏象学说、气血津液学说,才有了中医学的天人相应理论、整体理论、脏腑相关理论、脉学理论和中药药性理论等;也才有了中医学的三焦、命门、肾间动气、相火、君火、少火、壮火、腠理、玄府等名词概念,才有了中医学独特的"司外揣内"的四诊手段,才有了中医学辨证论治的独特的诊断和治疗思路及中医学推拿、按摩、拔罐的治疗手段和方法。由此可见,研究人体气化论对于理解和掌握中医学理论基础、治病原理、愈病机制具有重要意义。

关于气化论,许多医家有过精辟的论述,中医学基于"气化"概念,构建了一种不同于解剖的身体结构,造就了一种气化层次的生命个体;生命个体呈现的不是组织器官的结构合成,而是生命活力的综合呈现,以及生命个体在芸芸万物中的自我独立性与价值彰显。中医理论中有关疾病、诊断、治疗、养生的理论认识,其目的不是仅仅指向具体的疾病痊愈和防治手段的革新,而是要从生命层面关注顺生赞化的人体气化调整与功能自愈的机制与过程[33]。"气化"概念的内涵是指无形之"气"的自然演化,其外延用于表述宇宙元气的自然生化作用、生命气化层次,以及脏腑、气血津液等的化生过程等。理清和把握"气化"概念,有利于回归中医理论的原创性思维,是当前中医理论继承与发展过程中的迫切问题[33],《黄帝内经》运气七篇大论以大量的篇幅阐释了自然万物气化的规律,直接催生了中医理论的雏形。《素问·六微旨大论》云:"上下之位,气交之中,人之居也……气交之分,人气从之,万物由之,此之谓也。"这说明人体之气机,无不应天地之气升降而升降,无不是天地气化的产物[6]。气化,是一种不同于现代科学认识路线的另一种看待生命的原创性理论,它关注和调整的对象是人体生命状态和活力。《素问·病能论》载上古医学源流,其中有一本《上经》,是言"气之通天",可能就是讲明气化道理的[33]。著名中医学家方药中先生讲:"气化论是中医学的理论基础,它涉及中医学的各个方面。"[9]有人认为人体疾病的发生,不外气化失和的内外两端,外部失和是指自然气化的异常,自然气化的过程虽然有规律可循,在多数情况下也是保持在气化和谐的状态,但也有四时不正之气的情况存在,如"春应温而反大寒,夏应热而反大凉,秋应凉而反大热,冬应寒而反大温,皆不正之乖气也,病自外感"(《临证指南医案》卷十)。而又有感天地疫疠之气而为病者,皆由自然气化失和所致。内部失和是指五脏系统间的气化和谐关系被打破,设某脏气化过盛则乘侮他脏,或某脏气化不及而为他脏乘侮,或已有所表现,或尚未出现症状,但五脏气化已失和于内,生理功能无法正常发挥,在这种情况下,即使自然气化正常,亦可能引起人体发病或原有病态的加重[34]。

对于人体生命活动中运动与平衡的相互关系问题有着两种根本对立的看法。一种认为平衡是绝对的;一种认为平衡是相对的,是运动的结果和表现。如果否认人体的相对平衡和相对稳定,生命的具体形态就不可能存在,也不可能认识和把握。然而平衡又是暂时的、相对的,是通过运动来实现的,是运动的趋势和结果,运动才是生命活动的实际内容,才是生命的自身和本质。

气化论的科学性就在于承认和揭示了生命现象是在相互联系中构成的不断变化的动态平衡,《素问·生气通天论》认为,"阴平阳秘,精神乃治;阴阳离决,精气乃绝",强调各组织器官功能活动的平衡协调对于正常生命活动的重要意义。《素问·宝命全形论》又同时指出"人生有形,不离阴阳",机体是在"阳消阴长"和"阴消阳长"的不断气交动变中维持阴阳统一体的相对平衡[35]。

气化理论是中医气理论最重要的内容,是中医学理论的学术主体,但是迄今仍未引起现代中医学研究的充分重视,缺乏系统深入的阐述。气化的概念还未十分明确,气化的规律还没被深入地探究,气化理论整体上基本还停留在古代经典中医学的历史水平,现代对其研究还没有获得实质性的突破。

关于中医的气化论,祝世讷教授有一段精辟的论述,给予了中医学气化理论高度的评价,对于研究人体气化论具有重要的指导意义。他认为中医对人体结构的研究,不但认识了非解剖结构,而且对各种结构的认识是发生学的,特别是对解剖结构的发生学认识。气化学说在这个方面的贡献特别突出,既有系统的理论,又有可靠的临床实践,探索到并驾驭着解剖结构及其病变的发生学规律,以及从内在机制的调理来防治器质性疾病的原理,只是由于历史条件的限制没有揭示清楚。然而从整个医学来看,这个领域的研究还十分薄弱,存在许多空白。气化学说从这里进行突破和创新,可以开辟发生解剖学和发生病理解剖学研究,全面地揭示和阐明解剖结构及其病变的内在发生机制和规律,开拓从内在机制的调理来防治器质性疾病的道路,填补医学在这方面的空白。这将带来解剖学、病理学、防治学的深刻变革,具有重大的战略意义[36]。祝世讷教授不仅充分肯定了中医学人体气化论的理论意义和实践价值,还从发生学角度指出了今后研究和努力的方向,这对于整个医学的发展具有十分重要的意义。

三、五运六气理论研究的历史脉络

(一)唐宋五运六气学说发展的黄金时代

五运六气学说主要记载于《黄帝内经》运气七篇大论中,在战乱之年其流传过程可谓一波三折,幸唐代王冰从其师藏"秘本"中发现了"七篇大论",并对其进行了详细的考校与批注,才使运气学说得以重现人间。

宋代是五运六气学说发展历史上的一个重要时期,对其重视程度可以说达到了顶峰,成为五运六气学说发展的鼎盛时期。由于宋政府特别是宋徽宗大力褒扬与推行五运六气学说,使其成为疾病流行诊疗防治与"司物备药"防疫的重要指导,并推行惠民和剂局与诏告运历、月令等国家制度,将五运六气学说作为太医局的必授课程和考试学生科目之一,使得医家形成"不读五运六气,检遍方书何济"的普遍认识,越来越多的有识之士开始重视并研究五运六气学说[37]。《圣济经》与《圣济总录》将运气学说置于突出地位,在全国医界甚至全民范围内推广普及运气学说知识,运气学说的影响与应用至此也达到空前的兴盛时期[6]。政府大力推广五运六气学说,民间医家踊跃阐发五运六气学说,宋代刘温舒著《素问入式运气论奥》并参照《天元玉册》《玄珠密语》,配以图表,对干支、月建、五运、六气、交气日时、时复、治则等进行了讨论,他提出以正月建干来解释十干纪五运的道理,认为五运的化生包含日月时相因制用之意[38],他第一次系统阐述了五运六气学说,认为应该据五运和六气的五行关系进行推算,篇末还讲解了运气胜复郁发理论及其临床应用,提出了"干德符"的概念。宋代陈无择撰《三因极一病证方论》,他认为某年主某运气,而发病与其运气相关。他在前人研究的基础上,进一步根据各年运气的不同特点和所主病症,将运气发病规律和治疗原则落实到了具体的方药上,并在五运六气学说的基础上,将理论与临床紧密结合,根据五运的太过不及、六气的司天在泉,创立了运气十六方,对后世产生了重要的影响。虽后世有医家对此持批判态度,认为有"胶柱鼓瑟,按图索骥"之弊,不免过于机械,但是运气十六方的创立无疑是将五运六学说运用于临床的一次有益尝试,补充了《内经》中给出五运六气学说治疗原则而无方药的缺憾,对后世理解《内经》运气理论和配方法度具有重要的指导意义。清代龙砂医家缪问及王旭高对运气十六方详加注释,倍加推崇,认之为据运气理论用于临症之良方,验之临床确有奇效,屡起沉疴。

(二)金元五运六气学说百花齐放

金元四大家的学术思想在很大程度上受到五运六气学说的影响,他们在研读《内经》五运六气学说的基础上,将其运用于临床。在理论研究方面,深入挖掘《内经》的气化学术思想,不重运气推演,而重论气化思想,形成独树一帜的学术观点。

1. 刘完素对五运六气学说的发挥

刘完素十分尊崇《内经》,对其中五运六气倡言尤力,如他在《素问玄机原病式自序》中说道"不知运气而求医无失者鲜矣",认为"观夫医者,唯以别阴阳虚实最为枢要,识病之法,以其病气归于五运六气之化,明可见矣"。其学术思想渊源于《内经》《难经》,详细发挥了《内经》五运六气、病机十九条、亢害承制等观点。刘完素对运气学说的研究与发挥主要有以下三点:

首先,建立五运六气发病模式。他不重运气推演,而重论气化思想,根据"天人相应"理论以五运六气为纲归纳脏腑六气病机,将疾病病机归为五运主病和六气主病。

其次,认为"亢则害,承乃制"是疾病的基本病机。《素问·六微旨大论》曰:"亢则害,承乃制,制则生化,外列盛衰,害则败乱,生化大病。"张介宾注曰:"亢者,盛之极也。制者,因其极而抑之也。盖阴阳五行之道,亢极则乖,而强弱相残矣。故凡有偏盛则必有偏衰,使强无所制,则强者愈强、弱者愈弱,而乖乱日甚。所以亢而过甚,则害乎所胜,而承其下者,必从而制之。"刘完素用亢害承制理论分析病因病机,并指导临床疾病的治疗,强调中人之邪气源于太过不及之运气,为临床疾病的诊疗提供了新的思路。

最后,阐明气机郁极是诸气皆可化火的主要病机。在"亢害承制"的基础上,结合气化规律探讨六气,提出"六气皆从火化"的著名学术论点。

另外,其治伤寒的成就也充分体现了运气的学术思想。他在《伤寒直格》《伤寒标本心法类萃》以及《素问病机气宜保命集·伤寒论第六》等几本书中将脏腑经络与运气互参,并以之阐述六经病变的发展演变,为后世六经气化学说的形成奠定了基础。

刘氏不重运气推演,而重论气化思想,运用五运六气学说归纳人体脏腑功能及疾病病机演变规律;对"亢害承制"理论、"玄府"以及"胜复郁发"概念进行创造性的革新与发挥;其著名的火热论及寒凉治法无疑是将运气气化学说临床化的理论成果。刘完素对五运六气的研究与发挥,大大促进了运气气化理论的发展。

2. 张元素对五运六气学说的发挥

张元素作为易水学派的开创者,对运气学说同样十分重视,他在继承《内经》《中藏经》和钱乙"五脏辨证"的基础上,用运气盛衰变化来分析人体脏腑功能,创立了脏腑辨证学说。其中又以阐述药性的升降浮沉学说最为著名。

升降浮沉学说是张元素运用五运六气学说对中药理论进行的大胆创新。他认为"升降者,天地之气交也",升降是运与气运动的普遍规律,升降停止则事物运动终止,既然药物可以治疗运气升降异常所引起的疾病,那么药物也一定有其升降浮沉的运动特性,这一特性取决于其气味厚薄阴阳。基于此,他根据《内经》深入研究药物气味厚薄、阴阳,创立药物升降浮沉学说,提出"凡同气之物,必有诸味;同味之物,必有诸气。互相气味各有厚薄,性用不等"(《医学启源·用药备旨》)。根据药物气味厚薄阴阳升降特点,将药物分为五类,即"风,升,生;热,浮,长;湿,化,成;燥,降,收;寒,沉,藏",并名曰"药类法象",意为药物分类取法于天地五运之象。并将此运用到药物的制法领域。

同刘完素一样,张元素不重运气推演,而重论气化思想,并将气化之理运用于药物特性的归纳及药物应用规律上,在发展中药理论的同时,也促进了运气学说在中药领域的应用。

3. 朱震亨对五运六气学说的发挥

五运六气学说同样贯穿于朱震亨的学术思想中,其中最为著名的莫过于"阳常有余,阴常不足"观点的提出。他分析天地宇宙天地、日月、阴阳的状况,以人体比附天象,天地之间,天为阳,地为阴,天大地小;日为阳,月为阴,日常圆而月常缺。人与自然界是统一的,故人体亦阳有余而阴不足。所以在正常情况下,人身的阴精应当时时虑其不足,不能任意耗伤。这是对"天人相应"理论的生动运用。

其次是"相火论"的提出。朱震亨以"阳常有余,阴常不足"理论为基础,并参合各家之说,提出"相火论"。"相火"是相对"君火"而言的,相火之动贵在有度,相火妄动则最易耗伤人体阴津,相火妄动与否,与心火有直接的关系,若心火安宁,则相火"动皆中节",发挥它的正常功能,若五性感物,则心火易动,心动则相火亦动。在人体,相火即肝肾之火,为阴中之阳和人体之元阳。人的生命源于相火之动,"天非此火不能生物,人非此火不能有生"。相火能温百骸、养脏腑、充九窍,也是人神志活动的动力。相火得肝肾之阴滋养,则动而有制,精神活动则正常。由于"阴常不足",肝肾阴虚无以制约相火,则相火妄动,变生诸疾,包括情志活动异常[39]。

4. 李杲对五运六气学说的发挥

李杲是"脾胃学说"的创始人,其对运气学说的发挥主要体现在他的"脾胃学说"及"阴火"理论中。

李杲认为脾胃为气机升降之枢纽,提出补脾胃、调枢机的理念,其理论基础是运气学说的气运升迁及气化升降,气运升迁即"六气右迁于天,五运左迁于地"。李杲认为"脾主五脏之气上奉于天",强调脾胃在人体的重要作用,将内科疾病分为外感和内伤两大类,内伤以脾胃内伤最为常见。所撰《脾胃论》一书,运用"脏气法时"和"气运衰旺"理论,重视四时阴阳升降浮沉,把五运六气学说从外感引入内伤之中,不但用五运六气学说阐述脾胃病的病因病机,还把五运六气学说扩大到治则及制方遣药方面。后世多从脾胃学说深入研究李杲的学术思想,对于其重视五运六气和在五运六气学术思想指导下创立的处方的阐发方面,却未给予足够重视。

在重视脾胃的基础上,李杲根据五运六气学说之"五行生克制化",提出了"阴火"理论。他在《脾胃论》《内外伤辨惑论》《兰室秘藏》书中多次使用"阴火"一词,但是由于李杲未明确提出"阴火"的概念,致使后世学者对"阴火"的理解各不相同:有以阴火为心肝之火者;有以阴火为下焦离位之邪火者;有以阴火的产生是由于气虚下陷,湿流下焦,蕴为湿热,或者阳气虚衰,阳损及阴,气损及血,阴血亏虚者;有以阴火的产生是由于脾胃气虚后功能不足,升降失常,以致脾不升郁而化热,胃燥不降郁而化火者;亦有以阴火乃对阳火而言者;还有认为阴火是指心火,其产生机理是脾胃虚弱,元气不足,脾胃之气下流,无力升浮,不能挟肾水上承于心,心火无制,故独亢于上[40]。但是"脾胃虚弱"却是"阴火"产生的根本,即"夫脾胃不足,皆为血病。是阳气不足,阴气有余,故九窍不通,诸阳气根于阴血中,阴血受火邪则阴盛,阴盛则上乘阳分,而阳道不行,无生发升腾之气也,夫阳气走空窍者也,阴气附形质者也。如阴气附土,阳气生于天,则各安其分也"(《脾胃论·脾胃盛衰论》)。基于此创立"益元气、泻阴火、升阳气"补脾胃泻阴火升阳汤,以黄芪、人参、甘草益元气,补脾胃,黄连、黄芩、黄柏清热泻阴火,以羌活、柴胡、防风等风药升发阳气,使陷阴之阳得出,又可以使阳气散而上行,以助运化,并注"后之处方者,当从此法加时令药,名曰补脾胃泻阴火升阳汤",加时令之药,就是以运气而行。

李杲阴火理论完全来源于五运六气学说之"五行生克制化",其"脏腑生克辨证法"中的"五行生克制化",充分说明"内伤疾病具有一脏病则诸脏受累",病之脏腑有所胜,所不胜或者所复的脏腑平衡被打破,脏腑间生克制化的特点。

(三)明代五运六气学说的蓬勃发展

明代运气学说获得了再发展。汪机在《运气易览》中对运气中的六十年交司时刻、月建、五音建运、南北政等重要问题进行了深入阐述。他以临床应用实例强调研究运气要结合临床实际应用,并阐明了研究运气应持有正确态度,曰:"运气一书,岂可胶泥于其法而不求其法外之遗耶,如冬有非时之温,夏有非时之寒,此四时不正之气亦能病人也,又况百里之内晴雨不同,千里之邦寒暖各异,岂可皆以运气相比例哉。务须随机达变,因时识宜,庶得古人未发之旨,而能尽其不言之妙也。"他指出研究运气不仅限于一年一时的变化,百千万年之间也有此理,应注意"元会运世",为其后提出大司天理论奠定了坚实的基础。所谓"元会世运"即三十年为一世,十二世为一运,三十运为一会,十二会为一元。其后许多医家对运气学说开展研究并著书立说,如熊宗立《素问运气图括定局立成》、李时珍《本草纲目》、李延昰《脉诀汇辨》、张景岳《类经图翼》、吴谦《医宗金鉴·运气要诀》、陆儋辰《运气辨》、陆懋修《世补斋医书》、张志聪《本草崇原》、唐宗海《本草问答》、吴瑭《温病条辨》。明清时期的医家注重对运气学说干支推演与疫病之间关系的研究,而对其气化理论研究不多,纵使有所涉及,大多也未出金元时期医家所话的范畴。清代温病学大家吴瑭以五运六气理论为"原温病之始",明温病发病之源,而著《温病条辨》,促进了温病学说的创新。

(四)清代五运六气重要学术思想的产生

至清代黄元御、彭子益进一步发挥五运六气学说,并在五运六气学说基础上将天地之气的变化,引入人体,把阴阳五行的理论贯彻到脏腑之中,创立"一气周流""圆运动学说",对中医学五运六气学说应用于临床做出了贡献。

1. 黄元御"一气周流"学术思想

黄元御在继承五运六气学说核心思想的基础上,进一步实现理论创新,提出"一气周流"学术思想。"一气周流"学术思想,载于其后期代表作《四圣心源》中。"一气周流"学术思想是把自然界之五运六气引入人体脏腑,从天的角度构建理论模型,并以气的升降浮沉阐述脏腑气化特点,描绘人之天的生化运演过程。"一气周流"理论思维具有典型的模型化特征,这种思维模型可以简单地概括为:中气升降,和合四维。中气由祖气生成,祖气之内,含抱阴阳,阴阳之间,是谓中气,中者,土也,中气即人之五行之土。四维乃肝、心、肺、肾。"一气周流"重视中气脾胃和四维肝、心、肺、肾的密切关系,强调中气和四维应协调一致:土为四维之中气,木火之能生长者,太阴己土之阳升也;金水之能收藏者,阳明戊土之阴降也。中气旺则戊己转运而土和,中气衰,脾胃湿盛而不运。中气不运,则升降之源塞,故火炎于上,水流于下,木陷于左,金逆于右,而四维皆病。中气虚衰的病理是阳虚土湿,要以温阳补土为法。其余治疗则根据患者的具体情况,或升其左路,或降其右路,恢复人体"一气周流"。

2. 彭子益"圆运动"学术思想

彭子益[①]的医易思想集中体现于著作《圆运动的古中医学》一书中,其圆运动之说,与黄元御的一气周流理论一脉相承,但说理和结构都更简单。他以阳气的升降沉浮阐述了四时更迭的实质,以相火的升降沉浮阐述了五脏功能的实质,成功的构建了一个人体气化的象数模型。圆运动模型是构建天人合一模型的一个成功范

---

① 彭子益,清末民国时期著名白族医学家。因其学术思想主要来源于清代名医黄元御的《四圣心源》,并对其加以发挥,对五运六气学说的发展有一定意义,故本书于此阐述其学术思想。

式,以天之气化规律概括人体气化过程,是对五运六气学说的进一步发挥,其价值和意义非常重要。

(五)近代五运六气学说的日渐消亡

近代随着多种因素的影响,五运六气学说研究者很少,虽有医家在注释或者讲解或者运用五运六气理论于临床,但是并未形成创新的学术思想,信任者或神化五运六气学说,不信任者则根本不了解、不去学习五运六气,对五运六气学说所知甚少。目前各大中医院校鲜有开设此门课程者,致使五运六气学说尘封于古籍,了解掌握者甚少。

四、五运六气理论研究需要解决的关键科学问题

五运六气理论是中医学中的重要理论,许多问题历代以来争论不休,我们必须本着实事求是、科学的态度,认真地开展五运六气理论的研究工作。杨威指出中医基础理论研究以传承与创新为核心,解答中医理论"怎么说的""说了什么""怎么用的""有何用处"等关键问题,即文献整理、理论梳理、应用法则剖析、临证验证四个要素环环相扣,形成了中医基础理论研究的整体过程。文献整理奠定理论研究基础,经过系统的五运六气文献整理,解决了文献资源限制,保障研究底本质量;理论梳理实现知识阐释,以五运六气理论的发展脉络、历代医家理论阐发为切入点,从多角度、多层次进行理论的分析、判断、归纳、提升;应用法则剖析以增进临证的指导价值,从古人"五运六气为医之门径"的认识出发,加强了诊疗规律提炼和运气方剂研究;临证评价可验证理论价值,分别采用临证观察、经验总结、医案数据分析、实验探索等研究手段,积累五运六气理论的应用经验[41]。在五运六气理论研究中我们认为尤其要重视以下几个关键科学问题。

(一)重新审视五行学说在中医学中的地位与作用

汤巧玲研究认为五行学说应用归纳和演绎的方法,将自然万物划分为木、火、土、金、水五大类,并认为每一类以具有相同的属性而相互关联,而五类事物之间又因无形之间的生克关系而互相联系,这样就构建了一个自然与人"天人合一"的大整体。运气学说对五行的应用表现在:一是将五行相生相克的关系,应用于自然气象的变化与自稳定机制,提出了六气亢害承制、五行乘侮胜复的自然观,并用其阐释人体的生理、病机,应用于疾病的治疗等,丰富和发展了中医学术体系。二是将五行用于分类不同年份及每年的不同季节,在一年之内,春、夏、长夏、秋、冬五个季节也被分别用木、火、土、金、水表示,赋予了新的内涵,五行的生克胜复即可用于解释四时五季的更相交替。利用这种分类来赋予各年份、各季节的岁运特征,用于认识不同年份、季节的气候特征和疾病发病规律,指导疾病防治[7]。

目前中医基础理论重视阴阳学说,而忽视五行学说在临床的指导作用,五运六气理论中蕴含着丰富的五行生克制化的学术思想,历代医家对此均有着深刻的阐述,而目前虽然也在中医基础理论中讲授五行学说,但是五行的生克乘侮、亢害承制思想没有发挥应有的作用。

关于五行学说历来就有存废之争,大概归纳起来,历来批评五行的这些不合理处主要有四点:一是以金木水火土作为基本构成元素不合理。二是五行配属存在神秘主义和非理性。首先体现在五行与各类事物的配属,其合理性和必然性不能为人所信服,像五脏配五行就出现两种配法。其次是五行生克的解释,也经不起逻辑推敲。三是机械论。五行生克的规律是规定的,并且一般是单向的,任一行与其他四行的关系是固定的,不会有变化,结果成为术数家推断未来的根据。四是循环论。五行生克构成一个封闭循环,没有"进化",尤以五德始终说的历史循环论受诟病最多[42],但也有以近现代西方自然科学与社会科学作为参照来探讨五行学说的合理内涵的。其中首推杨则民,杨则民说:"五行又称五运,日运日行,皆为变动不居之义,此其一;金木水火土五行,顺次则相生,为生长发展之义,逆次则相消相克,为矛盾破坏之义,此其二;五行相互而起生克,有彼此关联之义,此其三;五行之中,亦分阴阳,有对立之义,此其四;五行相生相克,实具有扬弃之义,此其五。凡此皆辩证法之含义,徵之自然与社会而可信者也。"这里他不拘于五行学说的形式,而运用唯物辩证法来提炼五行学说的科学性,这在当时非常少有。他强调五行主要"取义于生长化收藏,纯以生长发展毁火为言。换言之,即以辩证法的思想为训者也,此《黄帝内经》一大特色也"[42]。著名中医学家邓铁涛教授主张用"五脏相关学说"代替五行学说,他这样概括道:"五脏相关学说"继承了中医五行学说的精华,提取出其科学内核——相互联系的辩证法思想,又赋予它现代系统论的内容,这样将有利于体现中医的系统观,有利于避免中医五行学说中存在的机械刻板的局限性,有利于指导临床灵活地辨证论治。可以说"五脏相关学说"是中医"五行学说"的继承与提高[43]。

在五运六气理论中,重点运用五行生克制化之理,阐述五行之间的相互关系,使五行学说得到了很好的应用。而目前关于五行学说的价值备受争议,最大的问题在于,中医五行学说真实的科学内涵没有得到理解。因此深入挖掘五运六气理论,深刻领悟中医学中关于五行相生相克的价值,对于重新审视五行学说在中医学理论与临床运用中的地位和价值具有重要的意义。

(二)重视"气一元论"的研究,深入系统完善气化理论

关于世界本原的探讨,一直以来就是中国古代文化里重要的命题,《易经》《管子》等均对世界本原有过论述,到老子《道德经》曰:"道生一,一生二,二生三,三生万物,万物负阴而抱阳,冲气以为和。"正式把"气"看作了世界万物的本原,可视之为"气一元论"的滥觞[44]。庄子传承老子的学说而在有关"气"的论述上多有发

挥,如《庄子·至乐》曰:"察其始而本无生,非徒无生也而本无形,非徒无形也而本无气。杂乎芒芴之间变而有气,气变而有形,形变而有生。"进一步阐明了万物生于"气","气"是一切有形物质的基础。《庄子·知北游》更是用"通天下一气耳"的观点,高度概括了"气"为世界的本原,使得"气一元论"正式成立[45]。"气一元论"作为古代中国文化的基础,也逐步渗透入中医学,成为中医学基础理论的学说基础。《内经》成书奠定了中医学经典理论基础,《素问·至真要大论》曰"本乎天者,天之气也。本乎地者,地之气也。天地合气,六节分而万物化生矣";《素问·天元纪大论》曰"太虚寥廓,肇基化元,万物资始,五运终天,布气真灵,揔统坤元",明确阐述了天地合气,才有世间万物,"气"使人与天地、四时相应,形成整体观。《内经》中"气"的理论是中医学核心的基础理论之一,其内涵的形成和发展深受中国古代哲学的影响,被广泛地用来解释宇宙和生命的起源,自然界和人的组成、变化及关系,以及人体的健康和疾病等各个方面。"气一元论"把世界和事物理解为由混沌一元的元气分化演变而来,气分阴阳,阴阳生万物。中医学在这种思想的影响下孕育和发展,"气一元论"贯穿《内经》始终。因此,只有明确了《内经》中"气"的概念和分类及其演变过程,才能更好地理解中医整体观。

"气一元论"思想从气本原论或本体论的角度阐明了整个物质世界的统一性,即由气产生的宇宙万物是由共同的基质构成的。"气一元论"与关于事物运动根源和规律的阴阳学说,以及关于事物多样性和统一性的五行学说一起构成了中医整体观的认识论基础。在"气一元论"的基础上,运气理论充分阐述了气化理论的核心学术思想,正如《素问·天元纪大论》所言:"夫变化之为用也,在天为玄,在人为道,在地为化,化生五味。道生智,玄生神。神在天为风,……在地成形,形气相感而化生万物矣。"运气理论用气化的思想来阐释自然万物的发生发展与演化,天地阴阳五行之气的运气气化,造就了整个宇宙自然有章可循、周而复始的,但又不断变化的运行与演化。人是自然之子,人体生命运动的规律受到宇宙自然气化规律的影响与调控。在观察和实践的过程中先贤把"气"作为世界本原,并认识到了"气"的不断运动变化以及"气"联系万事万物的作用,最终"气一元论"成为诸多学说理论的基础逻辑支撑学说,也自然被引入医学领域。但是目前气化理论并没有得到中医学界的广泛重视,有必要在研究运气理论的基础上,进一步系统完善中医学气化理论。

(三)深入开展标本中气理论、六经气化学说研究

《伤寒论》是中医学四部经典之一,奠定了中医学临床辨证论治的基础,但是关于伤寒论的六经成为伤寒论研究难解之谜,六经代表什么?恽铁樵[46]所说:"《伤寒论》第一重要之处为六经,而第一难解之处亦为六经,凡读伤寒者无不于此致力,凡注伤寒者亦无不于此致力。"《伤寒论》的主要学术成就之一,在于其创立了六经辨证论治体系。千百年来,古今中外众多学者十分重视对伤寒六经的研究,并为此

做出了不懈的努力。为了比较全面而客观地向读者展示历代医家在六经研究方面所取得的成果,我们查阅了大量的古今文献,并对六经诸说加以归纳,共得 41 种[47]。可见伤寒论六经代表什么,是研究伤寒论的关键问题,也是真正认识和发展中医的关键问题。《素问·六微旨大论》:"少阳之上,火气治之,中见厥阴;阳明之上,燥气治之,中见太阴;太阳之上,寒气治之,中见少阴;厥阴之上,风气治之,中见少阳;少阴之上,热气治之,中见太阳;太阴之上,湿气治之,中见阳明,所谓本也。本之下,中之见也。见之下,气之标也。"《素问·至真要大论》:"是故百病之起,有生于本者,有生于标者,有生于中气者;有取本而得者,有取标而得者,有取中气而得者。"就是说疾病的发生,有的生于本,有的生于标,有的生于中气,我们叫从本、从标、从中气。《素问·至真要大论》还给出了一个非常具体的内容:"少阳太阴从本,少阴太阳从本从标,阳明厥阴不从标本,从乎中也。故从本者,化生于本,从标本者有标本之化,从中者以中气为化也。"阴阳六气标本理论,是伤寒学六经气化学说形成理论上的根据。

六经气化学说是我国古代研究《伤寒论》学的一个重要学派,系统形成于清代。其主要特点是在"天人相应"的整体观念指导下,运用《内经》六气本标中气理论分析《伤寒论》六经证治规律,认为六经之为病,乃六经气化之病。这一学说在其发展过程中,由于明确了形与气的辩证关系,认识到气化有生理病理之别等,因而能比较满意地解释六经,从而成为《伤寒论》六经理论基础的重要组成部分[48]。六经气化学说所采用的六气本标中气理论是运气学说的重要内容之一。因此,六经气化学说的形成与人们深入研究运气学说有关。六经气化学说是我国古代治《伤寒论》学的一个重要学派,清代著名学者张志聪、张令韶等人认为张仲景序言所列撰用书目中的《阴阳大论》即王冰补入《素问》的运气七篇。在此基础上,他们根据《素问·至真要大论》"寒暑燥湿风火,天之六气也,三阴三阳上奉之",提出"天有此六气,人亦有此六气"的观点,并运用本标中气理论全面地解释《伤寒论》,分别写成《伤寒论集注》和《伤寒论直解》两书,六经气化学说至此已系统形成。

六经气化学说的基本内容有二:一是六气本标中气分配规律,一是六气本标中气从化规律。根据《素问》的记载,六气本标中气分配规律是:少阳以火为本,以少阳为标,中见厥阴;阳明以燥为本,以阳明为标,中见太阴;太阳以寒为本,以太阳为标,中见少阴;厥阴以风为本,以厥阴为标,中见少阳;少阴以热为本,以少阴为标,中见太阳;太阴以湿为本,以太阴为标,中见阳明。所谓六气本标中气从化规律,即《素问·至真要大论》所云:"少阳太阴从本,少阴太阳从本从标,阳明厥阴不从标本从乎中也。"气化论者主要就是运用以上两个规律来阐述六经证治的。刘渡舟气化学说源于《黄帝内经》的运气学说,经过伤寒家们的移植和发挥,用以说明六经六气标本中见之理,以反映六经为病的生理病理特点而指导于临床[49]。

六经气化学说自张志聪创立后,一大批医家大加赞赏并开展研究,陈修园、黄元御、唐容川等均给予肯定,持反对意见者如章太炎,以张志聪、陈修园之说"假借运气,附会岁露,以实效之书变为玄谈"。虽然六经气化学说褒贬不一,毁誉参半,但其以天人相应为理论基础,源于五运六气理论,尤其是阐述了运气学说的核心学术思想——"气化理论",符合中医学的基本思想,故应对其进行深入研究,去伪存真,方是可取之道,这对于中医学的发展,尤其是对伤寒论的研究具有重大意义。

(四)开拓五运六气与中药气味学说、组方法则、药物气化论的研究

运气七篇中蕴含着丰富的五运六气气味配伍理论,系统地将运气理论与"五味"相结合,阐发药物性味属性与作用及组方原则,创新发展了具有模式特性的"五味"理论。其中大运之五味配属,植物生成观及六气在泉其味、其治,司天、在泉、中运之气致病药食宜,客气五味所资,五运六气胜复的五味调治中太过淫胜、邪气反胜、六气胜复、主客胜复等部分均包含有"五味"相关理论。《素问·五常政大论》具体地论述了在泉之六气气化生成五味的规律,篇中载:"寒热燥湿,不同其化也。故少阳在泉,寒毒不生,其味辛,其治苦酸,其谷苍丹。阳明在泉,湿毒不生,其味酸,其气湿,其治辛苦甘,其谷丹素。太阳在泉,热毒不生,其味苦,其治淡咸,其谷黅秬。厥阴在泉,清毒不生,其味甘,其治酸苦,其谷苍赤,其气专,其味正。少阴在泉,寒毒不生,其味辛,其治辛苦甘,其谷白丹。太阴在泉,燥毒不生,其味咸,其气热,其治甘咸,其谷黅秬。化淳则咸守,气专则辛化而俱治。"

《素问·至真要大论》对方药配伍原则加以总结:"《大要》曰:君一臣二,奇之制也;君二臣四,偶之制也;君二臣三,奇之制也;君二臣六,偶之制也。故曰:近者奇之,远者偶之,汗者不以奇,下者不以偶,补上治上制以缓,补下治下制以急,急则气味厚,缓则气味薄,适其至所,此之谓也。病所远而中道气味之者,食而过之,无越其制度也。是故平气之道,近而奇偶,制小其服也。远而奇偶,制大其服也。大则数少,小则数多。多则九之,少则二之。奇之不去则偶之,是谓重方。偶之不去,则反佐以取之,所谓寒热温凉,反从其病也。……有毒无毒,所治为主,适大小为制也。帝曰:请言其制。岐伯曰:君一臣二,制之小也;君一臣三佐五,制之中也;君一臣三佐九,制之大也。"

《素问·五常政大论》对用药原则做了详尽的论述:"帝曰:有毒无毒,服有约乎?岐伯曰:病有久新,方有大小,有毒无毒,固宜常制矣。大毒治病,十去其六,常毒治病,十去其七,小毒治病,十去其八,无毒治病,十去其九,谷肉果菜,食养尽之,无使过之,伤其正也。不尽,行复如法,必先岁气,无伐天和,无盛盛,无虚虚,而遗人夭殃,无致邪,无失正,绝人长命。"《素问·至真要大论》对据气味用药的法则也做了详细阐述:"辛甘发散为阳,酸苦涌泄为阴,咸味涌泄为阴,淡味渗泄为阳。六者或收或散,或缓或急,或燥或润,或耎或坚,以所利而行之,调其气,使其平也。"论述据气味用药的法则。

《素问·六元正纪大论》:"甲子、甲午岁……其化上咸寒,中苦热,下酸热,所谓药食宜也。"论述了岁运与气味用药的法则,这些论述充分考虑到五脏相关、生克制

化的经旨,对医家临床遣药组方具一定的指导意义。可惜因为五运六气理论的学习断代,这些方法现基本无人关注和研究。而古代医家,刘温舒在《素问运气论奥》[50]中,就治法问题,着重于六气主客补泻法的阐释。提出"客胜则泻客补主,主胜则泻主补客,应随当缓当急,以治之也"的原则。且将治法总结为六气司天在泉淫胜之治法,司天在泉反胜之治法,岁运上下所宜药食之治法,六气主客补泻之治法四类。李时珍在《本草纲目》中概括为"五运六淫用药式"一种。细考原文,实为司天之"六淫所胜"与其"反胜之";在泉之"六淫于内"与其"反胜之"。并言"其六气胜复主客、证治病机甚详,见素问至真要大论,文多不载"。黄宫绣《本草求真》只言"六淫病症主药"。汪昂《本草备要》仅点滴记录于《药性总义》——"六淫于内"。吴仪洛《本草从新》亦承袭汪氏。此后各类方剂著作,甚至踪影不见于"司天在泉气味用药"。据杨威[51]研究论文总结,五运六气方剂配伍应用其后采用三种分类方法,一是倚五运六气之理,针对时行民病的病症特点,酌情配伍成特定方剂。如《三因极一病症方论》《宋太医局程文格》;二是依五运六气之理及病症机理,在经典成方中选择合适之方,如对伤寒经方的选用等;三是在通常辨证论治选方的基础上,依据疾病或病人的五运六气特点,结合五运六气药食所宜原理,对所选方剂进行酌情加减。"司天在泉气味用药",即倚五运六气之理,针对时行民病的病症特点,酌情制成特定方剂的配伍方法。在古医籍中,直名六气方的医家当首推宋代的陈无择,其著《三因司天方》[52]将之归纳为地支诸方六首。

《内经》认为,世间万物本源于气,气聚则有形。药物亦为气聚合而成,而这种蕴含的内在之气,是药食发挥作用的根本所在。古人借用药物的气味来研究药物,进而探讨其功能作用[53]根据五味与五脏的关系,气味与五脏之间的关系得以建立,同气相求,酸先入肝,苦先入心,甘先入脾,辛先入肺,咸先入肾。在治疗疾病时,应根据"四时五脏病,随五味所宜也"的原则进行,具体来讲就是根据"辛甘发散为阳,酸苦涌泄为阴,咸味涌泄为阴,淡味渗泄为阳,六者或收或散,或缓或急,或燥或润,或软或坚,以所利而行之,调其气使其平也"[53]。

《素问·至真要大论》载:"帝曰:司岁物何也?岐伯曰:天地之专精也。帝曰:司气者何如?岐伯曰:司气者主岁同,然有余不足也。帝曰:非司岁物何谓也?岐伯曰:散也。故质同而异等也。气味有薄厚,性用有躁静,治保有多少,力化有浅深。此之谓也。"可见,气味等药食内在的性质由于自然气化的不同会产生较大差异。这些对于采药具有重要的指导意义。

《素问·至真要大论》指出:"诸气在泉,风淫于内,治以辛凉,佐以苦,以甘缓之,以辛散之。热淫于内,治以咸寒,佐以甘苦,以酸收之,以苦发之。湿淫于内,治以苦热,佐以酸淡,以苦燥之,以淡泄之。火淫于内,治以咸冷,佐以苦辛,以酸收之,以苦发之。燥淫于内,治以苦温,佐以甘辛,以苦下之。寒淫于内,治以甘热,佐以苦辛,以咸泻之,以辛润之,以苦坚之。"《素问·至真要大论》还总结了治疗三阴三阳病变的气味配伍原则:"厥阴之胜,治以甘清,佐以苦辛,以酸泻之。少阴之胜,治以辛寒,佐以苦咸,以甘泻之……太阳之胜,治以甘热,佐以辛酸,以咸泻之。"受此影响[53],七篇大论之药学理论和《神农本草经》有近缘关系,但更为深入。《素问·六元正纪大论》提出了用药"四畏",即"用热无犯热,用寒无犯寒,用温无犯温,用凉无犯凉",又指出,"发表不远热,攻里不远寒"。《素问·至真要大论》提出"五味阴阳之用"的理论,明确论述了"辛甘发散为阳,酸苦涌泄为阴,咸味涌泄为阴,淡味渗泄为阳"。进而提出了系统的六气司天、在泉的调配之法,是配伍用药理论的嚆矢。明代李时珍在《本草纲目》中,进一步发挥为"五运六淫用药式"。《素问·至真要大论》论述了制方原则:"君一臣二,制之小也;君一臣三佐五,制之中也;君一臣三佐九,制之大也。"奠定了方剂规律的原则[32]。

中药治病的机制是"以偏纠偏"。所谓"以偏纠偏",是指以药物的偏性纠正患者所表现出来的偏盛偏衰。药未有不偏者,以偏纠偏,故名为药。药物的偏性,究其本质来讲,是自然气化的结果。《神农本草经疏》指出:"夫物之生也必禀乎天,其成也必资乎地。天布令,主发生,寒热温凉,四时之气行焉,阳也;地凝质,主成物,酸苦辛咸甘淡,五行之味滋焉,阴也。故知微寒微温者,春之气也;大温热者,夏之气也;大热者,长夏之气也;凉者,秋之气也;大寒者,冬之气也。凡言微寒者,禀春之气以生,春气升而生;言温热者,盛夏之气以生,夏气散而长;言大热者,感长夏之气以生,长夏之气化;言平者,感秋之气以生,平即凉也,秋气降而收;言大寒者,感冬之气以生,冬气沉而藏。"气味作为药物的偏性之一,其治疗疾病的过程,即以药物之气味改善人体气化状态的过程,实现纠正偏盛偏衰的目的。清代名医石寿棠在《医原·用药大要论》中说:"药未有不偏者,以偏救偏,故名曰药。"人体要靠天地之气提供的条件而获得生存,同时还要适应四时阴阳的变化规律,才能发育成长,健康无病。人体疾病的发生发展就是这些关系失调的结果,是机体内部各部分之间阴阳五行运动关系、运动状态的失常。因此,对疾病的治疗,《素问·至真要大论》要求:"必先五胜,疏其血气,令其调达,而致和平。"药有个性之特长,方有合群之妙用,则可实现调整人体气化状态的功效。药各有气味之偏,阴阳五行之属,有不同的升降浮沉、散收攻补等作用。如《素问·至真要大论》云:"辛甘发散为阳,酸苦涌泄为阴,咸味涌泄为阴,淡味渗泄为阳。六者或收或散,或缓或急,或燥或润,或软或坚,以所利而行之。调其气,使其平也。"以药性之偏,能够纠正人体阴阳气化之偏,是用药的根本依据。

综上所述,中药气味是中药性能与效用的特色,是保持中药基本理论原创性的关键因素。基于《内经》气化理论,有助于我们对中药气味的产生、气味学说的认识论基础,以及基于气味学说的用药基本规律进行深入理解,对中药四气五味及其主治作用乃至药物配伍机制开展深入探讨,进而系统发掘和阐明中药药性理论,提高临床对于中药特性的认识和运用效率。

目前关于方剂的配伍问题,现代研究多着重于功效层面的讨论,常从中药药理方面加以阐释。而关于《内经》制方原则,临床应用比较少见。只是浮于君臣佐使原则的表面是远远不够的,还应该进一步探讨《内经》制方原则的深刻内涵。

(五)五运六气与三阴三阳理论研究

阴阳学说是中国古代哲学一个很重要的范畴,"阴阳"作为中国古代哲学的核心内容,对中华文化产生了巨大而深远的影响。然而,阴阳学说引入中医学以来,又产生了三阴三阳学说,在《内经》中形成了"三阴三阳"的思维模型。《内经》多次从不同角度阐述了"三阴三阳"理论。

在经络学说方面,主要用之于阐述脏腑经络,明确十二经脉,分手足各为三阴三阳。

在五运六气理论方面,《内经》七篇大论中,对三阴三阳的阐释,篇幅最多。《素问·阴阳离合论》:"今三阴三阳不应阴阳,其何故也?"又曰:"少阴之上,名曰太阳。""太阴之前,名曰阳明。""厥阴之表,名曰少阳。"《素问·天元纪大论》云:"愿闻其与三阴三阳之候,奈何合之?"又曰:"阴阳之气,各有多少,故曰三阴三阳也。"《素问·至真要大论》曰:"阴阳之三也,何谓?"曰:"气有多少,异用也。"从阴阳之气的多少角度阐述了三阴三阳,将三阴三阳进行量化。

在外感热病方面,《内经》论述外感热病时采用三阴三阳。《素问·热论》"帝曰:愿闻其状。岐伯曰:伤寒一日,巨阳受之,故头项痛,腰脊强。二日,阳明受之。阳明主肉,其脉侠鼻络于目,故身热,目痛而鼻干,不得卧也。三日,少阳受之,少阳主胆,其脉循胁络于耳,故胸胁痛而耳聋。三阳经络,皆受其病,而未入于脏者,故可汗而已。四日,太阴受之。太阴脉布胃中络于嗌,故腹满而嗌干。五日,少阴受之。少阴脉贯肾,络于肺,系舌本,故口燥舌干而渴。六日,厥阴受之。厥阴脉循阴器而络于肝,故烦满而囊缩。三阴三阳,五脏六腑皆受病,荣卫不行,五脏不通,则死矣"。应用三阴三阳阐述了外感热病的发病规律。

那么三阴三阳的真正内涵是什么?到目前为止学界没有满意的解释。

张仲景伤寒论采用伤寒六经辨证,将三阴三阳用于伤寒的临床辨证,以三阴三阳为辨证纲领,树立了中医辨证论治的光辉典范,对中医学的发展产生了极大影响。几千年来许多医家对《伤寒论》三阴三阳内涵认识不统一,由于三阴三阳代表的意义不清楚,造成对"六经实质"争论不休。多年来许多专家对三阴三阳学说开展过研究,主要集中在两个方面:一是三阴三阳起源的有关研究。有人从哲学角度探讨三阴三阳学说起源,又从《周易》角度探讨,也有从与天文学角度研究的;二是三阴三阳概念的有关研究,包括与阴阳关系的研究、与开阖枢关系的研究、与气化学说关系的研究、三阴三阳的数理量化的研究、三阴三阳标本关系的研究,以及三阴三阳太极模式的研究等。关于三阴三阳的应用研究,主要集中于在《黄帝内经》中的应用,在《伤寒论》中的发挥,以及在临床中的应用等。

三阴三阳学说是中医学独有的理论,有人认为"三"与阴阳的结合应用则是中医的一个伟大创举,这也是中医中药最具特色的内容之一。由于三阴三阳在中医中药之外的领域应用的现存文献较少,主要集中在《内经》所涉及的天文地理、时令历法当中[54]。若搞不清楚中国古代三阴三阳学说的内涵,中医学许多理论就只能成为一个谜团。许多医家从一个侧面去研究理解三阴三阳,无法合理解释经络的三阴三阳、五运六气的三阴三阳、热病的三阴三阳、伤寒论的三阴三阳等,致使这一理论无法很好地指导临床,也阻碍了中医学的发展。因此,三阴三阳理论的研究,成为中医基础理论亟须解决的关键科学问题。

气化理论未被现代中医学很好地认识和研究,应从气化论角度阐述五运六气中的三阴三阳,充分发挥伤寒学派的六经气化学说。如果能从气化的视角,去开展三阴三阳学说的研究,或许会让三阴三阳学说,在经络、脏腑、运气、伤寒等不同层面上找到统一的认识,这将对中医学的发展具有重大意义。对于阴阳的含义及相关内容的探讨,一直以来都是中医研究中司空见惯而又争论不休的问题,司空见惯是以人人都似有所知,争论不休是以人人都终无所定。特别是三阴三阳的解释与应用更是众说纷纭,莫衷一是。究其原因,在于未能执中医学的一贯之本而对相关问题进行论述[55]。孙志其等[55]从三阴三阳一气运行之体、用、象互相关联的角度研究三阴三阳问题,应该说是一个很好的开始:基于气本体论体、用、象特质的三阴三阳体系的确立,执于中医学的一贯之本,从源头阐述了三阴三阳的化生及不同运用的缘由,并揭示了三阴三阳一气运行之体、用、象互相关联的实质内涵,解决了诸多悬而未决或争论较多的问题,对于准确地理解和把握《伤寒论》六经病证规律,六经病欲解时内涵,开合枢理论,五运六气理论以及临证的诊断、用药等,具有十分重要的意义。

总之,五运六气理论是中医学理论的重要组成部分,五运六气理论中蕴含的气化论核心学术思想,更是中医学中重要的理论。固然五运六气理论是否出自《内经》存在着争议,但是这丝毫不影响五运六气理论在中医学术中的重要地位,由于对五运六气理论的抛弃,致使气化理论难以得到现代中医的重视和研究。回归经典,继承创新,这也是我们团队多年来研究五运六气理论的初衷与目的,也是编写此书的目的,五运六气理论需要普及、推广、掌握、研究、应用、创新,希望本书的出版能为五运六气理论的普及与中医学的发展做出一点贡献。

(说明:本章中的注释序号与文后参考文献对应)

绪论

上篇　气交变大论篇

第一节　气交变大论篇原文

气交变大论篇第六十九

黄帝问曰：五运更治，上应天暮，阴阳往复，寒暑迎随，真邪相薄，内外分离，六经波荡，五气倾移，太过不及，专胜兼并，愿言其始，而有常名，可得闻乎？岐伯稽首再拜对曰：昭乎哉问也！是明道也。此上帝所贵，先师传之，臣虽不敏，往闻其旨。

帝曰：余闻得其人不教，是谓失道；传非其人，慢泄天宝。余诚菲德，未足以受至道；然而众子哀其不终。愿夫子保于无穷，流于无极，余司其事，则而行之奈何？岐伯曰：请遂言之也。《上经》曰：夫道者，上知天文，下知地理，中知人事，可以长久。此之谓也。帝曰：何谓也？岐伯曰：本，气位也。位天者，天文也；位地者，地理也；通于人气之变化者，人事也。故太过者先天，不及者后天，所谓治化，而人应之也。

帝曰：五运之化，太过何如？岐伯曰：岁木太过，风气流行，脾土受邪。民病飧泄，食减，体重，烦冤，肠鸣，腹支满。上应岁星。甚则忽忽善怒，眩冒巅疾。化气不政，生气独治，云物飞动，草木不宁，甚而摇落。反胁痛而吐甚。冲阳绝者，死不治。上应太白星。

岁火太过，炎暑流行，肺金受邪。民病疟，少气，咳喘，血溢，血泄，注下，嗌燥，耳聋，中热，肩背热。上应荧惑星。甚则胸中痛，胁支满胁痛，膺背肩胛间痛，两臂内痛，身热肤痛而为浸淫。收气不行，长气独明，雨水霜寒。上应辰星。上临少阴少阳，火燔焫，水泉涸，物焦槁。病反谵妄狂越，咳喘息鸣，下甚，血溢泄不已。太渊绝者，死不治。上应荧惑星。

岁土太过，雨湿流行，肾水受邪。民病腹痛，清厥，意不乐，体重，烦冤。上应镇星。甚则肌肉萎，足痿不收，行善瘛，脚下痛，饮发中满，食减，四支不举。变生得位，藏气伏，化气独治之，泉涌河衍，涸泽生鱼，风雨大至，土崩溃，鳞见于陆。病腹满，溏泄，肠鸣，反下甚。而太溪绝者，死不治。上应岁星。

岁金太过，燥气流行，肝木受邪。民病两胁下少腹痛，目赤痛，眦疡，耳无所闻。

肃杀而甚，则体重，烦冤，胸痛引背，两胁满且痛引少腹。上应太白星。甚则喘咳逆气，肩背痛，尻、阴、股、膝、髀、腨、胻、足皆病。上应荧惑星。收气峻，生气下，草木敛，苍干凋陨。病反暴痛，胠胁不可反侧，咳逆甚而血溢。太冲绝者，死不治。上应太白星。

岁水太过，寒气流行，邪害心火。民病身热，烦心，躁悸，阴厥，上下中寒，谵妄，心痛。寒气早至，上应辰星。甚则腹大胫肿，喘咳，寝汗出，憎风。大雨至，埃雾朦郁，上应镇星。上临太阳，雨冰雪霜不时降，湿气变物。病反腹满，肠鸣，溏泄，食不化，渴而妄冒。神门绝者，死不治。上应荧惑、辰星。帝曰：善。其不及何如？岐伯曰：悉乎哉问也！岁木不及，燥乃大行，生气失应。草木晚荣，肃杀而甚，则刚木辟着，柔萎苍干，上应太白星。民病中清，胠胁痛，少腹痛，肠鸣溏泄。凉雨时至，上应太白星，其谷苍。上临阳明，生气失政，草木再荣，化气乃急，上应太白、镇星，其主苍早。复则炎暑流火，湿性燥，柔脆草木焦槁，下体再生，华实齐化。病寒热，疮疡，痱胗，痈痤。上应荧惑、太白，其谷白坚。白露早降，收杀气行，寒雨害物，虫食甘黄，脾土受邪。赤气后化，心气晚治，上胜肺金，白气乃屈，其谷不成，咳而鼽，上应荧惑、太白星。

岁火不及，寒乃大行，长政不用，物荣而下。凝惨而甚，则阳气不化，乃折荣美，上应辰星。民病胸中痛，胁支满，两胁痛，膺背肩胛间及两臂内痛，郁冒朦昧，心痛暴瘖，胸腹大，胁下与腰背相引而痛，甚则屈不能伸，髋髀如别。上应荧惑、辰星，其谷丹。复则埃郁，大雨且至，黑气乃辱，病鹜溏，腹满，食饮不下，寒中，肠鸣，泄注，腹痛，暴挛痿痹，足不任身。上应镇星、辰星。玄谷不成。

岁土不及，风乃大行，化气不令。草木茂荣，飘扬而甚，秀而不实，上应岁星。民病飧泄，霍乱，体重，腹痛，筋骨繇复，肌肉瞤酸，善怒。藏气举事，蛰虫早附，咸病寒中。上应岁星、镇星，其谷黅。复则收政严峻，名木苍凋，胸胁暴痛，下引少腹，善太息。虫食甘黄，气客于脾，黅谷乃减，民食少失味，苍谷乃损。上应太白、岁星。上临厥阴，流水不冰，蛰虫来见。藏气不用，白乃不复，上应岁星，民乃康。

岁金不及，炎火乃行，生气乃用，长气专胜。庶物以茂，燥烁以行，上应荧惑星。民病肩背瞀重，鼽嚏，血便注下。收气乃后，上应太白星，其谷坚芒。复则寒雨暴至，乃零冰雹霜雪杀物，阴厥且格，阳反上行，头脑户痛，延及囟顶，发热。上应辰星，丹谷不成。民病口疮，甚则心痛。

岁水不及，湿乃大行，长气反用。其化乃速，暑雨数至，上应镇星。民病腹满，身重，濡泄，寒疡流水，腰股痛发，腘腨股膝不便，烦冤，足痿清厥，脚下痛，甚则跗肿。藏气不政，肾气不衡，上应辰星，其谷秬。上临太阴，则大寒数举，蛰虫早藏，地积坚冰，阳光不治，民病寒疾于下，甚则腹满浮肿，上应镇星，其主黅谷。复则大风暴发，草偃木零，生长不鲜，面色时变，筋骨并辟，肉瞤瘛，目视䀮䀮，物疏璺，肌肉胗发，气并膈中，痛于心腹，黄气乃损，其谷不登。上应岁星。帝曰：善。愿闻其时也。岐伯曰：悉乎哉问也！木不及，春有鸣条律畅之化，则秋有雾露清凉之政；春有惨凄残贼之胜,则夏有炎暑燔烁之复。其眚东,其藏肝,其病内舍胠胁,外在关节。

火不及,夏有炳明光显之化,则冬有严肃霜寒之政;夏有惨凄凝冽之胜,则不时有埃昏大雨之复。其眚南,其藏心,其病内舍膺胁,外在经络。

土不及,四维有埃云润泽之化,则春有鸣条鼓拆之政;四维发振拉飘腾之变,则秋有肃杀霖霪之复。其眚四维,其藏脾,其病内舍心腹,外在肌肉四支。

金不及,夏有光显郁蒸之令,则冬有严凝整肃之应;夏有炎烁燔燎之变,则秋有冰雹霜雪之复。其眚西,其藏肺,其病内舍膺胁肩背,外在皮毛。

水不及,四维有湍润埃云之化,则不时有和风生发之应;四维发埃昏骤注之变,则不时有飘荡振拉之复。其眚北,其藏肾,其病内舍腰脊骨髓,外在溪谷踹膝。

夫五运之政,犹权衡也,高者抑之,下者举之,化者应之,变者复之。此生长化成收藏之理,气之常也;失常则天地四塞矣。故曰:天地之动静,神明为之纪;阴阳之往复,寒暑彰其兆。此之谓也。

帝曰:夫子之言五气之变,四时之应,可谓悉矣。夫气之动乱,触遇而作,发无常会,卒然灾合,何以期之? 岐伯曰:夫气之动变,固不常在,而德、化、政、令、灾、变,不同其候也。

帝曰:何谓也? 岐伯曰:东方生风,风生木。其德敷和,其化生荣,其政舒启,其令风,其变振发,其灾散落。南方生热,热生火。其德彰显,其化蕃茂,其政明曜,其令热,其变销烁,其灾燔焫。中央生湿,湿生土。其德溽蒸,其化丰备,其政安静,其令湿,其变骤注,其灾霖溃。西方生燥,燥生金。其德清洁,其化紧敛,其政劲切,其令燥,其变肃杀,其灾苍陨。北方生寒,寒生水。其德凄沧,其化清谧,其政凝肃,其令寒,其变凓冽,其灾冰雪霜雹。是以察其动也,有德有化,有政有令,有变有灾,而物由之,而人应之也。

帝曰:夫子之言岁候,其不及太过,而上应五星。今夫德、化、政、令、灾眚、变易,非常而有也,卒然而动,其亦为之变乎? 岐伯曰:承天而行之,故无妄动,无不应也。卒然而动者,气之交变也,其不应焉。故曰:应常不应卒。此之谓也。

帝曰:其应奈何? 岐伯曰:各从其气化也。

帝曰:其行之徐疾、逆顺何如? 岐伯曰:以道留久,逆守而小,是谓省下;以道而去,去而速来,曲而过之,是谓省遗过也;久留而环,或离或附,是谓议灾与其德也。应近则小,应远则大。芒而大倍常之一,其化甚;大常之二,其眚即发也。小常之一,其化减;小常之二,是谓临视。省下之过与其德也,德者福之,过者伐之。是以象之见也,高而远则小,下而近则大,故大则喜怒迩,小则祸福远。岁运太过,则运星北越;运气相得,则各行以道。故岁运太过,畏星失色而兼其母;不及,则色兼其所不胜。肖者瞿瞿,莫知其妙,闵闵之当,孰者为良,妄行无征,示畏侯王。

帝曰:其灾应何如? 岐伯曰:亦各从其化也。故时至有盛衰,凌犯有逆顺,留守有多少,形见有善恶,宿属有胜负,征应有吉凶矣。

帝曰:其善恶何谓也? 岐伯曰:有善,有怒,有忧,有丧,有泽,有燥。此象之常也,必谨察之。

帝曰:六者高下异乎? 岐伯曰:象见高下,其应一也,故人亦应之。帝曰:善。

其德、化、政、令之动静损益皆何如? 岐伯曰:夫德化政令灾变,不能相加也,胜复盛衰不能相多也,往来大小不能相过也,用之升降不能相无也,各从其动而复之耳。

帝曰:其病生何如? 岐伯曰:德化者气之祥,政令者气之章,变易者复之纪,灾眚者伤之始。气相胜者和,不相胜者病,重感于邪则甚也。帝曰:善。

所谓精光之论,大圣之业,宣明大道,通于无穷,究于无极也。余闻之,善言天者,必应于人;善言古者,必验于今;善言气者,必彰于物;善言应者,同天地之化;善言化言变者,通神明之理。非夫子孰能言至道欤! 乃择良兆而藏之灵室,每旦读之,命曰"气交变"。非斋戒不敢发,慎传也。

第二节　气交变大论篇分解

第一解

(一) 内经原文

黄帝问曰:五运更治,上应**天碁**,阴阳往复,寒暑迎随,真邪相薄,内外分离,**六经波荡**,**五气**倾移,太过不及,**专胜兼并**,愿言其始,而有**常名**,可得闻乎? 岐伯稽首再拜对曰:昭乎哉问也! 是明道也。此上帝所贵,先师传之,臣虽不敏,往闻其旨。

(二) 字词注释

(1) 天碁

①王冰《黄帝内经素问》三百六十五日四分日之一也。

②马蒔《黄帝内经素问注证发微》天期。

③张介宾《类经》周岁也。

④张志聪《黄帝内经集注》上应天期者,每运主期年之三百六十五日,上应周天之三百六十五度也。

⑤高士宗《黄帝素问直解》碁,一岁也。

⑥黄元御《黄元御医书全集》上应天干,逐年轮转,各终期日。

⑦张琦《素问释义》天期。

⑧高亿《黄帝内经素问详注直讲全集》〔注〕〔讲〕天期。

⑨孟景春等《黄帝内经素问译释》在天之六气。

⑩任廷革《任应秋讲〈黄帝内经〉(素问)》此词未具体注释。

⑪张灿玾等《黄帝内经素问校释》一年之天气。

⑫方药中等《黄帝内经素问运气七篇讲解》"天",指六气;"碁",周期。"天碁"意即风、热、火、湿、燥、寒六气各有它所属的时序。

⑬王洪图等《黄帝内经素问白话解》周天三百六十五度。

⑭郭霭春《黄帝内经素问白话解》在天之六气。

（2）六经

①王冰《黄帝内经素问》此词未具体注释。

②马莳《黄帝内经素问注证发微》六经者，手足各有六经也。

③张介宾《类经》此词未具体注释。

④张志聪《黄帝内经集注》三阴三阳之六经。

⑤高士宗《黄帝素问直解》六经。

⑥黄元御《黄元御医书全集》六经。

⑦张琦《素问释义》谓人三阴三阳之经也。

⑧高亿《黄帝内经素问详注直讲全集》〔讲〕手足六经之脉。

⑨孟景春等《黄帝内经素问译释》六经的血气。

⑩任廷革《任应秋讲〈黄帝内经〉（素问）》此词未具体注释。

⑪张灿玾等《黄帝内经素问校释》六经的气血。

⑫方药中等《黄帝内经素问运气七篇讲解》三阴三阳，亦即指天之六气。

⑬王洪图等《黄帝内经素问白话解》三阴三阳六经的气血。

⑭郭霭春《黄帝内经素问白话解》指三阴三阳经脉。

（3）五气

①王冰《黄帝内经素问》此词未具体注释。

②马莳《黄帝内经素问注证发微》此词未具体注释。

③张介宾《类经》五气。

④张志聪《黄帝内经集注》五藏之气也。

⑤高士宗《黄帝素问直解》五气。

⑥黄元御《黄元御医书全集》五气。

⑦张琦《素问释义》运气。

⑧高亿《黄帝内经素问详注直讲全集》〔讲〕五脏之气。

⑨孟景春等《黄帝内经素问译释》五脏之气。

⑩任廷革《任应秋讲〈黄帝内经〉（素问）》此词未具体注释。

⑪张灿玾等《黄帝内经素问校释》五脏的本气。

⑫方药中等《黄帝内经素问运气七篇讲解》指木、火、土、金、水五行，亦即指生长化收藏。

⑬王洪图等《黄帝内经素问白话解》五脏之气。

⑭郭霭春《黄帝内经素问白话解》指五脏之气。

（4）专胜兼并

①王冰《黄帝内经素问》专胜，谓五运主岁太过也。兼并，谓主岁之不及也。

②马莳《黄帝内经素问注证发微》专胜，谓五运主岁太过也。兼并，谓主岁不

及也。

③张介宾《类经》因太过,故运有专胜。因不及,故气有兼并。

④张志聪《黄帝内经集注》所胜之气专胜,有胜复之气兼并。

⑤高士宗《黄帝素问直解》太过则专胜,不及则兼并。

⑥黄元御《黄元御医书全集》太过则专胜乎己,不及则兼并于人。

⑦张琦《素问释义》此词未具体注释。

⑧高亿《黄帝内经素问详注直讲全集》〔注〕专,犹独也。并,兼并。〔讲〕非太过,即不及,非专胜,即兼并。

⑨孟景春等《黄帝内经素问译释》一气独盛,称为"专胜",专胜为太过。二气相兼称为"兼并",并有吞并侵占之义,兼并为不及。例如木气太过,则乘土侮金,是为"专胜";若木气不及,则反受土侮金乘,是为"兼并"。

⑩任廷革《任应秋讲〈黄帝内经〉(素问)》此词未具体注释。

⑪张灿玾等《黄帝内经素问校释》太过则本气专而胜它气,不及则它气兼而并本气。王冰注:"专胜,谓五运主岁太过也。兼并,谓主岁之不及也。"

⑫方药中等《黄帝内经素问运气七篇讲解》"专胜",指太过,即一气独盛,侵犯它气,例如岁木太过,则乘土侮金;"兼并",指不及,即一气独衰,它气来乘来侮,例如岁木不及,则金乘土侮。

⑬王洪图等《黄帝内经素问白话解》一气独盛侵犯它气,称为专胜;一气独衰,被两气相兼所吞并即被侵犯,称为兼并。专胜为太过,兼并为不及。

⑭郭霭春《黄帝内经素问白话解》"专胜",为一气太过独盛,侵犯他气(五运主岁太过)。"兼并",指一气独衰,被两气相兼并(主岁不及)。

(5)常名

①王冰《黄帝内经素问》常名,谓布化于太虚,人身参应,病之形诊也。

②马莳《黄帝内经素问注证发微》此词未具体注释。

③张介宾《类经》常名者,纪运气之名义也。

④张志聪《黄帝内经集注》此词未具体注释。

⑤高士宗《黄帝素问直解》欲明其变,必悉其常。

⑥黄元御《黄元御医书全集》一定之名。

⑦张琦《素问释义》常名。

⑧高亿《黄帝内经素问详注直讲全集》〔讲〕不易之定名。

⑨孟景春等《黄帝内经素问译释》一般常规。

⑩任廷革《任应秋讲〈黄帝内经〉(素问)》此词未具体注释。

⑪张灿玾等《黄帝内经素问校释》正常的规律性。

⑫方药中等《黄帝内经素问运气七篇讲解》此词未具体注释。

⑬王洪图等《黄帝内经素问白话解》五运的规律。

⑭郭霭春《黄帝内经素问白话解》反映于人身的病证。

（三）语句阐述

（1）黄帝问曰：五运更治，上应天碁，阴阳往复，寒暑迎随。真邪相薄，内外分离，六经波荡，五气倾移，太过不及，专胜兼并，愿言其始，而有常名，可得闻乎？

①王冰《黄帝内经素问》碁，三百六十五日四分日之一也。专胜，谓五运主岁太过也。兼并，谓主岁之不及也。常名，谓布化于太虚，人身参应，病之形诊也。（〔新校正云〕按《天元纪大论》云：五运相袭而皆治之，终碁之日，周而复始。又云：五气运行，各终碁日。《太始天元册文》曰：万物资始，五运终天。即五运更治上应天碁之义也。）

②马莳《黄帝内经素问注证发微》此帝欲闻道，而伯以运气即道告之也。五运更治，上应天期者，即《六节脏象论》《天元纪大论》皆云：五运相袭，而皆治之，终期之日，周而复始也。《天元册》文曰：万物资始，五运终天。即五行更治，上应天期之义。阴阳往复，寒暑迎随，即《天元纪大论》云：有余而往，不足随之；不足而往，有余从之。知迎知随，气可与期也。真邪者，真气邪气也。内外者，表里也。六经者，手足各有六经也。专胜，谓五运主岁太过也。兼并，谓主岁不及也。

③张介宾《类经》碁，周岁也。五运更治，上应天碁，即应天之气，动而不息也。阴阳往复，寒暑迎随，即应地之气，静而守位也。真邪相薄，邪正相干也。内外分离，表里不相保也。六经波荡，五气倾移，皆其变也。因太过，故运有专胜。因不及，故气有兼并。常名者，纪运气之名义也。

④张志聪《黄帝内经集注》五运更治者，五运相袭而更治之也。上应天期者，每运主期年之三百六十五日，上应周天之三百六十五度也。阴阳往复者，有余而往，不足随之，不足而往，有余随之也。迎随，往来也。真邪相薄者，有德化之祥，有变易之气也。内外，表里也。六经，三阴三阳之六经。五气，五藏之气也。此言民感胜复之气而为病也。专胜兼并者，太过不及之岁，所胜之气专胜，有胜复之气兼并，如委和之纪，是谓胜生，其果枣李，其谷稷稻，其味酸辛，其色白苍，其畜犬鸡，其音角商是也。始者，天气始于甲，地气始于子，子甲相合而岁运立矣。（眉批）阴阳，指岁气而言。寒暑，指时气而言。

⑤高士宗《黄帝素问直解》更，平声。五运，五行也。碁，一岁也。

一岁之中，五行各主其时，故曰五运更治。上应天碁，春夏为阳，秋冬为阴，日月运行，一寒一暑，故曰阴阳往复，寒暑迎随。若真邪相薄，则内外分离，相薄分离，则六经波荡，五气倾移，波荡倾移，其中有太过不及之气。太过则专胜，不及则兼并。欲究其终，必言其始，欲明其变，必悉其常。此帝举以为问。

⑥黄元御《黄元御医书全集》五运代治，上应天干，逐年轮转，各终期日。其间阴阳往复，寒暑迎随，变化相乘，愆伏失正，因而真邪薄迫，内外相离，六经波荡，五气倾移，则人受其灾矣。而其气运循环，盛衰不同，太过则专胜乎己，不及则兼并于人，愿言其乖违之始，而令有一定之名，使天道昭著，人得遵守也。

⑦张琦《素问释义》上应天期，谓五气运行各终期日也。六经，谓人三阴三阳

之经也。运气有过不及,人身应之,并有形诊,可常名也。

⑧高亿《黄帝内经素问详注直讲全集》〔批〕此举上知天文,下知地理,中知人事,以明气交之变,实有所应也。

〔注〕五运更治谓五运相承,更相治化也,上应天期,谓周而复始。上邪,天时也。迭为盛衰曰往复,互为其根曰迎随。真,正气。邪,邪气。薄,激薄也。分离,谓阴阳不相保也。波荡,谓涌起而鼓大也。倾移者,气迭移其位也。专,犹独也。并,兼并。菲德,德薄也。本气,谓三阴三阳,各司其时之气。五星之应乎五行者,为天文;五方之应乎五风者,为地理;五脏之通乎五气者,为人事。太过,谓甲丙戊寅壬之阳年,阳年之气,常先天时而至,故曰太过者先天。不及,谓乙丁己辛癸之阴年,阴年之气,常后天时而至,故曰不及者后天也。

〔讲〕黄帝问曰:五行大运,以次承袭,更相为治,周而复始,上应天期。其间阴阳之气,寒往则暑来,暑往则寒来,是寒暑即随阴阳之往复,而相为迎随也。但其间,有真气焉,有邪气焉,两气相薄,遂致为内之里,为外之表,各相分离,而不调和。内外不和,表里为奸,手足六经之脉,涌起而大结为波荡,五脏之气,亦相倾败,移易而不得其平。非太过,即不及,非专胜,即兼并,邪之为患如此,不知其何以始,而乃有不易之定名也?

⑨孟景春等《黄帝内经素问译释》专胜兼并:一气独盛,称为"专胜",专胜为太过。二气相兼称为"兼并",并有吞并侵占之义,兼并为不及。例如木气太过,则乘土侮金,是为"专胜";若木气不及,则反受土侮金乘,是为"兼并"。

黄帝问道:五运交替,与在天之六气相应,一周六步之内,阴阳往复,阳去阴来,寒一去暑亦就跟着来了,真气与邪气斗争,内外不得统一,六经的血气动荡不安,五脏的本气相互倾轧而转移,太过则一气独胜,不及则二气相并,我要知道它起始的原理和一般常规,是否能讲给我听?

⑩任廷革《任应秋讲〈黄帝内经〉〈素问〉》此句未具体注释,总体概括此段为:(提要)人位于气交之中,必须上通天文、下知地理,始能适应其生化之变。

⑪张灿玾等《黄帝内经素问校释》迎随:在此有往来的意思。波荡:动荡的意思。《后汉书·董卓传》:"区服倾回,人神波荡。"专胜兼并:王冰注"专胜,谓五运主岁太过也。兼并,谓主岁之不及也。"

黄帝问道:五运之气交替主治,上与一年之天气相应,阴阳往复,寒暑去来,使真气与邪气相迫,内外不能互相协调,六经的气血动荡不安,五脏之气偏倾不调,变化不定,五气有太过不及,太过则本气专而胜它气,不及则它气兼而并本气,我想知道它的起始,是否有正常的规律性可言。可以讲给我听吗?

⑫方药中等《黄帝内经素问运气七篇讲解》〔五运更治,上应天苍,阴阳往复,寒暑迎随〕"五运更治",指木、火、土、金、水的运行和变化,也就是指自然界各种生物的生、长、化、收、藏现象。"天",指六气;"苍",周期。"天苍"意即风、热、火、湿、燥、寒六气各有它所属的时序。"五运更治,上应天苍",意即地面上生物生、长、化、

收、藏的节序与风、热、火、湿、燥、寒的时序是完全相应的。这就是说生与风相应，长与火热相应，化与湿相应，藏与寒相应。"阴阳往复"一句中的"阴阳"，既是指天之六气，也是指生、长、化、收、藏现象。这也就是《天元纪大论》中所谓的："寒、暑、燥、湿、风、火，天之阴阳也，三阴三阳上奉之。木、火、土、金、水，地之阴阳也，生、长、化、收、藏下应之。""往复"，指风、热、火、湿、燥、寒六气和生、长、化、收、藏五运的来回运转。"寒暑"，指一年，也指一年中的各个节序。"迎随"，"迎"指来，"随"指去。全句意即由于六气的来回运转，所以才产生了各种生物的生、长、化、收、藏现象的来回运转，所以也才形成了一年中季节上的变化。质言之，也就是一年中各个季节，各有它的气候特点和相应的正常物化现象。季节、气候、物化现象相应就是正常，反之就是失常。这也就是《阴阳离合论》中所谓的：生因春，长因夏，收因秋，藏因冬，失常则天地四塞。"

[真邪相薄，内外分离，六经波荡，五气倾移，太过不及，专胜兼并]前一小节是指自然气候、季节、物化方面的正常情况，此一小节是指它的反常情况。"真邪相薄"句中的"真"字，同"正"字，也就是指"正气"，亦即正常的气候变化。《灵枢·小针解》谓："神，正气也。"这里的"神"，就是指自然界的正常现象，"邪"，指不正常的气候变化。《灵枢·小针解》谓："客者，邪气也。"这里的"客"，就是指"客气"，亦即指反常的特殊气候变化。"薄"字同"搏"，意即相互斗争或相互作用。"真邪相薄"，也就是《灵枢·小针解》中所谓的："神客者，正邪共会也。""内外分离"句中的"内外"，指阴阳。"六经波荡"句中的"六经"，指三阴三阳，亦即指天之六气。"五气倾移"句中的"五气"，指木、火、土、金、水五行，亦即指生、长、化、收、藏。"太过不及"句中的"太过"，指气候变化和物化现象未至而至，"不及"，指气候变化和物化现象至而不至，也就是统指气化和物化现象与季节不相应。"专胜兼并"句中的"专胜"，指太过，即一气独盛，侵犯它气，例如岁木太过，则乘土侮金；"兼并"，指不及，即一气独衰，它气来乘来侮。例如岁木不及，则金乘土侮。这一小节说明在气候反常的情况下自然界中风、热、火、湿、燥、寒六气和季节之间的正常作用就会受到破坏，生物的生、长、化、收、藏等物化现象也就会因此受到严重的影响。

⑬王洪图等《黄帝内经素问白话解》专胜兼并：一气独盛侵犯它气，称为专胜；一气独衰，被两气相兼所吞并即被侵犯，称为兼并。专胜为太过，兼并为不及。《上经》：古书名。

黄帝问道：五运之气，相互更替，与周天三百六十五度相应，阴阳消长而往复无穷，寒暑转化而迎随不息。外来的邪气与内在的正气相互斗争，以致人体内外阴阳之气不能协调，三阴三阳六经的气血动荡不定，五脏之气失去平衡，而出现偏盛偏衰。运气有太过与不及之分，太过就会一气独盛，而制其他之气；不及就有所胜、所不胜二气合并来侵犯。我希望听听怎样开始推算五运的太过与不及，以及五运的规律如何？

⑭郭霭春《黄帝内经素问白话解》五运更治：五运交替。真邪相薄：正气与邪

气相互争斗。六经波荡:"六经",指三阴三阳经脉。"波荡",动荡、波动的意思。五气倾移:"五气",指五脏之气。"倾移",偏斜、偏倾、不平衡的意思。专胜兼并:"专胜",为一气太过独盛,侵犯他气(五运主岁太过)。"兼并",指一气独衰,被两气相兼并(主岁不及)。

黄帝问道:五运交替,与在天之六气相应;阴阳往来,与寒暑变化相随;真气与邪气相搏争,因而使人体的表里分离,六经的血气为之波动,五脏之气也失去了平衡而互相倾移,出现了太过不及,专胜以及互相兼并现象,我希望你谈谈它起始的原理,和反映于人身的病证,能讲给我听吗?

(2)岐伯稽首再拜对曰:昭乎哉问也!是明道也。此上帝所贵,先师传之,臣虽不敏,往闻其旨。

①王冰《黄帝内经素问》言非己心之生知备闻,先人往古受传之遗旨也。

②马莳《黄帝内经素问注证发微》此句未具体注释。

③张介宾《类经》岐伯之师,僦贷季也。

④张志聪《黄帝内经集注》言道由师传,不假自得。

⑤高士宗《黄帝素问直解》五运上应天莘,以及阴阳寒暑,始终常变,是明道也。道者,上帝所贵,先师传之,故往昔曾闻其旨。

⑥黄元御《黄元御医书全集》上帝,天帝。先师,僦贷季也。

⑦张琦《素问释义》此句未具体注释。

⑧高亿《黄帝内经素问详注直讲全集》〔讲〕岐伯再拜稽首而对曰:昭明乎哉!帝之问也。是欲明天人相感之道也,不知此道乃上帝之所贵重,先师之所传述,臣虽下愚,不甚明敏,往昔从师之时,会得闻其旨趣焉。

⑨孟景春等《黄帝内经素问译释》岐伯说:你问得很好!这是应该明白的道理,它一直是历代帝王所注意的问题,也是历代医师传授下来的,我的学问虽然很肤浅,但过去曾听老师讲过它的道理。

⑩任廷革《任应秋讲〈黄帝内经〉〈素问〉》此句未具体注释,总体概括此段为:(提要)人位于气交之中,必须上通天文下知地理,始能适应其生化之变。

⑪张灿玾等《黄帝内经素问校释》岐伯再次跪拜回答说:你问的问题很高明啊!这属于一些高明的道理。这是历来帝王所极为重视的,是老师传授下来的问题,我虽然学识浅薄,但过去听讲过它的旨意。

⑫方药中等《黄帝内经素问运气七篇讲解》此句未具体注释。

⑬王洪图等《黄帝内经素问白话解》岐伯再次行礼而后回答说:你问得太好了。这确实是一个应该明白的道理。历代的帝王对此都非常重视,这是我的先师传授下来的。我虽然很不聪明,但是曾经听老师讲过这些道理。

⑭郭霭春《黄帝内经素问白话解》岐伯行礼后回答说:您问得很明达,这是应该讲明的道理,它是往古所珍贵的,也是从前医师传授下来的,我虽不聪敏,但过去却听说过其中的意义。

第二解

（一）内经原文

帝曰：余闻得其人不教，是谓[注]失道；传非其人，慢泄天宝。余诚菲德，未足以受至道；然而众子哀其不终。愿夫子保于无穷，流于无极，余司其事，则而行之奈何？岐伯曰：请遂言之也。《上经》曰：夫道者，上知天文，下知地理，中知人事，可以长久。此之谓也。帝曰：何谓也？岐伯曰：本，气位也。位天者，天文也；位地者，地理也；通于人气之变化者，人事也。故太过者**先天**，不及者**后天**，所谓**治化**，而人应之也。

[注]谓：郭霭春《黄帝内经素问校注》、方药中等《黄帝内经素问运气七篇讲解》、孟景春等《黄帝内经素问译释》、人民卫生出版社影印顾从德本《黄帝内经素问》此处为"谓"；张灿玾等《黄帝内经素问校释》此处为"为"。

（二）字词注释

（1）《上经》

①王冰《黄帝内经素问》此词未具体注释。

②马莳《黄帝内经素问注证发微》此词未具体注释。

③张介宾《类经》此词未具体注释。

④张志聪《黄帝内经集注》上经，谓上世先师所传之经，能知天、地、人三才之道，可通于无穷，究于无极也。

⑤高士宗《黄帝素问直解》《著至教论》也。

⑥黄元御《黄元御医书全集》此词未具体注释。

⑦张琦《素问释义》此词未具体注释。

⑧高亿《黄帝内经素问详注直讲全集》〔讲〕《上经》。

⑨孟景春等《黄帝内经素问译释》古书名。

⑩任廷革《任应秋讲〈黄帝内经〉（素问）》此词未具体注释。

⑪张灿玾等《黄帝内经素问校释》《上经》。

⑫方药中等《黄帝内经素问运气七篇讲解》此词未具体注释。

⑬王洪图等《黄帝内经素问白话解》古书名。

⑭郭霭春《黄帝内经素问白话解》《上经》。

（2）先天

①王冰《黄帝内经素问》先天后天，谓生化气之变化所主时也。太过岁化先时至。

②马莳《黄帝内经素问注证发微》先天后天，谓生化气之变化所主时也。太过岁化，先时而至。

③张介宾《类经》运太过者，气先天时而至。

④张志聪《黄帝内经集注》四时之气先天时而至。

⑤高士宗《黄帝素问直解》故其太过者先天。

⑥黄元御《黄元御医书全集》故其太过者先天。

⑦张琦《素问释义》岁化先时至。

⑧高亿《黄帝内经素问详注直讲全集》〔注〕阳年之气,常先天时而至,故曰太过者先天。〔讲〕其气之太过者,气常先天时而至。

⑨孟景春等《黄帝内经素问译释》太过的气先天时而至。

⑩任廷革《任应秋讲〈黄帝内经〉(素问)》此句未具体注释。

⑪张灿玾等《黄帝内经素问校释》天时未至而气先至。

⑫方药中等《黄帝内经素问运气七篇讲解》此句未具体注释。

⑬王洪图等《黄帝内经素问白话解》气候就先于时令而到来。

⑭郭霭春《黄帝内经素问白话解》气先天时而至。

（3）后天

①王冰《黄帝内经素问》先天后天,谓生化气之变化所主时也。不及岁化后时至。

②马莳《黄帝内经素问注证发微》先天后天,谓生化气之变化所主时也。不及岁化,后时而至也。

③张介宾《类经》运不及者,气后天时而至。

④张志聪《黄帝内经集注》四时之气后天时而至。

⑤高士宗《黄帝素问直解》已当位而气未至,是气之不及,故不及者后天。

⑥黄元御《黄元御医书全集》不及者后天。

⑦张琦《素问释义》气化后时至。

⑧高亿《黄帝内经素问详注直讲全集》〔注〕阴年之气,常后天时而至,故曰不及者后天也。〔讲〕不及者,气常后天时而至。

⑨孟景春等《黄帝内经素问译释》不及的气后天时而至。

⑩任廷革《任应秋讲〈黄帝内经〉(素问)》此词未具体注释。

⑪张灿玾等《黄帝内经素问校释》天时已至而气后至。

⑫方药中等《黄帝内经素问运气七篇讲解》此词未具体注释。

⑬王洪图等《黄帝内经素问白话解》气候就晚于时令而到来。

⑭郭霭春《黄帝内经素问白话解》气后天时而至。

（4）治化

①王冰《黄帝内经素问》此词未具体注释。

②马莳《黄帝内经素问注证发微》此词未具体注释。

③张介宾《类经》天上治化运于上,则人之安危应于下。

④张志聪《黄帝内经集注》岁运之变化。

⑤高士宗《黄帝素问直解》所谓主治之气化。

⑥黄元御《黄元御医书全集》五运之治化,居天地上下之间,与人同位,故其太过者先天,不及者后天,而人应之也。(运气即人气也。)

⑦张琦《素问释义》气化有余不足。

⑧高亿《黄帝内经素问详注直讲全集》〔讲〕治化。

⑨孟景春等《黄帝内经素问译释》六气之变化。

⑩任廷革《任应秋讲〈黄帝内经〉〈素问〉》此词未具体注释。

⑪张灿玾等《黄帝内经素问校释》就是指运气主治所发生的变化。

⑫方药中等《黄帝内经素问运气七篇讲解》此词未具体注释。

⑬王洪图等《黄帝内经素问白话解》岁运有常有变。

⑭郭霭春《黄帝内经素问白话解》岁运的变化有常有变。

（三）语句阐述

（1）帝曰：余闻得其人不教，是谓失道；传非其人，慢泄天宝。余诚菲德，未足以受至道；然而众子哀其不终。愿夫子保于无穷，流于无极，余司其事，则而行之奈何？

①王冰《黄帝内经素问》至道者，非传之难，非知之艰，行之难。圣人感念苍生，同居永寿，故屈身降志，请受于天师。太上贵德，故后己先人，苟非其人，则道无虚授。黄帝欲仁慈惠远，博爱流行，尊道下身，拯乎黎庶，乃曰余司其事则而行之也。

②马莳《黄帝内经素问注证发微》位天位地者，谓三阴三阳司天司地也。五运居中，司人气之变化，故曰通于人气也。先天后天，谓生化气之变化所主时也。太过岁化，先时而至；不及岁化，后时而至也。

③张介宾《类经》道者，天地万物之所由，故曰至道。惟圣人知之，故能合于道。今人守之，故可不失道。然古今相传，惟圣人乃知圣人，而道统之传自有其真，故传道非难而得人为难。得而不教，则失其人，非人而教，则失其道，均可惜也。此帝虽借己为言，而实深慨夫绍统者之难耳。

④张志聪《黄帝内经集注》修道之谓教。《易》曰：苟非其人，道不虚行。垂教后世，以保子孙黎民于无穷无极者，大圣之业也。事，阴阳通变之事。则，法也。

⑤高士宗《黄帝素问直解》欲岐伯尽言传于后世，无有穷极也。

⑥黄元御《黄元御医书全集》众子，百姓也。不终，不得终其天年也。帝欲岐伯传运气之法，保赤子于无穷，流恩泽于无极。帝主司其事，则而行之，以惠万民也。

⑦张琦《素问释义》此句未具体注释。

⑧高亿《黄帝内经素问详注直讲全集》〔注〕菲德，德薄也。

〔讲〕黄帝曰：余闻昔之人有言曰：凡为师以教人者，得其可教之人而不教，是谓失道；传其不可传之人，是谓漫亵天宝。古言如是，而以余揆之，觉余之德，实菲薄也，诚不足以承授。帝道：然而君临天下，亿万之众，皆吾赤子，吾也哀怜众子恐受此气变之患，不能终其天年。愿夫子示以保爱之道，惠及无穷，俾圣泽之旁施，流于无极。将此所闻之旨，悉以传之于余，使余得专司其事，则而效之，遵而行之，不知夫子肯言之否？

⑨孟景春等《黄帝内经素问译释》黄帝道，我听得人家说，遇到适当的人而不教，就会使学术的相传受到影响，称为"失道"；如传授给不适当的人，是轻视学术，

不负责任的表现。我虽然没有很高的修养,不一定符合传授学术的要求;但是群众多疾病而夭亡,是应同情的。要求先生为了保全群众的健康和学术的永远流传,只要先生讲出来,我一定按照规矩来做,你看怎样?

⑩任廷革《任应秋讲〈黄帝内经〉〈素问〉》此句未具体注释,总体概括此段为:(提要)人位于气交之中,必须上通天文下知地理,始能适应其生化之变。

⑪张灿玾等《黄帝内经素问校释》慢泄天宝:轻易泄露天然的宝物。慢,轻易。天宝,天然的宝物。《商君书·徕民》:"实旷土、出天宝。"此以宝贵的运气学说,喻以为天宝。

黄帝说:我听说如果遇到可以传授的人,而不教给他,就将使其业失传,叫做失道,如果被传授的人不当,轻易泄露给他,乃是一种不严肃的态度,也可使宝贵的学术,散而失传。我虽然功德浅薄,不足以授受这些至要道理,然而我很怜惜百姓们伤于疾病,不得终生,希望先生能使这一学术永保而不尽,流传无穷,我愿承担这件事,并作为准则去实行之,你看怎么样?

⑫方药中等《黄帝内经素问运气七篇讲解》[保于无穷,流于无极,余司其事,则而行之]此节承上节而言。"保",指保存;"流",指流传;"无穷""无极",均有永远之意。"司",职司之意;"事",指观察气候变化及其与生物的关系。用今天的话来说,就是研究气象或研究气象医学等。"则",指法则或准则,此处可作效法、遵循讲。此一小节意译之,就是对自然界气候变化规律及其与各种物化现象上的密切关系,其正常与异常变化现象,来加以总结,使之形成规律性的认识,并且永远流传下去,成为研究自然气候变化与生物关系的准则。

⑬王洪图等《黄帝内经素问白话解》黄帝说:我听说如果遇到合适的人而不教给他,就会使学术失传,这叫做失道;而把重要的理论泄露给不适当的人,这就是对学术态度不严肃。我诚然才德菲薄,未必符合接受和掌握这个重要理论的资格,但是我又很同情黎民百姓因疾病而夭折,不能享尽正常寿命的苦难,因此要求先生为了保全黎民百姓的生命和学术的永久流传,请你把这个理论讲出来,由我来主持掌握,一定按照规矩办事,你看可以吗?

⑭郭霭春《黄帝内经素问白话解》菲德:自谦语,指德才浅薄。众子:百姓。不终:不能终其天年。

黄帝道:我听说遇到了适当的人而不教,就会失去传道的机会,如传授给不适当的人,则等于不重视宝贵的大道。我固然是才德菲薄,不一定能够推行医学要道,但是我悲悯许多人因疾病死亡,因此希望你能为了保护人们的生命,为了医道的永远流传,而把这些道理传授出来,由我来主管其事,按照规矩去做,你看怎样呢?

(2)岐伯曰:请遂言之也。《上经》曰:夫道者,上知天文,下知地理,中知人事,可以长久。此之谓也。

①王冰《黄帝内经素问》夫道者,大无不包,细无不入,故天文、地理、人事咸

通。（〔新校正云〕详夫道者一节,与《著至教论》文重。）

②马莳《黄帝内经素问注证发微》"夫道者,上知天文"四句,又见《著至教论》。

③张介宾《类经》知此三者,则大无不通,细无不得,合同于道,永保天年,故可以长久。昔人云:能明《内经》之理而不寿者,未之有也。即此之谓。

④张志聪《黄帝内经集注》上经,谓上世先师所传之经,能知天、地、人三才之道,可通于无穷,究于无极也。

⑤高士宗《黄帝素问直解》《上经》,《著至教论》也。《著至教论》,帝语雷公曰:而道上知天文,下知地理,中知人事,可以长久。岐伯引之以明往闻其旨,此之谓也。

⑥黄元御《黄元御医书全集》道者,有道者也。

⑦张琦《素问释义》此句未具体注释。

⑧高亿《黄帝内经素问详注直讲全集》〔讲〕岐伯对曰:帝既欲专司其事,以救众生,知而行之,以广大道,讲尽臣往昔所闻,以与帝言之。如《上经》所谓:夫道者,上足以知乎天文,下足以知乎地理,中足以知乎人事,可长可久,传之万世,而无弊者。即此五运更治,上应天期之谓也。黄帝曰:上经所谓上知天,下知地,中知人者,何也?

⑨孟景春等《黄帝内经素问译释》《上经》:古书名。

岐伯说:让我详细地讲给你听吧!《上经》说:研究医学之道的,要上知天文,下知地理,中知人事,他的学说才能保持长久。就是这个道理。

⑩任廷革《任应秋讲〈黄帝内经〉(素问)》此句未具体注释,总体概括此段为:(提要)人位于气交之中,必须上通天文下知地理,始能适应其生化之变。

⑪张灿玾等《黄帝内经素问校释》岐伯说:我尽量地讲给你听吧。《上经》上说:关于事物的规律性问题,上要晓得天文,下要晓得地理,中要晓得人事,才可使其长久不息。就是这个意思。

⑫方药中等《黄帝内经素问运气七篇讲解》[夫道者,上知天文,下知地理,中知人事,可以长久]"道",作规律解。"道者",指掌握自然变化规律的人。"上知天文,下知地理,中知人事",有两层意思:其一,指研究自然变化规律,应该就天文、地理、人事三方面综合起来加以研究,亦即把天地人三者视为一个有机的整体来进行多学科的综合研究;其二,是要求研究自然变化规律的人必须具有广博的知识。

⑬王洪图等《黄帝内经素问白话解》岐伯说:请允许我详细地讲一讲。《上经》上说:研究医学理论的人,必须上通天文,下知地理,中晓人事,只有这样,医学的理论才能发扬光大,永久流传,说的就是这个意思。

⑭郭霭春《黄帝内经素问白话解》岐伯说:我尽量谈一下。《上经》说:所谓道,可上知天文,下知地理,中知人事,并能保持长久,说的就是这个。

（3）帝曰:何谓也?岐伯曰:本,气位也。位天者,天文也;位地者,地理也;通于人气之变化者,人事也。

①王冰《黄帝内经素问》三阴三阳,司天司地,以表定阴阳生化之纪,是谓位天

位地也。五运居中,司人气之变化,故曰通于人气也。

②马莳《黄帝内经素问注证发微》位天位地者,谓三阴三阳司天司地也。五运居中,司人气之变化,故曰通于人气也。

③张介宾《类经》三才气位,各有所本。位天者为天文,如阴阳五星、风雨寒暑之类是也。位地者为地理,如方宜水土、草木昆虫之类是也。通于人气之变化者为人事,如表里血气、安危病治之类是也。

④张志聪《黄帝内经集注》气位者,五运六气各有司天纪地主岁主时之定位也。位天者,在天之呈象也。位地者,地理之应六节也。人居天地气交之中,随四时阴阳之变化者,人事也。

⑤高士宗《黄帝素问直解》天文地理人事,帝欲详明其旨,故复问之。气位,六气主岁之位。六气位天,六气位地,人居气位之中,故曰本气位也。三阳三阴位乎天者,即天文也。三阳三阴位乎地者,即地理也。以六气之位;通于人气之变化者,即人事也。

⑥黄元御《黄元御医书全集》位于天者,谓之天文;位于地者,谓之地理。天降地升,人在其中,通于人气之变化者,人事也。

⑦张琦《素问释义》天地之气相交,人事应之,乃生变化。

⑧高亿《黄帝内经素问详注直讲全集》〔注〕本气,谓三阴三阳,各司其时之气。五星之应乎五行者,为天文;五方之应乎五风者,为地理;五脏之通乎五气者,为人事。

〔讲〕岐伯对曰:如三阳三阴之各司其位者,是为本气也。本气者,有定位者也,如位在天,五星应之,即为天位也;位在地,五方应之,即为地理也;至中通于人,而为中气者。则天地之升降,存乎中,阴阳之动静,存乎中。一消一长,有变有化者也,是为人事也。

⑨孟景春等《黄帝内经素问译释》通于人气:王冰"五运居中,司人气之变化,故曰通于人气"。

黄帝又问,这是什么意思?岐伯说,这是为了推求天、地、人三气的位置啊。求天位的,是天文;求地位的,是地理;通晓人气变化的,是人事。

⑩任廷革《任应秋讲〈黄帝内经〉〈素问〉》此句未具体注释,总体概括此段为:(提要)人位于气交之中,必须上通天文下知地理,始能适应其生化之变。

⑪张灿玾等《黄帝内经素问校释》本气位也:根据运气主治以定位。气位,张志聪注:"气位者,五运六气各有司天纪地主岁主时之定位也。"位天者……人事也:吴崑注"位天,谓五星之应及阴阳风雨晦明;位地,谓水泉之变及草木蛰虫五谷之异;人气之变,谓表里阴阳手足脏腑变病也"。

黄帝说:这是什么意思呢?岐伯说:就是根据运气主治的定位,研究它的规律。天之位,就是研究日月五星等天文方面的变化情况。地之位,就是研究四时方位等地理方面的变化情况。通晓人体方面变化情况的,叫做人事。

⑫方药中等《黄帝内经素问运气七篇讲解》〔本,气位也。位天者,天文也;位

地者,地理也;通于人气之变化者,人事也]此一小节系承上节而言。解释研究自然变化为什么要上知天文,下知地理,中知人事。"本",在这里指根本或关键。"气位",指作用的部位。这也就是说研究自然变化规律,其关键在于研究自然变化中各个作用部位的具体变化。所以原文说:"本,气位也。"研究天体日月星辰变化与风雨寒暑之间的关系就是天文。所以原文说:"位天者,天文也。"研究地域方位、高下寒温燥湿与物化现象的关系,就是地理。所以原文说:"位地者,地理也。"研究人体生理现象和病理生理现象与天地之间的关系,这就是人事。所以原文说:"通于人气之变化者,人事也。"

⑬王洪图等《黄帝内经素问白话解》黄帝说:这又怎么讲呢?岐伯说:这里的核心问题就是要推求天、地、人三气的位置。所谓天气的位置,就是天文学;地气的位置,就是地理学;人生活在天地气交之中,随四时阴阳的变迁而变化,这个理论,就叫做人事。

⑭郭霭春《黄帝内经素问白话解》五运居于天地气交之中,影响人体气血的变化,称"通于人气"。

黄帝又道:这又怎么讲呢?岐伯说:这里的根本就在于推求天、地、人三气的位置啊。

(4) 故太过者先天,不及者后天,所谓治化,而人应之也。

①王冰《黄帝内经素问》先天后天,谓生化气之变化所主时也。太过岁化先时至,不及岁化后时至。

②马莳《黄帝内经素问注证发微》先天后天,谓生化气之变化所主时也。太过岁化,先时而至;不及岁化,后时而至也。

③张介宾《类经》运太过者,气先天时而至。运不及者,气后天时而至。天之治化运于上,则人之安危应于下。

④张志聪《黄帝内经集注》故运气之太过者,四时之气先天时而至,岁运之不及者,四时之气后天时而至,此岁运之变化,而人应之也。金西铭曰:苍黅丹素玄,天之象也。风、寒、暑、湿、燥、火,天之气也。

⑤高士宗《黄帝素问直解》未当位而气先至,是气之太过,故太过者先天。已当位而气未至,是气之不及,故不及者后天。先天后天,所谓主治之气化,而人应之,以为气之变化也。

⑥黄元御《黄元御医书全集》五运之治化,居天地上下之间,与人同位,故其太过者先天,不及者后天,而人应之也(运气即人气也)。

⑦张琦《素问释义》岁化先时至。气化后时至。气化有余不足,人之脏腑营卫各以偏胜相感,故变生百病。

⑧高亿《黄帝内经素问详注直讲全集》〔注〕太过,谓甲、丙、戊、寅、壬之阳年,阳年之气,常先天时而至,故曰太过者先天。不及,谓乙、丁、己、辛、癸之阴年,阴年之气,常后天时而至,故曰不及者后天也。

〔讲〕所以，其气之太过者，气常先天时而至，不及者，气常后天时而至，一先一后，治化见焉。人处气交之中，不能逃乎治化之外。所谓天地治化，而人即应乎其中者此也。

⑨孟景春等《黄帝内经素问译释》治化，而人应之：治化指六气之变化，六气之变化会影响在中之五运，五运主人气之变化，故人应之。如四时之气，先天时而至及后天时而至，就是岁运的变化，与人的气血运行，病治安危，都有息息相应的关系。

因而太过的气先天时而至，不及的气后天时而至，所以说，天地运动有正常的变化，而人体活动也随之起着相应的变化。

⑩任廷革《任应秋讲〈黄帝内经〉〈素问〉》此句未具体注释，总体概括此段为：(提要)人位于气交之中，必须上通天文下知地理，始能适应其生化之变。

⑪张灿玾等《黄帝内经素问校释》所以气候变化，有的太过，就是时未至而气先至，有的不及，就是时已至而气后至。所谓治化，就是指运气主治所发生的变化，对于人体都会产生一定的影响。

⑫方药中等《黄帝内经素问运气七篇讲解》此句未具体注释。

⑬王洪图等《黄帝内经素问白话解》所以五运太过的，气候就先于时令而到来；五运不及的，气候就晚于时令而到来。因此说岁运有常有变，人体的生理病理也必然随着发生相应的变化。

⑭郭霭春《黄帝内经素问白话解》所以太过的气先天时而至，不及的气后天时而至，所以说，岁运的变化有常有变，而人体也随之而起变化。

第三解

（一）内经原文

帝曰：五运之化，太过何如？岐伯曰：岁木太过，风气流行，脾土受邪。民病飧泄，食减，体重，烦冤，肠鸣，腹支满。上应岁星。甚则忽忽善怒，眩冒巅疾。化气不政，生气独治，云物飞动，草木不宁，甚而摇落。反胁痛而吐甚。冲阳绝者，死不治。上应太白星。

（二）字词注释

（1）飧泄

①王冰《黄帝内经素问》飧泄，谓食不化而下出也。（〔新校正云〕按《藏气法时论》云：脾虚则腹满肠鸣，飧泄食不化。）

②马莳《黄帝内经素问注证发微》飧泄。

③张介宾《类经》水谷不化，故飧泄。

④张志聪《黄帝内经集注》飧泄。

⑤高士宗《黄帝素问直解》飧泄。

⑥黄元御《黄元御医书全集》风木太过，则克脾土，脾败不能消化水谷，故飧泄

肠鸣。

⑦张琦《素问释义》飧泄,飧已而泄。

⑧高亿《黄帝内经素问详注直讲全集》〔注〕飧泄。〔讲〕飧泄而水谷不化。

⑨孟景春等《黄帝内经素问译释》消化不良性的泄泻。

⑩任廷革《任应秋讲〈黄帝内经〉(素问)》吃什么泻什么的表现叫做"飧泄";消化不良即为"飧泄"。

⑪张灿玾等《黄帝内经素问校释》食欲不化的飧泄。

⑫方药中等《黄帝内经素问运气七篇讲解》岁木太过,风气流行,肝气偏盛,则必然传之于脾使脾土受邪发病,"飧泄食减,体重烦冤,肠鸣腹支满"等,均是"脾土受邪"的临床表现。

⑬王洪图等《黄帝内经素问白话解》飧泄。

⑭郭霭春《黄帝内经素问白话解》飧泄。

(2) 岁星

①王冰《黄帝内经素问》岁木气太盛,岁星光明逆守,星属分皆灾也。

②马莳《黄帝内经素问注证发微》木之精气上为岁星,故上与岁星而相应也。岁星光明逆守,星属分皆灾也。

③张介宾《类经》木星也。木气胜,则岁星明而专其令。

④张志聪《黄帝内经集注》木星也。

⑤高士宗《黄帝素问直解》木星也。

⑥黄元御《黄元御医书全集》木星也。

⑦张琦《素问释义》王冰注:木气太盛,岁星光明逆守星属分,皆灾也。

⑧高亿《黄帝内经素问详注直讲全集》〔注〕岁星为木星。〔讲〕主木之岁星,亦必光明逆守。

⑨孟景春等《黄帝内经素问译释》即木星。

⑩任廷革《任应秋讲〈黄帝内经〉(素问)》属土的岁星。

⑪张灿玾等《黄帝内经素问校释》即木星。古代认为它十二年周天一次(实际是 11.86 年),每年走十二次中的一次,因此叫做"岁星"。

⑫方药中等《黄帝内经素问运气七篇讲解》"岁星",即木星,是行星。其运行方向是由西而东,在恒星之间移行,十二年一周天,古人用以纪年,并认为它的周期变化与农事密切相关,故名"岁星"。

⑬王洪图等《黄帝内经素问白话解》岁星:即木星。古代认为它十二年周天一次(实际是 11.86 年),每年走十二次中的一次,因此叫做岁星。

⑭郭霭春《黄帝内经素问白话解》由于木气太过,所以上应天的木星,就显得光明。

(3) 太白星

①王冰《黄帝内经素问》木气胜而土气乃绝,故死也。金复而太白逆守,属星

者危也。（〔新校正云〕详此太过五化，言星之例有三：木与土运，先言岁镇，后言胜己之星；火与金运，先言荧惑太白，次言胜己之星，后再言荧惑太白；水运先言辰星，次言镇星，后再言辰星兼见己胜之星也。）

②马莳《黄帝内经素问注证发微》金星为太白，而来复之，则肝受灾矣，故亦上应于太白星也。太白逆守，属星者危也。新校正云：详此太过五化，言星之例有三：木与土运，先言岁、镇，后言胜己之星；火与金运，先言荧惑、太白，次言胜己之星，后再言荧惑、太白；水运，先言辰星，次言镇星，后再言荧惑辰星兼见己胜之星也。

③张介宾《类经》金星也。木胜而金制之，故太白星光芒以应其气。是岁木之为灾，先临宿属，金气之复，后及东方；人之应之，则先伤于脾，后伤于肝。《书》曰：满招损。《六微旨大论》曰：承乃制。此之类也。新校正曰：详此太过五化，言星之例有三：木土二运，先言岁镇，后言胜己之星；火金二运，先言荧惑太白，次言胜己之星，后又言荧惑太白；水运先言辰星，次言镇星，后又言荧惑辰星，兼见己胜之星也。

④张志聪《黄帝内经集注》金星也。

⑤高士宗《黄帝素问直解》金星也。

⑥黄元御《黄元御医书全集》金星也。

⑦张琦《素问释义》太白星。

⑧高亿《黄帝内经素问详注直讲全集》〔注〕太白，金星，克木者也；〔讲〕盖以木胜克土，金必为母复其仇，而反而克肝矣，金胜则其星上应太白。

⑨孟景春等《黄帝内经素问译释》即金星。

⑩任廷革《任应秋讲〈黄帝内经〉〈素问〉》属金的太白星。

⑪张灿玾等《黄帝内经素问校释》即金星。由于它光色银白，亮度极强，所以称为"太白星"。

⑫方药中等《黄帝内经素问运气七篇讲解》太白星，即金星。金星光耀夺目，为五星中之最白者，故名"太白"。金星与木星，古人认为有相制的关系。金星变化与六气中的燥有关，而燥又与人体中的肺有关。一般情况下由于天体星辰之间的互相作用，所以才出现了自然气候变化上的自稳调节。由于自然气候本身存在着自稳调节，所以人体五脏之间也才有自稳调节。"上应太白星"一句，就是指的这种自稳调节现象，用运气学说的术语来说就是"胜复"，所谓"胜"，就是偏胜；"复"，就是报复或者恢复。前面讲过了，木星在运行中有偏胜，就会影响气候上风的偏胜，人体中肝的偏胜以及因此而出现脾的失常。由于有自稳调节，所以如果木星在运动中有偏胜时，金星就来制约它使之恢复正常运行，因而自然气候和人体五脏之间也就与之相应恢复正常。这就是古人解释自然气候和人体生理活动之所以会出现自稳调节的原因，所以原文继"风气太过，脾土受邪……上应岁星"之后，最后又提出了"上应太白星"的问题。

⑬王洪图等《黄帝内经素问白话解》即金星。由于它光色银白，亮度极强，所以称为太白星。

⑭郭霭春《黄帝内经素问白话解》木弱则金胜之,所以上应天的金星就分外明亮。

(三)语句阐述

(1)帝曰:五运之化,太过何如?

①王冰《黄帝内经素问》太过,谓岁气有余也。(〔新校正云〕详太过五化,具《五常政大论》中。)

②马莳《黄帝内经素问注证发微》此即五运之岁气太过者,而各详其民病、物变、星应之异也。太过者,岁气有余也。

③张介宾《类经》此下言五运之太过也。岁运有余为太过,如甲、丙、戊、庚、壬,五阳年是也。若过而有制,则为平岁,不在太过之例。

④张志聪《黄帝内经集注》此句未具体注释。

⑤高士宗《黄帝素问直解》上文太过者先天,不及者后天,帝先问五运气化之太过。

⑥黄元御《黄元御医书全集》此句未具体注释。

⑦张琦《素问释义》此句未具体注释。

⑧高亿《黄帝内经素问详注直讲全集》〔批〕此言气之太过者也。

〔讲〕黄帝曰:夫子既言太过者,先天而至,不知五运岁化,其气之太过者,为何如也?

⑨孟景春等《黄帝内经素问译释》黄帝道:五运气化太过怎样?

⑩任廷革《任应秋讲〈黄帝内经〉(素问)》此句未具体注释,总体概括此段为:(提要)人位于气交之中,必须上通天文下知地理,始能适应其生化之变。

⑪张灿玾等《黄帝内经素问校释》黄帝说:五运气化太过是怎样的呢?

⑫方药中等《黄帝内经素问运气七篇讲解》〔五运之化〕"五运",一般是指木火土金水五行的变化,亦即指地面上的生物生长化收藏各种物化现象。但这里主要是指的人体心、肝、脾、肺、肾五脏在自然气候反常变化的影响下所出现的病理生理变化。由于人体的心、肝、脾、肺、肾可以五行加以归类,如肝属木,心属火,脾属土,肺属金,肾属水。因此,它们在病因作用下所出现的各种病理生理变化,均可以叫作"五运之化"。由于自然界气候变化亦可以五行加以归类,如风属木,热属火,湿属土,燥属金,寒属水,而六气对人体五脏的影响,又都可以用五行概念来加以统一认识,因此,这也可以叫做"五运之化"。本节以下主要讲在自然气候特殊变化下人体五脏的相应变化。因此,本节一开始就提出了"五运之化"的问题。

⑬王洪图等《黄帝内经素问白话解》黄帝说:五运气化太过,是什么情况呢?

⑭郭霭春《黄帝内经素问白话解》黄帝道:五运的气化,在太过的时候,是什么情况呢?

(2)岐伯曰:岁木太过,风气流行,脾土受邪。

①王冰《黄帝内经素问》木余故土气卑屈。

②马莳《黄帝内经素问注证发微》惟岁之木气太过,则风气流行,而木来克土,脾受木邪。

③张介宾《类经》六壬岁也。木之化风,木胜则克土,故脾藏受邪。

④张志聪《黄帝内经集注》岁木太过,则制胜其土气,故民应之而为脾病也。

⑤高士宗《黄帝素问直解》在地为木,在天为风。故岁木太过,则风气流行,其在于人,则脾土受邪,木克土也。

⑥黄元御《黄元御医书全集》风木太过,则克脾土。

⑦张琦《素问释义》岁木太过,六壬岁也,木盛则土气卑屈。

⑧高亿《黄帝内经素问详注直讲全集》〔注〕此承上太过者,先天而言风气木气也,木克脾土受邪。

〔讲〕岐伯对曰:太过则岁气有余,其民病物变星应,各有不同。如六壬之岁,木气太过,木主风,其岁必风气流行,脾土为之受邪矣。

⑨孟景春等《黄帝内经素问译释》岐伯说,木运太过,则风气流行,脾土受其侵害。

⑩任廷革《任应秋讲〈黄帝内经〉〈素问〉》此句未具体注释,总体概括此段为:(提要)人位于气交之中,必须上通天文下知地理,始能适应其生化之变。

⑪张灿玾等《黄帝内经素问校释》岐伯说:木运太过之年,风气流行,木胜克土则脾土受邪。

⑫方药中等《黄帝内经素问运气七篇讲解》[岁木太过]"岁木太过",即木运太过之年。凡是年干属于木运而且在天干排列顺序上是单数(即阳干)的年份,就是木运太过之年。以壬申年为例,壬申年的年干是壬,丁壬化木,凡是逢丁逢壬之年都是木运。壬在十天干排列顺序上属于单数,阳干,属太过,因此,壬申年从大运来说便是岁木太过之年。六十年中属于岁木太过之年共六年,即:壬申、壬午、壬辰、壬寅、壬子、壬戌六年。

[风气流行,脾土受邪]"风气流行"一句,在这里有两重含义:其一,指自然气候变化中风气偏盛;其二,指在风气偏盛的情况下,人体肝气也相应偏盛,这也就是《素问·阴阳应象大论》中所谓的"风伤筋""风气通于肝"。由于"气有余,则制己所胜"(《五运行大论》),"五脏相通,移皆有次,五脏有病,则各传其所胜"(《玉机真脏论》),因此,肝气偏盛,则必然传之于脾使脾土受邪发病。以下原文所述之"飧泄食碎,体重烦冤,肠鸣腹支满"等,均是"脾土受邪"的临床表现。

⑬王洪图等《黄帝内经素问白话解》岐伯说:壬申、壬午、壬辰、壬寅、壬子、壬戌年,壬为阳干,属于木运,所以这六年木运太过,就会有风气流行,木胜克土,所以脾土易受到它的侵害。

⑭郭霭春《黄帝内经素问白话解》岐伯说:岁木之气太过,就会风气流行,脾土受到它的侵害。

(3)民病飧泄,食减,体重,烦冤,肠鸣,腹支满。上应岁星。

①王冰《黄帝内经素问》飧泄,谓食不化而下出也。脾虚,故食减,体重烦冤,肠鸣腹支满也。岁木气太盛,岁星光明逆守,星属分皆灾也。(〔新校正云〕按《藏气法时论》云:脾虚则腹满肠鸣,飧泄食不化。)

②马莳《黄帝内经素问注证发微》故民病有为飧泄脾虚不能化食,为食减脾虚不能进食,为体重脾主肉,脾不运水故体重,为烦冤脾脉从胃别上膈,注心中,为肠鸣《灵枢·口问篇》曰:中气不足,肠为之苦鸣,为腹支满《脏气法时论》曰:脾虚则腹满肠鸣,飧泄食不化。木之精气上为岁星,故上与岁星而相应也。岁星光明逆守,星属分皆灾也。

③张介宾《类经》水谷不化,故飧泄。脾虚不运,故食减。脾主肌肉,其气衰,故体重。脾脉从胃别上膈注心中,故烦冤。冤,抑郁不舒也。《口问篇》曰:中气不足,肠为之苦鸣。《藏气法时论》曰:脾虚则腹满肠鸣,飧泄食不化。木星也。木气胜,则岁星明而专其令。

④张志聪《黄帝内经集注》飧泄食减,肠鸣腹满,皆脾土之病。脾主肌肉四肢,故体重烦冤者,土伤而不能制水,水气上乘于心也。上应岁星,光芒倍大。岁星,木星也,木运太过,诸壬岁也。

⑤高士宗《黄帝素问直解》民病飧泄,土气虚于下也。食减,土气虚于上也。体重,则土气不和于外。烦冤,则土气不和于内。脾气不通于胃则肠鸣,脾气不行于四肢则腹支满,腹支满,腹满而下连于足也。下文胁支满,胁满而上连于手也。岁木太过,故上应岁星,岁星,木星也。

⑥黄元御《黄元御医书全集》风木太过,则克脾土,脾败不能消化水谷,故飧泄肠鸣。肝位在左,土被木贼,脾气不运,故左胁支满。岁星,木星也。

⑦张琦《素问释义》飧泄,飧已而泄。肝主疏泄,又脾虚不化也。木旺则土衰,故食减。脾阳不布,故体重。脾脉从胃上膈注心中,脾虚失运,郁热不舒,故为烦冤。浊气不降,则为肠鸣。木气盘塞,则腹支满。王(冰)注:木气太盛,岁星光明逆守星属分,皆灾也。

⑧高亿《黄帝内经素问详注直讲全集》〔注〕飧泄食减,体重烦冤,肠鸣腹支满等证,皆脾病也,此土虚木克之故。岁星为木星,木气盛,故岁星上应乎天。

〔讲〕故其岁之民,多病脾虚,或飧泄而水谷不化,或食减而饮食少进,或体重而难于运动,证之所见,类如是也。兼脾虚则邪必及于心,而为之烦冤,中气不聚,而为之肠鸣,以及胃气不运,支分捍格,而腹支作满也。病之见于人者如此,即仰望天星,而主木之岁星,亦必光明逆守,而上应乎天也。

⑨孟景春等《黄帝内经素问译释》岁星,即木星。

人们多患消化不良性的泄泻,饮食减少,肢体沉重无力,烦闷抑郁,肠中鸣响,肚腹胀满,这是由于木气太过的缘故。在天上应木星光明,显示木气过于亢盛的征象。

⑩任廷革《任应秋讲〈黄帝内经〉(素问)》此句未具体注释,总体概括此段为:

（提要）人位于气交之中，必须上通天文下知地理，始能适应其生化之变。

⑪张灿玾等《黄帝内经素问校释》岁星，即木星。古代认为它十二年周天一次（实际是 11.86 年），每年走十二次中的一次，因此叫做"岁星"。

人们易患食欲不化的飧泄，食欲减退，身体沉重，烦闷抑郁，肠鸣，腹部支撑胀满等病。上则应于岁星光强。

⑫方药中等《黄帝内经素问运气七篇讲解》肝气偏盛，则必然传之于脾使脾土受邪发病。原文所述之"飧泄食减，体重烦冤，肠鸣腹支满"等，均是"脾土受邪"的临床表现。

[上应岁星]"上应"，指与天体上的星辰相应。古人认为，自然界气化和物化现象的发生来源于运动，而运动的发生又与日月五星的运行密切相关。"岁星"，即木星，是行星。其运行方向是由西而东，在恒星之间移行，十二年一周天，古人用以纪年，并认为它的周期变化与农事密切相关，故名"岁星"。"上应岁星"一句，意即自然界风气流行与天体上木星的运行变化有关。据现代认识，木星在恒星间的运行周期为 11.86 年，与太阳活动周期 11.11 年相近。太阳活动周期与自然气候变化有关，已为近人所公认，因此木星的活动周期是否也与太阳活动周期有关，与自然气候有关，应该也是一个值得探讨的问题。

⑬王洪图等《黄帝内经素问白话解》岁星，即木星。古代认为它十二个周天一次（实际是 11.86 年），每年走十二次中的一次，因此叫做岁星。

人们多患飧泄、消化能力减弱、饮食减少、肢体沉重、烦闷抑郁、肠鸣腹胀等病证。由于木运太过，所以天上相应的木星，就显得分外明亮。

⑭郭霭春《黄帝内经素问白话解》人们因脾土失运多患飧泄，饮食减少，肢体沉重，烦闷，肠鸣，肚腹胀满等病。由于木气太过，所以上应天的木星，就显得光明。

（4）甚则忽忽善怒，眩冒巅疾。

①王冰《黄帝内经素问》凌犯太甚，则遇于金，故自病。（〔新校正云〕按《玉机真脏论》云：肝脉太过，则令人喜怒，忽忽眩冒巅疾，为肝实而然，则此病不独木太过遇金自病，肝实亦自病也。）

②马莳《黄帝内经素问注证发微》甚则木邪有余，肝气太过，忽忽然不时多怒，眩冒而顶巅沉重，正以肝脉随督脉会于巅也。《玉机真脏论》云：肝脉太过，令人善怒，忽忽眩冒而巅疾。

③张介宾《类经》木胜则肝强，故善怒。厥阴随督脉而会于巅，故眩冒巅疾。

④张志聪《黄帝内经集注》此言淫胜太甚，则反自伤也。善怒，肝志之病也。厥阴与督脉会于巅，故眩冒巅疾。

⑤高士宗《黄帝素问直解》甚则风木太过，自致其病，忽忽善怒，风淫于内，厥阴肝藏病也。眩冒巅疾，风薄于上，厥阴经脉病也。

⑥黄元御《黄元御医书全集》肝主怒，故忽忽善怒。厥阴之脉会于巅，故眩冒巅疾。

⑦张琦《素问释义》肝实则善怒,火逆于上则眩冒,厥阴脉会于巅,此肝实自病也。

⑧高亿《黄帝内经素问详注直讲全集》〔注〕甚,谓木过而风太甚也,风甚则肝必自病,故有善怒眩冒,巅疾等证。

〔讲〕不特此也,至若木邪有余,肝气太过而甚,则必忽忽然不时多怒,眩冒而巅顶沉重也。

⑨孟景春等《黄帝内经素问译释》甚至会不时容易发怒,并出现头昏眼花等头部病症。

⑩任廷革《任应秋讲〈黄帝内经〉(素问)》此句未具体注释,总体概括此段为:(提要)人位于气交之中,必须上通天文下知地理,始能适应其生化之变。

⑪张灿玾等《黄帝内经素问校释》忽忽:精神失意的样子。《汉书·苏武传》:"陵始降时,忽忽若狂。"

若木气太甚则肝气过胜。出现精神失意,喜怒,头眩目晕等头部疾病。

⑫方药中等《黄帝内经素问运气七篇讲解》原文中所谓的"忽忽善怒,眩冒巅疾""胁痛而吐甚"等,均是肝气偏胜的临床表现。

⑬王洪图等《黄帝内经素问白话解》忽忽:精神失意的样子。

如果风气过度亢盛,反而会伤害属于木的肝脏,而出现精神失意、发怒和头晕、目眩等头部疾患。

⑭郭霭春《黄帝内经素问白话解》忽忽:骤然的意思。

如果风气过度的旺盛,在人体就会产生骤然发怒,头眩,眼发黑花及头部疾病。这是土气不能行其政令,木气独胜的现象。

(5) 化气不政,生气独治,云物飞动,草木不宁,甚而摇落。反胁痛而吐甚。

①王冰《黄帝内经素问》诸壬岁也,木余土抑,故不能布政于万物也。生气,木气也。太过故独治而生化也。风不务德,非分而动,则太虚之中,云物飞动,草木不宁,动而不止,金则胜之,故甚则草木摇落也。胁反痛,木乘土也。

②马莳《黄帝内经素问注证发微》化气者,土气也。生气者,木气也。木余土抑,故化气不能布政于万物,而木气太过,故生气独治而生化,风不务德,非分而动,则太虚之中,云物飞动,草木不宁。动而不止,金则胜之,故甚则草木摇落也。为民病者,在胁则痛,盖肝脉贯膈布胁肋也。在胃则吐,木来侮土,而胃气不足也。

③张介宾《类经》化气,土气也。生气,木气也。木盛则土衰,故化气不能布政于万物,而木之生气独治也。风不务德,则太虚之中云物飞动,草木不宁。木胜不已,金则承之,故甚至草木摇落者,金之气也。肝脉布于胁肋,木强则肝逆,故胁痛也。吐甚者,木邪伤胃也。

④张志聪《黄帝内经集注》化气,土气也。风木太过,是以化气不能章其政令。生气,木气也。风胜则动,是以在上之云物飞动,在下之草木不宁。反胁痛而吐甚者,淫极而反招损也。食气入胃,散精于肝,肝气虚逆,故吐甚也。

⑤高士宗《黄帝素问直解》化气,土气也,木盛土衰,故化气不政,政,治也。生气,木气也,木气有余,故生气独治。风气在天,则云物飞动,风气在地,则草木不宁,甚而摇落。风气在人,则反胁痛而吐甚。

⑥黄元御《黄元御医书全集》木贼土败,故死不治。土主化,木主生,化气失政,生气独治,云物飞动,草木不宁。风木太过,湿土被贼,则燥金来复,故草木摇落。反胁痛而吐甚,肝脉循胁肋上行,胁痛者,肺金克肝木也。

⑦张琦《素问释义》土弱不能布政于万物,而木气独治,动而不已,金则乘之,故草木摇落。肝脉布胁肋,金复木郁,故痛。木贼土败,胃逆不降,故吐甚。

⑧高亿《黄帝内经素问详注直讲全集》〔注〕化气,土气也。生气,木气也。胁痛者,病在肝。吐甚者,病在胃。

〔讲〕况此木胜,则土化之气,不能敷布于万物,而木生之气,独治而生化,将见太虚之中,风动云生,万物为之飞扬,草木为之不宁矣,甚且飘发过甚,物尽摇落,故肝气胜而本脏自病者,必胁痛而吐甚也。

⑨孟景春等《黄帝内经素问译释》化气不政,生气独治:张介宾"化气,土气也。生气,木气也。木盛则土衰,故化气不能布政于万物,而木之生气独治也"。

这是土气无权,木气独胜的现象,好像天上的云在飞跑,地上的万物迅速变动,草木动摇不定,甚至树倒草偃。如病人的胁部疼痛,呕吐不止。

⑩任廷革《任应秋讲〈黄帝内经〉〈素问〉》此句未具体注释,总体概括此段为:(提要)人位于气交之中,必须上通天文下知地理,始能适应其生化之变。

⑪张灿玾等《黄帝内经素问校释》化气不政,生气独治:《类经》二十四卷第十注"化气,土气也。生气,木气也。木盛则土衰,故化气不能布政于万物,而木之生气独治也"。木气过胜,乃抑土气,土之子金气来复,木必受制,所以草木为之摇落。王冰注:"动而不止,金则胜之,故甚则草木摇落也。"

由于脾土的化气不得施政,肝木的生气独行主治,所以云物飞动,草木不得安宁,甚则金气来复,草木被摇动折落,反而患胁痛吐甚等病。

⑫方药中等《黄帝内经素问运气七篇讲解》[化气不政,生气独治]"化气",从自然气候来说,指湿土之气。从人体脏腑来说,指脾胃之气。"政",有主其事者之义。"化气不政",意即自然气候方面"湿以润之"的作用失常。人体脏腑方面,脾胃的作用失常,也就是前面所述的"脾土受邪"。"生气",在这里是指"风气"或"肝气"。"独治",指偏胜失治,也就是指风和肝的作用偏胜而出现反常。原文中所谓的"忽忽善怒,眩冒巅疾""胁痛而吐甚"等,均是肝气偏胜的临床表现。所述的"云物飞动,草木不宁"等,均是自然气候和物化现象反常的表现。

⑬王洪图等《黄帝内经素问白话解》这是土气不能发挥正常作用,而木气独胜的现象。由于风木之气太盛,致使天上的云雾飞腾,地上的草木动摇不定,甚至于枝叶摇落,人体反而出现肝气逆乱引起的胁痛,以及木盛克土引起的剧烈呕吐。

⑭郭霭春《黄帝内经素问白话解》"化气",指土气。"生气",指木气。因此,风

气就更猖獗起来,使天上的云物飞扬,地上的草木动摇不定,甚至枝叶摇落,在人就会发生胁痛,呕吐不止。

(6)冲阳绝者,死不治。上应太白星。

①王冰《黄帝内经素问》冲阳,胃脉也。木气胜而土气乃绝,故死也,金复而太白逆守,属星者危也,其灾之发,害于东方。人之内应,则先害于脾,后伤肝也。《书》曰:满招损。此其类也。(〔新校正云〕详此太过五化,言星之例有三,木与土运,先言岁镇,后言胜己之星;火与金运,先言荧惑太白,次言胜己之星,后再言荧惑太白;水运先言辰星,次言镇星,后再言辰星兼见己胜之星也。)

②马莳《黄帝内经素问注证发微》冲阳者,系足阳明胃经穴,足跗上五寸,去陷谷上三寸骨间动脉,《伤寒论》谓之趺阳脉。其脉绝者,胃气绝也,故死不治。金星为太白,而来复之,则肝受灾矣,故亦上应于太白星矣。太白逆守,属星者危也。新校正云:详此太过五化,言星之例有三:木与土运,先言岁、镇,后言胜己之星;火与金运,先言荧惑、太白,次言胜己之星,后再言荧惑、太白;水运,先言辰星,次言镇星,后再言辰星兼见己胜之星也。

③张介宾《类经》冲阳者,胃脉也。木亢则胃绝,故死不治。金星也。木胜而金制之,故太白星光芒以应其气。是岁木之为灾,先临宿属,金气之复,后及东方。人之应之,则先伤于脾,后伤于肝。《书》曰:满招损。《六微旨大论》曰:承乃制。此之类也。新校正曰:详此太过五化,言星之例有三:木、土二运,先言岁、镇,后言胜己之星;火、金二运,先言荧惑、太白,次言胜己之星,后又言荧惑、太白;水运先言辰星,次言镇星,后又言荧惑辰星,兼见己胜之星也。

④张志聪《黄帝内经集注》冲阳,胃脉也,木淫而土气已绝,故为不治之死证。上应太白星明,太白,金星也。盖岁运太过,畏星失色,而兼其母,岁木太过,则镇星失色,而火之荧惑亦无光矣。荧惑失明,故太白得见而复胜其木。此交相承制,自然之理也。

⑤高士宗《黄帝素问直解》冲阳,胃脉也,始则化气不政,若木盛土衰,至冲阳脉绝者死不治。侮反受邪,故上应太白星,太白金星也。应太白,金刑木也。此岁木太过,而有气交之变也。

⑥黄元御《黄元御医书全集》冲阳,足阳明胃经动脉(在足跗上,仲景谓之趺阳),木贼土败,故死不治。土主化,木主生,化气失政,生气独治,云物飞动,草木不宁。风木太过,湿土被贼,则燥金来复,故草木摇落。反胁痛而吐甚,肝脉循胁肋上行,胁痛者,肺金克肝木也。太白,金星。

⑦张琦《素问释义》冲阳者,胃脉也,胃绝故死。金气来乘,故应太白星。

⑧高亿《黄帝内经素问详注直讲全集》〔注〕冲阳,胃脉也,人以胃气为主,故冲阳〔脉〕绝者死不治。太白,金星,克木者也。

〔讲〕然胃脉未绝者,生机尚存,若冲阳已绝,则属死而不治之症,何也?盖以木胜克土,金必为母复其仇,而反而克肝矣,金胜则其星上应太白。故冲阳绝时,细诊其脉,以肝部之上,必见肺脉故也。

⑨孟景春等《黄帝内经素问译释》冲阳:即胃脉,在足跗上,第二第三蹠骨间。太白星:即金星。

若冲阳脉绝,多死亡而无法治疗。在天上应金星光明,这是显示木胜则金气制之。

⑩任廷革《任应秋讲〈黄帝内经〉〈素问〉》此句未具体注释,总体概括此段为:(提要)人位于气交之中,必须上通天文下知地理,始能适应其生化之变。

⑪张灿玾等《黄帝内经素问校释》冲阳绝者,死不治:冲阳,指足阳明胃之冲阳脉而言。木胜乘土,若冲阳脉绝,为脾胃之真气已亡,故属不治之死症。太白星:即金星。由于它光色银白,亮度极强,所以称为"太白星"。

若足阳明胃之冲阳脉绝止的,为脾气已脱,多属死亡不治之症。木气太过,盛极必衰,衰则金气乘之,故上应于太白星光强。

⑫方药中等《黄帝内经素问运气七篇讲解》[冲阳绝者死不治]"冲阳",穴位名称。《铜人腧穴针灸图经》谓在足跗上,去陷谷穴三寸。《针灸大成》谓去陷谷二寸。一般认为穴在足背部的最高点处,直对第二跖骨间隙。穴处可以摸到足背动脉搏动。冲阳穴为足阳明胃经穴位。"冲阳绝",即穴处不能摸到动脉搏动,表示胃气败绝,故曰:"冲阳绝者,死不治。"此处是指如肝气太盛,乘犯脾土,如果乘克太甚,则可导致脾胃败绝而致人于死。

[上应太白星]太白星,即金星。金星光耀夺目,为五星中之最白者,故名"太白"。金星与木星,古人认为有相制的关系。金星变化与六气中的燥有关,而燥又与人体中的肺有关。一般情况下由于天体星辰之间的互相作用,所以才出现了自然气候变化上的自稳调节。由于自然气候本身存在着自稳调节,所以人体五脏之间也才有自稳调节。"上应太白星"一句,就是指的这种自稳调节现象,用运气学说的术语来说就是"胜复",所谓"胜",就是偏胜;"复",就是报复或者恢复。前面讲过了,木星在运行中有偏胜,就会影响气候上风的偏胜,人体中肝的偏胜以及因此而出现脾的失常。由于有自稳调节,所以如果木星在运动中有偏胜时,金星就来制约它使之恢复正常运行,因而自然气候和人体五脏之间也就与之相应恢复正常。这就是古人解释自然气候和人体生理活动之所以会出现自稳调节的原因,所以原文继"风气太过,脾土受邪……上应岁星"之后,最后又提出了"上应太白星"的问题。

⑬王洪图等《黄帝内经素问白话解》太白星,即金星。由于它光色银白,亮度极强,所以称为太白星。

如果胃经的冲阳脉断绝,那就是不治之证。由于木气太盛,就会有金气来制约报复它,与此相应,天上的金星就显得分外明亮。

⑭郭霭春《黄帝内经素问白话解》冲阳:胃脉。

冲阳脉绝的,大多死亡,无法治疗。木弱则金胜之,所以上应天的金星就分外明亮。

第四解

（一）内经原文

岁火太过，炎暑流行，肺金[注1]受邪。民病疟，少气，咳喘，血溢，血泄，注下，嗌燥，耳聋，中热，肩背热。上应荧惑星。甚则胸中痛，胁支满胁痛，膺背肩胛间痛，两臂内痛，身热肤[注2]痛而为浸淫。收气不行，长气独明，雨水[注3]霜寒。上应辰星。上临少阴少阳，火燔焫，水泉涸，物焦槁。病反谵妄狂越，咳喘息鸣，下甚，血溢泄不已。太渊绝者，死不治。上应荧惑星。

[注1]肺金：郭霭春《黄帝内经素问校注》、孟景春等《黄帝内经素问译释》、人民卫生出版社影印顾从德本《黄帝内经素问》此处为"金肺"；张灿玾《黄帝内经素问校释》、方药中等《黄帝内经素问运气七篇讲解》此处为"肺金"。

[注2]肤：郭霭春《黄帝内经素问校注》、方药中等《黄帝内经素问运气七篇讲解》、人民卫生出版社影印顾从德本《黄帝内经素问》此处为"骨"，其中郭霭春、顾从德注，新校正云，按玉机真脏论云，心脉太过，则令人身焦而肤痛为浸淫此云骨痛者误也；张灿玾《黄帝内经素问校释》、孟景春等《黄帝内经素问译释》此处为"肤"，其中张灿玾注，"肤痛"原作"骨痛"，新校正云"按，《玉机真脏论》云：'心脉太过，则令人身焦而肤痛，为浸淫。此云'骨痛'者，误也"据改。孟景春注，《玉机真脏论》云："心脉太过，则令人身焦而肤痛，为浸淫。"所以新校正认为"骨"字当是"肤"字之误，据改。

[注3]水：郭霭春《黄帝内经素问校注》、方药中等《黄帝内经素问运气七篇讲解》、人民卫生出版社影印顾从德本《黄帝内经素问》此处为"水"，其中郭霭春、顾从德注，今详水字当作冰；张灿玾《黄帝内经素问校释》、孟景春等《黄帝内经素问译释》此处为"冰"，其中孟景春注原作"水"，据王冰注语改。

（二）字词注释

（1）嗌燥

①王冰《黄帝内经素问》嗌干。

②马莳《黄帝内经素问注证发微》嗌燥。

③张介宾《类经》嗌燥。

④张志聪《黄帝内经集注》嗌燥。

⑤高士宗《黄帝素问直解》嗌燥。

⑥黄元御《黄元御医书全集》足少阳从相火化气，其脉下耳循颈，入缺盆，相火上炎，故嗌燥耳聋。

⑦张琦《素问释义》嗌燥。

⑧高亿《黄帝内经素问详注直讲全集》〔注〕火气炎上，壮火克金，故嗌燥；〔讲〕嗌必为之燥。

⑨孟景春等《黄帝内经素问译释》咽喉干燥。

⑩任廷革《任应秋讲〈黄帝内经〉〈素问〉》此词未具体注释。

⑪张灿玾等《黄帝内经素问校释》咽干。

⑫方药中等《黄帝内经素问运气七篇讲解》此词未具体注释。

⑬王洪图等《黄帝内经素问白话解》咽喉干燥。

⑭郭霭春《黄帝内经素问白话解》喉干。

（2）荧惑星

①王冰《黄帝内经素问》火气太盛，则荧惑光芒逆临，宿属分皆灾也。

②马蒔《黄帝内经素问注证发微》火之精气为荧惑星。

③张介宾《类经》火星也。火气胜，则荧惑星明而当其令。

④张志聪《黄帝内经集注》火星也。

⑤高士宗《黄帝素问直解》火星也。

⑥黄元御《黄元御医书全集》火星也。

⑦张琦《素问释义》荧惑。

⑧高亿《黄帝内经素问详注直讲全集》〔注〕荧惑火星，甚者火气乘也；〔讲〕主火宿之荧惑。

⑨孟景春等《黄帝内经素问译释》即火星。

⑩任廷革《任应秋讲〈黄帝内经〉（素问）》此词未具体注释。

⑪张灿玾等《黄帝内经素问校释》即火星。由于它红光荧荧似火，又因它在天空的视运动，有时自西而东，有时自东而西，很易迷惑人，故称"荧惑"。

⑫方药中等《黄帝内经素问运气七篇讲解》荧惑星，即五星中的火星。由于荧惑星在光度上变化很大，在运行形态上也错综复杂，足以惑人，故名"荧惑"。"上应荧惑星"一句，其解释与前述"上应岁星"相同。

⑬王洪图等《黄帝内经素问白话解》火星。

⑭郭霭春《黄帝内经素问白话解》即火星。

（3）燔焫

①王冰《黄帝内经素问》火既太过，又火热上临，两火相合，故形斯候。

②马蒔《黄帝内经素问注证发微》燔焫。

③张介宾《类经》燔音烦。焫，如瑞切。

④张志聪《黄帝内经集注》火气更甚。

⑤高士宗《黄帝素问直解》燔焫。

⑥黄元御《黄元御医书全集》此词未具体注释。

⑦张琦《素问释义》火热太甚。

⑧高亿《黄帝内经素问详注直讲全集》〔讲〕火胜无制，而火燔焫。

⑨孟景春等《黄帝内经素问译释》燃烧烤灼。

⑩任廷革《任应秋讲〈黄帝内经〉（素问）》此词未具体注释。

⑪张灿玾等《黄帝内经素问校释》主火气燔灼。

⑫方药中等《黄帝内经素问运气七篇讲解》"上"，这里是指司天。这里是说在"岁火太过"的年份里，如果再遇上当年的司天之气是少阴君火或少阳相火司天的话，那火就比一般更加亢盛。因为大运是火太过，司天之气又是火，火上加火，所以就会如火燎原，不可收拾，严重危害自然界万物的正常生长，所以原文说："上临少阴少阳，火燔焫，水泉涸，物焦槁。"

⑬王洪图等《黄帝内经素问白话解》火热之气就会更加严重。

⑭郭霭春《黄帝内经素问白话解》火热之气就会更加亢盛,好像火烧一样。

(4) 辰星

①王冰《黄帝内经素问》水复于火,天象应之,辰星逆凌,乃寒灾于物也。占辰星者,常在日之前后三十度,其灾之发,当至南方。在人之应,则内先伤肺,后反伤心。

②马莳《黄帝内经素问注证发微》水精之气上为辰星。

③张介宾《类经》水星也。火亢而水制之,故辰星光芒以应其气。是岁火之为灾,先临宿属,水气之复,并及南方;人之应之,则先伤于肺,后伤于心。

④张志聪《黄帝内经集注》水星也。

⑤高士宗《黄帝素问直解》水星也。

⑥黄元御《黄元御医书全集》水星也。

⑦张琦《素问释义》火气太盛,金气退避,水复折之,故雨冰霜雹在人则先伤肺,后反伤心也。

⑧高亿《黄帝内经素问详注直讲全集》〔注〕辰星为水星。〔讲〕主水之辰星。

⑨孟景春等《黄帝内经素问译释》水星。

⑩任廷革《任应秋讲〈黄帝内经〉〈素问〉》此词未具体注释。

⑪张灿玾等《黄帝内经素问校释》即水星。古人认为水星之出入,不违其时,故称"辰星"。

⑫方药中等《黄帝内经素问运气七篇讲解》指五星中的水星。

⑬王洪图等《黄帝内经素问白话解》即水星。古人认为水星之出入,不违其时,故称辰星。

⑭郭霭春《黄帝内经素问白话解》水星。

(三) 语句阐述

(1) 岁火太过,炎暑流行,肺金受邪。

①王冰《黄帝内经素问》火不以德,则邪害于金。若以德行,则政和平也。

②马莳《黄帝内经素问注证发微》岁之火气太过,则炎暑流行,而火来克金,肺受火邪。

③张介宾《类经》六戊岁也。火之化暑,火胜则克金,故肺藏受邪。

④张志聪《黄帝内经集注》火胜则克金,故金肺受邪。

⑤高士宗《黄帝素问直解》在地为火,在天为暑。故岁火太过,则炎暑流行,其在于人,则肺金受邪,火克金也。

⑥黄元御《黄元御医书全集》热火太过,则克肺金,肺病不能下降,收敛失政。

⑦张琦《素问释义》六戊岁也,火盛则金气销烁。

⑧高亿《黄帝内经素问详注直讲全集》〔注〕炎,暑热气也。火胜克金,故金肺受邪。

〔讲〕如六戊之岁,火气太过。火主热,其岁必炎暑流行,肺金为之受邪矣。

⑨孟景春等《黄帝内经素问译释》火运太过,则暑热流行,火邪伤肺。

⑩任廷革《任应秋讲〈黄帝内经〉〈素问〉》此句未具体注释,总体概括此段为:(提要)言五运太过之病变。

⑪张灿玾等《黄帝内经素问校释》火运太过之年,炎暑流行,火胜克金则肺金受邪。

⑫方药中等《黄帝内经素问运气七篇讲解》[岁火太过]"岁火太过",即火运太过之年。凡是年干属于火运,而且在天干排列顺序上是单数(即阳干)的年份,就是火运太过之年,以戊辰年为例,"戊",戊癸化火,凡是逢戊逢癸之年都属火运,戊在十天干次序中属于单数,单数为阳干,属太过,因此戊辰年从大运来说便是岁火太过之年。六十年中,属于岁火太过之年共六年,即:戊辰、戊寅、戊子、戊戌、戊申、戊午六年。

[炎暑流行,肺金受邪]岁火太过之年,从气候变化来说,以炎热为特点;从人体五脏病变来说以心病为特点。由于火与金的关系是相制的关系,火可克金,火太过就可乘金、伤肺,因此原文谓:"炎暑流行,肺金受邪。"

⑬王洪图等《黄帝内经素问白话解》戊辰、戊寅、戊子、戊戌、戊申、戊午年,戊为阳干,属于火运,所以这六年火运太过,就会有炎热的暑气流行,火胜克金,所以肺金受到它的侵害。

⑭郭霭春《黄帝内经素问白话解》岁火太过:火运太过之年。

岁火之气太过,就会暑热流行,肺金就要受到侵害。

(2)民病疟,少气,咳喘,血溢,血泄,注下,嗌燥,耳聋,中热,肩背热。上应荧惑星。

①王冰《黄帝内经素问》少气,谓气少不足以息也。血泄,谓血利便血也。血溢,谓血上出于七窍也。注下,谓水利也。中热,谓胸心之中也。背,谓胸中之府,肩接近之,故胸心中及肩背热也。火气太盛,则荧惑光芒逆临,宿属分皆灾也。(〔新校正云〕详火盛而克金,寒热交争,故为疟。按《藏气法时论》云:肺病者,咳喘。肺虚者,少气不能报息,耳聋嗌干。)

②马莳《黄帝内经素问注证发微》故民病有为疟,《刺疟篇》云:肺疟者,令人心寒,寒甚热,热间善惊,如有所见者。为少气,为咳喘,为血溢血上出于七窍,为血泄血下泄,为注下谓水下泄,为嗌燥,为耳聋,为中热,为肩背热,以背为胸中之府,而肩接近之也。《脏气法时论》云:肺病者,喘咳逆气,肩背痛;虚则少气,不能报息,耳聋嗌干。火之精气为荧惑星,故上应荧惑星也。

③张介宾《类经》火邪伤阴,寒热交争,故为疟。壮火食气,故少气。火乘肺金,故咳喘。火逼血而妄行,故上溢于口鼻,下泄于二便。火性急速,故水泻注下。嗌燥耳聋中热肩背热,皆火炎上焦也。《藏气法时论》曰:肺病者,喘咳逆气肩背痛,虚则少气不能报息,耳聋嗌干。

④张志聪《黄帝内经集注》痎疟,暑热病也。壮火食气,故少气。肺受火热,故喘咳也。肺朝百脉,阳脉伤则血溢于上,阴脉伤则血泄于下也。肺乃水之生源,嗌燥者,火热烁金也。肾开窍于耳,水源已竭,则肾虚而耳聋矣。中热者,热淫于内

也。肩背者,肺之俞也。荧惑,火星也。火气胜,故上应荧惑,光芒倍大。火运太过,诸戊运也。

⑤高士宗《黄帝素问直解》民病疟,毫毛伸欠乃作寒热也。少气咳喘,肺气虚也。血溢血泄,气虚不能摄血也。水不上升则注下,注下则津液不濡,故嗌燥耳聋。火不下降则中热,中热则肩背热。岁火太过,故上应荧惑星,荧惑火星也。

⑥黄元御《黄元御医书全集》热火太过,则克肺金,肺病不能下降,收敛失政,故少气咳喘血溢。大肠不敛,故血泄注下。足少阳从相火化气,其脉下耳循颈,入缺盆,相火上炎,故嗌燥耳聋。肺气逆行,上冲肩背,故肩背热。荧惑,火星也。

⑦张琦《素问释义》皆肺受火邪之症。疟者,暑邪内舍,金火相战,故寒热交争也。热伤气,故少气。肺失其清肃之令,故咳喘。阳络伤则血上溢,阴络伤则血下泄,肺与大肠为表里,而移热于腑,而注下也。火炎肺系,故嗌燥。心火盛,则胆火上逆,故耳聋。胸中心肺之位,背为胸府,肩近之,故热。火气太盛,荧惑光芒逆临宿属分皆灾也。

⑧高亿《黄帝内经素问详注直讲全集》〔注〕金主燥气,金受火克,则金火之气必争,是以病疟。少气咳喘者,火胜而肺气衰也。血溢血泄者,火乘里而伤血也。火性急速,阳胜伤阴,故注下。火气炎上,壮火克金,故嗌燥。耳聋者,火气入少阳也。中热者,火郁中焦也。肩背热者,以肩为胸府,火既郁中而伤肺是以皆热。荧惑火星,甚者火气乘也。

〔讲〕火主热,其岁必炎暑流行,肺金为之受邪矣。故其岁之民,多病肺虚,或寒热交争而为疟,或壮火食气而少气,或火乘肺经而咳喘,或火入于里而伤血,与或迫血上行而为溢,逼血下行而为泄泻暴注焉。兼火性炎上,肺系受邪,嗌必为之燥,火入少阳,耳必为之聋,火郁中焦,中必为之热矣。以及肩为胸府背相接近,火既伤肺,而肺部所属之肩背,亦未有不见邪热之游行者。病之所见如此,以故仰望天星,而主火宿之荧惑,亦为之上应而明焉。

⑨孟景春等《黄帝内经素问译释》荧惑星,即火星。

人们多患疟疾,呼吸少气,咳嗽气喘,吐血衄血,二便下血,水泻如注,咽喉干燥,耳聋,胸中热,肩背热。在天上应火星光明,显示火热之气过于亢盛的征象。

⑩任廷革《任应秋讲〈黄帝内经〉〈素问〉》此句未具体注释,总体概括此段为:(提要)言五运太过之病变。

⑪张灿玾等《黄帝内经素问校释》人们易患疟病,呼吸气少,咳嗽喘促,血外溢或下泄,泄下不止,咽干耳聋,胸中发热,肩背发热等病。上则应于荧惑星光强。

⑫方药中等《黄帝内经素问运气七篇讲解》[民病疟]"疟",即疟疾。"病疟",即患疟疾。疟疾是每年夏秋季常见病,也是地方病,多发在南方炎热地带。"火"在五行归类上,除了意味着炎热以外,还意味着南方和夏季。"金"在五行归类上意味着凉、西方和秋季。联系上句"炎暑流行,肺金受邪,民病疟",意即疟疾是一种地方病,主要发生在南方炎热地带;也是一种季节性疾病,主要发生在每年的夏秋季节。

这是古人的经验总结，也是古人以五行为工具归类自己经验的典型说明。

[少气，咳喘]"少气"，即气受到损伤而出现不足。"火"在阴阳属性上属于阳，火太过，则阳热太盛。按照前几篇所述之运动变化规律，盛极必衰，阳热太盛了必然要向阳气虚衰方面转化，所以火热太过就会"少气"。这也就是《阴阳应象大论》中所谓的"壮火之气衰""壮火散气""壮火食气""热伤气"。咳喘，指咳嗽气喘，咳和喘均与肺的作用失常有关。这也是因为火盛可以乘金，热病可以伤肺的缘故。

[血溢，血泄，注下]"血溢""血泄"都是指出血。一般来说，血从上出、外出叫"血溢"，如鼻出血、吐血、咳血、肌衄等。血从下出叫"血泄"，例如便血、尿血，崩漏等。"注下"，指水泄，即大便稀水。各种出血，从病变部位来说与心有关，因为"心主血"；从证候性质来说，多数与火热有关，因为血热则妄行。"注下"，从病变部位来说与大肠有关，"大肠者，传导之官"，肺与大肠相表里，故与肺有关，肺可以移热于大肠。联系前文，这也就是说，"岁火太过"之年，由于"炎暑流行，肺金受邪"，所以可以因心肺病变而出现上述症状。

[肩背热]"肩背"，主要指人体肩胛部。人体胸部，肩背部与五脏中的心、肺密切相关。因为手太阳小肠的经脉循行部位是："……上循臑外后廉，出肩解，绕肩胛，交肩上，入缺盆……"手阳明大肠经的循行是："……上臑外前廉，上肩，出髃骨之前廉，上出于柱骨之会上，下入缺盆……"小肠属心，大肠属肺。这就是说"岁火太过"之年，可以因心肺病变而出现这些症状。

[上应荧惑星]荧惑星，即五星中的火星。由于荧惑星在光度上变化很大，在运行形态上也错综复杂，足以惑人，故名"荧惑"。"上应荧惑星"一句，其解释与前述"上应岁星"相同。

⑬王洪图等《黄帝内经素问白话解》荧惑星，即火星。由于它红光荧荧似火，以及它在天空的运动，有时自西而东，有时自东而西，很容易迷惑人，故称荧惑星。

人们多患疟疾、少气、咳喘、口鼻出血、便血、尿血、或泄泻如注；咽喉干燥、耳聋、胸中以及肩背部发热等病证。由于火运太过，所以天上相应的火星，就显得分外明亮。

⑭郭霭春《黄帝内经素问白话解》荧惑星，即火星。

人们多患疟疾，呼吸少气，咳嗽气喘，吐血衄血，便血，水泻如注，喉干，耳聋，胸中发热，肩背发热等病。由于火气太过，所以上应天的火星，就显得光明。

（3）甚则胸中痛，胁支满胁痛，膺背肩胛间痛，两臂内痛，身热肤痛而为浸淫。

①王冰《黄帝内经素问》〔新校正云〕按《藏气法时论》云：心病者，胸中痛，胁支满，胁下痛，膺背肩甲间痛，两臂内痛。火无德令，纵热害金，水为复仇，故火自病。〔新校正云〕按《玉机真脏论》云：心脉太过，则令人身热而肤痛，为浸淫。此云骨痛者，误也。

②马莳《黄帝内经素问注证发微》甚则火邪有余，心气太过，为胸中痛，胁支满，其胁痛，凡膺背肩胛间两臂皆痛，正以手少阴心经之脉，支别者循胸中出胁，直

行者从心系却上肺,上出腋下,下循臑内后廉,下肘内,循臂内后廉,抵掌后锐骨之端,故诸病有如是也。《脏气法时论》云:心病者,胸中痛,胁支满,胁下痛,膺背肩甲间痛,两臂内痛。又为身热骨痛,又为浸淫,盖火有余则身热;水不胜火故骨痛;其痛流布于周身,故为浸淫也。《玉机真脏论》云:心脉太过,令人身热而肤痛,为浸淫。

③张介宾《类经》此皆心经及手心主所行之处,火盛为邪,故有是病。《藏器法时论》曰:心病者,胸中痛,胁支满,胁下痛,膺背肩甲间痛,两臂内痛。《玉机真脏论》云:心脉太过,令人身热而肤痛为浸淫。火盛故身热,水亏故骨痛,热流周身故为浸淫。《玉机真脏论》曰:心脉太过,令人身热而肤痛,为浸淫。

④张志聪《黄帝内经集注》此亢极而心火自伤也。膺胸之内,心主之宫城也。背为阳,心为阳中之太阳,故胸中膺背肩胛间痛。手少阴心脉出胁下,循臑内,下肘中,循臂内后廉,是以胁支满痛,两臂内痛。身热骨痛者,火亢而水亦伤也。浸淫,火热疮也。《藏气法时论》曰:心痛者,胸中痛,胁支满,胁下痛,膺背肩胛间痛,两臂内痛。《金匮要略》曰:譬如浸淫疮,从口流向四肢者可治,从四肢流来入口者不可治。

⑤高士宗《黄帝素问直解》火炎过甚,自致其病,则胸中痛,胁支满,胁痛,膺背肩胛间痛,两臂内痛,皆心主包络之病也。盖心主包络之脉起于胸中,循胸出胁,入肘下臂故也。身热,火气外浮也。骨痛火浮于外,不温于内也,而为浸淫,言身热久则留注皮络而成浸淫疮也。

⑥黄元御《黄元御医书全集》肺居胸中,自右胁下行,故胸中痛,右胁支满而痛。胸前曰膺,肩后曰胛,肺脉从臂内下行,肺经逆冲,故膺背肩胛臂内皆痛。热淫疮生,皮内湿烂,黄水流溢,随处浸渍,则曰浸淫。

⑦张琦《素问释义》此火太过自病也。心包脉循胸出胁,抵腋下循臑内下臂,故皆作痛。《玉机真脏论》曰:心脉太过,则令人身热肤痛为浸淫。此云骨痛,字误也。

⑧高亿《黄帝内经素问详注直讲全集》〔注〕火甚则心自病,故胸中痛,胁支满胁痛,膺背肩胛间痛,两臂内痛,皆心病也。身热骨痛者,热入里而水不能制也。

〔讲〕不特此也,至若火邪有余,心气太过而甚,则凡心脉所过,如胸中,胁支,胁下应背肩胛间,两臂内等处,皆为之满胀而尽痛矣。且火气有余,而身热,水不胜火而骨痛,其痛更流布周身,而为浸淫矣。

⑨孟景春等《黄帝内经素问译释》肤:原作"骨"。《玉机真藏论》说:"心脉太过,则令人身热而肤痛为浸淫。"所以新校正认为"骨"字当是"肤"字之误。据改。

在人体甚至会有胸中疼痛,胁下胀满,胁痛,胸背肩胛间等部位疼痛,两臂内侧疼痛,身热肤痛,而发生浸淫疮。

⑩任廷革《任应秋讲〈黄帝内经〉〈素问〉》此句未具体注释,总体概括此段为:(提要)言五运太过之病变。

⑪张灿玾等《黄帝内经素问校释》若火气太甚则胸中痛,胁部支撑胀满疼痛,膺背肩胛间及两臂内侧疼痛,身热肤痛,而发生浸淫疮。

⑫方药中等《黄帝内经素问运气七篇讲解》[两臂内痛]人体上肢两臂内侧部位属于手太阴肺经、手厥阴心包经、手少阴心经循行部位。手太阴肺经在上肢的循行部位是:"……横出腋下,下循臑内,行少阴心主之前,下肘中,循臂内上骨下廉,入寸口……"手厥阴心包经在上肢的循行部位是:"……上抵腋下,循臑内,行太阴少阴之间,入肘中,下臂,行两筋之间,入掌中……"手少阴心经的循行部位是:"……下出腋下,循臑内后廉,行太阴心主之后,下肘内,循臂内后廉,抵掌骨锐骨之端……"手厥阴心包与心在作用上相同,可以代心用事,因此心肺有病时可以出现"两臂内痛"。

[浸淫]指浸淫疮。《诸病源候论·浸淫疮候》谓"浸淫疮,是心家有风热,发于肌肤,初生甚小,先痒后痛而成疮,汁出浸溃肌肉,浸淫渐阔乃遍体……以其渐渐增长,故名浸淫也"。各种疮痒,从病变部位来说,均可定位在心。这也就是《至真要大论》中所谓的"诸痛痒疮,皆属于心"。从证候性质来说,各种疮痒多属风热。这也就是《诸病源候论·头面身体诸疮候》中所谓的:"夫内热外虚,为风湿所乘则生疮……湿热相搏,故头面身体皆生疮。"这也就是说"岁火太过"之年,容易因心病而发生疮疡。

⑬王洪图等《黄帝内经素问白话解》如果火运过度亢盛,反而会伤害属于火的心脏,而出现胸中、膺部、背部、肩胛部疼痛,两胁部也胀满疼痛,两臂内侧疼痛,身体发热,骨节疼痛,以及浸淫疮等病证。

⑭郭霭春《黄帝内经素问白话解》如果火气过度旺盛,在人体就会有胸中疼痛。胁下胀满,胸膺部、背部、肩胛之间均感到疼痛,两臂内侧疼痛,身热,皮肤痛,因而发生浸淫疮。

(4) 收气不行,长气独明,雨水霜寒。上应辰星。上临少阴少阳,火燔焫,水泉涸,物焦槁。病反谵妄狂越,咳喘息鸣,下甚,血溢泄不已。

①王冰《黄帝内经素问》今详水字当作冰。金气退避,火气独行,水气折之,故雨零冰雹及偏降霜寒而杀物也。水复于火,天象应之,辰星逆凌,乃寒灾于物也。占辰星者,常在日之前后三十度。其灾之发,当至南方。在人之应,则内先伤肺,后反伤心。(〔新校正云〕按《五常政大论》雨水霜寒作雨冰霜雹。)(〔新校正〕按《五常政大论》云:赫曦之纪,上徵而收气后。又《六元正纪大论》云:戊子、戊午太徵上临少阴。戊寅、戊申太徵上临少阳。临者太过不及,皆曰天符。)诸戊岁也。戊午、戊子岁少阴上临,戊寅、戊申岁少阳上临,是谓天符之岁也。

②马莳《黄帝内经素问注证发微》收气者,金气也。长气者,火气也。火盛金衰,所以收气不行,而长气独明,然火气独行,而金之子水乃往折之,故有雨水霜寒也。《五常政大论》作雨冰霜雹。水精之气上为辰星,故上应辰星也。火气独行,水气折之,辰星迎陵,乃寒灾于物也。占辰星者,常在日之前后三十度。其灾之发,当

至南方。在人之应，则内先伤肺，后反伤心。且戊为太过之火，而上临少阴为戊子、戊午，或临少阳为戊寅、戊申，名曰天符。其火当燔炳，其水泉当涸，其物当焦槁。《五常政大论》云：赫曦之纪，上徵而收气后。其在民病，上而火盛，则为谵妄狂越，为咳喘，为息鸣，下而火盛，则血之溢泄不已，皆火盛金衰之病耳。

③张介宾《类经》收气，金气也。长气，火气也。火盛则金衰，故收气不行而长气独明也。火不务德，水则承之，故雨水霜寒也。《五常政大论》作雨冰霜雹。水星也。火亢而水制之，故辰星光芒以应其气。是岁火之为灾，先临宿属，水气之复，并及南方；人之应之，则先伤于肺，后伤于心。凡此戊年，皆太过之火，而又遇子午，则上临少阴君火也。遇寅申，则上临少阳相火也。皆为天符，其热尤甚，故火当燔炳，水泉当涸，物当焦枯也。燔音烦。炳，如瑞切。火盛天符之岁，其在民病，则上为谵妄狂越欬喘息鸣，下为血溢血泄不已。

④张志聪《黄帝内经集注》此金气郁而水气复也。收气，金气也。长气，火气也。雨水霜寒，寒水之气复也。上应辰星当明。辰星，水星也。上临者，司天之气上临岁运，所谓天符之岁也。戊子、戊午岁上临少阴，戊寅、戊申岁下临少阳，司天与岁运相合，火气更甚，故水泉涸而物焦枯也。按诸阳年主太过，故止有戊子、戊午、戊寅、戊申，及丙辰、丙戌有司天上临，与岁运相合，其余木金土岁无上临也。（眉批）顾氏影宋本炳作炳，冰作水，高士宗《直解》从之。病反者，火亢极而反自伤也。谵妄狂越，热极之变证也。喘咳息鸣者，火上炎而铄金也。心主血脉，下甚则迫血下泄而不已也。

⑤高士宗《黄帝素问直解》收气，金气也，火盛金衰，故收气不行。长气，火气也，火气有余故长气独明。有余而往，不足随之，侮反受邪，则雨水霜寒，而上应辰星，辰星水星也。应辰星，水刑火也。少阴君火也，少阳相火也，岁火太过，故上临少阴少阳。火气在天则火燔炳，火气在地则水泉涸，物焦槁，火气在人，则病反谵妄狂越，咳喘息鸣，火气下甚则血溢泄不已。

⑥黄元御《黄元御医书全集》金主收，火主长，收气不行，长气独明，热火太过，燥金被贼，则寒水来复，故雨水霜寒。水胜火奔，拔根上炎，故谵妄狂越，咳喘息鸣。水旺土败，升降倒行，金逆则血溢于上，木陷则血泄于下。辰星，水星也。

⑦张琦《素问释义》《五常政论》作：雨冰霜雹。此误。火气太盛，金气退避，水复折之，故雨冰霜雹。在人则先伤肺，后反伤心也。戊子、戊午上临少阴君火，戊寅、戊申上临少阳相火，岁运与司天合化，虽为天符而火热太甚，故病如此。

⑧高亿《黄帝内经素问详注直讲全集》〔注〕收气，金气也。长气，火气也。辰星为水星，盖火气太过，金受其克，水必为母复仇，故辰星上应。太渊，肺脉也。肺气绝，故荧惑星独应。

〔讲〕由是金为火克，而金所主之收气，不能流行火性宣发，而火所专胜之长气，惟见独明焉。火胜至此，金衰极矣，而金所生之水，必为母以复其仇，将见雨水霜寒之盛，水必起以折盛火，而上应主水之辰星，亦为之光明于天焉。若戊运上临少阴少阳,即为子、午、寅、申之年,必火胜无制,而火燔焫,火胜水干,而泉涸渴,火胜物焚而物焦槁。兼病甚入里,胃经受伤,反成谵言妄语,狂乱飞跃,肺气受邪,亦为虚咳虚喘,呼吸出入乏息,鸣而不安矣。不愈见火性急速,下甚必伤血,而血溢泄不已乎。

⑨孟景春等《黄帝内经素问译释》冰,原作"水",据王冰注语改。辰星,即水星。上临少阴少阳:上临,指司天。凡火运太过之年是戊年,又值少阴司天,是戊子、戊午年。少阳司天是戊申、戊寅年,戊子、戊午、戊申、戊寅均属天符,其热尤甚。下文"火燔焫,水泉涸,物焦槁",就是说明火热太过的自然现象。

这是金气不振,火气独旺的现象,火气过旺就会有雨冰霜寒的变化,这是火热之极,寒水来复的关系。在天上应水星光明,这是显示火盛则水气制之。如果遇到少阴或少阳司天的年份,火热之气更加亢盛,有如燃烧烤灼,以致水源干涸,植物焦枯。人们发病,多见谵语妄动,发狂越常,咳嗽气喘痰鸣,火气甚于下部则血从二便下泄不止。

⑩任廷革《任应秋讲〈黄帝内经〉(素问)》此句未具体注释,总体概括此段为:(提要)言五运太过之病变。

⑪张灿玾等《黄帝内经素问校释》收气不行,长气独明:收气为金气,长气为火气。岁火太过,所以收气不得行,而火之长气独盛。明,盛的意思。辰星:即水星。古人认为水星之出入,不违其时,故称"辰星"。上临少阴少阳:指戊子、戊午少阴司天之年与戊寅、戊申少阳司天之年,中运属太过,又与司天同气,属天符,其中戊午年又是太乙天符,均主火气太胜。

由于肺金的收气不得施行,心火的长气独盛,火气盛极必衰,衰则寒水乘之,故有雨冰霜寒之气。上应于辰星光强。若遇到戊子、戊午年为少阴司天,戊寅、戊申年为少阳司天,均为火气太盛,主火气燔灼,水泉干涸,万物焦枯,反而患谵言妄语,狂痴奔跑,咳嗽喘促,呼吸有音等病,火盛于下则血溢泄不止。

⑫方药中等《黄帝内经素问运气七篇讲解》[收气不行,长气独明,雨水霜寒。上应辰星]"收气",是指金气。"辰星",指五星中的水星。全句是指在"岁火太过"之年,由于火盛乘金的缘故,致使秋收之气不行。由于胜复的原因,火气太盛则水气来复,所以反而出现"雨水霜寒"的反常现象,而天体星辰间,除了出现火星的变化以外,还同时出现了水星的变化,其道理与前述"岁木太过"之年相同。

[上临少阴少阳]"上",这里是指司天。这里是说在"岁火太过"的年份里,如果再遇上当年的司天之气是少阴君火或少阳相火司天的话,那火就比一般更加亢盛。因为大运是火太过,司天之气又是火,火上加火,所以就会如火燎原,不可收拾,严重危害自然界万物的正常生长,所以原文说:"上临少阴少阳,火燔焫,水泉涸,物焦槁。"六十年甲子中,岁火太过而又逢少阴、少阳司天的年份有戊子、戊午两年。

[谵妄狂越]"谵妄",即胡言乱语;"狂",指发狂;"越",指逾垣上屋。总的来说就是指"神明"之乱。由于心主神明,所以神明之乱属心病。这也就是说"岁火太

过"之年,由于心病及火热太过的原因,所以在临床上可以出现"谵妄狂越"这类症状。

⑬王洪图等《黄帝内经素问白话解》上临,指司天。

由于火气太盛,就会有寒水之气来制约报复它,所以出现雨冰寒霜降临,与此相应,天上的水星就显得分外明亮。如果是戊子、戊午年,或是戊寅、戊申年,又逢少阴君火或少阳相火司天,也就是天符的年份,火热之气就会更加严重,致使水泉干涸,万物枯焦。火热上迫心神,就会出现神昏谵语,咳嗽喘息,喉中痰鸣,狂躁不安;火热之气迫于下部,就会出现便血不止。

⑭郭霭春《黄帝内经素问白话解》收气,即金气。长气,即火气。少阴少阳,即戊子、戊午、少阴司天之年和戊寅、戊申、少阳司天之年。

这是金气不行,火气独旺的现象,由于物极必反,水气乘之,因而出现雨冰霜寒的变化。所以上应水星,就显得光明。假如遇到少阴、少阳司天、火热之气就会更加亢盛,好像火烧一样,以致水泉干涸,植物焦枯,人们的病,多见谵语狂乱,咳嗽气喘,呼吸有声,二便下血不止。

(5)太渊绝者,死不治。上应荧惑星。

①王冰《黄帝内经素问》太渊,肺脉也,火胜而金绝故死。火既太过,又火热上临,两火相合,故形斯候。荧惑逆犯,宿属皆危。(〔新校正云〕详戊辰、戊戌岁,上见太阳,是谓天刑运,故当盛而不得盛,则火化减半,非太过又非不及也。)

②马莳《黄帝内经素问注证发微》太渊者,系手太阴肺经穴,掌后陷中,脉会于此。其脉绝者,肺气绝也,故死不治。其星仍应在荧惑也。新校正云:详戊辰、戊戌岁,上见太阳,是谓天刑运,故当盛而不得盛,则火化减半,非太过又非不及也。

③张介宾《类经》太渊,肺脉也。火亢则肺绝,故死不治。其盛其衰,则皆应于荧惑也。

④张志聪《黄帝内经集注》太渊,肺金之俞穴也。火亢极而金气已绝,故为不治之死证。上应荧惑,光芒倍大。荧惑,火星也。

⑤高士宗《黄帝素问直解》太渊肺俞之穴也,始则收气不行。若火盛金衰至太渊绝者,死不治。火气亢极,上应荧惑星。此岁火太过,而有气交之变也。

⑥黄元御《黄元御医书全集》太渊,手太阴肺经动脉,即寸口之关部也。荧惑,火星也。

⑦张琦《素问释义》太渊,肺脉。火甚肺绝,故死不治。

⑧高亿《黄帝内经素问详注直讲全集》〔注〕太渊,肺脉也。肺气绝,故荧惑星独应。

〔讲〕然肺脉未绝,生机尚存,若太渊肺脉已绝,则属死而难治之症。所以上应于天者,独为主火之荧惑星也。

⑨孟景春等《黄帝内经素问译释》太渊:即肺脉,在腕后内侧横纹头,当寸口处。

若太渊脉绝，多死亡而无法治疗。在天上应火星光明。

⑩任廷革《任应秋讲〈黄帝内经〉（素问）》此句未具体注释，总体概括此段为：（提要）言五运太过之病变。

⑪张灿玾等《黄帝内经素问校释》太渊绝者死不治：太渊，指手太阴肺经太渊之脉。外胜克金，若太渊脉绝，为脉之真气已亡，故属不治之症。

若手太阴肺之太渊脉绝止，为肺气已脱，多属死亡不治之症。上则应于荧惑星光强。

⑫方药中等《黄帝内经素问运气七篇讲解》[太渊绝者，死不治]"太渊"，穴位名称。穴在腕掌侧横纹上桡侧六分之一段的中点处，亦即相当于拇伸长展肌腱与桡侧腕屈肌腱线之中点处。此处可以摸到桡动脉的搏动。太渊穴为手太阴肺经的穴位。"太渊绝"，即穴处不能摸到动脉搏动，表示心肺气均皆败绝，故曰："太渊绝者，死不治。"此处是指心热太盛，乘犯肺金，如果乘克太甚，则可导致心肺败绝而致人死亡。

根据以上所述加以小结就是：凡是岁火太过之年，从自然气候上来说，这一年中比较炎热；从人体五脏来说，心气偏盛，肺气容易受损，因而在疾病表现上常以心肺病变为主。由于胜复原因，也可以出现暴热暴冷的反常气候变化和肾气失衡的临床表现。因此，在岁火太过之年，在气候变化上要考虑到热、燥、寒三气的特殊变化问题。在人体五脏上要考虑到心、肺、肾三脏的特殊变化问题。

⑬王洪图等《黄帝内经素问白话解》若肺经的太渊脉断绝，说明火亢已极，肺金衰竭，那是不治之证。这时，天上相应的火星，也就分外明亮。

⑭郭霭春《黄帝内经素问白话解》太渊：指肺脉。

肺脉绝的，大多死亡，无法治疗，这种病上应火星。

第五解

（一）内经原文

岁土太过，雨湿流行，肾水受邪。民病腹痛，清厥，意不乐，体重，烦冤。上应**镇星**。甚则肌肉萎，足痿不收，**行善瘈**，脚下痛，饮发中满，食减，四支[注1]不举。变生得位，藏[注2]气伏，化气独治之，泉涌河衍，涸泽生鱼，风雨大至，土崩溃，鳞见于陆。病腹满，溏泄，肠鸣，反下甚。而太溪绝者，死不治。上应岁星。

[注1]支：郭霭春《黄帝内经素问校注》、方药中等《黄帝内经素问运气七篇讲解》、孟景春等《黄帝内经素问译释》、人民卫生出版社影印顾从德本《黄帝内经素问》此处为"支"；张灿玾等《黄帝内经素问校释》此处为"肢"。支与肢为异体字。

[注2]藏：郭霭春《黄帝内经素问校注》、孟景春等《黄帝内经素问译释》、人民卫生出版社影印顾从德本《黄帝内经素问》此处为"藏"；张灿玾《黄帝内经素问校释》、方药中等《黄帝内经素问运气七篇讲解》此处为"脏"。笔者认为"藏"与"脏"在此意义相同。

（二）字词注释

（1）镇星

①王冰《黄帝内经素问》土来刑水，象应之。镇星逆犯，宿属则灾。

②马莳《黄帝内经素问注证发微》土之精上为镇星。

③张介宾《类经》土星也。土气胜，则镇星明耀主其令。

④张志聪《黄帝内经集注》土星也。

⑤高士宗《黄帝素问直解》土星也。

⑥黄元御《黄元御医书全集》土星也。

⑦张琦《素问释义》土来刑水，天象应之镇星，逆犯宿属则灾。

⑧高亿《黄帝内经素问详注直讲全集》〔注〕土星也。〔讲〕主土之镇星。

⑨孟景春等《黄帝内经素问译释》即土星。

⑩任廷革《任应秋讲〈黄帝内经〉（素问）》此词未具体注释。

⑪张灿玾等《黄帝内经素问校释》又名填星，即土星，古人认为它二十八年一周天（实际是 29.45 年），好似每年坐镇或填满二十八宿中的一宿，故称镇星或填星。

⑫方药中等《黄帝内经素问运气七篇讲解》即五星中的土星。土星的运行二十八年一周天，与二十八宿的数目相同，好像每年轮流坐镇或填充在二十八宿之中一样，所以土星又名填星。

⑬王洪图等《黄帝内经素问白话解》又名填星，即土星，古人认为它二十八年一周天（实际是 29.45 年），好似每年坐镇或填满二十八宿中的一宿，故称镇星或填星。

⑭郭霭春《黄帝内经素问白话解》土星。

（2）行善瘛

①王冰《黄帝内经素问》脾主肌肉，外应四支。又其脉起于足中指之端，循核骨内侧，斜出络跗。故病如是。

②马莳《黄帝内经素问注证发微》行善瘛。

③张介宾《类经》瘛，抽掣也。甚则土邪有余，脾经自病，脾主肌肉，外应四支，其脉起于足大指而上行，故为病如此。

④张志聪《黄帝内经集注》此词未具体注释。

⑤高士宗《黄帝素问直解》足痿不收则行善瘛。

⑥黄元御《黄元御医书全集》瘛，筋脉急缩也。

⑦张琦《素问释义》此词未具体注释。

⑧高亿《黄帝内经素问详注直讲全集》〔注〕行善瘛。〔讲〕行善瘛而抽掣。

⑨孟景春等《黄帝内经素问译释》抽掣挛痛。

⑩任廷革《任应秋讲〈黄帝内经〉（素问）》此词未具体注释。

⑪张灿玾等《黄帝内经素问校释》行走时喜抽搐。

⑫方药中等《黄帝内经素问运气七篇讲解》"瘈",有拘急、痉挛或抽搐之义。《素问·玉机真脏论》谓:"病筋脉相引而急,病名曰瘈。"此句是形容前句"足痿不收"时所出现的行动障碍现象。

⑬王洪图等《黄帝内经素问白话解》筋脉拘挛抽搐。

⑭郭霭春《黄帝内经素问白话解》经常抽掣拘挛。

（三）语句阐述

（1）岁土太过,雨湿流行,肾水受邪。

①王冰《黄帝内经素问》土无德乃尔。

②马莳《黄帝内经素问注证发微》岁之土气太过,则湿气流行,而土来克水,肾水受邪。

③张介宾《类经》六甲年也。土之化湿,土胜则克水,故肾藏受邪。

④张志聪《黄帝内经集注》在地为土,在天为湿,故岁土太过,雨湿流行。《六元正纪论》曰:太阴所至为云雨。盖湿土之气上升而为云为雨也。

⑤高士宗《黄帝素问直解》在地为土,在天为湿。故岁土太过,则雨湿流行。其在于人,则肾水受邪,土克水也。

⑥黄元御《黄元御医书全集》湿土太过,则克肾水。

⑦张琦《素问释义》六申岁也。

⑧高亿《黄帝内经素问详注直讲全集》〔注〕雨湿者,土气也,土胜则克水,故肾水受邪。

〔讲〕如六甲之岁,土气太过,土主湿,其岁必雨湿流行,肾水为之受邪矣。

⑨孟景春等《黄帝内经素问译释》土运太过,则雨湿之气流行,邪气伤肾。

⑩任廷革《任应秋讲〈黄帝内经〉（素问）》此句未具体注释,总体概括此段为:（提要）言五运太过之病变。

⑪张灿玾等《黄帝内经素问校释》土运太过之年,雨湿流行,土胜克水则肾水受邪。

⑫方药中等《黄帝内经素问运气七篇讲解》[岁土太过]"岁土太过",即土运太过之年。凡是年干属于土运而且在天干排列顺序上是单数（即阳干）的年份,就是土运太过之年。以甲子年为例,甲子年的年干是甲,甲己化土,凡是逢甲逢己之年都是土运。甲在十天干次序中属于单数,阳干,为太过,因此甲子年从大运来说便是岁土太过之年。六十年中属于岁土太过之年共六年,即:甲子、甲戌、甲申、甲午、甲辰、甲寅六年。

[雨湿流行,肾水受邪]岁土太过之年,从气候变化来说以雨水很多,比较潮湿为特点。从人体五脏病变来说,以脾病为特点。但由于土与水的关系是相制的关系,土可以克水,土太过就可乘水伤肾而出现肾病,因此原文谓:"雨湿流行,肾水受邪。"

⑬王洪图等《黄帝内经素问白话解》甲子、甲戌、甲申、甲午、甲辰、甲寅年,甲

为阳干,属于土运,所以这六年土运太过,就会有雨湿之气流行,土胜克水,所以肾水受到它的侵害。

⑭郭霭春《黄帝内经素问白话解》岁土太过:土运太过之年。

岁土之气太过,雨湿之气就会流行,肾水就要受到侵害。

(2)民病腹痛,清厥,意不乐,体重,烦冤。上应镇星。

①王冰《黄帝内经素问》腹痛,谓大腹、小腹痛也。清厥,谓足逆冷也。意不乐,如有隐忧也。土来刑水,象应之,镇星逆犯,宿属则灾。(〔新校正云〕按《藏气法时论》云:肾病者,身重。肾虚者,大腹小腹痛,清厥意不乐。)

②马莳《黄帝内经素问注证发微》故民病有为大小腹痛,为清厥,足逆冷。为意不乐,为体重,为烦冤。《脏气法时论》云:肾病者,身重;肾虚者大腹小腹痛,清厥,意不乐。土之精上为镇星,故上应于镇星也。

③张介宾《类经》清厥,四支厥冷也。此以土邪伤肾,故为是病。《藏气法时论》曰:肾病者身重。肾虚者大腹小腹痛,清厥意不乐。土星也。土气胜,则镇星明耀主其令。

④张志聪《黄帝内经集注》腹痛,谓大腹小腹作痛,乃肾藏之病,土胜而水伤也。《藏气法时论》曰:肾病者,身重。肾虚者,大腹小腹痛,清厥意不乐。清,冷。厥,逆也。肾为生气之原,肾气受邪,故手足厥冷也。意之所存谓之志,肾藏志,志不舒,故意不乐也。人之行动,藉气呴而血濡,肾乃血气之生原,故体重烦冤者,水不能济火也。岁土太过,故上应镇星增明。镇星,土星也。土运太过,诸甲岁也。

⑤高士宗《黄帝素问直解》民病腹痛清厥,阴寒水气之病也。意不乐,则脾志不舒。体重,则土气不和。烦冤,则心肾不交。岁土太过,故上应镇星,镇星土星也。

⑥黄元御《黄元御医书全集》土郁脾滞,故腹痛。脾主四肢,四肢诸阳之本,脾气四达,故手足温,脾病不能行气于四肢,故手足清厥。脾主忧,故不乐。镇星,土星也。

⑦张琦《素问释义》湿属阴邪,克伤肾气,真阳不舒,故见诸证。烦冤,二字疑衍,或曰肾热上乘于心也。土来刑水,天象应之镇星,逆犯宿属则灾。

⑧高亿《黄帝内经素问详注直讲全集》〔注〕湿为阴邪,湿伤脾,则腹痛。阴气内结,则清厥而意不乐。体重烦冤,皆湿甚之过。然湿甚者,肾必虚,肾虚故亦有体重清厥,大小腹痛,心意不乐等证。镇星,土星也。

〔讲〕故其岁之民,多病肾虚,或大小腹痛,或四肢清冷厥逆,意常为之不乐,或身体重而有烦冤抑郁等证。病之见于人者如此,即仰望天星,而主土之镇星,亦光明而上应乎天焉。

⑨孟景春等《黄帝内经素问译释》清厥,四肢厥冷。镇星,即土星。

人们多病腹痛,四肢厥冷,情绪忧郁,身体困重而烦闷,这是土气太过所致。在天上应土星光明。

⑩任廷革《任应秋讲〈黄帝内经〉〈素问〉》此句未具体注释,总体概括此段为:(提要)言五运太过之病变。

⑪张灿玾等《黄帝内经素问校释》人们患腹痛,四肢清冷厥逆,精神不快,身体沉重,心中烦闷等病,上则应于镇星光强。

⑫方药中等《黄帝内经素问运气七篇讲解》[民病腹痛,清厥意不乐,体重烦冤]人体少腹部与脾胃、肾、膀胱、肝、胆均皆密切相关。因为足太阴脾经在腹部的循行部位是:"……上膝股内前廉,入腹……"足阳明胃经在腹部的循行部位是:"……其直者,从缺盆下乳内廉,下挟脐,入气街中。其支者,起于胃口,下循腹里,下至气街中而合……"足少阴肾经在腹部的循行部位是:"……上股内后廉,贯脊属肾,络膀胱……"其去腹中行五分处之横骨、大赫、气穴、四满、中注、肓俞、商曲、石关、阴都等穴位,均属足少阴肾的穴位。足太阳膀胱经在腹部的循行部位是:"……循肩膊内,挟脊抵腰中,入循膂,络肾,属膀胱……"肾与膀胱一脏一腑,密切相关。足厥阴肝经在腹部的循行部位是:"……循股阴,入毛中,过阴器,抵小腹……"足少阳胆经在腹部的循行部位是:"……循胁里,出气街……"肝与胆一脏一腑密切相关。少腹两旁的五枢、带脉等穴位亦是足少阳胆经穴位。由于如此,所以腹痛与肝脾肾均有密切关系。"清",此处指下利清谷。"厥",此处指手足逆冷,"意不乐",指忧思不乐。"体重",指身体沉重。"烦冤",指烦躁而委屈。这些症状均与脾虚湿盛有关。全句意即岁土太过之年,由于"雨湿流行,肾水受邪"的原因,所以在临床上即可出现上述症状。

[上应镇星]"镇星",即五星中的土星。土星的运行二十八年一周天,与二十八宿的数目相同,好像每年轮流坐镇或填充在二十八宿之中一样,所以土星又名填星。"上应镇星"一句,其解释与前述"上应岁星","上应荧惑星"一样,不再详释。

⑬王洪图等《黄帝内经素问白话解》镇星,又名填星,即斗星。古代认为它二十八年一周天(实际是29.45年),好似每年坐镇或填满二十八宿中的一宿,故称镇星或填星。

人们多患腹痛、手足清冷、心情抑郁不乐、肢体沉重、心烦闷乱等病证。由于土运太过,所以天上相应的土星,就显得分外明亮。

⑭郭霭春《黄帝内经素问白话解》人们多患腹痛,手足逆冷,情志抑郁,身体不轻快,烦闷等病。由于土气太过,所以上应天的土星,就显得光明。

(3)甚则肌肉萎,足痿不收,行善瘛,脚下痛,饮发中满,食减,四支不举。

①王冰《黄帝内经素问》脾主肌肉,外应四支,又其脉起于足中指之端,循核骨内侧,斜出络跗。故病如是。(〔新校正云〕按《藏气法时论》云:脾病者,身重善饥(今《藏气法时论》"饥"作"肌",《甲乙经》云"善饥,肌肉痿")。肉痿,足不收,行善瘛,脚下痛。又《玉机真脏论》云:脾太过,则令人四支不举。)

②马莳《黄帝内经素问注证发微》甚则土邪有余,脾经为病,为肌肉萎,为足萎不收,为行善瘛,为脚下痛,为水饮发,为中满,为饮食减少,为四肢不举,正以足太

阴脾经之脉,起于足大指之端内侧,上内踝前廉,上腨内,从股内前廉入腹,属脾络胃,故诸病有如是也。《脏气法时论》云:脾病者,身重,善肌肉萎,足不收行,善瘛,脚下痛。又《玉机真脏论》云:脾太过,令人四肢不举。

③张介宾《类经》萎,痿同。瘛,抽掣也。甚则土邪有余,脾经自病,脾主肌肉,外应四支,其脉起于足大指而上行,故为病如此。《藏气法时论》曰:脾病者,善肌肉痿,行善瘛,脚下痛。又《玉机真脏论》曰:脾太过则令人四支不举。瘛、翅、寄、系三音。

④张志聪《黄帝内经集注》肌肉四肢,脾土之所主也。饮者,脾气不能转输而为痰饮水饮也。中满食减,土虚而不能主化也。此淫胜太甚,则反虚其本位而自伤也。

⑤高士宗《黄帝素问直解》土湿过甚,自致其病,则肌肉痿,肌肉痿则足痿不收,足痿不收则行善瘛,行善瘛则脚下痛,此土气壅滞致生痿痹之证也。饮发者,水气不行,发为饮病,故饮发则中满,中满则食减,食减则四支不举,此土气壅滞致有停饮之证也。

⑥黄元御《黄元御医书全集》脾主肌肉,湿旺脾郁,故肉萎。瘛,筋脉急缩也。湿盛则水停气阻,故饮发中满。

⑦张琦《素问释义》此土太过自病也。王(冰)注:脾主肌肉,外应四肢。又其脉起于足中指之端,循核骨内侧,斜出络跗,故病如是。按饮发中满食减者,积饮为病,亦土敦阜所致,当从实论。

⑧高亿《黄帝内经素问详注直讲全集》〔注〕脾主肌肉,兼主四肢,并纳水谷,既土太过而甚,则脾必自病,而有肌肉萎,足萎不收,行善瘛,脚下痛,饮发中满食减,四肢不举矣。

〔讲〕不特此也,至若土气有余,脾气太过而甚,脾必为之自病,则肌肉解㑊而萎,足萎纵而不收,行善瘛而抽掣,脚下疼痛,水饮疾发,中满作胀,饮食减少,手足四肢,惰而不举矣。

⑨孟景春等《黄帝内经素问译释》瘛:抽掣拘挛。

甚至见肌肉枯萎,两足痿弱不能行动,抽掣挛痛,土病则不能克制水,以致水饮之邪积于体内而生胀满,饮食减少,四肢无力,不能举动。

⑩任廷革《任应秋讲〈黄帝内经〉〈素问〉》此句未具体注释,总体概括此段为:(提要)言五运太过之病变。

⑪张灿玾等《黄帝内经素问校释》饮发:脾土不能运化水气,则为水饮发病。

若土气太甚则肌肉痿缩,两足痿软弛缓不收,行走时喜抽搐,脚下疼痛,脾不能行水,则水饮发病,腹中胀满,食欲减退,四肢痿软不能举动。

⑫方药中等《黄帝内经素问运气七篇讲解》〔甚则肌肉萎,足痿不收〕"肌肉萎",指肌肉萎缩。"足痿",指足部肌骨萎弱瘫痪不能站立行走。《素问·痿论》谓:"脾气热,则胃干而渴,肌肉不仁,发为肉痿。肾气热,则腰脊不举,骨枯而髓减,

发为骨痿。"《素问·生气通天论》谓:"因于湿,首如裹,湿热不攘,大筋緛短,小筋弛长,緛短为拘,弛长为痿。"这就是说,"肌萎","足痿"从病位来说与脾肾有关,从病性来说与湿有关。全句意指岁土太过之年,由于"雨湿流行,肾水受邪",因此可以出现上述症状。

[行善瘈,脚下痛]"瘈",有拘急、痉挛或抽搐之义。《素问·玉机真脏论》谓:"病筋脉相引而急,病名曰瘈。"此句是形容前句"足痿不收"时所出现的行动障碍现象。

[饮发中满,食减,四支不举]"饮",指水饮。"饮发",即人体在致病因素作用下而引起的液体排泄障碍,水饮潴留。"中满",即腹部胀满。"食减",即食欲减退,进食量减少。"四支",即四肢。"四支不举",即肢体运动障碍。以上这些症状,中医学认为,都与脾胃作用失常有关。因为,脾主运化,胃主纳食,脾主肌肉四肢。脾的运化作用失常,就可以出现上述症状。这也就是说,"岁土太过"之年,由于脾土的作用失常,就有可能出现上述症状。

⑬王洪图等《黄帝内经素问白话解》如果土气过度亢盛,反而会伤害属于土的脾脏,而出现肌肉萎缩,两足痿弱不能行走,筋脉拘挛抽搐,脚底疼痛,或者形成痰饮,脘腹胀满,食欲减退,四肢不能举动等病证。

⑭郭霭春《黄帝内经素问白话解》如果土气过度旺盛,在人体就会肌肉萎缩,两足痿弱不能行走,经常抽掣拘挛,脚跟痛,水邪蓄积于中,而生胀满,吃东西减少,以至四肢不能举动。

(4) 变生得位,藏气伏,化气独治之,泉涌河衍,涸泽生鱼,风雨大至,土崩溃,鳞见于陆。病腹满,溏泄,肠鸣,反下甚。

①王冰《黄帝内经素问》(〔新校正云〕详太过五化,独此变生得位者,举一而四气可知也。又以土王时月难知,故此详言之也。)诸甲岁也。得位,谓季月也。藏,水气也。化,土气也。化太过,故藏气(上二字原作"水藏",据经文改)伏匿而化气独治,土胜木复,故风雨大至,水泉涌,河渠溢,干泽生鱼。湿既甚矣,风又鼓之,故土崩溃。土崩溃,谓垣颓岸仆,山落地入也,河溢泉涌,枯泽水滋,鳞物丰盛,故见于陆地也。

②马莳《黄帝内经素问注证发微》此皆变之生于得位者耳,谓土旺时月也。藏气者,水气也。化气者,土气也。土盛水衰,所以藏气隐伏,而化气独治。然土气独行,而水之子为木者,风气折之,故风雨大至,泉涌河衍,涸泽生鱼,土随崩溃,鳞见于陆也。其在民病,又为腹满,为溏泄,为肠鸣反下,皆脾病耳。

③张介宾《类经》详太过五运。独此言变生得位者,盖土无定位,凡在四季中土邪为变,即其得位之时也。藏气,水气也。化气,土气也。衍,溢也。土胜则水衰,故藏气伏而化气独治也。土不务德,湿令大行,故泉涌河衍,涸泽生鱼。湿甚不已,风木承之,故为风雨大至。土崩溃,鳞见于陆者,木气之复也。

④张志聪《黄帝内经集注》故于四季月之十八日,土气得位之时,而反变生此

病。张玉师曰:以中土而可类推于他藏,如金病在秋,水病在冬,反病在于本位之时。藏气,水气也。化气,土气也。土胜则制水,是以藏气伏也。泉涌河衍,涸泽生鱼,湿淫太过也。风雨大至,木气来复也。土崩溃,鳞见于陆,土败而水泛也。腹满溏泄肠鸣,脾土之虚证也。

⑤高士宗《黄帝素问直解》变生得位者,变而生病,当土王之时也。藏气,水气也,土盛水衰故藏气伏。化气,土气也,土气有余故化气独治之。湿淫于地,则泉涌河衍,涸泽生鱼。湿淫于天,则风雨大至,夫泉涌河衍则土崩溃,涸泽生鱼则鳞见于陆。湿淫于人,则病腹满溏泄肠鸣,反下甚。

⑥黄元御《黄元御医书全集》土无专宫,寄旺四季之月,各十八日,是即其位也。土主化,水主藏,变生而得土旺之位,藏气伏,化气独治,泉涌河衍,涸泽生鱼,鳞见于陆。湿土太过,寒水被贼,则风木来复,故风雨至,土崩溃。肝木克脾土,故腹满溏泄肠鸣,反下甚也。

⑦张琦《素问释义》土无定位,凡在四季中,土邪为变,皆其得位之时也。湿令太过,泉涌河衍,风木乘之,故风雨大至,而土崩溃。

⑧高亿《黄帝内经素问详注直讲全集》〔注〕藏气,水气也。化气,土气也。泉涌河衍,以及土崩鳞见,皆湿甚也。湿甚则脾土自伤,是以有腹痛溏泄肠鸣等证。

〔讲〕土主中官,其变而生病,变则中宫出其位而以侮人。所以藏气者,水气也。化气者,土气也。土盛水衰,遂至藏气隐伏,而化气独治,使土气独行,而湿气必甚。湿气甚,则泉必涌,腾河必衍溢,虽涸竭之泽,而鱼亦必为之生也。然胜水者土,而胜土者木,土胜水既受克,而水所生之木,必为母以复其仇,故风雨大至,土随崩溃,鳞见于陆也。兼湿伤脾土而脾虚,病有为腹病为溏泄,为肠鸣为泄下。而反甚者。

⑨孟景春等《黄帝内经素问译释》变生得位:高世栻"变而生病,当土旺之时也"。

若遇土旺之时,水气无权,土气独旺,则湿令大行,因此泉水喷涌,河水高涨,本来干涸的池沼也会孳生鱼类了,若木气来复,风雨暴至,使堤岸崩溃,河水泛滥,陆地可出现鱼类。人们就会病肚腹胀满,大便溏泄,肠鸣,泄泻不止。

⑩任廷革《任应秋讲〈黄帝内经〉〈素问〉》此句未具体注释,总体概括此段为:(提要)言五运太过之病变。

⑪张灿玾等《黄帝内经素问校释》变生得位:新校正云"详太过五化独此言变生得位者,举一而四气可知也。又以土王时月难知,故此详言之也"。《类经》二十四卷第十注:"详此太过五运,独此言变生得位者,盖土无定位,凡在四季中土邪为变,即其得位之时也。"今从《类经》注,即土运太过的变化发生之日,即其得位之时的意思。王玉川曰:"五运中惟土运独言变生得位者,与《玉机真脏论》言五脏四时脉所说脾脉善者不可得见,恶者可见,其理相同。"藏气伏,化气独治之:藏气为水运之气化,化气为土运之气化。土运太过则水之藏气伏而不用,化气乃得独治。河衍:河水外溢而泛滥。衍,溢也。鳞:在此指鱼类而言。

土位寄于四季,所以土气致变,是在其得位之时,土能克水,故水的藏气潜伏不用,土的化气独行主治,因而泉水喷涌,河水泛滥,原来干涸的沼泽也因得水而能生鱼,风雨大至,土崩堤坏,鱼类也出现在陆地上,人们则患腹部胀满,大便溏泄,肠鸣,反而严重泄下等病。

⑫方药中等《黄帝内经素问运气七篇讲解》[变生得位]"变",指灾变或病变;"生",指发生;"位",指位置或时间。高世栻注云:"变而生病,当土王之时也。""王",同"旺"。从一年来说,"土旺"的季节,一说"土旺于长夏";一说"土旺四季",亦即土旺于辰、戌、丑、未这几个月份。这就是说"岁土太过"之年,虽然说从自然气候来看,全年均以"湿胜"为特点,从人体疾病部位来说,均以脾病为特点,从证候性质来说,均以"湿"为特点,但是灾变的发生,由于"土旺于长夏"及"土旺四季"的原因,一般又以每年的长夏及三月(辰月)、六月(未月)、九月(戌月)、十二月(丑月)等一段时间中比较突出。这就叫做"变生得位"。

[藏气伏,化气独治之,泉涌河衍,涸泽生鱼]"藏气",指闭藏之气;"伏",指低下。"藏气伏"一句,指闭藏的作用低下,亦即应闭藏而不闭藏。"化气",指土气;"独治",指偏胜。"化气独治之"一句,指雨湿之气偏胜,亦即雨水太多。"泉涌河衍",指水势汹涌,河水泛滥。"涸泽",指干涸了的池塘或水聚之处。"涸泽生鱼"一句,指由于雨水多,干涸了的池塘都聚满了水可以生鱼。这几句经文总的意思就是说:由于"岁土太过,雨湿流行",雨水太多了,水应藏而不能藏,因而泛滥成灾。

[风雨大至,土崩溃,鳞见于陆]这一段有两层意思,一层意思是:雨太大了,水就会多,水多了反过来又可以侮土而出现"土崩溃","鳞见于陆"的情况。这就是墨子所谓的:"五行无常胜,说在宜(多)。"(《墨子·经下》)也就是说木火土金水五行,谁占绝对优势谁就胜。水太多了就可以反过来犯土。再一层意思是雨太大了,风气就要来"复"它。一般情况下大雨而同时出现大风,雨不久就会自然停止。这也就是前篇已经讲过的:"土位之下,风气承之。""亢则害,承乃制,制则生化。"这是自然气候本身具有的自稳调节。这也就是本段所说的"风雨大至",大雨之后提出了大风,紧接着又提出"上应岁星"等问题的原因。

⑬王洪图等《黄帝内经素问白话解》这些病证,都是土运太过所发生的脾脏自伤的现象。由于土运太过,而过分地制约水气,使水的潜藏功能遭到破坏,因而出现泉水涌出,河水泛滥,本来干枯的池塘之中也出现了鱼类。湿土之气亢盛不止,就会有风木之气来制约报复它,因而可以出现暴风骤雨。土虚不能制约水气,以致出现堤防崩溃,鱼类在陆地上漫游等现象。人们多发生腹部胀满,肠鸣大便稀溏,甚至严重腹泻等病证。

⑭郭霭春《黄帝内经素问白话解》变生得位(土运太过的变化发生日):即土气得位之时。

这是土气得位,水气无权,土气独旺的现象。因此泉水涌出,河水满溢,甚至干涸的池塘也孳生了鱼类,甚则会发生急风暴雨,使堤岸崩溃,河水泛滥,陆地出现鱼类,在人就会患肚腹胀满、大便溏泻、肠鸣、泄泻不止等症。

(5)太溪绝者,死不治。上应岁星。

①王冰《黄帝内经素问》太溪,肾脉也。土胜而水绝,故死。木来折土,天象逆临,加其宿属,正可忧也。(〔新校正云〕按《藏气法时论》云:脾虚,则腹满肠鸣,飧泄食不化也。)

②马莳《黄帝内经素问注证发微》甚而至于太溪者,系足少阴肾经穴,足内踝后骨上,动脉陷中。其脉绝者,肾气绝也,故死不治。岁星属木,岁星来现,则脾必受刑,其应在岁星也。以土不务德,木来折之耳。

③张介宾《类经》此皆土湿自伤,脾不能制,故为是证。《藏气法时论》曰:脾虚则腹满肠鸣,飧泄食不化。太溪,肾脉也。土亢则肾绝,故死不治。木星也。木胜而木承之,故岁星光芒应其气。是岁土盛为灾,先临宿属,木气之复,后及中宫。人之应之,则先伤于肾,后伤于脾。

④张志聪《黄帝内经集注》太溪,肾脉也。反下甚而太溪绝者,土败而水反下甚也,水泛甚则肾气绝矣。上应岁星倍明,木反胜也。(眉批)下甚下添一而字宜玩。

⑤高士宗《黄帝素问直解》太溪,肾脉也,始则藏气伏,若土盛水衰,至太溪脉绝者死不治,侮反受邪,故上应岁星,应岁星,木刑土也。此岁土太过,而有气交之变也。

⑥黄元御《黄元御医书全集》太溪,足少阴肾经动脉(在内踝后陷中)。

⑦张琦《素问释义》太溪,肾脉,土亢肾绝,故死。木气来乘,故岁星气应此。岁土太过,先伤于肾,后反伤脾也。

⑧高亿《黄帝内经素问详注直讲全集》〔注〕太溪,肾脉也。岁星,解见前。

〔讲〕究之肾脉不绝,生机尚存,若太溪肾脉绝,则属死而不治之症,所以上应于天,必为木克土之岁星焉。故当太溪绝时,而细诊其脉,则脾部之上,必见肝经之脉象也。

⑨孟景春等《黄帝内经素问译释》太溪:即肾脉,在足内踝后侧,跟骨之上。
而太溪脉绝,多死亡而无法治疗。在天上应木星光明。

⑩任廷革《任应秋讲〈黄帝内经〉〈素问〉》此句未具体注释,总体概括此段为:(提要)言五运太过之病变。

⑪张灿玾等《黄帝内经素问校释》太溪绝者死不治:太溪,指足少阴肾之太溪脉而言。土胜克水,若太溪脉绝,为肾之真气已亡,故属不治之死证。
若足少阴肾之太溪脉绝止,为肾气已脱,多属死亡不治之症。上则应于岁星光强。

⑫方药中等《黄帝内经素问运气七篇讲解》[而太溪绝者,死不治]太溪,穴位名,在足内踝后,跟骨上动脉陷中,为足少阴肾经穴位。本句意即"岁土太过"之年,"雨湿流行,肾水受邪",如肾受邪太甚,在太溪穴处不能摸到动脉搏动,即意味着肾

气已绝,预后不良,故曰"死不治"。

[上应岁星]"岁星",即木星,义见前解。此处是指"岁土太过"之年,木气自然来复,从天体星辰来说,木星也会有相应的变化。

⑬王洪图等《黄帝内经素问白话解》如果泻下不止,而肾经的太溪脉断绝,这是脾脏衰竭、肾脏败坏的表现,属于不治之证。由于土气太盛,就会有木气来制约报复它,与此相应,天上的木星就显得分外明亮。

⑭郭霭春《黄帝内经素问白话解》如果太溪脉绝止的,大多死亡,无法治疗。水气受伤以后,木气就要来复,所以天的木星就分外的光明。

第六解

(一) 内经原文

岁金太过,燥气流行,肝木受邪。民病两胁下少腹痛,目赤痛,眦疡,耳无所闻。肃杀而甚,则体重,烦冤,胸痛引背,两胁满且痛引少腹。上应太白星。甚则喘咳逆气,肩背痛,**尻**、阴、股、膝、**髀**、腨、胻、足皆病。上应荧惑星。收气峻,生气下,草木敛,苍干凋[注]陨。病反暴痛,胠胁不可反侧,咳逆甚而血溢。太冲绝者,死不治。上应太白星。

[注]凋:郭霭春《黄帝内经素问校注》、张灿玾《黄帝内经素问校释》、孟景春等《黄帝内经素问译释》、人民卫生出版社影印顾从德本《黄帝内经素问》此处为"凋";方药中等《黄帝内经素问运气七篇讲解》此处为"雕"。

(二) 字词注释

(1) 尻

①王冰《黄帝内经素问》尻。

②马莳《黄帝内经素问注证发微》尻。

③张介宾《类经》尻。

④张志聪《黄帝内经集注》尻。

⑤高士宗《黄帝素问直解》尻。

⑥黄元御《黄元御医书全集》尾骶骨。

⑦张琦《素问释义》尻。

⑧高亿《黄帝内经素问详注直讲全集》〔注〕〔讲〕尻。

⑨孟景春等《黄帝内经素问译释》尻。

⑩任廷革《任应秋讲〈黄帝内经〉(素问)》此字未具体注释。

⑪张灿玾等《黄帝内经素问校释》尻。

⑫方药中等《黄帝内经素问运气七篇讲解》"尻"(kāo),指骶骨以下尾骶骨的部分。

⑬王洪图等《黄帝内经素问白话解》尾骶。

⑭郭霭春《黄帝内经素问白话解》此字未具体注释。

(2) 髀

①王冰《黄帝内经素问》髀。

②马莳《黄帝内经素问注证发微》髀。

③张介宾《类经》髀。

④张志聪《黄帝内经集注》髀。

⑤高士宗《黄帝素问直解》髀。

⑥黄元御《黄元御医书全集》股骨。

⑦张琦《素问释义》髀。

⑧高亿《黄帝内经素问详注直讲全集》〔注〕〔讲〕髀。

⑨孟景春等《黄帝内经素问译释》髀。

⑩任廷革《任应秋讲〈黄帝内经〉(素问)》髀。

⑪张灿玾等《黄帝内经素问校释》髀。

⑫方药中等《黄帝内经素问运气七篇讲解》指大腿的上半部。

⑬王洪图等《黄帝内经素问白话解》大腿。

⑭郭霭春《黄帝内经素问白话解》髀。

（3）骱

①王冰《黄帝内经素问》骱。

②马莳《黄帝内经素问注证发微》骱。

③张介宾《类经》骱。

④张志聪《黄帝内经集注》骱。

⑤高士宗《黄帝素问直解》骱。

⑥黄元御《黄元御医书全集》足胫骨。

⑦张琦《素问释义》骱。

⑧高亿《黄帝内经素问详注直讲全集》〔注〕〔讲〕骱。

⑨孟景春等《黄帝内经素问译释》骱。

⑩任廷革《任应秋讲〈黄帝内经〉(素问)》骱。

⑪张灿玾等《黄帝内经素问校释》骱。

⑫方药中等《黄帝内经素问运气七篇讲解》"骱"(háng 音杭)，又称骱骨，指人体小腿部的前内侧，相当于小腿胫骨部位。

⑬王洪图等《黄帝内经素问白话解》小腿骨骼。

⑭郭霭春《黄帝内经素问白话解》骱。

（三）语句阐述

(1) 岁金太过，燥气流行，肝木受邪。

①王冰《黄帝内经素问》金暴疟乃尔。

②马莳《黄帝内经素问注证发微》岁之金气太过，则燥气流行，而金来克木，肝木受邪。

③张介宾《类经》六庚年也。金之化燥，金胜则克木，故肝脏受邪。

④张志聪《黄帝内经集注》岁金太过，燥气流行，则肝木受病矣。

⑤高士宗《黄帝素问直解》在地为金，在天为燥，故岁金太过，则燥气流行。其在于人，则肝木受邪，金克木也。

⑥黄元御《黄元御医书全集》燥气太过，则克肝木。

⑦张琦《素问释义》六庚年也，金盛则贼木。

⑧高亿《黄帝内经素问详注直讲全集》〔注〕燥气，金气也。金胜乘木，故肝木受邪。

〔讲〕如六庚之岁，金气太过，金主燥，其岁必燥气流行，肝木为之受邪矣。

⑨孟景春等《黄帝内经素问译释》金运太过，则燥气流行，邪气伤肝。

⑩任廷革《任应秋讲〈黄帝内经〉〈素问〉》此句未具体注释，总体概括此段为：(提要)言五运太过之病变。

⑪张灿玾等《黄帝内经素问校释》金运太过之年，燥气流行，金胜克木则肝木受邪。

⑫方药中等《黄帝内经素问运气七篇讲解》[岁金太过]"岁金太过"，指金运太过之年。凡是值年天干在五行属性上属金，而在十天干的排列顺序上又是单数，即阳干的，即为金运太过之年。以庚午年为例，庚午年的年干是庚，乙庚化金，因此庚午年的大运便是金运。庚在十天干中属于单数，为太过，因此庚午年便是金运太过之年，亦即岁金太过之年。六十年中岁金太过之年有庚午、庚辰、庚寅、庚子、庚戌、庚申六年。

[燥气流行，肝木受邪]"燥"，指干燥。燥气，在运气学说中有两重含义：一代表干燥，一代表清凉。这是因为"阳明燥金"在六气六步中代表五之气，在季节上代表秋季。秋天的气候比较干燥，不像长夏雨季那样潮湿；秋天的气候转为凉爽，不像夏天那样炎热。此句是说"岁金太过"之年，由于气候较凉，春天应温不温，好像秋天的气候一样。这样就会影响生物的正常生长。从五行之间的关系来说，燥属金，春属木，"气有余则制己所胜"，因此，金气偏胜就必然要乘木，使木气受损。由于人体中的肝在五行中归属木，"肝旺于春"，春生之气受到影响，肝自然也要受到影响而发生疾病，所以原文谓："燥气流行，肝木受邪。"

⑬王洪图等《黄帝内经素问白话解》庚午、庚辰、庚寅、庚子、庚戌、庚申年，庚为阳干，属于金运，所以这六年金运太过，就会有燥气流行，金胜克木，所以肝木受到它的侵害。

⑭郭霭春《黄帝内经素问白话解》岁金太过：指金运太过之年。

岁金之气太过，燥气就会流行，肝木就要受到侵害。

（2）民病两胁下少腹痛，目赤痛，眦疡，耳无所闻。肃杀而甚，则体重，烦冤，胸痛引背，两胁满且痛引少腹。上应太白星。

①王冰《黄帝内经素问》两胁，谓两乳之下，胁之下也。少腹，谓脐下两傍髎骨内也。目赤，谓白睛色赤也。痛，谓渗痛也。眦，谓四际睑睫之本也。金气已过，肃杀又甚，木气内畏，感而病生。金盛应天，太白明大，加临宿属，心受灾害。（〔新校

正云〕按《藏气法时论》云:肝病者,两胁下痛引少腹,肝虚,则目䀮䀮无所见,耳无所闻。又《玉机真脏论》云:肝脉不及,则令人胸痛引背,下则两胁胠满也。)

②马莳《黄帝内经素问注证发微》故民病有为两胁下少腹痛,为目赤痛,为目眦生其疮疡,为耳无所闻。至于肃杀而甚,则为体重,为烦冤,为胸痛引背,为两胁满,为痛引少腹,正以肝脉起于大指丛毛上,循足跗上廉,上内踝,上腘内廉,入毛中,过阴器,抵小腹,上贯膈,布胁肋,循喉咙,入颃颡,连目系,上出额,与督脉会于巅;足少阳胆经之脉,其支者从耳后入耳中,出走耳前,至目锐眦,故诸病有如是。其应当在太白星也。《脏气法时论》云:肝病者,两胁下痛引少腹;肝虚则目䀮䀮无所见,耳无所闻。又《玉机真脏论》云:肝脉不及,则令人胸痛引背,下则两胁胠满。

③张介宾《类经》两胁少腹耳目,皆肝胆经气所及,金胜则木藏受伤,故为是病。金气太过则肃杀甚,故伤及肝经而为此病。《藏气法时论》曰:肝病者,两胁下痛引少腹。肝虚则目䀮䀮无所见,耳无所闻。又《玉机真藏论》曰:肝脉不及,则令人胸痛引背,下则两胁胠满。金星也。金气胜,则太白星明而当其令。

④张志聪《黄帝内经集注》两胁下少腹痛,肝病也。肝开窍于目,故目痛眦疡。肝虚,则耳无所闻也。《藏气法时论》曰:肝病者,两胁下痛引少腹,虚则目䀮䀮无所见,耳无所闻。体重者,肃杀而甚,无生动之气也。烦冤者,肝气逆而不舒也。本经曰:肾虚脾虚肝虚,皆令人体重烦冤。《玉机真藏论》曰:肝脉不及,则令人胸痛引背,下则两胁支满。太白,金星也。金气胜,故上应太白增光。金运太过,诸庚岁也。张玉师曰:上节之两胁下少腹痛,病肝藏之气也。下节复言两胁满且痛引少腹者,病肝藏之经脉也。盖运气与藏气相合,是以太过不及之气,先病藏气而后及于经脉,与四对所感风寒暑湿之邪,先从皮毛而入于经脉,从经脉而入于藏府者之不同也。(眉批)此运气与时气之要紧关头。

⑤高士宗《黄帝素问直解》民病两胁下少腹痛,肝病也。目赤痛皆疡,肝开窍于目也。耳无所闻,阴中之初阳不升也。金气太过,肃杀而甚,则体重烦冤。上文脾病心病皆体重烦冤,此则申明烦冤者,乃胸痛引背,阴阳血气不和。体重者,乃两胁满,左右枢机不利。又言不但胸痛引背,且痛引少腹。岁金太过,故上应太白星。

⑥黄元御《黄元御医书全集》胸痛引背,肺自病也。两胁下满,痛引少腹,木受金刑,肝木郁陷也。肝窍于目,肝病则火胎抑郁,温化为热,故目赤眦疡。胆脉循耳,与肝为表里,肝陷胆逆,浊气升塞,故耳聋。

⑦张琦《素问释义》两胁少腹耳目皆肝胆经气所行,木气阏伤,故生诸证。体重者,筋不和柔。烦冤者,肝郁而生烦也。《玉机真脏论》云:肝脉不及,则令人胸痛引背,下则两胁胠满。金盛,故上应太白。

⑧高亿《黄帝内经素问详注直讲全集》〔注〕两胁下少腹痛,及目痛背疡,耳无所闻等证,皆肝病也。肃杀为阴气,燥本阴邪,阴多凝滞,故金太过而肃杀。甚者肺自病而体重烦冤,至若胸痛引背,两胁胀满,痛引少腹者,则又肝受克矣。太白星,解见前。

〔讲〕故其岁之民,多病肝虚,或两胁下及腹作痛,或目赤红作痛,两眦生疡,或金气太过,声音贲郁,致使耳无所闻,且至金气肃杀而过甚,燥阴凝滞,则体烦冤而不舒,兼肺气自病,而胸痛引背,肝气受伤,而两胁胀满,虽少腹亦为之引痛,病之见于人者如此。故仰望天星,而主金之太白星,亦光明而上应乎天焉。

⑨孟景春等《黄帝内经素问译释》肃杀:燥金之气称为"肃杀之气"。

人们多病两胁之下及少腹疼痛,目赤而痛,眼梢溃烂,耳朵听不到声音。燥金之气过于亢盛,就会身体重而烦闷,胸部疼痛并牵引及背部,两胁胀满,而痛势下连少腹。在天上应金星光明。

⑩任廷革《任应秋讲〈黄帝内经〉〈素问〉》此句未具体注释,总体概括此段为:(提要)言五运太过之病变。

⑪张灿玾等《黄帝内经素问校释》人们易患两胁下及少腹部疼痛,两目红赤疼痛,目眦疮疡,耳聋听不到声音等病。若金气肃杀过甚则易患身体沉重,心中烦闷,胸痛牵引到背部,两胁下胀满而疼痛,并能牵引到少腹部等病。上则应于太白星光强。

⑫方药中等《黄帝内经素问运气七篇讲解》[民病两胁下少腹痛,目赤痛,眦疡,耳无所闻]人体的两胁下,少腹,目、耳等部位均与肝胆密切相关。因为足厥阴肝经的循行部位是:"……循股阴,入毛中,过阴器,抵小腹,挟胃属肝络胆,上贯膈,布胁肋,循喉咙之后,上入颃颡,连目系……"足少阳胆经的循行部位是:"起于目锐眦……从耳后入耳中……循胁里……过季胁……"在五行归类上,肝属阴木,胆属阳木。因此在"岁金太过"之年,由于"燥气流行",所以就可以出现上述"肝木受邪"的症状。

[肃杀而甚]"肃杀"中的"肃"字,指肃清;"杀"字,指杀灭,也有成熟或衰老的含义。在秋季里由于气候转凉,自然界生物因此出现收敛成熟的现象,由夏季的欣欣向荣而变为树凋叶落,生长现象趋于停止,这就好像被肃清和杀灭了一样。因此"肃杀"二字代表秋气,从物化现象来说这也是一种正常现象。但是如果肃杀太甚,亦即秋气太甚,在气候上过于寒凉,那就会因气候严重的反常而使人体"肝木受邪",发生一系列病变。以下原文所谓的"体重烦冤,胸痛引背,两胁满且痛引少腹"等,均是指"肃杀而甚"时而引起肝胆病变的临床表现。

[上应太白星]太白星即金星。"岁金太过,燥气流行"之年与天体上金星的变化密切相关,故原文谓:"上应太白星。"

⑬王洪图等《黄帝内经素问白话解》人们多患两胁肋及少腹部疼痛,双目肿痛,眼角发生溃疡,两耳不能听见声音等病证。如果金气的收敛作用过盛,还可以出现肢体沉重无力,烦闷抑郁,胸痛牵引背部,两胁胀满疼痛并牵引少腹等病证。由于金运太过,所以天上相应的金星,就显得分外明亮。

⑭郭霭春《黄帝内经素问白话解》肃杀:燥金之气。

人们多患两胁下面少腹疼痛,目赤痛,眼角痒,耳聋等病。燥金之气过于亢盛,就会身体觉重、烦闷、胸痛牵引到背部,两胁胀满。而痛势下连少腹,由于金气太过,所以上应天的金星,就显得光明。

（3）甚则喘咳逆气,肩背痛,尻、阴、股、膝、髀、腨、胻、足皆病,上应荧惑星。

①王冰《黄帝内经素问》火气复之,自生病也。天象示应,在荧惑逆,加守宿属,则可忧也。（〔新校正云〕按《藏气法时论》云:肺病者,喘咳逆气,肩背痛汗出,尻阴股膝髀腨胻足皆痛。）

②马莳《黄帝内经素问注证发微》甚则金邪有余,肺气太过,为喘咳逆气,为肩背痛,为尻阴股膝髀腨胻足皆病,正以金虚不能生水,遂使肾经亦病,宜有尻阴股膝髀腨胻足之皆病耳。盖足少阴肾经之脉,起于小指之下,斜趋足心,循内踝,上腨内,出腘内廉,上股内,故凡尻阴等所之病有如是也。《脏气法时论》曰:肺病者,喘咳逆气,肩背痛,尻阴股膝髀腨胻足皆痛。惟金气太过,而火气折之,其应当在荧惑星也。

③张介宾《类经》甚则金邪有余,肺经自病,故喘欬气逆,肩背痛。金病不能生水,以致肾阴亦病,故尻阴股膝以下皆病也。《藏气法时论》曰:肺病者,喘欬逆气,肩背痛,尻阴股膝髀腨胻足皆痛。髀,病米切,又音比。腨音篆。胻音杭。火星也。金胜则火复,故荧惑光芒而应其气。是岁金气太过,宿属为灾,火气承之,西方并及,而人之应之,则先伤于肝,后伤于肺。

④张志聪《黄帝内经集注》肃杀太甚,则金气自虚而火气来复也。喘咳逆气,肺病也。肺俞在肩背,故肩背痛。尻阴股膝髀胻皆病者,金气虚而下及于所生之水藏也。夫金淫太过,则反虚其本位,金虚不能生水,则火无所畏而得以复之矣,故上应荧惑增光。

⑤高士宗《黄帝素问直解》金燥过甚,自致其病,则喘咳逆气,肩背痛。《经脉》论云:肺所生病咳、上气、喘渴、肩背痛也。肝主周身之气,为十二经脉之首,肝病则周身经脉不和,故尻阴股膝髀胻足皆病。金亢则害,侮反受邪,故上应荧惑星,应荧惑,火刑金也。

⑥黄元御《黄元御医书全集》喘咳逆气,肩背痛,肺金上逆也。尻,尾骶骨。髀,股骨。胻,足胫骨。尻阴股膝髀腨胻足皆痛,肝气下陷也。太冲,足厥阴肝经动脉。（在足跗上,大指后高骨）。

⑦张琦《素问释义》王（冰）注:火气复之,自生病也。

⑧高亿《黄帝内经素问详注直讲全集》〔注〕肺主气,故太过而甚者,证见喘咳气逆,及肩背痛,尻阴股膝髀腨胻足皆病。

〔讲〕不特此也,至若金邪有余,金气太过而甚,则必喘息作咳,而气为之上逆,肺系所属之肩背,相为引痛矣。且肺虚则气不能荣下,尻阴股膝髀腨胻足等处,亦皆为之痛而病焉。当此金胜克木而木所生之火,必为母以复其仇,所以主火之荧惑星,亦上应而光明于天也。

⑨孟景春等《黄帝内经素问译释》甚则发生喘息咳嗽,呼吸困难,肩背疼痛,

尻、阴、股、膝、髀、腨、骱、足等处都感疼痛的病症。在天上应火星光明。

⑩任廷革《任应秋讲〈黄帝内经〉（素问）》此句未具体注释，总体概括此段为：
（提要）言五运太过之病变。

⑪张灿玾等《黄帝内经素问校释》若金气太胜则喘促咳嗽呼吸不利，肩背疼痛，尻、阴、股、膝、髀、腨、骱、足等处，都可发生疼痛之病。金气胜极必衰，衰则火气乘之，故上应于荧惑星光强。

⑫方药中等《黄帝内经素问运气七篇讲解》[甚则喘咳逆气，肩背痛，尻、阴、股、膝、髀、腨、骱、足皆病]"甚"，指肃杀太甚；"喘"，即气喘；"咳"，即咳嗽；"逆气"，即气往上逆，此处是用以形容咳喘。"肩背"，前已述及主要为手太阳小肠及手阳明大肠经脉循行部位，与心肺有关。"尻"（kāo），指骶骨以下尾骶骨的部分；"阴"，指外生殖器；"股"，指大腿部；"膝"，指膝关节部位；"髀"，指大腿的上半部；腨（zhuān音专），指小腿肚，相当于小腿腓肠肌部位。"骱"（háng 音杭），又称骭骨，指人体小腿部的前内侧，相当于小腿胫骨部位。"尻阴股膝髀腨骱足皆病"一句，意即外阴部、尾骶部、大腿部、膝关节部、小腿部以及足掌部皆有疾病。这些部位从经脉循行来看，主要与人体的肝胆密切相关。因为足厥阴肝经的经脉循行部位是："起于大指丛毛之际，上循足跗上廉，去内踝一寸，上踝八寸，交出太阴之后，上腘内廉，循股阴，入毛中，过阴器……"足少阳胆经的经脉循行部位是："……下合髀厌中，以下循髀阳，出膝外廉，下外辅骨之前，直下，抵绝骨之端，下出外踝之前，循足跗上，入小指次指之间……"加以归纳，全句意即"岁金太过，燥气流行"之年，如"肃杀而甚"，不但可以引起肺的疾病，如"喘咳逆气"等肺经的症状，而且由于"肝木受邪"，还可以出现上节所述的"两胁下少腹痛，目赤痛眦疡，耳无所闻"，以及本节所述的"尻阴股膝髀腨骱足"等肝经和胆经的症状。同时由于"胜复"的原因，岁金太过则火气来复，还可以出现"肩背痛"等心经的症状。

[上应荧惑星]"荧惑星"，即火星。此处是指如"岁金太过，燥气流行"之年，由于胜复的规律，金气偏胜时，火气必然来复；火气来复又与天体上火星变化有关。因此原文谓："上应荧惑星。"

⑬王洪图等《黄帝内经素问白话解》如果金气过度亢盛，反而会伤害属于金的肺脏，于是出现喘息，咳嗽，气逆，肩背疼痛，尾骶、前后阴、大腿、膝关节、髋关节、小腿肌肉、小腿骨骼以及足等部位发生病变。由于金气太盛，就会有火热之气来制约报复它，与此相应，天上的火星就显得分外明亮。

⑭郭霭春《黄帝内经素问白话解》如果金气过度旺盛，在人体就会有喘息咳嗽、逆气，肩背疼痛，下连股、膝、髀、腨、骱、足等处疼痛的病症，由于火气来复，所以上应火星，就显得光明。

（4）收气峻，生气下，草木敛，苍干凋陨。病反暴痛，肤胁不可反侧，咳逆甚而血溢。

①王冰《黄帝内经素问》诸庚岁也。金气峻疟，木气被刑，火未来复，则如是

也。敛,谓已生枝叶,敛附其身也。

②马莳《黄帝内经素问注证发微》收气者,金气也。生气者,木气也。金气太过,故收气峻,而金来克木,故生气下,凡草木之类皆敛之,而为苍干凋陨也。至于民病,有为暴痛,为胠胁不可反侧者,肝病也;有为咳逆太甚而血溢者,肺病也。

③张介宾《类经》收气,金气也。生气,木气也。陨,坠落也。金胜木衰,则收气峻速,生气下而不伸,故草木多敛而苍干凋陨也。陨音允。病反暴痛胠胁不可反侧,金伤于肝也。欬逆甚而血溢,火复于肺也。

④张志聪《黄帝内经集注》收气,金气也。生气,木气也。收气峻利而生气下伏,是以草木敛而苍干凋落矣。暴痛胠胁不可反侧者,肝胆病也。肝脉贯肺中,故咳逆甚。肝主藏血,故血溢也。

⑤高士宗《黄帝素问直解》收气,金气也,金气有余,故收气峻。生气,木气也,金盛木衰,故生气下。金主肃杀,故草木敛,而苍干凋陨。天气收敛当无病矣,病反暴痛胠胁,不可反侧者,肝木受刑致少阳枢转不利也。肺气不能开浮于外则咳逆过甚,咳逆而血溢者,气虚不能摄血也。

⑥黄元御《黄元御医书全集》收气峻,生气下,草木敛,苍干凋陨,燥金太过。风木被贼,则热火来复,故胠胁(脉行右胁)暴痛,不可反侧。金受火刑,故咳逆。甚则收气全失,故血上溢,而为衄也。

⑦张琦《素问释义》皆火复之证。

⑧高亿《黄帝内经素问详注直讲全集》〔注〕肺之为病如此,故金之收气独大,木之生气下伏也。生气既伏,所以肝木受制,病反暴痛,胠胁不可反侧,兼燥气流行,不特咳逆,甚且血随气溢。

〔讲〕他如收气者,金气也,生气者,木气也,金盛木衰,故收气峻大,而生气下伏也。惟收气峻大,则凉气必多,生气下伏,则温气必少,是以草木之类,皆敛之而为苍干凋陨也。且生气受制,必病猝暴作痛,胠胁不可反侧,兼以燥气肆布,不但咳则气逆,甚而血随气上而溢也。

⑨孟景春等《黄帝内经素问译释》如金气突然亢盛,水气下降,在草木则生气收敛,枝叶枯干凋落。在人们的疾病多见胁肋急剧疼痛,不能转动翻身,咳嗽气逆,甚至吐血衄血。

⑩任廷革《任应秋讲〈黄帝内经〉(素问)》此句未具体注释,总体概括此段为:(提要)言五运太过之病变。

⑪张灿玾等《黄帝内经素问校释》收气峻,生气下:金运太过,则金之收气严峻。金胜克木,故木之气沉下而不用。峻,在此为严峻的意思。

由于金运太过,收气严厉,木之生气下降,则草木收敛不得盛长,青干凋落。反而易患胠胁剧痛,不能转侧,咳嗽呼吸不利等病,甚则血溢而出。

⑫方药中等《黄帝内经素问运气七篇讲解》[收气峻,生气下]"收气"即金气,燥气,亦即秋收之气。"生气",即木气,风气,亦即春生之气。"收气峻",即前述之

"岁金太过,燥气流行"。"生气下",即前述之"肝木受邪"。在"收气峻,生气下"的情况下,自然气候及物化表现上就是草木不能正常萌芽生长。这就是原文所谓的:"草木敛,苍干雕陨。"这里的"苍"字,就是指草木。"苍干雕陨"就是指草木的树凋叶落现象。在人体疾病表现上就可以出现肺肝心等疾病现象。这也就是原文所谓的:"病反暴痛,胠胁不可反侧,咳逆甚而血溢。"

⑬王洪图等《黄帝内经素问白话解》由于金气收敛太过,木气受到克制而生气不足,于是草木呈现出收敛之象,甚至苍老干枯而凋零。在人体上,因为肝气被抑制,所以多表现为胁肋疼痛,因而不能转身,咳嗽气喘,甚至咳血、衄血。

⑭郭霭春《黄帝内经素问白话解》生气:木气。苍干凋陨:绿叶干枯,凋谢零落。

若是金气过于严峻,木气被它克制,草木就要呈收敛之象,以至绿叶干枯凋落,在人们的疾病中,多见急剧疼痛,胠胁痛得不能动转,咳嗽气逆,甚则吐血衄血。

(5) 太冲绝者,死不治。上应太白星。

①王冰《黄帝内经素问》太冲,肝脉也。金胜而木绝,故死。当是之候,太白应之,逆守星属,病皆危也。(〔新校正云〕按庚子、庚午、庚寅、庚申岁,上见少阴、少阳司天,是谓天刑运,金化减半,故当盛而不得盛,非太过又非不及也。)

②马莳《黄帝内经素问注证发微》太冲者,系足厥阴肝经穴,足大指本节后二寸,动脉应手。其脉绝者,肝气绝也,故死不治。惟金盛木衰,其应当在太白星也。新校正云:按庚子、庚午、庚寅、庚申岁,上见少阴、少阳司天,是谓之天刑运,金化减半,故当盛而不得盛,非太过又非不及也。

③张介宾《类经》太冲,肝脉也。金亢则肝绝,故死不治。其胜其复,皆太白星应之。胠,区,去二音。

④张志聪《黄帝内经集注》太冲,肝之俞脉也。金气强甚,上应太白增光。按上节之所谓燥气流行,民病两胁下少腹痛者,谓岁运之太过于岁半以下,故至夏而火气得以复之。此复言收气峻病反暴痛胠胁者,复淫胜于岁半以下也。秋冬乃金水当令之时,故至太冲脉绝。五运之气同义。张玉师曰:岁木太过,无金气之复,则曰生气独治,谓独主其一岁也。在岁金太过,至秋而复胜,故曰收气峻。在秋冬之时,春阳之生气已下,故曰生气下。句法字法各有不同,俱宜著眼。(眉批)在春主木,至秋而仍胜,故曰独治。

⑤高士宗《黄帝素问直解》太冲,肝经穴也,始则生气下,若金盛木衰致太脉绝者,死不治。金气盛,故上应太白星。此岁金太过,而有气交之变也。

⑥黄元御《黄元御医书全集》太冲,足厥阴肝经动脉(在足跗上,大指后高骨)。

⑦张琦《素问释义》太冲,肝脉,金胜木绝故死。岁金太过,先伤于肝,后反伤肺也。

⑧高亿《黄帝内经素问详注直讲全集》〔注〕太冲肝脉也。

〔讲〕然肝脉不绝,生气尚存,若太冲肝脉绝,则属死而不治之症,故上而光应于天者,则为太白之金星焉。

⑨孟景春等《黄帝内经素问译释》太冲:即肝脉,在足背部第一第二蹠骨连接部之前方,以指循蹈趾次趾之间的岐缝上压至尽处,即是。

若太冲脉绝,多死亡而无法治疗。在天上应金星光明。

⑩任廷革《任应秋讲〈黄帝内经〉（素问）》此句未具体注释,总体概括此段为:(提要)言五运太过之病变。

⑪张灿玾等《黄帝内经素问校释》太冲绝者死不治:太冲,指足厥阴肝之太冲脉。金胜克木,若太冲脉绝,为肝之真气已亡,故属不治之死证。

若足厥阴肝之太冲脉绝止,为肝气已脱,多属死亡不治之症。上则应于太白星光强。

⑫方药中等《黄帝内经素问运气七篇讲解》［太冲绝者,死不治］"太冲",穴位名称。穴在足大趾本节后二寸,亦即在足背部当第一跖骨间隙之中点处,为足厥阴肝经穴位。"太冲绝",即在太冲穴处不能触到动脉搏动。全句意即"岁金太过"之年,"肝木受邪",如果肝木受邪太甚,太冲脉绝,那就意味着肝气已绝,故曰:"太冲绝者,死不治。"表示预后不良。

⑬王洪图等《黄帝内经素问白话解》如果肝经的太冲脉断绝,这是金气过亢,而木气衰竭的表现,那是不治之证。这时,天上相应的金星,也就分外明亮。

⑭郭霭春《黄帝内经素问白话解》太冲:指肝脉。

肝脉绝止的,大多死亡,无法治疗。因为金气盛,所以天上的金星光明。

第七解

(一)内经原文

岁水太过,寒气流行,邪害心火。民病身热,烦心,躁悸,**阴厥**,上下中寒,谵妄,心痛。寒气早至,上应辰星。甚则腹大胫肿,喘咳,寝汗出,憎风。大雨至,埃雾朦郁,上应镇星。上临太阳,雨[注]冰雪霜不时降,湿气变物。病反腹满,肠鸣,溏泄,食不化,渴而**妄冒**。神门绝者,死不治。上应荧惑、辰星。帝曰:善。

[注]雨:郭霭春《黄帝内经素问校注》、张灿玾《黄帝内经素问校释》、孟景春等《黄帝内经素问译释》、人民卫生出版社影印顾从德本《黄帝内经素问》此处无"则"字;方药中等《黄帝内经素问运气七篇讲解》此处为"则雨"。

(二)字词注释

(1)阴厥

①王冰《黄帝内经素问》天气水盛,辰星莹明,加其宿属,灾乃至。(〔新校正云〕按阴厥,在后金不及,复则阴厥,有注。)

②马莳《黄帝内经素问注证发微》阴厥。

③张介宾《类经》此词未具体注释。

④张志聪《黄帝内经集注》阴阳寒甚,故厥逆于上。

⑤高士宗《黄帝素问直解》阴厥。

⑥黄元御《黄元御医书全集》水寒阴盛,故上下厥冷。

⑦张琦《素问释义》烦之甚。

⑧高亿《黄帝内经素问详注直讲全集》〔注〕阴厥;〔讲〕阴气太盛,厥逆上行。

⑨孟景春等《黄帝内经素问译释》厥冷的原因属于虚寒。

⑩任廷革《任应秋讲〈黄帝内经〉(素问)》此词未具体注释。

⑪张灿玾等《黄帝内经素问校释》指寒气厥逆。王冰注:"阴厥,谓寒逆也。"

⑫方药中等《黄帝内经素问运气七篇讲解》即因寒而引起的手足逆冷。

⑬王洪图等《黄帝内经素问白话解》阴寒之气偏盛。

⑭郭霭春《黄帝内经素问白话解》虚寒厥冷。

(2)妄冒

①王冰《黄帝内经素问》此词未具体注释。

②马莳《黄帝内经素问注证发微》妄冒。

③张介宾《类经》妄冒。

④张志聪《黄帝内经集注》湿气冒明,故妄冒也。

⑤高士宗《黄帝素问直解》妄冒。

⑥黄元御《黄元御医书全集》湿胜水败,脏气失政,心火上炎则渴,神不根精,故谵妄昏冒也。

⑦张琦《素问释义》烦心谵妄。

⑧高亿《黄帝内经素问详注直讲全集》〔注〕渴而妄冒者,火将绝而气浮也;〔讲〕以物自冒而前,而为渴而妄冒之证焉。

⑨孟景春等《黄帝内经素问译释》妄冒。

⑩任廷革《任应秋讲〈黄帝内经〉(素问)》此词未具体注释。

⑪张灿玾等《黄帝内经素问校释》言行不正常。

⑫方药中等《黄帝内经素问运气七篇讲解》"妄",指谵语狂妄,"冒",同"瞀",指神识不清,这是指"邪害心火"的临床表现。

⑬王洪图等《黄帝内经素问白话解》眩晕、神识不清。

⑭郭霭春《黄帝内经素问白话解》眩晕。

(三)语句阐述

(1)岁水太过,寒气流行,邪害心火。

①王冰《黄帝内经素问》水不务德,暴虐乃然。

②马莳《黄帝内经素问注证发微》岁之水气太过,则寒气流行,而水来克火,心受水邪。

③张介宾《类经》六丙岁也。水之化寒,水胜则克火,故心藏受邪。

④张志聪《黄帝内经集注》水运太过,寒气流行,故邪害心火。

⑤高士宗《黄帝素问直解》在地为水,在天为寒,故岁水太过,则寒气流行。其在于人,则邪害心火,水克火也。

⑥黄元御《黄元御医书全集》寒水太过,则克心火。

⑦张琦《素问释义》六丙岁也。

⑧高亿《黄帝内经素问详注直讲全集》〔批〕以上五节,皆举五运岁气太过,而各详其民病物变星应之异也。

〔注〕寒气,水气也,水太过则克火,故邪害心火。

〔讲〕如六丙之岁,水气太过,水主寒,其岁必寒气流行,心火为之受邪矣。

⑨孟景春等《黄帝内经素问译释》水运太过,则寒气流行,邪气损害心。

⑩任廷革《任应秋讲〈黄帝内经〉〈素问〉》此句未具体注释,总体概括此段为:(提要)言五运太过之病变。

⑪张灿玾等《黄帝内经素问校释》水运太过之年,寒气流行,水胜克火则邪害心火。

⑫方药中等《黄帝内经素问运气七篇讲解》[岁水太过]"岁水太过",即水运太过之年。凡是值年天干在五行属性上属水,而在十天干的排列顺序上又是单数,即阳干的,均是水运太过之年。以丙寅年为例,丙寅年的年干是丙,丙辛化水,因此丙寅年的大运便是水运。丙在十天干排列顺序上属于单数,即阳干,阳干为太过,因此丙寅年便是水运太过之年,亦即"岁水太过"之年。六十年中"岁水太过"之年有丙寅、丙子、丙戌、丙申、丙午、丙辰六年。

[寒气流行,邪害心火]"寒",指寒冷。"太阳寒水"在六气六步中代表终之气,因此在季节上代表冬季,此句意即在"岁水太过"之年,气候较冷,应热不热;从自然界物化现象来说,会影响万物的正常生长,不能欣欣向荣。从五行之间的关系来说,寒属水,热属火。水气偏胜,就必来乘火,使火气受损。由于人体中的心在五行归属中属于火,"心旺于夏",夏长之气由于岁水太过而被抑,心属火,心自然也要受到影响而发生疾病,所以谓:"寒气流行,心火受邪。"

⑬王洪图等《黄帝内经素问白话解》丙寅、丙子、丙戌、丙申、丙午、丙辰年,丙为阳干,属于水运,所以这六年水运太过,就会有寒水之气流行,水胜克火,所以心火受到它的侵害。

⑭郭霭春《黄帝内经素问白话解》岁水太过:水运太过之年。

岁水之气太过,就会寒气流行,心火从而受到侵害。

(2)民病身热,烦心,躁悸,阴厥,上下中寒,谵妄,心痛。寒气早至,上应辰星。

①王冰《黄帝内经素问》悸,心跳动也。谵,乱语也。妄,妄见闻也。天气水盛,辰星莹明,加其宿属,灾乃至。(〔新校正云〕按阴厥,在后金不及,复则阴厥,有注。)

②马莳《黄帝内经素问注证发微》故民病有为身热,为烦心,为躁,为悸,为阴厥,为上下中之皆寒,为谵妄,为心痛者,皆心病也。其寒气当早。水精之气上为辰星,其应在于辰星也。

③张介宾《类经》悸,心惊跳也。此皆心脏受邪,故为是病,而寒当蚤至。悸音

匮。"上应辰星",水星也。水气胜,则辰星明而主其令。

④张志聪《黄帝内经集注》寒气上乘,迫其火气外炎,故身热心烦。心悸者,水气上凌于心也。躁者,火气不交于阴也。阴阳寒甚,故厥逆于上。上下中寒者,三焦之火衰也。心神不宁,故谵妄也。寒主冬令,此岁气流行,故寒气早至。辰星,水星也。水气太甚,故上应辰星倍明。岁水太过,诸丙岁也。(眉批)曰邪害心火,曰肾水受邪,谓五运伤五藏五行之气也,故俱当在气分上看。

⑤高士宗《黄帝素问直解》民病身热烦心,火气盛也,火气盛而水制之,则烦心不已,转为躁悸,身热不已,转为阴厥,躁悸阴厥,则三焦内虚,故上下中皆寒。上下中寒则神气内虚,故谵妄心痛。水盛火衰,故寒气早至,上应辰星。

⑥黄元御《黄元御医书全集》水旺火奔,故身热烦心躁悸。水寒阴盛,故上下厥冷。

⑦张琦《素问释义》寒伤营,故身热。火为水郁,故烦心。躁者,烦之甚也。水停心下,则悸。热伤神明,故谵妄而心痛。水盛火衰,阴气厥逆,则上中下皆寒。脏有虚实,故见证不一。谵妄、心痛四字,当在躁悸之下。岁气水盛,故寒气早至,而辰星应之。

⑧高亿《黄帝内经素问详注直讲全集》〔注〕身热烦心,燥悸阴厥,上下中寒,谵妄心痛皆寒乘心虚之故。辰星解见前。

〔讲〕故其岁之民,多病心虚,或阳浮于外而身热,或心为寒乘而烦心,或火屈于水而为燥,或火畏夫水而为悸,以及阴气太盛,厥逆上行,致使人身之上下中,皆为寒伤,而谵言妄语,故凡心气作痛者,必主水盛乘心而为病,宜其寒气早至。上应主水之辰星,而光明于天焉。

⑨孟景春等《黄帝内经素问译释》阴厥:厥冷的原因属于虚寒。

人们多患发热,心悸,烦躁,四肢逆冷,全身发冷,谵语妄动,心痛。寒气非时早至,在天上应水星光明。

⑩任廷革《任应秋讲〈黄帝内经〉〈素问〉》此句未具体注释,总体概括此段为:(提要)言五运太过之病变。

⑪张灿玾等《黄帝内经素问校释》人们易患身热烦躁心悸,寒气厥逆,一身上下内外皆寒,谵言妄语,心痛等病,寒气先时早至。上则应于辰星光强。

⑫方药中等《黄帝内经素问运气七篇讲解》〔民病身热,烦心,躁悸,阴厥,上下中寒,谵妄,心痛。寒气早至〕"身热",即发热。人体发热常与感受寒邪有关,因为寒邪束于肌表,亦即在致病因素作用之下,人体肌表调节功能因之障碍,所以就会出现体温升高的发热现象。这也就是《六微旨大论》中所谓的:"太阳之上,寒气治之,中见少阴。"《热论》中所谓的:"人之伤于寒也,则为病热。""今夫热病者,皆伤寒之类也。""烦心躁悸",指心烦、心慌、心跳加快。"阴厥",即因寒而引起的手足逆冷。"上下中寒"句中的上下中即上中下三焦。全句意即全身均出现寒象。"谵妄",即谵语狂妄。"心痛",即心前区疼痛。"寒气早至",即冬季来早,未至而至,至

而太过。以上就是说,由于"岁水太过"之年,"寒气流行,邪害心火",因此这一年从气候变化来说,冬季来得比较早,也比较寒冷;从人体疾病来说,容易因伤寒而发热,也容易因受寒邪"上下中寒"而发生"阴厥"等证,还容易出现心痛、心跳、心慌、谵语狂妄等心病病症。

[上应辰星]辰星,即水星。"岁水太过,寒气流行"之年,与天体上的水星变化密切相关,故原文谓:"上应辰星。"

⑬王洪图等《黄帝内经素问白话解》人们多患身热、烦躁、心悸等病证。阴寒之气偏盛,上中下三焦的阳气衰弱,使心气被抑制,于是发生谵语、心痛等病证。在气候方面,表现为寒冷之气过早地到来。与此相应,天上相应的水星就显得分外明亮。

⑭郭霭春《黄帝内经素问白话解》人们多患身热,心烦,焦躁心跳,虚寒厥冷,全身发冷,谵语,心痛等病。在气候方面是寒气早至。由于水气太过,所以天上的水星就显得光明。

(3)甚则腹大胫肿,喘咳,寝汗出,憎风。

①王冰《黄帝内经素问》〔新校正云〕按《藏气法时论》云:肾病者,腹大胫肿,喘咳身重,寝汗出憎风,再详太过五化,木言化气不政,生气独治,火言收气不行,长气独明。土言藏气伏,长气独治。金言收气峻,生气下。水当言藏气乃盛,长气失政。今独亡者,阙文也。

②马莳《黄帝内经素问注证发微》甚则水邪有余,肾经为病,为腹大,为胫肿,为喘咳,为寝汗出,为憎风,正以肾脉从足下上行入腹,从肾上贯肝膈,入肺中,循喉咙,故病如是。肾为阴,故寝则汗出而憎风也。《脏气法时论》云:肾病者,腹大胫肿,喘咳身重,寝汗出,憎风。

③张介宾《类经》甚则水邪有余,肾藏自病。《藏气法时论》曰:肾病者,腹大胫肿,喘欬身重,寝汗出憎风。[按]此下当云:藏气行,长气失政,今独亡者,阙文也。憎音曾。

④张志聪《黄帝内经集注》此水淫甚而自伤,所谓满招损也。《藏气法时论》曰:肾病者,腹大胫肿,喘咳,寝汗出憎风。盖水邪泛溢,土不能制之,则腹大胫肿。水气上逆,则喘咳也。太阳之气生于水中而主于肤表,水泛则源竭,太阳之气无从资生,表阳虚,故汗出憎风也。

⑤高士宗《黄帝素问直解》水寒过甚,自致其病,水气下行则腹大胫肿,水气上逆则喘咳,水气外浮则寝汗出憎风。始则有余而侮,既则侮反受邪。

⑥黄元御《黄元御医书全集》上谓手,下谓足。水泛土湿,故腹大胫肿。土湿胃逆,肺失降敛,故喘咳盗汗。汗泄表疏,故憎风。

⑦张琦《素问释义》肾脉从足上行入腹,上贯肝膈,入肺中,循喉咙,故有是病。水太甚。则自病也。肾为阴,故寝则汗出而憎风。

⑧高亿《黄帝内经素问详注直讲全集》〔注〕兼水太过而寒甚者,肾必自病,腹

大胫肿,谓水甚无火以化气也。咳嗽者,胃脉贯膈入肺,寒邪循脉以入也。寝汗,阴汗。憎,恶也。阳不足故憎风。

〔讲〕不特此也,至若水邪有余,水气太过而甚,则火无以生土,气必不化,而为腹大胫肿且寒入肺而喘咳,阴有伤而寝汗,阳不足而憎风,皆肾之自病者然也。

⑨孟景春等《黄帝内经素问译释》水邪亢盛则有腹水,足胫浮肿,气喘咳嗽,盗汗,怕风。

⑩任廷革《任应秋讲〈黄帝内经〉〈素问〉》此句未具体注释,总体概括此段为:(提要)言五运太过之病变。

⑪张灿玾等《黄帝内经素问校释》若寒气过甚则患腹部肿大,胫浮肿,喘促咳嗽,睡则汗出,恶风等病。

⑫方药中等《黄帝内经素问运气七篇讲解》"岁水太过"之年,"寒气流行"。寒可以伤肾,肾被伤,则水气不行。水停在腹,则腹大如鼓;水停在腿,则为胫肿;水停在肺,则为喘咳;"寝汗出",即睡梦中出汗,亦即盗汗,与肾虚有关;"憎风",即恶风,与卫气有关,由于"卫气出下焦",因此也与肾虚有关。这就是说在"岁水太过"之年,由于寒伤肾的原因,使肾的作用受到损害,因而可以在临床上出现上述肾受损伤的证候。

⑬王洪图等《黄帝内经素问白话解》如果寒水之气过度亢盛,反而会伤害属于水的肾脏,而出现腹部胀大、足胫浮肿、喘息咳嗽、盗汗、恶风等病证。

⑭郭霭春《黄帝内经素问白话解》如果水气过度旺盛,在人体就会有腹水、足胫浮肿、气喘咳嗽、盗汗、怕风等病症。

(4)大雨至,埃雾朦郁,上应镇星。上临太阳,雨冰雪霜不时降,湿气变物。病反腹满,肠鸣,溏泄,食不化,渴而妄冒。

①王冰《黄帝内经素问》水盛不已,为土所乘,故彰斯候。埃雾朦郁,土之气。肾之脉,从足下上行入腹,从肾上贯肝膈,入肺中,循喉咙,故生是病。肾为阴,故寝则汗出而憎风也。卧寝汗出,即其病也。夫土气胜,折水之强,故镇星明盛,昭其应也。(〔新校正云〕按《五常政大论》云:流衍之纪,上羽而长气不化。又《六元正纪大论》云:丙辰、丙戌太羽上临太阳。临者太过不及,皆曰天符。〔新校正云〕按《藏气法时论》云:脾虚,则腹满肠鸣,飧泄食不化。)诸丙岁也。丙辰、丙戌岁太阳上临,是谓天符之岁也。寒气太甚,故雨化为冰雪,雨冰,则雹也。霜不时降,彰其寒也。土复其水,则大雨霖霪。湿气内深,故物皆湿变。

②马莳《黄帝内经素问注证发微》然岁水太过,则藏气乃盛,长气失政,故大雨时至,而水气洪盛。水盛不已,为土所乘,故为埃雾朦郁者,土之气也。惟土气折水之强,其上应者当在镇星,水胜土复也。新校正云:详太过五化,木言化气不政,生气独治;火言收气不行,长气独明;土言藏气伏,长气独治;金言收气峻,生气下;水当言藏气乃盛,长气失政,今独亡者,阙文也。且丙为太过之水,而丙辰、丙戌、太羽上临太阳,名曰天符,其雨水雪霜不时下降,其水湿之气变乎物类。《五常政大

论》云：流衍之纪，上羽而长气不化。及为民病者，当为腹满，为肠鸣，为溏泄而食不化也。此皆长夏之候，脾气之虚故耳。《脏气法时论》云：脾虚则腹满，肠鸣飧泄，食不化。水来克火，故心失其职，当为渴而妄冒。

③张介宾《类经》水盛不已，土则复之，故见斯候，土之气也。朦音蒙。土星也。水胜则土复，故镇星光芒而应其气。是岁水气太过，宿属应灾，土气承之，并及于北，而人之应之，则先伤于心，后伤于肾。此以水运而遇太阳司天，乃丙辰、丙戌岁也，是为天符，其寒尤甚，故雨冰霜雪不时降，湿气变物也。水盛天符之岁，阳气大衰，反克脾土，故为腹满等病。《藏气法时论》曰：脾虚则腹满肠鸣，飧泄食不化。若水邪侮火，心失其职，则为渴而妄冒。

④张志聪《黄帝内经集注》大雨至，埃雾朦郁，水淫而土气复也。《六元正纪论》曰：太阴所至为湿生，终为注雨。埃雾朦郁者，土之湿气上蒸也。土气复，故上应镇星倍明。上临太阳者，寒水司天之气加临于上，乃丙辰丙戌二岁，即天符岁也。寒水交盛，是以雨冰雪霜不时降。冰雪者，寒水之变易也。雨水下降，则土湿而物变，民病腹满肠鸣溏泄食不化者，皆水泛土败之证也。脾土不能转输其津液，故渴。湿气冒明，故妄冒也。

⑤高士宗《黄帝素问直解》大雨至者，地气升而为云为雨也。埃雾朦郁者，土湿如雾，朦昧郁结也。上应镇星，土刑水也。太阳，寒水也，岁水太过，故上临太阳。水气在天则雨冰雪霜不时降，冰，冰雹也。水气在地，则湿气变物。水气在人，则病反腹满，肠鸣溏泄。火气不行则食不化，火气内郁则渴而妄冒。

⑥黄元御《黄元御医书全集》寒水太过，热火被贼，则湿土来复，故大雨至，埃雾朦郁，湿气变物。水受土刑，湿旺脾郁，故腹满肠鸣，溏泄而食不化也。湿胜水败，藏气失政，心火上炎则渴，神不根精，故谵妄昏冒也。

⑦张琦《素问释义》水过土承，镇星气应。丙辰、丙戌太阳司天，与岁运合气，虽为天符，而寒气太甚，故雨冰霜雪不时降。水湿相搏，阳气大衰，反克脾土，故为腹满等病。旧注云：土复之症，误也。渴而妄冒，承邪害心火言，即烦心谵妄也。

⑧高亿《黄帝内经素问详注直讲全集》〔注〕大雨为水气。埃雾为湿气。水太甚惟土足以制之，故上应镇星。太阳谓辰戌之年。水气愈甚，故雨冰雪霜，不时而降，腹满胀肠鸣等证，皆湿伤脾土之过。渴而妄冒者，火将绝而气浮也。

〔讲〕由是肾藏之水气既盛，而长气之火政必失，将见大雨时至水气浸淫，而惟土足以制之，故埃雾蒙郁之湿气，必为之上升焉。夫湿属土，土所主者，镇星耳，亦光明于上而应乎天焉。若上临太阳，遇辰戌之年，水气愈甚，则冰雪不时而降，湿必为之变乎物类也。且湿伤脾土，而民反有腹满肠鸣，溏泄食不化之病矣，此皆水来克火，心失其职。如以物自冒而前，而为渴而妄冒之证焉。

⑨孟景春等《黄帝内经素问译释》土气来复则大南下降，尘土飞扬如雾露一样的迷蒙郁结，在天上应土星光明。如遇太阳寒水司天，则雨冰霜雪不时下降，湿气大盛，物变其形。人们多患腹中胀满，肠鸣便泻，食不化，渴而妄冒。

⑩任廷革《任应秋讲〈黄帝内经〉〈素问〉》此句未具体注释,总体概括此段为:(提要)言五运太过之病变。

⑪张灿玾等《黄帝内经素问校释》朦(méng 蒙):朦胧不清。上临太阳:指丙辰、丙戌太阳司天之年,中运太过,又与司天同气,为天符,主水气太过。新校正云:"详太过五,独记火水之上临者,火临火,水临水,为天符故也。火临水为逆,水临木为顺,火临土为顺,水临土为运胜天,火临金为天刑运,水临金为逆,更不详出也。"

寒气胜极必衰,衰则土气乘之,故而大雨降下,尘埃云雾朦胧郁滞,上则应于镇星光强。遇到丙辰丙戌年,为太阳司天,寒气太胜,则雨雪冰霜非时而早降,万物受湿发生变化,反而患腹部胀满,肠鸣溏泄,食谷不化,口渴,言行不正常,头目冒昧而不清爽等病。

⑫方药中等《黄帝内经素问运气七篇讲解》[大雨至,埃雾朦郁,上应镇星]"大雨至",即天降大雨。"埃雾朦郁"是形容大雨时或自然界过度潮湿时尘雾迷茫的自然景象。高世栻注云:"土湿如雾,朦昧郁结也。""镇星",即土星。这里是用以说明上述雨湿现象的发生与天体上土星的变化有关。以上这些自然现象,运气学说认为,都是由于"岁水太过,寒气流行"因而土气来复的表现。为什么"大雨至,埃雾朦郁"是一种"胜复"的表现呢?我们认为这应该从气温的高低这一角度来分析。因为"岁水太过,寒气流行",就意味着天气很冷,气温很低,这种情况下不应是下雨而应该是降霜雪。此述"大雨至",实际上意味着气温的回升,因此,这是一种"复气",亦即自然气候变化中的自稳调节表现。

[上临太阳]"上",指司天之气。"上临太阳",即这一年的司天之气是太阳寒水。全句意即"岁水太过"之年,如果再遇上司天之气是太阳寒水,那就会寒上加寒,气候变化更加严重反常。六十年中"岁水太过"而又逢太阳寒水司天之年有丙辰、丙戌两年。岁运是水,司天之气也是水,岁运与司天之气的五行属性完全相同,叫"天符",所以丙辰、丙戌两年为天符之年,意味着气候变化剧烈。

[雨冰雪霜不时降,湿气变物。病反腹满,肠鸣,溏泄,食不化,渴而妄冒]"雨冰雪,霜不时降",指"岁水太过,寒气流行"之年,由于"胜复"原因,因此气温时高时低,时而为雨水,时而为霜雪,冷暖无常。"湿气变物",指由于"寒气流行","土气来复"的原因,整个气候偏寒、偏湿,因此可以使自然界物化现象出现灾变,发霉变质;"腹满肠鸣,溏泄食不化"等,是指脾不化湿的各种临床表现;"渴而妄冒","渴",指口渴,是指由于脾为湿困,不能运布津液,因而出现口渴症状,"妄",指谵语狂妄,"冒",同"瞀",指神识不清,这是指"邪害心火"的临床表现。以上意即凡属"岁水太过"之年,从自然气候来说,可以出现偏寒偏湿,冷暖异常的现象;从人体疾病来说,可以出现脾运失常的湿困现象以及心失神明的神明之乱现象。

⑬王洪图等《黄帝内经素问白话解》由于水气太盛,就会有土湿之气来制约报复它,所以出现大雨下降,尘雾迷蒙,郁结于天地之间的现象。与此相应,天上的土星就显得分外明亮。如果是丙辰、丙戌年,逢太阳寒水司天,也就是天符的年份,水

上篇 气交变大论篇

寒之气会更加严重,就会有冰雹霜雪不时而降的气候出现,过分的水湿之气,会使万物改变形态。在人体中,由于水寒太盛,反侮脾土,于是出现腹满、肠鸣、泄泻、饮食不消化、口渴、眩晕、神识不清等病证。

⑭郭霭春《黄帝内经素问白话解》埃雾朦郁:土湿如雾,迷朦郁结。上临太阳:指太阳司天,丙辰、丙戌之年。

由于水气盛,因而大雨下降,尘雾迷朦不清,土气来复,天上的土星就显得光明。如遇太阳寒水司天,则会冰雹霜雪不时下降,湿气太盛,致使物变其形。在人们的疾病中,多见肚腹胀满、肠鸣、溏泄、食物不化、渴而眩晕等症。

(5)神门绝者,死不治。上应荧惑、辰星。

①王冰《黄帝内经素问》神门,心脉也。水胜而火绝,故死。水盛太甚,则荧惑减曜,辰星明莹,加以逆守宿属,则危亡也。(〔新校正云〕详太过五,独记火水之上临者,火临火,水临水,为天符故也。火临水为逆,水临木为顺,火临土为顺,水临土为运胜天,火临金为天刑运,水临金为逆,更不详出也。又此独言上应荧惑、辰星,举此一例,余从而可知也。)

②马莳《黄帝内经素问注证发微》神门者,系手少阴心经穴掌后锐骨端陷中,其脉绝者,心气绝也,故死不治。其上应之星,当为荧惑与辰星也。辰戌天符之岁,水胜而火绝,荧惑减曜,辰星明莹,逆守宿属,如有灾也。火为水克,故荧惑见。土来复水,故辰星见。新校正云:独记水火之上临者,火临火,水临水,为天符故也。火临水为逆,水临木为顺;火临土为顺,水临土为运胜天;火临金为天刑运,水临金为逆,更不详出也。

③张介宾《类经》神门,心脉也。水亢则心绝,故死不治。上应荧惑、辰星,胜者明而衰者暗也。〔按〕太过五运,独水火言上临者,盖特举阴阳之大纲也。且又惟水运言荧惑、辰星者,谓水盛火衰,则辰星明朗,荧惑减耀,五运皆然,举此二端,余可从而推矣。

④张志聪《黄帝内经集注》神门,心脉也。水气甚强,故上应荧惑失色,辰星倍明。

⑤高士宗《黄帝素问直解》神门,心脉也,始则身热烦心,若水盛火衰,至神门脉绝者,死不治。水火者,阴阳也,阴阳往复,故上应荧惑辰星。此岁水太过,而有气交之变也。

⑥黄元御《黄元御医书全集》神门,手少阴心经动脉(在掌后锐骨之端)。

⑦张琦《素问释义》神门,心脉,水胜火绝,故死。荧惑减耀,辰星明莹,天气之应如是也。

⑧高亿《黄帝内经素问详注直讲全集》〔注〕神门即心脉。荧惑辰星解见前。

〔讲〕然心脉不绝,生机尚存,若神门心脉绝,则属死而不治之症,何也?以水胜火,火暗水明,故上应之星,当为荧惑与辰星也,此五运岁化太过之气有然也。

⑨孟景春等《黄帝内经素问译释》神门:即心脉,在掌后腕尺侧锐骨之端。

如神门脉绝,多死亡而无法治疗。在天上应火星失明,水星光芒。黄帝道:很好。

⑩任廷革《任应秋讲〈黄帝内经〉〈素问〉》此句未具体注释,总体概括此段为:(提要)言五运太过之病变。

⑪张灿玾等《黄帝内经素问校释》"神门绝者,死不治",神门,指手少阴心之神门脉。水胜克火,若神门脉绝,为心之真气已亡,故属不治之死证。"上应荧惑、辰星",《类经》二十四卷第十注"惟水运言荧火、辰星者,谓水盛火衰,则辰星明朗,荧惑减耀,五运皆然。举此二端,余可从而推矣"。

若手少阴心之神门脉绝止,为心气已脱,多属死亡不治之症。上则应于荧惑光弱,辰星光强。

⑫方药中等《黄帝内经素问运气七篇讲解》[神门绝者,死不治]"神门",穴位名,在掌后锐骨之端陷中,穴当腕侧横纹尺侧三分之一段的中点处,即锐骨之后,尺侧腕屈肌腱桡侧之凹陷处,为手少阴心经的穴位。"神门绝",即神门穴处不能触到动脉搏动,意味着心气绝。意即如"岁水太过","邪害心火"过甚,心气绝者预后不良,因此谓:"死不治。"

⑬王洪图等《黄帝内经素问白话解》如果心经的神门脉断绝,是水盛而火衰的表现,那是不治之证。这时,天上的火星昏暗,而水星却分外明亮。

⑭郭霭春《黄帝内经素问白话解》神门:指心脉。

心脉绝止的,大多死亡,无法治疗。因为火不胜水,所以天上的火星无光,而水星却显得明亮。

第八解

(一) 内经原文

其不及何如? 岐伯曰:悉乎哉问也! 岁木不及,燥乃大行,生气失应。草木晚荣,肃杀而甚,则刚木辟着,柔萎苍干[注1],上应太白星。民病中清,**胠胁**痛,少腹痛,肠鸣溏泄。凉雨时至,上应太白星[注2],其谷苍。上临阳明,生气失政,草木再荣,化气乃急,上应太白、镇星,其主苍早。复则炎暑流火,湿性燥,柔脆草木焦槁,下体再生,华实齐化。病寒热,疮疡,**痤胗**,痈痤。上应荧惑、太白,其谷白坚。白露早降,收杀气行,寒雨害物,**虫食甘黄**,脾土受邪。赤气后化,心气晚治,上胜肺金,白气乃屈,其谷不成,咳而**鼽**,上应荧惑、太白星。

[注1]柔萎苍干:郭霭春《黄帝内经素问校注》、人民卫生出版社影印顾从德本《黄帝内经素问》此处为"悉萎苍干",其中郭霭春注,胡本、读本、吴本、朝本、藏本、守校本"悉"并作"柔";张灿玾等《黄帝内经素问校释》、方药中等《黄帝内经素问运气七篇讲解》、孟景春等《黄帝内经素问译释》此处为"柔萎苍干"。其中张灿玾释义:柔软的草木则萎弱青干。方药中等释义:王冰注"柔,软也。苍,青也。柔木之叶,青色不变而干卷也"。孟景春释义:柔嫩苍翠的枝叶变为萎弱干枯。

[注2]太白星:郭霭春《黄帝内经素问白话解》、方药中等《黄帝内经素问运气七篇讲解》、孟景春等《黄帝内经素问译释》、人民卫生出版社影印顾从德本《黄帝内经素问》此处为"太白星"后无岁星,其中郭霭春、顾从

上篇 气交变大论篇

德注:新校正云按不及五化,民病证中,上应之星,皆言运星失色,畏星加临宿属为灾,此独言畏星,不言运星者,经文缺也,当云上应太白星、岁星。孟景春等注:新校正认为"经文阙也,当云太白星、岁星"。张灿玾等《黄帝内经素问校释》此处为"太白星、岁星",其注:原无,据新校正补。

(二)字词注释

(1)胠胁

①王冰《黄帝内经素问》胠胁。

②马莳《黄帝内经素问注证发微》胠胁。

③张介宾《类经》胠胁。

④张志聪《黄帝内经集注》胠胁。

⑤高士宗《黄帝素问直解》胠肋。

⑥黄元御《黄元御医书全集》胠胁。

⑦张琦《素问释义》此词未具体注释。

⑧高亿《黄帝内经素问详注直讲全集》〔注〕〔讲〕胠胁。

⑨孟景春等《黄帝内经素问译释》胠胁。

⑩任廷革《任应秋讲〈黄帝内经〉(素问)》此词未具体注释。

⑪张灿玾等《黄帝内经素问校释》胠胁。

⑫方药中等《黄帝内经素问运气七篇讲解》胠胁。以下所述"胠胁痛,少腹痛,肠鸣溏泄"等症状,均是指人体肝气虚寒而出现疏泄失职的表现。

⑬王洪图等《黄帝内经素问白话解》胠胁部。

⑭郭霭春《黄帝内经素问白话解》胠胁部。

(2)痱胗

①王冰《黄帝内经素问》此词未具体注释。

②马莳《黄帝内经素问注证发微》痱疹。

③张介宾《类经》痱音肺。胗,疹同。

④张志聪《黄帝内经集注》痱,音肺。胗,疹同。

⑤高士宗《黄帝素问直解》痱疹。

⑥黄元御《黄元御医书全集》此词未具体注释。

⑦张琦《素问释义》此词未具体注释。

⑧高亿《黄帝内经素问详注直讲全集》〔注〕〔讲〕痱胗。

⑨孟景春等《黄帝内经素问译释》痱疹。

⑩任廷革《任应秋讲〈黄帝内经〉(素问)》此词未具体注释。

⑪张灿玾等《黄帝内经素问校释》痱、疹。

⑫方药中等《黄帝内经素问运气七篇讲解》"痱",为"痱"的异体字;"痱胗",指皮肤发疹性疾病。

⑬王洪图等《黄帝内经素问白话解》痱、疹。

⑭郭霭春《黄帝内经素问白话解》痱疹。

(3)虫食甘黄

①王冰《黄帝内经素问》甘物黄物，虫蠹食之。

②马莳《黄帝内经素问注证发微》甘黄之物，虫蠹食之。

③张介宾《类经》然金胜者火必衰，火衰者土必弱，故虫食味甘色黄之物，以甘黄皆属土，而阴气蚀之，故虫生焉。观晒能除蛀，则虫为阴物可知。

④张志聪《黄帝内经集注》虫感雨湿之气而生，夏秋之交土气用事，而反为寒雨所胜，是以虫食甘黄而脾土受邪也。

⑤高士宗《黄帝素问直解》金气胜故白露早降，收杀气行而寒雨害物，寒雨害物则生虫，故虫食甘黄，虫食甘黄则脾土受邪。

⑥黄元御《黄元御医书全集》此词未具体注释。

⑦张琦《素问释义》此词未具体注释。

⑧高亿《黄帝内经素问详注直讲全集》〔注〕食甘黄者，木虫食土食；〔讲〕推之不及之气，郁而为虫者，则必食其土食，脾土为之受邪矣。

⑨孟景春等《黄帝内经素问译释》味甘色黄之物多生虫蛀，所以稻谷没有收获。

⑩任廷革《任应秋讲〈黄帝内经〉（素问）》此词未具体注释。

⑪张灿玾等《黄帝内经素问校释》虫类喜食味甘色黄之物。

⑫方药中等《黄帝内经素问运气七篇讲解》"虫食甘黄"一句中的"甘黄"，指农作物，意即"岁木不及"之年，土来反侮，亦即天气偏凉时，雨水较多，农作物由于潮湿而容易生虫。

⑬王洪图等《黄帝内经素问白话解》味甘色黄的谷物，遭到虫害。

⑭郭霭春《黄帝内经素问白话解》甘黄的谷物为虫所食。

（4）鼽

①王冰《黄帝内经素问》鼽，鼻中水出也。

②马莳《黄帝内经素问注证发微》鼽。

③张介宾《类经》鼽，鼻塞也。

④张志聪《黄帝内经集注》鼽者，鼻流清涕也。

⑤高士宗《黄帝素问直解》鼽。

⑥黄元御《黄元御医书全集》此字未具体注释。

⑦张琦《素问释义》此字未具体注释。

⑧高亿《黄帝内经素问详注直讲全集》〔注〕〔讲〕鼽。

⑨孟景春等《黄帝内经素问译释》鼻塞。

⑩任廷革《任应秋讲〈黄帝内经〉（素问）》此字未具体注释。

⑪张灿玾等《黄帝内经素问校释》鼻塞。

⑫方药中等《黄帝内经素问运气七篇讲解》指鼻衄，亦即鼻出血。

⑬王洪图等《黄帝内经素问白话解》流鼻涕。

⑭郭霭春《黄帝内经素问白话解》流鼻涕。

（三）语句阐述

（1）其不及何如？岐伯曰：悉乎哉问也！

①王冰《黄帝内经素问》谓政化少也。（〔新校正云〕详不及五化，具《五常政大论》中。）

②马莳《黄帝内经素问注证发微》此即五运之岁气不及者，而各详其民病、物变、星应之异也。

③张介宾《类经》此以下言五运不及之化，如乙丁己辛癸，五阴年是也。若不及有助，则为平岁，不在不及之例。

④张志聪《黄帝内经集注》岁气不及则己所不胜侮而乘之。

⑤高士宗《黄帝素问直解》运气太过之理既明，帝故善之，复问五运气化之不及。

⑥黄元御《黄元御医书全集》此句未具体注释。

⑦张琦《素问释义》此句未具体注释，总体概括此段为：不及五化，具《五常政论》中。此文辞意错杂鄙浅，注家委曲迁就，殊无当也。如其谷苍、其主苍早、化气乃急，湿性燥、脾土受邪等语，都有讹误。

⑧高亿《黄帝内经素问详注直讲全集》〔批〕此举木运不及金气相乘之岁，而详其民病物变星应也。

〔讲〕黄帝曰：善哉，夫子五运气化之论矣！然有太过，必有不及，其不及者何如？愿夫子详言之。岐伯对曰：悉乎哉，帝之问也！

⑨孟景春等《黄帝内经素问译释》五运不及怎样？岐伯说：问得真详细啊！

⑩任廷革《任应秋讲〈黄帝内经〉〈素问〉》此句未具体注释，总体概括此段为：（提要）言五运不及之病变。

⑪张灿玾等《黄帝内经素问校释》五运不及是怎样的呢？岐伯说：你问得很详尽啊！

⑫方药中等《黄帝内经素问运气七篇讲解》此句未具体注释。

⑬王洪图等《黄帝内经素问白话解》那么五运不及的情况又是怎样的呢？岐伯说：问得可真详细。

⑭郭霭春《黄帝内经素问白话解》那么五运不及的怎样？岐伯说：问得真详细啊！

（2）岁木不及，燥乃大行，生气失应。

①王冰《黄帝内经素问》清冷时至，加之薄寒，是谓燥气。燥，金气也。后时之谓失应也。

②马莳《黄帝内经素问注证发微》岁之木气不及，则金之燥气大行，而木之生气失应。

③张介宾《类经》六丁岁也。木不及而金乘之，故燥气大行。失应者，不能应时。

④张志聪《黄帝内经集注》是以主岁之木运不及,则金之燥气大行。木之生气失时而应。木运不及,六丁岁也。

⑤高士宗《黄帝素问直解》岁木不及,则燥金之气乘而侮之,故燥乃大行。生气木气也,生气失应则百物愆期。

⑥黄元御《黄元御医书全集》风木不及,则燥金乘之,故生气失应。

⑦张琦《素问释义》此句未具体注释,总体概括此段为:不及五化,具《五常政论》中。此文辞意错杂鄙浅,注家委曲迁就,殊无当也。如其谷苍、其主苍早、化气乃急,湿性燥、脾土受邪等语,都有讹误。

⑧高亿《黄帝内经素问详注直讲全集》〔注〕此承上不及,以后天而言,如岁木不及金必乘之。生气,木气也。失应,谓不与时相应。

〔讲〕如六丁之年,木不及,则金乘之,金主燥气,是以大行,木主生气,是以失应。

⑨孟景春等《黄帝内经素问译释》木运不及,燥气就会旺盛,生气与时令不相适应,草木不能当时生荣。

⑩任廷革《任应秋讲〈黄帝内经〉〈素问〉》此句未具体注释,总体概括此段为:(提要)言五运不及的病变。

⑪张灿玾等《黄帝内经素问校释》木运不及之年,金之燥气反而大行,木的生气不能与时令相应,草木繁荣较晚。

⑫方药中等《黄帝内经素问运气七篇讲解》[岁木不及]"岁木不及",即木运不及之年。凡是值年天干在五行属性上属木,而在十天干的顺序上又是属于双数,即阴干的,均是木运不及之年。以丁卯年为例,丁卯年的年干是丁,丁壬化木,因此丁卯年的大运便是木运。丁在十天干中属于双数,即阴干,阴干为不及,因此丁卯年便是木运不及之年,亦即岁木不及之年。六十年甲子中岁木不及之年有:丁卯,丁丑,丁亥,丁酉,丁未,丁巳六年。

[燥乃大行,生气失应。(草木晚荣)]"燥",指气候干燥,又指清凉。"阳明燥金"在六气六步中代表五之气,因此在季节上代表秋季。本句意即在"岁木不及"之年,气候较凉。春季应温不温,好像秋天一样,因而生物的萌芽和生长就会受到影响。从五行之间的关系来说,燥属金,温、生属木。应温不温就属于木气不及。木不及,金就要来乘之,使生气受损,草木生长缓慢。这就是所谓的:"燥乃大行,生气失应。草木晚荣。"

⑬王洪图等《黄帝内经素问白话解》丁卯、丁丑、丁亥、丁酉、丁未、丁巳年,丁为阴干,属于木运,所以这六年木运不及。木运不及,它所不胜的燥金之气,就会大规模流行。由于木的生发之气不能按时到来,所以草木繁荣的时间也会晚。

⑭郭霭春《黄帝内经素问白话解》生气失应:生气不能应时而来。
岁木之气不及,燥气然后流行,生气不能及时而来。

(3)草木晚荣,肃杀而甚,则刚木辟着,柔萎苍干,上应太白星。

①王冰《黄帝内经素问》天地凄沧，日见朦昧，谓雨非雨，谓晴非晴。人意惨然，气象凝敛，是为肃杀甚也。刚，劲硬也。辟着，谓辟着枝茎，干而不落也。柔，耎也。苍，青也。柔木之叶，青色不变而干卷也，木气不及，金气乘之，太白之明，光芒而照其空也。

②马莳《黄帝内经素问注证发微》草木失时而晚荣。至于肃杀而甚，则木之刚者，枝茎辟着，干而不落也；木之柔者，萎而苍干。其应在太白星，光芒而照，金侮木之不胜也。

③张介宾《类经》肃杀而甚，金气胜也。故刚木辟着，谓碎裂如劈着也。柔木萎而苍干，谓色青黑而凋枯也。其上应于星，则太白光芒而主其气。萎音威，又上、去二音。

④张志聪《黄帝内经集注》是以草木晚荣。辟，刑也。着，着也。肃杀之气太甚，故虽坚刚之木，亦受其刑伤，而柔萎者则苍干矣。金气反胜，故上应太白增光。

⑤高士宗《黄帝素问直解》故草木晚荣。金气肃杀而甚，则刚木受刑，辟，刑也，著，受也。其柔草则苍干，萎，犹草也。木受金刑，故上太白星。

⑥黄元御《黄元御医书全集》草木晚荣。金刑木败，故刚木难凋，则辟着而枯槁，柔木易萎，故苍干而陨落。

⑦张琦《素问释义》此句未具体注释，总体概括此段为：不及五化，具《五常政论》中。此文辞意错杂鄙浅，注家委曲迁就，殊无当也。如其谷苍、其主苍早、化气乃急、湿性燥、脾土受邪等语，都有讹误。

⑧高亿《黄帝内经素问详注直讲全集》〔注〕故草木晚荣，不应春之温气也。肃杀甚者，凉气乘春也。木之刚者，枝茎辟着，干而不落。木之柔者，萎而苍干。故上应金星也。

〔讲〕其时温气迟，草木之发荣者皆晚。肃杀甚，当春之时反凉也，则见木之刚者，枝茎辟着，干而不落，木之柔者，枝叶萎缩，苍而且干，皆有以上应乎太白金星也。

⑨孟景春等《黄帝内经素问译释》刚木辟著：高世栻"刚木受刑。辟，刑也。著，受也"。柔：原为"悉"，据王冰注改。

肃杀之气亢盛，使劲硬的木受刑而碎裂如辟，本来柔嫩苍翠的枝叶变为萎弱干枯，在天上应金星光明。

⑩任廷革《任应秋讲〈黄帝内经〉〈素问〉》此句未具体注释，总体概括此段为：（提要）言五运不及的病变。

⑪张灿玾等《黄帝内经素问校释》刚木辟着：王冰注"刚，劲硬也。辟着，谓辟着枝茎，干而不落也"。高士宗注"金气肃杀而甚，则刚木受刑。辟，刑也。着，受也"。二说不同。据下文"柔萎苍干"之义，姑从王注。

由于金气肃杀过甚，虽为坚硬之木类，叶亦枯着枝头，柔软的草木则萎弱青干，上则应于太白星光强。

⑫方药中等《黄帝内经素问运气七篇讲解》[肃杀而甚,则刚木辟着,柔萎苍干]前已述及,"肃杀",就是肃清和杀灭,代表秋凉之气。"刚木",指坚硬的树木;"辟着",王冰注:"辟着,谓辟着枝茎,干而不落也。"考"辟",同擘,有打开之义;"着",指昭著,亦即十分明显之意。"刚木辟着",当指坚硬的树木因燥甚而明显干裂。"柔萎苍干",王冰注:"柔,软也。苍,青也。柔木之叶,青色不变而干卷也。"高世栻注为:"萎,犹草也。"此当指柔软的青草因燥甚而变得干枯。全句就是说,如果秋气太甚,春天应温不温和秋天的气候一样,则生气停止,已生长的草木,也会因气候严重反常而干枯。

[上应太白星]太白星,即金星。"上应太白星",指气候变凉,变燥,春行秋令,与天体上金星的变化有关。类似句子,前文已屡作解释,以下可以类推,不再做解释。

⑬王洪图等《黄帝内经素问白话解》如果燥金之气收敛太过,那么会使坚硬树木的枝条干枯,使柔软树木的叶子干卷。与此相应,天上的金星分外明亮。

⑭郭霭春《黄帝内经素问白话解》刚木辟著:"刚",劲硬。"辟",破折。"著",同"着",助词。意思是劲硬的树木,破折如劈。

草木就要晚荣。金气亢盛,劲硬的树木就会破折如劈,柔嫩的枝叶都会萎顿枯干。因为燥金之气盛,所以上应天的金星就显得光明。

(4)民病中清,肤胁痛,少腹痛,肠鸣溏泄。凉雨时至,上应太白星、岁星,其谷苍。

①王冰《黄帝内经素问》(〔新校正云〕按不及五化,民病证中,上应之星,皆言运星失色,畏星加临宿属为灾,此独言畏星,不言运星者,经文阙也,当云上应太白星、岁星。)金气乘木,肝之病也。乘此气者,肠中自鸣而溏泄者,即无肤胁少腹之痛疾也。微者善之。甚者止之。遇夏之气,亦自止也,遇秋之气,而复有之。凉雨时至,谓应时而至也,金土齐化,故凉雨俱行,火气来复,则夏雨少。金气胜木,太白临之,加其宿属分皆灾也。金胜毕岁,火气不复,则苍色之谷不成实也。(〔新校正云〕详中清,肤胁痛,少腹痛,为金乘木,肝病之状。肠鸣溏泄,乃脾病之证。盖以木少,脾土无畏,侮反受邪之故也。)

②马莳《黄帝内经素问注证发微》为民病者,其中清冷,其肤胁少腹皆痛,乃肝病也。其肠鸣,其溏泄,以木少则脾土无畏,侮反受邪也。凉雨者,金气也,惟木衰金盛,故凉雨时至,其应亦在太白星也。新校正云:按不及五化,民病证中,上应之星,皆言运星失色,畏星加临,宿属为灾。此独言畏星,不言运星者,经文阙也,当云上应太白星、岁星。其谷则苍色之谷,金胜而火不复,谷不成实也。

③张介宾《类经》中清肤胁少腹痛者,金气乘木,肝之病也。肠鸣溏泄者,木不生火,脾之寒也。金气清肃,故凉雨时至,亦皆应于太白星之明也。新校正曰:按不及五化民病证中,上应之星,皆言运星失色,畏星加临,宿属为灾。此独言畏星,不言运星者,经文阙也,当云上应太白星、岁星。谷之苍者属木,麻之类也。金胜而火

不复,则苍谷不成。

④张志聪《黄帝内经集注》中清者,清凉之气乘于中而中气冷也。肤胁痛少腹痛,肝木病也。食气入胃,散精于肝,行气于筋,肝气虚逆而更兼中清,故腹鸣溏泄也。金气清凉,故凉雨时至,金能生水也。金气胜,故上应太白光芒倍大。夫五谷受在地五行之气,而生长化收藏者也。木受金制,故其谷色苍。

⑤高士宗《黄帝素问直解》金气清肃,故民病中清。肝虚故肤胁痛,少腹痛。清气在中,故肠鸣溏泄。金气清凉,故凉雨时至,而上应太白星。苍,木色也,木虽不及,始屈终复,其谷成熟,则色苍。

⑥黄元御《黄元御医书全集》金气清凉,故病中清。肝经被伤,故肤胁痛。肝气下陷,郁冲脾土,故少腹痛生,肠鸣溏泄。

⑦张琦《素问释义》此句未具体注释,总体概括此段为:不及五化,具《五常政论》中。此文辞意错杂鄙浅,注家委曲迁就,殊无当也。如其谷苍、其主苍早、化气乃急,湿性燥、脾土受邪等语,都有讹误。

⑧高亿《黄帝内经素问详注直讲全集》〔注〕中清者,腹中清冷。肤胁小腹痛者,金乘木,肝所以病也。肠鸣溏泄,凉气甚也。谷苍者,色青而不实,为金所胜也。

〔讲〕至于民之为病,或腹中清冷,或肤胁隐痛,或痛及少腹,或肠鸣溏泄,凉气之盛如此。故应于天者,凉雨为之不时而至,太白为之非运而明矣。所以其时之谷,亦因金胜而火不能复,其色皆苍然而弗实也。

⑨孟景春等《黄帝内经素问译释》中清:即中气虚寒。太白星:新校正认为"经文阙也,当云太白星、岁星。"其谷苍:谷,指五谷。苍,就是青色。张介宾:"谷之苍者属木,麻之类也。"

人们多患中气虚寒,肤胁部疼痛,少腹痛,腹中鸣响,大便溏泄。在气候方面是冷雨不时下降,在天上应金星光明,在五谷是青色的谷不能成熟。

⑩任廷革《任应秋讲〈黄帝内经〉(素问)》此句未具体注释,总体概括此段为:(提要)言五运不及的病变。

⑪张灿玾等《黄帝内经素问校释》上应太白星、岁星:岁木不及,金气乘之,故上应太白,谓之畏星。岁星为木运上应之星,谓之运星。上应,谓太白之芒明,岁星之芒减。其谷苍:指青色的谷类。

人们患腹中清冷,肤胁与少腹疼痛,肠鸣溏泄等病,凉雨时常降下,上应太白星光强,在五谷则应于青色的谷类不能成熟。

⑫方药中等《黄帝内经素问运气七篇讲解》[民病中清,肤胁痛,少腹痛,肠鸣溏泄,凉雨时至]"中",此指内,指里,亦作遭受解,如"中风"之"中"字。"清",指清冷或清凉。"中清",指人遭受清冷之气的侵袭而致脏腑虚寒。张志聪注云:"清凉之气乘于中而中气冷也",即是此义。以下所述"肤胁痛,少腹痛,肠鸣溏泄"等症状,均是指人体肝气虚寒而出现疏泄失职的表现。"凉雨时至",则是指天气偏凉。全句意即"岁木不及"之年,由于"燥乃大行"的原因,所以从自然气候来说偏于寒

凉;从人体来说,由于肝气不及,疏泄失职,所以好发肝虚肝寒病证。

[其谷苍]"谷",指农作物。"苍",指青色。青色的农作物属于五行中之木类。张介宾注云:"谷之苍者属木,麻之类也。""其谷苍",指"岁木不及"之年,属于木类的农作物生长尤其不好。

⑬王洪图等《黄帝内经素问白话解》人们多患中焦寒冷,肢胁部疼痛及少腹痛等肝经受病的症状。由于木气不及,土气反来欺侮它,但欺侮木气的结果,是使土气自己受病,因而出现肠鸣、溏泻等脾脏的病证。在气候方面,因为金气过盛,所以有凉雨时至。与此相应,天上的金星分外明亮。在谷类,与木气相应的青色谷物,不能成熟。

⑭郭霭春《黄帝内经素问白话解》中清:中气虚寒。其谷苍:五谷呈青色,不成熟。

在人们多患中气虚寒、肢胁部疼痛、少腹痛、肠鸣、溏泄。在气候方面这,是凉雨时至。一切与天上的金星相应。在谷类,则不能成熟,呈现青苍色。

(5)上临阳明,生气失政,草木再荣,化气乃急,上应太白、镇星,其主苍早。

①王冰《黄帝内经素问》诸丁岁也。丁卯、丁酉岁阳明上临,是谓天刑之岁也。金气承天,下胜于木,故生气失政,草木再荣。生气失政,故木华晚启。金气抑木,故秋夏始荣,结实成熟,以化气急速,故晚结成就也。金气胜木,天应同之,故太白之见,光芒明盛。木气既少,土气无制,故化气生长急速。木少金胜,天气应之,故镇星、太白,润而明也。苍色之物,又早凋落,木少金乘故也。(〔新校正云〕按不及五化,独纪木上临阳明,土上临厥阴,水上临太阴,不纪木上临厥阴,土上临太阴,金上临阳明者,经之旨各记其甚者也。故于太过运中,只言火临火,水临水。此不及运中,只言木临金,土临木,水临土,故不言厥阴临木,太阴临土,阳明临金也。)

②马莳《黄帝内经素问注证发微》岁木不及,而上临阳明,是丁卯、丁酉,即天刑运也。金岁承天,下胜于木,故生气失政,草木再荣,言后时始荣也。木气既少,土气无制,故化气生长急速也。其上之所应者,太白、镇星润而明化,凡苍色之物又早凋落。按不及五化,木上临阳明,土上临厥阴,水上临太阴,不纪木上临厥阴,土上临太阴,金上临阳明者,经之旨各纪其甚也。故于太过运中,只言火临火,水临水;此不及运中,只言木临金,土临木,水临土,不言厥阴临木,太阴临土,阳明临金也。

③张介宾《类经》上临阳明,丁卯、丁酉岁也。金气亢甚,故生气失政。草木再荣者,以木气既衰,得火土王时,土无所制,化气乃急,故夏秋再荣也。其上应于星,则金土明耀。其下主于物,则苍者蚤凋。新校正云:按不及五化,独纪木上临阳明,土上临厥阴,水上临太阴,不纪木上临厥阴,土上临太阴,金上定阳明者,经之旨各纪其甚者也。故于太过运中,只言火临火,水临水;此不及运中,只言水临金,土临木,水临土;不言厥阴临木,太阴临土,阳明临金也。

④张志聪《黄帝内经集注》阳明燥金临于司天之上,乃丁卯丁酉二岁,所谓天

刑岁也。岁木不及而又上临金气,是以木之生气失政,草木受金刑而再荣。木不及则不能制土,故化气乃急。金土之气胜,上应太白镇星光明。木受金制,故主苍色早见,即制则生化之义。按诸阴年主不及,故止有丁卯丁酉及己巳己亥辛丑辛未岁,其诸癸诸乙岁,无司天之合胜也。张玉师曰:化气乃急,故草木得以再荣。

⑤高士宗《黄帝素问直解》阳明,燥金之气也,金刑其木,故上临阳明。阳明上临则生气失政,草木凋而再荣,再荣则化气乃急,谓金盛克木,则草木凋谢,而金之子水又生其木,故得再荣。此制则生化之义,故曰化气乃急,言化气急而得再荣也。阳明属秋金,又主中土,故上应太白镇星。草木再荣而成实,速于常期,故其主苍早。

⑥黄元御《黄元御医书全集》上临阳明,燥金司天,合邪刑木,故生气失政,化气乃急(金性收敛劲急,故上从金化也)。木色苍,木败故苍谷早凋。

⑦张琦《素问释义》此句未具体注释,总体概括此段为:不及五化,具《五常政论》中。此文辞意错杂鄙浅,注家委曲迁就,殊无当也。如其谷苍、其主苍早、化气乃急,湿性燥、脾土受邪等语,都有讹误。

⑧高亿《黄帝内经素问详注直讲全集》〔注〕金胜则木衰,生气失政,草木后时始荣也。木不及,则土无所畏,故上应太白镇星也。其主苍早者,凡苍色之物,皆早凋也。

〔讲〕若当司天,位临阳明,岁属卯酉之年者,则金气愈盛。金气承天,下胜于木,必使木之生气失政,草木为之后时而再荣。又况木不及,则土无所畏,化气为之乃急矣。化气急则土所应之镇星,与金所应之太白星,皆上应于天,二星既应,凡苍色之物,皆主早凋,不可见金愈旺,则木愈衰,土亦为之无制乎?

⑨孟景春等《黄帝内经素问译释》草木再荣:王冰"金气抑木,故夏秋始荣"。苍早:苍,苍老的意思。苍早,是说草木很早就凋谢了。

如遇阳明司天,金气抑木,木气失却了应有的生气,草木在夏秋再变繁荣,所以开花结实的过程非常急促,很早就凋谢,在天上应金、土二星光明。

⑩任廷革《任应秋讲〈黄帝内经〉(素问)》此句未具体注释,总体概括此段为:(提要)言五运不及的病变。

⑪张灿玾等《黄帝内经素问校释》上临阳明:指丁卯丁酉阳明司天之年,丁年木运不及,阳明司天,其气为金,乃司天克中运,谓之"天刑"。新校正云:"按不及五化,独纪木上临阳明,土上临厥阴,水上临太阴,不纪木上临厥阴,土上临太阴,金上临阳明者,经之旨各记其甚者也。故于太过运中,只言火临火,水临水。此不及运中,只言木临金,土临木,水临土。故不言厥阴临木,太阴临土,阳明临金也。"草木再荣:王冰注"金气抑木,故秋夏始荣"。上应太白、镇星:王冰注"金气胜木,天应同之,故太白之见,光芒明盛……木少金胜,天气应之,故镇星、太白,润而明也"。苍早:王冰注"苍色之物,又早凋落,木少金乘故也"。

若遇到丁卯、丁酉阳明司天之年,阳明司天,燥金主令,木之生气不得施政,至夏秋主气火土得旺的季节,草木开始繁荣,因而开花结实的时间也很急迫,金气抑木,土不受制,上则应于太白与镇星光强,主草木及早凋落。

⑫方药中等《黄帝内经素问运气七篇讲解》[上临阳明]"上",指司天之气。"上临阳明",即司天之气为阳明燥金。"生气失政",即生长之气失去作用。全句意即"岁木不及"之年,由于"燥乃大行",生长之气本来就很差了,如果再逢阳明燥金司天,那就会燥上加燥,凉上加凉,生长之气就更加衰退。六十年中"岁木不及"而又逢阳明燥金司天者有丁卯、丁酉两年。

[草木再荣,化气乃急]"草木再荣",指草木再度生长。"化气",指"土气"。"化气乃急",就是说"岁木不及"之年,因气候偏凉,草木在春夏生长不好。由于"土气"主"化",因此,只有到土气主时的时候,才有可能较好生长。六气六步之中,四之气为"太阴湿土"。这就是说,在这种年份只有到了四之气,亦即到了大暑以后,秋分以前这一段时间才能较好地生长。这也就是前文所说的"草木晚荣"之意。

[其主苍早]"苍",指青色,此指草木生长情况。"苍早",指早死。王冰注云:"苍色之物,又早凋落,木少金乘故也。""其主苍早"一句,意即"岁木不及"之年,草木一方面"晚荣",一方面又早凋。质言之,就是由于"燥乃大行",即由于天气偏凉的原因,草木晚荣早凋,生长期短,所以生长不好。

⑬王洪图等《黄帝内经素问白话解》如果是丁卯、丁酉年,又逢阳明燥金司天,那么燥气会更盛,致使木之生气不能发挥正常的作用。同时,由于木虚不能制约土气,而土气兴起,致使草木再度繁荣。由于草木繁茂得晚,因而开花、结果、成熟的过程急速。金气与土气偏盛,与此相应,天上的金星、土星也显得明亮。

⑭郭霭春《黄帝内经素问白话解》上临阳明:阳明司天,丁卯、丁酉之年。生气失政:木气(春生之气)不能正常主持政令。

如遇阳明司天,木气不能行其政令,土气兴起,草木再度茂盛,于是生化之气就显得峻急而谷类也就不易结实了。因为燥、土二气俱盛,所以天的金星、土星俱明。

(6)复则炎暑流火,湿性燥,柔脆草木焦槁,下体再生,华实齐化。病寒热,疮疡,痎胗,痈痤。上应荧惑、太白,其谷白坚。

①王冰《黄帝内经素问》火气复金,夏生大热,故万物湿性,时变为燥。流火烁物,故柔脆草木及蔓延之类,皆上干死而下体再生。若辛热之草,死不再生也。小热者死少,大热者死多,火大复已,土气间至,则凉雨降,其酸苦甘咸性寒之物,乃再发生,新开之与先结者,齐承化而成熟。火复其金,太白减曜,荧惑上应,则益光芒,加其宿属,则皆灾也。以火反复,故曰白坚之谷,秀而不实。

②马莳《黄帝内经素问注证发微》至于火气复金,则炎暑流火,凡湿性之物反燥,柔脆之草木上体焦槁,下体再生,其间先开先结者,齐承化而成熟。为民病者,当为寒热,为疮疡,为痎胗,为痛,为痤,皆火证也。其在上所应之星,当在荧惑与太白星,火复其金,荧惑光芒,太白减曜也。其谷色白而坚,秀而不实也。

③张介宾《类经》复者,子为其母而报复也。木衰金亢,火则复之,故为炎暑流

火而湿性之物皆燥,柔脆草木皆枝叶焦枯,下体复生。其生既迟,则旋花旋实,是谓齐化。火气反甚,故其为病如此。其应于星,则荧惑光芒,太白减曜,而宿属为灾。其应于谷,则白坚属金,秀而不实也。〔按〕太过不及之年皆有胜复。脆音翠。痱音肺。胕,疹同。痤,才何切。

④张志聪《黄帝内经集注》脆,音翠。痱,音肺。胕,疹同。痤,才何切。复者,母郁而子复也。火,大火。流,下也。夏秋之交,大火西流,暑热铄金矣。长夏湿土主气,因暑热而湿性反燥,故万物柔脆,草木焦槁。火主长气,故下体再生。夫夏主华而秋主成实,火制其金,是以华实齐化。寒热疮疡痱胕,皆暑热病也。上应荧惑增光,太白减耀。其谷白坚,坚,实也。盖秋主收成,因火制之故早实也。

⑤高士宗《黄帝素问直解》复,母郁子复也,如金盛木郁,而木之子火又克其金,故复则炎暑流火,火气盛矣。湿性燥,燥万物者,莫熯乎火矣。柔脆,金不坚矣,草木焦槁将自焚矣。下体再生,华实齐化,言下体得以再生,华实齐归制化之义。如火盛金衰,而火之子土又生其金,亦制则生化也。病寒热疮疡,痱疹痱痤,火气郁于皮毛也。火盛而制化生,今故上应荧惑太白星,制化生金,故其谷白坚。

⑥黄元御《黄元御医书全集》金胜木贼,则热火来复,草木焦槁,下体再生,根萌重发也。火胜金负,则荧惑光芒,太白暗淡,后文仿此。金色白而性坚,故其谷白坚。

⑦张琦《素问释义》此句未具体注释,总体概括此段为:不及五化,具《五常政论》中。此文辞意错杂鄙浅,注家委曲迁就,殊无当也。如其谷苍、其主苍早、化气乃急,湿性燥、脾土受邪等语,都有讹误。

⑧高亿《黄帝内经素问详注直讲全集》〔批〕此举金气乘木,火气来复之故,而详其良病物变星应也。

〔注〕复者,子为母复气也,木受金克,火复母气。凡阳年有胜无复,故止言胜气,阴年有胜,必有复,故前节言胜,此则言复。复则热甚,火胜则金衰,金衰则木乘土,故土湿之性,变木气也。柔脆者,柔脆之物。病寒热,金火之气分争也,疮痱痱痤,皆热气也。金胜火复,故应荧惑太白也。谷白坚者,从金气化生,早谷实。

〔讲〕独是金为木之仇,火为木之子,金胜克木,则火必为之复仇矣。至于火气复金,炎暑流火,凡湿性之物必反燥矣,柔脆之草木,必为之焦槁矣。然上体虽见焦槁,下体犹能再生。凡其间之先开花,先结实者,亦齐承化而皆熟矣。物之感其气者如此,至于人之为病,当此金火分争之候,或病寒热往来,或病疮疡腰溃,或因热气沸腾,燥气固蔽,积而为痱胕痱痤等证,人之为患如此。至若验之天星,则上应主火之荧惑,主金之太白焉。征之于谷,则色白而坚,秀而不实也。

⑨孟景春等《黄帝内经素问译释》复:抑之太过,必起反应,古人称为"复"。复有报复之义,子为其母而报复。例如本节,金气抑木,木能生火,所以它的反应是"炎暑流火"等。下体再生:从根部重新生长。华(huā 花)实齐化:就是开花结实同时并现。华,同"花"。白坚:张介宾"白坚属金,秀而不实也"。

金气抑木,木起反应而生火,于是就会炎热如火,湿润的变为干燥,柔嫩脆弱的变为干枯焦槁,枝叶从根部重新生长,开花结实并见。在人体则炎热之气郁于皮毛,多病寒热、疮疡、痱疹、痈痤。在天上应金、火二星,在五谷则外强中干,秀而不实。

⑩任廷革《任应秋讲〈黄帝内经〉(素问)》此句未具体注释,总体概括此段为:(提要)言五运不及的病变。

⑪张灿玾等《黄帝内经素问校释》复:指复气。复有报复或复仇之义。凡本气不及,则己所不胜之气侮而乘之,己所生之气,又将复之,故称复气。如木运不及则金气侮而乘之,木能生火,故火气又将复之,故火气即为木运不及之复气。湿性燥:王冰注"火气复金,夏生大热,故万物湿性,时变为燥"。此指湿性之物变而为燥。下体再生:指柔脆之草木,上部干枯,下部又重新生长。上应荧惑、太白:王冰注"火复其金,太白减曜,荧惑上应,则益光芒"。其谷白坚:王冰注"白坚之谷,秀而不实"。白坚,指白色而坚实的谷类。

金气盛极必衰,衰则木所生之火气来复,复则炎暑火热之气流行,湿气受热而干燥,柔软脆弱的草木枝叶焦干枯槁,需自根部重新生长,因而有开花结实并见的现象。人们易患寒热,疮疡、痱、疹、痈、痤等病。在上则应于荧惑星强,太白星光弱,在五谷则应于白色而坚实的谷类秀而不实。

⑫方药中等《黄帝内经素问运气七篇讲解》[复则炎暑流火,湿性燥,柔脆草木焦槁]"岁木不及"之年,"燥乃大行",金气来乘。金气偏胜,火气就要来复。这就是说如果气候太凉,由于气候自调的作用,反而可以出现炎热的现象。这就是原文所谓的"复则炎暑流火"。"湿",指潮湿。"燥",指干燥。"湿性燥",指气候炎热时,草木水分不足出现干枯的现象。所以下文接着提出:"柔脆草木焦枯。"于此可见,"复",虽说为自然气候本身的一种自稳调节现象,但是由于复本身也是一种特殊变化,因此在"复"的过程中,也就常常可以由于矫枉过正的原因而出现新的灾变,《至真要大论》中所谓的"复而反病",就是指此而言。

[下体再生,华实齐化]"下体",指草木根部。"华",同花,指开花;"实",指果实。"下体再生",指草木从根部重新生长。"华实齐化",指开花结果同时出现。这就是说,在"岁木不及"之年,虽然在夏季炎热季节中也可以再出现生长现象,但是由于生长得晚,所以也生长不好。这也就是前面所说的在"岁木不及"之年里,草木生长常常是"晚荣早凋"的原因。

[病寒热,疮疡,痱胗,痈痤]以上所述均系中医病名。"寒热",指发热恶寒的病,可能指疟疾。"疮疡",指皮肤生疮或皮肤溃疡。"痱",为"疿"的异体字;"痱胗",指皮肤发疹性疾病。"痈",指肿疡,即疮疡红肿高起,焮然疼痛,周围界限清楚者。"痤",即痤疮。以上是指火气来复时,亦即由于反常的炎热气候所引起心的疾病。

[其谷白坚]"白",指白色;"坚",指坚硬。例如稻类谷物,即属白坚谷物。白坚

谷物在五行归类中属金。这里是指在火气来复中,由于金受火刑,所以白坚之谷不能正常生长。

⑬王洪图等《黄帝内经素问白话解》复:指复气。复有报复或报仇之义。凡本气不及,则己所不胜之气侮而乘之,己所生之气,又将复之,故称复气。下体再生,即从根部重新生长。

木气不及,金气偏盛,所以属于木气的青色植物,会过早地凋落。金气太盛,就会有火气来制约报复它,那么就将出现炎热的暑气流行,湿润的万物变得干燥,软弱柔脆的草木枝叶因而枯焦,但是又从根部重新长出叶子。于是一边开花,一边结果,在短促的时间内一齐完成全部生化过程。在人体中,多患发热恶寒、疮疡、痱、疹、痈、痤等病证。与此相应,天上的火星分外明亮,而金星变得昏暗。五谷也因金气受到制约,而不能成熟。

⑭郭霭春《黄帝内经素问白话解》复:复气,有报复之义。下体再生:从根部重新生长。华实齐化:开花和结实同时并见。其谷白坚白色而坚硬,乃不成熟的谷物。

木气受克制,则其子气(火气)来复,那么就会炎热如火,万物湿润的变为干燥,柔嫩脆弱的草木也都焦枯,枝叶从根部重新生长,以达到花实并见。在人体多患寒热、疮疡、痱疹、痈痤等疾病。与此相应,天上的火星、金星俱明,而五谷却因火气制金,不能成熟。

(7) 白露早降,收杀气行,寒雨害物,虫食甘黄,脾土受邪。

①王冰《黄帝内经素问》阳明上临,金自用事,故白露早降。寒凉大至,则收杀气行。以太阳居土湿之位,寒湿相合,故寒雨害物,少于成实。金行伐木,假途于土,子居母内,虫之象也。故甘物黄物,虫蠹食之。

②马莳《黄帝内经素问注证发微》然阳明上临,金自用事,故白露早降,寒凉大至,则收杀气行,寒雨害物,少于成实;凡甘物黄物虫皆食之,以甘黄皆属土,而在人则为脾土受邪也。盖金行伐木,假途于土,子居母内,虫之象也,故甘黄之物,虫蠹食之。

③张介宾《类经》阳明上临,金气清肃,故为白露蚤降,收杀气行,寒雨害物。然金胜者火必衰,火衰者土必弱,故虫食味甘色黄之物,以甘黄皆属土,而阴气蚀之,故虫生焉。观晒能除蛀,则虫为阴物可知。故其在人,又当脾土受邪也。

④张志聪《黄帝内经集注》此复论上临阳明之岁,金气用事,故至夏秋之交白露早降,收杀气行,而火复在后也。盖不及之岁,所胜之气妄行,而反自虚其位,故复气得以胜之,今上临阳明,金气原盛,金气盛则金之子气亦能胜火,木之子欲复之而金之子能胜之,是以赤气后化也。寒雨,寒水之气,金之子也。长气后发而收藏之令早行,故万物为之贼害,而其谷不成也。虫感雨湿之气而生,夏秋之交土气用事,而反为寒雨所胜,是以虫食甘黄而脾土受邪也。

⑤高士宗《黄帝素问直解》金气胜故白露早降,收杀气行而寒雨害物,寒雨害

物则生虫,故虫食甘黄,虫食甘黄则脾土受邪,此金刑其木,寒雨生虫而害物也。

⑥黄元御《黄元御医书全集》此句未具体注释。

⑦张琦《素问释义》此句未具体注释,总体概括此段为:不及五化,具《五常政论》中。此文辞意错杂鄙浅,注家委曲迁就,殊无当也。如其谷苍、其主苍早、化气乃急、湿性燥、脾土受邪等语,都有讹误。

⑧高亿《黄帝内经素问详注直讲全集》〔注〕白露早降,应秋时气胜也。寒雨害物,岁中土气至也。火复则金受制,木无所畏矣。然其不及之气郁而为虫。食甘黄者,木虫食土食。脾受邪也。

〔讲〕考之白露,则寒凉大至,为之湛然早降矣。征之其气,则一派清肃,而收杀之气行,寒雨为之害物矣。推之不及之气,郁而为虫者,则必食其土食,脾土为之受邪矣。

⑨孟景春等《黄帝内经素问译释》白霜提早下降,秋收肃杀之气流行,寒雨非时,损害万物,味甘色黄之物多生虫蛀,所以稻谷没有收获。

⑩任廷革《任应秋讲〈黄帝内经〉〈素问〉》此句未具体注释,总体概括此段为:(提要)言五运不及的病变。

⑪张灿玾等《黄帝内经素问校释》当金气旺时,则白露提早降下,收敛肃杀之气得行,寒凉的雨水损害万物,虫类喜食味甘色黄之物,脾土乃受邪气。

⑫方药中等《黄帝内经素问运气七篇讲解》此一小节是小结"岁木不及"之年的自然气候特点,生物生长特点以及人体疾病的特点。"白露早降,收杀气行"两句,指本年春天应温不温,春行秋令,气候偏凉。"寒雨害物"一句,指因为气候偏凉,所以就影响生物的正常萌芽生长。"虫食甘黄"一句中的"甘黄",指农作物,意即"岁木不及"之年,土来反侮,亦即天气偏凉时,雨水较多,农作物由于潮湿而容易生虫。"脾土受邪"一句,指"岁木不及"之年,影响到肝气不及,疏泄失职,脾的运化作用也因之失职,因而在这一年中也会发生脾病、湿病。

⑬王洪图等《黄帝内经素问白话解》上述阳明司天之年,金气偏盛,所以白露提前下降,收敛之气流行,寒雨连绵不断,损害万物。味甘色黄的谷物,遭到虫害。遭到虫害。在人体中,脾土受到损害。

⑭郭霭春《黄帝内经素问白话解》白露则提前下降,肃杀之气流行,寒雨非时,损害万物,甘黄的谷物为虫所食。在人则脾土受邪。

(8)赤气后化,心气晚治,上胜肺金,白气乃屈,其谷不成,咳而鼽。上应荧惑、太白星。

①王冰《黄帝内经素问》清气先胜,热气后复,复已乃胜,故火赤之气后生化也。赤后化,谓草木赤华及赤实者,皆后时而再荣秀也。其五藏则心气晚王,胜于肺,心胜于肺,则金之白气乃屈退也。金谷,稻也。鼽,鼻中水出也。金为火胜,天象应同,故太白芒减,荧惑益明。

②马莳《黄帝内经素问注证发微》清气先胜,热气后复,复已乃胜,故赤气后时

而生化,凡草木赤华赤实,皆后时而再荣秀也。在人则心气晚旺,方能胜于肺金,则金之白气乃屈而退也。其金之谷则不成。其民病为咳、为鼽,皆肺病也。其在上所应之星,则荧惑与太白星,其荧惑则益明,而太白则芒减也。

③张介宾《类经》若金胜不已(编者按:此处应为"已")而火复之,则赤气之物后时而化,而人之心火晚盛,上克肺金,凡白色属金之物,其气乃屈也。金谷,稻也。鼽,鼻塞也。其上应于星,则当荧惑明,太白暗,而灾有所属也。王氏(王冰)曰:金行伐木,假途于土,子居母内,虫之象也,故甘物黄物,虫蠹食之。鼽音求。

④张志聪《黄帝内经集注》肺开窍于鼻,故咳而鼽。鼽者,鼻流清涕也。上应荧惑复耀,太白减明。张玉师曰:阳明燥金司天,则少阴君火主终之气,故赤气后化,而白气始屈也。其谷不成,当与其谷白坚对看。盖火主长气,金主收成。上节火制其金,是以华实齐化,其谷坚成,此收杀气盛,寒雨早行,而长气后发,四时失序,故其谷不成也。如云其谷苍,其谷白坚,其谷丹,其谷龄,其谷坚芒,其谷秬,其主龄谷,皆当在成物上论。如云其谷不成,玄谷不成,苍谷乃损,秀而不实,其谷不登,斯在败上论也。

⑤高士宗《黄帝素问直解》炎暑流火乃母郁子复,其气后至故赤气后化。心气晚治,子复母仇,故上胜肺金,火盛金衰故白气乃屈,而其谷不成。其在于人,则肺咳而鼻鼽。赤气后化了火也,白露早降,金也,故上应荧惑太白星。此岁木不及而有岁交之变也。

⑥黄元御《黄元御医书全集》火胜金负,则荧惑光芒,太白暗淡,后文仿此。

⑦张琦《素问释义》此句未具体注释,总体概括此段为:不及五化,具《五常政论》中。此文辞意错杂鄙浅,注家委曲迁就,殊无当也。如其谷苍、其主苍早、化气乃急,湿性燥、脾土受邪等语,都有讹误。

⑧高亿《黄帝内经素问详注直讲全集》〔注〕赤气后化,火复气至,而化始成也。火甚则金屈,故晚谷不成。咳而鼽者,肺金病也。火复于金,故应金火二星。〔讲〕所以赤气后时而化生,心气迟旺而晚治。心气以治,则火能胜金,上胜肺金,白气为之乃屈矣,故其时之谷,不能成实。其时之病,多咳而鼽,其时之星,上应荧惑太白焉。

⑨孟景春等《黄帝内经素问译释》在人则脾土先受其邪,火气后起,所以心气亦继之亢盛,火气克金,金气乃得抑制,所以其谷物不能成熟,在疾病是咳嗽鼻塞。在天上应金星与火星。

⑩任廷革《任应秋讲〈黄帝内经〉(素问)》此句未具体注释,总体概括此段为:(提要)言五运不及的病变。

⑪张灿玾等《黄帝内经素问校释》赤气:此指火气。屈:《说文》"曲也",《正字通》"凡曲而不伸者,皆曰屈",在此有退缩而不得伸张之义。

因火气当金衰之后得化,所以心火之气晚治,火气复则胜肺金,因而金气退缩,使稻谷不得成熟,人们易患咳嗽鼻塞之病,上则应于荧惑星光强,太白星光弱。

⑫方药中等《黄帝内经素问运气七篇讲解》[赤气后化,心气晚治,上胜肺金,白气乃屈,其谷不成,咳而衄]此一小节是小结"岁木不及"之年,由于"燥乃大行",火气来复时所出现的物化反常现象和人体病变情况。"赤气后化,心气晚治"两句,指这一年的后半年可以出现炎热现象。"上胜肺金,白气乃屈,其谷不成"三句,指天气由偏于寒凉而转为炎热。"白气",指清凉之气;"乃屈",指清凉之气消退而变为炎热。"其谷不成"句中之"谷",即前述白坚之谷。这是说天气的异常变化使秋天应收的谷物不能正常成熟。"咳而衄"一语中的"咳",指咳嗽;"衄",指鼻衄,亦即鼻出血。咳嗽和鼻衄,均属肺的疾病。这就是说在炎热气候中,由于火胜可以刑金,因此人体也就会出现肺的病变。

⑬王洪图等《黄帝内经素问白话解》金气太盛,就会有火气来制约报复它,于是属于火的赤色植物,生化的时间较晚,而人的心火旺盛时间也较晚。火气虽是复气,但仍可制约金气,于是使属于金的白色植物受到抑制,谷物也不能成熟。在人体中,会出现咳嗽、流鼻涕等肺脏的病证。与此相应,天上的火星明亮,而金星昏暗。

⑭郭霭春《黄帝内经素问白话解》赤气:指火气。白气:指金气。

火气后起,心气虽然旺起较迟,但等到火能胜金的时候,金气就会受到抑制,谷物不能成熟。在人体会出现咳嗽,流鼻涕等症状。与此相应,天上的火星、金星光明。

第九解

(一) 内经原文

岁火不及,寒乃大行,长政不用,物荣而下。凝惨而甚,则阳气不化,乃折荣美,上应辰星。民病胸中痛,胁支满,两胁痛,膺背肩胛间及两臂内痛,郁冒朦昧,心痛**暴瘖**[注],胸腹大,胁下与腰背相引而痛,甚则屈不能伸,髋髀如别。上应荧惑、辰星,其谷丹。复则埃郁,大雨且至,黑气乃辱,病**鹜溏**,腹满,食饮不下,寒中,肠鸣,泄注,腹痛,暴挛痿痹,足不任身。上应镇星、辰星。玄谷不成。

[注]瘖:郭霭春《黄帝内经素问校注》、方药中等《黄帝内经素问运气七篇讲解》、孟景春等《黄帝内经素问译释》、人民卫生出版社影印顾从德本《黄帝内经素问》此处为"瘖";张灿玾等《黄帝内经素问校释》此处为"喑"。"瘖"同"喑"。

(二) 字词注释

(1) 暴瘖

①王冰《黄帝内经素问》此词未具体注释。

②马莳《黄帝内经素问注证发微》暴瘖。

③张介宾《类经》此词未具体注释。

④张志聪《黄帝内经集注》心主言,故暴喑也。

⑤高士宗《黄帝素问直解》暴瘖。

⑥黄元御《黄元御医书全集》此词未具体注释。

⑦张琦《素问释义》此词未具体注释。

⑧高亿《黄帝内经素问详注直讲全集》〔注〕喑,晻然无声也;〔讲〕猝然无声而喑。

⑨孟景春等《黄帝内经素问译释》突然失音。

⑩任廷革《任应秋讲〈黄帝内经〉(素问)》此词未具体注释。

⑪张灿玾等《黄帝内经素问校释》突然失喑。

⑫方药中等《黄帝内经素问运气七篇讲解》指突然不能言语,多属心病。

⑬王洪图等《黄帝内经素问白话解》此词未具体注释。

⑭郭霭春《黄帝内经素问白话解》突然失音。

(2)鹜溏

①王冰《黄帝内经素问》鹜,鸭也。

②马莳《黄帝内经素问注证发微》鹜溏,鸭曰鹜,鹜之后必溏。

③张介宾《类经》鹜,鸭也。言如鸭粪清稀,寒湿所致也。

④张志聪《黄帝内经集注》鹜溏。

⑤高士宗《黄帝素问直解》鹜溏。

⑥黄元御《黄元御医书全集》鹜溏,大便泄利,溏如鸭粪也。

⑦张琦《素问释义》此词未具体注释。

⑧高亿《黄帝内经素问详注直讲全集》〔注〕鹜,鸭也,鸭之粪必溏;〔讲〕泄下如鸭粪而鹜溏。

⑨孟景春等《黄帝内经素问译释》时时溏泄。

⑩任廷革《任应秋讲〈黄帝内经〉(素问)》此词未具体注释。

⑪张灿玾等《黄帝内经素问校释》大便泄如鸭溏。鹜,鸭子。

⑫方药中等《黄帝内经素问运气七篇讲解》"鹜",就是鸭;"溏",指大便不成形。鸭的大便常不成形,因此,人的大便不成形者,一般叫"鹜溏"。

⑬王洪图等《黄帝内经素问白话解》大便溏泄。

⑭郭霭春《黄帝内经素问白话解》便如鸭粪样清稀。"鹜",鸭子。

(三)语句阐述

(1)岁火不及,寒乃大行,长政不用,物荣而下。

①王冰《黄帝内经素问》火少水胜,故寒乃大行。长政不用,则物容卑下。

②马莳《黄帝内经素问注证发微》岁之火气不及,则水来克火,而寒乃大行。长政者,火气也。此则长政不行,而物之荣者,特荣于下而不发于上。

③张介宾《类经》六癸岁也。火不及而水乘之,故寒乃大行。长政不用,则物不能茂盛于上,而但荣于下。

④张志聪《黄帝内经集注》岁火不及,水反胜之,故寒乃大行而长政不用也。夫万物得长气而荣美,夏长之气被寒折于上,故物荣而下。

⑤高士宗《黄帝素问直解》岁火不及,则寒水之气乘而侮之,故寒乃大行。长

政,火政也,长政不用,火气衰也。物荣不下,业不长也。

⑥黄元御《黄元御医书全集》热火不及,则寒水乘之,故长政不用,物荣而下(下谓零落)。

⑦张琦《素问释义》此句未具体注释。

⑧高亿《黄帝内经素问详注直讲全集》〔批〕此举火运不及,水,气相乘,而详其民病物变星应也。

〔注〕岁火不及,水必乘之。长政者,夏政也。

〔讲〕如六癸之年,火不及则水乘之,水主寒气,故寒大行也。火主长政,故长不用也。

⑨孟景春等《黄帝内经素问译释》物荣而下:指植物长势繁荣,但不是向上,而是低垂向下。

火运不及,寒气就旺盛,夏天生长之气不能发挥作用,万物就缺乏向上茂盛的力量。

⑩任廷革《任应秋讲〈黄帝内经〉(素问)》此句未具体注释,总体概括此段为:(提要)言五运不及的病变。

⑪张灿玾等《黄帝内经素问校释》物荣而下:植物长势,不是繁荣向上,而是低垂向下。王冰注:"长政不用则物容卑下。"

火运不及之年,水之寒气反而大行,火运的长气不得为用,植物生长低垂而不繁荣。

⑫方药中等《黄帝内经素问运气七篇讲解》[岁火不及]"岁火不及",指火运不及之年。凡是年干属于火运而且在天干排列顺序上是双数,即阴干的年份,就是火运不及之年。以癸酉年为例,癸酉年的年干是癸,戊癸化火,凡是逢癸之年都是火运。癸在十天干排列顺序上属于双数,为阴干,阴干属不及,因此癸酉年从大运来说便是岁火不及之年。六十年中属于岁火不及之年共六年,即:癸酉、癸未、癸巳、癸卯、癸丑、癸亥六年。

[寒乃大行,长政不用]"寒",指寒冷。"寒乃大行",指"岁火不及"之年,在气候上偏于寒冷。"长",指万物的生长。从自然气候来讲,夏属火;从生长化收藏来看,"长因夏",夏主长。"长政不用",意即火不及则不能发挥其使万物正常生长的作用。为什么"岁火不及"之年会"寒乃大行,长政不用"呢?这是因为自然界气候变化上,寒和热是相对的,热不足就必然是寒有余,应热不热必然是意味着相对的寒冷。用五行概念来说,热属火,寒属水。"其不及,则己所不胜侮而乘之","火不及",水就来乘,所以"岁火不及"之年,就必然是"寒乃大行,长政不用"。"物荣",指万物欣欣向荣,"物荣而下",指"岁火不及"之年,由于气候比较寒冷,因此万物生长受到影响而不能欣欣向荣,亦即前述"长政不用"之意。

⑬王洪图等《黄帝内经素问白话解》癸酉、癸未、癸巳、癸卯、癸丑、癸亥年,癸为阴干,属于火运,所以这六年火运不及。火运不及,它所不胜的寒水之气,就会大

规模流行。由于火气不能发挥长的作用,植物就会由繁茂走向凋零。

⑭郭霭春《黄帝内经素问白话解》物荣而下:植物由繁荣趋向衰落。

岁火之气不及,寒气就会大规模流行。夏天生长之气不能行其政令,植物就会由茂盛走向零落。

(2)凝惨而甚,则阳气不化,乃折荣美,上应辰星。

①王冰《黄帝内经素问》火气即少,水气洪盛,天象出见,辰星益明。

②马莳《黄帝内经素问注证发微》至于凝惨已甚,则荣美乃折,其辰星之上应当益明也。

③张介宾《类经》凝惨阳衰,则荣美乃折。其上应天象,辰星当明。

④张志聪《黄帝内经集注》凝惨,阴寒之气也。太阳之气生于寒水之中,如凝惨太甚,则阳气不生化矣。万物得阳气而荣,阳气不化,而荣美乃折矣。上句言寒胜于上,则长气不能上荣。下句言寒凝于下,则阳气不能施化于上。水气胜当上应辰星增耀。

⑤高士宗《黄帝素问直解》凝惨而甚,阴寒极也。水盛火衰,则阳气不化,乃折荣美,折犹抑也。水气胜,故上应辰星。

⑥黄元御《黄元御医书全集》水刑火败,故阳光不治,乃折荣美。

⑦张琦《素问释义》此句未具体注释。

⑧高亿《黄帝内经素问详注直讲全集》〔注〕下,物落而下也。阴盛阳衰,荣美乃折,是水胜而辰星上应也。

〔讲〕阴盛阳衰,将见万物之已荣者,于是落而下。阴气之已凝着,于是惨而甚。至此则阳气不化,荣美之物,皆摧折矣。故验之天星,辰星亦明。

⑨孟景春等《黄帝内经素问译释》凝惨:形容严寒时的凝滞萧条景象。

阴寒凝滞之气过盛,则阳气不能生化,繁荣美丽的生机就受到摧折,在天上应水星光明。

⑩任廷革《任应秋讲〈黄帝内经〉(素问)》此句未具体注释,总体概括此段为:(提要)言五运不及的病变。

⑪张灿玾等《黄帝内经素问校释》惨:此为寒冷的意思。《文选·张衡赋》"在阴时则惨","惨"作"寒"解。折:伤害的意思。

严寒之气过甚则阳气不能化育,生物的荣华美貌受到伤害,上则应于辰星光强。

⑫方药中等《黄帝内经素问运气七篇讲解》"凝惨",指寒冷时生机好像停止而呈现萧索阴惨的景象。"阳气不化",指阳气不足,所以不能化生万物。"凝惨而甚,则阳气不化,乃折荣美"一句,是解释为什么在气候寒冷时,万物就不能较好生长的原因。

⑬王洪图等《黄帝内经素问白话解》阴寒之气过盛,阳气不能敷布,于是万物的繁茂就会被摧毁了。与此相应,天上的水星分外明亮。

⑭郭霭春《黄帝内经素问白话解》惨：寒冷。折：摧残、伤害。

寒凉之气过甚，则阳气不能生化，因而万物的荣美也就被摧残了。与此相应，天上的水星光明。

（3）民病胸中痛，胁支满，两胁痛，膺背肩胛间及两臂内痛，郁冒朦昧，心痛暴瘖，胸腹大，胁下与腰背相引而痛，甚则屈不能伸，髋髀如别。上应荧惑、辰星，其谷丹。

①王冰《黄帝内经素问》（〔新校正云〕详此证与火太过甚则反病之状同，傍见《藏气法时论》。）〔〔新校正云〕按《藏气法时论》云：心虚则胸腹大，胁下与腰背（今《藏气法时论》无"背"字，《脉经》有。守）相引而痛。〕诸癸岁也。患，以其脉行于是也。火气不行，寒气禁固，髓髀如别，屈不得伸。水行乘火，故焚惑芒减，丹谷不成，辰星临其宿属之分，则皆灾也。

②马莳《黄帝内经素问注证发微》为民病者，为胸中痛，为胁支满，为两胁痛，为膺背肩胛间及两臂内痛，为郁冒朦昧，为心痛，为暴瘖，为胸腹大，胁下与腰背相引而痛，《脏气法时论》云：心虚则胸腹大，胁下与腰背相引而痛。甚则腰背屈不能伸，凡为髋髀之所与大体似别，此皆心受水抑，故诸病有如是也。其上应者，当荧惑芒减，辰星益明，水盛火衰也。其丹谷不成，亦水胜火也。

③张介宾《类经》冒，若有所蔽也。一曰目无所见也。火不足则阴邪盛而心气伤，故为此诸病，皆手心主及心经所行之处。二经虽不行背，然心在膈上，为背之阳藏，故痛连腰背也。《藏气法时论》曰：心虚则胸腹大，胁下与腰相引而痛。甚至阴寒凝滞，阳气不行，故为是病。髋髀，臀股之间也。如别，若有所别而不为用也。水行乘火，则焚惑无光，辰星增曜，宿属为灾，丹色之谷，应其气而不成也。

④张志聪《黄帝内经集注》岁火不及，六癸岁也。火运不及，寒乃胜之，则阳气不能施化，故为此诸痛。所谓寒胜为痛痹也。郁冒朦昧，寒湿之气冒明也。水寒乘心，故心痛。心主言，故暴喑也。夫太阳主诸阳之气，生于寒水之中，寒淫太甚，则生阳自虚，屈不能伸者，其病在筋，太阳主筋，阳气虚不能养筋故也。太阳气之为病，腰似折，髀不可以曲，腘如结，踹如别，是为踝厥。上应荧惑失色，辰星倍明。火受其制，故其谷丹。

⑤高士宗《黄帝素问直解》民病胸中痛，胁支满两肋痛，膺背肩胛间及两臂内痛，皆心主色络之病也。上文岁火太过，此岁火不及，其病相同。郁冒朦昧，水制共火，湿热病也。心痛暴瘖，心气寒而不舒也。胸腹大，火气虚而水逆也，胁下与膺背相引而痛，甚则屈不能伸，髋髀如别，乃骨之大会不得君火之游行也。水火皆病，阴阳互陈，故上应荧惑辰星。丹，火色也，火虽不及，始屈终复，故谷之成熟，其色则丹复。

⑥黄元御《黄元御医书全集》寒水凌心，心脏受伤，上冲胸背，故胸背肩胛皆痛。心脉从臂内后廉走手小指，故臂内痛。足少阳化气相火，其经循胁下行，故两胁满痛。足太阳寒水之经行身之背，挟脊抵腰，寒水胜火，故胁下与腰背相引而痛。

足太阳经贯臀,循髀外,入腘中,足少阳经循髀外,出膝外廉,故髋髀如裂。

⑦张琦《素问释义》此句未具体注释。

⑧高亿《黄帝内经素问详注直讲全集》〔注〕民病胸中诸证者,皆心病也,郁冒朦昧,火气被郁,心主自病也。喑,唵然无声也。甚者,寒气太甚也。寒凝于筋,故屈不能伸。髋,两股之间也,髀股也。如别者,其痛如分开也。谷丹者,其谷色赤而不成也。

〔讲〕考之民病,或为胸中作痛,或为胁支胀满,或为两胁隐痛,或胸膺背肩胛间及两臂内,皆相与为痛。甚或火之气被郁,而为郁冒朦昧之证,或心主自病,而为疼痛难忍之证,与同猝然无声而喑,胸腹肿胀而大,胁下与腰背之间,两下牵引而痛,皆火不胜水之过也。兼阴气盛极,则寒凝于筋,腰背必为之曲屈而不能伸,髋髀必为之分解而如别列。心受水抑,所以上应之宿,一是荧惑火星,一是水精辰星也。且其时之谷,亦以水胜火,而其色变赤,惟丹而不能成实也。

⑨孟景春等《黄帝内经素问译释》髋髀如别:别,分离。髋髀如别,就是臀股之间有如分离而不能活动自如。

人们的疾病是胸中疼痛,胁部胀满,两胁疼痛,上胸部、背部、肩胛之间及两臂内侧都感疼痛,抑郁眩晕,头目不清,心痛,突然失音,胸腹肿大,胁下与腰背相互牵引而痛,甚则四肢蹉屈不能伸展,髋骨与大腿之间不能活动自如。在天上应火星失明、水星光明,赤色的谷类不能成熟。

⑩任廷革《任应秋讲〈黄帝内经〉(素问)》此句未具体注释,总体概括此段为:(提要)言五运不及的病变。

⑪张灿玾等《黄帝内经素问校释》其谷丹:赤色的谷类。丹,赤色。

人们易患胸中痛,胁下支撑胀满,两胁疼痛,膺、背、肩胛间及两臂内侧疼痛,抑郁眩冒,头目不清,心痛,突然失喑,胸腹部肿大,两胁下与腰背部相互牵引疼痛,甚则身体蜷屈不能伸展,髋部和髀部好似分开一样不相联结,上则应于荧惑星光弱,辰星光强,赤色的谷类不能成熟。

⑫方药中等《黄帝内经素问运气七篇讲解》〔民病胸中痛,胁支满,两胁痛,膺背肩胛间及两臂内痛,郁冒朦昧,心痛暴瘖,胸腹大,胁下与腰背相引而痛,甚则屈不能伸,髋髀如别〕此一小段指“岁火不及,寒乃大行”之年中,人体比较多见的临床症状。在五行归类上“火”与“心”属于一类,“寒”与“肾”属于一类。这就是说,在“岁火不及”的年份里,从人体发病脏腑来说,以心病和肾病比较多见;从证候性质来说,以寒证比较多见。“胸中”,指胸部,“膺”,也是指胸部,均是人体心的部位。胸中痛,膺背痛,说明病在心。“肩胛间”,是手太阴的循行部位。两臂内侧指手厥阴和手少阴经脉的循行部位。因此肩胛部和两臂内侧主要属心的部位。“肩胛间及两臂内痛”,也说明了病在心。“暴瘖”,指突然不能言语,多属心病。“朦昧”,指神志不清,亦多属心病。“胸腹大”常系因水邪潴留胸腹所致,多与肾病有关。“腰背”属于肾的部位,腰背痛多属肾寒所致。“髋髀如别”,意即髋部和大腿上部剧烈

疼痛好像髋部和股部要分开一样。《素问·脏气法时论》把"胸中痛,胁支满,胁下痛,鹰背肩胛间痛,两臂内痛,虚则胸腹大,胁下与腰相引而痛"均定位为"心病"。《灵枢·经脉》把"脊痛腰似折,髀不可以屈",列为足太阳膀胱经"是动病"的临床表现。膀胱与肾相表里,因此亦可定位在肾。上述症状描述归属心肾病变,与本篇所述基本相同。也就是说,"岁火不及"之年,容易出现上述心病、肾病的症状。

[其谷丹]"谷",指谷物。"丹",指红色。红色的谷物五行归类属火一类。这里是指在"岁火不及"的年份里,由于气候上应热不热,农作物因此生长不好。其中尤其是五谷之中属火的这一类谷物,例如黍类或麦类尤其生长不好。

⑬王洪图等《黄帝内经素问白话解》人们多患胸中疼痛,两胁胀满疼痛,胸膺部、背部、肩胛之间以及两臂内侧都感到疼痛,甚至可以出现筋脉屈曲不能伸展的病证。与此相应,天上的火星显得昏暗,而水星却分外明亮。与火气相应的红色谷物,也不能成熟。

⑭郭霭春《黄帝内经素问白话解》髋髀如别:"髋",坐骨。"髀",即股部。"别",裂的意思。丹:赤色。

在人们多患胸痛,胁部胀满,两胁疼痛,胸膺部、背部、肩胛之间以及两臂内侧都感疼痛,气郁上冒,视物不清,心痛,突然失音,胸腹大,胁下与腰背互相牵引而痛,甚则病势发展到屈不能伸,髋骨与股部好像裂开一样。"髋髀如别","髋",坐骨。"髀",即股部。"别",裂的意思。因为火受水气制约,所以上应天的火星失明,水星光亮,五谷不成熟而其色红。

(4)复则埃郁,大雨且至,黑气乃辱,病鹜溏,腹满,食饮不下,寒中,肠鸣,泄注,腹痛,暴挛痿痹,足不任身。上应镇星、辰星。玄谷不成。

①王冰《黄帝内经素问》埃郁云雨,土之用也。复寒之气必以湿,湿气内淫则生腹疾身重,故如是也。黑气,水气也。辱,屈辱也。鹜,鸭也。土复于水,故镇星明润,临犯宿属,则民受病灾矣。

②马莳《黄帝内经素问注证发微》至于复寒之气,则土来胜水,埃郁大雨,皆土之用也。黑气者,水气也。水气乃屈,土湿流行,亦成民病,为鹜溏,鸭曰鹜,鹜之后必溏。为腹满,为饮食不下,为寒中,为肠鸣,为泄注,为腹痛,为暴挛,为痿,为痹,为足不任身,此皆湿之为病也。其上应者,当为镇星明润,辰星减芒。至于玄色之谷,当不成耳。

③张介宾《类经》火衰水亢,土则复之,土之化湿,反侵水藏,故为腹满食不下,肠鸣泄注,痿痹足不任身等疾。黑气,水气也。辱,屈也。鹜,鸭也。言如鸭粪清稀,寒湿所致也。土复于水,故镇星明润,辰星减光,玄色之谷不成也。鹜,木、务二音。

④张志聪《黄帝内经集注》此水淫甚而土气复也。埃,土。郁,蒸也。湿土之气郁蒸于上,是以大雨且至,所谓地气生而为云为雨也。《六元正纪论》曰:太阴所至为湿生,终为注雨也。黑气,水气也。辱,下也。土气复而水气乃伏也。鹜溏腹满,

足不任身,皆寒湿之证,盖水寒太甚而又湿土复之,故为此诸病也。上应镇星增明,辰星减耀。寒湿相胜,而无燥热之化,是以玄谷不成。

⑤高士宗《黄帝素问直解》如水盛火郁,而火之子土又克水也,故复则埃郁,埃,土也,郁,蒸也。土气郁蒸则地气上升,故大雨且至。黑气,水气也,辱,下也,土制其水,故黑气乃下。病鹜溏腹满,食饮不下,寒中肠鸣,泄注腹痛,是土制其水,水气不行,病在内也。暴挛痿痹,足不任身,是土制其,水病在外也。土复水平,故上应镇星、辰星。侮反受邪,故玄谷不成。此岁火不及而有气交之变也。

⑥黄元御《黄元御医书全集》水胜火贼,则湿土来复,埃郁昏朦,大雨且至。鹜溏,大便泄利,溏如鸭粪也。

⑦张琦《素问释义》此句未具体注释。

⑧高亿《黄帝内经素问详注直讲全集》〔批〕此举水气乘火,土气来复之故,而详其民病物变星应也。

〔注〕复,土为母复也。黑气,水气也。辱,屈辱也。鹜,鸭也,鸭之粪必溏。复则湿胜脾土自病也。玄,黑色。玄谷,水谷也。

〔讲〕独是水者火之仇土者,火之子当其水胜克火之时,其土必为火复其仇焉。至于复寒之气至则土来乘水,尘埃必为之郁结,大雨必为之且至矣。由是土气用事,水之黑气必因土克而见辱矣。是以湿气流行,其民之病,必泄下如鸭粪而鹜溏,中气不运化而腹满,兼脾胃自病,而饮食不下也。甚且寒气凝中变而为肠鸣泄注腹痛等证,寒凝于筋,发而为暴挛痿痹,足不任身等证矣,凡此皆土克其水之过。故征之于星,则镇、辰同明,征之于谷,则色玄不成也。

⑨孟景春等《黄帝内经素问译释》火被水抑,火起反应则生土气来复,于是埃尘郁冒,大雨倾盆,水气受到抑制,故病见大便时时溏泄,腹中胀满,饮食不下,腹中寒冷鸣响,大便泄泻如注,腹中疼痛,两足急剧拘挛、萎缩麻木、不能行走。在天上应土星光明、水星失明。黑色之谷不能成熟。

⑩任廷革《任应秋讲〈黄帝内经〉〈素问〉》此句未具体注释,总体概括此段为:(提要)言五运不及的病变。

⑪张灿玾等《黄帝内经素问校释》黑气乃辱:水气退缩不行。辱,屈也。《左传·襄公三十年》:"使吾子辱在泥涂久矣。"在此有退缩不行的意思。鹜(wù 务)溏:大便泄如鸭溏。鹜,鸭子。玄谷:黑色的谷类。

水气盛极必衰,衰则火所生之土气来复,复则尘埃郁滞,大雨降下,水气退缩。人们易患鸭溏泄泻,腹胀满,饮食不下,腹中寒冷,肠鸣,泄下如注,腹痛,突然四肢拘挛萎软软痹,两足不能支撑身体等病,上则应于镇星光强,辰星光弱,黑色的谷类不能成熟。

⑫方药中等《黄帝内经素问运气七篇讲解》[复则埃郁,大雨且至,黑气乃辱]"复",指复气。"岁火不及"之年,由于"寒乃大行","寒"在五行中属于"水",水气偏胜,土就要来复它。原文所谓的"埃郁,大雨且至",就是土气来复的自然表现。为

什么大雨表示土气来复呢？这要从气温的高低来加以理解。因为寒而太甚，那就意味着霜雪，不下霜雪而下大雨就意味着气温的回升。"黑气"，黑在五行中属于水色，此处代表寒气。"黑气乃辱"，意即在土气来复的情况下，寒气偏胜的现象就可以自然消退而恢复正常。

[病鹜溏，腹满，食饮不下，寒中，肠鸣，泄注，腹痛，暴挛痿痹，足不任身]"鹜"，就是鸭；"溏"，指大便不成形。鸭的大便常不成形，因此，人的大便不成形者，一般叫"鹜溏"。"挛"，指痉挛拘急；"痿"，指肢体痿弱；"痹"，指肌肉关节疼痛麻木。"足不任身"，指两足不能支持身体，亦即不能站立。以上这些症状，从病变部位来说多属脾胃病；从证候性质来说，多属寒湿证。《素问·脏气法时篇》论曰："脾病者，身重善肌肉痿，足不收行，善瘈，脚下痛，虚则腹满肠鸣，飧泄食不化。"认为上述症状均属脾病。这就是说，在土气来复的过程中，人体可以因感受湿邪而出现脾胃寒湿的症状。

[玄谷不成]"玄"，有黑色之义；"玄谷"，即黑色谷物，黑为水色，因此"玄谷"指在五行归类中属于水类的谷物。"玄谷不成"，是指在"岁火不及，寒乃大行"之年，由于土气来复的原因，水类谷物，例如豆类谷物常常因此生长不好。

⑬王洪图等《黄帝内经素问白话解》寒水太盛，就会有土气来制约报复它，湿土之气郁蒸而成为云，于是有大雨不时而降。土气制约了水气，在人体中就会出现大便溏泄，腹部胀满，饮食不下，中焦寒冷，肠鸣和泻下如注，腹痛，筋脉猝然拘挛，以及痿、痹，两足不能支撑身体等病证。与此相应，天上的水星昏暗，而土星却分外明亮。与水气相应的黑色谷物，也不能成熟。

⑭郭霭春《黄帝内经素问白话解》埃郁：土湿之气上蒸为云。黑气乃辱：水气受到抑制。鹜溏：溏泄。便如鸭粪样清稀。"鹜"，鸭子。玄谷：黑色的谷类。

水气克火，则火的子气（土气）来复，于是土湿之气上蒸为云，大雨将至，水气受到抑制，在人多见大便溏泄，腹满，饮食不下，肚中寒冷，肠鸣和泻下如注，腹痛，突然拘挛、痿、痹而足不能支持身体。与此相应，天上土星光明，水星失色。黑色之谷不能成熟。

第十解

（一）内经原文

岁土不及，风乃大行，化气不令。草木茂荣，飘扬而甚，秀而不实，上应岁星。民病飧泄，霍乱，体重，腹痛，筋骨**繇复**，**肌肉膶酸**，善怒。藏气举事，蛰虫早附，咸病寒中。上应岁星、镇星，其谷黅。复则收政严峻，名木苍凋，胸胁暴痛，下引少腹，善太[注]息。虫食甘黄，气客于脾，黅谷乃减，民食少失味，苍谷乃损。上应太白、岁星。上临厥阴，流水不冰，蛰虫来见。藏气不用，白乃不复，上应岁星，民乃康。

[注]太：郭霭春《黄帝内经素问校注》此处为"大"；张灿玾等《黄帝内经素问校释》、方药中等《黄帝内经素问运气七篇讲解》、孟景春等《黄帝内经素问译释》、人民卫生出版社影印顾从德本《黄帝内经素问》此处为"太"。笔者认为此处"大"与"太"意思相同。

（二）字词注释

（1）瘛（yáo）复

①王冰《黄帝内经素问》瘛，摇也。筋骨摇动，已复常则已瘛复也。

②马莳《黄帝内经素问注证发微》瘛复。《灵枢·根结篇》有：骨瘛者，摇故也。其瘛为摇。为肌肉瞤酸，目跳曰瞤，肉痛曰痠。

③张介宾《类经》瘛复，摇动反复也。《根结篇》曰：所谓骨瘛者，摇故也。即此瘛字。

④张志聪《黄帝内经集注》瘛，摇同。《根结篇》曰：所谓骨瘛者，摇故也。

⑤高士宗《黄帝素问直解》筋骨瘛复。

⑥黄元御《黄元御医书全集》筋骨摇复，瘛与摇同。复者，动摇不已也。

⑦张琦《素问释义》此词未具体注释。

⑧高亿《黄帝内经素问详注直讲全集》〔注〕瘛复，动摇反复也；〔讲〕筋骨摇动，反复而瘛复。

⑨孟景春等《黄帝内经素问译释》动摇。

⑩任廷革《任应秋讲〈黄帝内经〉（素问）》此词未具体注释。

⑪张灿玾等《黄帝内经素问校释》吴崑注："瘛复，动摇反复也。"

⑫方药中等《黄帝内经素问运气七篇讲解》"瘛"（yáo 音摇），同摇，指摇动；"复"指反复。

⑬王洪图等《黄帝内经素问白话解》瘛：摇动的意思。摇动。

⑭郭霭春《黄帝内经素问白话解》动摇强直。

（2）肌肉瞤酸

①王冰《黄帝内经素问》此词未具体注释。

②马莳《黄帝内经素问注证发微》肌肉瞤酸，目跳曰瞤，肉痛曰痠。

③张介宾《类经》瞤，跳动也。酸，酸疼也。

④张志聪《黄帝内经集注》肌肉瞤酸。

⑤高士宗《黄帝素问直解》肌肉瞤酸。

⑥黄元御《黄元御医书全集》，动也，肝主筋，脾主肉，风木克土，故筋摇肉动。木郁于土，故作酸。

⑦张琦《素问释义》此词未具体注释。

⑧高亿《黄帝内经素问详注直讲全集》〔注〕瞤，肉动也；〔讲〕肌肉动跳，隐痛而瞤酸。

⑨孟景春等《黄帝内经素问译释》肌肉跳动酸疼。

⑩任廷革《任应秋讲〈黄帝内经〉（素问）》此词未具体注释。

⑪张灿玾等《黄帝内经素问校释》肌肉动掣酸痛。

⑫方药中等《黄帝内经素问运气七篇讲解》"肌肉瞤酸"句中之"瞤"（shùn 音顺），指瞤动。全句意即肌肉颤动酸痛。

⑬王洪图等《黄帝内经素问白话解》肌肉眴动、酸楚。

⑭郭霭春《黄帝内经素问白话解》肌肉掣动发酸。

（三）语句阐述

（1）岁土不及，风乃大行，化气不令。

①王冰《黄帝内经素问》木无德也。木气专行，故化气不令。

②马莳《黄帝内经素问注证发微》岁土之不及者，则风乃大行，而木来乘土，化气不令。盖化气者，土气也。

③张介宾《类经》六己岁也。土不及而木乘之，故风气行，化气失令。

④张志聪《黄帝内经集注》土运不及，木反胜之，故风乃大行，而土之化气不能章其政令也。

⑤高士宗《黄帝素问直解》岁土不及，则风木之气乘而侮之，故风乃大行。化气，土气也，化气不令，土气衰也。

⑥黄元御《黄元御医书全集》湿土不及，则风木乘之，故化气失令。

⑦张琦《素问释义》此句未具体注释。

⑧高亿《黄帝内经素问详注直讲全集》〔批〕此举土运不及，木气相乘之故，而详其民病物变星应也。

〔注〕岁土不及，木必乘之。荣茂飘扬而不实，风胜也。

〔讲〕六己（编者按：此处应为"己"）之年，土不及则木乘之。木主风气，土主化气，是以风气大行，化气不能司其令也。

⑨孟景春等《黄帝内经素问译释》土运不及，风气因而流行，土气失却生化之能力。

⑩任廷革《任应秋讲〈黄帝内经〉（素问）》此句未具体注释，总体概括此段为：（提要）言五运不及的病变。

⑪张灿玾等《黄帝内经素问校释》土运不及之年，木之风气反而大行，土运的化气不得施令。

⑫方药中等《黄帝内经素问运气七篇讲解》〔岁土不及〕"岁土不及"，指土运不及之年。凡是年干属于土运而且在天干排列的顺序上是双数，即阴干的年份就是土运不及之年。以己巳年为例，己巳年的年干是己，甲己化土，凡是逢己之年都是土运，己在十天干的排列顺序上属于双数即阴干，阴干属于不及，因此己巳年从大运来说便是土运不及之年。六十年中属于土运不及之年共六年，即：己巳、己卯、己丑、己亥、己酉、己未六年。

〔风乃大行，化气不令〕"风"，在气候变化上指刮风，在季节上指春，在物化现象上指生，在气温变化上指温暖。"化"，在气候变化上指下雨和潮湿，在季节上指长夏，在物化现象上指化，在气温变化上指炎热而潮湿。"令"指季节。"化气不令"，即应该下雨的季节不下雨，应该潮湿的季节不潮湿，气候变化与季节不相应。"风乃大行"，即在上述"化气不令"的情况下，长夏季节不是下雨而是多风，好像春天一样。用五行概念来说，风属木，化属土。土不及，则木来乘之。所以，"岁土不及"之年，"化气不令"就必然是"风乃大行"。

⑬王洪图等《黄帝内经素问白话解》己巳、己卯、己丑、己亥、己酉、己未年，己为阴干，属于土运，所以这六年土运不及。土运不及，它所不胜的风木之气就会大规模流行，而土气不能发挥化的作用。

⑭郭霭春《黄帝内经素问白话解》岁土之运不及，风气就大规模流行，而化气就不能行其政令。

（2）草木茂荣，飘扬而甚，秀而不实，上应岁星。

①王冰《黄帝内经素问》生气独擅，故草木茂荣。飘扬而甚，是木不以德。土气薄少，故物实不成。不实，谓秕恶也。土不及，木乘之，故岁星之见，润而明也。

②马莳《黄帝内经素问注证发微》惟化气不令，生气独擅，草木虽得茂荣，然风乃飘扬而甚，秀而不实，正以土气薄少也。其上应者，当岁星之明见耳。

③张介宾《类经》木专其政，则草木茂荣。然发生在木而成实在土，土气不充，故虽秀不实。木气上应，则岁星当明也。

④张志聪《黄帝内经集注》风主生物，土主成物，故草木虽茂荣，而多不成实也。上应岁星增光。土运不及，六己岁也。

⑤高士宗《黄帝素问直解》草木茂荣，飘扬而甚，木气盛。秀而不实，土气虚也。木气有余，故上应岁星。

⑥黄元御《黄元御医书全集》草木茂荣。水刑土败，故秀而不实。

⑦张琦《素问释义》此句未具体注释。

⑧高亿《黄帝内经素问详注直讲全集》〔注〕荣茂飘扬而不实，风胜也。
〔讲〕故当其时，草木虽得荣，却秀而不实。验之天星，则上应乎岁。

⑨孟景春等《黄帝内经素问译释》风气旺盛，则草木茂盛繁荣。生化无能，则秀而不实，在天上应木星光明。

⑩任廷革《任应秋讲〈黄帝内经〉〈素问〉》此句未具体注释，总体概括此段为：（提要）言五运不及的病变。

⑪张灿玾等《黄帝内经素问校释》草木虽然生长茂盛繁荣，但风吹飘动严重，由于缺乏土的化气，则秀而不能成实，上则应于岁星光强。

⑫方药中等《黄帝内经素问运气七篇讲解》［草木茂荣，飘扬而甚，秀而不实］这是指"岁土不及"之年里的物化现象。由于在"岁土不及"的年份里，"风乃大行"，风主生，所以草木生长还是比较茂盛的。这就是原文所谓的"草木茂荣"。但是由于风气偏胜的原因，常常因大风而将萌芽生长的草木吹坏吹散。这就是原文所谓的"飘扬而甚"。由于"化气不令"的原因，下雨很少，因此已经生长的草木也不能正常生长而成熟。这就是原文所谓的"秀而不实"。

⑬王洪图等《黄帝内经素问白话解》于是草木虽然茂盛，但仅仅是枝叶飘扬，华秀而不能结实。与此相应，天上的木星显得分外明亮。

⑭郭霭春《黄帝内经素问白话解》风木能生万物，所以草木茂盛，但因过分飘扬，虽然外秀却不能结实。与此相应，天上木星明亮。

（3）民病飧泄，霍乱，体重，腹痛，筋骨繇复，肌肉胭酸，善怒。

①王冰《黄帝内经素问》诸己岁也。风客于胃，故病如是。土气不及，水与齐化，故藏气举事，蛰虫早附于阳气之所，人皆病中寒之疾也。繇，摇也。筋骨摇动，已复常则已繇复也。

②马蒔《黄帝内经素问注证发微》凡为民病，为飧泄，为霍乱，为体重，为腹痛，为筋骨繇复，《灵枢·根结篇》有：骨繇者，摇故也。其繇为摇。为肌肉胭酸，目跳曰胭，肉痛曰痠。皆脾气不足之病也。为善怒，肝气有余也。藏气者，水气也。

③张介宾《类经》繇复，摇动反复也。《根结篇》曰：所谓骨繇者，摇故也。即此繇字。胭，跳动也。酸，酸疼也。凡此飧泄等病，皆脾弱肝强所致。

④张志聪《黄帝内经集注》胭，动也。飧泄霍乱，体重腹痛，肌肉胭酸，皆风木伤土之病。繇，摇同。《根结篇》曰：所谓骨繇者，摇故也。筋骨摇动，乃厥阴少阳之病，风木太过，故筋骨复摇而善怒也。

⑤高士宗《黄帝素问直解》民病飧泄霍乱，体重腹痛，土气病也。筋骨繇复，肌肉胭酸，风气胜也。善怒。

⑥黄元御《黄元御医书全集》飧泄霍乱。脾土湿陷，不能升运，故体重。下遏肝气，为乙木冲击，故腹痛。风木飘扬，故筋骨摇复，肌肉胭酸（繇与摇同。复者，动摇不已也，动也，肝主筋，脾主肉，风木克土，故筋摇肉动。木郁于土，故作酸）。

⑦张琦《素问释义》此句未具体注释。

⑧高亿《黄帝内经素问详注直讲全集》〔注〕民皆病脾，邪实于中，木乘土虚而气郁，故有如是之诸病。繇复，动摇反复也。胭，肉动也。

〔讲〕考之民病，则脾土过虚。风邪为变，或为飧泄，或为霍乱，或为体重，或为腹痛，甚或筋骨摇动，反复而繇复，肌肉动跳，隐痛而胭酸。以及肝气有余，发为善怒。

⑨孟景春等《黄帝内经素问译释》繇复：就是动摇不定，反复发作。张介宾："摇动反复也。"

人们的疾病多见消化不良的泄泻，上吐下泻的霍乱，身体重，腹中痛，筋骨动摇，肌肉跳动酸疼，时常容易发怒。

⑩任廷革《任应秋讲〈黄帝内经〉〈素问〉》此句未具体注释，总体概括此段为：（提要）言五运不及的病变。

⑪张灿玾等《黄帝内经素问校释》人们易患飧泄霍乱，身体沉重，腹部疼痛，筋骨反复摇动，肌肉动掣酸痛，喜怒等病。

⑫方药中等《黄帝内经素问运气七篇讲解》"飧"（sūn 音孙）。"飧泄"，指消化不良性腹泻。"霍乱"，指上吐下泻。"筋骨繇复"句中之"繇"（yáo 音摇），同摇，指摇动；"复"指反复。"筋骨繇复"，意即肢体痉挛拘急抽动。"肌肉胭酸"句中之"胭"，

指胸动。全句意即肌肉颤动酸痛。以上飧泄、霍乱、体重,均属脾胃衰弱的临床表现。腹痛、筋骨繇复、肌肉胸动、善怒,则属于肝病、风病的证候。这些证候加以综合分析,则属于脾虚肝乘之证。这就是说在"岁土不及"之年里,由于"风乃大行,化气不令"的原因,人应之则会在临床上出现"土败木贼""脾虚肝乘"之证。

⑬王洪图等《黄帝内经素问白话解》在人体上,多患飧泄、霍乱、肢体沉重、腹痛、筋骨摇动、肌肉胸动、酸楚、容易发怒等脾虚肝旺等病证。

⑭郭霭春《黄帝内经素问白话解》在人们多患飧泄、霍乱、身体重、腹痛、筋骨动摇强直、肌肉掣动发酸等症,并时常发怒。

(4)藏气举事,蛰虫早附,咸病寒中。上应岁星、镇星,其谷黅。

①王冰《黄帝内经素问》土抑不伸,若岁星临宿属,则皆灾也。(〔新校正云〕详此文云筋骨繇复,王氏虽注,义不可解。按《至真要大论》云:筋骨繇并。疑此复字,并字之误也。)

②马莳《黄帝内经素问注证发微》土不胜水,水与齐化,故藏气举事,在物为蛰虫早附于阳气之所,在人咸病中寒之疾。其上应者,岁星与镇星,木星显而土星微也。其谷则黅,土气早成也。

③张介宾《类经》土气不及,则寒水无畏,故藏气举事。蛰虫蚤附,应藏气也。咸病寒中,火土衰也。上应岁星、镇星者,岁星明而镇星暗也。谷之黄者属土,不能成实矣。胸,如云切。黅音今,黄也。

④张志聪《黄帝内经集注》土气不及,则木无所制,故藏气举事而蛰虫早归附也。咸病寒中者,水寒上乘而火土衰也。上应岁星增光,镇星失色。土受其制,故其谷黅。

⑤高士宗《黄帝素问直解》藏气举事,言善怒,乃肝藏之气举而用事也。蛰,藏也,蛰虫早附,乃木气有余,藏虫早附而出也。凡此民病,皆木制其土,土湿内逆,故咸病寒中,土木皆病,故上应岁星镇星。土虽不及,始屈终复,故谷之成熟,其色则黅(编者按:此处应为"黅")。

⑥黄元御《黄元御医书全集》此句未具体注释。

⑦张琦《素问释义》此句未具体注释。

⑧高亿《黄帝内经素问详注直讲全集》〔注〕伏,藏也。寒中者,寒气病于中也。上应岁星、镇星者,岁星光芒,镇星减曜也。黅,黄色,谓土谷也。

〔讲〕寒水无畏,藏气举事焉。不特此也,即征之蛰虫,皆早伏而藏;考之众病,悉寒中而病;验之天星,岁、镇同明;察之五谷黅黄变色也。土气不足之故如此,而其他可知矣。

⑨孟景春等《黄帝内经素问译释》寒水之气失制而旺,在虫类提早伏藏,在人都病寒泄中满,在天上应木星光明,土星失明,黄色之谷类不能成熟。

⑩任廷革《任应秋讲〈黄帝内经〉(素问)》此句未具体注释,总体概括此段为:(提要)言五运不及的病变。

⑪张灿玾等《黄帝内经素问校释》藏气举事:藏气指水运之气化。土运不及则无力克水,故水运之藏气得行其事。举,行动的意思。

土运不及则水不受制,故水之藏气用事,蛰虫及早归附于土中,人们大都患中寒之病。上则应于岁星光强,镇星光弱,黄色的谷类不能成熟。

⑫方药中等《黄帝内经素问运气七篇讲解》[藏气举事,蛰虫早附,咸病寒中]"藏气",指冬令之气,亦即闭藏之气。"蛰虫",指蛰伏泥土中过冬的虫类;附,指归附;"蛰虫早附",指因"岁土不及",水气反侮,冬令闭藏之气早到,使蛰虫提前入蛰。"寒中"一语,有两层含义,一指受寒,一指疾病性质属于寒。全句意即在"岁土不及"的年份里,不但可以因为"风乃大行"而出现前述的一系列气候变化和物化现象上的反常以及临床上的一系列脾虚肝乘的症状,而且还可以由于"己所胜,轻而侮之"的原因而出现反克现象,冬令来早,动物因早寒而过早地藏伏起来准备过冬,人体也因为早寒容易受寒而出现虚寒的症状。

[其谷黅]"黅"(jīn 音今),指黄色;"黅谷",指黄色谷物,例如小米之类谷物即属黅谷。黄色为土色,"其谷黅";意即"岁土不及"之年,属土类的谷物,在生长方面将要受到影响。

⑬王洪图等《黄帝内经素问白话解》由于土气不及而不能制约水气,使水气藏的作用亢盛,因而虫类提前蛰伏在土里。在人体中多发生里寒之病。由于土被木制,所以天上相应的土星昏暗,而木星显得分外明亮。与土气相应的黄色谷物,也不能成熟。

⑭郭霭春《黄帝内经素问白话解》蛰虫早附:虫类提前伏藏。咸:皆、全。谷黅:黄色的谷物。

寒水之气乘机行动,虫类提前伏依在土里。人们一般都患中气虚寒。与此相应,天上木星光明,土星失色。在谷类,其色黄而不能结实。

(5)复则收政严峻,名木苍凋,胸胁暴痛,下引少腹,善太息。虫食甘黄,气客于脾,黅谷乃减,民食少失味。苍谷乃损。上应太白、岁星。

①王冰《黄帝内经素问》金气复木,故名木苍凋。金入于土,母怀子也,故甘物黄物,虫食其中。金入土中,故气客于脾。金气大来,与土仇复,故黅谷(原脱)减实,苍(原脱)谷不成也。太白芒盛,岁减明也。一经少此六字,缺文耳。

②马莳《黄帝内经素问注证发微》及夫金气复木,则收气乃行,遂为收敛严峻,名木苍凋。为民病者,为胸胁暴痛,下引少腹,为善于太息,皆肝胆病也。虫之所食,味甘色黄,邪之所客,尚在于脾,谷之黄者,皆以减去,民病少食失味,皆土气不足之故也。彼苍谷者属木,亦以金复而损。其上之所应者,当太白芒盛,岁星减明也。

③张介宾《类经》土衰木亢,金乃复之,故收气峻而名木凋也。其为胸胁暴痛、下引少腹者,肝胆病也。虫食甘黄,气客于脾,黅谷乃减者,火土衰也。土衰者脾必弱,故民食少,滋味失。金胜者木必衰,故苍谷损。其上应于星,当太白增明而岁星

失色也。

④张志聪《黄帝内经集注》土弱木亢，金乃复之，故收政严峻，而名木苍凋。病胸胁暴痛，下引少腹，肝木之病也。《灵枢经》曰：胆病者，善太息。盖木郁则胆气不舒，故太息以伸出之。虫感寒湿之气而生，气，水气也。虫食甘黄，气客于脾，水侵土也。盖土运不及而藏气举事，故金虽复之而子亦随之。金气复则苍谷乃损，水气胜则黅谷乃减，民食少失味矣。上应太白增光。

⑤高士宗《黄帝素问直解》复如木盛土郁，而土之子金，又克木也，故复则收政严峻，金气盛矣。名木苍凋，木气衰矣。其在于人，病胸胁暴痛，下引少腹，肝木病也。善太息，胆气逆也。风木气郁则生虫，故虫食甘黄，而气客于脾，虫食甘黄则黅（编者按：此处应为"黅"）谷乃减。气客于脾则民食少失味。始焉木盛，既则金复，故苍谷乃损，上应太白、岁星。

⑥黄元御《黄元御医书全集》虫因木化，甘为土味，黄为土色，风水败土，故虫食甘黄。土病不能消纳水谷，故食少失味（脾主五味）。木胜土贼，则燥金来复，收政严峻，名木苍凋也。

⑦张琦《素问释义》此句未具体注释。

⑧高亿《黄帝内经素问详注直讲全集》〔批〕此举木气乘土，金气来复之故，而详其民病物变星应也。

〔注〕复，金气为母复也。金气复则肝受邪，故胸胁痛引小腹，木不得升而郁于土中，故善太息。虫食甘黄，皆肝气内伏而害脾土，所以谷之黄色者，自减也，食少失味者，亦土气之不足也。苍谷属木，凉气复，故苍谷损也。上所应者，当太白光芒，岁星减曜也。

〔讲〕独是木者土之仇，金者土之子，当此木来克土之时，其金必为母复仇而克木，故其复气来时，则收政严峻，肃杀令行，举凡一切名木，皆为之苍凋矣。民之受病者，多主肝经受邪，或胸胁暴痛，或下引少腹，以及善于太息等证也。是以验之昆虫，多食味之甘与色之黄者焉。况邪气客于脾土，谷之黅者，皆为减去，民之所食，亦自减少而失其味矣。故苍色之谷，为之损败，太白金星，为之上应矣。

⑨孟景春等《黄帝内经素问译释》木邪抑土，土起反应则生金，于是秋收之气当令，出现一派严肃峻烈之气，坚固的树木也不免要枝叶凋谢，所以胸胁急剧疼痛，波及少腹，常呼吸少气而太息。凡味甘色黄之物被虫蛀食，邪气客于脾土，人们多病饮食减少，食而无味。金气胜木，所以青色之谷受到损害，在天上应金星光亮、土星减明。

⑩任廷革《任应秋讲〈黄帝内经〉〈素问〉》此句未具体注释，总体概括此段为：（提要）言五运不及的病变。

⑪张灿玾等《黄帝内经素问校释》木气盛极必衰，衰则土所生之金气来复，复则金之收气严峻，高大树木也都枝叶青干凋谢，人们易患胸胁急剧疼痛，并能牵引少腹部疼痛，喜太息等病，虫类喜食味甘色黄的植物，邪气客于脾土，黄色的谷类因

而减产,人们易患食欲减退,口中无味之病,青色的谷类受到损伤,上则应于太白星光强,岁星光弱。

⑫方药中等《黄帝内经素问运气七篇讲解》[复则收政严峻,名木苍凋,胸胁暴痛,下引少腹,善太息,虫食甘黄]"复",即报复或恢复,此指复气。"收政",指"金气"。这就是说在"岁木不及"之年里,由于"风乃大行",木气偏胜,所以到了一定时候金气要来复它。这就是原文所谓的:"复则收政严峻。"在复的过程中,由于金主肃杀,所以草木会出现"名木苍凋"的现象;在人体疾病上会出现肺盛乘肝,如"胸胁暴痛,下引少腹,善太息"等症状。由于五行关系中,相乘相侮常同时存在,在木为金乘的情况下,还会出现土反侮木的情况,因而也就有可能出现湿胜,由湿生虫而又出现"虫食甘黄"的情况。于此可见,"胜复"虽然说是自然界的一种自稳调节现象,但在这个自调过程中却又不断地产生出新的偏胜和失调现象,因而又要不断地进行新的自调。在自调中出现的平衡现象只能是相对的,而不平衡才是绝对的。生命现象也正是在这个不平衡的盛衰盈虚不断转化的过程中不断向前发展和变化。

[苍谷乃损]"苍谷",指青色谷物,如麻、麦一类谷物。苍为木色,"苍谷"的生长良否,与木气正常与否有关。在金来复木的情况下,木气受损,因而属木类的苍谷也要相应受到损害,所以原文接着提出:"上应太白、岁星。"亦即前述金来克木之意。

⑬王洪图等《黄帝内经素问白话解》木气太盛,就会有金气来制约报复它,因此,收敛之气严峻,从而可以使大的树木凋零。在人体中,就会发生胸胁猝然疼痛,向下牵引少腹,频频叹息等肝气抑郁的病证。土气不及,因而与它相应的味甘、色黄的谷类,遭受虫害,使之减产。脾土受到邪气侵害,致使人们多发生饮食减少,食不知味的病证。由于金气制约了木气,所以与木气相应的青色谷物,受到损害。与此相应,天上的木星昏暗,而金星分外明亮。

⑭郭霭春《黄帝内经素问白话解》土受木气的克制,则其子气(金气)来复,于是秋气当令,呈现出肃杀严峻之气,因此大木凋谢,在人体就会有胸胁突然疼痛,牵引少腹,频频叹气等症。甘黄五谷都被虫食了。邪气客于脾土,黄色的谷类结实减少,人们吃得少,而且感到没有滋味。金气胜木,青色之谷受到损害。与此相应,天上金星光明,木星无光。

(6)上临厥阴,流水不冰,蛰虫来见。藏气不用,白乃不复,上应岁星,民乃康。

①王冰《黄帝内经素问》己亥己巳岁,厥阴上临,其岁少阳在泉,火司于地,故蛰虫来见,流水不冰也。金不得复,故岁星之象如常,民康不病。(〔新校正云〕详木不及上临阳明,水不及上临太阴,俱后言复。此先言复而后举上临之候者,盖白乃不复,嫌于此年有复也。)

②马莳《黄帝内经素问注证发微》己为土气之不及,而上临厥阴,则为己巳、己亥,其岁少阳在泉,火司于地,故流水不冰,蛰虫来见。其藏气者水气也,不能举用,

而火司于地,金不得复,其上应者,当为岁星如常也。夫火宜克于水,而在泉有火,则火未全克,斯民亦幸而康宁。

③张介宾《类经》己巳己亥岁也。上临厥阴则少阳相火在泉,故流水不冰,蛰虫来见。火司于地,故水之藏气不能用,金之白气不得复,岁星得专其令,民亦康而无病。

④张志聪《黄帝内经集注》上临厥阴,己巳己亥岁也。厥阴在上则少阳在下,是以流水不冰,蛰虫不藏,而藏气不用,谓岁半以下,得少阳之火而冬令不寒也。岁运之木虽不务其德而乘侮其土,然值厥阴司天,木气不虚,故白乃不复,上应岁星增光。按胜气在于岁半以前,复气在于岁半以后,秋冬之时,木气已平,金气不复,故民乃得康矣。当知胜气妄行,反自虚其本位,而子母皆虚,故复气得以复之。如本气不虚,则子气亦实,复气亦畏其子而不敢复矣。

⑤高士宗《黄帝素问直解》厥阴风木也,岁土不及,风乃大行,故上临厥阴。厥阴上临则风木生动,故流水不冰,蛰虫来见,生而不藏,故藏气不用。此上临厥阴,金气不复,故白乃不复,木气有余,故上应岁星。胜而不复,故民乃康。此岁土不及,而有岁交之变也。

⑥黄元御《黄元御医书全集》上临厥阴,风木司天,合邪刑土,故流水不冰,蛰虫来见,春木发生,则冰泮蛰启故也。

⑦张琦《素问释义》句有误。巳(编者按,此处应为"己")亥、巳(编者按,此处应为"己")巳岁,厥阴上临,岁土不及,司天又克岁运,胜气大行,下半年金气当复之时,在泉少阳之火又制之。故冬气不藏,民病当盛,何云民康不病耶?

⑧高亿《黄帝内经素问详注直讲全集》〔注〕上临厥阴,己亥岁也。厥阴温气,故水不冰而蛰虫见藏,气之寒而不用也。白不复者,在泉寅申,秋金气复,临火旺,火旺克金,故金之白气不能复也,则气不偏,岁星之象如常,故民康。

〔讲〕若土不及而司天之运,复临厥阴,是为巳亥矣。其岁温气流行,无论流水不为之冰,蛰虫不为之伏,即寒水之藏气,亦不为之用矣。必寅申在泉,上临旺火,火胜克金,而金之白气乃不能复矣。不复则气不偏,是以上应之岁星,亦复为常,民无病乃为康也。

⑨孟景春等《黄帝内经素问译释》如遇厥阴司天相火在泉,则流水不能结冰,本来早已冬眠的虫类,重新又活动起来。不及的土运,得在泉相火之助,所以寒水之气不致独旺,而土得火助木气不能克土,所以也没有金气的反应,而人们也就康健,在天上应木星正常。

⑩任廷革《任应秋讲〈黄帝内经〉〈素问〉》此句未具体注释,总体概括此段为:(提要)言五运不及的病变。

⑪张灿玾等《黄帝内经素问校释》上临厥阴:己巳、己亥年,土运不及,而上临厥阴风木司天,则少阳相火在泉。白乃不复:指金气未能形成复气。马莳注:"少阳在泉,火司于地,故流水不冰,蛰虫来见,其藏气者水气也,不能举事而火司于地,金

不得复。"张志聪注:"当知胜气妄行,反自虚其本位,而子母皆虚,故复气得以复之;如本气不虚,则子气亦实,复气亦畏其子,而不敢复矣。"

若遇到己巳、己亥厥阴司天之年,为少阳相火在泉,岁半之后,地气主之,相火用事,当寒不寒,所以流水不能结冰,应当蛰藏之虫,仍见于外,水之藏气不得为用,火气用事,则金气不得来复,上应岁星不变,人们也就健康。

⑫方药中等《黄帝内经素问运气七篇讲解》[上临厥阴,流水不冰,蛰虫来见。藏气不用,白乃不复]"上",指司天之气。"上临厥阴",即厥阴风木司天之年。这一小段是承前面所述之"藏气举事,蛰虫早附,咸病寒中"之后而言,意即在"岁土不及,风乃大行"的年份里,如果再遇上厥阴风木司天之年,则风气更甚。风与温同属一类,因此这一年在气候上便偏温偏热,因而就可以出现"流水不冰","蛰虫来见","藏气不用"的现象。由于气候偏温不凉,所以也就不会出现"名木苍凋"等"收政严峻"的现象。这就是原文所谓的"白乃不复"。"白"字,在此指"秋"、"凉"而言。

[民乃康]"民乃康"一句,不好理解。因为,"岁土不及,风乃大行"之年,如果再碰上厥阴风木司天,则风气必然特盛,这样不但更加乘土而且必然要反侮燥金,使秋冬应凉不凉,应寒不寒。在这样的情况下不可能出现"民乃康"的局面。因此,疑"民乃康"一句之前有漏简或"康"字为错讹。王冰注此云:"岁厥阴上临,其岁少阳在泉,火司于地,故蛰虫来见,流水不冰也,金不得复,故岁星之象如常,民康不病。"张介宾注亦大致同此。高世栻注此云:"厥阴上临,则风木生动,故流水不冰,蛰虫来见,生而不藏,故藏气不用,此上临厥阴,金气不复,故白乃不复,木气有余,故上应岁星,胜而不复,故民乃康。"我们认为,王、高等注是不符合《内经》精神的,特别是本篇论述的胜复规律。因为,《内经》十分明确地指出过:"逆秋气,则太阴不收,肺气焦满。逆冬气,则少阴不藏,肾气独沉。"(《素问·四气调神大论》)"生因春,长因夏,收因秋,藏因冬,失常则天地四塞。"(《素问·阴阳离合论》)"有胜则复,无胜则否。""复已而胜,不复则害。"(《素问·至真要大论》)从本篇上下文来看,"岁木不及,燥乃大行",如上临阳明,则火气来复。"岁水不及,湿乃大行",如上临太阴,则风气来复。均言有胜则有复,而出现气候、星象及人体疾病的异常变化。王、高等注认为"胜而不复,民气乃康",竟然把"流水不冰","生而不藏"等反常现象视为正常并认为是"民康不病"的原因,显然与《内经》的基本精神背道而驰,不足为训。我们对此暂持保留态度,不作强解。

⑬王洪图等《黄帝内经素问白话解》但若遇己巳、己亥年,又逢厥阴风木司天,而少阳相火在泉,所以下半年不寒冷,于是流水不能结冰,虫类也不蛰藏而出来活动。厥阴司天之年,至秋冬之时,木气已平,所以金气也不来报复,与此相应,天上的木星也不昏暗,人们健康无病。

⑭郭霭春《黄帝内经素问白话解》如遇厥阴司天,少阳在泉,则流水不能结冰,蛰伏的虫类,又重新出现,寒水之气不能用事,金气也就不得复盛。与此相应,天上木星光明,人们也就康健了。

第十一解

(一)内经原文

岁金不及,炎火乃行,生气乃用,长气专胜。庶物以茂,燥烁以行,上应荧惑星。民病肩背瞀重,鼽嚏,血便注下。收气乃后,上应太白星[注1],其谷坚芒。复则寒雨暴至,乃零冰雹霜雪杀物,阴厥且格,阳反上行,头脑户痛,延及囟顶,发热。上应辰星[注2],丹谷不成。民病口疮,甚则心痛。

[注1]太白星:郭霭春《黄帝内经素问校注》、方药中等《黄帝内经素问运气七篇讲解》、人民卫生出版社影印顾从德本《黄帝内经素问》此处为"太白星",其中郭霭春、顾从德注:经云上应太白以前后例相照,经脱荧惑二字,及祥王注言荧惑逆守之事,益知经中之阙也;张灿玾《黄帝内经素问校释》、孟景春等《黄帝内经素问译释》此处为"太白星、荧惑星",其中张灿玾注:荧惑,原无,新校正云"经云上应太白,以前后例相照,经脱'荧惑'二字,及详王注言荧惑逆守之事,益知经中之阙也",今据补。孟景春等:原脱,据新校正补。

[注2]辰星:郭霭春《黄帝内经素问校注》、方药中等《黄帝内经素问运气七篇讲解》、人民卫生出版社影印顾从德本《黄帝内经素问》此处为"辰星",其中顾从德、郭霭春注:新校正云详不及之运,克我者行胜,我者之子来复,当来复后之后,胜星减曜,复星明大,此只言上应辰星,而不言荧惑者,阙文也。当言上应辰星、荧惑;张灿玾《黄帝内经素问校释》、孟景春等《黄帝内经素问译释》此处为"辰星、荧惑星"。

(二)字词注释

(1)瞀重

①王冰《黄帝内经素问》瞀,谓闷也,受热邪故生是病。

②马莳《黄帝内经素问注证发微》瞀音茂重。

③张介宾《类经》瞀,闷也。瞀,茂、务、莫三音。

④张志聪《黄帝内经集注》瞀,音务。肺俞在肩背,故民病肩背。低目俯首曰瞀,《经脉篇》曰:肺是动则病缺盆中痛,甚则交两手而瞀。

⑤高士宗《黄帝素问直解》瞀重。

⑥黄元御《黄元御医书全集》瞀,闷也。

⑦张琦《素问释义》此词未具体注释。

⑧高亿《黄帝内经素问详注直讲全集》瞀,音茂。〔注〕低目俯首曰瞀,言肩背之痛而头难抬也;〔讲〕瞀重。

⑨孟景春等《黄帝内经素问译释》肩背闷重。

⑩任廷革《任应秋讲〈黄帝内经〉(素问)》此词未具体注释。

⑪张灿玾等《黄帝内经素问校释》肩背闷乱沉重。

⑫方药中等《黄帝内经素问运气七篇讲解》"瞀"(mào 音冒),指头晕眼花,亦指心烦意乱,精神错乱;"瞀重",即瞀的症状较重,一般属于心病、火病。《素问·至真要大论》谓:"诸热瞀瘛,皆属于火。"

⑬王洪图等《黄帝内经素问白话解》肩背沉重。

⑭郭霭春《黄帝内经素问白话解》肩背沉重。

(2)囟顶

①王冰《黄帝内经素问》此词未具体注释。

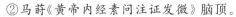

②马莳《黄帝内经素问注证发微》脑顶。

③张介宾《类经》此词未具体注释。

④张志聪《黄帝内经集注》脑顶。

⑤高士宗《黄帝素问直解》脑顶。

⑥黄元御《黄元御医书全集》此词未具体注释。

⑦张琦《素问释义》此词未具体注释。

⑧高亿《黄帝内经素问详注直讲全集》〔讲〕脑顶。

⑨孟景春等《黄帝内经素问译释》头顶。

⑩任廷革《任应秋讲〈黄帝内经〉(素问)》此词未具体注释。

⑪张灿玾等《黄帝内经素问校释》头顶。

⑫方药中等《黄帝内经素问运气七篇讲解》"囟",即囟门,"囟顶",即由囟门至巅顶部位。

⑬王洪图等《黄帝内经素问白话解》头顶。

⑭郭霭春《黄帝内经素问白话解》脑顶。

(三) 语句阐述

(1) 岁金不及,炎火乃行,生气乃用,长气专胜。

①王冰《黄帝内经素问》火不务德,而袭金危,炎火即流,则夏生大热。

②马莳《黄帝内经素问注证发微》岁之金气不及,则火来克金,而炎火乃行。生气者木气也,长气者火气也。

③张介宾《类经》六乙岁也。金不及而火乘之,故炎火乃行。金不胜木,故生气用而庶物茂。火气独王,故长气胜而燥烁行。

④张志聪《黄帝内经集注》金运不及,则所胜之火气乃行。金不能制木,故木之生气乃用。火之长气专胜。

⑤高士宗《黄帝素问直解》岁金不及,则火热之气乘而侮之,故炎火乃行。生气,木气也,金不平木,故生气乃用。长气,火气也,火气有余,故长气专胜。

⑥黄元御《黄元御医书全集》岁金不及,则热火乘之,故生气乃用,长气专胜。

⑦张琦《素问释义》此句未具体注释。

⑧高亿《黄帝内经素问详注直讲全集》〔批〕此举金运不及,火气相乘之故,而详其民病物变星应也。

〔注〕岁金不及,火必乘之。火胜克金,木乃得用。火不务德,气化专胜。

〔讲〕六乙之年,金不及则火乘之,火为炎气,木为生气,是以炎火流行,生气为之主用已。既生气主用,则火化有根,故司火之长气,得以专胜矣。

⑨孟景春等《黄帝内经素问译释》金运不及,火气与木气就相应地旺盛,长夏之气专胜。

⑩任廷革《任应秋讲〈黄帝内经〉(素问)》此句未具体注释,总体概括此段为:(提要)言五运不及的病变。

上篇 气交变大论篇

⑪张灿玾等《黄帝内经素问校释》生气乃用,长气专胜:金运不及,无力制木,故木之生气乃为用;金不及则火益胜之,故火之长气专自为胜。

金运不及之年,则金所不胜的火炎之气,反而大行,金衰木不受制,则木之生气得以为用,火的长气,得以专胜。

⑫方药中等《黄帝内经素问运气七篇讲解》[岁金不及]岁金不及,指金运不及之年。凡是年干属于金运而在天干排列顺序上是双数(即阴干)的年份,就是金运不及之年。以乙丑年为例,乙丑年的年干是乙,乙庚化金,凡是逢乙之年都是金运。乙在十天干的排列顺序上属于双数,属于阴干,阴干为不及,因此乙丑年从大运上来说便是金运不及之年。六十年中属于金运不及之年共六年,即:乙丑、乙亥、乙酉、乙未、乙巳、乙卯六年。

[炎火乃行,生气乃用,长气专胜]"炎火",在气候变化上指炎热。"生气","长气",均是指物化中的生长现象。全句意即"岁金不及"之年,气候应凉不凉,也就是偏于温热。在温热气候中,生物容易生长,所以原文说:"炎火乃行,生气乃用,长气专胜。"用五行概念来说,岁金不及,火就要来乘之,所以说"炎火乃行";夏属火,"长因夏",所以"长气专胜"。"岁金不及",木就要来侮之,所以说"生气乃用"。

⑬王洪图等《黄帝内经素问白话解》乙丑、乙亥、乙酉、乙未、乙巳、乙卯年,乙为阴干,属于金运,所以这六年金运不及。金运不及,它所不胜的火热之气,就会大规模流行。金衰不能制约木气,所以与木相应的生气旺盛,同时属于火的长气专胜。

⑭郭霭春《黄帝内经素问白话解》岁金之气不及,火气就会流行,木气得行政令,生长之气专胜。

(2)庶物以茂,燥烁以行,上应荧惑星。民病肩背瞀重,鼽嚏,血便注下。

①王冰《黄帝内经素问》生气举用,故庶物蕃茂。燥烁气至,物不胜之,(原衍"烁胜之",删。守)烁石流金,涸泉焦草,山泽燔烁,雨乃不降。炎火大盛,天象应之,荧惑之见而大明也。诸乙岁也。瞀,谓闷也,受热邪故生是病。

②马莳《黄帝内经素问注证发微》金不胜木,则生气乃用,而火来乘金,则长气专胜,惟生气乃用,故庶物以茂;惟长气专胜。故燥烁以行犹所谓烁石流金,其上应者,当在荧惑星之明也。为民病者,为肩背瞀音茂重,为鼽为嚏,为血便注下,皆肺金之为病也。

③张介宾《类经》金不胜木,故生气用而庶物茂。火气独王,故长气胜而燥烁行。其应于星,则荧惑光芒也。烁,式灼切。瞀,闷也。鼽,鼻塞流涕也。金受火邪,故为此诸病。瞀,茂、务、莫三音。嚏音帝。

④张志聪《黄帝内经集注》生长之气盛,故庶物以茂。火气专胜,故燥烁以行。上应荧惑,光芒倍大。火之长气专胜,岁金不及,六乙岁也。瞀,音务。嚏,音窬。肺俞在肩背,故民病肩背。低目俯首曰瞀,《经脉篇》曰:肺是动则病缺盆中痛,甚则交两手而瞀。鼽嚏,肺病也。血便注下,火迫血液下注也。

⑤高士宗《黄帝素问直解》长气专胜,则蔗物以茂而燥烁以行,燥烁,火热之气也,火气盛故上应荧惑星。民病肩背瞀重鼽嚏,皆肺病也。血便注下,火热盛也。

⑥黄元御《黄元御医书全集》火刑金败,故庶物以茂,燥烁以行。肺气上逆、故肩背瞀重(瞀,闷也)。肺气郁遏,上出鼻窍,故鼽嚏作(鼽,鼻塞流涕也。嚏,鼻鸣涕喷也)。肺与大肠表里,大肠失敛,故便血注下。

⑦张琦《素问释义》此句未具体注释。

⑧高亿《黄帝内经素问详注直讲全集》〔注〕火不务德,气化专胜,所以上应荧惑也。肩背瞀重者,低目俯首曰瞀,言肩背之痛而头难抬也。鼽,久也,涕久不通,遂至窒塞也。嚏,悟解气也,又喷鼻也。月令季秋行夏令,民多鼽嚏,皆火伤肺也。血便者,热伤血,故血溢也。

〔讲〕长气专胜,故万物乘时而畅茂,燥烁因之以大行,故上征天星,则应荧惑。下征民病,则有肩背瞀重,鼽嚏血便注下等证。

⑨孟景春等《黄帝内经素问译释》荧惑:原脱,据新校正补。

长夏之气专胜,所以万物因而茂盛,气候干燥烁热,在天上应火星光明。人们多患肩背闷重,鼻塞流涕,喷嚏,大便下血,泄泻如注。

⑩任廷革《任应秋讲〈黄帝内经〉〈素问〉》此句未具体注释,总体概括此段为:(提要)言五运不及的病变。

⑪张灿玾等《黄帝内经素问校释》瞀重:闷乱沉重。瞀,在此有闷乱、烦乱的意思。《北史·房豹传》:"是非瞀乱。"

万物繁茂,干燥炎烁之火气得行,上则应于荧惑星光强。人们易患肩背闷乱沉重,鼻塞喷嚏,大便下血,泄泻如注。

⑫方药中等《黄帝内经素问运气七篇讲解》[庶物以茂,燥烁以行]"庶物",指万物,意即由于气候炎热,所以自然界万物生长茂盛,亦即前述"生气乃用"、"长气专胜"之意。"燥烁","燥"指干燥;"烁"指烧灼,亦有闪烁发光之义。此处是形容炎热烧灼而致农作物焦枯的现象,亦即由于炎热而出现旱象,谷物虽然长得好,但收成却不好。需要说明的是,运气学说中所说的"燥"字,一般说指秋季气候。所以这个"燥"字,有清凉干燥之意,因此"燥"在五行归类上属于金。但这里所说的"燥"字,却不是这个含义,而是指在炎热气候中出现的燥热现象,是由于"炎火乃行"的结果。于此可见,中医书中所说的"燥"字,实际上应有双重含义,可以是由凉而生,也可以由热而生。由凉而生的燥,后世叫"凉燥",由热而生的燥,后世称"燥热""温燥"。"凉燥"与"燥热",性质完全不同,应该加以区分。

[民病肩背瞀重,鼽嚏,血便注下]"肩背",属心小肠部位。心与小肠在五行归类上属火。"瞀"(mào 音冒),指头晕眼花,亦指心烦意乱,精神错乱;"瞀重",即瞀的症状较重,一般属于心病、火病。《素问·至真要大论》谓:"诸热瞀瘛,皆属于火。""鼽嚏",即喷嚏。"血便",即大便下血。"注下",即急性腹泻。这些症状均属肺大肠的病证。全句意即在"岁金不及"之年,由于"炎火乃行",火来刑金的原因,

因此在临床上不但可以出现肺病,而且也可以出现心病。

⑬王洪图等《黄帝内经素问白话解》因而万物茂盛,但气候会有干燥灼热之害。与此相应,天上的火星分外明亮。在人体,多患肩背沉重、鼻流清涕、喷嚏、便血、泄下如注等病证。

⑭郭霭春《黄帝内经素问白话解》庶物:万物。瞀重:沉重。

生长之气专胜,万物因而茂盛。但火气旺盛了,气候就会干燥烁热。与此相应,天上火星光明。在人们多患肩背沉重,鼻流清涕,喷嚏,便血,泄下如注等病。

(3)收气乃后,上应太白星,其谷坚芒。

①王冰《黄帝内经素问》收,金气也,火先胜,故收气后。火气胜金,金不能盛,若荧惑逆守,宿属之分皆受病。(〔新校正云〕详其谷坚芒,白色可见,故不云其谷白也。经云上应太白,以前后例相照,经脱荧惑二字。及详王注荧惑逆守之事,益知经中之阙也。)

②马莳《黄帝内经素问注证发微》收气者金气也,火先胜,故收气乃后。其上应者,当在太白星之微也。其谷坚者,止见其芒,以金气不足,而坚芒早露也。

③张介宾《类经》收气后,太白无光,坚芒之谷不成,皆金气不足之应。

④张志聪《黄帝内经集注》金受其制,是以收气至秋深而后乃行。上应太白失色。收气乃后,故其谷后成。坚芒,成实也。

⑤高士宗《黄帝素问直解》收气乃后,金不及也。金虽不及,乃为岁主,故上应太白星。其谷成熟,则坚芒。

⑥黄元御《黄元御医书全集》此句未具体注释。

⑦张琦《素问释义》此句未具体注释。

⑧高亿《黄帝内经素问详注直讲全集》〔注〕收为金气,火先胜,故收气乃后。上应太白减曜,荧惑光芒也。芒,草端也。其谷坚者,止见其芒,以金气不足,而坚芒早露也。

〔讲〕火胜克金,金失其用如此,故收气为之乃后也。其时仰观天象,则太白减曜,荧惑光芒。星之应于上者如此,无惑乎其谷之芒,坚劲而早露也。

⑨孟景春等《黄帝内经素问译释》坚芒:白的颜色。新校正:"详其谷坚芒,白色可见,故不云其谷白也。"

秋收之气不能及时而至,在天上应金星失明、火星光明,白色的谷类不能及时成熟。

⑩任廷革《任应秋讲〈黄帝内经〉(素问)》此句未具体注释,总体概括此段为:(提要)言五运不及的病变。

⑪张灿玾等《黄帝内经素问校释》其谷坚芒:当指长有坚芒的白色谷类。新校正云:"详其谷坚芒,白色可见,故不云其谷白也。"

火胜则金气被制,故金之收气晚至,上则应于荧惑星光强,太白星光弱,白色有坚芒的谷类不能成熟。

⑫方药中等《黄帝内经素问运气七篇讲解》[收气乃后]"收气",即秋气,凉气。此句意即"岁金不及"之年,天气偏热,气候应凉不凉,秋气晚至。

[其谷坚芒]"坚",指坚硬;"芒",指锋利;"坚芒",此处是指"金"的特性,因为金刃总是坚硬而锋利。"其谷坚芒"指金谷,例如稻一类谷物,即属坚芒谷物。此处指在"岁金不及"的年份里,由于秋气气候反常,应凉不凉,因此会影响属"金"一类的谷物的成熟和收取。

⑬王洪图等《黄帝内经素问白话解》坚芒:白的颜色。

由于金气不及,所以收敛之气后至,使白色的谷物不能成熟。与此相应,天上的金星也就昏暗。

⑭郭霭春《黄帝内经素问白话解》坚芒:白色。

金气被制,所以秋收之气后至。与此相应,天上金星失明,谷类不能成熟而呈现白色。

(4)复则寒雨暴至,乃零冰雹霜雪杀物,阴厥且格,阳反上行,头脑户痛,延及囟顶,发热。上应辰星,丹谷不成。民病口疮,甚则心痛。

①王冰《黄帝内经素问》[〔新校正云〕详不及之运,克我各行胜,我(原有"者",详文义删)之子来复,当来复之后,胜星减曜,复星明大。此只言上应辰星,而不言荧惑者,阙文也。当云上应辰星、荧惑。]寒气折火,则见冰雹霜雪,冰雹先伤而霜雪后损,皆寒气之常也。其灾害乃伤于赤化也。诸不及而为胜所犯,子气复之者,皆归其方也。阴厥,谓寒逆也。格,至也,亦拒也。水行折火,以救困金,天象应之,辰星明莹。赤色之谷,为霜雹损之。

②马莳《黄帝内经素问注证发微》至于水气来复,则寒雨暴至,乃零落冰雹霜雪杀物。为民物者,阴气治事,故足三阴之厥且格,而足三阳之厥上行,头脑户痛,延及脑顶发热,皆火气不能胜阴耳。其上应者,当在辰星之明也。惟水来侮火,故在物为丹谷不成,而在人为口生疮,甚则心痛,皆心气不足所致耳。

③张介宾《类经》金衰火亢,水来复之,故寒雨暴至,继以冰雹霜雪,灾伤万物,寒之变也。厥,逆也。格,拒也。寒胜于下,则阴厥格阳而反上行,是谓无根之火,故为头顶口心等病。其应于天者,辰星当明。应于地者,丹色之谷不成也。按:此水复火衰,当云上应荧惑、辰星。此不言荧惑者,阙文也。雹音薄。

④张志聪《黄帝内经集注》金弱火亢,水乃复之,故寒雨暴至,继以冰雹杀物,乃寒水之变也。厥,逆。格,招也。秋冬之时,阳气应收藏于阴藏,因寒气厥逆且格阳于外,致阳反上行而头脑户痛,延及脑顶发热。上应辰星倍明。水胜其长气,是以丹谷不成。水寒之气上乘,迫其心火外炎,故民病口疮,甚则心痛。

⑤高士宗《黄帝素问直解》复,如火盛金郁,而金之子水,又克火也,故复则寒雨暴至。乃零,水气盛也,冰雹霜雪杀物,水寒之变也。水寒属阴,阴寒之极,故阴厥且格,格,拒也,阴极而拒阳也。阴极拒阳,阳无所容,故阳反上行,致头之脑户痛,而延及脑顶,身且发热。水气盛,故上应辰星,水盛火衰,故丹谷不成。迫火行

外,故民病口疮,甚则心痛。此岁金不及,而有岁气之变也。

⑥黄元御《黄元御医书全集》火胜金贼,则寒水来复,寒雨暴至,冰雪飘零。寒水下凝,阳格火升,故生口疮头痛上热之证也。

⑦张琦《素问释义》此句未具体注释。

⑧高亿《黄帝内经素问详注直讲全集》〔批〕此举火气乘金,水气来复之故,而详其民病物变星应也。

〔注〕复则水为母复。零,多貌。水胜,故冰雹霜雪。阴胜格阳,浮阳上干,故脑痛发热。口疮,心痛也。丹谷,赤色谷也。

〔讲〕独是火者金之仇,水者金之子,既金气不足,火气乘之,则水必为母复仇而克火矣。故当其水气来复之时,寒雨暴至,冰雹雪霜,乃从而零落以杀万物,将见阴气治事,足之三阴,亦厥而且格,足之三阳必反而上行。夫岂徒阴盛格阳浮阳上干已哉,故以其时之民,多病头之脑户作痛,引及脑顶,而火气被郁,反为发热也。至若上征天星,则应乎辰,下验五谷则丹而不熟,中验民病,亦多属口内生疮,甚则心痛不止也。

⑨孟景春等《黄帝内经素问译释》零:降落。脑户:指头后部。又督脉穴名,在风府与强间二穴之间。囟顶:即头顶。

火邪抑金起反应而生水,于是寒雨之气突然而来,以致降落冰雹霜雪,杀害万物,阴气厥逆而格拒,使阳气反而上行,所以头后部疼痛,痛势连及头顶,发热。在天上应水星光明、火星失明,在谷类应红色之谷不能成熟。人们多病口腔生疮,甚至心痛。

⑩任廷革《任应秋讲〈黄帝内经〉〈素问〉》此句未具体注释,总体概括此段为:(提要)言五运不及的病变。

⑪张灿玾等《黄帝内经素问校释》零:降落的意思。阴厥且格,阳反上行:张志聪注"厥逆格拒也。秋冬之时,阳气应收藏于阴脏,因寒气厥逆,且格阳于外,致阳反上行"。囟顶:头顶囟门处。

火气盛极则衰,衰则金所生之水气来复,水气复则寒雨猝至,降落冰雹,霜雪杀害万物,寒气厥逆使阴阳格拒,阳气反而上行,使头部及脑户等处疼痛,并上连头顶,发热,在上则应于辰星光强,荧惑光弱,赤色的谷类不能成熟,人们易患口疮,甚至心痛等病。

⑫方药中等《黄帝内经素问运气七篇讲解》[复则寒雨暴至,乃零冰雹霜雪杀物]"复",指复气。"岁金不及"之年,由于"炎火乃行",所以水气来复,因而在气候变化上出现暴寒的现象,所以原文谓:"复则寒雨暴至。""乃零冰雹霜雪杀物"句中之"乃零"二字,"零",为"令"字的假借字,"乃零"即"乃令"。全句意即由于寒气来复,天气暴冷,所以才出现了霜雪冰雹以致影响了生物的正常成长而形成灾害。

[阴厥且格,阳反上行,头脑户痛,延及囟顶,发热]"厥",涵义之一,指气血逆乱。《伤寒论》谓:"阴阳气不相顺接,便为厥。"(第337条)"阴厥",即寒厥,意即由

于寒而引起的厥证;"格",指格拒;"阴厥且格",亦即中医书中所谓的"阴盛格阳"、"真寒假热"证。"阳反上行",指被格拒之阳气往上行。"脑户",穴位名称,穴在后头部当枕外隆凸上缘之凹陷处。"囟",即囟门,"囟顶",即由囟门至巅顶部位。全句意即在阴盛格阳的情况下,由于阳浮于上,临床上可以出现发热、头痛等真寒假热症状。

[丹谷不成]"丹",指红色,"丹谷",即红色谷物一类农作物,例如黍类、麦类谷物即属于丹谷。丹谷在五行归类上属于火。"岁金不及"之年,"炎火乃行",火气太盛,水气就要来复。在水克火的情况下,属火一类的"丹谷"就不能正常成长,所以原文谓:"上应辰星,丹谷不成。"

[民病口疮,甚则心痛]"口疮",即口中生疮一类疾病,总的来说属于心病。《素问·至真要大论》谓:"诸痛痒疮,皆属于心。"全句意即在寒气来复的情况下,心气受到损害可以出现口疮、心痛等症状。

⑬王洪图等《黄帝内经素问白话解》零:降落的意思。

火气过盛,就会有寒水之气来制约报复它,于是寒雨暴至,然后降落冰雹霜雪,杀害万物。在人体中,就会出现寒邪盛于下部,而格拒阳气,使阳气浮越于上。阳气上浮,以致头后部疼痛并牵连头顶,身体发热。与此相应,天上的水星就分外明亮。水盛火衰,所以与火气相应的红色谷物,不能成熟。心火上炎,因而口舌生疮,甚至发生心痛。

⑭郭霭春《黄帝内经素问白话解》零:降落。格:至。

金气被制以后,它的子气(水气)来复,于是寒雨暴至,然后降落冰雹霜雪,杀害万物。在人就会为寒逆所扰,使阳气反而上行,以致头后部疼痛,连及脑顶,身体发热。与此相应,天上水星光明,红色谷类不能成熟,人们多患口中生疮,甚至发生心痛等症。

第十二解

(一) 内经原文

岁水不及,湿乃大行,长气反用。其化乃速,暑雨数至,上应镇星。民病腹满,身重,濡泄,寒疡流水,腰股痛发,腘腨股膝不便,烦冤,足痿清厥,脚下痛,甚则跗肿。藏气不政,肾气不衡,上应辰星[注1],其谷秬。上临太阴,则大寒数举,蛰虫早藏,地积坚冰,阳光不治,民病寒疾于下,甚则腹满浮肿,上应镇星[注2],其主黅谷。复则大风暴发,草偃木零,生长不鲜,面色时变,筋骨并辟,肉瞤瘈,目视䀮䀮[注3],**物疎璺**,肌肉胗发,气并鬲中,痛于心腹,黄气乃损,其谷不登。上应岁星[注4]。帝曰:善。

[注1]辰星:郭霭春《黄帝内经素问校注》、方药中等《黄帝内经素问运气七篇讲解》、人民卫生出版社影印顾从德本《黄帝内经素问》此处为"辰星",其中郭霭春、顾从德注:新校正云详经云:上应辰星,注言镇星,以前后例相较,此经阙镇星二字;张灿玾《黄帝内经素问校释》、孟景春等《黄帝内经素问译释》此处为"镇星、辰星",其中张灿玾注:镇星原无,新校正云详经云"上应辰星",注言"镇星",以前后例相较,此经阙"镇星"二字,

今据王冰注:新校正及前文例补。孟景春注:镇星原无,据新校正补。

[注2]镇星:郭霭春《黄帝内经素问校注》、方药中等《黄帝内经素问运气七篇讲解》、人民卫生出版社影印顾从德本《黄帝内经素问》此处为"镇星",其中郭霭春、顾从德注:新校正云详木不及上临阳明,上应太白镇星,此独言镇星而不言荧惑者,文阙也。盖水不及而又上临太阴,则镇星明盛,以应土气专盛。水既益弱,则荧惑无畏而明大;张灿玾《黄帝内经素问校释》、孟景春《黄帝内经素问译释》此处为"镇星、荧惑",其中张灿玾注:荧惑原无,新校正云:详木不及上临阳明,上应太白镇星,此独言镇星而不言荧惑者,文阙也。盖水不及而又上临太阴,则镇星明盛,以应土气专盛。水既益弱,则荧惑无畏而明大,今据补,孟景春注:原无,据新校正补。

[注3]眮眮:张介宾、高士宗书中作"眮眮",其他名家为"眮眮"。

[注4]岁星:郭霭春《黄帝内经素问校注》、方药中等《黄帝内经素问运气七篇讲解》、人民卫生出版社影印顾从德本《黄帝内经素问》此处为"岁星",其中郭霭春、顾从德注:详此当云上应岁星、镇星尔;张灿玾《黄帝内经素问校释》、孟景春等《黄帝内经素问译释》此处为"岁星、镇星",其中张灿玾注:镇星原无,新校正云:详此当云上应岁星、镇星尔,今据前文例及新校正补。孟景春注:镇星原无,据新校正补。

(二)字词注释

(1)眮眮(máng)

①王冰《黄帝内经素问》此词未具体注释。

②马莳《黄帝内经素问注证发微》目视眮眮。

③张介宾《类经》目不明也。眮,音荒。

④张志聪《黄帝内经集注》眮,音荒。眼目不明,因风胜而伤血也。

⑤高士宗《黄帝素问直解》挠万物者,莫疾乎风,风气胜,故目视眮眮,而气血不和。

⑥黄元御《黄元御医书全集》目不明也。

⑦张琦《素问释义》此词未具体注释。

⑧高亿《黄帝内经素问详注直讲全集》〔注〕目若无所见也;〔讲〕目为之无见而眮眮也。

⑨孟景春等《黄帝内经素问译释》两眼昏花,视觉不明或失常。

⑩任廷革《任应秋讲〈黄帝内经〉(素问)》此词未具体注释。

⑪张灿玾等《黄帝内经素问校释》两眼视物昏花。

⑫方药中等《黄帝内经素问运气七篇讲解》指视物不清。

⑬王洪图等《黄帝内经素问白话解》两眼昏花,视物不清。

⑭郭霭春《黄帝内经素问白话解》两眼看物不清。

(2)物疎璺(wèn)

①王冰《黄帝内经素问》此词未具体注释。

②马莳《黄帝内经素问注证发微》在物有为风所裂而为疏璺(物裂曰璺也)。

③张介宾《类经》璺,物因风而破裂也。

④张志聪《黄帝内经集注》物裂曰璺,物因风而破裂也。

⑤高士宗《黄帝素问直解》璺,音问。物疎璺,而形体不固,疎璺,犹破裂也。

⑥黄元御《黄元御医书全集》风木催裂,故物疏璺。璺,裂也。

⑦张琦《素问释义》此词未具体注释。

⑧高亿《黄帝内经素问详注直讲全集》〔注〕物破未离谓之璺。疏璺者,物为风所裂也;〔讲〕复气过甚其风愈烈,凡物当之,莫不疏璺而裂也。

⑨孟景春等《黄帝内经素问译释》物体视之若分裂。

⑩任廷革《任应秋讲〈黄帝内经〉〈素问〉》此词未具体注释。

⑪张灿玾等《黄帝内经素问校释》物体碎裂。

⑫方药中等《黄帝内经素问运气七篇讲解》物疎璺:"疎",指通;"璺"(wèn 音问),指破裂。"物疎璺",此处是指大风暴发时,物体常因大风吹而干裂。

⑬王洪图等《黄帝内经素问白话解》璺,wèn 音问,裂纹的意思。疏璺,破裂的意思。

⑭郭霭春《黄帝内经素问白话解》有的东西看去像稍有裂纹。

（三）语句阐述

（1）岁水不及,湿乃大行,长气反用。

①王冰《黄帝内经素问》湿大行,谓数雨也。

②马莳《黄帝内经素问注证发微》岁之水气不及,则土来克水,而湿乃大行。长气者,火气也。水气不及,故火气反用。

③张介宾《类经》六辛岁也,水不及而土乘之,故湿乃大行。水衰则火土同化,故长气反用。

④张志聪《黄帝内经集注》水运不及,土乃胜之,故湿气大行,水弱而不能制火,故长气反用。

⑤高士宗《黄帝素问直解》岁火不及,则土湿之气乘而侮之,故湿乃大行。长气,火气也,水不平火,故长气反用。

⑥黄元御《黄元御医书全集》岁水不及,则湿土乘之,故长气反用,化气乃速。

⑦张琦《素问释义》此句未具体注释,总体概括此段为:言胜复之病,太过不及之运皆有之,胜病未减,复气已至,又增其病,如土复克水。然必土火合德,方能胜寒水之气,若但湿甚则水湿同气,反合邪而增病矣故胜复之交,复气虽至,胜气未能全退,如金复木,风合燥气,其邪转甚,是在良工审其气之微甚耳。

⑧高亿《黄帝内经素问详注直讲全集》〔批〕此举水运不及,土气相乘之故,而详其民病物变星应也。

〔注〕岁水不及,土必乘之火无所畏。

〔讲〕六辛之年,水不及,则土乘之,土主湿气,是以大行,火无所畏,是以反用。

⑨孟景春等《黄帝内经素问译释》水运不及,湿土之气因而大盛,水不制火,火气反而生旺。

⑩任廷革《任应秋讲〈黄帝内经〉〈素问〉》此句未具体注释,总体概括此段为:(提要)言五运不及的病变。

⑪张灿玾等《黄帝内经素问校释》长气反用,其化乃速:水运不及则火气乘之,

故火之长气反得其用,火能生土,故土之化气速至。

水运不及之年,则水所不胜的土之湿气大行,水运不及,火不受制,则火之长气反而为用。

⑫方药中等《黄帝内经素问运气七篇讲解》[岁水不及]岁水不及,指水运不及之年。凡是年干属于水运而在天干排列顺序上是双数,即阴干的年份,就是水运不及之年。以辛未年为例,辛未年的年干是辛,丙辛化水,凡是逢辛之年都是水运,辛在十天干的排列顺序上属于双数即阴干,阴干属于不及,因此辛未年从大运来说便是水运不及之年。六十年中属于水运不及之年共六年,即:辛未、辛巳、辛卯、辛丑、辛亥、辛酉六年。

[湿乃大行,长气反用,其化乃速,暑雨数至]"湿",在气候变化上指潮湿,指多雨。"长",指生长。"化",指生长变化。全句意即在"岁水不及"的年份里,由于气候应寒不寒,所以雨多雪少,生物生长变化很快,所以原文谓:"湿乃大行,长气反用,其化乃速,暑雨数至。"用五行概念来说,寒属水,湿属土,岁水不及,土就要来乘之,所以原文谓:"岁水不及,湿乃大行。"

⑬王洪图等《黄帝内经素问白话解》辛未、辛巳、辛卯、辛丑、辛亥、辛酉年,辛为阴干,属于水运,所以这六年水运不及。水运不及,它所不胜的土湿之气,就会大规模流行。水气衰不能制约火气,所以属于火的长气旺盛。

⑭郭霭春《黄帝内经素问白话解》岁水之气不及,湿气就大规模流行。水气不能制火,火气反行其令。

(2) 其化乃速,暑雨数至,上应镇星。

①王冰《黄帝内经素问》化速,谓物早成也。火湿齐化,故暑雨数至。乘水不及,而土胜之,镇星之象,增益光明,逆凌留犯,其又甚矣。

②马莳《黄帝内经素问注证发微》惟长气反用,故其化乃速。惟湿乃大行,故暑雨数至。其上应者,当在镇星明也。

③张介宾《类经》其化乃速,上应镇星光明也。

④张志聪《黄帝内经集注》火土合化,故土之化气乃速,而暑雨数至。《六元政纪论》曰:太阴所至为化,为云雨,上应镇星倍明。水运不及,六癸岁也。

⑤高士宗《黄帝素问直解》化气,土气也,土气有余,故其化乃速。湿气上升则雨,长气反用化气乃速,故暑雨数至。土气盛,故上应镇星。

⑥黄元御《黄元御医书全集》土刑水败,故暑雨数至。

⑦张琦《素问释义》此句未具体注释,总体概括此段为:言胜复之病,太过不及之运皆有之,胜病未减,复气已至,又增其病,如土复克水。然必土火合德,方能胜寒水之气,若但湿甚则水湿同气,反合邪而增病矣故胜复之交,复气虽至,胜气未能全退,如金复木,风合燥气,其邪转甚,是在良工审其气之微甚耳。

⑧高亿《黄帝内经素问详注直讲全集》〔注〕岁水不及,土必乘之火无所畏,故反用火湿齐化,而暑雨数至也。暑,热气也。雨,湿气也,上应镇星者湿气胜也。

〔讲〕惟其火气反用,故感此湿气,而其化乃速也,故其时,暑雨为之当至,镇星为之上应。

⑨孟景春等《黄帝内经素问译释》天气炎热,不时下雨,万物的生化很迅速,在天上应土星光明。

⑩任廷革《任应秋讲〈黄帝内经〉〈素问〉》此句未具体注释,总体概括此段为:(提要)言五运不及的病变。

⑪张灿玾等《黄帝内经素问校释》长气反用,其化乃速:水运不及则火气乘之,故火之长气反得其用,火能生土,故土之化气速至。

土之化气迅速发挥作用,土火二气得势,则暑热早至,雨水频降,上则应于镇星光强。

⑫方药中等《黄帝内经素问运气七篇讲解》见上句解释。

⑬王洪图等《黄帝内经素问白话解》使万物生化迅速,气候炎热,暴雨频繁。与此相应,天上的土星分外明亮。

⑭郭霭春《黄帝内经素问白话解》水气不能制火,火气反行其令,其生化很快,暑雨屡次下降。与此相应,天上土星光明。

(3)民病腹满,身重,濡泄,寒疡流水,腰股痛发,腘腨股膝不便,烦冤,足痿清厥,脚下痛,甚则胕肿。藏气不政,肾气不衡,上应辰星,其谷秬。

①王冰《黄帝内经素问》藏气不能申其政令,故肾气不能内致和平。衡,平也。辰星之应,当减其明,或遇镇星临宿属者乃灾。(〔新校正云〕详经云上应辰星,注言镇星,以前后例相校,此经阙镇星二字。)

②马莳《黄帝内经素问注证发微》为民病者,为腹满,为身重,为濡泄,为寒疡即冷疮流水,为腰股痛发,为腘腨股膝不便,为烦冤,为足痿,为清厥冷厥,为脚下痛,甚则为胕跗肿,此皆病之在肾水不足者,正以藏气不政,肾气不平故耳。其上应者,当为辰星之微也。其谷之所生者秬。《诗·大雅·生民篇》:维秬维秠。

③张介宾《类经》土湿太过,伤及肾阴,故为此诸病。寒疡流水,阴蚀阴疽之类也。烦冤,烦闷抑郁也。清厥,寒厥也。跗肿,浮肿也。藏气,水气也。衡,平也。不政不衡,水气衰也,上应辰星不明,下应秬谷不成。秬,黑黍也。

④张志聪《黄帝内经集注》湿土太过,伤及肾阴,故为此诸病。《灵枢经》曰:阳气有馀,荣气不行,乃发为痈。阴阳不通,两热相搏,乃化为脓。又曰:寒邪客于经络之中,不得复反则为痈肿。此寒毒而无热化,故发为寒疡流水而无脓也。寒气上凌,故烦冤。水之藏气不能章其政令,水藏之肾气不得平衡,上应辰星失色。秬,黑黍也。土制其水,故秬谷得成。

⑤高士宗《黄帝素问直解》民病腹满身重,土湿太过水不行也。濡泄寒疡流水,土湿太过水下泄也。腰股痛发,腘腨股膝不便,土湿太过关节不利也。烦冤,土湿太过火气郁也。足痿清厥,脚下痛,寒湿之气下凝也,甚则胕肿,凝而不散也。藏气不攻,肾气不衡,冬令水阴之气失职也。水虽不及,乃为岁主,故上应辰星,而秬

谷成熟,秬,黑黍也。

⑥黄元御《黄元御医书全集》湿旺脾郁,故腹满身重濡泄。湿瘀肌肤,皮肉溃烂,故寒疡流水。湿流关节,故腰膝腘腨足跗痛痿臃肿。

⑦张琦《素问释义》此句未具体注释,总体概括此段为:言胜复之病,太过不及之运皆有之,胜病未减,复气已至,又增其病,如土复克水。然必土火合德,方能胜寒水之气,若但湿甚则水湿同气,反合邪而增病矣故胜复之交,复气虽至,胜气未能全退,如金复木,风合燥气,其邪转甚,是在良工审其气之微甚耳。

⑧高亿《黄帝内经素问详注直讲全集》〔注〕湿胜则寒凝气血,故民病腹满诸证,皆土胜克水,藏气失政,肾气不得其平,所以上应辰星减曜,下则秬谷不登也。秬,黑黍也。

〔讲〕民病为之腹满身重,濡泄而大便不秘,疡寒而水流不止与同腰腹疼痛,发为腘腨股膝不便之证,并心不安而烦冤,足痿弱而清厥,且或足下作痛,甚则跗肿,藏气为之失其政,肾气为之失其平。水亏如此,土旺甚矣,故征之于星,则上应乎辰,验之于谷,则所生者秬也。

⑨孟景春等《黄帝内经素问译释》镇星:原无,据新校正补。秬:黑色之谷。张介宾:"黑黍也。"

人们多患腹胀,身体困重,大便溏泄,阴性疮疡脓水稀薄,腰股疼痛,下肢关节活动不利,烦闷抑郁,两脚萎弱厥冷,脚底疼痛,甚至足背浮肿。这是由于冬藏之气不能发挥作用,肾气不平衡,在天上应土星光明,水星失明,在谷类应黑黍不能成熟。

⑩任廷革《任应秋讲〈黄帝内经〉(素问)》此句未具体注释,总体概括此段为:(提要)言五运不及的病变。

⑪张灿玾等《黄帝内经素问校释》寒疡流水:阴性疮疡,由于阳虚不化,溃后流出清稀脓水;肾气不衡:《六节藏象论》云:"肾者主蛰,封藏之本,精之处也。"水运不及,藏气不得施政,火之长气为用,则肾气不得平衡。秬(jù巨,又 qú渠):黑黍。

人们易患腹部胀满,身体沉重,濡泄,阴性疮疡,流出清稀脓水,腰部与股部疼痛发作,腘、腨、股、膝等处,活动不便,心中烦闷,两足痿软厥冷,脚下疼痛,甚则足背浮肿等病。由于水之藏气不得施政,肾精易于外泄,则肾气不得平衡,上则应于镇星光强,辰星光弱,黑色黍类不能成熟。

⑫方药中等《黄帝内经素问运气七篇讲解》〔民病腹满,身重,濡泄,寒疡流水,腰股痛发,腘腨股膝不便,烦冤,足痿清厥,脚下痛,甚则跗肿〕以上所列症状,如腹满、身重、濡泄,均属脾病、湿病。"寒疡",即疮疡之属于虚者;"流水",指疮面渗出液体;"寒疡流水",指寒性疮疡渗出物多,这也属于脾湿的表现。"腰""股""腘""腨""膝"等主要属于肾、膀胱部位。"烦冤",指烦乱而委屈。"足痿清厥",指足痿无力及脚冷。"跗肿",指足肿。这些症状主要与肾膀胱病变有关。此一小段意即在"岁水不及"之年中,由于"湿乃大行",因此在人体疾病上,以脾病、肾病、湿病等

为多见。

[藏气不政,肾气不衡]"藏气",指闭藏之气。藏气的正常与否,与寒有关,亦即《素问·阴阳离合论》中所谓的"藏因冬"。"岁水不及"之年,意味着应寒不寒,不寒就不能藏,所以说"岁水不及"之年,"藏气失政"。"寒"与人体的肾在五行归类上同属于水,应寒不寒,应藏不藏,必然要引起人体肾气的失调,所以说"岁水不及"之年,"肾气不衡"。

[其谷秬]"秬"(jù音巨),即黑黍。黑色谷物在五行归类上属于水,"其谷秬"指"岁水不及"之年,由于天气应寒不寒,属于水类的谷物生长和收成都会受到影响。

⑬王洪图等《黄帝内经素问白话解》寒疡流水:阴性疮疡,由于阳虚不化,溃后脓水清稀,状如流水。秬:指黑色的谷物。

在人体,常发生腹部胀满、身体困重、腹泻、疮疡流脓清稀如水、腰股疼痛、下肢运动不便、烦闷抑郁、两足痿软清冷、脚底疼痛、甚至足背浮肿等湿邪偏盛的病证。土气盛而制约水气,使水的封藏作用减弱,肾气不能保持平衡。与此相应,天上的水星昏暗,而与水气相应的黑色谷物,也不能成熟。

⑭郭霭春《黄帝内经素问白话解》寒疡流水:阴性疮疡,脓液稀薄。秬(jù音巨):黑色谷类。

在人们多患腹部胀满,身体重,湿泄,阴性疮疡,脓液稀薄,腰股发痛,腘、腨、股、膝部都不便利,烦闷,两脚痿弱,四肢清冷,脚下疼痛,甚则浮肿,这是冬藏之气不能行其政令,肾气失掉平衡的缘故。与此相应,天上水星失明,黑色的谷类不能成熟。

(4)上临太阴,则大寒数举,蛰虫早藏,地积坚冰,阳光不治,民病寒疾于下,甚则腹满浮肿,上应镇星,其主黔谷。

①王冰《黄帝内经素问》(〔新校正云〕详木不及上临阳明,上应太白镇星,此独言镇星而不言荧惑者,文阙也。盖水不及而又上临太阴,则镇星明盛,以应土气专盛。水即益弱,则荧惑无畏而明大。)诸辛岁也。辛丑、辛未岁,上临太阴,太阳在泉,故大寒数举也。土气专盛,故镇星益明,黔谷应天岁成也。

②马莳《黄帝内经素问注证发微》夫辛为水气之不及,而上临太阴,则为辛丑、辛未,其岁为太阳在泉,故大寒数举,在物则蛰虫早藏,在地则积有坚冰,在天则阳光不治,在人则下有寒疾,甚则为腹满浮肿,此皆水气不足所致耳。其上应者,当为镇星之明。而土气终有余也,惟土气有余,故谷主于黄。

③张介宾《类经》辛丑、辛未岁也。太阴湿土司天,则太阳寒水在泉,故大寒举而阳光不治也。甚则腹满浮肿,湿土胜而肾气伤也。其上应者,当镇星增曜。下应者,当黔谷有成。

④张志聪《黄帝内经集注》司天之气上临太阴,乃辛丑、辛未岁也。太阴湿土司天,则太阳寒水在泉,是以大寒数举,而蛰虫早藏也。寒气数举,故阳光不治于上。寒水在泉,故民病寒疾于下。甚则腹满浮肿者,湿淫太过而脾土受伤也。上应

镇星增耀,下主黅谷有成。

⑤高士宗《黄帝素问直解》太阴,湿土也,岁木不及,湿乃大行,故上临太阴。太阴上临,则土湿阴寒,故大寒数举。寒性凝敛,故蜇虫早藏;寒湿过甚,故地积坚冰,而阳光不治。民病寒疾于下,湿在下也,甚则腹满,湿在中也,浮肿湿在上也。太阴上临,故上应镇星。谷之成熟,其色则黅,故其主黅谷。

⑥黄元御《黄元御医书全集》上临太阴,湿土司天,合邪刑水,故脏气失政,肾气不平。

⑦张琦《素问释义》此句未具体注释,总体概括此段为:言胜复之病,太过不及之运皆有之,胜病未减,复气已至,又增其病,如土复克水。然必土火合德,方能胜寒水之气,若但湿甚则水湿同气,反合邪而增病矣故胜复之交,复气虽至,胜气未能全退,如金复木,风合燥气,其邪转甚,是在良工审其气之微甚耳。

⑧高亿《黄帝内经素问详注直讲全集》〔注〕若上临太阴丑未之岁,阴气益甚,阳光失治,病阴寒腹肿,镇星光芒,黅谷可成。黅,黄色也。

〔讲〕当此水气不足之岁,司天在上者,复临之以太阴,如辛丑辛未之岁,则阴气益盛,大寒必为之数举,蜇虫必为之早藏,地气必积而成坚水也。兼以其岁太阳在泉,故在天之阳光,不能司其治。民皆病寒疾于下,甚且腹为之胀满而身为之浮肿,宜其星之上应乎天者为镇。谷之更变其色者,主黅也。

⑨孟景春等《黄帝内经素问译释》人们多患腹胀,身体困重,大便溏泄,阴性疮疡脓水稀薄,腰股疼痛,下肢关节活动不利,烦闷抑郁,两脚萎弱厥冷,脚底疼痛,甚至足背浮肿。这是由于冬藏之气不能发挥作用,肾气不平衡,在天上应土星光明,水星失明,在谷类应黑黍不能成熟。

⑩任廷革《任应秋讲〈黄帝内经〉〈素问〉》此句未具体注释,总体概括此段为:(提要)言五运不及的病变。

⑪张灿玾等《黄帝内经素问校释》上临太阴:指辛丑、辛未太阴司天之年,太阴司天则太阳在泉,在泉与中运同气,均为寒水,属同岁会之年,主寒水之气大行。

若遇到辛丑、辛未太阴司天之年,乃太阳在泉,中运与在泉气同,则严寒之气频至,蜇虫提早归归藏土中,地上积结了坚冰,阳气不能发挥温煦作用,人们易患寒病于下半身,甚则患腹满浮肿等病,上则应于镇星光强,荧惑星光弱,黄色的谷类不能成熟。

⑫方药中等《黄帝内经素问运气七篇讲解》〔上临太阴〕"上",指司天。"上临太阴",指"岁水不及"而又逢太阴湿土司天之年。"岁水不及"而又逢太阴湿土司天之年。六十年中共有辛丑、辛未两年。

〔大寒数举,蜇虫早藏,地积坚冰,阳光不治,民病寒疾于下,甚则腹满浮肿〕此一小段承上述"上临太阴"情况而言,"岁水不及"而又逢太阴湿土司天,会出现两种情况,一种情况是"岁水不及"之年,本来就是"湿乃大行",再碰上太阴湿土司天,则必然是湿上加湿,湿邪太盛,所以这一年雨水就更多,人体脾湿的症状也就会更严重,所以原文谓:"甚则腹满浮肿,上应镇星。"另一种情况是太阴湿土司天,则太阳寒水在泉。因此,在六气六步的终之气这一步时,就有可能会出现特别寒冷的气候,所以原文谓"上临太阴,则大寒数举,蛰虫早藏,地积坚冰,阳光不治,民病寒疾于下。"这就是说在岁水不及的年份里,在自然气候方面,特别是在四之气湿土主时的时候,湿邪更重,雨水更多,但是在终之气太阳寒水主时的时候,则会更加寒冷。因而在人体疾病方面也要更多地重视脾肾和寒湿的问题。

⑬王洪图等《黄帝内经素问白话解》如果是辛丑、辛未年,又逢太阴湿土司天,而太阳寒水在泉,寒湿大盛,因而有强大的寒流频繁侵袭而来,蛰虫也就提前藏伏。在地面上,凝结成坚固的厚冰;在天上,太阳也不能发挥温暖的作用;在人体中,多发生下半身寒冷的疾病,严重的可以出现腹部胀满、浮肿。因为太阴湿土司天,湿土之气就偏盛,与此相应,天上的土星就显得分外明亮,而与土气相应的黄色谷物,得以成熟。

⑭郭霭春《黄帝内经素问白话解》如遇太阴司天,寒水在泉,大的寒气常常侵袭,虫类很早就伏藏,地面上凝积厚冰,在天上的阳光不能发挥温暖作用,人们多患下部寒疾,严重的就腹满浮肿。与此相应,天上土星光明,谷类黄色之稻成熟。

(5)复则大风暴发,草偃木零,生长不鲜,面色时变,筋骨并辟,肉𥆧瘛,目视𥆧𥆧,物疎璺,肌肉胗发,气并膈中,痛于心腹,黄气乃损,其谷不登。上应岁星。

①王冰《黄帝内经素问》木复其土,故黄气反损,而黅谷不登也,谓实不成无以登祭器也。木气暴复,岁星下临宿属分者灾。(〔新校正云〕详此当云上应岁星、镇星尔。)

②马莳《黄帝内经素问注证发微》至于木复其土,则风气大行,而大风暴发,草仆木落,凡生长二气皆不鲜明。在人则为面色时变,为筋骨并辟,为肉之𥆧瘛,为目视𥆧𥆧,在物有为风所裂而为疏璺(物裂曰璺也)。在肌肉则为风疹所发,为肝气并于膈中而痛及心腹。凡物受木侮,故黄气乃损,其谷不登。上之所应者,当在岁星之明耳。

③张介宾《类经》水衰土亢,木后复之,故大风暴发,草仆木落,而生长失时,皆不鲜明也。面色时变,肝气动也。并,拘挛也。辟,偏戾也。𥆧瘛,动掣也。𥆧𥆧,目不明也。璺,物因风而破裂也。肝气在外则肌肉风疹,肝气在中则痛于心腹,皆木胜之所致,故黄气损而属土之谷不登。其土应于天,则惟岁星当明也。愚按:五运之有太过不及,而胜复所以生也。太过者其气胜,胜而无制,则伤害甚矣。不及者其气衰,衰而无复,则败乱极矣。此胜复循环之道,出乎天地之自然,而亦不得不然者也。故其在天则有五星运气之应,在地则有万物盛衰之应,在人则有藏府疾病之应。如木强胜土,则岁星明而镇星暗,土母受侮,子必复之,故金行伐木,以救困土,则太白增光,岁星反晦也。凡气见于上,则灾应于下,宿属受伤,逆犯尤甚,五运互为胜复,其气皆然。至其为病,如木胜肝强,必伤脾土,肝胜不已,燥必复之,而肝亦病矣。燥胜不已,火必复之,而肺亦病矣。此五藏互为盛衰,其气亦皆然也。夫天

运之有太过不及者,即人身之有虚实也。惟其有虚而后强者胜之,有胜而后承者复之;无衰则无胜矣,无胜则无复矣。无胜无复,其气和平,焉得有病?恃强肆暴,元气泄尽,焉得无虚?故曰有胜则复,无胜则否,胜微则复微,胜甚则复甚。可见胜复之微甚,由变化之盛衰,本无其常也。如本经《六元正纪》等论所载天时地化人事等义,至详至备,盖以明其理之常者如此也。即如《周易》之六十四卦、三百八十四爻,乃开明易道之微妙,而教人因易以求理,因象以知变。故孔子曰:书不尽言,言不尽意。此其大义,正与本经相同。夫天道玄微,本不易测,及其至也,虽圣人亦有所不知焉。故凡读《易》者,当知易道有此变,不当曰变止于此也。读运气者,当知天道有是理,不当曰理必如是也。然变化虽难必,而易尽其几矣;天道虽难测,而运气尽其妙矣。自余有知以来,常以五六之义,逐气推测,则彼此盈虚,十应七八;即有少不相符者,正属井蛙之见,而见有未至耳,岂天道果不足凭耶?今有昧者,初不知常变之道,盛衰之理,执者为方,执者为月,执者为相胜反胜主客承制之位,故每凿执经文,以害经意,徒欲以有限之年辰,概无穷之天道,隐微幽显,诚非易见,管测求全,陋亦甚矣。此外复有不明气化如马宗素之流者,假仲景之名,而为伤寒钤法等书,用气运之更迁,拟主病之方治,拘滞不通,诚然谬矣。然又有一等偏执己见不信运气者,每谓运气之学,何益于医?且云疾病相加,岂可依运气以施治乎?非切要也。余喻之曰:若所云者,似真运气之不必求,而运气之道岂易言哉?凡岁气之流行,即安危之关系。或疫气遍行,而一方皆病风温;或清寒伤藏,则一时皆犯泻痢;或痘疹盛行,而多凶多吉,期各不同;或疔毒遍生,而是阴是阳,每从其类;或气急咳嗽,一乡并与;或筋骨疼痛,人皆道苦;或时下多有中风,或前此盛行痰火。诸如此者,以众人而患同病,谓非运气之使然欤?观东垣于元时太和二年,制普济消毒饮以救时行疫疠,所活甚众,非此而何?第运气之显而明者,时或盛行,犹为易见;至其精微,则人多阴受,而识者为谁?夫人殊禀赋,令易寒暄,利害不侔,气交使然。故凡以太阳之人,而遇流衍之气;以太阴之人,而逢赫曦之纪。强者有制,弱者遇扶,气得其平,何病之有?或以强阳遇火,则炎烈生矣;阴寒遇水,则冰霜及矣。天有天符,岁有岁会,人得无人和乎?能先觉预防者,上智也;能因几办理者,明医也;既不能知而且云乌有者,下愚也。然则运气之要与不要,固不必辨,独慨夫知运气者之难其人耳。由此言之,则凿执者本非智士,而不谕者又岂良材,二者病则一般。彼达人之见,自所不然,故善察运气者,必当顺天以察运,因变以求气。如杜预之言历,曰:治历者,当顺天以求合,非为合以验天。知乎此,则可以言历矣。而运气之道亦然。既得其义,则胜复盛衰,理可窥也。随其几而应其用,其有不合于道者,未之有也。戴人曰:病如不是当年气,看与何年运气同。便向某年求活法,方知都在至真中。此言虽未尽善,其亦庶几乎得运气之意矣。眴,如云切。瘛音炽。眊,音荒。璺音问。

④张志聪《黄帝内经集注》水弱土胜,木后复之,故大风暴发,草偃木落,而生长不鲜泽也。阳明属土,所主在面,故面色时变。辟,刑伤也。阳明主润宗筋,诸筋

皆属于骨,阳明之中土气伤,是以筋骨并辟也。膶瘛,动掣也。䀮䀮者,眼目不明,因风胜而伤血也。物裂曰璺,物因风而破裂也。胗,疹也。风气入于膈中,在上则痛于心,在下则痛于腹也。土主成物,土气伤故其谷不登。上应岁星光芒倍大。(眉批)凡论五藏之中,兼重阳明胃土。

⑤高士宗《黄帝素问直解》复,如土盛水郁,而水之子木又克土也。故复则大风暴发,草偃木零,风气胜也。生长不鲜,面色时变,土气虚也。辟,刑也,筋骨并辟,肉膶瘛,言水木气复,而木主之筋,水主之骨,其气相并而克土,则土受刑,而肉膶瘛,膶瘛,动跃不宁也。挠万物者,莫疾乎风,风气胜,故目视䀮䀮,而气血不和。物疏璺,而形体不固,疏璺,犹破裂也。肌肉疹发,土虚风胜也。气并鬲中,痛于心腹,乃风木之气,并逆于胸鬲之中,不从上出,反下逆而痛于心腹之间。土受木刑,故黄气乃损,黄气,土气也。其主黅谷者,至此则其谷不登。水郁木复,故上应岁星。此岁水不及,而有气交之变也。

⑥黄元御《黄元御医书全集》土胜水贼,则风木来复,飘风暴发,草偃木零。肝主五色,故面色时变。风动燥发,故筋骨并辟(并,挛缩也。辟,偏斜也)。肝窍于目,故目视䀮䀮(䀮䀮,目不明也)。风木催裂,故物疏璺(璺,裂也)。风伤卫气,卫闭营郁,故肌肉生胗(胗与疹同,营热泄于汗孔,则发疹点也)。肝胆双刑脾胃,故心腹俱痛。黅,黄色也。

⑦张琦《素问释义》此句未具体注释,总体概括此段为:言胜复之病,太过不及之运皆有之,胜病未减,复气已至,又增其病,如土复克水。然必土火合德,方能胜寒水之气,若但湿甚则水湿同气,反合邪而增病矣故胜复之交,复气虽至,胜气未能全退,如金复木,风合燥气,其邪转甚,是在良工审其气之微甚耳。

⑧高亿《黄帝内经素问详注直讲全集》〔批〕此举土气乘水,木气来复之故,而详其民病物变星应也。

〔注〕复则木为母复,木跱风气大行,草仆木落,凡生长二气,皆不鲜明,在人则面色时变也。并辟者,筋骨挛急也。膶瘛者,肉摇动也。䀮䀮者,目若无所见也。物破未离谓之璺。疏璺者,物为风所裂也。疹,唇疡也,又皮外小起曰疹。肌肉为风所发也,肝气并于鬲中而痛及心腹皆木之为病也。土受木侮,故黄气乃损。谷不登者,谓黅谷不实也。所以上应岁星。

〔讲〕独是土为水之仇,木为水之子,既土克其水,则木必为母复仇,而克其土焉。故复气来时,则大风暴发,凡属草木,无不偃仆而飘零,是以生气长气,皆不鲜明也。其时之民,多面色为之时变,筋骨为之挛急,肉为之摇动而膶瘛,目为之无见而䀮䀮也。又况复气过甚其风愈烈,凡物当之,莫不疏璺而裂也。所以民之为病,肌肉之间,疹疮常发,而且肝气并于鬲中,隐痛遂及于心腹。复气为患如此,宜其土受木克,黄气为之日损矣,黅色之谷,亦为之不登也。当此之时,见木不见土,故上天所应之星,惟岁独明焉。

⑨孟景春等《黄帝内经素问译释》土邪抑水而起反应则生风木,因而大风暴

发,草类偃伏,树木凋零,生长的力量不能显著,面色时时改变,筋骨拘急疼痛,活动不利,肌肉跳动抽掣,两眼昏花,视觉不明或失常,物体视之若分裂,肌肉发出风疹,若邪气侵入胸膈之中,就有心腹疼痛。这是木气太过,土气受伤,属土的谷类没有收获,在天上应木星光明,土星失明。

⑩任廷革《任应秋讲〈黄帝内经〉(素问)》此句未具体注释,总体概括此段为:(提要)言五运不及的病变。

⑪张灿玾等《黄帝内经素问校释》并辟:吴崑注"并辟,挛急也"。《类经》二十四卷第十注:"并,拘挛也。辟,偏欹也。"疏蹙:分开破裂的意思。踪,分也。《史记·黥布传》:"疏爵而贵之在此有分开的意思。蹙,裂纹。黄气:指土之气化而言。不登:指谷物不得成熟。登,《尔雅·释诂》"成也",《增韵》"熟也"。

土气盛极则衰,衰则水所生之木气来复,木气复则大风暴发,草木偃伏,枝叶飘落,万物生长,色不鲜明,面色时常改变,筋骨拘挛,肌肉瘈动,两眼视物昏花,物体碎裂,肌肉发生疹病,邪气内并于膈中,疼痛发生于心腹,土气受损,五谷不能成熟,上则应于岁星光强,镇星光弱。

⑫方药中等《黄帝内经素问运气七篇讲解》[复则大风暴发]湿邪偏胜,则必然风气来复,所以原文谓:"复则大风暴发。"因而也就引起了自然气候上、物化现象上和人体疾病上一系列的特殊变化。

[草偃木零,生长不鲜]这是指大风暴发时所引起的物化反常现象。"偃",指倒下;"零",指零落,"草偃木零",指在暴风中而出现草倒叶落的现象。"鲜",指色泽鲜明。"生长不鲜",指在暴风中草木为风所折,其外观形萎色枯而不是如正常生长时那样色泽鲜明。

[面色时变,筋骨并辟,肉𥊽瘈,目视𥊽𥊽]这是指大风暴发时引起的疾病临床表现。"面色时变",指患者面色不时变化。"并辟",指痉挛拘急现象。"肉𥊽瘈",指肌肉抽动。"目视𥊽𥊽",指视物不清。这些都是在大风的影响下而出现的肝木之气偏胜的表现。

[物疎蹙]"疎",指通;"蹙",指破裂。"物疎蹙",此处是指大风暴发时,物体常因大风吹而干裂。

[肌肉胗发,气并膈中,痛于心腹]"胗",同疹;"胗发",即发生皮疹。"气并膈中",指肝气疏泄失职出现的气滞不通现象。不通则痛,所以常常表现为心腹疼痛。中医书中所说的"心痛",多指上下腹部疼痛。这就是说在肝气偏胜时,由于肝的疏泄失职而可以在临床上出现皮疹、腹痛等症状。

[黄气乃损,其谷不登]"黄气",指土气。"黄气乃损",指岁水不及之年,"湿乃大行"。由于胜复的原因,风气来复,偏胜的湿气就会受到抑制而恢复到正常情况,这就叫"黄气乃损"。此"损"字不宜作"损伤"解,应作"制"字来理解。"其谷不登"句中的"其"字,指"土谷",亦即前述之"黅谷"。"其谷不登",意即在土气偏胜的情况下,木气来复,但在复的过程中,由于风气太甚,所以影响属于土类谷物的正常生

长。这也就是前面所讲过的"复已而病"。

⑬王洪图等《黄帝内经素问白话解》疏璺:璺,wèn 音问,裂纹的意思。疏璺,破裂的意思。

土气过盛,就会有风木之气来制约报复它,因而出现大风暴发,草木倒伏,枝叶零落。由于风吹干裂,所以植物失去了鲜艳润泽的气象。木盛克土,使人们面色变得萎黄而无光泽,筋骨拘挛疼痛,肌肉跳动抽搐,两眼昏花,视物不清,甚至出现复视,肌肉发出风疹,胸膈中气壅滞而满闷,心腹疼痛。木气盛而土气受损,因而黄色谷物难以成熟。与此相应,天上的木星显得分外明亮。

⑭郭霭春《黄帝内经素问白话解》并:拘挛。不登:不成熟。

由于土气被水气制约,则其子气(木气)来复,就出现大风暴发,草类偃伏,木类凋零,因为风吹干裂,失去了生长的鲜泽。在人的面色也就改变,筋骨拘急疼痛,肌肉跳动抽搐,两眼看物不清,有的东西看去像稍有裂纹,肌肉发出风疹。如果风气侵入胸膈里,就会产生心腹疼痛。这是木气太盛,土气受害,黄色的谷类不能成熟,与此相应,天上的木星光明。

第十三解

(一) 内经原文

愿闻其时也。岐伯曰:悉乎哉问也[注1]！木不及,春有鸣条律畅之化,则秋有雾露清凉之政;春有惨凄残贼之胜,则夏有炎暑燔烁之复。其眚东,其藏[注2]肝,其病内舍胠胁,外在关节。

[注1]悉乎哉问也:郭霭春《黄帝内经素问校注》、方药中等《黄帝内经素问运气七篇讲解》、人民卫生出版社影印顾从德本《黄帝内经素问》此处为"悉哉问也",其中郭霭春注:胡本、吴本、朝本、藏本"悉"下并有"乎"字;张灿玾《黄帝内经素问校释》、孟景春等《黄帝内经素问译释》此处有"乎"字,二者均注原无,据《吴注素问》《素问直解》补。

[注2]藏:郭霭春《黄帝内经素问校注》、孟景春等《黄帝内经素问译释》、人民卫生出版社影印顾从德本《黄帝内经素问》此处为"藏";张灿玾《黄帝内经素问校释》、方药中等《黄帝内经素问运气七篇讲解》此处为"脏"。笔者认为"藏"与"脏"在此意义相同。以下原文均是如此。

(二) 字词注释

(1) 燔烁

①王冰《黄帝内经素问》此词未具体注释。

②马莳《黄帝内经素问注证发微》燔烁。

③张介宾《类经》燔烁。燔音烦。烁,式灼切。

④张志聪《黄帝内经集注》燔烁。

⑤高士宗《黄帝素问直解》燔烁。

⑥黄元御《黄元御医书全集》燔烁。

⑦张琦《素问释义》此词未具体注释。

⑧高亿《黄帝内经素问详注直讲全集》〔注〕〔讲〕燔烁。

⑨孟景春等《黄帝内经素问译释》特别炎热。

⑩任廷革《任应秋讲〈黄帝内经〉〈素问〉》燔烁。

⑪张灿玾等《黄帝内经素问校释》暑气炎热燔烁。

⑫方药中等《黄帝内经素问运气七篇讲解》夏天里的酷暑炎热。

⑬王洪图等《黄帝内经素问白话解》炎暑如焚。

⑭郭霭春《黄帝内经素问白话解》炎热如火燔烧。

（2）眚

①王冰《黄帝内经素问》灾眚。

②马莳《黄帝内经素问注证发微》灾眚。

③张介宾《类经》灾眚。眚音省。

④张志聪《黄帝内经集注》灾眚。

⑤高士宗《黄帝素问直解》眚。

⑥黄元御《黄元御医书全集》眚。

⑦张琦《素问释义》此字未具体注释。

⑧高亿《黄帝内经素问详注直讲全集》〔注〕〔讲〕眚。

⑨孟景春等《黄帝内经素问译释》自然灾害。

⑩任廷革《任应秋讲〈黄帝内经〉〈素问〉》"灾祸"之意。

⑪张灿玾等《黄帝内经素问校释》灾害。

⑫方药中等《黄帝内经素问运气七篇讲解》"眚"（shěng 音省）疾苦之意。义与损同，可以作损害解，亦可以作疾病或过失解。

⑬王洪图等《黄帝内经素问白话解》灾害。

⑭郭霭春《黄帝内经素问白话解》灾害。

（三）语句阐述

（1）愿闻其时也。

①王冰《黄帝内经素问》此句未具体注释。

②马莳《黄帝内经素问注证发微》此承上文而言岁气不及，其胜必随复，亦有不胜则不复也。

③张介宾《类经》此下言不及之岁，其政化胜复各有时也。本篇凡太过之年不言胜复，故不及之。

④张志聪《黄帝内经集注》谓四时亦有五运之胜复也。《至真要论》曰：初气终三气，天气主之，胜之常也。四气至终气，地气主之，复之常也。盖五运主岁，所胜之气在岁半以前，所复之气在岁半以后。若夫四时之胜复，随所主之时以胜之，亦随所主之时以复之，与岁运之不同，故帝有此问。

⑤高士宗《黄帝素问直解》运气不及之理既明，帝故善之。一岁四时，亦有太过不及，故愿闻其时。

⑥黄元御《黄元御医书全集》帝问五行不及，各有胜复，愿闻其胜复之时。

⑦张琦《素问释义》时，谓胜复之时，和则为化为政，运之常也。不和则为胜为复，气之变也。

⑧高亿《黄帝内经素问详注直讲全集》〔批〕此举五运不及之脏，有胜则有复，无胜则无复也。无胜无复，是为及时，化政各不相害。若有胜有复，即灾变现于所主之方所应之脏也。

〔注〕其时，谓五行当旺之时。

〔讲〕黄帝曰：木旺于春，火旺于夏，金旺于秋，水旺于冬，土旺四季，莫不各有其时也。今夫子言正气不足，则克我之气乘之，我虽当令，不得独主其政，而胜我之气，反乘其时而司其政焉。且我难受克，复有继我而复仇者，是为复气。复气至，则胜我者，亦将受其制矣。不知其不及受克，而复气之至，亦有其专主之时乎？愿卒闻之。

⑨孟景春等《黄帝内经素问译释》希望听你讲一讲五气与四时相应的关系。

⑩任廷革《任应秋讲〈黄帝内经〉（素问）》此句未具体注释，总体概括此段为：(提要)言阐发四时胜复气之常与变。(讲解)"复气"总是发生在"胜气"之后，若无太过、不及曰常运，一旦发生太过、不及就有胜复的问题，属于气交变之一。

⑪张灿玾等《黄帝内经素问校释》我想听听关于五运之气主时的变化情况。

⑫方药中等《黄帝内经素问运气七篇讲解》"时"，指时令或季节。此段系承上节岁运不及而问，意即希望了解在岁运不及的年份中，乘侮胜复与季节的关系。以下即分别介绍木、火、土、金、水五运不及之年乘侮胜复的规律。

⑬王洪图等《黄帝内经素问白话解》希望再讲一下五运之气与四时的关系是怎样的？

⑭郭霭春《黄帝内经素问白话解》希望听一下五气与四时的关系怎样。

(2) 岐伯曰：悉乎哉问也！木不及，春有鸣条律畅之化，则秋有雾露清凉之政；春有惨凄残贼之胜，则夏有炎暑燔烁之复。

①王冰《黄帝内经素问》化，和气也。胜，金气也。复，火气也。火复于金，悉因其木，故灾眚之作皆在东方，余眚同。(〔新校正云〕按木火不及，先言春夏之化，秋冬之政者，先言木火之政化，次言胜复之变也。)

②马莳《黄帝内经素问注证发微》岁木不及，金当来克，如金不克之，而春有鸣条律畅之化，春分前为条风，后为明庶风。《性理通书》有云：圣王作乐，以宣八风之气。则至秋之时，金无所复，而有雾露清凉之政，各不相悖也。如金来克之，而春有惨凄残贼之胜，则木生火，火克金，而夏有炎暑燔烁之复。

③张介宾《类经》和则为化为政，运之常也。不和则为胜为复，气之变也。如岁木不及，金当克之。使金不来胜，而木气无伤，则春有鸣条律畅之化，至秋之时，则金亦无复，而有雾露清凉之政，此气之和也。若春见金气而有惨凄残贼之胜，则木生火，火来克金，而夏有炎暑燔烁之复矣，此气之变也。

④张志聪《黄帝内经集注》一岁之中，有岁运之胜复，有四时之胜复，知岁与时

上篇　气交变大论篇

而运始详悉,故伯曰悉哉问也。木不及则金当胜之,如春有鸣条律畅之化,则秋有雾露清凉之政,此各守四时之本位,无胜无复,气之和者也。如春有惨凄残贼之胜,则夏有炎暑燔烁之复。(眉批)以肃杀之气而害生气,故曰残贼。

⑤高士宗《黄帝素问直解》五运之气而论其时可谓悉矣。四时之气,贵得其平,有胜则有复。试以木之不及言之,木气主春,春有鸣条律畅之化,则秋有雾落清凉之政,此木气自和,无胜则无复也。若春有惨凄残贼之胜,金胜木矣,则夏有炎暑燔烁之复,木之子火复胜而克金也。

⑥黄元御《黄元御医书全集》木旺于春,木不及,春有鸣条畅律之化,是金不刑木而木得其政也,则秋有雾露清凉之政,是火不刑金而金得其政也,春有惨凄残贼之胜,是金胜木也,则夏有炎暑燔烁之复,是火胜金也。五行之理,不胜则不复,有胜则有复,自然之数如是。

⑦张琦《素问释义》岁木不及,则春气不足,金当克之,其应在春夏秋三时。春为木气,当令之时,秋为胜气,当令之时,夏为复气,当令之时也。若金不来克,木气无伤,而春有和畅之化,则秋之时金气亦平,而有清凉之政,此气之和。若春见秋气,而有凄清之胜,则木之子火来复金,而夏令有炎烁之复,此气之变也。下四不及义同。盖复气随胜气而起,即承制之义,此文但言不及,而不言太过,太过之年无不复者可知也。

⑧高亿《黄帝内经素问详注直讲全集》〔注〕不及者,不足也。鸣条律畅,木未受克也。雾露清凉,金行其政也。惨凄残贼,金乘木之不及也。炎暑燔烁,火为木复而克金也。

〔讲〕岐伯对曰:悉乎哉,帝之问也!如岁木不及,金当来克,如金不克,则春有鸣条律畅之化,兼至秋之时,金司其令,而有雾露清凉之政,是为及时之化,政各不相悖也。如木不及金来克之,则春必有惨凄残贼之胜,由是木所生之火,必为母复仇,起而克金,火既克金,则夏必有炎暑燔烁之复。

⑨孟景春等《黄帝内经素问译释》乎:原无,据《吴注素问》、《素问直解》补。鸣条律扬之化:之化,指正常的时令。鸣条律畅,形容春天正常时令。其他季节仿此。

岐伯说:问得真详细啊!木运不及的,如果春天有和风使草木萌芽抽条的正常时令,那秋天也就有雾露润泽而凉爽的正常气候;如果春天反见寒冷惨凄霜冻残贼的秋天气候,那夏天就有特别炎热的反应。

⑩任廷革《任应秋讲〈黄帝内经〉〈素问〉》如"木不及",金气就会来克木,假使金不克木,木气还是会有"鸣条律畅之化",即时节有规律地运转,惠风和畅、枝木条达,尽管木气不足,但金气没有因此而克制木气,木气还是可以发挥其主生发调畅的作用;到了秋天,气候也是会很正常的,故曰"秋有雾露清凉之政"。"政"是"主事"之意,五运六气各有其政。反之,若有胜复之气来袭,金气胜而克木,春天就会表现出一派凄凉肃杀的景象,故曰"春有惨凄残贼之胜",这是秋气的胜气导致的;有胜则有复,秋气亢盛必然会受到木之子火气的报复,此火气就是"复气",所以夏

天就会是一派"炎暑燔烁"的景象。

⑪张灿玾等《黄帝内经素问校释》鸣条律畅：指风动木鸣,声音条畅,在此有春风和畅的意思。与下文"水不及……则不时有和风生发之应"之义近,皆指正常之风而言。鸣条,此指风动木声。《开元占经·卷九十一·风名状》云："鸣条摆树,而天色清爽,日光明盛,着体清凉温和者,祥风也。"《初学记·卷二十·敕第一》注："翼奉风角曰：春甲寅日,风高去地三四丈,鸣条……"《类经》二十六卷第十七注："风从木化。鸣,风木声也。"残贼：伤害的意思。

岐伯说：你问得很详尽啊！木运不及的,如果春天有惠风和畅的正常生化之气,秋天则有雾露清凉的正常气候；如果春天发生了金气来乘,惨凄伤害的胜气,夏天则有暑气炎热燔烁的复气。

⑫方药中等《黄帝内经素问运气七篇讲解》[春有鸣条律畅之化,则秋有雾露清凉之政]"鸣",指音响,"条",指树木枝条；"鸣条",指春风吹动树木枝条发出响声。"律",指音律,"畅",指和调悦耳。"雾露清凉",指凉爽气候。这是指一年中正常的气候变化而言。"鸣条律畅之化"是指春天的正常气候变化；"雾露清凉之政"是指秋天的正常气候变化。这也就是说春天的气候正常,秋天气候也就正常。

[春有惨凄残贼之胜,则夏有炎暑燔烁之复]"惨凄残贼",指春天里应温不温,应生不生,春天气候好像秋天一样。"炎暑燔烁",是指夏天里的酷暑炎热。全句意即在岁木不及之年中,春天比较凉,但是这一年的夏天却比一般更加炎热。从五行概念来说,"春有惨凄残贼之胜",是由于岁木不及,金气来乘的结果；"夏有炎暑燔烁之复",则是金气偏胜,火来克金的表现。于此可以看出,复气发生的时间主要在其本气主时的季节。火气来复主要在夏天,如本节所述。如系金气来复则在秋天,水气来复则在冬天,木气来复则在春天等。

⑬王洪图等《黄帝内经素问白话解》鸣条律畅：形容春天的正常时令。

岐伯说：您问得真详细。在木运不及的年份,如果金气不来克制,那么气候就和平,春天会有鸟语花香,秋天会有雾露清凉的正常气象；假如木不及而有金气来制,那么春天就会出现清凉凄惨的景象。金气太盛,就会有火热之气来制约报复它,于是到了夏天,必然有炎暑如焚的火热气候。

⑭郭霭春《黄帝内经素问白话解》化：和气。残贼：伤害。胜：金气。

岐伯说：问得真详细啊！木运不及的,如果春天有惠风畅鸣的和气,那么秋天就有雾露清凉的正常气候；如果春天反见寒冷伤害的金气,夏天就会有炎热如火燔烧的气候。

（3）其眚东,其藏肝,其病内舍胠胁,外在关节。

①王冰《黄帝内经素问》火复于金,悉因其木,故灾眚之作,皆在东方,余眚同。东方,肝之主也。

②马莳《黄帝内经素问注证发微》惟木被金凌,则木生于东,其灾眚当见于东方也。在人之脏属于肝,肝之分部,内在胠胁,外在关节,故病见于此耳。

③张介宾《类经》然此之胜复皆因于木,故灾眚当见于东方。在人之藏,应于肝,肝之部分,内在胠胁,外在关节,故其为病如此。下节之义,大约俱同。

④张志聪《黄帝内经集注》其灾眚当主于东方,其藏在肝。其病内舍胠胁,肝之分也。外在关节,肝主筋也。余四时同义。张玉师曰:不及,谓岁运之不及。岁运不及必有胜有复,如得时气之和则无胜复矣。

⑤高士宗《黄帝素问直解》春木位于东,故其眚东。东方属肝,故其藏肝。胠胁者,肝之部,故其病内舍肢胁。关节者,筋之属,故外在关节。

⑥黄元御《黄元御医书全集》木位于东,故其眚东。在脏为肝,故其脏肝。肝脉上循胁肋,故其病内舍胠胁(腋下胁上为胠)。肝主筋,诸筋者皆属于节(《五脏生成论》语),故外在关节。

⑦张琦《素问释义》胜复皆因于木,故灾眚见于东方。下眚义同。胠胁,肝之分。关节,筋之属。

⑧高亿《黄帝内经素问详注直讲全集》〔讲〕木主东,故眚见于东。木应肝,故病发于胠胁关节也。

〔注〕木主东,故眚见于东。木应肝,故病发于胠胁关节也。

⑨孟景春等《黄帝内经素问译释》它的自然灾害在东方,在人体应在肝脏,其病所内在胠胁部,外在筋骨关节。

⑩任廷革《任应秋讲〈黄帝内经〉〈素问〉》此胜复之气表现在疾病方面,结果是"其眚东,其脏肝,其病内舍胜胁,外在关节"。"东"是指木,"眚"是"灾祸"之意,首先受到损伤的是肝,"胠胁"是肝的经脉所过的地方,筋膜之气汇聚于关节,所以也会出现关节的病变。

下面的火、土、金、水之不及,都是这样来分析的。最后强调,五运之政要保持平衡,这是气之常也。

⑪张灿玾等《黄帝内经素问校释》"其病内舍胠胁,外在关节":肝脏位于胠胁之内,故胠胁乃肝气运行之处;关节为筋脉会聚之处,肝主筋脉。所以病涉于肝者,则内舍胠胁,外在关节。

灾害往往发生在东方,在人体则病生于肝,其病变内居于胠胁,外在于关节。

⑫方药中等《黄帝内经素问运气七篇讲解》[其眚东]"眚",义与损同,可以作损害解,亦可以作疾病或过失解。"东",即东方。古人以东、南、西、北、中五方作为定位指标,并用以和自然气候变化、物化现象、人体生理及病理现象联系起来,用木、火、土、金、水五行加以归类。这也就是《素问·天元纪大论》中所谓的:"天有五行御五位,以生寒暑燥湿风,人有五脏化五气以生喜怒忧思恐。""其眚东",意即在岁木不及之年,其在自然气候方面和物化现象方面的反常现象以及人体病理方面,凡归属于木类的有关内容均会受到损害而出现反常。其损害的原因是由于东方的岁木之气不及。在岁木不及之年中,从自然气候来说,东风无力,气温偏低;物化方面,生发不好;疾病方面肝气不足等,均属"其眚东"的范围之内。

[其病内舍胠胁,外在关节]"舍",此处指疾病所在部位。"胠"(qū音区),指人体腋下胁上的部位。"胁",指腋下肋骨所在的部位。"外在",此处是指躯体以外的四肢。"关节",此处是指肢体上的骨关节。"胠胁"主要为足厥阴肝经经脉循行的部位。肢体活动自如能屈能伸与筋腱的作用有关。肝主筋,关节为筋之府,亦即关节为筋腱的所在部位。"其病内舍胠胁,外在关节"一句,意即"岁木不及"之年,由于肝气不及,因此在人体疾病方面主要表现在胠胁及四肢关节部位。

⑬王洪图等《黄帝内经素问白话解》因为这些胜气、复气,都是由木气不及所引起的,所以灾害往往发生在属于木的东方。人体的肝脏与它相应,因此疾病在内常表现在胠胁部,在外常表现在关节上。

⑭郭霭春《黄帝内经素问白话解》它的灾害,往往发生在东方,在人体应在肝脏,其发病部位,内在胠胁,外在关节。

第十四解

(一)内经原文

火不及,夏有**炳明光显**之化,则冬有严肃霜寒之政;夏有惨凄凝冽之胜,则不时有埃昏大雨之复。其眚南,其藏心,其病内舍**膺**胁,外在经络。

(二)字词注释

(1)炳明光显

①王冰《黄帝内经素问》此句未具体注释。

②马莳《黄帝内经素问注证发微》炳明光显。

③张介宾《类经》此词未具体注释。

④张志聪《黄帝内经集注》此词未具体注释。

⑤高士宗《黄帝素问直解》炳明光显。

⑥黄元御《黄元御医书全集》此词未具体注释。

⑦张琦《素问释义》此词未具体注释。

⑧高亿《黄帝内经素问详注直讲全集》〔讲〕炳明光显。

⑨孟景春等《黄帝内经素问译释》景色显明。

⑩任廷革《任应秋讲〈黄帝内经〉(素问)》此词未具体注释。

⑪张灿玾等《黄帝内经素问校释》指火气有光明显露的作用。炳,明也。

⑫方药中等《黄帝内经素问运气七篇讲解》"炳",指光明显著,亦指点燃,古人燃烛曰"炳烛"。

⑬王洪图等《黄帝内经素问白话解》暑热光明。

⑭郭霭春《黄帝内经素问白话解》炳明同义复词,"炳",明的意思。

(2)膺

①王冰《黄帝内经素问》此字未具体注释。

②马莳《黄帝内经素问注证发微》膺。

③张介宾《类经》此字未具体注释。

④张志聪《黄帝内经集注》膺。

⑤高士宗《黄帝素问直解》膺胁者,心色之部。

⑥黄元御《黄元御医书全集》膺。

⑦张琦《素问释义》膺胁心之分。

⑧高亿《黄帝内经素问详注直讲全集》〔讲〕〔注〕膺。

⑨孟景春等《黄帝内经素问译释》胸。

⑩任廷革《任应秋讲〈黄帝内经〉（素问)》此字未具体注释。

⑪张灿玾等《黄帝内经素问校释》膺。

⑫方药中等《黄帝内经素问运气七篇讲解》胸。

⑬王洪图等《黄帝内经素问白话解》胸。

⑭郭霭春《黄帝内经素问白话解》胸。

(三) 语句阐述

(1) 火不及,夏有炳明光显之化,则冬有严肃霜寒之政;夏有惨凄凝冽之胜,则不时有埃昏大雨之复。

①王冰《黄帝内经素问》化,火德也。胜,水虐也。复,土变也。南方,火也。

②马莳《黄帝内经素问注证发微》岁火不及,水当来克,如水不克之,而夏有炳明光显之化,则至冬之时,水无所复,而有严肃霜寒之政,各不相悖也。如水来克之,而夏有惨凄凝冽之胜,则火生土,土来克水,而不时有埃昏大雨之复。曰不时者,土主四季也。

③张介宾《类经》火不及者,水当乘之。若水不侮火而夏有此化,则水亦无复而冬有此政。若水不务德而夏有此胜,则火生土,土来克水,而不时有此复矣。

④张志聪《黄帝内经集注》水不胜火,则火有明显之德化矣。无胜则无复,冬得以章其寒肃之政令矣。不时,四时也。埃昏大雨之复,土复水也。

⑤高士宗《黄帝素问直解》试以火之不及言之,夏有炳明光显之化,则冬有严肃霜寒之政,无胜则无复也,夏有惨凄凝冽之胜,水胜火矣。土王四季,不拘其时,则不时有埃昏大雨之复,火之子土复胜而克水也。

⑥黄元御《黄元御医书全集》火旺于夏,火不及,夏无水胜,则冬无土复,夏有水胜,则不时有土复。土不主时,寄旺四季,故复无定时。

⑦张琦《素问释义》此句未具体注释。

⑧高亿《黄帝内经素问详注直讲全集》〔注〕炳明光显,火未受水克也。严肃霜寒,水无所复也。惨凄凝冽,水乘火之不及也。埃昏大雨,土为火复而克水也。

〔讲〕岁火不及,水当来克,如水不克,则夏有炳明光显之化,兼至冬之时水无所复,而有严肃霜寒之政,是为及时之化政,各不相悖也。如火不及,水来克之,则夏必有惨凄凝冽之胜,由是火所生之土,必为母复仇,起而克水,土既克水,则不时即有埃昏大雨之复。

⑨孟景春等《黄帝内经素问译释》火运不及的，如果夏天有景色显明的正常气候，那冬天也就有严肃霜寒的正常时令；如果夏天反见萧条惨凄寒冻的冬天气候，那时常会有倾盆大雨的反应。

⑩任廷革《任应秋讲〈黄帝内经〉〈素问〉》此句未具体注释，总体概括此段为：(提要)阐发四时胜复气之常与变。(讲解)"复气"总是发生在"胜气"之后，若无太过、不及曰常运，一旦发生太过、不及就有胜复的问题，属于气交变之一。

⑪张灿玾等《黄帝内经素问校释》"炳明光显"：指火气有光明显露的作用。炳，明也。不时：马莳注"不时者，土主四季也"。《素问悬解》注："土不主时，寄旺四季，故复无定时。"

火运不及的，如果夏天是阳热光明显露的正常生化之气，冬天则是霜寒严厉的正常气候变化；如果夏天发生了水气来乘，寒气惨凄凝冽的胜气，时常会有土气来复，尘埃弥漫大雨降下的复气。

⑫方药中等《黄帝内经素问运气七篇讲解》[夏有炳明光显之化，则冬有严肃霜寒之政]"炳"，指光明显著，亦指点燃，古人燃烛曰"炳烛"。"严"，指严厉，"肃"，指肃杀。全句是说夏天炎热，冬天寒冷，是指正常的气候变化。这也就是说夏天气候正常，冬天气候也就正常。

[夏有惨凄凝冽之胜，则不时有埃昏大雨之复]"惨凄凝冽"，指寒冷；"埃昏大雨"，指湿土如雾，大雨倾盆。"不时"，即随时，亦即不固定于一个季节。全句意即在岁火不及的年份里，夏天比较寒冷，应热不热，同时还可以随时出现阴雨的反常变化。从五行概念来说，夏天属于火，寒冷属于水。"夏有惨凄凝冽之胜"，是岁火不及，水气来乘的结果。阴雨、潮湿属于土，"不时有埃昏大雨之复"，则是由于水气偏胜，土来克水的表现。值得提出的是：其他复气发生的时间均出现在其本气主时之时，而为什么惟土气来复独言"不时"？这是因为，《内经》认为，土在万物生化过程中居于非常重要的地位，所谓"土生万物而法天地"；土与其他四行的关系是"土载四行"；土合方位则"土治中央"；土合脏腑则"入通于脾"。至于土与季节的关系则有两种提法：一种认为"脾主长夏"，"通于土气"，也就是说长夏为土气所主之时，另一种认为土旺四季。由于脾土之气生养万物，溉濡四脏，它的作用应该是贯穿于全年四时之中，而不仅独主于一个季节。因此，把一年四季中的最末一个月，即辰、戌、丑、未四个月作为土主之时。本节即采取了土旺四季的说法，认为土气来复的时间为"不时"，也就是不固定于一时，而是四季皆可有复。

⑬王洪图等《黄帝内经素问白话解》在火运不及的年份，如果水气不来克制，那么气候就和平，夏天自然会有暑热光明，冬天会有霜雪严寒的正常气象；假如火气不及而有水气来克制，那么夏天就会出现凄惨严寒的变化。水寒之气太盛，就会有湿土之气来制约报复它，于是到了长夏，必然会有湿气郁蒸，天空昏蒙不清，大雨倾盆而降的气候变化。

⑭郭霭春《黄帝内经素问白话解》埃昏：尘沙飞扬，天地昏暗。

火运不及的,如果夏天有显明的和气,那么冬天就有严肃霜寒的正常气候;如果夏天反见惨凄寒冷的气象,那么就会经常有尘埃昏蒙和大雨的情况。

(2)其眚南,其藏心,其病内舍膺胁,外在经络。

①王冰《黄帝内经素问》南方,心之主也。

②马莳《黄帝内经素问注证发微》惟火被水凌,则火主于南,其灾眚当见于南方也。在人之脏属于心,心之分部,内在膺胁,外在经络,故病见于此耳。

③张介宾《类经》其眚南,其藏心皆火之应。

④张志聪《黄帝内经集注》其灾眚当主在南方,其藏为心。其病内舍膺胁,膺胸之内心之分也;外在经络,心主血脉也。

⑤高士宗《黄帝素问直解》夏火位于南,故其眚南,南方属心,故其藏心。膺胁者,心色之部,故其病内舍膺胁。经络者,心色之主,故外在经络。

⑥黄元御《黄元御医书全集》火位于南,在脏为心。心脉从心系上肺,下出腋下,故其病内舍膺胁。心主脉,故外在经络。

⑦张琦《素问释义》膺胁心之分,经络血所主。

⑧高亿《黄帝内经素问详注直讲全集》〔注〕火主南故眚见于南。火应心,故病发于膺胁经络也。

〔讲〕故考之灾眚则见于南方也。何也?以南方属火。其在人五脏,则应乎心,心之部分,内在膺胁,外在经络,所以为病,内焉而邪多舍于膺胁,外焉而邪多在于经络也。

⑨孟景春等《黄帝内经素问译释》它的自然灾害在南方,在人体应在心脏,其病所内在胸胁部,外在经络。

⑩任廷革《任应秋讲〈黄帝内经〉〈素问〉》此句未具体注释,总体概括此段为:(提要)阐发四时胜复气之常与变。(讲解)"复气"总是发生在"胜气"之后,若无太过、不及曰常运,一旦发生太过、不及就有胜复的问题,属于气交变之一。

⑪张灿玾等《黄帝内经素问校释》其病内舍膺胁,外在经络:心脏位于胸膺之内,故膺胁为心气运行之处;经脉主运行气血,心主血脉。所以病涉于心者,则内舍膺胁,外在经络。

灾害往往发生在南方,在人体则病生于心,其病变内居于膺胁,外在于经络。

⑫方药中等《黄帝内经素问运气七篇讲解》[其眚南]"南",即南方。意即认为在岁火不及之年,其在自然气候、物化现象、人体疾病方面的反常变化,以及凡属于与火类有关的各方面均会受到损害而出现反常的原因是由于南方岁火之气不及所致。在岁火不及之年中,从自然气候来说,南风很少,夏行冬令,应热不热,阴天较多,雨水较多;物化方面生长不好;疾病方面,心气不足等,均属于"其眚南"的范围之内。

[其病内舍膺胁,外在经络]由于手少阴心经与手厥阴心包络的经脉循行,或"起于心中""下出腋下",或"起于胸中""循胸出胁,下腋",因此心病时可以在胸胁

部位出现症状。由于心主血主脉,心为君主之官,因此心病时也可表现在全身经脉。全句意即岁火不及之年,人体疾病主要表现为心气不及,因此可以在前述部位发生疾病。

⑬王洪图等《黄帝内经素问白话解》因为这些胜气、复气,都是由火气不及所引起的,所以灾害往往发生在属于火的南方。人体的心脏与它相应,因此疾病在内常表现在胸胁部,在外常表现在经络之间。

⑭郭霭春《黄帝内经素问白话解》它的灾害,往往发生在南方,在人体应在心脏,其发病部位,内在胸胁,外在经络。

第十五解

(一)内经原文

土不及,**四维**有埃云润泽之化,则春有鸣条鼓拆之政;四维发振拉飘腾之变,则秋有肃杀**霖霆**之复。其眚四维,其藏脾,其病内含心腹,外在肌肉四支。

(二)字词注释

(1)四维

①王冰《黄帝内经素问》东南、东北、西南、西北方也。维,隅也。谓日在四隅月也。

②马莳《黄帝内经素问注证发微》东南、东北、西南、西北为四维。

③张介宾《类经》辰戌丑未方月也。

④张志聪《黄帝内经集注》徐振公曰:四维者,乾坤艮巽之方,盖东南西北,水火木金之正位,土王四季月,故在四维。

⑤高士宗《黄帝素问直解》七位中央,气灌四旁,故曰四维。

⑥黄元御《黄元御医书全集》此词未具体注释。

⑦张琦《素问释义》四季。

⑧高亿《黄帝内经素问详注直讲全集》〔讲〕四隅之月。

⑨孟景春等《黄帝内经素问译释》此处指时令,也就是辰、戌、丑、未月(即三、九、十二、六月)。

⑩任廷革《任应秋讲〈黄帝内经〉〈素问〉》此词未具体注释。

⑪张灿玾等《黄帝内经素问校释》王冰注:"东南、东北、西南、西北方也。维,隅也。谓日在四隅月也。"即三月、六月、九月、十二月四季月。

⑫方药中《黄帝内经素问运气七篇讲解》此处是指四季。《素问·至真要大论》谓:"寒暑温凉,盛衰之用,其在四维。故阳之动,始于温,盛于暑;阴之动,始于清,盛于寒。春夏秋冬,各差其分。故《大要》曰:彼春之暖,为夏之暑,彼秋之忿,为冬之怒,谨按四维,斥候皆归,其终可见,其始可知。"明确地指出,"四维"就是春夏秋冬四季。

⑬王洪图等《黄帝内经素问白话解》春、夏、秋、冬四季之末的各十八日。

⑭郭霭春《黄帝内经素问白话解》四维这里指辰、戌、丑、未四个月(即三、九、十二、六月)。

(2)霖霪

①王冰《黄帝内经素问》此词未具体注释。

②马莳《黄帝内经素问注证发微》霖霪。

③张介宾《类经》此词未具体注释。

④张志聪《黄帝内经集注》霖霪。

⑤高士宗《黄帝素问直解》霖霪。

⑥黄元御《黄元御医书全集》此词未具体注释。

⑦张琦《素问释义》此词未具体注释。

⑧高亿《黄帝内经素问详注直讲全集》〔注〕〔讲〕霖霪。

⑨孟景春等《黄帝内经素问译释》久雨霜雪。

⑩任廷革《任应秋讲〈黄帝内经〉〈素问〉》此词未具体注释。

⑪张灿玾等《黄帝内经素问校释》霖霪(lín yín 林淫):淫雨不断。《玉篇》:"霖,雨不止也。""霪,久雨也。"《尔雅·释天》:"久雨谓之淫,淫谓之霖。"

⑫方药中等《黄帝内经素问运气七篇讲解》指久雨成灾。

⑬王洪图等《黄帝内经素问白话解》阴凉久雨不止。

⑭郭霭春《黄帝内经素问白话解》阴凉久雨不止。

(三)语句阐述

(1)土不及,四维有埃云润泽之化,则春有鸣条鼓拆之政;四维发振拉飘腾之变,则秋有肃杀霖霪之复。

①王冰《黄帝内经素问》东南、东北、西南、西北方也。维,隅也。谓日在四隅月也。(〔新校正云〕详土不及,亦先言政化,次言胜复。)四维中央,脾之主也。

②马莳《黄帝内经素问注证发微》岁土不及,木当来克,如木不克之,而日在四隅之月,四维有埃云润泽之化,东南、东北、西南、西北为四维。则至春之时,木无所复,而有鸣条鼓拆之政,各不相悖也。如木来克之,而四维发振拉飘腾之变,则土生金,金克木,而秋有肃杀霖霪之复。

③张介宾《类经》四维,辰戌丑未方月也。岁土不及,木当胜之。若木不侮土而四季有此化,则木亦无复而春有此政。若木胜土而四季有此变,则土生金,金来克木,而秋有此复矣。

④张志聪《黄帝内经集注》埃云润泽,土之德化也。鸣条鼓拆,木之政令也。此气之和平,无胜复也。振拉飘腾,木淫而胜土也。肃杀霖霪,秋金之复也。

⑤高士宗《黄帝素问直解》试以土之不及言之,七位中央,气灌四旁,故曰四维,四维有埃云润泽之化,则春有鸣条鼓拆之政,无胜则无复也。四维发振拉飘腾之变,木胜土矣,则秋有肃杀霖霪之复,土之子金,复胜而克木也。

⑥黄元御《黄元御医书全集》土寄旺于四季,土不及,四维无木胜,则春无金

复,四维有木胜,则秋有金复。

⑦张琦《素问释义》四维即四季,春无胜气,知四季之气和,秋亦无复气矣。以主土不及言,故先列四维,其义则与木火一也。

⑧高亿《黄帝内经素问详注直讲全集》〔注〕埃云润泽,土未受木克也。鸣条鼓拆,木无所复也。振拉飘腾,木乘土之不及也。肃杀霖霪,金为土复而克木也。

〔讲〕岁土不及,木当来克,如木不克,则日在四隅之月。四维有埃云润泽之化,兼至春之时,木无所复,而有鸣条鼓拆之政,是为及时之化政,各不相悖也。如土不及,木来克之,则四维必有发振拉飘腾之变。由是土所生之金,必为母复仇,起而克木,金既克木则秋必有肃杀霖霪之复。

⑨孟景春等《黄帝内经素问译释》振拉飘腾:形容风暴。

土运不及的,如果辰、戌、丑、未月有尘土飘扬和风细雨的正常时令,那春天也就有风和日暖的正常气候;如果辰、戌、丑、未月见狂风拔倒树木的变化,那秋天就有久雨霜雪的反应。

⑩任廷革《任应秋讲〈黄帝内经〉〈素问〉》此句未具体注释,总体概括此段为:(提要)阐发四时胜复气之常与变。(讲解)"复气"总是发生在"胜气"之后,若无太过、不及曰常运,一旦发生太过、不及就有胜复的问题,属于气交变之一。

⑪张灿玾等《黄帝内经素问校释》土运不及的,如果四季月有埃云润泽的正常生化之气,春天则有风声和畅,万物活动宣发的正常气候变化;如果四季月发生了木气来乘,振撼断折风飘气腾的胜气,秋天则有金气来复,肃杀淫雨的复气。

⑫方药中等《黄帝内经素问运气七篇讲解》〔四维有埃云润泽之化,则春有鸣条鼓拆之政〕"四维",此处是指四季。《素问·至真要大论》谓:"寒暑温凉,盛衰之用,其在四维。故阳之动,始于温,盛于暑;阴之动,始于清,盛于寒。春夏秋冬,各差其分。故《大要》曰:彼春之暖,为夏之暑,彼秋之忿,为冬之怒,谨按四维,斥候皆归,其终可见,其始可知。"明确地指出,"四维"就是春夏秋冬四季。"埃云润泽",指正常的降雨现象。"鸣条",指正常的春风。"鼓拆",指在春风的鼓动下,植物破荚而出的萌芽生长现象。全句意即一年四季中降雨量正常,雨水充足,则春天里万物生长就自然良好。

〔四维发振拉飘腾之变,则秋有肃杀霖霪之复〕"振拉飘腾"句中的"振"字,指振动;"拉",指破坏或摧残;"飘腾",指飘起升腾。此处是指大风狂风摧屋拔树的现象。"霖霪",指久雨成灾。全句意在岁土不及之年里,一年四季降雨量较少,可以出现风灾,但到了秋天又可以出现暴雨大雨。从五行概念来说,风属木,雨属土,"四维发振拉飘腾之变",是岁土不及之年,木气来乘的结果。"肃杀"属金,"秋有霖霪之复",则又是由于风气偏胜,金来克木的表现。不过"霖霪",则不能用金克木来解释。这只能理解为木为金制之后,木不能制土,因而土气又出现失制的现象,所以淫雨成灾。

⑬王洪图等《黄帝内经素问白话解》四维:又名四隅。东南、东北、西南、西北

称为四维;人的四肢也叫四维;辰戌丑未(三、六、九、十二)月也叫四维。此处指四季之末,应土气。振拉飘腾,是对暴风的形容。霖霆,就是久雨不止的意思。

在土运不及的年份,如果木气不来克制,那么气候就和平,春、夏、秋、冬四季之末的各十八日,都会有湿润之气,春天会有风和日丽,鸟语花香,草木萌芽破土而出的正常气象;假如土气不及而有木气来克制,那么在相应的四季之末,就会有大风飞扬,草木摇折的异常现象。由于木气太盛,就会有清凉的金气来制约报复它,于是到了秋季,就会出现阴凉久雨不止的现象。

⑭郭霭春《黄帝内经素问白话解》振拉飘腾:"振拉",指摇折;"飘腾",指暴风。

土运不及的,如果四维之月有埃尘云物润泽的和气,那么春天就有风和鸟鸣、草木萌芽的正常气候;如果四维之月有暴风飞扬、草木摇折的异常现象,那么秋天也就有阴凉久雨不止的气象。

(2) 其眚四维,其藏脾,其病内舍心腹,外在肌肉四支。

①王冰《黄帝内经素问》四维中央,脾之主也。

②马莳《黄帝内经素问注证发微》惟土主四维,其灾眚当见于四维也。在人之脏属于脾,脾之分部,内在心腹,外在肌肉四肢,故病见于此耳。

③张介宾《类经》其眚四维,其藏脾,皆土之应。拉音腊。霆音淫。

④张志聪《黄帝内经集注》土王四时,故曰四维,曰不时。心者,胃脘之分。腹者,脾土之郭郭也。徐振公曰:四维者,乾坤艮巽之方,盖东南西北,水火木金之正位,土王四季月,故在四维。

⑤高士宗《黄帝素问直解》土灌四旁,故其眚四维。中央属脾,故其藏脾。腹者,脾之部,心腹者,心之下皆腹也,故其病内舍心腹。肌肉四支,脾所主也,故外在肌肉四肢。

⑥黄元御《黄元御医书全集》土位于四维,在脏为脾。脾脉入腹上膈,注胸中,故其病内舍心腹,脾主肌肉,行气于四肢,故外在肌肉四肢。

⑦张琦《素问释义》心腹脾之分,肌肉四肢脾所主。

⑧高亿《黄帝内经素问详注直讲全集》〔注〕土主四维,故眚见于四维。土应脾,故病发于心腹、肌肉、四肢也。

〔讲〕故考之灾眚,则见于四维也,何也?以四维属土。其在人五脏,则应乎脾,脾之部分,内在心腹,外在肌肉四肢,所以为病,内焉而邪多舍于心腹,外焉而邪多在于肌肉四肢也。

⑨孟景春等《黄帝内经素问译释》四维:此处指四隅。王冰:"东南、东北、西南、西北方也。"

它的自然灾害在四隅,在人体应在脾脏,其病内在心腹,外在肌肉四肢。

⑩任廷革《任应秋讲〈黄帝内经〉〈素问〉》此句未具体注释,总体概括此段为:(提要)阐发四时胜复气之常与变。(讲解)"复气"总是发生在"胜气"之后,若无太过、不及曰常运,一旦发生太过、不及就有胜复的问题,属于气交变之一。

⑪张灿玾等《黄帝内经素问校释》其病内舍心腹,外在肌肉四支:脾脏位于心下腹内,心腹为脾气运行之处;脾主肌肉四肢。故病涉于脾者,则内舍心腹,外在肌肉四肢。

灾害往往发生在四隅,在人体则病生于脾,其病变内居于心腹,外在于肌肉四肢。

⑫方药中等《黄帝内经素问运气七篇讲解》"四维",前已解释是指一年春夏秋冬四季,意即在岁土不及之年里,由于雨水失调,因此在自然气候、物化现象、人体疾病方面的反常变化,凡属与土类有关的各方面均会受到损害而出现反常。由于五行之中,"土载四行","土为万物之母",因此,"土气不及"时,木、火、金、水四行也均会受到损害,生物在生、长、化、收、藏各个方面也都会受到影响。所以原文谓:"其眚四维。"

[其病内舍心腹,外在肌肉四支]中医书中的"心"字,除指"君主之官"外,一般指心窝部,亦即胃脘部;"腹",一般指下腹部。人体胃脘部及下腹部与脾胃密切相关。人体肌肉、四肢均属于脾之所主。而脾在五行归类上又属于土。全句意即凡属岁土不及之年,人体也相应出现脾气不及而在心腹、肌肉、四肢等部位发生疾病。

⑬王洪图等《黄帝内经素问白话解》因为这些胜气、复气都是由土气不及所引起的,所以灾害往往发生在与土气相应的东南、西南、东北、西北四隅。人体的脾脏与它相应,因此疾病常常是内在心腹部,外在肌肉四肢。

⑭郭霭春《黄帝内经素问白话解》它的灾害,往往发生在四隅,在人体应在脾脏,其发病部位,内在心腹,外在肌肉四肢。

第十六解

(一) 内经原文

金不及,夏有光显郁蒸之令,则冬有严凝整肃之应;夏有炎烁燔燎之变,则秋有冰雹霜雪之复。其眚西,其藏肺,其病内舍膺胁肩背,外在皮毛。

(二) 字词注释

(1) 光显郁蒸

①王冰《黄帝内经素问》此词未具体注释。

②马莳《黄帝内经素问注证发微》光显郁蒸。

③张介宾《类经》此词未具体注释。

④张志聪《黄帝内经集注》光显郁蒸。

⑤高士宗《黄帝素问直解》光显郁蒸。

⑥黄元御《黄元御医书全集》此词未具体注释。

⑦张琦《素问释义》此词未具体注释。

⑧高亿《黄帝内经素问详注直讲全集》〔注〕光显郁蒸,火无所复也;〔讲〕光显郁蒸。

⑨孟景春等《黄帝内经素问译释》景色显明树木茂盛。

⑩任廷革《任应秋讲〈黄帝内经〉〈素问〉》此词未具体注释。

⑪张灿玾等《黄帝内经素问校释》阳光显露,热气蒸腾。

⑫方药中等《黄帝内经素问运气七篇讲解》"光显",此处是指炎热;"郁蒸",是指热而多雨,好像以火烧水,以水蒸物一样。热而湿,这是夏令的正常气候变化。

⑬王洪图等《黄帝内经素问白话解》光明炎热,草木郁郁葱葱。

⑭郭霭春《黄帝内经素问白话解》明显湿蒸。

(2) 燔燎

①王冰《黄帝内经素问》此词未具体注释。

②马莳《黄帝内经素问注证发微》燔燎。

③张介宾《类经》此词未具体注释。

④张志聪《黄帝内经集注》此词未具体注释。

⑤高士宗《黄帝素问直解》燔燎。

⑥黄元御《黄元御医书全集》此词未具体注释。

⑦张琦《素问释义》此词未具体注释。

⑧高亿《黄帝内经素问详注直讲全集》〔注〕〔讲〕燔燎。

⑨孟景春等《黄帝内经素问译释》如火烧灼的过于炎热。

⑩任廷革《任应秋讲〈黄帝内经〉〈素问〉》此词未具体注释。

⑪张灿玾等《黄帝内经素问校释》炎热火燎。

⑫方药中等《黄帝内经素问运气七篇讲解》"炎烁燔燎",指天气过于炎热。

⑬王洪图等《黄帝内经素问白话解》炎热如焚。

⑭郭霭春《黄帝内经素问白话解》如火燔烧。

(三) 语句阐述

(1) 金不及,夏有光显郁蒸之令,则冬有严凝整肃之应;夏有炎烁燔燎之变,则秋有冰雹霜雪之复。

①王冰《黄帝内经素问》此句未具体注释。

②马莳《黄帝内经素问注证发微》岁金不及,火当来克,如火不克之,而夏有光显郁蒸之令,六月建未,属土,当兼郁蒸而言。则至冬之时,水无所复,而有严凝整肃之应,各不相悖也。如火来克之,而夏有炎烁燔燎之变,则金生水,水克火,而秋有冰雹霜雪之复。

③张介宾《类经》岁金不及,火当胜之。若火得其正而夏有此令,则水亦无复而冬有此应。若火气侮金而夏有此变,则金之子水,水来克火,而秋有此复矣。

④张志聪《黄帝内经集注》雹,音薄。光显郁蒸,火之化也。《六元正纪论》曰:少阳所至为火生,终为蒸溽。此德化之常也。

⑤高士宗《黄帝素问直解》试以金之不及言之,夏有光显郁蒸之令,则冬有严凝整肃之应,无胜则无复也。夏有炎烁燔燎之变,火胜金矣,则秋有冰雹霜雪之复,

金之子水复胜而克火也。

⑥黄元御《黄元御医书全集》金旺于秋，金不及，夏无火胜，则冬无水复，夏有火胜，则秋有水复。

⑦张琦《素问释义》此句未具体注释。

⑧高亿《黄帝内经素问详注直讲全集》〔注〕光显郁蒸，火无所复也。严凝整肃，金未受火克也。炎烁燔燎，火乘金之不及也。冰雹霜雪，水为金复而克火也。

〔讲〕岁金不及，火当来克，如火不克，则夏有光显郁蒸之令。兼至冬之时，水无所复而有严凝整肃之应，是为及时之化政，各不相悖也。如金不及，火来克之，则夏必有炎烁燔燎之变。由是金所生之水必为母复仇，起而克火，水既克火，则秋必有冰雹霜雪之复。

⑨孟景春等《黄帝内经素问译释》金运不及的，如果夏天有景色显明树木茂盛的正常时令，那冬天也就有冰冻寒冷的正常气候；如果夏天出现如火烧灼的过于炎热的气候，那秋天就会有冰雹霜雪的反应。

⑩任廷革《任应秋讲〈黄帝内经〉〈素问〉》此句未具体注释，总体概括此段为：(提要)阐发四时胜复气之常与变。(讲解)"复气"总是发生在"胜气"之后，若无太过、不及曰常运，一旦发生太过、不及就有胜复的问题，属于气交变之一。

⑪张灿玾等《黄帝内经素问校释》金运不及的，如果夏天有阳光显露，热气蒸腾的正常时令，冬天则有严厉肃杀的正常气候变化；如果夏天发生了火气来乘，炎热火燎的胜气，秋天则有水气来复，霜雪冰雹的复气

⑫方药中等《黄帝内经素问运气七篇讲解》〔夏有光显郁蒸之令，则冬有严凝整肃之应〕"光显"，此处是指炎热；"郁蒸"，是指热而多雨，好像以火烧水，以水蒸物一样。热而湿，这是夏令的正常气候变化。"严凝"，此处是指寒冷；"整肃"，是指万物处于闭藏状态。冷而闭藏，这是冬令的正常气候及物化现象。全句意即夏天气候变化正常，冬天气候变化和物化现象自然也就正常。

〔夏有炎烁燔燎之变，则秋有冰雹霜雪之复〕"炎烁燔燎"，指天气过于炎热。全句意即在岁金不及的年份里，夏天常常过于炎热。从五行概念来说，秋属金，岁金不及亦即金气不及。在自然气候上来说也就是应凉不凉。金不及，则火来乘之，风来侮之。所以这一年夏天也就特别炎热。原文中"秋有冰雹雪霜之复"一句，不好理解。因为"岁金不及"之年，火乘风侮，不可能出现"冰雹雪霜"的严寒现象，而且复气一般亦多在本气主时之时来复，前段原文亦明确指出："岁金不及，炎火乃行，生气乃用，长气专胜。庶物以茂，燥烁以行……收气乃后。"既云"收气乃后"，岂有秋见冰雹霜雪之理。因此原文中之"秋"字可能有误，似改为"冬有冰雹雪霜之复"为妥。对于此句，王冰及新校正均未加解释，说明难解。高世栻解释为："秋有冰雹霜雪之复，金之子水复胜而克火也。"绕了一个大圈，虽勉强解释，然义理不足以服人。

⑬王洪图等《黄帝内经素问白话解》在金气不及的年份，如果火气不来克制，

上篇　气交变大论篇

那么气候就和平,夏天就会有光明炎热,草木郁郁葱葱的繁荣景象,冬天就会有严寒冰冻的正常气候;假如金气不及而有火气来克制,那么夏天就会出现炎热如焚的异常变化。由于火气过盛,就会有寒水之气来制约报复它,于是到了秋天,就会出现冰雹霜雪的情况。

⑭郭霭春《黄帝内经素问白话解》金运不及的,如果夏天有明显湿蒸的和气,那么冬天就有严寒凝结整肃之气相应;如果夏天出现炎热,如火燔烧的变化,那么秋天就会有冰雹霜雪的反应。

(2) 其眚西,其藏肺,其病内舍膺胁肩背,外在皮毛。

①王冰《黄帝内经素问》西方,肺之主也。

②马莳《黄帝内经素问注证发微》惟金主于西,其灾眚当见于西方也。在人之脏属于肺,肺之分部,内在膺胁肩背,外在皮毛,故病见于此。

③张介宾《类经》其眚西,其藏肺,皆金之应。〔按〕此下二节,不先言金水之本化,而先言火土之制化,与上三节不同者,不过文体之变耳,文虽变而义则无异也。

④张志聪《黄帝内经集注》膺胸之内,肺之分也。胁内乃云门天府之分,肺脉之所出。肩背,肺俞之分。皮毛,肺所主也。

⑤高士宗《黄帝素问直解》秋金位于西,故其眚西。西方属肺,故其藏肺。肺脉起于中焦,上膈属肺,出腋至臂,气盛有余则唇背痛,故其病内舍膺胁肩背。皮毛者,肺之合,故外在皮毛。

⑥黄元御《黄元御医书全集》金位于西,在脏为肺。肺脉上膈,横出腋下,故其病内舍膺胁肩背(肺位在胸,《脉要精微论》:背者胸中之府,背曲肩随,府将坏矣,故其病内舍膺胁肩背)。肺主皮毛,故外在皮毛。

⑦张琦《素问释义》膺胁肩背肺之分,皮毛肺之合。

⑧高亿《黄帝内经素问详注直讲全集》〔注〕金主西,故眚见于西。金应肺,故病发于膺胁肩背皮毛也。

〔讲〕故考之灾眚则见于西方也,何也? 以西方属金。其在人五脏,则应乎肺,肺之部分,内在膺胁肩背,外在皮毛,所以为病,内焉而邪多舍于膺胁肩背,外焉而邪多在于皮毛也。

⑨孟景春等《黄帝内经素问译释》它的自然灾害在西方,在人体应在肺脏,其病所在胸胁肩背,外在皮毛。

⑩任廷革《任应秋讲〈黄帝内经〉(素问)》此句未具体注释,总体概括此段为:(提要)阐发四时胜复气之常与变。(讲解)"复气"总是发生在"胜气"之后,若无太过、不及曰常运,一旦发生太过、不及就有胜复的问题,属于气交变之一。

⑪张灿玾等《黄帝内经素问校释》其病内舍膺胁肩背,外在皮毛:肺脏位于膺胁肩背之内,膺胁肩背为肺气运行之处;肺主皮毛。故病涉于肺者,则内舍膺胁肩背,外在皮毛。

灾害往往发生在西方,在人体则病生于肺,其病变内居于膺胁肩背,外在于皮毛。

⑫方药中等《黄帝内经素问运气七篇讲解》[其眚西]"西",即西方。西方属金,在岁金不及之年,其在自然气候、物化现象、人体疾病等方面,凡属与金类有关的各方面均可以受到损害而出现反常。例如在岁金不及之年中,从自然气候来说,西风较少,秋行夏令,应凉不凉;物化方面由于过于炎热而干枯故收成不好;人体疾病表现为肺气不足等,均属于"其眚西"的范围之内。"其眚西",即认为出现上述反常变化的原因,是由于西方金气不足所致。

[其病内舍膺胁肩背,外在皮毛]"膺胁肩背",这些部位与肺密切相关,如手太阴肺经即循行于胸部。皮毛属于肺之所主。全句意即在"岁金不及"之年,由于肺气不足,因此人体疾病可以表现在胸胁肩背及皮毛等部位。

⑬王洪图等《黄帝内经素问白话解》因为这些胜气、复气都是由于金气不及所引起的,所以灾害往往发生在与金气相应的西方。人的肺脏与它相应,因此疾病的部位,常是内在胸胁肩背,外在皮毛。

⑭郭霭春《黄帝内经素问白话解》它的灾害,往往发生在西方,在人体应在肺脏,其发病部位,内在胸胁肩背,外在皮毛。

第十七解

(一) 内经原文

水不及,四维有湍润埃云之化,则不时有和风生发之应;四维发埃昏骤注之变,则不时有飘荡振拉之复。其眚北,其藏肾,其病内舍腰脊骨髓,外在溪谷踹膝。

(二) 字词注释

(1) 湍润埃云
①王冰《黄帝内经素问》此词未具体注释。
②马莳《黄帝内经素问注证发微》湍润埃云。
③张介宾《类经》此词未具体注释。
④张志聪《黄帝内经集注》湍润埃云。
⑤高士宗《黄帝素问直解》湍润埃云。
⑥黄元御《黄元御医书全集》此词未具体注释。
⑦张琦《素问释义》此词未具体注释。
⑧高亿《黄帝内经素问详注直讲全集》埃云润泽。
⑨孟景春等《黄帝内经素问译释》此词未具体注释。
⑩任廷革《任应秋讲〈黄帝内经〉(素问)》此词未具体注释。
⑪张灿玾等《黄帝内经素问校释》流水润湿,埃云弥漫。
⑫方药中等《黄帝内经素问运气七篇讲解》指正常的雨水量。
⑬王洪图等《黄帝内经素问白话解》湿润之气。
⑭郭霭春《黄帝内经素问白话解》湿润埃云。

（2）踹

①王冰《黄帝内经素问》此字未具体注释。

②马莳《黄帝内经素问注证发微》腨。

③张介宾《类经》踹，腨同。

④张志聪《黄帝内经集注》踹膝者，肾脉之所循也。

⑤高士宗《黄帝素问直解》踹。

⑥黄元御《黄元御医书全集》踹与腨同，音篆。

⑦张琦《素问释义》此字未具体注释。

⑧高亿《黄帝内经素问详注直讲全集》腨。

⑨孟景春等《黄帝内经素问译释》小腿。

⑩任廷革《任应秋讲〈黄帝内经〉〈素问〉》此字未具体注释。

⑪张灿玾等《黄帝内经素问校释》踹。

⑫方药中等《黄帝内经素问运气七篇讲解》我们认为，原文把"溪谷踹膝"连在一起来提，可能是指踹膝部位上的溪谷，例如在膝下的内辅骨后、大筋下，亦即在膝部内侧面、腘横纹内侧两筋间凹陷处的阴谷穴，及在足内踝后方，当内踝尖与跟腱后缘连线中点处之太溪穴。"踹""膝"为足少阴肾、足太阳膀胱经脉所循行的部位。而"阴谷""太溪"又均是足少阴肾经的穴位。

⑬王洪图等《黄帝内经素问白话解》小腿处肌肉。

⑭郭霭春《黄帝内经素问白话解》踹。

（三）语句阐述

（1）水不及，四维有湍润埃云之化，则不时有和风生发之应；四维发埃昏骤注之变，则不时有飘荡振拉之复。

①王冰《黄帝内经素问》飘荡振拉，大风所作。（〔新校正云〕详金水不及，先言火土之化令与应，故不当秋冬而言也，次言者，火土胜复之变也。与木火土之例不同者，互文也。）

②马莳《黄帝内经素问注证发微》岁水不及，土当克水，如土不克之，而四维有湍润埃云之化，则四维之日，土无所复，而不时有和风生发之应，各不相悖也。如土来克之，而四维发埃昏骤注之变，则水生木，木克土，而不时有飘荡振拉之复。

③张介宾《类经》岁水不及，土当胜之。若土不为虐而四季有此正化，则木亦无复而不时有此正应。若土肆其胜而有四维之变，则水之子木，木来克土，而不时有此复矣。

④张志聪《黄帝内经集注》水不及则土胜之，湍润埃云，土之德化也。和风生发，木之和气也。埃昏骤注，土之淫胜也。飘荡振拉，风木之复也。

⑤高士宗《黄帝素问直解》试以水之不及言之，四维有湍润埃云之化，则不时有和风生发之应，无胜则无复矣。四维发埃昏骤注之变，土胜水也，则不时有飘荡振拉之复，水之子木复胜而克土也。

⑥黄元御《黄元御医书全集》水旺于冬，水不及，四维无土胜，则不时无木复，四维有土胜，则不时有木复。湍，通官切。

⑦张琦《素问释义》土王四季，风发无时，变文相起，其义一也。

⑧高亿《黄帝内经素问详注直讲全集》〔注〕濡润埃云，土无所复也。和风生发，水未受土克也。埃昏骤注，土乘水之不及也。飘荡振拉，木为水复而克土也。

〔讲〕岁水不及，土当克水，如土不克，则四维有濡润埃云之化。兼至四维之日，土无所复，则不时即有和风生发之应，是为及化时之化政，各不相悖也。如水不及，土来克之，则四维必发埃昏骤注之变。由是水所生之木必为母复仇，起而克土，木既克土，则不时即有飘荡振拉之复。

⑨孟景春等《黄帝内经素问译释》水运不及的，辰、戌、丑、未月有尘砂荡扬而无暴雨的气候，则时常有和风生发的正常气候；如果辰、戌、丑、未月出现飞砂走石狂风暴雨的变化，则时时会有吹断的树木飘荡的反应。

⑩任廷革《任应秋讲〈黄帝内经〉〈素问〉》此句未具体注释，总体概括此段为：(提要)阐发四时胜复气之常与变。(讲解)"复气"总是发生在"胜气"之后，若无太过、不及曰常运，一旦发生太过、不及就有胜复的问题，属于气交变之一。

⑪张灿玾等《黄帝内经素问校释》湍：水急流或环流。在此当作水流动解。骤注：暴雨倾泻。骤，形容雨来急速。《老子》："骤雨不终日。"注：形容大雨倾泻。乃贤诗："大雨忽倾注。"

水运不及的，如果四季月有流水润湿，埃云弥漫的正常生化之气，时常会发生和风生发的正常气候变化；如果四季月发生了土气来乘，尘埃昏暗暴雨倾泻的胜气，则时常有水气来复，大风飘荡振撼断折的复气。

⑫方药中等《黄帝内经素问运气七篇讲解》[四维有濡润埃云之化，则不时有和风生发之应]"濡润埃云"，指正常的雨水量，"和风生发"，指正常的萌芽生长。全句意即一年四季中如果雨水适度，则植物生长情况就好。

[四维发埃昏骤注之变，则不时有飘荡振拉之复]"埃昏"，指土湿如雾如蒙；"骤注"，指暴雨大雨如倾如注。"飘荡振拉"，指大风、暴风摧物折树。全句意即一年之中，如果雨水失调出现暴雨大雨时，则常常也会出现大风暴风而形成狂风暴雨的反常现象。这样就会影响植物的正常生长而形成灾害。从五行概念来说，水不及，则土气偏胜，雨湿流行，风气来复。"埃昏骤注"即为土气偏胜，土湿如雾，大雨倾注的自然景象。"飘荡振拉"即为风气来复，狂风大作，摧树折木的自然景象。

⑬王洪图等《黄帝内经素问白话解》在水运不及的年份，如果土气不来克制，那么气候就和平，在四季之末都会有湿润之气随时发生，以利于万物；假如水运不及而有土气来克制，那么四季之末就出现湿气郁蒸，天空昏暗，暴雨如注的异常变化。由于土气太盛，就会有风木之气来制约报复它，于是就时常发生大风飘扬，摇折草木的情况。

⑭郭霭春《黄帝内经素问白话解》骤注：暴雨如注。

水运不及的,如果四维之月有湿润埃云的正常气候,那么就会时常有和风生发的感应;如果四维之月有尘埃迷暗,暴雨如注的变化,那么就会时常有暴风飞扬,摇折草木的情况。

(2)其眚北,其藏肾,其病内舍腰脊骨髓,外在溪谷踹膝。

①王冰《黄帝内经素问》肉之大会为谷,肉之小会为溪。谷分之间,溪谷之会,以行荣卫,以会大气。

②马莳《黄帝内经素问注证发微》惟水主于北,其眚当见于北方也。在人之脏属于肾,肾之分部,内在腰脊骨髓,外在溪谷踹膝,故病见于此耳。

③张介宾《类经》其眚北,其藏肾,皆水之应。湍,通官切。踹,腨同。

④张志聪《黄帝内经集注》腰脊者,肾之府。骨髓者,肾所主。溪谷者,骨所属。踹膝者,肾脉之所循也。

⑤高士宗《黄帝素问直解》冬水位于北,故其眚北。北方属肾,故其藏肾。肾主骨髓,腰脊者肾之府,故其病内舍腰脊骨髓。《阴阳应象大论》云:溪谷属肾。又肾脉从踹至膝,故外在溪谷踹膝。《至真要大论》云:初气终三气,胜之常也,四气尽终气,复之常也。故上文木言春,火言夏,土言四维,至金则不言秋而言夏,水不言冬而言四维。是岁半以上主胜气,岁半以下主复气,所以申明主时之气,胜复在一岁之内,而不同主岁之气也。

⑥黄元御《黄元御医书全集》踹与腨同,音篆。水位于北,在脏为肾。肾脉上髎内(髎,胈肚也)。出腘中(膝后为腘),上股贯脊,肾主骨髓,故其病内舍腰脊骨髓,外在溪谷踹膝(溪谷者,膝踝关节之处,肾水所注也)。

⑦张琦《素问释义》腰脊踹膝肾之分,骨髓溪谷骨之属,肉之大会为谷,肉之小会为溪。

⑧高亿《黄帝内经素问详注直讲全集》〔注〕水主北,故眚见于北。水应肾,故病发于腰脊骨髓,溪谷腨膝也。

〔讲〕故考之灾眚,则见于北方也,何也?以北方属水。其在人五脏,则应乎肾,肾之部分,内在腰脊骨髓,外在溪谷腨膝,所以为病,内焉而邪多舍于腰脊骨髓,外焉而邪多在于溪谷腨膝也。

⑨孟景春等《黄帝内经素问译释》它的自然灾害在北方,在人体应在肾脏,其病所内在腰脊骨髓,外在肌肉之会与小腿膝弯等处。

⑩任廷革《任应秋讲〈黄帝内经〉〈素问〉》此句未具体注释,总体概括此段为:(提要)阐发四时胜复气之常与变。(讲解)"复气"总是发生在"胜气"之后,若无太过、不及曰常运,一旦发生太过、不及就有胜复的问题,属于气交变之一。

⑪张灿玾等《黄帝内经素问校释》其病内舍腰脊骨髓,外在溪谷踹膝:腰为肾之府,肾主骨,其脉经于足跟与膝部,溪谷虽为肉会之处,亦与骨属相连,故病涉于肾者,则内舍腰脊骨髓,外在溪谷踹膝。张志聪注:"腰脊者,肾之府。骨髓者,肾所主。溪谷者,骨所属。踹膝者,肾脉之所循也。"踹,足跟。

灾害往往发生在北方,在人体则病生于肾,其病变内居于腰脊骨髓,外在于溪谷踹膝。

⑫方药中等《黄帝内经素问运气七篇讲解》[其眚北]北,即北方。北方在五行上属于水。"其眚北",意即造成前述灾害的原因是由于北方的岁水之气不及所致。凡属岁水不及之年,其在自然气候、物化现象、人体疾病等各个方面,凡是归属水类的有关方面均会受到损害而出现反常。例如:在岁水不及之年中,从自然气候来说,北风少,应寒不寒,冬行春令,风雨成灾;物化方面应藏不藏;疾病方面肾气不足等,均属于"其眚北"的范围之内。

[其病内舍腰脊骨髓,外在溪谷踹膝]"腰为肾之府","肾主骨生髓",因此,腰脊骨髓均属于肾。关于"溪谷踹膝",王冰注云:"肉之大会为谷,肉之小会为溪,肉分之间,溪谷之会,以行荣卫,以会大气。"这样解释范围过大,因为肉之大会小会处,全身均有,许多经都有溪谷,何以原文在此独把溪谷列为肾之所属?不好理解。高世栻在注中引《阴阳应象大论》云:"溪谷属肾。又肾脉从踹至膝,故外在溪谷踹膝。"查《阴阳应象大论》原文:"论理人形,列别脏腑,端络经脉,会通六合,各从其经,气穴所发,各有处名","溪谷属骨,皆有所起,分部逆从,各有条理……"文中虽然说到"溪谷属骨",但"属骨"二字此处系作骨之连接处来解释,和"溪谷"一样,是一个专用术语,这段文字不论从什么角度出发,都没有"溪谷属肾"的含义。我们认为,原文把"溪谷踹膝"连在一起来提,可能是指踹膝部位上的溪谷,例如在膝下的内辅骨后、大筋下,亦即在膝部内侧面、腘横纹内侧两筋间凹陷处的阴谷穴,及在足内踝后方,当内踝尖与跟腱后缘连线中点处之太溪穴。"踹""膝"为足少阴肾、足太阳膀胱经脉所循行的部位。而"阴谷""太溪"又均是足少阴肾经的穴位。全句意即在"岁水不及"之年里,人体肾气也相应不足,因此在临床上也就可以发生与肾有关的部位,例如腰脊、骨髓以及膝关节、小腿及阴谷、太溪等的病变。

⑬王洪图等《黄帝内经素问白话解》因为这些胜气、复气都是由于水气不及所引起的,所以灾害往往发生在与水气相应的北方。人体的肾脏与它相应,因此疾病部位,常常是内在腰脊骨髓,外在腧穴及膝关节、小腿处肌肉等部位。

⑭郭霭春《黄帝内经素问白话解》它的灾害,往往发生在北方,在人体应在肾脏,其发病部位,内在腰脊骨髓,外在溪谷踹膝。

第十八解

(一)内经原文

夫五运之政,犹**权衡**也,高者抑之,下者举之,化者应之,变者复之。此生长化成收藏之理,气之常也;失常则天地四**塞**矣。故曰:天地之动静,神明为之纪;阴阳之往复,寒暑彰其兆。此之谓也。

(二)字词注释

(1)权衡

①王冰《黄帝内经素问》此词未具体注释。

②马莳《黄帝内经素问注证发微》权衡。

③张介宾《类经》权衡。

④张志聪《黄帝内经集注》权衡。

⑤高士宗《黄帝素问直解》权衡。

⑥黄元御《黄元御医书全集》权，称锤也。衡，称杆也。衡以称物，物有轻重，则衡有高低，权得其宜，则衡平矣。

⑦张琦《素问释义》此词未具体注释。

⑧高亿《黄帝内经素问详注直讲全集》〔注〕权衡者，所以称物而知轻重者也；〔讲〕权衡。

⑨孟景春等《黄帝内经素问译释》权衡。

⑩任廷革《任应秋讲〈黄帝内经〉（素问）》保持平衡。

⑪张灿玾等《黄帝内经素问校释》引《素问悬解》注："权，称锤也。衡，称杆也。"

⑫方药中等《黄帝内经素问运气七篇讲解》"权"指秤锤；"衡"，指秤杆。用秤称物时，根据所称物体的轻重拨动秤锤就可以使秤杆保持相对平衡。

⑬王洪图等《黄帝内经素问白话解》秤杆和秤锤那样，应当保持平衡。

⑭郭霭春《黄帝内经素问白话解》权衡。

（2）塞

①王冰《黄帝内经素问》闭塞。

②马莳《黄帝内经素问注证发微》塞。

③张介宾《类经》闭塞。

④张志聪《黄帝内经集注》闭塞。

⑤高士宗《黄帝素问直解》塞。

⑥黄元御《黄元御医书全集》塞。

⑦张琦《素问释义》此词未具体注释。

⑧高亿《黄帝内经素问详注直讲全集》〔注〕闭塞而不通。〔讲〕滞塞不通。

⑨孟景春等《黄帝内经素问译释》闭塞不通。

⑩任廷革《任应秋讲〈黄帝内经〉（素问）》此字未具体注释。

⑪张灿玾等《黄帝内经素问校释》闭塞不通。

⑫方药中等《黄帝内经素问运气七篇讲解》塞。

⑬王洪图等《黄帝内经素问白话解》阻塞不通。

⑭郭霭春《黄帝内经素问白话解》闭塞。

（三）语句阐述

（1）夫五运之政，犹权衡也，高者抑之，下者举之，化者应之，变者复之。此生长化成收藏之理，气之常也。失常则天地四塞矣。

①王冰《黄帝内经素问》失常之理，则天地四时之气，闭塞而无所运行。故动必有静，胜必有复，乃天地阴阳之道。

②马莳《黄帝内经素问注证发微》夫五运之政，犹权衡然，高则亢，故当抑之，此太过之岁也；下则卑，故当举之，此不及之岁也。化则顺，故当应之；变则极，故当复之。此合太过不及之岁而皆然也。然皆生长化收藏之理，气随时运，不失其常，否则天地四塞矣。

③张介宾《类经》夫天地阴阳之道，亦犹权衡之平，而不能少有损益也。故高而亢者，必有所抑，因太过也。卑而下者，必有所举，因不及也。正而为化，则有以应之，不相悖也。邪而为变，则有以复之，承乃制也。此所以生长化成收藏，皆不失其物理之常，失常则高下不相保，而天地闭塞矣。如《玉版论要》曰：回则不转，乃失其机。即此之谓。

④张志聪《黄帝内经集注》夫五运阴阳之政令，犹权衡之平。高而亢者，必有所抑，因太过也。卑而下者，必有所举，因不及也。德化者，四时应之。变易者，随时复之。此生长化收藏之理，四时之常气也。失常则天地四时之气皆闭塞矣。

⑤高士宗《黄帝素问直解》藏，如字，末藏之灵室藏，字同。主岁之气有太过不及，主时之气有太过有不及。上文言太过而不及在其中，故夫五运之政，贵得其平，犹权衡也。高者抑之，无太过矣。下者举之，无不及矣。德化之常必有应，故化者应之。非时之变必有复，故变者复之。此生长化成收藏四时五行之理，乃运气之常也。如失常则天地四塞而不顺序矣。所以申明不可太过，不可不及也。

⑥黄元御《黄元御医书全集》权，称锤也。衡，称杆也。衡以称物，物有轻重，则衡有高低，权得其宜，则衡平矣。五运之政，犹权衡之平，高者抑之使低，下者举之使上（抑其太过，扶其不及），化者应之以祥和，变者复之以刑威。此生长化成收藏之理，气之常也，失常则天地四塞，造化不灵矣。

⑦张琦《素问释义》此句未具体注释。

⑧高亿《黄帝内经素问详注直讲全集》〔批〕五运之政亦犹权衡，或太过或不及，胜复各有一定也。

〔注〕权衡者，所以称物而知轻重者也。抑，谓抑其高亢之有余也。举，谓举其卑下之不足也。应，谓应乎时。复，谓复其仇。失常，谓失其气之自然。

〔讲〕今夫五气运行之政，阳有胜气，阴有复气，犹权衡之有轻重也。如过高者，则抑而下之；过卑者，则举而升之；顺化者，则应之以时；变常者，必复之以气。此天地生长化成收藏之定理也，而亦即岁气流行之常度也。使失其常度，则生长化成收藏之理，不惟无以应乎万物，而且无以周乎天地。天地不交则东西南朔之气，皆为之滞塞不通矣。

⑨孟景春等《黄帝内经素问译释》成：疑衍。

要之，五运的作用，好似权衡之器，太过的加以抑制，不及的加以帮助，正常则和平，反常则必起反应。这是生长化收藏的道理，是四时气候应有的规律；如果失却了这些规律,天地之气不升不降,就是闭塞不通了。

⑩任廷革《任应秋讲〈黄帝内经〉(素问)》(讲解)五运之政要保持平衡,这是气之常也。

⑪张灿玾等《黄帝内经素问校释》五运之政,犹权衡也:《素问悬解》注:"权,称锤也。衡,称杆也。衡以称物,物有轻重则衡高低,权得其宜则衡平矣。五运之政,犹权衡之平"。

五运之气的变化规律,好像权和衡的关系一样一样,高的就要加以抑制,低的就要使它举起来,气若生化正常的,则后来之气也应之以正常时令,若有胜气相乘的,则后来之气必有复气以报之,这就是万物生、长、化、收、藏的自然规律,是四时气候变化的正常秩序,反常时,则天地万物就会闭塞不通。

⑫方药中等《黄帝内经素问运气七篇讲解》[夫五运之政,犹权衡也]"权"指秤锤;"衡",指秤杆。用秤称物时,根据所称物体的轻重拨动秤锤就可以使秤杆保持相对平衡。这里是用以比喻木、火、土、金、水五运在运行变化中的自动调节现象。五运变化中,本气太过时,其所不胜之气就要来复它,使之不要太过。复气偏胜了,同样又要受到复气所不胜之气来复。正因为有了这种层层制约,所以自然界在气候上才能够维持着一个相对平衡的局面。而自然界的各种生命现象也正是在这个不断胜复的过程中正常生长。所以原文对此加以总结说:"高者抑之,下者举之,化者应之,变者复之,此生长化成收藏之理,气之常也,失常则天地四塞矣。"

⑬王洪图等《黄帝内经素问白话解》五运之气的太过、不及以及胜气与复气的发生,相互之间犹如秤杆和秤锤那样,应当保持平衡。太过的就会受到抑制,不及的就会得到扶助。正常的变化,就有正常的感应;异常的变化,就有相应之气产生,促使它恢复正常。这就是万物生长化收藏的自然规律,生态平衡的内在依据。如果运气失去这些规律,那么天地之气的升降运动就会阻塞不通了。

⑭郭霭春《黄帝内经素问白话解》高者抑之,下者举之:太过的要加以抑制,不及的要加以辅助。天地四塞:天地四时之气,都发生闭塞。

五运之气的作用如同权衡一样,太过的就加以抑制,不及的就加以辅助,正常的气化,就有正常的感应,异常的气化,就使其复原。这是万物生长化收藏过程的自然道理,四时气序的常规,如果丢失了这些规律,则天地四时之气就会闭塞不通了。

(2)故曰:天地之动静,神明为之纪,阴阳之往复,寒暑彰其兆。此之谓也。

①王冰《黄帝内经素问》([新校正云]按故曰已下,与《五运行大论》同,上两句又与《阴阳应象大论》文重。彼云:阴阳之升降,寒暑彰其兆也。)

②马莳《黄帝内经素问注证发微》故《阴阳应象大论》《五运行大论》皆曰:天地之动静,神明为之纲纪。《阴阳应象大论》曰:天地之动静,神明为之纲纪,故能以生长收藏,终而复始。此下二句,与本篇尤切。其《五运行大论》又曰:阴阳之升降,寒暑彰其兆。今曰往复者,即升降之义,正此"五运犹权衡"数语之谓也。

③张介宾《类经》应天之气,动而不息;应地之气,静而守位。神明为之纪,则九星悬朗,七曜周旋也。阴阳寒暑,即动静神明之用也。此承上文而总言盛衰胜复,即天地之动静;生长化成收藏,即阴阳之往复。动静不可见,有神有明,则有纪可察矣。阴阳不可测,有寒有暑,则有兆可知矣。天地之道,此之谓也。

④张志聪《黄帝内经集注》应天之气,动而不息;应地之气,静而守位。神明者,九星悬朗,七曜周旋也。此承上文而言,盛衰胜复,即天地之动静,生长化收藏,即阴阳之往复。动静不可见,有神明之纪可察,阴阳不可测,有寒暑之兆可知,此天地阴阳之道也。

⑤高士宗《黄帝素问直解》《五运行大论》帝引《阴阳应象大论》之言,谓天地之动静,神明为之纪,阴阳之升降,寒暑彰其兆。兹岐伯引之以明四时之应,即天地之动静,而神明为之纪,五气之变,即阴阳之往复,而寒暑彰其兆,故曰此之谓也。此一节言五运之政,四时之气,贵得其平,太过不及而有气交之变也。

⑥黄元御《黄元御医书全集》四句是《五运行论》。

⑦张琦《素问释义》此句未具体注释。

⑧高亿《黄帝内经素问详注直讲全集》〔讲〕故《阴阳应象大论》及《五运行大论》曰:天地之一动一静,皆有神明以为之纲纪也;阴阳之一往一复,必有寒暑以彰其朕兆也。由此观之,正即五运之政亦有权衡之谓也。

⑨孟景春等《黄帝内经素问译释》所以说:天地的动静,受自然力量的规律所控制;阴去阳来、阳去阴来的变化,可以从四时寒暑来显示出它的征兆。就是这个意思。

⑩任廷革《任应秋讲〈黄帝内经〉〈素问〉》此句未具体注释。

⑪张灿玾等《黄帝内经素问校释》天地之动静……寒暑彰其兆:《类经》二十四卷第十注"应天之气,动而不息,应地之气,静而守位,神明为之纪,则九星悬朗,七曜周旋也。阴阳寒暑,即动静神明之用也。此承上文而总言盛衰胜复,即天地之动静。生长化成收藏,即阴阳之往复,动静不可见,有神有明,则有纪可察矣。阴阳不可测,有寒有暑,则有兆可知矣。天地之道,此之谓也"。所以说,天地间的动静变化,是以各种物象的自然变化为标志,阴阳的往来出人,是以寒热的互为更替为征兆。就是这个意思。

⑫方药中等《黄帝内经素问运气七篇讲解》[天地之动静,神明为之纪,阴阳之往复,寒暑彰其兆]"动静",指前述之五运变化中的各种胜复现象。"神明",此处是指自然规律。"阴阳之往复",指季节气候上的阴阳消长进退,例如春来冬去,夏去秋来,冬来秋去等。"寒暑",指气温的高低,也指一年。全句意即季节气候的各种变化及其自然调节现象,这是自然界本身固有的规律。这些变化可以从一年中春温、夏热、长夏湿、秋凉、冬寒等气温的变化中反映出来。所以也就可以根据一年各个季节中的正常和异常气候变化及其与物化现象、人体疾病表现等各个方面的关系来综合分析并总结其规律。

⑬王洪图等《黄帝内经素问白话解》天地的动静变化,虽无形迹可察,但却有日月星辰的运动可以参照;阴阳消长往复,虽无形体可见,但却有寒暑的变迁可以作为征兆,就是说的这个道理。

⑭郭霭春《黄帝内经素问白话解》所以说,天地的动静,有日月星辰的运行作为参照,阴阳的往来,有寒暑的更移来显示它的征兆,就是这个意思。

第十九解

(一) 内经原文

帝曰:夫子之言五气之变,四时之应,可谓悉矣。夫气之动乱,触遇而作,发无常会,卒然灾合,何以期之? 岐伯曰:夫气之动变,固不常在,而德、化、政、令、灾、变,不同其候也。

帝曰:何谓也? 岐伯曰:东方生风,风生木。其德敷和,其化生荣,其政舒启,其令风,其变振发,其灾散落。南方生热,热生火。其德彰显,其化蕃茂,其政**明曜**,其令热,其变销烁,其灾燔焫。中央生湿,湿生土。其德**溽蒸**,其化丰备,其政安静,其令湿,其变骤注,其灾霖溃。西方生燥,燥生金。其德清洁,其化紧敛,其政劲切,其令燥,其变肃杀,其灾苍陨。北方生寒,寒生水。其德凄沧,其化清谧,其政凝肃,其令寒,其变**溧洌**,其灾冰雪霜雹。是以察其动也,有德有化,有政有令,有变有灾,而物由之,而人应之也。

(二) 字词注释

(1) 明曜

①王冰《黄帝内经素问》明。

②马莳《黄帝内经素问注证发微》明。

③张介宾《类经》明。

④张志聪《黄帝内经集注》此词未具体注释。

⑤高士宗《黄帝素问直解》明。

⑥黄元御《黄元御医书全集》此词未具体注释。

⑦张琦《素问释义》此词未具体注释。

⑧高亿《黄帝内经素问详注直讲全集》〔注〕明曜者,光明照曜也;〔讲〕明曜。

⑨孟景春等《黄帝内经素问译释》明亮光耀。

⑩任廷革《任应秋讲〈黄帝内经〉〈素问〉》此词未具体注释。

⑪张灿玾等《黄帝内经素问校释》光明照耀。

⑫方药中等《黄帝内经素问运气七篇讲解》"明曜"的"曜"字,指太阳,意即在夏天里,烈日炎炎。

⑬王洪图等《黄帝内经素问白话解》光明照耀。

⑭郭霭春《黄帝内经素问白话解》明亮照耀万物。

(2) 溽(rù)蒸

①王冰《黄帝内经素问》溽，湿也。蒸，热也。

②马莳《黄帝内经素问注证发微》溽，湿也。蒸，热也。

③张介宾《类经》溽蒸，湿热也。溽音辱。

④张志聪《黄帝内经集注》此词未具体注释。

⑤高士宗《黄帝素问直解》濡。

⑥黄元御《黄元御医书全集》此词未具体注释。

⑦张琦《素问释义》此词未具体注释。

⑧高亿《黄帝内经素问详注直讲全集》〔注〕溽，湿也。蒸，热也；〔讲〕湿热溽蒸。

⑨孟景春等《黄帝内经素问译释》滋润。

⑩任廷革《任应秋讲〈黄帝内经〉(素问)》此词未具体注释。

⑪张灿玾等《黄帝内经素问校释》湿热的意思。

⑫方药中等《黄帝内经素问运气七篇讲解》"溽"，同濡，指滋润；"蒸"，指以火烧水蒸物。

⑬王洪图等《黄帝内经素问白话解》蒸腾滋润。

⑭郭霭春《黄帝内经素问白话解》湿热。

（3）溧冽

①王冰《黄帝内经素问》甚寒也。

②马莳《黄帝内经素问注证发微》溧冽，即《诗·七月篇》之"栗烈"也。

③张介宾《类经》寒甚也。

④张志聪《黄帝内经集注》此词未具体注释。

⑤高士宗《黄帝素问直解》凝冽。

⑥黄元御《黄元御医书全集》此词未具体注释。

⑦张琦《素问释义》此词未具体注释。

⑧高亿《黄帝内经素问详注直讲全集》〔注〕溧冽，寒甚也；〔讲〕寒溧而冻冽。

⑨孟景春等《黄帝内经素问译释》剧烈的严寒和冰冻。

⑩任廷革《任应秋讲〈黄帝内经〉(素问)》此词未具体注释。

⑪张灿玾等《黄帝内经素问校释》寒冷。

⑫方药中等《黄帝内经素问运气七篇讲解》指过度寒冷。

⑬王洪图等《黄帝内经素问白话解》冽，lì，音利，寒冷的意思。寒甚冷冽。

⑭郭霭春《黄帝内经素问白话解》酷寒。

（三）语句阐述

（1）帝曰：夫子之言五气之变，四时之应，可谓悉矣。夫气之动乱，触遇而作，发无常会，卒然灾合，何以期之？

①王冰《黄帝内经素问》此句未具体注释。

②马莳《黄帝内经素问注证发微》此详四时之德化政令灾变，人物之所不能外

也。帝问五运太过不及之气，发作无常，卒然生灾，何以期而知之？

③张介宾《类经》此下言气动之乱，皆随遇而变，故其德化政令灾变之候，各有所不同也。

④张志聪《黄帝内经集注》此节复论五运四时之气，有德化之常，有灾眚之变，必察其动而后知之。

⑤高士宗《黄帝素问直解》卒，音促，下俱同。上文言五气之变，应于四时，帝承上文之意，谓气之变也，卒然而至，人居天地之中，何以期之？

⑥黄元御《黄元御医书全集》五气之变，谓岁木太过以下十段。四时之应，谓木不及，春有鸣条畅律之化以下五段。帝问：五气之动，乱其常理，随遇而作，发无定时，卒然灾合，何以期之？

⑦张琦《素问释义》此句未具体注释，总体概括此段为：言五运之气随遇而变，发作无常，以何为期，而知其为某气之应变。

⑧高亿《黄帝内经素问详注直讲全集》〔批〕五运之气变动发病各有其期，则变动不难明矣。

〔注〕悉，尽也。动乱者，动无定在也。常会者，言有定期也。卒然灾合，谓骤然之间，变生灾患也。

〔讲〕黄帝曰：五运政行，阳有胜，阴有复，既如权衡矣。由此观之，则夫子言五气之变，四时之应真可谓明且尽矣。独是五运之气，动则多乱，独遇而作，发无常期，人感之者，每骤然灾合，不知其何以期之？

⑨孟景春等《黄帝内经素问译释》黄帝道：先生讲五气的变化与四时气候的相应，可以说很详尽了。既然气的动乱是互相遇合而发生的，发作又没有一定的时间，往往突然相遇而生灾害，怎样才能知道呢？

⑩任廷革《任应秋讲〈黄帝内经〉〈素问〉》此句未具体注释，总体概括此段为：(提要)言四时五气之灾变。(讲解)德化政令属常态，有变有灾属反常之态，人与物相对而言，物之常与变都会在人体上有所反映。

⑪张灿玾等《黄帝内经素问校释》气之动乱，触遇而作：五气的运行，虽与四时相应，但有时则气之动乱，与另外之气接触后，常可发作非时的灾变。说明五气相触，则可出现错综复杂的变化。

黄帝说：先生对于五气的变化及其对四时气候的影响，可以说谈得很详尽了。关于五气的错杂变动，互相触遇而发，发作又没有一定的时间，往往突然出现灾害，与之相应合，应当怎样测知呢？

⑫方药中等《黄帝内经素问运气七篇讲解》[五气之变，四时之应]"五气"，指风、火、湿、燥、寒五种气候变化。"四时"，指春、夏、秋、冬。全句意即"五气"各有其相应的季节，即：春应风，夏(包括长夏)应火、湿，秋应燥，冬应寒。

[发无常会，卒然灾合]"发"，指五气变化中的反常现象；"常会"，指固定的遇会时间。"卒然"，指突然；"灾合"，即合而成灾。全句意即五气之间的一些反常变化，

如胜复乘侮等，一切均系根据当时的具体变化情况而发生的，并无固定的时间。这也就是原文中所谓的"触遇而发"，以及《至真要大论》中所谓的"有胜则复，无胜则否"，"胜有微甚，复有多少"，"时有常位而气无必也"等。于此可见，《内经》虽然在七篇大论中以大量篇幅介绍了五运在太过及不及时的一般胜复乘侮规律，但这是从自然界的自稳调节方面着眼的，至于在各个年度中的具体变化，则仍然是从实际情况出发，并不主张机械对待。这是运气学说的基本精神，必须加以正确理解。

⑬王洪图等《黄帝内经素问白话解》黄帝说：先生所讲五运太过不及与四时气候的相应关系，可以说已经很详尽了。然而五气发生动乱，与另外之气接触后，常可发作为灾害，而这种灾害的发作，并无一定的规律可循，又多属于突然产生的，请问对于这些异常的变动，应该怎样预测呢？

⑭郭霭春《黄帝内经素问白话解》常会：正常的规律。灾合：遇到发生灾害。黄帝道：你讲五运之气的变化和四时相应的情况，可以说是很详尽了。但是，气的动乱，有所触犯才随时而发，而发生动乱的时候，又没有一定的规律，突然遇到发生灾害，怎样能先期知道呢？

（2）岐伯曰：夫气之动变，固不常在，而德、化、政、令、灾、变，不同其候也。

①王冰《黄帝内经素问》此句未具体注释。

②马莳《黄帝内经素问注证发微》伯言四时之德化政令灾变，各有所属，物必由之，人必应之，观其所动属于何时，则可以期之矣。

③张介宾《类经》此句未具体注释。

④张志聪《黄帝内经集注》盖言太过之岁有淫胜，不及之岁有胜复，此岁运之常，可与之期者也。

⑤高士宗《黄帝素问直解》动变，犹动乱，承帝问而言。夫气之动乱，触遇而作，发无常会，固不常在，而德化政令之气则有常，与动乱之灾变，而不同其候也。

⑥黄元御《黄元御医书全集》夫气之动作变乱，固不常在，但虽卒然而合，而其为德为化，为政为令，为灾为变。亦自不同其候，未始难期也。

⑦张琦《素问释义》此句未具体注释，总体概括此段为：言五气之动，当其时则为德化政令，非其时则为灾变。当时而太过，亦为变也。人应非时之气，病与死由此作矣。

⑧高亿《黄帝内经素问详注直讲全集》〔注〕常会者，言有定期也。卒然灾合，谓骤然之间，变生灾患也。

〔讲〕愿夫子剖析言之。岐伯对曰：夫五运之气，其变动也，固无常在，而考其为德为化，为政为令，为灾为变，则莫不各本乎时之正气，因乎时之胜气，其候不同其灾亦异，能以四时所主之气各候其四时之变而期之，虽气之变动不常，而骤然灾合了然在目矣。

⑨孟景春等《黄帝内经素问译释》岐伯说：五气的变动，固然不是经常存在的，然而它们的特性、生化的作用、治理的方法与表现，以及一定的损害作用和变异，都

是各不相同的。

⑩任廷革《任应秋讲〈黄帝内经〉〈素问〉》此句未具体注释,总体概括此段为:(提要)言四时五气之灾变。(讲解)德化政令属常态,有变有灾属反常之态,人与物相对而言,物之常与变都会在人体上有所反映。

⑪张灿玾等《黄帝内经素问校释》德、化、政、令、灾、变:这是用施政时的某些概念,以比喻气候变化的不同功用。王冰注:"夫德化政令,和气也。其动静胜复,施于万物,皆悉生成。变与灾,杀气也。其出暴速,其动骤急,其行损伤,虽皆天地自为动静之用,然物有不胜真动者,且损且病且死焉。"

岐伯说:五气的错杂变化,固然没有一定的常规,但是五气正常的德、化、政、令和异常的灾、变,却具有不同的反应。

⑫方药中等《黄帝内经素问运气七篇讲解》[德、化、政、令、灾、变]"德",有恩惠之义。对人有好处曰"施德",感激他人给我的好处曰"感德",对人不好曰"失德"。自然界对我们最大的好处就是它能产生万物,所以说:"天地之大德曰生。"(《易·系辞》)此处是指一年中各个季节及其相应的气候,对物化现象或人体生命现象的益处。

"化",有生之义。《六微旨大论》谓"物之生从于化"。《天元纪大论》谓"故物生谓之化"。"化生五味"。《辞源》:"天地之生成万物曰化。"此处是指一年各个季节及其相应气候在物化过程中或人体生理活动中的作用特点。"德"和"化",都是自然界对生物包括人类有益处的特点和表现,所以下文谓:"德化者,气之祥。"祥者,吉祥也。

"政",一作正,意即正常的职能。主其事者曰政,如旧官制有学政、盐政之类。此处是指一年中各个季节及其相应的气候及人体相应器官的正常作用和职能。

"令",指号令或时令。此处是指一年中各个季节的气候特点。一年中的各个季节、相应的气候以及人体相应器官的正常作用和职能是固定的,也是十分明确的,所以下文谓:"政令者,气之章。""章"者,规定也,彰明于外也。

"灾",即灾害。此处是指一年中及其相应的气候变化发生严重反常时,对自然界物化现象和人体生理活动所造成的损害。所以下文谓:"灾眚者伤之始。""伤"者,损伤也。

"变",指变化。《天元纪大论》谓:"物极谓之变。"《六微旨大论》谓:"物之极,由乎变。"这就是说事物发展到了一定程度就会发生变化。此处是指一年中及其相应气候变化发生严重反常时,如果偏胜到了极度就会向对立方面转化,从而使偏胜的事物又恢复到正常,所以下文谓:"变易者,复之纪。""复者",报复,恢复也。

⑬王洪图等《黄帝内经素问白话解》岐伯说:五气的异常变动固然没有一定的规律,但是它们各自的特性、作用、职权、表现以及变动、灾害,却是可以从不同的物候变化上表现出来的。

⑭郭霭春《黄帝内经素问白话解》岐伯说:五气的动乱变化,固然是没有一定

的常规,然而它的德化政令和变异,是有不同之处可以推测的。

（3）帝曰:何谓也? 岐伯曰:东方生风,风生木,其德敷和,其化生荣,其政舒启,其令风,其变振发,其灾散落。

①王冰《黄帝内经素问》敷,布也。和,和气也。荣,滋荣也。舒,展也。启,开也。振,怒也。发,出也。散,谓物飘零而散落也。〔新校正云〕按《五运行大论》云:其德为和,其化为荣,其政为散,其令宣发,其变摧拉。其眚为陨,义与此通。）

②马莳《黄帝内经素问注证发微》敷,布也。和,和气也。荣,滋荣也。舒,展也。启,开也。振,怒也,发,出也。散落,谓物飘零而散落也。《五运行大论》云:其德为和,其化为荣,其政为散,其令宣发,其变摧拉,其眚为陨。

③张介宾《类经》敷,布也。和,柔和也。荣,滋荣也。舒,展也。启,开也。振,奋动也。发,飞扬也。散落,飘零散落也。《五运行大论》曰:其德为和,其化为荣,其政为散,其令宣发,其变摧拉,其眚为陨。

④张志聪《黄帝内经集注》此句未具体注释,总体概括此段为:然五运之气生于五方,五方之气合于四时,在岁运虽有淫胜郁复之变,在四时又有德化政令之和,与岁运不同其候也。

⑤高士宗《黄帝素问直解》何以德化政令灾变不同其候? 德化政令灾变,皆有常候,知常则知变矣。《五运行大论》云:东方生风,风生木,其德敷和,即知其德为和也。其化生荣,即其化为荣也。其政舒启,即其政为散也。其令风,即其令宣发也。其变振发,即其变振拉也。其灾散落,即其眚为损也。辞意与五运行大论相同,下四方亦然。

⑥黄元御《黄元御医书全集》木气之德化政令灾变不同,其候如此。

⑦张琦《素问释义》此句未具体注释,总体概括此段为:言五气之动,当其时则为德化政令,非其时则为灾变。当时而太过,亦为变也。人应非时之气,病与死由此作矣。

⑧高亿《黄帝内经素问详注直讲全集》〔批〕此举五方之德化政令灾变,以明其气所运之候也。

〔注〕敷,布也。和,德气温和也。荣,滋荣也。舒,展也。启,开也,谓生发而舒散也。振,怒也。发,出也。变则风甚,风性动也。散落,物去枝叶而飘零散落也。《五运行大论》云:其德为和,其化为荣,其政为散,其令宣发,其变摧拉,其眚为陨,此东方德化政令变灾也。

〔讲〕黄帝曰:夫子所论德化政令灾变,不同其候者何也? 岐伯对曰:如东方属木,木生风也,风应乎春,温生木也,故其德主敷布和气,其化主发生滋荣,其政主舒展开启其令主动而应风,其变则振怒而发出,其灾则飘散而零落,德化政令灾变之见于春,而应于东方者如此。

⑨孟景春等《黄帝内经素问译释》舒启:王冰"舒,展也。启,开也"。

黄帝又道:有哪些不同呢? 岐伯说:风生于东方,风能使木气旺盛。木的特性是柔和地散发,它的生化作用是滋生荣盛,它行使的职权是舒展阳气,宣通筋络,权力的表现是风,它的异常变化是发散太过而动荡不宁,它的灾害是摧残散落。

⑩任廷革《任应秋讲〈黄帝内经〉〈素问〉》此句未具体注释,总体概括此段为:(提要)言四时五气之灾变。(讲解)德化政令属常态,有变有灾属反常之态,人与物相对而言,物之常与变都会在人体上有所反映。

⑪张灿玾等《黄帝内经素问校释》敷和:敷布温和的意思;舒启:舒展开发的意思;散落:王冰注"谓物飘零而散落也"。

黄帝说:这是什么意思呢?岐伯说:东方生风,风能滋养木性物质,其德是敷布温和,其化是滋生繁荣,其政是舒展开发,其令是风,其变是振撼发动,其灾是飘零散落。

⑫方药中等《黄帝内经素问运气七篇讲解》这一段是指木的德、化、政、令、灾、变情况。

[其德敷和]"敷"就是敷布;"和",就是阳和,也就是春天的温暖。木在季节上属于春,在气候上属于风,属于温,"其德敷和",就是说一年中春季给自然界的好处是带来了温暖。

[其化生荣]"生",就是萌芽生长;"荣",就是繁盛。"其化生荣",就是说由于春回大地,给整个自然界带来了温暖,所以万物也就开始萌芽生长,日益繁盛。

[其政舒启]"舒",就是舒展,疏通,流畅;"启",就是打开,拆开、开启。"其政舒启",就是说由于大地春回,使河水解冻,冰融雪消,植物破土而出,开始萌芽生长,自然界处于一片舒展、通畅的状态。

[其令风]"令",指春季。"其令风",就是指春风、东风。就是说在春季里,以徐徐东风吹拂为特点。

[其变振发]"变",指特殊变化。"振发",指风气偏胜。"其变振发",就是说春天的风应该是和风、微风,如果风势太盛,就是特殊变化。

[其灾散落]"灾",指灾害;"散落",指飘散零落。"其灾散落",是承上句而言,就是说如果风势太大,不是和风、微风,而是狂风、大风的话,那就会因风太大而把刚刚萌芽生长的植物吹得飘散零落,成为灾害。

⑬王洪图等《黄帝内经素问白话解》舒启:舒展开发的意思。

黄帝说:这是怎么回事呢?岐伯说:风气生于东方,与木气相应,它的特性是布散柔和温暖之气;它的作用是使万物滋生,欣欣向荣;它的职权,是使万物舒展松缓,它的表现是风气。它的异常变动是狂风大作,它引起的灾害是使草木振摇,飘零散落。

⑭郭霭春《黄帝内经素问白话解》敷和:布散和气。生荣:滋生繁荣。舒启:舒展开放。振:怒。散落:飘散零落。

黄帝又道:这是什么道理呢?岐伯说:东方生风,风能使木气旺盛。它的特性是敷布和气,它的生化是使万物滋生繁荣,它的职权是使万物舒展开放,它的表现是风,它的变动是大风怒号,它的灾害是吹散万物而使零落。

(4)南方生热,热生火。其德彰显,其化蕃茂,其政明曜,其令热,其变销烁,其灾燔焫。

①王冰《黄帝内经素问》(〔新校正云〕详《五运行大论》云:其德为显,其化为茂,其政为明,其令郁蒸,其变炎烁,其眚燔焫。)

②马莳《黄帝内经素问注证发微》焫,火灼也。《五运行大论》云:其德为显,其化为茂,其政为明,其令郁蒸,其变炎烁,其眚燔焫。

③张介宾《类经》彰,昭著也。蕃,盛也。燔焫,焚灼也,销烁缓而燔焫甚也。《五运行大论》曰:其德为显,其化为茂,其政为明,其令郁蒸,其变炎烁,其眚燔焫。蕃、燔,俱音烦。焫,如瑞切。

④张志聪《黄帝内经集注》此句未具体注释,总体概括此段为:然五运之气生于五方,五方之气合于四时,在岁运虽有淫胜郁复之变,在四时又有德化政令之和,与岁运不同其候也。

⑤高士宗《黄帝素问直解》《五运行大论》云:其德为显。即其化为茂。即其政为明。即其令都蒸。五运行同。其眚燔焫。

⑥黄元御《黄元御医书全集》火气之德化政令灾变不同,其候如此。

⑦张琦《素问释义》此句未具体注释,总体概括此段为:为言五气之动,当其时则为德化政令,非其时则为灾变。当时而太过,亦为变也。人应非时之气,病与死由此作矣。

⑧高亿《黄帝内经素问详注直讲全集》〔注〕蕃茂者,蕃衍茂盛也。明曜者,光明照曜也。销,镕也。烁,热光也。燔,炙也。焫,烧也。火甚则销烁万物,而燔焫为灾也。《五运行大论》云:其德为显,其化为茂,其政为明,其令郁蒸,其变炎烁,其眚燔焫,此南方德化政令变灾也。

〔讲〕如南方属火,火生热也。热应乎夏,夏主火也,故其德主彰明显着,其化主蕃衍茂盛,其政主光明照曜,其令主火而应热,其变则销镕而炎烁,其灾则燔炎而烧焫,德化政令灾变之见于夏,而应乎南方者如此。

⑨孟景春等《黄帝内经素问译释》燔(fán 凡)焫(ruò 弱):燔,焚烧。焫同"蒻",烧。

热生于南方,热能使火气旺盛。火的特性是光明显著,它的生化作用是繁荣茂盛,它行使的职权是明亮光耀,权力的表现是热,它的异常变化是销烁煎熬,它的灾害作用是焚烧。

⑩任廷革《任应秋讲〈黄帝内经〉〈素问〉》此句未具体注释,总体概括此段为:(提要)言四时五气之灾变。(讲解)德化政令属常态,有变有灾属反常之态,人与物相对而言,物之常与变都会在人体上有所反映。

⑪张灿玾等《黄帝内经素问校释》彰显:火应于夏,为万物蕃茂之时,其象彰明显现于外,故火德彰显。明曜:光明照耀。夏日炽热,象火之政光明照耀。曜,《释

名》"光明照耀"。南方生热,热能滋养火性物质,其德是彰明显露,其化是繁荣茂盛,其政是光明照耀,其令是热,其变是毁灭灼烁,其灾是火炎焚烧。

⑫方药中等《黄帝内经素问运气七篇讲解》这一段是指火的德、化、政、令、灾、变情况。

[其德彰显]"彰显",就是彰明显著。火在季节上属于夏,"其德彰显",意即在夏天里烈日当空,炎热似火。

[其化蕃茂]"蕃茂",就是十分茂盛。"其化蕃茂",意即在夏天里,万物生长十分茂盛,欣欣向荣。

[其政明曜]"明曜"的"曜"字,指太阳,"其政明曜",意即在夏天里,烈日炎炎。

[其令热]"令",指夏令。"其令热",意即夏天气候炎热。

[其变销烁]"销烁",指以火烧物使之熔化或焦枯。"其变销烁",此处是指如果天气过于炎热;就会出现物化现象上的反常。

[其灾燔焫]"燔焫",有燃烧之义。"其灾燔焫",就是指在过于炎热的情况下,植物就会因热旱而枯萎死亡成为灾害。

⑬王洪图等《黄帝内经素问白话解》燔焫:燔,fán,音凡。焫,ruò,音弱。燔焫,就是燃烧的意思。

热气生于南方,与火气相应,它的特性是彰明显着;它的作用是使万物秀美茂盛;它的职权是光明照耀,它的表现是热气。它的异常变动是酷热,它引起的灾害是大火焚烧而销烁万物。

⑭郭霭春《黄帝内经素问白话解》销烁:煎熬溶化。

南方生热,热能使火气旺盛,它的特性是光明显耀,它的生化是使万物繁多茂盛,它的职权是明亮照耀万物,它的表现是热,它的变动是火势炎炎,它的灾害是销烁万物。

(5)中央生湿,湿生土。其德溽蒸,其化丰备,其政安静,其令湿,其变骤注,其灾霖溃。

①王冰《黄帝内经素问》溽,湿也。蒸,热也。骤注,急雨也。霖,久雨也。溃,烂泥也。(〔新校正云〕按《五运行大论》云:其德为濡,其化为盈,其政为谧,其令云雨,其变动注,其眚淫溃。)

②马莳《黄帝内经素问注证发微》溽,湿也。蒸,热也。骤注,急雨也。霖,久雨也。溃,土溃也。《五行运大论》云:其德为濡,其化为盈,其政为谧,其令云雨,其变动注,其眚淫溃。谧,音密。

③张介宾《类经》溽蒸,湿热也。丰备,充盈也。骤注,急雨也。霖,久雨也。溃,崩决也。《五运行大论》曰:其德为濡,其化为盈,其政为谧,其令云雨,其变动注,其眚淫溃。溽音辱。溃音会。

④张志聪《黄帝内经集注》此句未具体注释,总体概括此段为:然五运之气生于五方,五方之气合于四时,在岁运虽有淫胜郁复之变,在四时又有德化政令之和,

与岁运不同其候也。

⑤高士宗《黄帝素问直解》即其德为濡。即共化为盈。即其政为谧。即其云雨。即其变动注。即其眚淫溃。

⑥黄元御《黄元御医书全集》土气之德化政令灾变不同,其候如此。

⑦张琦《素问释义》此句未具体注释,总体概括此段为:言五气之动,当其时则为德化政令,非其时则为灾变。当时而太过,亦为变也。人应非时之气,病与死由此作矣。

⑧高亿《黄帝内经素问详注直讲全集》〔注〕溽,湿也。蒸,热也。丰,满也。隆,盛也。骤注,急雨也。霖,久雨也。溃,土崩坏也。《五运行大论》云:其德为濡,其化为盈,其政为谧,其令云雨,其变动注,其眚淫溃,此中央德化政令变灾也。

〔讲〕如中央属土,土生湿也,湿应长夏,实主土也。故其德主湿溽热蒸,其化主丰满完备,其政主安舒镇静,其令主土而应湿,其变则疾骤而暴注,其灾久雨而崩溃,德化政令灾变之见于长夏,而应乎中央者如此。

⑨孟景春等《黄帝内经素问译释》湿生于中央,湿能使土气旺盛。土的特性是滋润,它的生化作用是充实丰满,它行使的职权比较安静,权力的表现是湿,它的异常变化是急剧的暴雨,它的灾害是久雨不止,泥烂堤崩。

⑩任廷革《任应秋讲〈黄帝内经〉〈素问〉》此句未具体注释,总体概括此段为:(提要)言四时五气之灾变。(讲解)德化政令属常态,有变有灾属反常之态,人与物相对而言,物之常与变都会在人体上有所反映。

⑪张灿玾等《黄帝内经素问校释》溽(rù入)蒸:湿热的意思。王冰注:"溽,湿也。蒸,热也。"中央生湿,湿能滋养土性物质,其德是湿热相用,其化是丰满完备,其政是安定静谧,其令是湿,其变是暴雨倾注,其灾是淫雨溃坏。

⑫方药中等《黄帝内经素问运气七篇讲解》这一段是指土的德、化、政、令、灾、变情况。

[其德溽蒸]"溽",同濡,指滋润;"蒸",指以火烧水蒸物。"其德溽蒸",意即在夏令中由于天气炎热同时雨水也多,因此出现湿热熏蒸的情况。

[其化丰备]"丰备",即丰富而完备,意即完全成熟。"其化丰备",就是说,在长夏里,由于天气炎热,雨水充足,因而植物就能完全成熟。

[其政安静]"安静",指稳定。"其政安静",意即在长夏季节中天气虽然炎热,但由于雨水多,因此火气就不会过于偏胜,天气也不会太热,植物生长也不会出现旱象而能正常稳定地成熟生长。

[其令湿]"令",指长夏。"其令湿",就是说长夏属于雨季,雨水较多,气候偏于潮湿。

[其变骤注]"骤注",即大雨如注。"其变骤注",意即在气候反常时可以出现大雨、暴雨。

[其灾霖溃]"霖",指下雨;"溃",指崩溃或溃决。"其灾霖溃",意即如果气候严

重反常,雨水特多,则可以淫雨成灾,发生洪水,使土溃水泛。

⑬王洪图等《黄帝内经素问白话解》湿气生于中央,与土气相应,它的特性是蒸腾滋润;它的作用是使万物丰满盈盛;它的职权是安静,它的表现是湿气。它的异常变动是暴雨骤然而降,它引起的灾害是久雨不止,堤防崩溃,土烂成泥。

⑭郭霭春《黄帝内经素问白话解》溽蒸:湿热。霖溃:久雨不止,土溃泥烂。

中央生湿,湿能使土气旺盛,它的特性是湿热,它的生化是使万物丰满全备,它的职权是使万物安静,它的表现是湿,它的变动是暴雨如注,它的灾害是久雨不止、土溃泥烂。

(6)西方生燥,燥生金。其德清洁,其化紧敛,其政劲切,其令燥,其变肃杀,其灾苍陨。

①王冰《黄帝内经素问》紧,缩也;敛,收也;劲,锐也;切,急也;燥,干也。肃杀,谓风动草树,声若干也。杀气太甚,则木青干而落也。(〔新校正云〕按《五运行大论》云:其德为清,其化为敛,其政为劲,其令雾露,其变肃杀,其眚苍落。)

②马莳《黄帝内经素问注证发微》紧,缩也。敛,收也。劲,锐也。切,急也。燥,干也。肃杀,气肃而杀也。《五运行大论》云:其德为清,其化为敛,其政为劲,其令雾露,其变肃杀,其眚苍落。

③张介宾《类经》紧敛,收缩也。劲切,锐急也。肃杀,气寒肃而杀令行也。苍陨,草木苍枯而凋落也。《五运行大论》曰:其德为清,其化为敛,其政为劲,其令雾露,其变肃杀,其眚苍落。陨音允。

④张志聪《黄帝内经集注》此句未具体注释,总体概括此段为:然五运之气生于五方,五方之气合于四时,在岁运虽有淫胜郁复之变,在四时又有德化政令之和,与岁运不同其候也。

⑤高士宗《黄帝素问直解》即其德为清。即其化为钦。即其政为劲。西方生燥故也。五运行同。即其眚苍落。

⑥黄元御《黄元御医书全集》金气之德化政令灾变不同,其候如此。

⑦张琦《素问释义》此句未具体注释,总体概括此段为:言五气之动,当其时则为德化政令,非其时则为灾变。当时而太过,亦为变也。人应非时之气,病与死由此作矣。

⑧高亿《黄帝内经素问详注直讲全集》〔注〕紧,缩也。敛,收也。劲,锐也。切,急也。燥,薄寒也。肃杀,气严肃而杀物也。陨,落也。《五运行大论》云:其德为清,其化为敛,其政为劲,其令雾露,其变肃杀,其眚苍落,此西方德化政令变灾也。

〔讲〕如西方属金,金生燥也,燥应乎秋,实主金也。故其德主清凉而凝洁,其化主紧缩而收敛,其政主劲锐而切急,其令主金而应燥,其变则严肃而杀物,其灾则苍色而陨落,德化政令灾变见于秋而应乎西方者如此。

⑨孟景春等《黄帝内经素问译释》燥生于西方,燥能使金气旺盛。金的特性是

清洁凉爽,它的生化作用是紧缩收敛,它行使的职权是锐急的,权力的表现是干燥,它的异常变化是肃杀,它的灾害是干枯凋落。

⑩任廷革《任应秋讲〈黄帝内经〉〈素问〉》此句未具体注释,总体概括此段为:(提要)言四时五气之灾变。(讲解)德化政令属常态,有变有灾属反常之态,人与物相对而言,物之常与变都会在人体上有所反映。

⑪张灿玾等《黄帝内经素问校释》清洁:秋行燥令,其气肃杀,天地清明净洁,故金气之德为清洁。劲切:刚劲急切的意思。王冰注"劲,锐也。切,急也"。苍陨:王冰注"杀气太甚,则木青干而落也"。西方生燥,燥能滋养金性物质,其德是清爽洁净,其化是紧缩收敛,其政是刚劲急切,其令是燥,其变是肃杀万物,其灾是青干凋落。

⑫方药中等《黄帝内经素问运气七篇讲解》这一段是指金的德、化、政、令、灾、变的具体情况。

[其德清洁]"清",即清凉,清冷;"洁",指干净明亮。"其德清洁",意即在秋天里,天气凉爽而晴朗,秋高气爽。这也就是《素问·四气调神大论》中所谓的:"地气以明。"

[其化紧敛]"紧敛",即紧缩和收敛,亦有成熟之义。"其化紧敛",意即在秋天里,植物的生长已经成熟,可以收取。

[其政劲切]"劲切",指秋风急切有力,"其政劲切",意即在秋天里,西风急劲,一般植物开始凋落收敛,停止生长。

[其令燥令]指秋令。"其令燥",意即在秋天里,天气转凉,雨水也少。

[其变肃杀]"肃杀",指肃清和杀灭。"其变肃杀",意即在秋天里,如果过于寒凉,秋行冬令,则会使物过早过快地出现凋谢。

[其灾苍损]"苍",指树木;"陨",指凋落死亡。"其灾苍陨",意即如果秋天气候严重反常,过于寒冷,则可以使植物过早凋落或死亡而造成灾害。

⑬王洪图等《黄帝内经素问白话解》燥气生于西方,与金气相应,它的特性是清洁凉爽;它的作用是使万物收敛紧缩;它的职权是强劲急切,它的表现是燥气。它的异常变动是寒肃而杀伤万物,它引起的灾害是使草木干枯而凋落。

⑭郭霭春《黄帝内经素问白话解》西方生燥,燥能使金气旺盛,它的特性是清洁,它的生化是使万物紧缩收敛,它的职权是使万物由干而坚强劲锐,它的表现是燥,它的变动是肃杀万物,它的灾害是使万物青干陨落。

(7)北方生寒,寒生水。其德凄沧,其化清谧,其政凝肃,其令寒,其变凓冽,其灾冰雪霜雹。

①王冰《黄帝内经素问》凄沧,薄寒也。谧,静也。肃,中外(守)严整也。凓冽,甚寒也。冰雪霜雹,寒气凝结所成,水复火则非时而有也。〔新校正云〕按《五运行大论》云:其德为寒,其化为肃,其政为静,其变凝冽,其眚冰雹。)

②马莳《黄帝内经素问注证发微》凄沧,薄寒也。谧,静也。肃,中外肃整也。

溧冽,即《诗·七月篇》之"栗烈"也。冰雪霜雹,寒气凝结,水复火,则非时而有也。《五运行大论》云:其德为寒,其化为肃,其政为静,其变凝冽,其眚冰雹。

③张介宾《类经》凄沧,寒气也。谧,静也。凝肃,坚敛也。溧冽,寒甚也。冰霜雪雹,阴气所凝,或太阳用事,或以水复火,则非时而见。《五运行大论》曰:其德为寒,其化为肃,其政为静,其变凝冽,其眚冰雹。沧音仓。音密。

④张志聪《黄帝内经集注》此句未具体注释,总体概括此段为:然五运之气生于五方,五方之气合于四时,在岁运虽有淫胜郁复之变,在四时又有德化政令之和,与岁运不同其候也。

⑤高士宗《黄帝素问直解》即其德为寒。即其化为肃。即其政静。即其令严贞。即其变凝冽。五运行但言其眚冰雹。

⑥黄元御《黄元御医书全集》水气之德化政令灾变不同,其候如此。

⑦张琦《素问释义》此句未具体注释,总体概括此段为:言五气之动,当其时则为德化政令,非其时则为灾变。当时而太过,亦为变也。人应非时之气,病与死由此作矣。

⑧高亿《黄帝内经素问详注直讲全集》〔注〕凄沧,寒也。谧,静也。肃,中外整肃也。溧冽,寒甚也。冰雪霜雹,寒气凝结,水之变也。《五运行大论》云:其德为寒,其化为肃,其政为静,其令霰雪,其变凝冽,其眚冰雹,此北方德化政令变灾也。

〔讲〕如北方属水,水生寒也,寒应乎冬,实生水也。故其德主凄寒而沧凉,其化主清洁而谧静,其政主凝结而肃杀,其令主水而应寒,其变则寒溧而冻冽,其灾则冰雪而霜雹,德化政令灾变之见于冬,而应乎北方者如此。

⑨孟景春等《黄帝内经素问译释》寒生于北方,寒能使水气旺盛。水的特性是寒冷的,它的生化作用是清静而安谧的,它行使的职权是凝固严厉的,权力的表现是寒冷,它的异常变化是剧烈的严寒和冰冻,它的灾害是冰雹霜雪。

⑩任廷革《任应秋讲〈黄帝内经〉〈素问〉》此句未具体注释,总体概括此段为:(提要)言四时五气之灾变。(讲解)德化政令属常态,有变有灾属反常之态,人与物相对而言,物之常与变都会在人体上有所反映。

⑪张灿玾等《黄帝内经素问校释》谧:安静。溧冽:寒冷。北方生寒,寒能滋养水性物质,其德是凄凉寒冷,其化是清冷静谧,其政是凝固严厉,其令是寒,其变是严寒冷冻,其灾是冰雪霜雹。

⑫方药中等《黄帝内经素问运气七篇讲解》这一段是指水的德、化、政、令、灾、变的具体情况。

[其德凄沧]"凄沧",指寒冷时自然界呈现出冷清、凄凉的景象。"其德凄沧",意即在冬天里由于气候寒冷而使人产生凄凉的感觉。

[其化清谧]"清"字指冷;"谧",指秘,亦即安静,又有闭藏之义。"其化清谧",意即在冬天里由于天气严寒,植物的生长一般处于停止闭藏状态。

[其政凝肃]"凝"指凝固或凝结;"肃",指肃清。"其政凝肃"意即冬天严寒,土

地冻结,滴水成冰,一般植物不再生长。

[其令寒]"令",指冬备。"其令寒",意即冬天应该寒冷。

[其变凛冽]"凛冽",指过度寒冷。"其变凛冽",意即冬天虽然应该寒冷,但过度寒冷,则属反常。

[其灾冰雪霜雹]意即过于寒冷,则因冰雪霜雹而成为灾害。

⑬王洪图等《黄帝内经素问白话解》寒气生于北方,与水气相应,它的特性是寒冷凄沧;它的作用是使万物清静;它的职权是中外坚固整肃,它的表现是寒气。它的异常变动是寒甚冷冽,它引起的灾害是冰雪霜雹。

⑭郭霭春《黄帝内经素问白话解》北方生寒,寒能使水气旺盛,它的特性是寒冷,它的生化是使万物清静,它的职权是使万物中外凝固严整,它的表现是寒,它的变动是酷寒,它的灾害是冰雪霜雹。

(8)是以察其动也,有德有化,有政有令,有变有灾,而物由之,而人应之也。

①王冰《黄帝内经素问》夫德化政令,和气也,其动静胜复,施于万物,皆悉生成。变与灾,杀气也,其出暴速,其动骤急,其行损伤,虽皆天地自为动静之用,然物有不胜其动者,且损且病且死焉。

②马莳《黄帝内经素问注证发微》此句未具体注释。

③张介宾《类经》德化政令,和气也。为灾为变,乖气也。施化出乎天地,而人物应之,得其和则为生为成,遇其乖则为灾为害。

④张志聪《黄帝内经集注》故必察其气之动也,是德是化,是政是令,是变是灾,万物由之,而或成或败,人应之而或病或康。此气运之有岁有时,有常有变,又不能于先期而必者也。(眉批)随四时而察之。

⑤高士宗《黄帝素问直解》德化政令灾变乃四时气机之动,不可不察。是以察其动也,则有德有化,有政有令,有(变)有灾,而物由之以生长化收藏,而人应之以生长壮老已。察其气机之动,则卒然灾合,可以期之矣。

⑥黄元御《黄元御医书全集》察五气之动,既有德化政令灾变之不同,则物必由之,人必应之。虽卒然灾合,发无常会,无不可期也。

⑦张琦《素问释义》此句未具体注释,总体概括此段为:言五气之动,当其时则为德化政令,非其时则为灾变。当时而太过,亦为变也。人应非时之气,病与死由此作矣。

⑧高亿《黄帝内经素问详注直讲全集》夫德化政令,气之和也,至于灾变,则气盛而杀物矣。夫惟气盛杀物,故人应之而多病,欲养生以立命者可不防其灾,观其变,而审夫气之德化政令哉?

⑨孟景春等《黄帝内经素问译释》所以观察它的运动,分别它的特性、生化、权力、表现、变异、灾害,就可以知道万物因之而起的变化,以及人类因之而生的疾病了。

⑩任廷革《任应秋讲〈黄帝内经〉(素问)》此句未具体注释,总体概括此段为:

(提要)言四时五气之灾变。(讲解)德化政令属常态,有变有灾属反常之态,人与物相对而言,物之常与变都会在人体上有所反映。

⑪张灿玾等《黄帝内经素问校释》所以观察五气的变动情况,有德、化、政、令等正常气候,有变、灾等异常气候,万物因此引起变化,人体也因此有所反应。

⑫方药中等《黄帝内经素问运气七篇讲解》"察",此处指观察分析;"动",指气化与物化间的动态变化;"由",指原因;"应",指相应的变化。全句意即观察研究分析气候变化的规律,其方法是既要了解其常,亦即首先要了解其德、化、政、令各个方面的特点,也要了解其变,亦即了解其变、灾各方面的具体表现,并且要把气候变化与物化现象以及人体生理、病理表现综合起来加以分析。这样就能够找出物化方面和人体病理表现与季节气候变化方面的关系及其发生变化的原因。

⑬王洪图等《黄帝内经素问白话解》所以,观察五气的运动变化,了解它们各自的特性、作用、职权、表现以及变动、灾害等情况,就可以知道万物的生长变化,都是与它们相应的,同样,人体也是与它们相应的。

⑭郭霭春《黄帝内经素问白话解》所以观察它的运动,有特性、有生化、有职权、有表现、有变动、有灾害,而万物与之相随,人也与之相应。

第二十解

(一)内经原文

帝曰:夫子之言岁候,其不及太过,而上应五星。今夫德、化、政、令、**灾眚**、**变易**,非常而有也,卒然而动,其亦为之变乎? 岐伯曰:承天而行之,故无妄动,无不应也。卒然而动者,气之交变也,其不应焉。故曰:应常不应卒。此之谓也。

帝曰:其应奈何? 岐伯曰:各从其气化也。

帝曰:其行之徐疾、逆顺何如? 岐伯曰:以道留久,逆守而小,是谓省下;以道而去,去而速来,曲而过之,是谓省遗过也;久留而环,或离或附,是谓议灾与其德也。应近则小,应远则大。芒而大倍常之一,其化甚;大常之二,其眚即发也。小常之一,其化减;小常之二,是谓临视。省下之过与其德也,德者福之,过者伐之。是以象之见也,高而远则小,下而近则大,故大则喜怒迩,小则祸福远。岁运太过,则运星北越;运气相得,则各行以道。故岁运太过,畏星失色而兼其母;不及,则色兼其所不胜。肖者瞿瞿,莫知其妙,闵闵之当,孰者为良,妄行无征,示畏侯王。

(二)字词注释

(1)灾眚

①王冰《黄帝内经素问》此词未具体注释。

②马莳《黄帝内经素问注证发微》灾眚。

③张介宾《类经》灾眚。

④张志聪《黄帝内经集注》灾眚。

⑤高士宗《黄帝素问直解》灾眚。

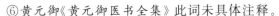

⑥黄元御《黄元御医书全集》此词未具体注释。

⑦张琦《素问释义》此词未具体注释。

⑧高亿《黄帝内经素问详注直讲全集》〔讲〕灾眚。

⑨孟景春等《黄帝内经素问译释》灾害。

⑩任廷革《任应秋讲〈黄帝内经〉(素问)》此词未具体注释。

⑪张灿玾等《黄帝内经素问校释》灾祸。

⑫方药中等《黄帝内经素问运气七篇讲解》灾眚。

⑬王洪图等《黄帝内经素问白话解》灾害。

⑭郭霭春《黄帝内经素问白话解》灾害。

（2）变易

①王冰《黄帝内经素问》此词未具体注释。

②马莳《黄帝内经素问注证发微》变易。

③张介宾《类经》变易。

④张志聪《黄帝内经集注》变易。

⑤高士宗《黄帝素问直解》变易。

⑥黄元御《黄元御医书全集》变。

⑦张琦《素问释义》此词未具体注释。

⑧高亿《黄帝内经素问详注直讲全集》〔讲〕变易。

⑨孟景春等《黄帝内经素问译释》变异。

⑩任廷革《任应秋讲〈黄帝内经〉(素问)》此词未具体注释。

⑪张灿玾等《黄帝内经素问校释》变易。

⑫方药中等《黄帝内经素问运气七篇讲解》变易。

⑬王洪图等《黄帝内经素问白话解》变动。

⑭郭霭春《黄帝内经素问白话解》变动。

（三）语句阐述

（1）帝曰：夫子之言岁候，其不及太过，而上应五星。今夫德、化、政、令、灾眚、变易，非常而有也，卒然而动，其亦为之变乎？

①王冰《黄帝内经素问》此句未具体注释。

②马莳《黄帝内经素问注证发微》此详言岁气上应五星，其所应者从岁气之化，其行之徐疾逆顺者，合人君之德过，且有星色之可验，有灾应之可据，有善恶之可辨也善恶即于星色见之。上文言岁候有太过不及，而上与岁星、荧惑、镇星、太白、辰星相应，但岁候之德化政令而有灾眚变易，皆非常而有者；若卒然而动，则五星亦卒然而变乎？

③张介宾《类经》此承前章而详求五星之应，谓凡德化政令，灾眚变易，其有卒然而动者，星亦应之否也。

④张志聪《黄帝内经集注》此承上文而言，岁运之太过不及必上应五星，今云

德化政令,灾眚变易,又非一定常有之气,如卒然而为德化政令,卒然而为灾眚变易,其于五星亦为之变乎。(眉批)顾氏(顾从德)影宋本其太过不及作不及其太过。

⑤高士宗《黄帝素问直解》上文言岁候之太过不及,皆上应五星,则德化政令灾眚变易亦上应五星。若灾变卒然而动,五星亦卒然而变乎?此帝举以为问。

⑥黄元御《黄元御医书全集》帝问岁候之太过不及上应五星(谓岁木太过、岁木不及十段),而德化政令灾变不常有也,卒然而动,五星亦为之变乎?

⑦张琦《素问释义》此句未具体注释。

⑧高亿《黄帝内经素问详注直讲全集》〔批〕五运本与五星相应,其不应者,以其本气不足,胜复相兼也,即不应而偶有应者,亦从本化而应见于变也。

〔注〕岁,谓一年候节序也。五星解见上。德化政令灾眚变易,俱见前。

〔讲〕黄帝曰:夫子所言每岁节候之气,不及与太过,其德化政令灾变,既皆上应乎五星矣。今夫岁候之德化政令,其间之灾眚变易,皆非常气之所得而有者也。必也卒然而动,其气始变。其变也,不知五星,亦骤为之变否乎?

⑨孟景春等《黄帝内经素问译释》黄帝道:先生讲过五运的不及太过,与天上的五星相应。现在五运的德、化、政、令、灾害、变异,并不是按常规发生,而是突然的变化,天上的星星是不是也会随之变动呢?

⑩任廷革《任应秋讲〈黄帝内经〉〈素问〉》此句未具体注释,总体概括此段为:(提要)言五星动变,人亦应之。五星者即木星、火星、土星、金星、水星也。

⑪张灿玾等《黄帝内经素问校释》黄帝说:先生谈到了每年的气候变化,五运的太过不及,在上则应于五星。而现在五气的德、化、政、令、灾祸、变易等,并不是按常规出现,而是突然有所改变,那么,天上的五星是不是也随着改变呢?

⑫方药中等《黄帝内经素问运气七篇讲解》〔其不及太过,而上应五星〕"五星",即木、火、土、金、水五星。全句意即风、火、湿、燥、寒气候方面的各种变化,均与五星变化有关。这也就是说天体上星辰的变化与自然界气候的变化密切相关。

〔今夫德、化、政、令、灾眚、变易,非常而有也〕此句中的"非常而有也",不好解释。因为本文中述及"德化者,气之祥,政令者,气之章",一年之中各个季节都有德,有化,有政,有令,应该是"常而有也",而不是"非常而有也"。我们认为"非常而有也"一语,可能是仅指"灾眚变易"而言。因为灾变是一种反常现象,可以说是"非常而有"。王冰注此云:"德化政令,气之常也。灾眚变易,气卒交会而有胜负者也。"即是此意,甚是。张志聪注此云:"德化政令,灾眚变易,又非一定常有之气,如卒然而为德化政令,卒然而为灾损变易。"认为"德化政令"可以是"卒然而为",显然是对于"德化政令"的含义并未理解,欠通。疑原文"今夫德化政令"之后有漏文,暂存疑,不强解。

〔卒然而动,其亦为之变乎〕"卒然",即突然;"其",指五星。此句是承前句"其不及太过,而上应五星"而言。意即问某些突然而来的突变是否亦与五星变化相应。

⑬王洪图等《黄帝内经素问白话解》黄帝说:先生所讲五运太过和不及而引起的物候变化,是与天上的五星相应的,现在特性、作用、职权、表现、灾害、变动等,并不按照一定的规律发生,而是属于突然的变化,那么天上的五星是否也随着变动呢?

⑭郭霭春《黄帝内经素问白话解》五星指岁星、灾惑星、镇星、太白星、辰星。非常指不经常,不规律。

黄帝道:你已讲了五运的太过、不及,而上应五星的变化。现在特性、生化、职权、表现、灾害、变动,并不按常规发生而属于突然的变化,五运是否也会随之变动呢?

(2)岐伯曰:承天而行之,故无妄动,无不应也。卒然而动者,气之交变也,其不应焉。故曰:应常不应卒。此之谓也。

①王冰《黄帝内经素问》德化政令,气之常也。灾眚变易,气卒交会而有胜负者也。常,谓岁四时之气不差晷刻者,不常不久也。

②马莳《黄帝内经素问注证发微》伯言岁候承天而行,故无妄动,五星无不与之相应。其卒然而动,乃气之交变也,五星未必卒然应之。故曰应常不应卒也。

③张介宾《类经》承天而行,谓岁候承乎天运,故气无妄动,而五星之见,则动无不应也。但其卒然而动者,非关天运,随遇为变,则五星未必应焉,以应常不应卒也。常,谓盛衰之常,其来有自,故必无不应。卒者,一时之会,非有大变,则亦有不应者矣。

④张志聪《黄帝内经集注》此言五星之应岁运,而不应时气之卒变也。承天者,谓五运之气上承天干之化运,承天运而行之,故无妄动,无不上应于五星也。卒然而动者,乃四时气交之变也,其不上应于五星焉。故曰应常不应卒,此之谓也。常者,谓五运主岁有太过不及之气,有淫胜郁复之常。卒者,谓五方四时之气,卒然而为德化政令,卒然而为灾眚变易也。张玉师曰:四时之气生于五方。五方之气,在地五行之气也。因时气而变岁气者,地气之变易天气也。(眉批)玉师曰:承天之苍黅丹素玄十十之分野。

⑤高士宗《黄帝素问直解》木火土金水五运,上承天气而行之,气有常数,故无妄动,动则无不应于五星也。若卒然而动者,乃四时泾气之交变也,泾气交变其不上应于五星焉。故经曰:应常不应卒,即此卒然而动,不应之谓也。故曰未详其处。

⑥黄元御《黄元御医书全集》盖五运承天而行之,故无妄动,五星无不应。至于卒然而动者,是乃二气相交,偶然之变也,则五星不应焉。故曰应常不应卒,此之谓也。

⑦张琦《素问释义》岁候承天而行,虽有过不及乃其常也,故星无不应。若气交之中,卒有变易,其气易散,则不应。

⑧高亿《黄帝内经素问详注直讲全集》〔注〕常,平常。卒,迫卒。

〔讲〕岐伯对曰:岁候之气,承天而行,如其岁候之气,与天气相合,故阴阳运化,无有妄动,而星亦无不与之相应也。至于卒然而动者,非四时之正气,乃气之交会为变也。既属气交为变,是以其星不相应焉。故《天元册》曰:岁星应风,荧惑应火,镇星应湿,太白应燥,辰星应寒,各随其气,相与为化。应常而不应卒者,正此之谓也。

⑨孟景春等《黄帝内经素问译释》应常不应卒:常规发生是相应的,突然发生是不相应的。卒,同"猝",突然。

岐伯说:五星是随天的运动而运动的,所以它不会妄动,不存在不应的问题。突然而来的变动,是气相交合所起的偶然变化,与天运无关,所以五星不受影响。因此说:常规发生是相应的,突然发生是不相应的。就是这个意思。

⑩任廷革《任应秋讲〈黄帝内经〉〈素问〉》此句未具体注释,总体概括此段为:(提要)言五星动变,人亦应之。五星者即木星、火星、土星、金星、水星也。

⑪张灿玾等《黄帝内经素问校释》承天而行之……应常不应卒:《类经》二十四卷第十一注"承天而行,谓岁候承乎天运,故气无妄动,而五星之见,则动无不应也,但其卒然而动者,非关天运,随遇为变,则五星未必应焉,以应常不应卒也。常,谓盛衰之常,其来有自,故必无不应。卒者,一时之会,非有大变,则亦有不应者矣"。

岐伯说:五星是随着天运的改变而有所改变,所以不是随便改变的,也不存在不应的问题。气候突然改变,是由于五气相交发生的突然变化,与天运的正常规律无关,对五星并无影响,因而不应。所以说:五星变化是应于正常的规律,不应于突然的改变。就是这个意思。

⑫方药中等《黄帝内经素问运气七篇讲解》[承天而行之,故无妄动,无不应也]"承",指承袭或紧随;"天",指天体上的五星;"行",指运行。全句意即自然界中的一切气候变化和物化现象的发生均与天体上星辰运行变化有关。这就是说因为有了天体星辰在运行上的变化,所以才有自然界气候的变化;因为有了自然界气候的变化,所以才有季节,才有寒暑以及因之而来的各种物化现象。这也就是《天元纪大论》中所说的:"九星悬朗,七曜周旋,曰阴曰阳,曰柔曰刚,幽显既位,寒暑弛张,生生化化,品物咸章。"以及本篇一开始就提出的:"五运更治,上应天菁,阴阳往复,寒暑迎随。"于此可以看出,天地完全是一个整体,天地人之间也完全是一个整体。人与天地相应,所以原文谓:"承天而行之,故无妄动,无不应也。"

[卒然而动者,气之交变也,其不应焉。故曰:应常不应卒]此段是对前句"卒然而动,其亦为之变乎"问话的回答。句中的"卒"字,是指突然,亦有临时的含义,在意义上与"常"字相对,亦即"反常"或"不常"。王冰注云:"不常,不久也。"因此,此处是指一时性、一过性、局限性的反常气化或物化现象。"气之交变也",即"气交之变也"。关于"气交",前已解释,是指天气与地气的交互作用。此处是指自然界中某些突然的、一时性的反常变化,常常是一种在天气与地气交互作用过程中发生的临时现象。"其",是指天体上的五星。"常",是指德、化、政、令,亦即指各个季节中的正常气候和物化现象。本段意即某些突然而来的一时性或局限性的反常气候和

物化现象,只是一种在天气与地气交互作用过程中所出现的临时现象,并不涉及总体的气化或物化现象,所以它也就不一定与五星变化相应。这就是原文所谓的:"应常不应卒。"不过应该指出,根据《内经》总的精神来看,这种不应五星的现象,只能是一时性的、局限性的、影响面不大的反常变化。这也就是王冰所谓的"所谓无大变易而不应"。关于大的灾眚,一般说还是与五星变化相应的。我们在前面讲述过的各个太过不及年份中所出现的胜复乘侮以及因此而发生的各种灾眚现象,一般说来都上应五星。例如在"岁木太过"之年,除了"上应岁星"以外,还"上应太白星";"岁木不及"之年,除了"上应太白星"以外,还"上应太白、镇星","上应荧惑、太白星"等,都是例证。因此,我们在分析"应常不应卒"这句话时,还必须根据灾眚的具体情况进行具体分析,不能一概而论。

⑬王洪图等《黄帝内经素问白话解》岐伯说:五星是随着天体而运行的,所以不会随便变动,假如五运也是随着天体而有规律地运行,那么它肯定能与五星相应。但是五运产生的突然变化,那是天地阴阳之气相交所产生的偶然现象,与天体运行无关,因而它就不能与五星相应了。五星应常规,而不应突然变化,就是讲的这个道理。

⑭郭霭春《黄帝内经素问白话解》岐伯说:如果五运是随天道而行,那就肯定与五星相应。突然而来的胜复变动,那是由于气候的交相变化,五星是和它不相应的。所谓"五星应常规而不应突变",就是这个道理。

(3)帝曰:其应奈何? 岐伯曰:各从其气化也。

①王冰《黄帝内经素问》岁星之化,以风应之。荧惑之化,以热应之。镇星之化,以湿应之。太白之化,以燥应之。辰星之化,以寒应之。气变则应,故各从其气化也。上文言复胜皆上应之,今经言应常不应卒,所谓无大变易而不应。然其胜复,当色有枯燥润泽之异,无见小大以应之。

②马莳《黄帝内经素问注证发微》夫上文之胜复皆上应之,而此言应常不应卒者,盖无大变易则不应,但其胜复则当色有燥泽之异,无分小大以应之也。所谓应之常者,亦惟岁星之化以风应之,荧惑之化以热应之,镇星之化以湿应之,太白之化以燥应之,辰星之化以寒应之。气变则应,故各从其气化也。

③张介宾《类经》各从其气化者,岁星之化其应风,荧惑之化其应火,镇星之化其应湿,太白之化其应燥,辰星之化其应寒也。

④张志聪《黄帝内经集注》气化者,五运之化气也。甲己运化土,乙庚运化金,丙辛运化水,丁壬运化木,戊癸运化火,五阳年主太过,五阴年主不及,而各上应乎天之五行。

⑤高士宗《黄帝素问直解》其应常奈何? 在天为气,在地为化,风热湿燥寒,天之气也,木火土金水,地之化也。各从其气化者,岁星从风木,荧惑从热火,镇星从湿土,太白从燥金,辰星从寒水,此五星各从天地之气化也。

⑥黄元御《黄元御医书全集》各从其气化者,五行之星,各从五行之气化也。

⑦张琦《素问释义》五行之气动于下,五星之气应于上,人在气交之中,感之而吉凶生死见焉。气不可见,观五星而可察五行矣。

⑧高亿《黄帝内经素问详注直讲全集》〔注〕各从气化者,谓岁星之化,以风应之;荧惑之化,以热应之;镇星之化,以湿应之;太白之化,以燥应之;辰星之化,以寒应之也。

〔讲〕岐伯对曰:岁候之气,承天而行,如其岁候之气,与天气相合,故阴阳运化,无有妄动,而星亦无不与之相应也。至于卒然而动者,非四时之正气,乃气之交会为变也。既属气交为变,是以其星不相应焉。故《天元册》曰:岁星应风,荧惑应火,镇星应湿,太白应燥,辰星应寒,各随其气,相与为化。应常而不应卒者,正此之谓也。黄帝曰:其有相应者奈何?岐伯对曰:时至气正,星无不应,气变非时,星卒不应。其不应者,以其有胜复相兼,本气为之不足也。本气不足,则星无所从,无所从,即无所应,其无所应之中,而复有所应者,皆各从其本气之所化,而应其气之变者也。

⑨孟景春等《黄帝内经素问译释》黄帝又道:五星与天运正常相应的规律是怎样的?岐伯说:各从其天运之气的变化而变化。

⑩任廷革《任应秋讲〈黄帝内经〉(素问)》此句未具体注释,总体概括此段为:(提要)言五星动变,人亦应之。五星者即木星、火星、土星、金星、水星也。

⑪张灿玾等《黄帝内经素问校释》各从其气化:指五星各从其相应之运而为之化。王冰注:"岁星之化,以风应之;荧惑之化,以热应之;镇星之化,以湿应之;太白之化,以燥应之;辰星之化,以寒应之。气变则应,故各从其气化也。"

黄帝说:五星应于正常的规律是怎样的呢?岐伯说:五星各随每年天运之气而应之以生化。

⑫方药中等《黄帝内经素问运气七篇讲解》[各从其气化也]"各",指五星;"气",指气候;"化",指物化。这里是讲五星如何与自然界气候及物化现象相应。此句意即木星的运行在气候上与春相应,与风相应,与温相应;在物化上与生相应。火星的运行,在气候上与夏相应,与热相应;在物化上与长相应。土星的运行,在气候上与长夏相应,与湿相应;在物化上与化相应。金星的运行,在气候上与秋相应,与凉相应,与燥相应;在物化上与收相应。水星的运行,在气候上与冬相应,与寒相应;在物化上与藏相应。这就是原文中所谓的:"各从其气化。"

⑬王洪图等《黄帝内经素问白话解》黄帝说:五星是怎样与五运的常规相应呢?岐伯说:五星各有不同的性质,分别与五运相应。

⑭郭霭春《黄帝内经素问白话解》黄帝又道:五星是怎样与岁运相应的呢?岐伯说:那就是各从其天运之气。

(4)帝曰:其行之徐疾、逆顺何如?岐伯曰:以道留久,逆守而小,是谓省下;以道而去,去而速来,曲而过之,是谓省遗过也;久留而环,或离或附,是谓议灾与其德也。

①王冰《黄帝内经素问》以道,谓顺行。留久,谓过应留之日数也。省下,谓察天下人君之有德有过者也。顺行已去,已去辄逆行而速,委曲而经过,是谓遗其过而辄省察之也。行急行缓,往多往少,盖谓罪之有大有小,按其遗而断之。环,谓如环之绕,盘回而不去也。火议罪,金议杀,土木水议德也。

②马莳《黄帝内经素问注证发微》星之所行,有徐有速,有逆有顺者,有省下之义,有省遗过之义,有议灾与德之义,有省下过与德之义。故道者,五星运行之路也。或留久而过于应留之日数,或逆守而小于本然之星体,是谓省下之为人君者,其有德有过何如也。始以道而去,非留守,非逆守,然而速来,或委曲而过其日数,是谓省人君之过始虽少改,继有所遗,故见象如此也。有久留不去,环绕盘回,或离或附,是谓无所常时议其过而欲灾之,又议其有德而欲免之,故见象又如此也。王(冰)注云:火议罪,金议杀,土木水议德。汉代董仲舒曰:天人相与之际,甚可畏也。国家将有失道之败,而天先出灾害以谴告之;不知自省,又出怪异以警惧;尚不知变,而伤败乃至。此见天心仁爱,人君而欲止其乱也。

③张介宾《类经》道,五星所行之道也。留久,稽留延久也。逆守,逆行不进而守其度也。小,无芒而光不露也。省下,谓察其分野君民之有德有过者也。谓既去而复速来,委曲逡巡而过其度也。省遗过,谓省察有未尽,而复省其所遗过失也。环,回环旋绕也。或离或附,欲去不去也。议灾与德,若有所议而为灾为德也。

④张志聪《黄帝内经集注》谓五星之行徐行疾顺行逆行也。道,五星所行之道路也。留久,稽留而延久也。逆守,逆而不进,守其度也。小者,光芒不露也。省下,谓察其分野之下,君民之有德有过。谓既去而复速来,委曲逡巡而过其度也。省遗过,谓省察有未尽,而复省其所遗之过失也。久留者,守其位而不去也。环,回环旋转也。或离或附,欲去不去也。议灾与德者,谓君民之有过者议降之以灾,有德者议降之以福也。

⑤高士宗《黄帝素问直解》五星旋转有徐行、疾行、逆行、顺行,其义何如?以道留久,路稽留延久也。逆守而小,逆而不进,自守其度,不放光芒。此行之徐,是谓省下之义。盖省察其分野之下,君民之有过有德也。以道而去,不久留也。去而速来,不逆守也。曲而过之,即有阻滞亦屈曲而过也。此行之疾,是谓有遗过之义。盖分野之下,省察有未合,复省察其所遗之过失也。久留,守其位而不去也。环,遇其途而逆行也。环则离,留则附,故或离或附。附则顺,离则逆,此行之或逆或顺,是谓议灾与其德之义。盖议其分野之下常见其灾,与其改过为德而免之也。

⑥黄元御《黄元御医书全集》五星之行,有疾徐逆顺之异,以其所行之道,迟留延久,逆守本度,而光芒甚小,是谓省其下之分野君臣有过与有德也。以道而去,去而速来,委曲而过之,是谓省察其所遗漏之过失也。久留而环绕,或违离,或附合,回旋不去,是谓议其灾殃与其福德也。

⑦张琦《素问释义》王(冰)注:以道,谓顺行。留久,谓过应留之日数也。省下,谓察天下人君之有德有过者也。王(冰)注:顺行而去,已去辄逆行而速,委曲而

经过,是谓遗其过而辄省察之也。行急行缓,往多往少,盖谓罪之有大有小,按其遗而断之也。王(冰)注:环谓如环之绕,盘迴而不去也。火议罪,金议杀,土木水议德也。

⑧高亿《黄帝内经素问详注直讲全集》〔批〕此以星之行度,有徐疾顺逆,而辨其岁候太过不及之异,人物与德祸福之应也。

〔注〕道,犹路也,谓五星运行之路。五星运行,有徐有疾有逆有顺者,以其有省下之义,省遗过之义。议灾与德,省过与德之义也。

〔讲〕黄帝曰:岁候之太过不及,上应五星者如此。而星之行度,不应徐疾顺逆,敢问其行之徐疾顺逆,果何如也?岐伯对曰:五星运行,各有其道。如以其道,稽留迟久,而过于应留之日数,又或逆行而守,不过其度,兼无光芒减于平常之星体者,是谓省下。省下者,省其在下之为人君者,有过无过否也。又如不留,久逆守其所行之道而速去,且去之速来,甚或委曲而过其日数者,是谓省遗过也。省遗过者何谓?省其人君之过,始欲稍改,继有所遗,复省之以察其能改否也。又如久留其道,而环绕不去,与或离去本处焉,或依附本处焉,是谓议灾与德也。议灾与德者何?见其有恶,则议其过而灾之,见其有善,则议其德而福之也。五星迟徐顺逆之见象如此,至若灾德征验之应于星者,亦不无所考焉。

⑨孟景春等《黄帝内经素问译释》省下:王冰"谓察天下人君之有德有过者也"。省遗过:吴崑"谓所省者有不尽,今复省之,是省其所遗罪过也"。

黄帝问道:五星运行徐缓迅速、逆行顺行是怎样的?岐伯说:五星在它的轨道上运行,如久延而不进,或逆行留守,其光芒变小,叫做"省下";若在其轨道上去而速回,或屈曲而行的,称为"省遗过";若久延不进而回环旋转,似去似来的,称为"议灾"或"议德"。

⑩任廷革《任应秋讲〈黄帝内经〉(素问)》此句未具体注释,总体概括此段为:(提要)言五星动变,人亦应之。五星者即木星、火星、土星、金星、水星也。

⑪张灿玾等《黄帝内经素问校释》徐疾、逆顺、留、守:人们从运动着的地球观看其他行星在星空中的运动,叫做行星的视运动。凡行星视运动较正常缓慢时叫做"徐",较正常快速时叫做"疾";行星在星空中的视运动,有时从西向东,做"顺行",有时从东向西,叫做"逆行";由顺行转为逆行,或者由逆行转为顺行,从地球上看起来,行星在星空中似乎静止不动,叫做"留";若留的时间较久的叫做"守"。行星的这种复杂的视运动是由于行星和地球在围绕太阳运行时,各自的运行速度不同及相对位置的变化所造成的。省下:王冰注"省下,谓察天下人君之有德有过者也"。省遗过:王冰注"顺行已去,已去辄逆行而速,委曲而经过,是谓遗其过而辄省察之也"。久留而环:星行久留不去,好似环绕而不前进的样子。

黄帝说:五星运行的徐疾逆顺是怎样的呢?岐伯说:五星在其轨道上运行,有时出现"留久"的现象,若属逆行时而发生"留""守"的现象,其光芒小者,是在省察下方的情况。若五星在其轨道上运行已经过去,而又迅速地过来,屈曲运行的,是要省察前行后遗过的情况。若是在一处久留,环绕不前,有时离开其位,有时靠近其位的,是在审议下方的灾害与功德。

⑫方药中等《黄帝内经素问运气七篇讲解》[其行之徐疾、逆顺]"其",指五星;"行",指运行;"徐疾",指慢和快;"逆顺",指进退。本句是说五星的运行情况,有快有慢,有进有退。

[以道留久,逆守而小,是谓省下]"道",这里是指五星在天体上运行的轨道;"以道留久",指五星在其运行轨道上运行很慢。"逆",指退行;"逆守而小",指五星在其运行轨道上逆行而且星体越来越小。"省",有检察或分析之义;"下",指地面。"省下",意即检察或分析地面上的变化。全句意即天体上的五星如果在运行中出现了迟缓不前或者逆行的话,那就意味着地面上有了特殊的变化,即可以根据这一现象的出现而对地面上的情况进行检察或分析。

[以道而去,去而速来,曲而过之,是谓省遗过也]"以道而去",指五星运行时按正常的轨道运行。"去而速来",指又很快地退行回来。"曲而过之",指回来时较去时曲折而且超过了原来的轨道范围。"省遗过",张介宾注云:"谓察有未尽而复省其所遗过失也。""过"字,作过失讲,此处指不正常现象。全句意即天体上的五星在运行中出现了在运行轨道上往来迂回的现象时,则应更加细致地来考察和分析地面上的一些反常现象。

[久留而环,或离或附,是谓议灾与其德也]"久留而环",指五星在运行中不沿轨道正常运转,而是在原处绕圈。"或离或附",指与其周围星辰之间有时接近,有时远离。"议灾与其德",指分析其属于灾变或者属于正常。全句意即如果天体上五星在运行中出现了上述现象时,有时是属于灾变的现象,但有时也可能是属于正常现象。应该指出,这里所说的"德",其含义与前述的"德化政令"中之"德"字含义一样,指对地上的生命现象有好处的正常现象。前句中所说的"过"字,与"德"字在意义上是相对的,指对地面上生命现象不利的反常现象,不能附会到社会人事上去。张志聪注"省下"云:"谓察其分野之下,居民之有德有过者也。"又注"议灾与其德"句云:"谓君民之有过者,议降之以灾,有德者,议降之以福也。"高世栻在注文中亦有类似议论。这些说法是不符合《内经》原文精神的,应予分析批判。

⑬王洪图等《黄帝内经素问白话解》黄帝说:五星的运行有徐缓、有迅速、有逆行、有顺行的不同,这都说明什么呢? 岐伯说:五星在运行过程中,或滞留在它的轨道上徘徊不前,或长久停留而光芒变小,这就好像是察看它所属分野的情况,所以叫做省下;如果在它运行的轨道上,去而速回,或者迂回而行的,这就好像察看所属分野中,是否还有什么遗漏和过错,所以叫做省遗;如果五星久留而环绕不去,似去似来的,这就好像在议论它所属的分野中有灾、有福,所以叫做议灾、议德。

⑭郭霭春《黄帝内经素问白话解》徐疾:慢快。道:指五星所行的轨道。逆守而小:逆行不进而守其度,光芒微小。省下:察看所属的分野(管辖的范围)。省遗过:察看遗漏和过失。环:回环旋转。

上篇 气交变大论篇

黄帝道:五星的运行有慢快逆顺的不同,这都说明了什么呢？岐伯说:五星如果在它顺行的径路上久留不前,或者在它的度数上不进,而光芒微小,这就好像是察看所属分野中的情况;若五星顺行时,去而速回,或者迂回而过,这就好像是察看所属分野中的情况是否还有遗漏和过错;若五星久留而回环旋转,似去似不去的,这就好像是在它所属分野中建议降灾和降福。

(5) 应近则小,应远则大。芒而大倍常之一,其化甚;大常之二,其眚即发也。小常之一,其化减;小常之二,是谓临视。省下之过与其德也,德者福之,过者伐之。

①王冰《黄帝内经素问》近,谓犯星常在。远,谓犯星去久。大小,谓喜庆及罚罪事。甚,谓政令大行也。发,谓起也,即至也,金火有之。省,谓省察万国人吏侯王有德有过者也。故侯王人吏,安可不深思诚慎邪？有德,则天降福以应之。有过者,天降祸以淫之。则知祸福无门,惟人所召尔。

②马莳《黄帝内经素问注证发微》凡应之近者,则其象必大,即下文所谓下而近则大,大则喜怒迩也。今应近则星应大,反高远而小。凡应之远者,则其象必小,即下文所谓高而远则小,小则祸福远也。今应远则星应小,反下而大。其大何如？较常大者一倍,则政化甚大,盖得令而适中者也。若大者二倍,则太过矣,其灾眚即至。小者何如？较常小者一倍,则政化减小,盖失令而非中者也。若小者二倍,则太不及矣,其眚亦即至。是皆临视人君,省其有过与德。故有德则锡。

③张介宾《类经》应,谓灾德之应也。所应者近而微,其星则小。所应者远而甚,其星则大。芒,光芒也。甚,气化之盛也。即,灾眚即至也。减,气化之衰也。若小于常之二倍,则不及甚矣,其灾眚亦所必至。临视,犹言观察也。省下之过与其德,谓省察其宿属分野之下,有德者锡之以福,有过者伐之以灾也。

④张志聪《黄帝内经集注》应,谓祸福之应。远近,谓分野之远近也。芒,五星之光芒也。化,谓淫胜郁复之气化也。如胜复之气盛,则上应之星光倍常而大。胜复之气减,则上应之光芒倍常而小。若光芒之大倍于平常之二,其灾眚即至也。若小于平常之二倍,是谓临视,谓临上而视下,省察其君民之有德者降之以福,有过者伐之以灾。玉师曰:居高视卑,故临视之星小常之二。

⑤高士宗《黄帝素问直解》五星所过之度,有远近祸福之应。过度应近,则不放光芒而小;过度应远,则放光芒而大。所谓大者,光芒而大,倍常之一,则淫胜郁复之气化甚于常时。光芒而大,倍常之二,是为太过,其眚即至也。所谓小者,光芒小于常时一倍,其淫胜郁复之气化亦减少焉。若小于常时二倍,是谓临视,以上临下而视其有过,与其有德也。有德者则降祥以福之,有过者则降灾以伐之。

⑥黄元御《黄元御医书全集》应近则星小(近谓微也),应远则星大(远谓甚也),光芒而大倍常之一,则其化甚,大常之二,则其眚即(其眚在即)。小常之一,则其化减,小常之二,则其眚遥,是谓临视分野,省下之过与其德也,有德者福之,有过者伐之。

⑦张琦《素问释义》此大小指祸福言。王(冰)注:甚谓政令大行也。发谓起

也,即至也,金火有之。按注释发义,经文无发字,是有讹缺。王(冰)注:省,谓省察万国人吏侯王有德有过者也。故侯王人吏安可不深思诚慎邪。王(冰)注:有德,则天降福以应之。有过者,天则降祸以淫之。则知祸福无门,惟人所召耳。

⑧高亿《黄帝内经素问详注直讲全集》〔注〕然五星皆有灾德,欲知灾德之大小远近,又当于所应之星,以观其象之大小高下焉。

〔讲〕如应在小而近者,则星亦小,应在远而大者,则星亦大。若夫星之光芒大而倍乎寻常之一分,其气化则已甚而太过;若大而倍乎寻常之二分,则其灾眚必即至而不远也。又如天星之光芒,小乎平常之一分,其气化则已减而不及;与小乎平常之二分,则灾眚渐消。是谓临时审视,再以省察其在下之过与德也,何言之?盖有德则即从而福之,有过则即从而殃之。为祸为福如此,是以星之垂象于天者,当其见也。

⑨孟景春等《黄帝内经素问译释》气候的变化近则小,变化远则大。光芒大于正常一倍的,气化旺盛;大二倍的,灾害即至。小于正常一倍的,气化减退;小二倍的,称为"临视"。省察在下之过与德,有德的获得幸福,有过的会得灾害。

⑩任廷革《任应秋讲〈黄帝内经〉〈素问〉》此句未具体注释,总体概括此段为:(提要)言五星动变,人亦应之。五星者即木星、火星、土星、金星、水星也。

⑪张灿玾等《黄帝内经素问校释》若其应变的期间较近则光芒小,应变的期间较远则光芒大。凡五星光芒大于正常一倍的,其气化作用较甚;大于正常二倍的,灾害可以即时发生。其光芒小于正常一倍的,其气化作用较轻;小于正常二倍的,乃是所谓俯视,是在审察下方的过失与功德。有德者赐之以福,有过者,伐之以灾。

⑫方药中等《黄帝内经素问运气七篇讲解》[应近则小,应远则大]"应",指地面变化与五星的变化相应情况;"近""远",指近期、短期或远期、长期;"小""大",指肉眼观察五星时星体的小或大。张介宾注此云:"所应者近而微,其星则小,所应者远而甚,其星则大。"此句是指肉眼观察星空时星体的大小与地面变化的关系。意即在肉眼观察中,运星的星体比较小,则地面的变化也就小,变化时间也比较短;运星的星体比较大,则地面的变化也就大,变化的时间也比较长。肉眼观察运星的大小与运星距离地面的远近密切相关,距离地面近就大,距离地面远就小。这就是说,运星距离地面远,其相应变化就小;距离地面近,其相应变化就大。

[芒而大倍常之一,其化甚]"芒",指五星的光芒。"芒而大倍之常",即运星的光亮度比平常大一倍。"其",指地面上的相应气化和物化现象。本句意即如果运星的光亮度较正常所见大一倍时,则地面上相应的气化及物化现象就会亢盛。例如如果火星的光亮度大一倍于正常时,则地面上就会比一般情况下炎热,植物的生长现象也比一般加快。其余运星变化情况与地面及物化现象的关系可以依此类推。

[大常之二,其眚即发也]"大常之二",即运星的亮度比正常大二倍。"其眚即发也"句中的"即"字,指即刻。本句意即看到运星的亮度比平常所见大两倍时,则

灾变即刻就要发生。

[小常之一,其化减]"小常之一",即运星的亮度比平常小一倍。"其化减",指地面上的气候及物化现象相应衰减。例如火星的亮度比正常所见小一倍时,则地面气候就比一般凉爽,夏天应热不热,因而植物生长也比正常缓慢。其余可以依此类推。

[小常之二,是谓临视。省下之过与其德也]"小常之二",即运星的亮度比正常小二倍,也就是黯然失色。"临视",指去认真考察。"省下之过与其德",即考察地面上的气候变化及物化现象,哪些是正常,哪些是反常。这就是说要密切注意天体星辰的变化及其与地面气化及物化现象之间的关系,并据此总结其变化规律。

[德者福之,过者伐之]"德",此处指自然气候及物化现象正常;"过",指不正常;"福",指幸福,即对生命现象有利;"伐",指消伐或损害。本句意即自然气候及物化现象正常,对人体及各种生命现象就好。反之就不好,就有损害。有的注家把"福"字解释成"赐福",把"伐"字解释成"讨伐",把自然变化现象附会到政治人事上去,这是根本不符合《内经》精神的。

⑬王洪图等《黄帝内经素问白话解》若距离发生变动的时间近,而且变异轻微的,那么其星就小;若距离发生变动的时间远,而且变异严重的,那么其星就大。若光芒大于平常一倍的,说明气化旺盛;大于平常两倍的,灾害立即就会到来;若星光小于平常一倍的,说明气化作用减弱,小于平常两倍的,叫做监视,好像亲临视察下面的德与过,有德的获得幸福,有过失的就要受到惩罚。

⑭郭霭春《黄帝内经素问白话解》气候的变化近则小,变化远则大。若是星的光芒大于平常一倍,那气化就充盛,大二倍的,那灾害就立即发作;小于平常一倍的,那气化就减退,小二倍的,叫做"临视",好像是在察看在下的过与德,有德的降福,有过的降灾。

(6)是以象之见也,高而远则小,下而近则大,故大则喜怒迩,小则祸福远。岁运太过,则运星北越;运气相得,则各行以道。

①王冰《黄帝内经素问》见物之理也。象见高而小,既未即祸,亦未即福。象见下而大,福既不远,祸亦未遥。但当修德省过,以候厥终。苟未能慎祸,而务求福祐,岂有是者哉!火运火星,木运木星之类也。北越,谓北而行也。无克伐之嫌,故守常而各行于中道。

②马莳《黄帝内经素问注证发微》是以象之见也,凡高而远者其象则小,小则祸福之应亦远;凡下而近者其象必大,大则喜怒之至必迩。试观岁运太过,则壬岁岁星、戊岁荧惑、甲岁镇星、庚岁太白、丙岁辰星,皆运星也,从北而越行。盖极星在北,顾人君有德有过,自有凌犯退避之象。若运气相得,而非太过不及,则运星各行缠度,而无北越。

③张介宾《类经》凡高而远者,其象则小。下而近者,其象必大。大则近而喜怒之应亦近,小则远而祸福之应亦远。观五星有迟留伏逆之变,则其或高或下又可

知矣。按：上文云：应近则小，应远则大。此云：大则喜怒迩，小则祸福远。似乎相反。但上文之近远，近言其微，远言其甚，故应微而近则象小，应甚而远则象大。此言迩远者，迩言其急，远言其缓，故象大则喜怒之应近而急，象小则祸福之应远而缓。盖上文以体象言，此以远近辨，二者词若不同，而理则无二也。运星，主岁之星也。北越，越出应行之度而近于北也。盖北为紫微太一所居之位，运星不守其度，而北越近之，其恃强骄肆之气可见。无强弱胜负之气，故各守其当行之道。

④张志聪《黄帝内经集注》星高而远，则星之象小；星下而近，则星之象大。喜怒者，星象之有喜有怒也。君民有德，星象喜之；君民有过，星象怒之。祸福者，所降之祸福也。光芒倍大，其眚即也。留守而小，欲君民之省过也。首言星象之大小，应分野之远近；次言星象之大小，因胜复之甚减；末言星象之大小，应祸福之疾迟。（眉批）欲其改过，故祸福远。运星北越，谓十二年天符之岁运，气之更盛者也。运星，主岁之星。北越，谓越出本度而近于北也。北乃太乙所居之宫，北越而与天枢相合，故又名曰太乙天符。运气相得者，谓木运临卯，火运临午，土运临四季，金运临酉，水运临子，此运气与岁气相得，乃平气之年，是以运星各自行其本度，而无侵凌之盛强。

⑤高士宗《黄帝素问直解》五星之行，有徐疾逆顺，所行之度有高下远近。是以星象之见也，位高则远，则星象小，位下而近，则星象大。大则星象之喜怒下应者迩，小则星象之祸福下降者远。五星有高下远近，岁运有太过不及和平。如岁运太过，则运星北越，北者星居北极，越者出于众星之上，高且远也。如运气相得者而和平，则各行其道不相越矣。

⑥黄元御《黄元御医书全集》是以星象之见，高而远则小，下而近则大，大则天之喜怒迩，小则天之祸福远也。运星，主运之星，岁运太过，则运星不守本度而北犯紫微、太乙之座。运气相得，则运星各行以道，不越位也。

⑦张琦《素问释义》此大小指星象言，喜怒即祸福也。王（冰）注：火运火星，木运木星之类也。北越，谓北而行也。王（冰）注：无克伐之嫌，故守常而各行于中道。

⑧高亿《黄帝内经素问详注直讲全集》〔注〕然五星皆有灾德，欲知灾德之大小远近，又当于所应之星，以观其象之大小高下焉。

〔讲〕高而远则星小，星小故祸福之应亦远，如其见也下而近则星大，星大故祸福之应亦大。由此观之，故星大者，喜怒甚迩，星远者，祸福甚远焉。

⑨孟景春等《黄帝内经素问译释》所以五星之象，高而远的就小，低而近的就大；大则灾变近，小则灾变远。岁运太过，主运之星就向北越出常道；运气相和，则五星各运行在经常的轨道上。

⑩任廷革《任应秋讲〈黄帝内经〉〈素问〉》此句未具体注释，总体概括此段为：（提要）言五星动变，人亦应之。五星者即木星、火星、土星、金星、水星也。

⑪张灿玾等《黄帝内经素问校释》运星北越：主岁之星超越常规，偏北而行。运星即主岁之星，如木运之年，岁星便是运星。吴崑注："运星，主运之星。北越，北

行而越其常度也。"

所以五星发生的这些现象,凡是高远的,光芒便大,低近的,光芒便小。光芒大的,喜怒之情就近,光芒小的祸福之事就远。

⑫方药中等《黄帝内经素问运气七篇讲解》[高而远则小,下而近则大,故大则喜怒迩,小则祸福远]这几句是总结前面所述五星变化及其与地面物化的关系并解释运星在肉眼观察中为什么有大有小的原因。"高而远则小",意即运星位置比较高,距离地面比较远,那么在肉眼观察中运星的形体就小。"下而近则大",意即运星位置比较低,距离地面比较近,那么在肉眼观察中运星的形体就比较大。"大则喜怒迩"句中的"喜怒",指突然的变化。"迩"(ěr音尔),近的意思。意即运星大的时候对地面上的影响就比较大,突然的变化也比较多。"小则祸福远"句中的"祸福",也是指变化现象。正常的变化就是"福",反常的变化就是"祸"。"远"指距离很远,亦即关系不大,意即运星小的时候对地面上的影响不大。总的来说就是运星距离地面近影响就大,距离地面远影响就不大。这是古人在观察天体星辰运行变化中的经验总结。

[岁运太过,则运星北越;运气相得,则各行以道]"岁运太过",指岁运太过之年。"运星",指与岁运有关的星,例如"岁木太过"之年,其运星是岁星等。"北越",指运星在运行中离开正常轨道偏北。张介宾注此云:"运星,主岁之星也。北越,越出应行之度而近于北也。盖北为紫微太一所居之位。运星不守其度而北越近之,其恃强骄肆之气可见。"全句意即岁运太过之年,其主岁之星向北运行。"运气相得"句中的"运"字指五运;"气"字,指六气。"运气相得",指运和气之间是一种和调状态,例如岁会之年或平气之年均属于运气相得之年。"各行以道",指运星各自按正常轨道运行。全句意即平气之年或岁会之年,运星在运行中按正常轨道运行,没有什么特殊变化。由此可见,我们前面讲的太过、不及、平气等年份,在计算方法上虽然是根据干支的阴阳属性及五行之间的生克关系来确定的,但实际上主要则是从观察天体星辰变化中总结得来的结论。天体星辰变化才是其物质基础。这是《内经》"候之所始,道之所生"这一指导思想在运气的实际运用中的具体体现,有认为"干支格局"纯系主观臆测者,应加以深思。

⑬王洪图等《黄帝内经素问白话解》所以,在观察天象时,若星高而远,看起来就小;星低而近,看起来就大。因此星的光芒大,就表示喜怒变化的感应期近;星的光芒小,就表示祸福变化的感应期远。当岁运之气太过的时候,与该运相应的星,即运星就越出轨道向北而去,若五运之气和平,那么五星就运行在各自的轨道上。

⑭郭霭春《黄帝内经素问白话解》运星北越:"运星",主岁之星。"北越",超越常规向北而行。

所以五星的呈现,若是高而远,它的胜复就小;若是下而近,它的胜负就大。所以星的光芒大,就表示喜怒的感应期近,星的光芒小,就示祸福的降临期远。岁运太过的时候,它的运星就向北越出常规,如运气相和五星就各按它的道路而行。

（7）故岁运太过，畏星失色而兼其母；不及，则色兼其所不胜。

①王冰《黄帝内经素问》木失色而兼玄（守），火失色而兼苍，土失色而兼赤，金失色而兼黄，水失色而兼白，是谓兼其母也。木兼白色，火兼玄色，土兼苍色，金兼赤色，水兼黄色，是谓兼不胜也。

②马莳《黄帝内经素问注证发微》且其太过之岁，木能克土，镇星为畏，当失其黄色而兼赤；火能克金，太白为畏，当失其白色而兼黄；土能克水，辰星为畏，当失其玄色而兼白；金能克木，岁星为畏，当失其苍色而兼玄；水能克火，荧惑为畏，当失其赤色而兼苍也。至于不及之岁，则木不胜金，其色兼白；火不胜水，其色兼玄；土不胜木，其色兼苍；金不胜火，其色兼赤；水不胜土，其色兼黄。由此推之，则运气相得之岁，五星固各行以道，而又各如其本色也。

③张介宾《类经》畏星，即所制之星。如木运太过，则镇为畏星也。失色而兼其母者，木失色而兼玄，火失色而兼苍，土失色而兼赤，金失色而兼黄，水失色而兼白也。其所以然者，如木气有余则土星失色而兼赤，赤为木之子，而又为土之母，子母气必相应，故兼见也，此正其循环相承之妙。木不及则兼白，火不及则兼玄，土不及则兼苍，金不及则兼赤，水不及则兼黄，兼其所相制也。

④张志聪《黄帝内经集注》此承上文而言，如岁运太过，则主岁之星不守其度，而侵侮其所不胜，是以畏星失色也。如岁木太过，则岁星乘所不胜之土，而镇星失色矣。如岁土太过，则镇星乘所不胜之水，而星辰失色矣。兼其母者，谓畏星之母亦兼失其色，盖畏星之母即胜星之子，谓亢则害而不能生化其子气也。如不及之岁，则所不胜之星亦兼见其色，如岁木不及，则所胜之太白增光，而所不胜之土气无畏，其镇星亦兼见其色矣。五运相同。（眉批）上节言北越，此言乘侮其所不胜。

⑤高士宗《黄帝素问直解》故岁运太过，则侮所不胜，致畏星失色而兼其母。如木运太过，土为畏星而失色，火为土之母，则火星亦失其色而兼其母，五运仿此而类推。岁运不及，则无畏星，无畏则星不失色而增色矣。如木运不及，则金星乘侮而增色，所不胜之土星亦相兼而增色也，五运仿此类推。

⑥黄元御《黄元御医书全集》运星盛衰，视乎岁运，故岁运太过，则畏星失其本色而兼其母色（畏星，所畏之星，如运星属木，则土为畏星，失其黄色而兼母之赤色也）。岁运不及，则运星之色兼其所不胜（如木不及则兼金色）。

⑦张琦《素问释义》王（冰）注：木失色而兼元，火失色而兼苍，土失色而兼赤，金失色而兼黄，水失色而兼白，是谓兼其母也。王（冰）注：木兼白色，火兼元色，土兼苍色，金兼赤色，水兼黄色，是谓兼不胜也。

⑧高亿《黄帝内经素问详注直讲全集》〔批〕此举主岁之星，以明其主气之过与不及也。

〔注〕运星，主运之星，如壬运则岁星，戊运则荧惑是也。

〔讲〕是以主岁之运论之，如岁运之气太过，则主运之星，必北行而越其常度。若岁运之气，无太过不及而相得，则主运之星，亦必各行其道，而躔度不失也。所以

上篇　气交变大论篇

岁运之气太过,如木运太过而克土,土运太过而克水之类,则土之镇星,水之辰星,必畏而失其色,且兼见其母之赤色,与母之白色焉。至岁运之不及,又如木运不及,而岁星必兼见其不胜之白色;土运不及,而镇星必兼见其不胜之青色焉,其他星可知矣。

⑨孟景春等《黄帝内经素问译释》畏星:指被克的星。例如木运太过,则土星就是畏星。其母:此处指畏星之母。例如土星是畏星,那火星便是其母。

所以岁运太过,被制之星就暗淡而兼母星的颜色;岁运不及,那运星就兼见所不胜的颜色。

⑩任廷革《任应秋讲〈黄帝内经〉〈素问〉》此句未具体注释,总体概括此段为:(提要)言五星动变,人亦应之。五星者即木星、火星、土星、金星、水星也。

⑪张灿玾等《黄帝内经素问校释》畏星:即所制之星。如木运太过,木能制土,则镇星为畏星。兼其母:指畏星之色有失而兼见生我之色,谓之兼其母。王冰注:"木失色而兼玄,火失色而兼苍,土失色而兼赤,金失色而兼黄,水失色而兼白。是谓兼其母也。"兼其所不胜:指本色有失而兼见克我之色。王冰注:"木兼白色,火兼玄色,土兼苍色,金兼赤色,水兼黄色,是谓兼不胜也。"

岁运太过时,则主岁的运星就离开轨道偏北运行,运与气协调正常时,则五星各按其正常轨道运行。

⑫方药中等《黄帝内经素问运气七篇讲解》[岁运太过,畏星失色而兼其母]这是指五星之间在自然变化时的亮度和颜色上的变化。"畏星",即运星所胜之星,例如运星是岁星,那么"畏星"就是镇星。"其母",指"畏星"之母,例如"畏星"是镇星,那么"其母"就是荧惑星。"兼其母",王冰注此云:"木失色而兼玄,火失色而兼苍,土失色而兼赤,金失色而兼黄,水失色而兼白,是谓兼其母也。"全句意即岁运太过之年,畏星黯然无光同时兼见其母的颜色。例如岁木太过之年,则镇星黯然无光同时兼见红色。余可依此类推。

[不及,则色兼其所不胜]"不及",指岁运不及之年。"色兼其所不胜",指运星黯然失色同时兼见其所不胜之星的颜色。这也就是王冰注中所谓的:"木兼白色,火兼玄色,土兼苍色,金兼赤色,水兼黄色,是谓兼不胜也。"本句意即岁运不及之年,运星黯然无光,同时还兼见其所不胜之星的颜色,例如岁木不及之年,则岁星黯然无光同时兼见白色。余可依此类推。

⑬王洪图等《黄帝内经素问白话解》所以岁运之气太过时,受它克制的星就会暗淡而兼见母星的颜色,例如木运太过,木能克土,而火为土之母,所以土星被克制,就会光芒减弱而兼见火星的颜色;若木运不及,金能克木,所以木星就会兼见金星的白色。

⑭郭霭春《黄帝内经素问白话解》畏星:(金、木、水、火、土五星互相克制)被克者称为畏星。其母:指畏星之母,例如土星是畏星,火星便是其母。

所以在岁运太过的时候,它所克制之星就会暗淡而兼见母星的颜色,若是岁运不及,则岁星就兼见所不胜的颜色。

(8) 肖者瞿瞿,莫知其妙,闵闵之当,孰者为良,妄行无征,示畏侯王。

①王冰《黄帝内经素问》(〔新校正云〕详肖者至为良,与《兰灵秘典论》重,彼有注。)不识天意,心私度之,妄言灾眚,卒无征验,适足以示畏之兆于侯王,荧惑于庶民矣。

②马莳《黄帝内经素问注证发微》凡此诸星之色,其肖像甚为可畏,瞿瞿然宜惊顾也,莫知其妙有如此者。闵闵者,《说文》以为病,又以为伤痛也。如有过无德,则独当其病,尚知何星之为善耶?《灵兰秘典论》有消者瞿瞿,孰知其要;闵闵之当,孰者为良。义与此异,亦古人断章取义之意。彼有不知天象,妄行无征之说,以示畏于侯王,而卒无所验,致使侯王懈修德之心,此又得罪于主上者也。

③张介宾《类经》肖,取法也。瞿瞿,却顾貌。闵闵,多忧也。夫天道难穷,谭非容易,虽欲取法者瞿瞿多顾,然皆莫得知其妙,故于闵闵之才,能当忧世之任者,果孰为良哉?盖甚言难其人也。《灵兰秘典论》曰:消者瞿瞿,孰知其要?知天道者,既难其人,故每有妄行之徒,用无征之说,以示畏侯王,言而不应,反惑其敬畏修德之心。若此辈者,不惟无补于事,而适足为误事之罪人也。

④张志聪《黄帝内经集注》肖,取法也。瞿瞿,却顾貌。谓取法星象之吉凶,莫能知其微妙。闵闵,多忧也。忧瞻星象喜怒燥泽之当,当以孰法为良,盖甚言其星象之不易占也。不求良法而妄言占象,则所言之吉凶皆无征验矣,反以祸福之说而示畏于侯王。此言天官家之不学无术。

⑤高士宗《黄帝素问直解》当,去声。岁运太过不及,星象高下远近,其理至微,其道至深,故探其消息,则瞿瞿然而惊顾,仍莫知其妙。闵闵,忧之深也,深忧理道之切当,仍不知孰者为良。苟不深求而研察之,则妄行其治,必无征验,妄言灾祸,徒示畏以侯王,此不学妄行,不知妄言,自欺欺人,必受夭殃。

⑥黄元御《黄元御医书全集》此句未具体注释。

⑦张琦《素问释义》不识天意,心私度之,妄言灾眚,率无征验,何足以示畏于侯王哉。

⑧高亿《黄帝内经素问详注直讲全集》〔注〕瞿瞿,惊动貌。闵闵,病也,又伤痛也。

〔讲〕故仰观天星,其色之消息,常瞿瞿然,战摇惊动,人视之而莫能知其妙也。且闵闵然如有所伤痛,以为病者焉,人即仰而观之,又孰知其为善也。是以五星妄行,不由常度,无灾德以征验者,以出示天下王侯,使之自畏,而修其德者也。

⑨孟景春等《黄帝内经素问译释》取法天地的人,看见了天的变化,如果尚不知道是什么道理,心里非常忧惧,不知道应该怎样才好,妄行猜测毫无征验,徒然使侯王畏惧。

⑩任延革《任应秋讲〈黄帝内经〉〈素问〉》此句未具体注释,总体概括此段为:(提要)言五星动变,人亦应之。五星者即木星、火星、土星、金星、水星也。

⑪张灿玾等《黄帝内经素问校释》取法于天地气象的人,虽然勤求不倦地进行探讨,也很难完全明白其中的奥妙,担忧的是承担这一任务时,是否能晓得那些真正良好的道理,如果没有什么征兆,随意行事,不过徒对侯王示畏而已。

⑫方药中等《黄帝内经素问运气七篇讲解》[肖者瞿瞿,莫知其妙,闵闵之当,孰者为良]"肖",同"消",有消减或消瘦之义。"瞿瞿",王冰注"勤勤也"。"闵闵",有糊涂昏昧之义。这是一段感叹的话,意即对于前述内容虽然殚精竭虑地来研究它,但是仍然是糊涂,究竟哪些内容是好的,哪些内容又是不好的,弄不清楚。于此说明,《内经》作者虽然一方面较具体地介绍了"上应五星"的内容,但另一方面又对某些内容持怀疑和保留态度。值得注意的是,这一段话亦见于《素问·灵兰秘典论》,原文云:"至道在微,变化无穷,孰知其原!窘乎哉,消者瞿瞿,孰知其要!闵闵之当,孰者为良!"这一段是在介绍了人体脏腑的作用以后发出的感叹之语。感慨人体脏腑作用变化无穷,虽然殚精竭虑地来研究它,也仍然有糊涂不清之感。但是原文在感叹之后,紧接着就提出了"恍惚之数,生于毫氂,毫氂之数,起于度量,千之万之,可以益大,推之大之,其形乃制"的问题。这就是说,以上所述的内容虽然还有糊涂不清楚的地方,但是仍然应该从极细微的地方去观察和研究。经过反复的积累资料和总结分析,就一定可以获得明确的、规律性的认识。这就是所谓的"千之万之,可以益大,推之大之,其形乃制"。这里虽然是在讲人体的脏腑功能问题,但是我们认为,同样可以运用到天体星辰变化与自然气候变化和物化现象间的关系这一问题上来。这是《内经》的治学态度和治学方法,值得我们学习和继承。

[妄行无征,示畏侯王]"妄行",即乱说,"征",指根据;"无征",就是没有根据。"侯王",指当时的统治者。本句是批判某些人把天体星辰变化附会政治人事的做法,认为这是乱说乱来,毫无根据,只能起到吓唬统治者的作用。

⑬王洪图等《黄帝内经素问白话解》总之,天的变化极其奥妙而不易审察,虽然深深地忧虑这个道理隐蔽难懂,但是谁又能提出一个更好的办法呢!那无知的人,毫无根据地妄言猜测,只能使侯王君主们感到迷惑和恐惧而已。

⑭郭霭春《黄帝内经素问白话解》总之,天的变化,道理是极精微而不易审察的,谁能了解它的奥妙呢?道理是很深远而且适宜的,谁能理解它的好处呢?那无知的人,毫无征验,只是乱谈占象,以使侯王畏惧而已。

第二十一解

(一)内经原文

帝曰:其灾应何如?岐伯曰:亦各从其化也。故时至有盛衰,凌犯有逆顺,留守有多少,形见有**善恶**,**宿属**有胜负,征应有吉凶矣。

帝曰:其善恶何谓也?岐伯曰:有善,有怒,有忧,有丧,有泽,有燥。此象之常也,必谨察之。

帝曰:六者高下异乎?岐伯曰:象见高下,其应一也,故人亦应之。帝曰:善。

其德、化、政、令之**动静损益**皆何如？岐伯曰：夫德化政令灾变，不能相加也，胜复盛衰不能相多也，往来大小[注]不能相过也，用之升降不能相无也，各从其动而复之耳。

帝曰：其病生何如？岐伯曰：德化者气之祥，政令者气之章，变易者复之纪，灾眚者伤之始。气相胜者和，不相胜者病，重感于邪则甚也。帝曰：善。

[注]郭霭春《黄帝内经素问校注》、张灿玾《黄帝内经素问校释》、方药中等《黄帝内经素问运气七篇讲解》、人民卫生出版社影印顾从德本《黄帝内经素问》此处为"小大"；孟景春等《黄帝内经素问译释》此处为"大小"。笔者认为此处"大小""小大"意义相同。

（二）字词注释

（1）善恶

①王冰《黄帝内经素问》此词未具体注释。

②马莳《黄帝内经素问注证发微》善恶为问，犹俗云好歹也。

③张介宾《类经》此词未具体解释。

④张志聪《黄帝内经集注》此词未具体解释。

⑤高士宗《黄帝素问直解》喜则安静而善，怒则躁乱而恶。泽则安静而善，燥则躁乱而恶。

⑥黄元御《黄元御医书全集》喜泽为善，忧丧怒燥为恶。

⑦张琦《素问释义》此词未具体注释。

⑧高亿《黄帝内经素问详注直讲全集》〔讲〕主善主恶。

⑨孟景春等《黄帝内经素问译释》好坏。

⑩任廷革《任应秋讲〈黄帝内经〉〈素问〉》此词未具体注释。

⑪张灿玾等《黄帝内经素问校释》此词未具体注释。

⑫方药中等《黄帝内经素问运气七篇讲解》此词未具体注释。

⑬王洪图等《黄帝内经素问白话解》颜色的善恶。

⑭郭霭春《黄帝内经素问白话解》好坏。

（2）宿属

①王冰《黄帝内经素问》宿属，谓所生月之属二十八宿，及十二辰相，分所属之位也。命胜星不灾不害，不胜星为灾小重，命与星相得虽灾无害。

②马莳《黄帝内经素问注证发微》宿属。

③张介宾《类经》宿属，谓二十八宿及十二辰位，各有五行所属之异。

④张志聪《黄帝内经集注》五宿之属。

⑤高士宗《黄帝素问直解》宿属。

⑥黄元御《黄元御医书全集》宿属。

⑦张琦《素问释义》谓所生月之属二十八宿，及十二辰相，分所属之位也

⑧高亿《黄帝内经素问详注直讲全集》〔注〕三垣五星，二十八宿之属也；〔讲〕宿属。

⑨孟景春等《黄帝内经素问译释》星宿所属。

⑩任廷革《任应秋讲〈黄帝内经〉（素问）》此词未具体注释。

⑪张灿玾等《黄帝内经素问校释》宿属,谓二十八宿及十二辰位,各有五行所属之异。

⑫方药中等《黄帝内经素问运气七篇讲解》"宿",指天体上的星辰。"属",指其所属的季节、月份及方位。

⑬王洪图等《黄帝内经素问白话解》星宿。

⑭郭霭春《黄帝内经素问白话解》指二十八宿及十二辰位,各有五行所属。

（3）动静损益

①王冰《黄帝内经素问》此词未具体注释。

②马莳《黄帝内经素问注证发微》动静损益。

③张介宾《类经》此词未具体注释。

④张志聪《黄帝内经集注》此词未具体注释。

⑤高士宗《黄帝素问直解》动静损益。

⑥黄元御《黄元御医书全集》既有动静不同,自应有损益轻重之差。

⑦张琦《素问释义》此词未具体注释。

⑧高亿《黄帝内经素问详注直讲全集》动静损益。

⑨孟景春等《黄帝内经素问译释》动静损益。

⑩任廷革《任应秋讲〈黄帝内经〉（素问）》此词未具体注释。

⑪张灿玾等《黄帝内经素问校释》五气德化政令之动静与五运太过不及。

⑫方药中等《黄帝内经素问运气七篇讲解》此词未具体注释。

⑬王洪图等《黄帝内经素问白话解》对人体以及万物有什么利与害。

⑭郭霭春《黄帝内经素问白话解》动静、损益。

（三）语句阐述

（1）帝曰:其灾应何如? 岐伯曰:亦各从其化也。

①王冰《黄帝内经素问》此句未具体注释。

②马莳《黄帝内经素问注证发微》帝问星象既异,灾应何如? 伯言各从其岁气之所化也。

③张介宾《类经》此句未具体注释。

④张志聪《黄帝内经集注》灾应,谓五星之变,下应民物之灾眚,各从其五运之气化也。

⑤高士宗《黄帝素问直解》天人相应,理道至微,帝复问灾眚之下应。上文帝问共应如何? 伯云各从其气化。化,犹气化。

⑥黄元御《黄元御医书全集》其灾变之应,亦各从其五行之化。

⑦张琦《素问释义》此句未具体注释。

⑧高亿《黄帝内经素问详注直讲全集》〔批〕此言以星象占灾异者,当从其岁气之所化也。

〔讲〕黄帝问曰:景象既异,其灾应又何如也?岐伯对曰:亦各从其岁气之所化而已矣。

⑨孟景春等《黄帝内经素问译释》黄帝又道:其在灾害方面的应验怎样?岐伯说:也是各从其变化而变化的。

⑩任廷革《任应秋讲〈黄帝内经〉〈素问〉》此句未具体注释,总体概括此段为:(提要)言五星动变,人亦应之。五星者即木星、火星、土星、金星、水星也。

⑪张灿玾等《黄帝内经素问校释》黄帝说:五星之应于灾害是怎样的呢?岐伯说:各随其岁运的气化,所以五星应时而至,而五气有盛衰的不同,互相凌犯,有顺行逆行的差别,其"留""守"不行的时间多少也不一致,所见的形象有善有恶,二十八宿所属分野,也有气化的互为胜负,因而有吉凶祸福的征兆以应之。

⑫方药中等《黄帝内经素问运气七篇讲解》〔亦各从其化也〕"各从其化"与前述"各从其气化"的含义一样。不过前者是指正常的相应变化,此处是指灾变的相应变化。例如木星亮度大于正常时,则属"岁木太过""风乃大行"之年等,所以原文谓"亦各从其化"。

⑬王洪图等《黄帝内经素问白话解》黄帝说:应该怎样正确认识五星在灾害方面的应验呢?岐伯说:那也是根据各年的运气不同,而有所区别的。

⑭郭霭春《黄帝内经素问白话解》黄帝道:五星在灾害方面的征验怎样?岐伯说:也是各从岁运的气化而有所不同。

(2) 故时至有盛衰,凌犯有逆顺,留守有多少,形见有善恶,宿属有胜负,征应有吉凶。

①王冰《黄帝内经素问》五星之至,相王为盛,囚死为衰。东行凌犯为顺,灾轻,西行凌犯为逆,灾重。留守日多则灾深,留守日少则灾浅。星喜润则为见善,星怒燥(守)忧丧则为见恶。宿属,谓所生月之属二十八宿,及十二辰相,分所属之位也。命胜星不灾不害,不胜星为灾小重,命与星相得虽灾无害。灾者,狱讼疾病之谓也。虽五星凌犯之事,时遇星之囚死时月,虽灾不成。然火犯留守逆临,则有诬谮狱讼之忧。金犯,则有刑杀气郁之忧。木犯,则有震惊风鼓之忧。土犯,则有中满下利跗肿之忧。水犯,则有寒气冲稿之忧。故曰征应有吉凶也。

②马莳《黄帝内经素问注证发微》故岁有太过不及,则时之至也有盛有衰,其凌犯有逆有顺,其留守之日有多有少,其形见有善有恶,其宿属有胜有负,其征应有吉有凶,灾应安得而同耶?王注云:五星之至,相王为时盛,囚死为衰。东行凌犯为顺,灾轻;西行凌犯为逆,灾重。留守日多则灾深,留守日少则灾浅。星喜润则为见善,星怒燥忧丧则为见恶。宿属,谓所生月之属二十八宿及十二辰相分所属之位也。命胜星,不灾不害;不胜星,为灾小重;命与星相得,虽灾无害。灾者,狱讼疾病之谓也。虽五星凌犯之事,时遇星之囚死时月,虽灾不成。然而火犯留守逆临,则有诬谮狱讼之忧;金犯,则有刑杀气郁之忧;木犯,则有震惊风鼓之忧;土犯,则有中满下利跗肿之忧;水犯,则有寒气冲稽之忧。故曰征应有吉凶也。

③张介宾《类经》时至，岁时之更至也。五星之运，当其时则盛，非其时则衰。退而东行凌犯者，星迟于天，故为顺，灾轻。进而西行凌犯者，星速于天，故为逆，灾重。留守日多则灾深，留守日少则灾浅。形见有喜润之色为善，形见有怒燥忧丧之色为恶。宿属，谓二十八宿及十二辰位，各有五行所属之异。凡五星所临，太过逢王，不及逢衰，其灾更甚。太过有制，不及得助，其灾必轻。即胜负也。五星之为德为化者吉，为灾为变者凶，皆征应也。王氏（王冰）曰：火犯留守逆临，则有诬谮讼狱之忧，金犯则有刑杀气郁之忧，木犯则有震惊风鼓之忧，土犯则有中满下利胕肿之忧，水犯则有寒气冲蓄之忧，故曰征应有吉凶也。

④张志聪《黄帝内经集注》五星之应时而至，有盛有衰，彼此凌犯，有顺有逆，留守之日，有多有少，所见之象，有喜润之善，有忧怒之恶，五宿之属，有胜星之胜，有畏星之负，下应于君民，有福德之吉，有灾病之凶。

⑤高士宗《黄帝素问直解》故四时星象之至，有太过而盛，不及而衰。凌犯，犹言过度也，五星过度，有相违而逆，相得而顺。留守其位，有期久而多，期速而小。彰形下见，有和霭而善，闪烁而恶。五行宿属，有己克而胜，受克而负。盛衰逆顺多少善恶胜负，征应于下，则有吉凶矣。

⑥黄元御《黄元御医书全集》其时至则有盛衰（当时则盛，非时则衰），凌犯则有逆顺（金凌木为顺，金犯火为逆），留守则有多少（久留为多，暂守为少），形见有善恶（喜泽为善，怒燥为恶），宿属有胜负（二十八宿分属十二辰次，五星所临，有胜地有败地），合而论之，征应乃有吉凶之殊矣。

⑦张琦《素问释义》王（冰）注：五星之至，相王为盛，囚死为衰。东行凌犯为顺灾轻，西行凌犯为逆灾重。留守日多灾深，留守日少灾浅。星喜润则为见善，星怒忧燥丧则为见恶。宿属，谓所生月之属二十八宿，及十二辰相，分所属之位也。命胜星不灾不害，不胜星为灾小重，命与星相得虽灾无害。灾者，狱讼疾病之谓也。按以此数者相推，其征应而吉凶见矣。

⑧高亿《黄帝内经素问详注直讲全集》〔注〕时，四时，谓运星当岁运太过之时则盛，运星值不及之时则衰也。凌，浸凌。犯，干犯。留守者，久留其所守之处而不去也。形见，谓星光发见。宿属，三垣五星，二十八宿之属也。

〔讲〕故虽有太过不及，则时之至也，亦有盛衰。时有盛衰，则五星之运行亦有右旋凌犯而为顺者，左旋凌犯而为逆者，有灾应见深而留守日多者，有灾应见浅而留守日少者，有形见明润而为善者，有形见怒躁而为恶者，有宿属相助而为胜者，有宿属相克而为负者，种种不一。

⑨孟景春等《黄帝内经素问译释》所以时令有盛衰，侵犯有逆顺，留守时间有长短，所见的形象有好坏，星宿所属有胜负，征验所应有吉有凶了。

⑩任廷革《任应秋讲〈黄帝内经〉〈素问〉》此句未具体注释，总体概括此段为：（提要）言五星动变，人亦应之。五星者即木星、火星、土星、金星、水星也。

⑪张灿玾等《黄帝内经素问校释》宿属有胜负：《类经》二十四卷第十一注"宿

属,谓二十八宿及十二辰位,各有五行所属之异。凡五星所临,太过逢王,不及逢衰,其灾更甚;太过有制,不及得助,其灾必轻,即胜负也"。

所以五星应时而至,而五气有盛衰的不同,互相凌犯,有顺行逆行的差别,其"留""守"不行的时间多少也不一致,所见的形象有善有恶,二十八宿所属分野,也有气化的互为胜负,因而有吉凶祸福的征兆以应之。

⑫方药中等《黄帝内经素问运气七篇讲解》"时",指时令或季节。"时至有盛衰",指五星的变化与时令季节变化不相应的反常现象,例如前面所讲的"芒而大倍常之一","大常之二",就是"盛";"小常之一","小常之二",就是"衰","凌犯",一般是指以下犯上。这里是指五星之间的胜复乘侮以及彼此之间在运行过程中的欺凌犯侮情况,例如前面所讲的"运星北越","畏星失色而兼其母","色兼其所不胜"等,均属于凌犯现象。"逆顺",通常作正常与反常解,正常曰"顺",反常曰"逆"。"凌犯有逆顺",指五星之间所出现的某些欺凌乘侮现象,有时属于正常,有时属于反常。例如:某些胜负现象一般就属于正常,所谓"有胜则复,无胜则否"。乘侮现象一般就属于反常。"留守",指运星在运行轨道上稽留不前的现象。"留守有多少",即运星在运行轨道上稽留的时间有多有少。"形见",指肉眼所见运星的形态。"善恶",高世栻注曰:"和蔼而善,闪烁而恶。""形见有善恶",意即运星在人的肉眼所见中其亮度上可以有正常或反常的变化。"宿",指天体上的星辰;"属",指其所属的季节、月份及方位;"胜负",指星辰与所属季节月份及方位之间的五行生克关系。"宿属有胜负",意即五星与其所属季节月份及方位之间也有一个生克的关系问题。张介宾注此云:"宿属,谓二十八宿及十二辰位,各有五行所属之异,凡五星所临,太过逢王,不及逢衰,其灾更甚。太过有制,不及得助,其灾必轻,即胜负也。"即为此意。"征",指征兆或现象;"应",指地面气候及物化现象上的相应变化情况。"征应有吉凶",意即由于天体上的五星在运行中有正常或反常的各种现象,所以地面上的气化或物化现象也有相应的正常或反常的各种变化。一言以蔽之,就是自然界的气候变化与物化规象完全是在天体星辰的运行变化基础上发生的。没有天体上星辰的正常运行也就没有地面上的正常气候和物化现象。

⑬王洪图等《黄帝内经素问白话解》所以随着时令的更迭,五星有盛有衰,五星的运行有逆有顺,停留的时间有长有短,表现出来的颜色与形象有善有恶。星宿有太过和不及,灾害都会严重;若太过受到抑制,不及得到滋助,灾害就轻微。因而应验有吉有凶。

⑭郭霭春《黄帝内经素问白话解》所以岁时的更至有盛有衰,运星的侵犯有逆有顺,星的留守日期有长有短,星的呈象中是有好有坏,星宿所属有胜有负,征验的反应有吉有凶。

(3) 帝曰:其善恶何谓也? 岐伯曰:有善,有怒,有忧,有丧,有泽,有燥。此象之常也,必谨察之。

①王冰《黄帝内经素问》夫五星之见也,从夜深见之。人见之喜,星之喜也。

见之畏，星之怒也。光色微曜，乍明乍暗，星之忧也。光色迥然，不彰不莹，不与众同，星之丧也。光色圆明，不盈不缩，怡然莹然，星之喜也。光色勃然临人，芒彩满溢，其象懔然，星之怒也。泽，洪润也。燥，干枯也。

②马莳《黄帝内经素问注证发微》帝又以星之善恶为问，犹俗云好歹也。伯言星有喜怒忧丧泽燥之反，乃天象之常，必谨察之可也。从夜深，人见之喜，星之喜也；见之畏，星之怒也。光色微曜，乍明乍暗，星之忧也；光色迥然，而不彰不莹，星之丧也；光色圆明，不盈不缩，怡然莹然，星之喜也；光色勃然临人，芒彩满溢，其象凛然，星之怒也。泽，洪润也。燥，干枯也。

③张介宾《类经》王氏曰：五星之见也，从夜深见之。人见之喜，星之喜也。见之畏，星之怒也。光色微曜，乍明乍暗，星之忧也。光色迥然，不彰不莹，不与众同，星之丧也。光色圆明，不盈不缩，怡然莹然，星之喜也。光色勃然临人，芒彩满溢，其象懔然，星之怒也。泽，明润也。燥，干枯也。班固曰：五行精气，其成形在地，则结为木火土金水。其成象在天，则木合岁星居东，火合荧惑居南，金合太白居西，水合辰星居北，土合镇星居中央。分旺四时，则春木、夏火、秋金、冬水各旺七十二日，土旺四季辰戌丑未之月各十八日，合之为三百六十日。其为色也，则木青、火赤、金白、水黑、土黄。其为分野，各有归度。旺相休废，其色不同，旺则光芒，相则内实，休则光芒无角，不动摇，废则光少。色白圆者丧，赤圆者兵，青圆者夏水，黑圆者疾多死，黄圆吉。白角者哭泣之声，赤角者犯我城，黑角者水行穷兵。太史公曰：五星同色，天下偃兵，百姓安宁，五谷蕃昌，春风秋雨，冬寒夏暑，日不食朔，月不食望，是为有道之国，必有圣人在乎其位也。莹，荣、用二音。

④张志聪《黄帝内经集注》王冰曰：五星之见也，从夜深见之，人见之喜，星之喜也，见之畏，星之怒也。光色微曜，乍明乍暗，星之忧也；光色迥然，不彰不莹，不与众同，星之丧也；光色圆明，不盈不缩，怡然董然，星之喜也；光色勃然临人，芒彩满溢，其象凛然，星之怒也。泽，光润也。燥，干枯也。班固曰：五行精气，其成形在地，则结为木火土金水，其成象在天，则木合岁星居东，火合荧惑居南，金合太白居西，水合辰星居北，土合镇星居中央。分旺四时，则春木夏火秋金冬水，各王七十二日，土王四季辰戌丑未之月各十八日，合之为三百六十日。其为色也，则木青火赤金白水黑土黄。其为分野，各有归度。旺相休废，其色不同，旺则光芒，相则内实，休则光芒无角不动摇，废则光少。色白圆者丧，赤圆者兵，青圆者夏水，黑圆者疾多死，黄圆者吉。白角者哭泣之声，赤角者犯我城，黑角者水行穷兵。太史公曰：五星同色，天下偃兵，百姓安宁，五谷蕃昌，春风秋雨，冬寒夏暑，日不食朔，月不食望，是为有道之国，必有圣人在乎其位也。

⑤高士宗《黄帝素问直解》时至盛衰，凌犯逆顺，留守多少，宿属胜负，理固宜然。同是星也，何以形有善恶，此帝独举以问。丧，去声。安静者，善之象，躁乱者，恶之形。天之星象，有喜有怒，喜则安静而善，怒则躁乱而恶。复有泽有燥，泽则安静而善，燥则躁乱而恶。此喜怒忧丧泽燥，乃善恶所系，星象之常也，必谨察之，则

吉凶征应可知矣。

⑥黄元御《黄元御医书全集》星有喜、怒、忧、丧、燥、泽之异,喜泽为善,忧、丧、怒、燥为恶。此星象形见之常,宜谨察之也。

⑦张琦《素问释义》王(冰)注:夫五星之见也,从深夜见之。人见之喜,星之喜也,见之畏,星之怒也。光色微耀,乍明乍暗,星之忧也。光色迥然,不彰不莹,不与众同,星之丧也。光色圆明,不盈不缩,怡然莹然,星之喜也。光色勃然临人,芒彩满溢,其象懔然,星之怒也。泽,洪润也。燥,干枯也。

⑧高亿《黄帝内经素问详注直讲全集》〔批〕此言星之主善主恶,仍以主岁之星光占之也。

〔注〕喜怒忧丧泽燥,俱指运星之象言。谨察者,谓谨候其星,而察其象之所见何如也。

〔讲〕黄帝曰:其星之主善主恶者,何谓也?岐伯对曰:星所主之善恶,不于人征之,仍于星察之,星何以察?察其光也,如当夜深之时,见得主岁应候之。星光色圆明,不盈不缩,怡然莹然,是其喜也。如光色勃然,临人芒彩满溢,其象凛然,是其怒也。如光色微曜,乍明乍暗,是其忧也。如光色迥然,不彰不莹,冷冷落落,不与众同,是其丧也。与光色明润者,是其泽;光色枯寂者,是其燥,诸如此类,皆星象之常有者也。常有则必常应,当应则为善为恶,无不验之。为人君者,欲知己身与天下之喜怒忧丧,以及水火之患,必谨取天星,观其所主何如,而察其己之德恶何如,自善恶可晓然矣。黄帝曰:喜怒忧丧燥泽,此六者因象之常矣,最宜谨察。

⑨孟景春等《黄帝内经素问译释》黄帝问:好坏怎样?岐伯说:喜、忧、泽为安静,怒、丧、燥为躁乱,安静的好,躁动的坏。这是星象变化所常见的,必须小心观察。

⑩任廷革《任应秋讲〈黄帝内经〉(素问)》此句未具体注释,总体概括此段为:(提要)言五星动变,人亦应之。五星者即木星、火星、土星、金星、水星也。

⑪张灿玾等《黄帝内经素问校释》有喜有怒,有忧有丧,有泽有燥:王冰注"夫五星之见也,从夜深见之。人见之喜,星之喜也;见之畏,星之怒也;光色微曜,乍明乍暗,星之忧也;光色迥然,不彰不莹,不与众同,星之丧也;光色圆明,不盈不缩,怡然莹然,星之喜也;光色勃然临人,芒彩满溢,其象懔然,星之怒也。泽,洪润也。燥,干枯也"。

黄帝说:星象的善恶是怎样的呢?岐伯说:根据其亮度与光泽等形象,可知有喜怒忧丧燥泽之分,这就是平常所见到的现象,应该谨慎地去进行观察。

⑫方药中等《黄帝内经素问运气七篇讲解》这几句是人们通过直观对星光变化所作的形容和描述。王冰注此云:"夫五星之见也,从深夜见之。人见之喜,星之喜也,见之畏,星之怒也。光色微曜,乍明乍暗,星之忧也。光色迥然,不彰不莹,不与众同,星之丧也。光色圆明,不盈不缩,怡然莹然,星之喜也。光色勃然临人,芒彩满溢,其象懔然,星之怒也。泽,洪润也。燥,干枯也。"这就是说,星光和谐,看了

令人喜欢的就是星之喜;星光闪闪,看了令人害怕的就是星之怒;星光乍明乍暗的就是星之忧;星光特殊,不与众同的就是星之丧;星光润泽的就是星之泽;星光干枯的就是星之燥。不过星光的这些表现一般来说是一种正常现象,对地面的气候变化和物化现象没有什么大的影响,因此必须要与前述的各种反常现象相区别,所以原文谓"此象之常也"。

⑬王洪图等《黄帝内经素问白话解》黄帝说:怎样辨别五星形象与颜色的善恶呢?岐伯说:在深夜观察星象,它们有喜、怒、忧、丧、泽、燥几种不同表现。其中人见星光而喜,是星之喜;星光较微,乍明乍暗,是星之忧;星光明亮而润,是星之泽,这三种情况是安静平和,也是善的表现。人见星光而畏惧,是星之怒;星光之色迥然与众不同,不明亮、不晶莹,是星之丧;星光干枯,是星之燥,这三种情况为躁动不安,也是恶的表现。以上这些都是常见的星象变化,必须仔细观察。

⑭郭霭春《黄帝内经素问白话解》黄帝道:星象的好坏怎样?岐伯说:五星呈象中是有喜、怒、忧、丧、泽、燥的不同,这是星象变化时常呈现的,应该慎重观察。

(4)帝曰:六者高下异乎?岐伯曰:象见高下,其应一也,故人亦应之。帝曰:善。

①王冰《黄帝内经素问》观象睹色,则中外之应,人天咸一矣。

②马莳《黄帝内经素问注证发微》然帝又以六者之高下为问,盖以何者宜高,何者为下也。伯言象之所见者,不分高下,其为应一也。故人之应于下者,亦各有以致之耳。

③张介宾《类经》有此象则有此应,高下虽异,气应则一也。

④张志聪《黄帝内经集注》此言六者之象,虽高远而小,下近而大,其应一也。故人应之而为吉凶祸福,亦无有分别也。

⑤高士宗《黄帝素问直解》异,分别也。喜怒忧丧泽燥六者,其象或高或下,其有分别乎?上文云高而远则小,小则祸福远,下而近则大,大则喜怒迩,故帝复有此问。上文位高形小而应远,位下形大而应迩,固有异也。若喜怒忧丧泽燥之象见于高下,其应一也,无远迩之分也。故星象应于人,而人亦应之,谓人之喜怒即星之喜怒也,人之忧丧即星之忧丧也,人之泽燥即星之泽燥也,此天人之相应也。

⑥黄元御《黄元御医书全集》帝问:喜、怒、忧、丧、燥、泽六者,设星之高下不同,其应亦当异乎?盖星象虽见高下,其应则一也。故人亦应之,无有殊也。

⑦张琦《素问释义》此句未具体注释。

⑧高亿《黄帝内经素问详注直讲全集》〔讲〕然六者之垂象,不无高下之分,其应验亦有异否。岐伯对曰:星之垂象虽有见高见下之分,而其应验则一也,所以为祸为福,而人亦应之也。

⑨孟景春等《黄帝内经素问译释》黄帝又道:星象的喜、怒、忧、丧、泽、燥六种现象,对星的高低有无关系?岐伯说:五星的形象虽有高下的不同,但其应于物候是一致的,所以人体也是这样相应的。黄帝道:对。

⑩任廷革《任应秋讲〈黄帝内经〉〈素问〉》此句未具体注释,总体概括此段为:(提要)言五星动变,人亦应之。五星者即木星、火星、土星、金星、水星也。

⑪张灿玾等《黄帝内经素问校释》黄帝说:这六种不同的形象,对于星的高下有无关系?岐伯说:五星的形象虽有高下的不同,其应于物候是一致的,其应于人事方面,也是这样。

⑫方药中等《黄帝内经素问运气七篇讲解》〔象见高下,其应一也,故人亦应之〕这里所说的"象",是指前述星光变化中的喜怒忧丧泽燥等形象。"高下",是指星辰距离地面的高下。前面讲过:"高而远则小,下而近则大,故大则喜怒迩,小则祸福远。"认为星辰对地面的影响与星体距离地面远近有关。此处是问星光喜怒忧丧泽燥等现象对地面的影响是否也与星体距离地面远近有关。其回答是"其应一也",即距离远近的影响是一样的,即与高下无关。"人亦应之",即对人也是一样,没有什么影响。全句意即星火灿烂闪烁,这是一种正常现象,因此,不论它距离地面远近高下如何,对自然气候、物化现象、人体健康都没有什么影响。

⑬王洪图等《黄帝内经素问白话解》黄帝说:喜、怒、忧、丧、泽、燥六种变化的应验,与五星位置高低有无关系?岐伯说:五星的位置,虽然有高有低,但它们的应验都是一样的。所以吉凶祸福,应验在人身上,与星位的高低是没有关系的。黄帝说:讲得好。

⑭郭霭春《黄帝内经素问白话解》黄帝道:星的喜、怒、忧、丧、泽、燥六种现象,在它所居地位的高低有什么不同吗?岐伯说:星象虽然可看出高低的不同,但在应验上却是一样的,所以应在人身方面也是一样的。

(5)其德、化、政、令之动静损益皆何如?

①王冰《黄帝内经素问》此句未具体注释。

②马莳《黄帝内经素问注证发微》此言岁气之德化政令、灾变胜复、往来升降,各从其动而复之,皆自有相称之妙。上文有德化政令,故帝以动静损益问之。

③张介宾《类经》此句未具体注释。

④张志聪《黄帝内经集注》王冰曰:天地动静,阴阳往复,以德报德,以化报化,政令灾眚及动复亦然,故曰不能相加也。

⑤高士宗《黄帝素问直解》五星德化政令灾变之理既明,帝故善之。复问德化政令,其中有动静损益,皆当何如?

⑥黄元御《黄元御医书全集》德化政令灾变,视乎五气之动静。既有动静不同,自应有损益轻重之差,似乎不得一例而不然也。

⑦张琦《素问释义》此句未具体注释。

⑧高亿《黄帝内经素问详注直讲全集》〔批〕此言动静损益之见于德化政令者,仍以岁气之胜复验之也。

〔讲〕但五运之气,其德化政令不无动静损益之分。不知其一动一静之间,为损为益,见于德化政令者,皆何如?

⑨孟景春等《黄帝内经素问译释》它们德、化、政、令的动静损益是怎样的？

⑩任廷革《任应秋讲〈黄帝内经〉（素问）》此句未具体注释,总体概括此段为：(提要)推论胜气复气之机,德化政令不能相过。

⑪张灿玾等《黄帝内经素问校释》五气德化政令之动静与五运太过不及,都是怎样的呢？

⑫方药中等《黄帝内经素问运气七篇讲解》此句未具体注释。

⑬王洪图等《黄帝内经素问白话解》五运的特性、作用、职权、表现等,对人体以及万物有什么利与害呢？

⑭郭霭春《黄帝内经素问白话解》它们的德、化、政、令、动静、损益都是怎样？

(6)岐伯曰：夫德化政令灾变,不能相加也,胜复盛衰不能相多也,往来大小不能相过也,用之升降不能相无也,各从其动而复之耳。

①王冰《黄帝内经素问》天地动静,阴阳往复,以德报德,以化报化,政令灾眚及动复亦然,故曰不能相加也。胜盛复盛,胜微复微,不应以盛报微,以化报变,故曰不能相多也。胜复日数,多少皆同,故曰不能相过也。木之胜,金必报,火土金水皆然,未有胜而无报者,故气不能相使无也。动必有复,察动以言复也。《易》曰：吉凶悔吝者生乎动。此之谓欤。天虽高不可度,地虽广不可量。以气动复言之,其犹视其掌矣。

②马莳《黄帝内经素问注证发微》伯言天地动静,阴阳往复,以德报德,以化报化,政令灾眚及动复亦然,故曰不能相加也。胜盛则复盛,胜微则复微,不应以盛报微,以化报变,故曰不能相多也。胜复之日数往来,多少相同,故曰不能相过也。木之胜,金必报,火土金水皆然,未有胜而无报者,故其用之升降,不能相无也。此皆各从其所动而复之耳。

③张介宾《类经》加,增重也,亦相陵也。夫天地动静,阴阳往复,政令灾眚,报施不爽,故不能相加也。胜微则复微,胜甚则复甚,故不能相多也。胜复小大,气数皆同,故不能相过也。五行之用,先者退而后者进,迭为升降,升降失则气化息矣,故不能相无也。五运之政,犹权衡也,故动有盛衰,则复有微甚,各随其动而应之。《六微旨大论》曰：成败倚伏生乎动,动而不已,则变作矣。《易》曰：吉凶悔吝者,生乎动者也。皆此之谓。然则天地和平之道,有必不可损益于其间者,于此章之义可见矣。

④张志聪《黄帝内经集注》王冰曰：天地动静,阴阳往复,以德报德,以化报化,政令灾眚及动复亦然,故曰不能相加也。王冰曰：胜盛复盛,胜微复微,故不能相多也。太过为大年,不及为小年,有余而往,不足随之,不足而往,有余从之,故曰不能相过也。用,谓阴阳气之为用也。天地阴阳之气升已而降,降已而升,寒往则暑来,暑往则寒来,故曰不能相无也。谓胜复之往来,阴阳之升降,各从其气之动而复之。《六微旨论》曰：成败倚伏生乎动,动而不已则变作矣。

⑤高士宗《黄帝素问直解》动静损益,在德化政令之中,非德化政令之外复有

动静损益也。故夫德化政令,虽四时之灾变不能相加也,灾变之胜复盛衰不能相多也,五星之往来小大不能相过也。灾变胜复盛衰,五星往来小大,皆用德化政令为之升降,是德化政令不能相无也。虽用之升降,仍各从其动而复之耳。

⑥黄元御《黄元御医书全集》德化政令灾变,报施均平,一毫不能相加也。胜复盛衰之数,循环有宅,一毫不能相多也。往来大小之分(往来,进退消长也),张弛有常,一毫不能相过也。上下升降之用,气化有准,一毫不能相无也。各从其动之微甚而报复之耳。

⑦张琦《素问释义》王(冰)注:"天地动静,阴阳往复,以德报德,以化报化,政令灾眚及动复亦然,故曰不能相加也。"王(冰)注:"胜盛复盛,胜微复微,不应以盛报微,以化报变。故曰不能相多也。"王(冰)注:"胜复日数,多少皆同,故曰不能相过也。"王(冰)注:"木之胜,金必报,火土金水皆然,未有胜而无报者,故气不能相使无也。动必有复,察动以言复也。天虽高不可度,地虽广不可量。以气动复言之,其犹视诸掌矣。"

⑧高亿《黄帝内经素问详注直讲全集》〔注〕不能相加,言德化政令之灾变同也。不能相多,言胜复之盛衰一也。不能相过,不能相无,言往来之大小有定,盛衰之升降互根也。

〔讲〕岐伯对曰:天地动静,阴阳往复,以德报德,政令灾眚亦然,不能相加也;胜盛复盛,胜衰复衰,不能相多也;胜复之日数,往来多少相同,不能相过也;五行互为升降,盛者自升,衰者自降,不能相无也。各从四时之气,各政其时,有胜而自有复之者矣。

⑨孟景春等《黄帝内经素问译释》不能相加:王冰"天地动静,阴阳往复,以德报德,以化报化,政令灾眚及动复亦然,故曰不能相加也"。不能相多:王冰"胜盛复盛,胜微复微,不应以盛报微,以化报变,故曰不能相多也"。不能相过:张介宾"胜复大小,气数相同,故不能相过也"。不能相无:张志聪"天地阴阳之气,升已而降,降已而升,寒往则暑来,暑往则寒来,故曰不能相无也"。

岐伯说:五气的德、化、政、令与灾变都是有一定规律而不能彼此相加的,胜负和盛衰不能随意增多的,往来大小不能随便超越的,升降作用不会互不存在的,这些都是从运动中所产生出来的。

⑩任廷革《任应秋讲〈黄帝内经〉〈素问〉》此句未具体注释,总体概括此段为:(提要)推论胜气复气之机,德化政令不能相过。

⑪张灿玾等《黄帝内经素问校释》德化政令灾变,不能相加也:王冰注"天地动静,阴阳往复,以德报德,以化报化,政令灾眚及动复亦然,故曰不能相加也"。胜复盛衰,不能相多也:胜气盛者,复气亦盛;胜气衰者,复气亦衰。故胜气与复气的盛衰,不能相多。往来小大,不能相过也:《类经》二十四卷第十二注"胜复小大,气数皆同,故不能相过也"。指胜气与复气之往来,气势的大小,两者相同,故不能有所超过。用之升降,不能相无也:张志聪注"用谓阴阳气之为用也。天地阴阳之气,升

已而降,降已而升,寒往则暑来,暑往则寒来。故曰不能相无也"。各从其动而复之耳:根据气动的情况以测知气复的情况。王冰注:"动必有复,察动以言复也。"

岐伯说:五气的德化政令灾变,有一定规律,不是随便相加的。其胜负和盛衰,不是随意增多的。其往来大小,不能随便有所超越。其互相升降的作用,不会互不存在。这些情况,都是随着自身变动的规律而出现的。

⑫方药中等《黄帝内经素问运气七篇讲解》[德化政令灾变,不能相加也]"德化政令灾变",前面已经讲解过。总的来说就是指自然气候及其相应的物化现象的正常和异常变化。"不能相加"一语中的"加"字,即"强加"或"增加"的意思。全句意即自然气候变化及物化现象有其本身固有的变化规律,是不随人的主观意志而改变的。这里提示人们,对于自然变化规律只能加以了解、掌握和利用,而不随意加以违反。任意违反自然规律的人,那就必然要受到自然规律的惩罚从而产生极其严重的不良后果。这也就是《天元纪大论》中所讲的:"敬之者昌,慢之者亡,无道行私,必得夭殃。"

[胜复盛衰不能相多也]"胜",指偏胜;"复",指报复或恢复;"盛",指旺盛;"衰",指衰退。前已述及,"盛衰"是物质变化的原因,也是物质运动的结果。"胜复"是自然变化的一种自稳调节现象。这也就是说"胜复盛衰"是一种自然规律。"不能相多",指胜复盛衰之间不能偏胜。假如一方偏胜,例如胜多复少,或复多胜少,或盛多衰少,或衰多盛少,那就是"相多"。这样自然规律就会被破坏,就会形成严重的灾害,甚至影响生命的正常存在。《至真要大论》谓:"有胜则复,无胜则否。""胜有微甚,复有多少。"说明胜复盛衰之间必须大体相等,才能维持自然界的相对稳定状态,所以原文说:"胜复盛衰,不能相多也。"

[往来小大,不能相过也]此句中"往来小大",究何所指?不好肯定。历代注家也无比较明确一致的解释。王冰谓此指胜复日数,其注云:"胜复日数,多少皆同,故曰不能相过也。"张介宾注云:"胜复小大,气数皆同,故不能相过也。"也说是指胜复,而且说得比王冰还要原则一点。张志聪则说是指年份,其注云:"太过为大年,不及为小年,有余而往,不足随之,不足而往,有余随之,故曰不能相过也。"高世栻则认为是指五星,其注云:"五星之往来小大不能相过。"这几家意见我们比较同意高注。因为本节中的几句话都是各有所指的。关于胜复问题,前句已明确指出:"胜复盛衰不能相多也。"此句如再作胜复解,恐非经文原义。张志聪注则明显可以看出是强解。这一段又是承上文"上应五星"而言,在论述五星变化中,原文曾十分明确地指出五星形体及亮度的大小与自然气候变化及物化现象的胜复盛衰密切相关。"胜复盛衰"既然"不能相多",五星的"往来小大"自然也就"不能相过"。所以我们认为高注比较合理,姑从之以俟高明。

[用之升降不能相无也]"用",指作用,此处是指五气五星之用。由于五星变化与地面自然气候及物化现象密切相关,因此广义言之,也可以说是风火湿燥寒之用,生长化收藏之用。"升降",指运动,亦即指自然变化中的消长进退现象。《六微

旨大论》中曾明确指出："升降出入，无器不有。""非升降则无以生长化收藏。"说明了没有运动就没有变化，没有生命。在这里是指自然界中的一切正常变化有赖于五气五季之间的消长进退，五星之间的正常运转。这也就是本篇一开始就提出来的"五运更治"，"阴阳往复"的基本精神。升降出入是不能没有的，所以原文说："用之升降，不能相无也。"

[各从其动而复之耳]"各"，此处是指五星，五季，五气。"动"，指运动。"复"，指恢复到原来的情况。此句是指五星、五季、五气的运动方式总是来回运转，周而复始。这也就是《素问·六节藏象论》中所谓的："五运相袭而皆治之，终朞之日，周而复始，时立气布，如环无端。""五气更立，各有所胜，盛虚之变，此其常也。"

⑬王洪图等《黄帝内经素问白话解》岐伯说：它们的特性、作用、职权、表现以及变动、灾害，都有一定的限度，是不能彼此相加或者相减的。若是胜气过分亢盛，那么报复之气也必然亢盛；而胜气轻微，那么报复之气也轻微。这胜复盛微，都有一定的常数，而不能增多或减少。胜复往来的日数，也是相同的，而不能彼此超过。天地阴阳之气的运动，升到极点就下降，下降到极点就上升，不能有一时的停息。胜气与复气，就是在升降运动之中产生出来的。

⑭郭霭春《黄帝内经素问白话解》相加：相益、相凌。

岐伯说：德、化、政、令、灾变都有一定，是不能彼此相加或相减的，胜盛复就胜，胜衰复就衰，是不能相互一方而增多的，胜复往来的日数，多少一样，是不能彼此相越的，五行阴阳的升降，是互相结合而不是一方消灭的，这都是随着五气的运动而与之相应的。

（7）帝曰：其病生何如？岐伯曰：德化者气之祥，政令者气之章，变易者复之纪，灾眚者伤之始。气相胜者和，不相胜者病，重感于邪则甚也。帝曰：善。

①王冰《黄帝内经素问》祥，善应也。章，程也，式也。复纪，谓报复之纲纪也。重感，谓年气已不及，天气又见克杀之气，是为重感。重，谓重累也。

②马莳《黄帝内经素问注证发微》此言民病之生，亦存乎人之所感也。上文言民病，故帝以病何从生问之。伯言岁候有德化，乃气之祥瑞者也。岁候有政令，乃气之彰著者也。岁候有变易，乃报复之纪也。岁候有灾眚，乃伤物之始也。人之气与岁气相胜，则病不生而为和，否则病生，又否则重感于邪而病更甚矣。

③张介宾《类经》言灾变眚伤之应于病也。祥，瑞应也。章，昭著也。纪者，变易之候。始者，灾伤所由。相胜，相当也。谓人气与岁气相当，则为比和而无病；不相当，则邪正相干而病生矣。重感于邪，如有余逢王，不足被伤，则盛者愈盛，虚者愈虚，其病必甚也。

④张志聪《黄帝内经集注》此言病生于变易也。岁气之有德有化，乃气之和祥也。有政有令，乃气之彰著也。变易者，报复之纪。灾眚者，乃民病所伤之始也。（眉批）顾氏影宋本作德化者，气之祥。高士宗《直解》从之，观注义当以宋本为是。气，谓变易之气。按《六节藏象论》曰：变至则病，所胜则微，所不胜则甚，因而重感

于邪则死矣。故非其时则微，当其时则甚也。盖谓春时变长夏之气，长夏变冬气，冬变夏热之气，夏变秋气，秋变春气，所谓得五行时之胜，乃时气相胜变气，故为和平。如岁木不及，岁金太过，春时反变为肃杀。如岁火不及，岁水太过，夏时而反寒气流行。是时气与变气不相胜，则病矣。故非其所胜之时则微，当其所胜之时则甚也。重感于邪者，谓四时不正之邪也。（眉批）胜气与邪气不同。

⑤高士宗《黄帝素问直解》上文云，灾变不能相加，故问病生，何如？重，平声。有德有化者，气之和祥也。有政有令者，气之彰著也。若夫变易者，报复之纪始焉受制，既则复也。灾眚者，受伤之始，始受其伤，未发病也，故变易灾眚之至，而气相胜者和，谓四时主气能胜客气则和，不相胜者病，谓主时之气不胜客气则病。不胜而病，若重咸于邪则病甚也。是变易灾眚，虽生民病，不能相加于德化政令也。

⑥黄元御《黄元御医书全集》德化者气之祥和，政令者气之彰显，变易者招复之纪，灾眚者感伤之始。胜复之气，势力均平，足以相敌者和，不相敌者病，重感于邪则病甚也。

⑦张琦《素问释义》人之脏气强弱不同，强者天气不能胜，则不病。弱者不能胜天气，则病矣。又或运气司天主客之气，重累相加则病甚矣。如阳虚之人，而逢阴盛之岁；阴虚之人，而逢阳盛之岁；或不足而逢天气之虚，岁气害正；或有余而逢天气之实，岁运助邪，皆能憎病，所贵随时制化，使之均平，则可以却病矣。

⑧高亿《黄帝内经素问详注直讲全集》〔批〕此举德化政令之所以致福生病者，而极言之也。

〔注〕岁候之有德化者，乃气之祥瑞也。岁候之有政令者，乃气之彰著也。岁候之有变易者，乃报复之纪也。岁候之有灾眚者，乃伤物之始也。人气与岁气相胜，则和而不病。苟不相胜，则病生矣。甚或重感于邪，则病愈危。

〔讲〕黄帝曰：所谓德化政令之动静损益，固如是矣。而其生病，又何如乎？岐伯对曰：所谓德化者，气至当时而善应，是气之祥者也。所谓政令者，气至清明而昭著，是气之章者也。所谓变易者，气至而胜，胜则必复，是复之纪者也。所谓灾眚者，气至太过，过则为伤，是伤之始者也。至若五运之气，迭相为胜者，是邪气为正气所制，则病不能生而为和矣。若正气不能胜其邪气，而非时之气反胜于正者，人中其气，鲜不为病。甚或重感于邪，则两邪相并，为患愈甚矣。黄帝曰：善哉言乎！

⑨孟景春等《黄帝内经素问译释》黄帝道：它们与疾病发生的关系是怎样的？岐伯说：德化是五气正常的吉祥之兆，政令是五气的规则和表现形式，变易是产生胜气与复气的纲纪，灾祸是万物损伤的开始。大凡人的正气能抗拒邪气就和平无病，不能抗拒邪气就会生病，重复感受邪气病就更加严重了。黄帝道：讲得好。

⑩任廷革《任应秋讲〈黄帝内经〉〈素问〉》此句未具体注释，总体概括此段为：（提要）推论胜气复气之机，德化政令不能相过。

⑪张灿玾等《黄帝内经素问校释》德化者气之祥……灾眚者伤之始：所谓"德化"，指运气的正常征祥；"政令"，指运气的一般规律；"变易"，为胜复之气的纲领；

"灾眚",是伤害的开始。王冰注:"祥,善应也。章,程也,式也。复纪,谓报复之纲纪也。"气相胜者和,不相胜者病:《类经》二十四卷第十注"相胜,相当也。谓人气与岁气相当,则为比和而无病。不相当,则邪正相干而病生矣"。重感于邪则甚也:王冰注"重感,谓年气已不及,天气又见克杀之气,是谓重感。重,谓重累也"。

黄帝说:其发生疾病的情况是怎样的呢?岐伯说:德化是五气正常的吉祥之兆,政令是五气的规则和表现形式,变易是产生胜气与复气的纲纪,灾祸是万物损伤的开始。凡人气与天气相当的,就可以达到平衡协调,人气与天气不相当的,就要发生疾病,重新再感受了邪气,病情就更加严重。黄帝说:好。

⑫方药中等《黄帝内经素问运气七篇讲解》[政令者气之章]"政",指主其事者,即职能;"令",指季节或时令;"章",指表现。全句意即风火湿燥寒等气候,各有其主要职能和外在表现。

[变易者复之纪]"变",指物质变化到了极度;"易",指改变;"复"指恢复或报复;"纪",指规律。全句意即物质变化到了极度时,就会向对立的方面转化,这是自然变化的规律。此句是对前句"各从其动而复之耳"的说明。

[灾眚者伤之始]"灾眚",指灾害;"伤",指对生命现象的损伤;"始",即开始。全句意即气候变化严重反常成为灾害时,就会对生命现象有所损伤。

[气相胜者和,不相胜者病]"气",指六气,"相胜",指气候偏胜时,其所不胜之气能加以承制。"和",指正常,在人体来说就是健康。"不相胜",指气候偏胜时,没有承制之气来加以制约。"病",指反常,在人体来说就是疾病。全句意即,气候反常时,气候之间能够自然调节恢复正常,那就好,对人体健康来说影响不大。反之,如果气候反常时,不能自然调节则成为灾害,对人体来说就会影响健康发生疾病。这也就是《六微旨大论》中所谓的"亢则害,承乃制,制则生化,外列盛衰,害则败乱,生化大病"这一基本精神的又一具体运用。

[重感于邪则甚也]此句系承上句而言。"重感",即再感;"邪",即病邪,泛指各种致病因素。此句意即如果在气候严重反常而又不能自然调节迅速恢复正常的情况下,人体再感受除气候因素以外的各种致病因素的话,那么病情就会比一般更重。

⑬王洪图等《黄帝内经素问白话解》黄帝说:它们与疾病的发生有什么关系?岐伯说:五运正常的特性与作用,是五气的外在现象;变动是复气产生的前提;灾害是万物受伤的根源。人体的正气能够抗拒邪气,就和平无病;正气不能抗拒邪气,就会发生疾病,如果重复感受邪气,病势就会加重。黄帝说:讲得好。

⑭郭霭春《黄帝内经素问白话解》祥:和祥、吉祥。始:原因、根源。相胜:相当。

黄帝道:它对疾病的发生有什么影响?岐伯说:特性和生化,是岁气的和祥、职权和表现,是岁气的昭著,变易是反复的纲纪,灾害是万物受伤的原因。人气和岁气相当的就平和,人气和岁气不相当的就生病,若再重感邪气,病就更要加重了。

黄帝说：讲得好。

第二十二解

（一）内经原文

所谓**精光之论**，大圣之业，宣明大道，通于无穷，究于无极也。余闻之，善言天者，必应于人；善言古者，必验于今；善言气者，必彰于物；善言应者，同天地之化；善言化言变者，通神明之理。非夫子孰能言至道钦！乃择良兆而藏之**灵室**，每旦读之，命曰"气交变"。非斋戒不敢发，慎传也。

（二）字词注释

（1）精光之论

①王冰《黄帝内经素问》此词未具体注释。

②马莳《黄帝内经素问注证发微》此词未具体注释。

③张介宾《类经》此词未具体注释。

④张志聪《黄帝内经集注》论神明之理也。

⑤高士宗《黄帝素问直解》此词未具体注释。

⑥黄元御《黄元御医书全集》此词未具体注释。

⑦张琦《素问释义》此词未具体注释。

⑧高亿《黄帝内经素问详注直讲全集》〔讲〕精微光明之论。

⑨孟景春等《黄帝内经素问译释》精深高明的理论。

⑩任廷革《任应秋讲〈黄帝内经〉〈素问〉》此词未具体注释。

⑪张灿玾等《黄帝内经素问校释》精湛广博的论述。

⑫方药中等《黄帝内经素问运气七篇讲解》"精"，指精深；"光"，指光辉。"精光之论"，指以上所述的一些论述，意即本篇所述的这些内容都是精深而很有价值的。

⑬王洪图等《黄帝内经素问白话解》精湛高深的理论。

⑭郭霭春《黄帝内经素问白话解》精微高明的理论。

（2）灵室

①王冰《黄帝内经素问》谓灵兰室，黄帝之书府也。（〔新校正云〕详此文与《六元正纪大论》末同）

②马莳《黄帝内经素问注证发微》此词未具体注释。

③张介宾《类经》此词未具体注释。

④张志聪《黄帝内经集注》灵兰秘室。

⑤高士宗《黄帝素问直解》此词未具体注释。

⑥黄元御《黄元御医书全集》此词未具体注释。

⑦张琦《素问释义》此词未具体注释。

⑧高亿《黄帝内经素问详注直讲全集》〔讲〕兰灵之室。

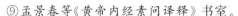

⑨孟景春等《黄帝内经素问译释》书室。

⑩任廷革《任应秋讲〈黄帝内经〉〈素问〉》此词未具体注释。

⑪张灿玾等《黄帝内经素问校释》灵兰室。

⑫方药中等《黄帝内经素问运气七篇讲解》好地方。

⑬王洪图等《黄帝内经素问白话解》书房。

⑭郭霭春《黄帝内经素问白话解》灵兰书室。

（三）语句阐述

（1）所谓精光之论，大圣之业，宣明大道，通于无穷，究于无极也。

①王冰《黄帝内经素问》太过不及，岁化无穷，气交迁变，流于无极。

②马莳《黄帝内经素问注证发微》此帝极赞天师之明至道，而珍藏此篇之书也。

③张介宾《类经》圣人知周万物，故能通于无穷，究于无极。

④张志聪《黄帝内经集注》精光之论，论神明之理也。大圣之业，通于无穷者，上以治民，下以治身，德泽下流，传之后世，无有终时也。

⑤高士宗《黄帝素问直解》此句未具体注释，总体概括此段为：极言之而赞其深，尊奉之而慎其传，所以为气交变大论者如此。此一节，言四时之德化政令灾变，星象之远近善恶吉凶，征应于人，以为气交之变也。

⑥黄元御《黄元御医书全集》此句未具体注释。

⑦张琦《素问释义》此句未具体注释。

⑧高亿《黄帝内经素问详注直讲全集》〔讲〕所谓精微光明之论，广大圣神之业，足以宣明无外之大道，上极天文，下极地纪，中极人事，无所不周，无所不备，将举此理而通之，亦通之无可通，实通于无穷者也，举其理而究之，亦究之无可究，实究于无极者也。

⑨孟景春等《黄帝内经素问译释》这些正是所谓精深高明的理论，圣人的伟大事业，研究发扬它的道理，达到了无穷无尽的境界。

⑩任廷革《任应秋讲〈黄帝内经〉〈素问〉》此句未具体注释，总体概括此段为：（提要）推论胜气复气之机，德化政令不能相过。

⑪张灿玾等《黄帝内经素问校释》精光之论：精湛广博的论述。光，广博的意思。灵室：王冰注"灵室，谓灵兰室。黄帝之书府也"。

这乃是所谓精湛广博的理论，伟大神圣的事业，宣发阐明了伟大的道理，以至于无穷无尽的境界。

⑫方药中等《黄帝内经素问运气七篇讲解》〔精光之论〕"精"，指精深；"光"，指光辉。"精光之论"，指以上所述的一些论述，意即本篇所述的这些内容都是精深而很有价值的。

〔大圣之业〕"圣"，指抱负极大，对学问道德均极好可称风范的人为"圣"；"业"，即事业。此处是承上而言，意即研究自然变化与人体健康的关系是一门极其高深而有价值的科学研究工作,是一个有学问和有远大理想的人的伟大事业。

[宣明大道,通于无穷,究于无极]"大道",即自然变化规律,"宣明",指揭示或阐明。"宣明大道",意即深入研究自然变化,揭示并阐明其实质。"通",指通晓。"究",指深入研究。"无穷","无极",均是指无边无际,没有止境。全句意即天道玄远,自然变化规律极其复杂,学无止境,如果要揭示并阐明其变化规律,必须不断深入地研究下去。

⑬王洪图等《黄帝内经素问白话解》这真是精湛高深的理论,圣人的伟大事业,晓畅的学说,简直达到了无穷无尽的境界了。

⑭郭霭春《黄帝内经素问白话解》这真称得上是精微高明的理论,大圣的事业,畅晓的学说,简直达到了无穷无尽的境界了。

(2)余闻之,善言天者,必应于人;善言古者,必验于今;善言气者,必彰于物;善言应者,同天地之化;善言化言变者,通神明之理。

①王冰《黄帝内经素问》然天垂象,圣人则之以知吉凶。何者?岁太过而星大或明莹,岁不及而星小或失色,故吉凶可指而见也。吉凶者何?谓物禀五常之气以生成,莫不上参应之,有否有宜,故曰吉凶斯至矣。故曰善言天者,必应于人也。言古之道,而今必应之,故曰善言古者,必验于今也。化气生成,万物皆禀,故言气应者,以物明之,故曰善言应者,必彰于物也。彰,明也。气化之应,如四时行,万物备,故善言应者,必同天地之造化也。物生谓之化,物极谓之变,言万物化变终始,必契于神明运为,故言化变者,通于神明之理。

②马莳《黄帝内经素问注证发微》此帝极赞天师之明至道,而珍藏此篇之书也。

③张介宾《类经》因天以应人,因古以知今,因气应变化以通神明之理。

④张志聪《黄帝内经集注》《易》曰:知变化之道者,其知神之所为乎。灵室,灵兰秘室,盖天地阴阳之道,上帝之贵也,非斋戒不敢发,敬谨之至,恐传非其人,慢泄天宝也。

⑤高士宗《黄帝素问直解》此句未具体注释,总体概括此段为:极言之而赞其深,尊奉之而慎其传,所以为气交变大论者如此。此一节,言四时之德化政令灾变,星象之远近善恶吉凶,征应于人,以为气交之变也。

⑥黄元御《黄元御医书全集》此句未具体注释。

⑦张琦《素问释义》此句未具体注释。

⑧高亿《黄帝内经素问详注直讲全集》〔讲〕余闻昔之人有言曰:善言天道者,必有应于人;善言往古者,必有验于今;善言气运者,必有彰于物;善言感应者,必有同乎天地之化;善言变化者,必先通乎神明之理。

⑨孟景春等《黄帝内经素问译释》我听说:善于谈论自然规律的,必定能应验于人;善于谈论古代的,必定能验证于现在;善于谈论气化的,必定能通晓万物;善于谈论应变的,就会采取与天地同一的步骤;善于谈论化与变的,就会通达自然界

变化莫测的道理。

⑩任廷革《任应秋讲〈黄帝内经〉〈素问〉》此句未具体注释,总体概括此段为:(提要)推论胜气复气之机,德化政令不能相过。

⑪张灿玾等《黄帝内经素问校释》我曾听说过,善于谈论天道的,必定能应于人,善于谈论古事的,必定能验证于今人,善于谈论气化的,必定能通晓万物,善于谈论应变的,必定能适应天地的变化,善于谈论化和变的,必定能通达宇宙中变化莫测的道理。

⑫方药中等《黄帝内经素问运气七篇讲解》[善言天者,必应于人;善言古者,必验于今;善言今者,必彰于物]"善言天者,必应于人",指研究天体星辰运行变化时,必须要把人体变化与之结合起来,看人体变化是否与人相应。"善言古者,必验于今",指研究古人的认识和经验时,要把它和当前的变化结合起来,看古人的认识和经验是否能够在今天也得到验证。"善言气者,必彰于物",指研究自然气候变化时,要把它和自然界的物化现象结合起来,看它是否能从物质变化中反映出来。全句意即研究自然科学必须从实际出发,实践才是检验其正确与否的唯一标准。

[善言应者,同天地之化]"应",指相应。"同",指同一或统一。"化",指变化。全句意即研究天体日月星辰运行与自然气候变化及物化现象间的相应关系时,必须从整体恒动的角度出发,对宇宙变化进行总体的研究。

[善言化言变者,通神明之理]"神明",此处是指自然规律。本句意即研究自然变化时,必须了解这些自然变化的规律以及它们为什么产生这些变化的道理。因此,也就要求研究者要具有广博的自然科学知识。这也就是前文所谓的"大圣之业"和后文所谓的"非夫子谁能言其至道欤"。这就是说没有广博的知识要想"宣明大道"是不可能的。

⑬王洪图等《黄帝内经素问白话解》我听说,善于讲论天文的,必然能把天文的理论应用于人;善于讲论历史的,必然能够古为今用;善于讲论气之变化的,必然能够透彻地认识万物;善于讲论天人相应的,必然能够适应天地变化的规律;善于讲论化与变的,必然能够通晓自然界无限神奇奥妙的道理所在。

⑭郭霭春《黄帝内经素问白话解》我听说,善于讲天道的,必定把天道应验于人;善于讲古代事物的,必定把古代的事物应验于现在;善于讲气化的,必定把气化明确地表现在万物上;善于讲感应的,就和天地的造化统一起来;善于讲生化与变动的,就要了解自然的道理。

(3)非夫子孰能言至道欤!乃择良兆而藏之灵室,每旦读之,命曰"气交变"。非斋戒不敢发,慎传也。

①王冰《黄帝内经素问》圣人智周万物,无所不通,故言必有发,动无不应之也。灵室,谓灵兰室,黄帝之书府也。(〔新校正云〕详此文与《六元正纪大论》末同。)

②马莳《黄帝内经素问注证发微》此帝极赞天师之明至道,而珍藏此篇之

书也。

③张介宾《类经》帝所以极言赞美,用示珍藏者,重之甚也。

④张志聪《黄帝内经集注》灵室,灵兰秘室,盖天地阴阳之道,上帝之贵也,非斋戒不敢发,敬谨之至,恐传非其人,慢泄天宝也。

⑤高士宗《黄帝素问直解》欤,平声。极言之而赞其深,尊奉之而慎其传,所以为气交变大论者如此。此一节,言四时之德化政令灾变,星象之远近善恶吉凶,征应于人,以为气交之变也。

⑥黄元御《黄元御医书全集》此句未具体注释。

⑦张琦《素问释义》此句未具体注释。

⑧高亿《黄帝内经素问详注直讲全集》〔讲〕信斯言也!非夫子孰克当此?且非夫子孰能言至道之妙欤?黄帝言已,于是乃择上吉良辰,将此气交一论,缮订成篇,藏之兰灵之室,每当平旦,凝神静气,取而读之。爰命其名曰《气交变论》,且示之戒曰:凡后世得是论者,非身心齐一,神明静戒者,不敢妄披是篇,亵渎斯文。兼精其业者,即欲广其教授,以为斯人大生全,亦必择其诚信精专者,乃可授受。苟非其人,慎毋传也。黄帝之珍重斯文若是,今之读是书者,顾可忽哉!

⑨孟景春等《黄帝内经素问译释》除非先生,还有谁能够说清楚这些至理要道呢?于是选择了一个好日子,把它藏在书室里,每天早晨取出来攻读,这篇文章称为"气交变"。黄帝非常珍重它,不随便取出来,不肯轻易传给他人。

⑩任廷革《任应秋讲〈黄帝内经〉〈素问〉》此句未具体注释,总体概括此段为:(提要)推论胜气复气之机,德化政令不能相过。

⑪张灿玾等《黄帝内经素问校释》除非是先生,谁能说清楚这些至理要道啊!于是乃选择了吉日良辰,将其藏于灵兰室中,每天早晨取出来攻读,命名叫气交变,不经过斋戒不去取它,不遇到诚心好学的人,是不轻易传授给他的。

⑫方药中等《黄帝内经素问运气七篇讲解》[乃择良兆而藏之灵室]"择",即选择。"良兆",指好的时间。"藏之灵室",指找一个好地方把它好好保存起来。此句以及下文其意是说对于科研成果必须严肃对待,高度珍视并认真学习,所谓"每旦读之"。于此可以看出,古人对于科学研究工作的高度重视及其严肃性。

⑬王洪图等《黄帝内经素问白话解》除了像先生你这样的人,有谁能讲清楚这样高深的理论呢!于是,黄帝选择了一个吉祥的日子,把它珍藏在书房里,每天早晨诵读,命名为"气交变"。不是专心诚意的时候,不敢打开它,并且不肯轻易传授给别人。

⑭郭霭春《黄帝内经素问白话解》除了像你这样的人,谁能说出这样极精的道理呢?于是选择了一个好日子,把它藏在灵兰书室里,每天清晨读它,命名为《气交变》,不是专心诚意的时候不敢打开,非常谨慎地传于后世。

下篇 五常政大论篇

第一节 五常政大论篇原文

五常政大论篇第六十七

黄帝问曰：太虚寥廓，五运迴薄，衰盛不同，损益相从，愿闻平气，何如而名？何如而纪也？岐伯对曰：昭乎哉问也！木曰敷和，火曰升明，土曰备化，金曰审平，水曰静顺。

帝曰：其不及奈何？岐伯曰：木曰委和，火曰伏明，土曰卑监，金曰从革，水曰涸流。

帝曰：太过何谓？岐伯曰：木曰发生，火曰赫曦，土曰敦阜，金曰坚成，水曰流衍。

帝曰：三气之纪，愿闻其候。岐伯曰：悉乎哉问也！敷和之纪，木德周行，阳舒阴布，五化宣平。其气端，其性随，其用曲直，其化生荣，其类草木，其政发散，其候温和，其令风，其藏肝；肝其畏清，其主目，其谷麻，其果李，其实核，其应春，其虫毛，其畜犬，其色苍，其养筋，其病里急支满，其味酸，其音角，其物中坚，其数八。

升明之纪，正阳而治，德施周普，五化均衡。其气高，其性速，其用燔灼，其化蕃茂，其类火，其政明曜，其候炎暑，其令热，其藏心；心其畏寒，其主舌，其谷麦，其果杏，其实络，其应夏，其虫羽，其畜马，其色赤，其养血，其病瞤瘛，其味苦，其音徵，其物脉，其数七。

备化之纪，气协天休，德流四政，五化齐修。其气平，其性顺，其用高下，其化丰满，其类土，其政安静，其候溽蒸，其令湿，其藏脾；脾其畏风，其主口，其谷稷，其果枣，其实肉，其应长夏，其虫倮，其畜牛，其色黄，其养肉，其病否，其味甘，其音宫，其物肤，其数五。

审平之纪，收而不争，杀而无犯，五化宣明。其气洁，其性刚，其用散落，其化坚敛，其类金，其政劲肃，其候清切，其令燥，其藏肺；肺其畏热，其主鼻，其谷稻，其果桃，其实壳，其应秋，其虫介，其畜鸡，其色白，其养皮毛，其病咳，其味辛，其音商，其物外坚，其数九。

静顺之纪，藏而勿害，治而善下，五化咸整。其气明，其性下，其用沃衍，其化凝坚，其类水，其政流演，其候凝肃，其令寒，其藏肾；肾其畏湿，其主二阴，其谷豆，其果栗，其实濡，其应冬，其虫鳞，其畜彘，其色黑，其养骨髓，其病厥，其味咸，其音羽，其物濡，其数六。

故生而勿杀，长而勿罚，化而勿制，收而勿害，藏而勿抑，是谓平气。

委和之纪，是谓胜生。生气不政，化气乃扬，长气自平，收令乃早，凉雨时降，风云并兴，草木晚荣，苍干凋落，物秀而实，肤肉内充。其气敛，其用聚，其动缓戾拘缓，其发惊骇，其藏肝，其果枣李，其实核壳，其谷稷稻，其味酸辛，其色白苍，其畜犬鸡，其虫毛介，其主雾露凄沧，其声角商，其病摇动注恐，从金化也。少角与判商同。上角与正角同。上商与正商同。其病支废痈肿疮疡，其甘虫，邪伤肝也。上宫与正宫同。萧飋肃杀，则炎赫沸腾，眚于三，所谓复也。其主飞蠹蛆雉，乃为雷霆。

伏明之纪，是谓胜长。长气不宣，藏气反布，收气自政，化令乃衡，寒清数举，暑令乃薄，承化物生，生而不长，成实而稚，遇化已老，阳气屈伏，蛰虫早藏。其气郁，其用暴，其动彰伏变易，其发痛，其藏心，其果栗桃，其实络濡，其谷豆稻，其味苦咸，其色玄丹，其畜马彘，其虫羽鳞，其主冰雪霜寒，其声微羽，其病昏惑悲忘，从水化也。少徵与少羽同。上商与正商同。邪伤心也。凝惨凓冽，则暴雨霖霪，眚于九。其主骤注，雷霆震惊，沉黔淫雨。

卑监之纪，是谓减化。化气不令，生政独彰，长气整，雨乃愆，收气平，风寒并兴，草木荣美，秀而不实，成而粃也。其气散，其用静定，其动疡涌，分溃，痈肿，其发濡滞，其藏脾，其果李栗，其实濡核，其谷豆麻，其味酸甘，其色苍黄，其畜牛犬，其虫倮毛，其主飘怒振发，其声宫角，其病留满否塞，从木化也。少宫与少角同。上宫与正宫同。上角与正角同。其病飧泄，邪伤脾也。振拉飘扬，则苍干散落，其眚四维。其主败折虎狼，清气乃用，生政乃辱。

从革之纪，是谓折收。收气乃后，生气乃扬，长化合德，火政乃宣，庶类以蕃。其气扬，其用躁切，其动铿禁瞀厥，其发咳喘，其藏肺，其果李杏，其实壳络，其谷麻麦，其味苦辛，其色白丹，其畜鸡羊，其虫介羽，其主明曜炎烁，其声商徵，其病嚏咳鼽衄，从火化也。少商与少徵同，上商与正商同，上角与正角同，邪伤肺也。炎光赫烈，则冰雪霜雹，眚于七。其主鳞伏彘鼠，岁气早至，乃生大寒。

涸流之纪，是谓反阳。藏令不举，化气乃昌，长气宣布，蛰虫不藏，土润，水泉减，草木条茂，荣秀满盛。其气滞，其用渗泄，其动坚止，其发燥槁，其藏肾，其果枣杏，其实濡肉，其谷黍稷，其味甘咸，其色黅玄，其畜彘牛，其虫鳞倮，其主埃郁昏翳，其声羽宫，其病痿厥坚下，从土化也。少羽与少宫同。上宫与正宫同。其病癃閟，邪伤肾也。埃昏骤雨，则振拉摧拔，眚于一。其主毛显狐狢，变化不藏。

故乘危而行不速而至，暴虐无德，灾反及之。微者复微，甚者复甚，气之常也。

发生之纪，是谓启敕。土疏泄，苍气达，阳和布化，阴气乃随，生气淳化，万物以荣。其化生，其气美，其政散，其令条舒，其动掉眩巅疾，其德鸣靡启坼，其变振拉摧拔，其谷麻稻，其畜鸡犬，其果李桃，其色青黄白，其味酸甘辛，其象春，其经足厥阴、少阳，其藏肝、脾，其虫毛介，其物中坚外坚，其病怒。太角与上商同。上徵则其气逆，其病吐利。不务其德，则收气复，秋气劲切，甚则肃杀，清气大至，草木凋零，邪乃伤肝。

赫曦之纪，是谓蕃茂。阴气内化，阳气外荣，炎暑施化，物得以昌。其化长，其气高，其政动，其令鸣显，其动炎灼妄扰，其德暄暑郁蒸，其变炎烈沸腾，其谷麦豆，其畜羊彘，其果杏栗，其色赤白玄，其味苦辛咸，其象夏，其经手少阴、太阳，手厥阴、少阳，其藏心、肺，其虫羽鳞，其物脉濡，其病笑、疟、疮疡、血流、狂妄、目赤。上羽与正徵同，其收齐，其病痉，上徵而收气后也。暴烈其政，藏气乃复，时见凝惨，甚则雨水霜雹切寒，邪伤心也。

敦阜之纪，是谓广化。厚德清静，顺长以盈，至阴内实，物化充成，烟埃朦郁，见于厚土，大雨时行，湿气乃用，燥政乃辟。其化圆，其气丰，其政静，其令周备，其动濡积并稸，其德柔润重淖，其变震惊飘骤、崩溃，其谷稷麻，其畜牛犬，其果枣李，其色黅玄苍，其味甘咸酸，其象长夏，其经足太阴、阳明，其藏脾、肾，其虫倮毛，其物肌核，其病腹满，四支不举，大风迅至，邪伤脾也。

坚成之纪，是谓收引。天气洁，地气明，阳气随，阴治化，燥行其政，物以司成，收气繁布，化洽不终。其化成，其气削，其政肃，其令锐切，其动暴折疡疰，其德雾露萧飔，其变肃杀凋零，其谷稻黍，其畜鸡马，其果桃杏，其色白青丹，其味辛酸苦，其象秋，其经手太阴、阳明，其藏肺、肝，其虫介羽，其物壳络，其病喘喝，胸凭仰息。上徵与正商同。其生齐，其病咳。政暴变，则名木不荣，柔脆焦首，长气斯救，大火流，炎烁且至，蔓将槁，邪伤肺也。

流衍之纪，是谓封藏。寒司物化，天地严凝，藏政以布，长令不扬。其化凛，其气坚。其政谧，其令流注，其动漂泄沃涌，其德凝惨寒雾，其变冰雪霜雹，其谷豆稷，其畜彘牛，其果栗枣，其色黑丹黅，其味咸苦甘，其象冬，其经足少阴、太阳，其藏肾、心，其虫鳞倮，其物濡满，其病胀。上羽而长气不化也。政过则化气大举，而埃昏气交，大雨时降，邪伤肾也。

故曰：不恒其德，则所胜来复，政恒其理，则所胜同化。此之谓也。

帝曰：天不足西北，左寒而右凉；地不满东南，右热而左温。其故何也？岐伯曰：阴阳之气，高下之理，太少之异也。东南方，阳也；阳者，其精降于下，故右热而左温。西北方，阴也；阴者，其精奉于上，故左寒而右凉。是以地有高下，气有温凉，高者气寒，下者气热。故适寒凉者胀，之温热者疮。下之则胀已，汗之则疮已。此腠理开闭之常，太少之异耳。

帝曰：其于寿夭何如？岐伯曰：阴精所奉，其人寿；阳精所降，其人夭。帝曰：善。

其病也，治之奈何？岐伯曰：西北之气，散而寒之；东南之气，收而温之。所谓同病异治也。故曰，气寒气凉，治以寒凉，行水渍之；气温气热，治以温热，强其内守。必同其气,可使平也,假者反之。帝曰:善。

一州之气,生化寿夭不同,其故何也。岐伯曰:高下之理,地势使然也。崇高则阴气治之,污下则阳气治之。阳胜者先天,阴胜者后天,此地理之常,生化之道也。帝曰:其有寿夭乎?岐伯曰:高者,其气寿;下者,其气夭。地之小大异也,小者小异,大者大异。故治病者,必明天道地理,阴阳更胜,气之先后,人之寿夭,生化之期,乃可以知人之形气矣。帝曰:善!

其岁有不病,而藏气不应不用者何也?岐伯曰:天气制之,气有所从也。

帝曰:愿卒闻之。岐伯曰:少阳司天,火气下临,肺气上从,白起金用,草木眚,火见燔焫,革金且耗,大暑以行,咳嚏鼽衄鼻窒,曰疡,寒热胕肿;风行于地,尘沙飞扬,心痛,胃脘痛,厥逆,鬲不通,其主暴速。

阳明司天,燥气下临,肝气上从,苍起木用而立,土乃眚,凄沧数至,木伐草萎,胁痛,目赤,掉振鼓慄,筋痿不能久立;暴热至,土乃暑,阳气郁发,小便变,寒热如疟,甚则心痛。火行于稿,流水不冰,蛰虫乃见。

太阳司天,寒气下临,心气上从,而火且明,丹起,金乃眚,寒清时举,胜则水冰,火气高明,心热烦,嗌干,善渴,鼽嚏,喜悲,数欠,热气妄行,寒乃复,霜不时降,善忘,甚则心痛;土乃润,水丰衍,寒客至,沉阴化,湿气变物,水饮内稸,中满不食,皮㾦肉苛,筋脉不利,甚则胕肿,身后痈。

厥阴司天,风气下临,脾气上从,而土且隆,黄起,水乃眚,土用革,体重,肌肉萎,食减口爽,风行太虚,云物摇动,目转耳鸣;火纵其暴,地乃暑,大热消烁,赤沃下,蛰虫数见,流水不冰,其发机速。

少阴司天,热气下临,肺气上从,白起金用,草木眚,喘,呕,寒热,嚏,鼽衄,鼻窒,大暑流行,甚则疮疡燔灼,金烁石流;地乃燥清,凄沧数至,胁痛,善太息,肃杀行,草木变。

太阴司天,湿气下临,肾气上从,黑起水变,火乃眚,埃冒云雨,胸中不利,阴痿,气大衰,而不起不用,当其时,反腰脽痛,动转不便也,厥逆;地乃藏阴,大寒且至,蛰虫早附,心下否痛,地裂冰坚,少腹痛,时害于食,乘金则止水增,味乃咸,行水减也。

帝曰:岁有胎孕不育,治之不全,何气使然?岐伯曰:六气五类,有相胜制也。同者盛之,异者衰之。此天地之道,生化之常也。故厥阴司天,毛虫静,羽虫育,介虫不成;在泉,毛虫育,倮虫耗,羽虫不育。

少阴司天,羽虫静,介虫育,毛虫不成;在泉,羽虫育,介虫耗不育。

太阴司天,倮虫静,鳞虫育,羽虫不成;在泉,倮虫育,鳞虫不成。

少阳司天,羽虫静,毛虫育,倮虫不成;在泉,羽虫育,介虫耗,毛虫不育。

阳明司天,介虫静,羽虫育,介虫不成;在泉,介虫育,毛虫耗,羽虫不成。

太阳司天,鳞虫静,倮虫育;在泉,鳞虫耗,倮虫不育。

诸乘所不成之运,则甚也。故气主有所制,岁立有所生,地气制己胜,天气制胜己,天制色,地制形,五类衰盛,各随其气之所宜也。故有胎孕不育,治之不全,此气之常也，所谓中根也。根于外者亦五，故生化之别，有五气、五味、五色、五类、五宜也。

帝曰：何谓也？岐伯曰：根于中者，命曰神机，神去则机息；根于外者，命曰气立，气止则化绝。故各有制，各有胜，各有生，各有成。故曰：不知年之所加，气之同异，不足以言生化。此之谓也。

帝曰：气始而生化，气散而有形，气布而蕃育，气终而象变，其致一也。然而五味所资，生化有薄厚，成熟有少多，终始不同，其故何也？岐伯曰：地气制之也，非天不生，地不长也。

帝曰：愿闻其道。岐伯曰：寒热燥湿，不同其化也。故少阳在泉，寒毒不生，其味辛，其治苦酸，其谷苍丹。阳明在泉，湿毒不生，其味酸，其气湿，其治辛苦甘，其谷丹素。太阳在泉，热毒不生，其味苦，其治淡咸，其谷黅秬。厥阴在泉，清毒不生，其味甘，其治酸苦，其谷苍赤；其气专，其味正。少阴在泉，寒毒不生，其味辛，其治辛苦甘，其谷白丹。太阴在泉，燥毒不生，其味咸，其气热，其治甘咸，其谷黅秬；化淳则咸守，气专则辛化而俱治。

故曰：补上下者从之，治上下者逆之，以所在寒热盛衰而调之。故曰：上取、下取、内取、外取，以求其过。能毒者以厚药，不胜毒者以薄药。此之谓也。气反者，病在上，取之下；病在下，取之上；病在中，傍取之。治热以寒，温而行之；治寒以热，凉而行之；治温以清，冷而行之；治清以温，热而行之。故消之、削之、吐之、下之、补之、写之，久新同法。

帝曰：病在中而不实不坚，且聚且散，奈何？岐伯曰：悉乎哉问也！无积者求其藏，虚则补之，药以祛之，食以随之，行水渍之，和其中外，可使毕已。

帝曰：有毒无毒，服有约乎？岐伯曰：病有久新，方有大小，有毒无毒，固宜常制矣。大毒治病，十去其六；常毒治病，十去其七；小毒治病，十去其八；无毒治病，十去其九。谷肉果菜，食养尽之，无使过之，伤其正也。不尽，行复如法。必先岁气，无伐天和。无盛盛，无虚虚，而遗人夭殃。无致邪，无失正，绝人长命！

帝曰：其久病者，有气从不康，病去而瘠，奈何？岐伯曰：昭乎哉圣人之问也！化不可代，时不可违。夫经络以通，血气以从，复其不足，与众齐同，养之和之，静以待时，谨守其气，无使倾移，其形乃彰，生气以长，命曰圣王。故《大要》曰：无代化，无违时，必养必和，待其来复。此之谓也。帝曰：善。

第二节　五常政大论篇分解

第一解

（一）内经原文

黄帝问曰：太虚寥廓，五运迴[注]薄，衰盛不同，损益相从，愿闻平气，何如而名？

何如而**纪**也？岐伯对曰：昭乎哉问也！木曰敷和，火曰升明，土曰备化，金曰审平，水曰静顺。

帝曰：其不及奈何？岐伯曰：木曰委和，火曰伏明，土曰卑监，金曰从革，水曰涸流。

帝曰：太过何谓？岐伯曰：木曰发生，火曰赫曦，土曰敦阜，金曰坚成，水曰流衍。

［注］迴：郭霭春《黄帝内经素问校注》、孟景春等《黄帝内经素问译释》、人民卫生出版社影印顾从德本《黄帝内经素问》此处为"迴"。其中郭霭春注："迴"与"回"同，《说文·口部》"回，转也"；孟景春注：张介宾"迴，循环也"；张灿玾等《黄帝内经素问校释》此处为"迥（jiǒng）"；方药中等《黄帝内经素问运气七篇讲解》此处为"回"，指循回或来回。

（二）字词注释

（1）迴（huí）薄

①王冰《黄帝内经素问》此词未具体注释。

②马莳《黄帝内经素问注证发微》回薄者，回绕而依薄也。

③张介宾《类经》回，循环也。薄，迫切也。

④张志聪《黄帝内经集注》回薄，旋转也。

⑤高士宗《黄帝素问直解》回绕。

⑥黄元御《黄元御医书全集》回薄者，回旋而薄迫也。

⑦张琦《素问释义》此词未具体注释。

⑧高亿《黄帝内经素问详注直讲全集》〔注〕回，回环。薄，激薄。

⑨孟景春等《黄帝内经素问译释》张介宾："迴，循环也。薄，迫切也。"即循环不息的意思。

⑩任廷革《任应秋讲〈黄帝内经〉（素问）》此词未具体注释。

⑪张灿玾等《黄帝内经素问校释》迥环迫薄。在此有周流运动不息而相互制约的意思。

⑫方药中等《黄帝内经素问运气七篇讲解》"回"，指循回或来回；"薄"，同搏，有相互作用之义。"五运回薄"，意即自然界风、火、湿、燥、寒等气候变化与生、长、化、收、藏等物化现象，总是来回运转，互相作用。

⑬王洪图等《黄帝内经素问白话解》回环迫薄。在此有周流运动不息的意思。

⑭郭霭春《黄帝内经素问白话解》循环急速而不息止。

（2）平气

①王冰《黄帝内经素问》此词未具体注释。

②马莳《黄帝内经素问注证发微》平气。

③张介宾《类经》平气。

④张志聪《黄帝内经集注》平气，乃岁会之纪，气之平者也。

⑤高士宗《黄帝素问直解》平气。

⑥黄元御《黄元御医书全集》衰则不及，盛则太过，其非盛非衰，是谓平气。

⑦张琦《素问释义》此词未具体注释。

⑧高亿《黄帝内经素问详注直讲全集》〔讲〕平气。

⑨孟景春等《黄帝内经素问译释》高世栻："平气则不衰不盛，无损无益。"即正常之气。

⑩任廷革《任应秋讲〈黄帝内经〉（素问）》此词未具体注释。

⑪张灿玾等《黄帝内经素问校释》气无"太过"与"不及"，即为"平气"。

⑫方药中等《黄帝内经素问运气七篇讲解》所谓"平气"，即和平之气，亦即气候不盛不衰，完全正常。

⑬王洪图等《黄帝内经素问白话解》平气。

⑭郭霭春《黄帝内经素问白话解》平气五运之气，既非太过又非不及，叫做平气。

（3）纪

①王冰《黄帝内经素问》此字未具体注释。

②马莳《黄帝内经素问注证发微》纪。

③张介宾《类经》纪。

④张志聪《黄帝内经集注》纪。

⑤高士宗《黄帝素问直解》纪。

⑥黄元御《黄元御医书全集》纪。

⑦张琦《素问释义》此词未具体注释。

⑧高亿《黄帝内经素问详注直讲全集》〔讲〕纪。

⑨孟景春等《黄帝内经素问译释》此处作"标志"解。

⑩任廷革《任应秋讲〈黄帝内经〉（素问）》此字未具体注释。

⑪张灿玾等《黄帝内经素问校释》标志和表现。

⑫方药中等《黄帝内经素问运气七篇讲解》纪。

⑬王洪图等《黄帝内经素问白话解》标志和表现。

⑭郭霭春《黄帝内经素问白话解》识，标志，辨别。

（三）语句阐述

（1）黄帝问曰：太虚寥廓，五运迴薄，衰盛不同，损益相从，愿闻平气，何如而名？何如而纪也？

①王冰《黄帝内经素问》此句未具体注释。

②马莳《黄帝内经素问注证发微》此言岁分平气太过不及，而有三气之纪名也。太虚者，张横渠所谓由太虚有天之名也。回薄者，回绕而依薄也。气盛则损，气衰则益，故气之平必有名以纪之。

③张介宾《类经》寥廓，玄远也。回，循环也。薄，迫切也。此章详明五运盛衰之有不同，而悉其平气、不及、太过，三者之纪也。

④张志聪《黄帝内经集注》太虚，谓空冥之境。寥廓，幽远也。回薄，旋转也。

盛衰,太过不及也。有盛衰,则损益相从矣。平气,乃岁会之纪,气之平者也。徐振公曰:五运之始,苍黅丹素玄之气,纲缊于太虚之间,故曰太虚寥郭,五运回薄。

⑤高士宗《黄帝素问直解》太虚寥廓,天之幽远广大也。五运回薄,五行回绕,依薄于太虚之中也。五运回薄,其中有衰盛不同,因有损益相从,衰损则不及,盛益则太过,平气则不衰不盛,无损无益。故愿闻平气,何如而立其名,何如而定其纪?立名定纪,下文岐伯所言者是也。

⑥黄元御《黄元御医书全集》回薄者,回旋而薄迫也。以其衰盛不同,故有损益相殊。衰则不及,盛则太过,其非盛非衰,是谓平气。

⑦张琦《素问释义》此句未具体注释。

⑧高亿《黄帝内经素问详注直讲全集》〔批〕此言五运之平气也。

〔注〕太虚,犹太空,谓天地之中。寥廓者,寂寥而空廓也。回,回环。薄,激薄。不同,谓盛衰各异相从,谓损益互根。

〔讲〕黄帝问曰:天地之间,太虚空耳。至寂寥,至空廓,而五行运化之气,偏环绕依薄于其中。竟有为盛为衰之不同,或损或益相从,不知其故。然其间有所谓平气者、太过者、不及者,今愿闻乎平气为何如而名、何如而纪也。

⑨孟景春等《黄帝内经素问译释》迴薄:张介宾"迴,循环也。薄,迫切也"。即循环不息的意思。衰盛不同,损益相从:高世栻"衰损则不及,盛益则太过"。因为衰则损耗,盛则增加,所以说"损益相从"。平气:高世栻"平气则不衰不盛,无损无益"。即正常之气。纪:此处作"标志"解。

黄帝问道:宇宙深远广阔无边,五运循环不息。其中有盛衰的不同,随之而有损益的差别,请你告诉我五运中的平气,是怎样命名?怎样定其标志的?

⑩任廷革《任应秋讲〈黄帝内经〉(素问)》此句未具体注释,总体概括此段为:(提要)论五运之平气。

⑪张灿玾等《黄帝内经素问校释》迴薄:迴环迫薄。在此有周流运动不息而相互制约的意思。衰盛不同,损益相从:太过与不及之气不同,有了太过不及,气则从之有所损益。张志聪注:"盛衰,太过不及也。有盛衰则损益相从矣。"

黄帝问道:太空寥廓无边,五运周行,运动不息而互为制约,其气有太过不及的不同,因此有损和益的差别,我想听听关于平气的问题,是根据什么命名的?它有什么标志和表现?

⑫方药中等《黄帝内经素问运气七篇讲解》〔太虚寥廓,五运回薄,衰盛不同,损益相从〕"太虚",指宇宙;"寥廓",同辽阔,指无边无际。"太虚寥廓",指宇宙至大,无边无际。"五运",即木、火、土、金、水五运,此处泛指自然界风、火、湿、燥、寒等气候变化及自然界生、长、化、收、藏等物化现象。"回",指循回或来回;"薄",同搏,有相互作用之义。"五运回薄",意即自然界风、火、湿、燥、寒等气候变化与生、长、化、收、藏等物化现象,总是来回运转,互相作用。"盛",指旺盛;"衰",指衰退。"损",指损害;"益",指助益。"衰盛不同,损益相从",意即自然气候变化有盛有衰,

因而物化方面也就有损有益。张志聪注："有盛衰则损益相从矣。"此一小节意即宇宙是无边无际的,宇宙间由于有风、火、湿、燥、寒等气候来回运转变化,所以才产生了自然界的物化现象。由于气候运转变化中有衰有盛,所以物化方面也就有损有益。这是继《天元纪大论》中所谓的"太虚寥廓,肇基化元,万物资始,五运终天,布气真灵,揔统坤元"和《五运行大论》中所谓的"风寒在下,燥热在上,湿气在中,火游行其间,寒暑六入,故令虚而生化"之后,对气候变化与物候变化之间的关系,作了进一步的阐述。

[愿闻平气。何如而名? 何如而纪也?]五运在其来回运转中,其变化不外三种情况,即"平气","不及","太过"。所谓"平气",即和平之气,亦即气候不盛不衰,完全正常。

⑬王洪图等《黄帝内经素问白话解》

黄帝问道:太空广阔无垠,五运环转不息,由于它有太过与不及的差别,因而有损益盛衰的变化,我想请你先讲一讲五运中的平气是如何命名的? 它又有哪些标志和表现?

⑭郭霭春《黄帝内经素问白话解》损益相从:五运衰盛不同,损益随之而异。平气:五运之气,既非太过又非不及,叫做平气。

黄帝问道:天空这样的广阔无垠,五运循环急速而不息止。由于它有盛衰的不同,所以人体的损益也随之而异。我希望听听五运中的平气,是怎样立名,怎样来识别呢?

(2)岐伯对曰:昭乎哉问也! 木曰敷和,火曰升明,土曰备化,金曰审平,水曰静顺。

①王冰《黄帝内经素问》敷布和气,物以生荣。火气高明。广被化气,资〔守〕于群品。金气清,审平而定。水体清静,顺于物也。

②马莳《黄帝内经素问注证发微》伯言木岁平气名曰敷和,敷布其和气也。火岁平气名曰升明,火升而显明也。土岁平气名曰备化,土以化物为德,其化及群品而周备也。金岁平气名曰审平,气至金而平定,而其气详审也。水岁平气名曰静顺,水性本顺而其气又沉静也。

③张介宾《类经》木得其平,则敷布和气以生万物。阳之性升,其德明显。土含万物,无所不备。土生万物,无所不化。金主杀伐,和则清宁,故曰审平,无妄刑也。水体清静,性柔而顺。

④张志聪《黄帝内经集注》此言五运之平气,而各有纪名也。东方生风,风生木,木得其平则敷布阳和之气,以生万物。火性炎上,其德显明。土主化物,而周备于四方。金主肃杀,得其和平,不妄刑也。水体清静,性柔而顺。

⑤高士宗《黄帝素问直解》敷布阳和,木之性也。上升明显,火之性也。化物周备,土之性也。审束平定,金之性也。沉静柔顺,水之性也,此五运平气,而有如是之名也。

⑥黄元御《黄元御医书全集》平气者,木曰敷和,敷宣和气,木之德也。火曰升明,升达明显,火之德也。土曰备化,化成丰备,土之德也。金曰审平,刑杀平审,金之德也。水曰静顺。安静柔顺,水之德也。

⑦张琦《素问释义》此句未具体注释。

⑧高亿《黄帝内经素问详注直讲全集》〔批〕此言五运之平气也。

〔注〕昭,明也。按此虽问五运,后文六气继之,实合六气之盛衰,损益而并问也,不然阳为太过,阴为不及,平气何来?敷和升明、备化、审平、静顺等纪,即平气之名也。

〔讲〕岐伯对曰:昭明乎哉,帝之问也!夫所谓平气者,以气得其平,无下加,无上临,无阳年之太过,无阴年之不及者也。如木岁平气,名曰敷和,以其能敷布和气也;火岁平气,名曰升明,以其气上升而明显也;土岁平气,名曰备化,以其能备化生之用也;金岁平气,名曰审平,以其气清爽而平正也;水岁平气,名曰静顺,以其气沉静而顺适也。平气之所以名与纪有如是也。

⑨孟景春等《黄帝内经素问译释》敷和:敷,是散布;和,是温和。以木应春天,木运正常则能散布温和之气,促使万物欣欣向荣。如果不及,则温和之气不能敷布,称"委和"。委,是萎靡不振的意思。如果太过,称为"发生",是未至其时就生长发育。升明:升,是上升。明,是光明。发光而有上升之势,是火的正常性能。如果不及,则火势不焰,所以称为"伏明"。伏,是不显著的意思。太过则火势旺盛,称为"赫曦"。备化:备,是完备。化,是生化。土的性能具备生化万物的作用,如不及,称为"卑监"。卑,是低;监,是下。太过称为"敦阜",敦,是厚。阜,是高。"卑监"与"敦阜"是相对之词。审平:张介宾"金主杀伐,和则清宁,故曰审平,无妄刑也"。是说金有杀伐之象,如果在正常情况下,不致杀及无辜,必审察而行,所以称为"审平"。平,就是正常。如果不及就称为"从革"。从,是顺从。革,是改革。指金性坚硬,但在不及的时候就顺从改变其形态。太过称为"坚成",和"从革"相对而言。坚,是坚固。静顺:指水的性能,在正常状态下,是清静而柔顺的。不及称为"涸流"。涸,是水流枯竭。太过称为"流衍"。衍,是满溢的意思。

岐伯答道:你问得真有意义!所谓平气,木称为"敷和",散布着温和之气,使万物荣华;火称为"升明",明朗而有盛长之气,使万物繁茂;土称为"备化",具备着生化万物之气,使万物具备形体;金称为"审平",发着宁静和平之气,使万物结实;称为"静顺",有着寂静和顺之气,使万物归藏。

⑩任廷革《任应秋讲〈黄帝内经〉(素问)》此句未具体注释,总体概括此段为:(提要)论五运之平气。

⑪张灿玾等《黄帝内经素问校释》敷和:木象春气,其平气有散布温和的作用,使万物得以生长发育。王冰注:"敷布和气,物以生荣。"升明:火象夏气,其平气上升而光明显露,使万物得繁华外露。马蒔注:"火升而显明也。"备化:土象长夏之气,其平气有化育万物的作用,因土能生万物,所以万物皆备其化。《类经》二十五

卷第十三注："土含万物，无所不备，土生万物，无所不化。"审平：金象秋气，其平气有平定的作用，使万物生长趋于平静稳定阶段。王冰注："金气清，审平而定。"静顺：水象冬气，其平气有清静随顺的作用，使万物清静以顺其势。王冰注："水体清静，顺于物也。"

岐伯回答说：你提这个问题很高明啊！五运的平气：木运称作敷和，火运称作升明，土运称作备化，金运称作审平，水运称作静顺。

⑫方药中等《黄帝内经素问运气七篇讲解》[木曰敷和]"木"，在方位上代表东方，在季节上代表春季，在气候上代表风，代表温暖，在物化现象上代表生。"敷"，即敷布；"和"，即温和。"敷和"，张志聪解释为："敷布阳和之气以生万物。""木曰敷和"，意即在春天里，东风劲吹，风给大地带来了温暖。自然界万物开始萌芽生发。这是春季里的正常气候变化和自然景象，所以木的平气命名曰"敷和"。

[火曰升明]"火"，在方位上代表南方，在季节上代表夏季，在气候上代表火、热，在物化现象上代表长。"升"，即向上；"明"，即明亮。"升明"，张志聪解释为："火性炎上，其德显明。"意即在夏天里，南风给大地带来了炎热。自然界万物生长茂盛，欣欣向荣。这是夏季里的正常气候变化和自然景象，所以火运的平气命名曰"升明"。

[土曰备化]土在方位上代表中央，在季节上代表长夏，在气候上代表潮湿，在物化现象上代表化。"备"，即完备或完全；"化"，指生化。"备化"，张志聪解释曰："土主化物。""丰厚满溢，湿土之化也。"张介宾解释为："土含万物，无所不备，土生万物，无所不化。"意即在长夏季节里，气候炎热，雨水较多，植物生长变化完全成熟。这是长夏季节里的正常气候变化和自然景象，所以土运的平气命名曰"备化"。

[金曰审平]"金"，在方位上代表西方，在季节上代表秋季，在气候上代表清凉、干燥，在物化上代表收。"审"，指审慎；"平"，指和平。"审平"，张志聪解释为："金主肃杀，得其和平，不妄刑也。"意即在秋天里，金风送爽，干燥清凉的气候，使农作物进入收成阶段。同时，西风瑟瑟，也带来了树凋叶落的收敛景象。这是秋天里的正常气候变化和自然景象，所以金运的平气命名曰"审平"。

[水曰静顺]"水"，在方位上代表北方，在季节上代表冬季，在气候上代表寒冷，在物化上代表闭藏。"静"，指静止；"顺"，指自然。"静顺"，张志聪解释为"水体清净，性柔而顺。""水运和平，故虽藏而不害于物也。"意即在冬天里，北风凛冽，雪地冰天，气候寒冷，一般植物停止生长，动物也藏伏起来处于相对的静止状态。这是冬季里的正常气候变化和自然景象，所以水运的平气命名曰"静顺"。

⑬王洪图等《黄帝内经素问白话解》敷和：敷，是散布；和，是温和。即木象春气，其平气有散布温和的作用，使万物得以生长发育。

岐伯回答说：问得真高明啊！木的平气，具有敷布温和阳气的作用，可促使万物发生，所以叫做敷和；火的平气，具有鼓舞阳气上升的作用，能使万物繁茂明显，所以叫做升明；土的平气，具有旺盛的生化作用，可使万物充满完备，所以叫做备化;金的平气,具有收敛清肃的作用,能使万物宁静平定,所以叫做审平;水的平气,具有柔顺沉静的作用,能使万物静藏,所以叫做静顺。这就是五运平气的名称。

⑭郭霭春《黄帝内经素问白话解》敷和:敷布柔和。升明:上升而明。备化:(土的平气)广布生化。审平:(金的平气)清宁平和。静顺:(水的平气)静穆顺达。

岐伯回答说:你问得高明啊!木的平气,是敷布和柔,称为敷和;火的平气,是上升而明,称为升明;土的平气,是广布生化,称为备化;金的平气,是清宁平和,称为审平;水的平气,是静穆顺达,称为静顺。

(3)帝曰:其不及奈何? 岐伯曰:木曰委和,火曰伏明,土曰卑监,金曰从革,水曰涸流。

①王冰《黄帝内经素问》阳和之气,委屈而少用也。明曜之气,屈伏不申。土虽卑少,犹监万物之生化也。从顺革易,坚成万物。水少,故流注干涸。

②马莳《黄帝内经素问注证发微》至于木岁不及名曰委和,盖气以敷和为平,而不及则和气委屈也。火岁不及名曰伏明,盖气以升明为平,而不及则明显有所伏也。土岁不及名曰卑监,土于五运为尊,而不及则气之卑者得以制之也。金岁不及名曰从革,金性至刚,而不及则从彼气以变革也。水岁不及名曰涸流,水以流衍为性,而不及则水少而流涸也。

③张介宾《类经》阳和委屈,发生少也。阳德不彰,光明伏也。气陷不达,政屈不化也。金性本刚,其不及则从火化而变革也。水气不及,则源流干涸也。

④张志聪《黄帝内经集注》此言五运不及而各有纪名也。木气不及,则不能敷布阳和而委弱矣。火气不及,则光明之令不升而下伏矣。土气不及,则卑下坚守而不能周备于四方矣。金性本刚,不及则从火化而变革矣。水气不及,则源流干涸矣。

⑤高士宗《黄帝素问直解》委和,阳和不敷而委弱也。伏明,明显不升而下伏也。卑监,化成不备,卑以自监也。从革,平定不审,从而变革也。涸流,静顺有愆,其流干涸也。此五运不及,而有如是之名也。

⑥黄元御《黄元御医书全集》阳和委废,故曰委和。光明曲伏,故曰伏明。卑微监制,故曰卑监。土气遏陷,下为木气所邪,是谓卑监。如唐人命将,以阉官监军,动则牵制。将卑权轻也。从顺变革,是曰从革。金性顺降,革而不降,是谓从革。源流涸竭,是曰涸流。

⑦张琦《素问释义》此句未具体注释。

⑧高亿《黄帝内经素问详注直讲全集》〔批〕此言五运不及之气也。

〔注〕阴年为不及,且无加临,故五运之气虽当时,而犹衰。委和、伏明、卑监、从革、涸流之纪,皆因其不及之象而名之也。

〔讲〕黄帝曰:平气之名,既得闻其略矣,其所谓不及者奈何? 岐伯对曰:岁气不及之年,如丁癸己辛岁,无下加,无上临,及司天在泉之不合于大运者皆是。盖木岁之气不及,则和无由布,各(编者按:此处应为"名")曰委和;火岁之气不及,则明无由升,名曰伏明;土岁之气不及,则无以行备化之权,谨监守其卑下而已,名曰卑监;金岁之气不及,则无以司审平之政,谨从彼以变革而已,名曰从革;水岁之气不及,则无以成其静顺之性,有流衍为之涸竭者已(编者按:此处应为"已"),名曰涸流。此不及之所由名也。

⑨孟景春等《黄帝内经素问译释》黄帝道:五运不及怎样?岐伯说:如果不及,木称为"委和",无阳和之气,使万物萎靡不振;火称为"伏明",少温暖之气,使万物暗淡无光;土称为"卑监",无生化之气,使万物萎弱无力;金称为"从革",无坚硬之气,使万物质松无弹力;水称为"涸流",无封藏之气,使万物干枯。

⑩任廷革《任应秋讲〈黄帝内经〉〈素问〉》此句未具体注释,总体概括此段为:(提要)论五运之平气。

⑪张灿玾等《黄帝内经素问校释》委和:指木运不及,其阳和之气弃而不用。委,屈或弃的意思。王冰注:"阳和之气,委屈而少用也。"伏明:指阳热光明之气,伏藏不用。王冰注:"明耀之气,屈伏不伸。"卑监:土生万物,故其位尊,今土气不及则位卑,其临视的职能有失。监,临下也,有观察的意思。王冰注:"土虽卑少,犹监万物之生化也。"从革:《类经》二十五卷第十三注"金性本刚,其不及则从火化而变革也"。涸流:水不及故水流干涸。

黄帝说:五运不及是怎样呢?岐伯说:木运不及的称作委和;火运不及的称作伏明;土运不及的称作卑监;金运不及的称作从革;水运不及的称作涸流。

⑫方药中等《黄帝内经素问运气七篇讲解》"不及",即不够正常标准,至而不至。亦即气候应温不温,应热不热,应凉不凉,应寒不寒。以下是介绍五运不及的具体命名。

[木曰委和]"委",同"萎",有衰退之义;"和",指温和。"委和",张志聪解释为:"不能敷布阳和而委弱。"意即在春天里,东风无力,气候应温不温,万物应生不生。这是春天里气候的反常变化和自然景象,所以木运不及命名曰"委和"。

[火曰伏明]"伏",指低下;"明",指明亮。"伏明",张志聪解释为:"光明之气不升而下伏"。意即在夏季里,南风来迟,气温不高,应热不热,植物应长不长。这是夏天里的气候反常变化及其自然景象,所以火运不及命名曰"伏明"。

[土曰卑监]"卑",作低下、衰微解;"监",有监制、监管之义。"卑监",张介宾注云:"气陷不达,政屈不化。"张志聪注云:"土气不及,则卑下坚守而不能同备于四方矣。"王冰注云:"土虽卑少,犹监万物之生化也。"高世栻注云:"卑监,化成不备,卑以自监矣。"这些解释,或比较含混,如二张,或不够恰当,如王、高。《内经》认为,"土生万物","治中央","载四行",因此,在万物生化中土对其他四行有监制作用。"卑监",指在土的作用低下的情况下,不能正常发挥其化物和监制其他的作用。意即在长夏季节里,如果下雨太少就会出现应湿不湿的干旱现象。这是在长夏季节气候的反常变化及其自然景象,所以土运不及命名曰"卑监"。

[金曰从革]"从",指顺从或相随;"革",指改变或变革。"从革",张志聪注曰:

"金性本刚,不及则从火化而变革矣。"意即在秋天里,气候本来应该转为凉爽,但是应凉不凉,反而出现了夏天的炎热现象。这就好像金属在火的烧炼下改变了它本来的形态一样。这种现象就叫作"金从火化"。用五行概念来说就是金运不及则火来乘之。秋季应凉不凉,植物应收不收,这是秋季气候的反常变化及其自然景象,所以金运不及命名曰"从革"。

[水曰涸流]"涸",就是干涸,水干曰涸;"流",就是流水。"涸流",张志聪注曰:"水气不及,则源流干涸矣。"水,在季节上代表冬天,在气候上代表寒冷,因此"涸流"就意味着冬季不是千里冰封,而是冬行秋令,气候干燥,河流干涸。冬季里应该寒冷而不寒冷,物化现象上应该闭藏而不闭藏,这是冬季气候变化上的反常现象,所以水运不及命名曰"涸流"。

⑬王洪图等《黄帝内经素问白话解》伏明:指阳热光明之气,伏藏不用。卑监:监,即临下,有观察的意思。卑监,即土生万物,故其位尊,今土气不及则位卑而临视的职能有失。

黄帝说:那么五运不及又怎样呢?岐伯说:木运不及,不能正常地敷布温和的阳气,使万物萎弱,所以叫做委和;火运不及,不能使阳气上升而下伏,使万物不能繁荣明显,所以叫做伏明;土运不及,生化的作用减弱,使万物萎缩低下,所以叫做卑监;金运不及,收敛坚硬的作用衰减,使万物松脆,从而变革形态,所以叫做从革;水运不及,源流干涸,使万物不能潜藏,所以叫做涸流。这就是五运不及的名称。

⑭郭霭春《黄帝内经素问白话解》卑监:低下的意思。从革:因而变革。

黄帝道:那不及的怎样?岐伯说:如果不及,木就委曲而无阳和之气;火就伏藏而失明曜之气;土就低下而缺生化之气;金就可因可革而无坚硬之气;水就干涸而无湿润之气。

(4)帝曰:太过何谓?岐伯曰:木曰发生,火曰赫曦,土曰敦阜,金曰坚成,水曰流衍。

①王冰《黄帝内经素问》宣发生气,万物以荣。盛明也。敦,厚也。阜,高也。土余,故高而厚。气爽风劲,坚成庶物。衍,泮衍也,溢也。

②马莳《黄帝内经素问注证发微》至于岁木太过名曰发生,木主生气,而木盛则发生也。岁火太过名曰赫曦,曦乃日光,而其气尤烜赫也。岁土太过名曰敦阜,土本高厚,而其气尤敦厚也。岁金太过名曰坚成,金以成物为德,而气盛则甚坚也。岁水太过名曰流衍,水盛则泮衍洋溢也。

③张介宾《类经》木气有余,发生盛也。阳光炎盛也。赫音黑。曦音希。敦,厚也。阜,高也。土本高厚,此言其尤盛也。金性坚刚,用能成物,其气有余,则坚成尤甚也。衍,满而溢也。

④张志聪《黄帝内经集注》五运太过亦各有纪名也。木气有余,发生盛也。赫曦,光明显盛之象。敦,厚。阜,高也。金体坚刚,用能成物。衍,满而溢也。

⑤高士宗《黄帝素问直解》发生,生育峻发也。赫曦,曦耀显赫也。阜,阜高敦

厚也。坚成,成物坚刚也。流衍,其流衍溢也。此五运太过,而有如是之名也。

⑥黄元御《黄元御医书全集》生气畅茂,是曰发生,阳光炎烈,是曰赫曦。气化丰厚,是曰敦阜。收成坚实,是曰坚成。源流浩衍,是曰流衍。

⑦张琦《素问释义》此句未具体注释。

⑧高亿《黄帝内经素问详注直讲全集》〔批〕此言五运太过之气也。

〔注〕阳年为太过,若再逢加临则更盛矣。生发、赫曦、敦阜、坚成、流衍之纪,皆因其太过之象而名之也。

〔讲〕黄帝曰:其不及之名,既得闻矣,而所谓太过者又何谓乎?岐伯对曰:夫所谓太过者,如壬戊甲庚丙岁,阳为太过,再逢加临,则更盛矣。故木之岁气太过,曰生发,以木盛则自能生发也;火之岁气太过,曰赫曦,以火盛则宣赫如烈日也;土之岁气太过,曰敦阜,以土盛则气积而愈厚也;金之岁气太过,曰坚成,以金盛则自能坚刚以成物也;水之岁气太过,曰流衍,以水盛则自能泮衍为流溢也。此太过之所由名也。

⑨孟景春等《黄帝内经素问译释》黄帝道:太过的怎样?岐伯说:如果太过,木称为"发生",过早地散布温和之气,使万物提早发育;火称为"赫曦",散布着强烈的火气,使万物烈焰不安;土称为"敦阜",有着浓厚坚实之气,反使万物不能成形;金称为"坚成",有着强硬之气,使万物刚直;水称为"流衍",有溢满之气,使万物飘流不能归宿。

⑩任廷革《任应秋讲〈黄帝内经〉〈素问〉》此句未具体注释,总体概括此段为:(提要)论五运之平气。

⑪张灿玾等《黄帝内经素问校释》发生:万物生气宣发。王冰注:"宣发生气,万物以荣。"赫曦:火气盛明的意思。赫,《说文》:"火赤貌。"曦,《玉篇》云:"日色也。"又《类经》云:"赫曦日光。"敦阜:王冰注"敦,厚也。阜,高也。土余,故高而厚"。坚成:《类经》二十五卷第十三注"金性坚刚,用能成物。其气有余则坚成尤甚也"。流衍:水流满溢。

黄帝说:五运太过是怎样的呢?岐伯说:木运太过,称作发生;火运太过,称作赫曦;土运太过,称作敦阜;金运太过,称作坚成;水运太过,称作流衍。

⑫方药中等《黄帝内经素问运气七篇讲解》[太过何谓]"太过",即超过正常标准,未至而至,至而太过。亦即气候不应温而温,或虽应温而太过;不应热而热,或虽应热而太过;不应凉而凉,或虽应凉而太过;不应寒而寒,或虽应寒而太过。以下是介绍五运太过的具体命名。

[木曰发生]"发",指升发,发动;"生",指生长。"发生",王冰注云:"宣发生气,万物以荣。"张志聪注云:"发生盛也。"意即在春季里阳气发动过早,植物萌芽生长提前。在春季里,阳气发动,气候转温,植物开始萌芽生长本来完全是正常现象,但是如果春来太早,那就意味着冬令缩短,应藏不藏,即属于反常现象,所以木运太过命名曰"发生"。

[火曰赫曦]"赫",指显赫或色红似火；"曦"（xī 音希），即早晨的阳光。"赫曦"，张志聪注曰："光显明盛也。"这就是说，如果早晨的阳光就已经光显明盛，色红如火，其炎热可知。意即在夏季里，气候比一般更加炎热或者夏月来早，不应该炎热的时候就开始炎热。夏月来早或夏令酷热，这是一种反常的气候变化，所以火运太过命名曰"赫曦"。

[土曰敦阜]"敦"，有厚之义；"阜"，指土山。"敦阜"，王冰注："敦，厚也。阜，高也。"土余，故高而厚。土在季节上代表长夏，在气候上代表湿。土高而厚，意即在长夏季节里雨水太多，潮湿特盛。这是在长夏里的气候反常变化，所以土运太过命名曰"敦阜"。

[金曰坚成]"坚"，即坚硬；"成"，即收成之义。"坚成"，张介宾注云："金性坚刚，用能成物，其气有余则坚成尤甚也。"金在季节上代表秋，在气候上代表凉和燥。"金曰坚成"，意即在秋季里清凉特甚，或秋令来早。这是在秋季里的气候反常变化，所以金运太过命名曰"坚成"。

[水曰流衍]"流"，即流水；"衍"，指泛滥。"流衍"，张志聪注云："满而溢也。"这就是说水太多。水在季节上代表冬季，在气候上代表寒冷。水太多，就意味着冬季过于寒冷或冬令来早。这是冬季气候的反常变化，所以水运太过命名曰"流衍"。

⑬王洪图等《黄帝内经素问白话解》流衍：水流满溢。

黄帝说：五运太过又是怎样的呢？岐伯说：木运太过，发生之力旺盛，使万物提早发育，所以叫做发生；火运太过，炎热之气过盛，使万物焦枯，所以叫做赫曦；土运太过，生化之力过盛，使万物充满丰厚，所以叫做敦阜；金运太过，收敛之气旺盛，使万物坚实成熟，所以叫做坚成；水运太过，水气流行满溢，使万物潜藏，所以叫做流衍。这就是五运太过的名称。

⑭郭霭春《黄帝内经素问白话解》赫曦：炎盛的样子。敦阜：高厚。流衍：溢满外流。

黄帝道：太过又怎样呢？岐伯说：太过木就会生发过早；火就会炎势太盛；土就会过于高厚；金就会过于刚硬；水就会溢满外流。

第二解

(一) 内经原文

帝曰：三气之纪，愿闻其候。岐伯曰：悉乎哉问也！敷和之纪，木德周行，阳舒阴布，五化宣平。其气端，其性随，其用曲直，其化生荣，其类草木，其政发散，其候温和，其令风，其藏[注]肝；肝其畏清，其主目，其谷麻，其果李，其实核，其应春，其虫毛，其畜犬，其色苍，其养筋，其病里急支满，其味酸，其音角，其物中坚，其数八。

[注]藏：郭霭春《黄帝内经素问校注》、孟景春等《黄帝内经素问译释》、人民卫生出版社影印顾从德本《黄帝内经素问》此处为"藏"；张灿玾《黄帝内经素问校释》、方药中等《黄帝内经素问运气七篇讲解》此处为"脏"。笔者认为"藏"与"脏"在此意义相同。以下原文均是如此。

（二）字词注释

（1）三气

①王冰《黄帝内经素问》此词未具体注释。

②马莳《黄帝内经素问注证发微》此词未具体注释。

③张介宾《类经》此词未具体注释。

④张志聪《黄帝内经集注》三气，谓平气之与太过不及也。

⑤高士宗《黄帝素问直解》三气，谓平气，太过，不及之气也。

⑥黄元御《黄元御医书全集》此词未具体注释。

⑦张琦《素问释义》此词未具体注释。

⑧高亿《黄帝内经素问详注直讲全集》〔注〕三气谓平气、太过、不及也。

⑨孟景春等《黄帝内经素问译释》指平气、不及和太过之气。

⑩任廷革《任应秋讲〈黄帝内经〉（素问）》此词未具体注释。

⑪张灿玾等《黄帝内经素问校释》指平气、不及、太过而言。

⑫方药中等《黄帝内经素问运气七篇讲解》"三气"，指平气、不及、太过。

⑬王洪图等《黄帝内经素问白话解》平气、不及、太过的名称。

⑭郭霭春《黄帝内经素问白话解》平气、太过和不及。

（2）周行

①王冰《黄帝内经素问》此平木运注不纪年辰者。

②马莳《黄帝内经素问注证发微》周行。

③张介宾《类经》周行。

④张志聪《黄帝内经集注》周行。

⑤高士宗《黄帝素问直解》周布宣行。

⑥黄元御《黄元御医书全集》此词未具体注释。

⑦张琦《素问释义》此词未具体注释。

⑧高亿《黄帝内经素问详注直讲全集》〔注〕周行，遍行也。

⑨孟景春等《黄帝内经素问译释》周行：即布达于四方上下。

⑩任廷革《任应秋讲〈黄帝内经〉（素问）》此词未具体注释。

⑪张灿玾等《黄帝内经素问校释》施行于四方。

⑫方药中等《黄帝内经素问运气七篇讲解》"周行"，即遍布各处。

⑬王洪图等《黄帝内经素问白话解》周遍流行。

⑭郭霭春《黄帝内经素问白话解》普遍流行。

（3）五化

①王冰《黄帝内经素问》五气之化。

②马莳《黄帝内经素问注证发微》五气之化。

③张介宾《类经》生长化收藏。

④张志聪《黄帝内经集注》生长化收藏之五气。

⑤高士宗《黄帝素问直解》五行各有所化。

⑥黄元御《黄元御医书全集》此词未具体注释。

⑦张琦《素问释义》此词未具体注释。

⑧高亿《黄帝内经素问详注直讲全集》〔注〕生长化收藏。

⑨孟景春等《黄帝内经素问译释》五行的气化。五行之间,相反相成,随着矛盾发展而不断变化。

⑩任廷革《任应秋讲〈黄帝内经〉(素问)》此词未具体注释。

⑪张灿玾等《黄帝内经素问校释》在此指五行之气化。

⑫方药中等《黄帝内经素问运气七篇讲解》"五化"有二义,其一指五谷之化,即泛指农作物的生长;其二指生长化收藏物化现象。

⑬王洪图等《黄帝内经素问白话解》生、长、化、收、藏五气。

⑭郭霭春《黄帝内经素问白话解》五行的气化。

(4) 宣平

①王冰《黄帝内经素问》各布政令于四方,无相干犯。

②马莳《黄帝内经素问注证发微》各布政令于四方,无相干犯。

③张介宾《类经》宣行其和平之气也。

④张志聪《黄帝内经集注》先由生气之宣布,生气和则五气皆平矣。

⑤高士宗《黄帝素问直解》一气平则五气皆平,故五化宣平。

⑥黄元御《黄元御医书全集》此词未具体注释。

⑦张琦《素问释义》此词未具体注释。

⑧高亿《黄帝内经素问详注直讲全集》〔注〕宣,宣扬。平,和平。〔讲〕宣平。

⑨孟景春等《黄帝内经素问译释》宣,是施行。平,是和平。宣平,意指发挥正常的功能。

⑩任廷革《任应秋讲〈黄帝内经〉(素问)》此词未具体注释。

⑪张灿玾等《黄帝内经素问校释》木运平和,气不偏倾,则五气之所化,宣发平定。

⑫方药中等《黄帝内经素问运气七篇讲解》"宣平",指正常。

⑬王洪图等《黄帝内经素问白话解》宣畅和平。

⑭郭霭春《黄帝内经素问白话解》畅发平和。

(5) 端

①王冰《黄帝内经素问》端,直也、丽也。

②马莳《黄帝内经素问注证发微》端正。

③张介宾《类经》正而直也。

④张志聪《黄帝内经集注》端,正直也。

⑤高士宗《黄帝素问直解》木之正直也。

⑥黄元御《黄元御医书全集》此字未具体注释。

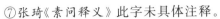

⑦张琦《素问释义》此字未具体注释。

⑧高亿《黄帝内经素问详注直讲全集》〔讲〕端正。

⑨孟景春等《黄帝内经素问译释》端:端正、正直的意思。

⑩任廷革《任应秋讲〈黄帝内经〉〈素问〉》此字未具体注释。

⑪张灿玾等《黄帝内经素问校释》正直的意思。

⑫方药中等《黄帝内经素问运气七篇讲解》"端",指端正,即气候变化完全正常。

⑬王洪图等《黄帝内经素问白话解》正直。

⑭郭霭春《黄帝内经素问白话解》端正、正直。

（6）数八

①王冰《黄帝内经素问》成数也。

②马莳《黄帝内经素问注证发微》而地以八成之。

③张介宾《类经》木之生数三,成数八也。

④张志聪《黄帝内经集注》八者,木之成数也。

⑤高士宗《黄帝素问直解》八者,木之成数也。

⑥黄元御《黄元御医书全集》八者,木之成数也。

⑦张琦《素问释义》数八。

⑧高亿《黄帝内经素问详注直讲全集》〔讲〕地位其数而成八也。

⑨孟景春等《黄帝内经素问译释》其在河图成数是八。

⑩任廷革《任应秋讲〈黄帝内经〉〈素问〉》此词未具体注释。

⑪张灿玾等《黄帝内经素问校释》其在数为五行成数八。

⑫方药中等《黄帝内经素问运气七篇讲解》"数",指五行的生成数。"八",在这里是指木的成数。"其数八",意即在木运平气之年中,由于气候正常,所以物化上也相应正常。"八",在此代表这一年中属于木类有关的各种物化现象有生有成完全正常之意。

⑬王洪图等《黄帝内经素问白话解》它在五行成数是八。

⑭郭霭春《黄帝内经素问白话解》数八。

（三）语句阐述

（1）帝曰:三气之纪,愿闻其候。

①王冰《黄帝内经素问》此句未具体注释。

②马莳《黄帝内经素问注证发微》此详言岁运平气之纪也。

③张介宾《类经》此句未具体注释。

④张志聪《黄帝内经集注》纪,年也。三气,谓平气之与太过不及也。

⑤高士宗《黄帝素问直解》三气,谓平气,太过,不及之气也。纪,年数也。候,五运之纪,各有时候也。

⑥黄元御《黄元御医书全集》此句未具体注释。

⑦张琦《素问释义》此句未具体注释。

⑧高亿《黄帝内经素问详注直讲全集》〔批〕此举木之平气以明天地之化,人物之变也。

〔注〕三气谓平气、太过、不及也。

〔讲〕黄帝曰:平气、太过、不及之三气,其名既可得闻已,而三气之纲纪于岁者,必有其候,愿得闻之。

⑨孟景春等《黄帝内经素问译释》三气:指平气、不及和太过之气。

黄帝道:以上三气所标志的年份,请告诉我它们的不同情况?

⑩任廷革《任应秋讲〈黄帝内经〉(素问)》此句未具体注释,总体概括此段为:(提要)论五运之平气。

⑪张灿玾等《黄帝内经素问校释》三气:指平气、不及、太过而言。

黄帝说:我想听听关于三气的各种变化情况?

⑫方药中等《黄帝内经素问运气七篇讲解》[三气之纪]"三气",指平气、不及、太过。"纪",此处是指年。"三气之纪",指平气、不及、太过之年。以下是分别介绍平气、不及、太过之年的各种气化、物化现象和人体疾病的相应关系。这里所介绍的具体内容与《气交变大论》中所介绍的情况有相似之处,但是有不少新的充实。因此,本篇可以和《气交变大论》相互参看。

⑬王洪图等《黄帝内经素问白话解》黄帝说:对于平气、不及、太过的名称及表现我已经知道了,还希望听听它们各自的物候。

⑭郭霭春《黄帝内经素问白话解》黄帝道:平气、太过和不及的标志,我希望听听怎样来判断。

(2)岐伯曰:悉乎哉问也! 敷和之纪,木德周行,阳舒阴布,五化宣平。

①王冰《黄帝内经素问》自当其位,不与物争,故五气之化,各布政令于四方,无相干犯。(〔新校正云〕按王注太过不及,各纪年辰。此平木运注不纪年辰者,平气之岁,不可以定纪也。或者欲补注云:谓丁巳、丁亥、壬寅、壬申岁者,是未达也。)

②马莳《黄帝内经素问注证发微》木气之平,为敷和之纪,故木德周行,阳气舒而阴气布,凡生长化收藏之五化无不宣平。(〔新校正云〕按王(冰)注太过不及各纪年辰,此平木运注不纪年辰者,平气之岁不可以定纪也。或者欲补注云:谓丁巳、丁亥、壬寅、壬申岁者,是未达也。)

③张介宾《类经》木之平运,是曰敷和。木德周行,则阳气舒而阴气布,故凡生长化收藏之五化,无不由此而宣行其和平之气也。

④张志聪《黄帝内经集注》木之平运,是为敷和。木德周行,则阳气舒而阴气布,盖生长化收藏之五气,先由生气之宣布,生气和则五气皆平矣。

⑤高士宗《黄帝素问直解》木之平气曰敷和。故敷和之纪,木德周布宣行,阳气以舒,阴气以布,五行各有所化。一气平则五气皆平,故五化宣平。

⑥黄元御《黄元御医书全集》此句未具体注释。

⑦张琦《素问释义》此句未具体注释。

⑧高亿《黄帝内经素问详注直讲全集》〔注〕周行,遍行也。宣,宣扬。平,和平。

〔讲〕岐伯对曰:悉乎哉,帝之问也!试以木之平气言之,如敷和之纪,木之德,遍行两间,斯时在天之阳气,赖以舒,在地之阴气,赖以布。

⑨孟景春等《黄帝内经素问译释》周行:高世栻"木德周布宣行"。即布达于四方上下。阳舒阴布:高世栻"阳气以舒,阴气以布"。指阴阳发挥的正常作用。五化:五行的气化。五行之间,相反相成,随着矛盾发展而不断变化。宣平:宣,是施行。平,是和平。宣平,意指发挥正常的功能。

岐伯说:你所问的真精细极了!敷和的年份,木的德性布达于四方上下,阳气舒畅,阴气散布,五行的气化都能发挥其正常的功能。

⑩任廷革《任应秋讲〈黄帝内经〉(素问)》此句未具体注释,总体概括此段为:(提要)论五运之平气。

⑪张灿玾等《黄帝内经素问校释》五化宣平:木运平和,气不偏倾,则五气之所化,宣发平定。王冰注:"自当其位,不与物争,故五气之化,各布政令于四方,无相干犯。"五化,在此指五行之气化。

岐伯说:你问得很详尽啊!木运平气敷和之年,木气之德施行于四方,阳气舒发,阴气散布,五气之所化宣发而平定。

⑫方药中等《黄帝内经素问运气七篇讲解》[敷和之纪]"敷和之纪",指木运平气之年。张志聪注:"木之平运,是谓敷和。"意即岁运属于木运而又属于平气的即是敷和之纪。推算平气的方法,一般根据两点:其一是"运太过而被抑",即凡属岁运太过之年,如果与同年的司天之气在五行属性上是一种相克的关系时,这一年的岁运便是平气。以戊戌年为例,戊戌年的年干是戊,戊癸化火,所以戊戌年是火运之年。戊在天干中属单数阳干,阳干为太过,所以戊戌年便是火运太过之年。戊戌年的年支是戌,辰戌太阳寒水司天,所以戊戌年的司天之气是水。五行中水与火的关系是相克的关系,即水克火。太过的火受司天寒水之气的抑制而不至于太过,所以戊戌年便是平气之年。其二是"运不及而得助",即凡属于岁运不及之年,如果与同年司天之气的五行属性相同,这一年的岁运也可以构成平气。以乙酉年为例,乙酉年的年干是乙,乙庚化金,因此乙酉年的岁运是金运。乙在天干排列上是双数,属于阴干,阴干为不及,所以乙酉年是金运不及之年。乙酉年的年支是酉,卯酉阳明燥金司天,所以乙酉年的司天之气是金。金运不及之年,如果同年的司天之气是金,它便会受司天金气的帮助而不会不及,所以乙酉年便是平气之年。根据以上计算方法,六十年中岁运属木运而又是平气属于敷和之纪的年份有丁亥、丁巳两年。

[木德周行]"木",指岁运属于木运之年;"德",指对生命的有益作用。《素问·气交变大论》曰:"风生木,其德敷和。"这就是说,"木德"就是"敷和"。"周",指普遍;"行",指走。"周行",即遍布各处。全句意即在木运的平气之年里,阳和敷布,

无处不到,春满人间。

[阳舒阴布]"阳",指阳气;"阴",指阴精;"舒",指通畅;"布",指分布。"阳舒阴布",意即在木运的平气之年里,由于"木德周行",所以自然界阴阳和调,运行分布均皆正常。

[五化宣平]"五化"有二义,其一指五谷之化,即泛指农作物的生长;其二指生长化收藏物化现象。"宣平",指正常。全句意即木运平气之年,由于"木德周行",所以自然界生物生长变化一切正常。

⑬王洪图等《黄帝内经素问白话解》五化,在此指五行之气化。亦即生长化收藏之五化。

岐伯说:你问得真详细啊! 在木运平气,也就是敷和的年份,木气的作用就可以周遍流行,通达四方,阳气得以舒畅,阴气得以布扬,使生、长、化、收、藏五气都能够宣畅和平。

⑭郭霭春《黄帝内经素问白话解》五化宣平:五行的气化,畅发平和。端:端正、正直。

岐伯说:你问得真够详细了。木运平气的识别,在于木的特性是周遍流行,阳气舒畅,阴气散布,五行的气化也从而显得畅通平和。

(3) 其气端,其性随,其用曲直,其化生荣,其类草木,其政发散,其候温和,其令风,其藏肝。

①王冰《黄帝内经素问》端,直也,丽也。顺于物化。曲直材干,皆应用也。木化宣行,则物生荣而美。木体坚高,草形卑下,然各有坚脆刚柔,蔓结条屈者。春气发散,物禀以生,木之化也。和,春之气也。木之令,行以和风。五藏之气与肝同。

②马莳《黄帝内经素问注证发微》木之气端正,木之性顺从,木之用曲直咸宜,木之化生发荣美,五行之木类同草木,木之政主于发散,木之候主于温和,在天之令为风,在人之脏为肝。

③张介宾《类经》正而直也。柔和随物也。曲直成材也。生气荣茂也。凡长短坚脆,皆木类也。木主春,其气上升,故政主发散。春之候也。木之化也。肝属木也。

④张志聪《黄帝内经集注》端,正直也。随,柔顺也。曲直,木之体用也。生荣,木之生化也。类,物类也。发生散蔓,木布之政也。温和,春之候也。在天之风气,木之号令也。其在藏为肝。

⑤高士宗《黄帝素问直解》其气端,木之正直也。其性随,木之柔顺也。其用曲直,木之枝干也。其化生荣,木之茂密也。其类草木,凡有形草木皆其类也。其政发散,木之条达也。其候温和,春时之气也。其令风,风为木之号令也,其藏肝,肝属木也。

⑥黄元御《黄元御医书全集》此句未具体注释。

⑦张琦《素问释义》此句未具体注释。

⑧高亿《黄帝内经素问详注直讲全集》〔注〕木曰曲直,生风,应肝,畏金而主筋者也。

〔讲〕凡生长化收藏之五化,无不宜平,言乎其气,则气端正;言乎其性,则性顺从;言乎其用,则曲直之咸宜;言乎其化,则生发而荣美矣。且充其木气之所类则为草、为木,木气之司政则为发、为散,木气之应候则为温、为和。是以主天之令而为风,应人之脏而为肝矣。

⑨孟景春等《黄帝内经素问译释》端:端正、正直的意思。其性随:张介宾"柔和随物也"。曲直:是树木发荣的形象,其树干枝条,有曲有直,自由伸展。

其气正直,其性顺从万物,其作用如树木枝干的曲直自由伸展,其生化能使万物繁荣,其属类是草木,其权力是发散,其气候是温和,其权力的表现是风,应于人的内脏是肝。

⑩任廷革《任应秋讲〈黄帝内经〉〈素问〉》此句未具体注释,总体概括此段为:(提要)论五运之平气。

⑪张灿玾等《黄帝内经素问校释》端:正直的意思。随:随顺自然的变化。王冰注:"顺于物化。"曲直:《尚书·洪范》云"木曰曲直"。蔡传:"曲直者,曲而又直也。"王先谦《孔传参正》云:"曲直者,木可以揉曲,亦可从绳正直也。"张志聪注:"曲直者,木之体用也。"在此似指木之用,既可曲,又可直。

其气端正,其性能随顺自然变化,其作用既能曲又能直,其化为生发荣华,其类为草木,其政为发散,其气候为温和,其令为风,其在脏应于肝。

⑫方药中等《黄帝内经素问运气七篇讲解》[其气端]"端",指端正,即气候变化完全正常。

[其性随]"随",指随和或缓和。指气候平和,没有剧烈的变化。

[其用曲直]"曲",指弯曲;"直",指伸直,木的正常作用为能曲能直。本句意即平气之年,植物生长良好,柔软和调,伸屈自如。

[其化生荣,其类草木]"化",指化生;"荣",指茂盛;"草木",泛指植物。这两句意即在木运的平气之年里,植物生长茂盛。

[其政发散]"政",指主事或职能。"发",指升发;"散",指通散。"其政发散",意即在木运平气之年里,自然作用上以升发通散为特点。

[其候温和,其令风]"候",指气候;"令",指时令。这两句意即木运的平气之年,气候温和,风比较多。

⑬王洪图等《黄帝内经素问白话解》木气正直,它的性质柔和;它的功用表现为能曲能直,伸展自如;它的生化之气,是使万物欣欣向荣;它在物类上属于草木;它的职权是发散;它的气候特点是温和;它的表现是风气;它与人体内的肝脏相应。

⑭郭霭春《黄帝内经素问白话解》端:端正、正直。随:随顺、柔顺。

敷和的气理端正,性顺随,其变动是或曲或直,其生化能使万物兴旺,其属类是草木,其功能是发散,其征兆是温和,其表现是风,其相应于人体内脏的是肝。

（4）肝其畏清，其主目，其谷麻，其果李，其实核，其应春，其虫毛，其畜犬，其色苍，其养筋，其病里急支满，其味酸，其音角，其物中坚，其数八。

①王冰《黄帝内经素问》清，金令也。木性暄，故畏清。《五运行大论》曰：木，其性暄。又曰：燥胜风。阳升明见，目与同也。色苍也。（〔新校正云〕按《金匮真言论》云：其谷麦。与此不同。）味酸也。中有坚核者。四时之中，春化同。木化宣行，则毛虫生。如草木之生，无所避也。（〔新校正云〕按《金匮真言论》云：其畜鸡。）酸入筋。木气所生。（〔新校正云〕按《金匮真言论》云：是以知病之在筋也。）木化敷和，则物酸味厚。调而直也。象土中之有木也。成数也。

②马莳《黄帝内经素问注证发微》肝之性暄，故畏金令之清冷，肝之外候为目，在五谷为麻，在五果为李，凡果必有核，其实核当坚，在五时为春，在虫为毛，在五畜为犬，在五色为苍。肝主筋，故人之当养者在筋，不养则病，病则为里急支满也。在五味为酸，在五音为角，凡物得木气者其中必坚。天以三生木，而地以八成之，故其数八。

③张介宾《类经》清，清者，金气也。肝之窍也。麻之色苍也。《金匮真言论》曰：其谷麦。无麻。味酸也。诸核皆属木，其质强也。木王之时也。毛直如木，气类同也。味酸也。《金匮真言论》曰：其畜鸡。无犬。青翠色也。肝主筋也。厥阴肝气为病也。酸为木化也。角音属木，其声在清浊之间。象土中有木也。木之生数三，成数八也。

④张志聪《黄帝内经集注》畏清者，木畏金也。在窍为目，在谷为麻，麻体象木，其色苍也。在果为李，色青而味酸也。核内有仁，仁分两片，木之生原也。毛虫，如草木之森丛，而生于草木者也。犬性勇往直前，感春生怒发之气也。肝主筋，故其养在筋。里急支满，肝之病也。角，木音也。木生于水，为坚多心，故其物主中坚。八者，木之成数也。（眉批）五行之木，乃在天之神化，故与在地所生之草木同类。又：麻字从禾禾。

⑤高士宗《黄帝素问直解》肝其畏清，木畏金也。其主目，目为肝窍也。麻体直而色苍，为五谷之首，故其谷麻。李色青而味酸，故其果李。核内有仁，木生之本，故其实核。春气温和，故其应春。毛虫通体皆毛，犹木之森丛，故其虫毛。犬性勇往直前，犹春之迅发，故其畜犬。苍者木之色，故其色苍。筋者肝所主，故其养筋。其病里急肢满，肝气不达也。酸者，木之味。角者，木之音。凡具木体之物，其中必坚，八者，木之成数也。

⑥黄元御《黄元御医书全集》肝其畏清，木不胜金也。里急者，肝气不舒，支满者，肝脉循胁也。八者，木之成数也。《河图》数，天三生木，地八成之。

⑦张琦《素问释义》此句未具体注释。

⑧高亿《黄帝内经素问详注直讲全集》〔注〕角，音调而直，物得木气，其中必坚，木之平气所主，有如是也。

〔讲〕肝也者，与木相应而畏金者也，其气升发，窍在目也，故其性畏金，其神主目。不特此也,至若木之在五谷也,则为麻;在果品也,则为李;在物实也,则为核;在四时也,则应春;在昆虫也,则主毛;在畜物也,则为犬;宜其着于色而色苍;论其精则养筋;发为病则为里急支满;以及人物变味则为酸;应物成音则为角;物感其气而中坚;地位其数而成八也。木之平气所主者如此,而其他岂难知哉?

⑨孟景春等《黄帝内经素问译释》肝畏惧清凉的金气(金克木),肝开窍于目,所以主于目,在谷类是麻,果类是李,其所充实的是核,所应的时令是春,其所应的动物,在虫类是毛虫,在畜类是犬,其在颜色是苍,其所应充养的是筋,如发病则为里急而胀满,其在五味是酸,在五音是角,在物体来说是属于中坚的一类,其在河图成数是八。

⑩任廷革《任应秋讲〈黄帝内经〉〈素问〉》此句未具体注释,总体概括此段为:(提要)论五运之平气。

⑪张灿玾等《黄帝内经素问校释》中坚:马莳"凡物得木气者,其中必坚"。当指物体中之坚实部分。

肝畏清凉的金气,肝在窍则主于目,其在五谷为麻,其在果类为幸,其在果实为核,其在四时应于春,其在虫类应于毛虫,其在畜类应于犬,其在色为青,其精气充养的是筋,其发病为腹中拘急支撑胀满,其味为酸,其在五音为角,其在物为中间坚实部分,其在数为五行成数八。

⑫方药中等《黄帝内经素问运气七篇讲解》[其脏肝,肝其畏清,其主目]"其脏肝","其主目",意即木运平气之年,人体脏腑中肝与之相应,表现为肝的作用活跃。由于肝开窍于目,所以目的作用相应正常。"肝其畏清"一句此系附加说明。"清",指清凉;"畏",指畏惧。此句意即由于肝气活跃与气候温暖有关,所以"肝旺于春"。如果气候偏于清凉,那就会影响肝气的正常活跃。用五行概念来说,肝属木,"清"属金,"肝其畏清",亦即金来克木之意。

[其谷麻,其果李,其实核]"其",指木运的平气之年。"谷",指五谷;"果",指水果;"核",指果核。这几句意即在木运平气之年,即敷和之纪中,五谷中的麻,水果中的李或有坚核的水果生长相对良好。不过应该指出,这里所指的五谷、五果等不能完全拘泥于文中所指的具体谷或果,还必须把五色、五味等结合起来加以综合分析。"其谷麻",这是因为麻为青色。王冰注:"色苍也。"意即凡是青色谷物的生长均与木运之年有关,麻只是代表谷物而已。"其果李",这是因为李味特酸,王冰注:"味酸也。"意即凡是酸味果实的生长均与木运之年有关,李只是代表而已。其余可以类推。

[其应春]"应",指相应;"春",指春季。"其应春",指木运平气之年中所有的气候及物候变化主要与春季相应,亦即主要表现在春天。因为各个季节之间是互相作用,互相影响的,有着极其密切的连锁关系。一个季节正常,其他季节自然也就正常。由于如此,所以"平气"虽然是指一年来说,但在观察上只看它的相应季节正常与否就可以推测全年的气候及物候变化正常与否。木运平气之年,主要表现在

春天。春季正常,这一年也就基本正常。

[其虫毛,其畜犬]"虫",指自然界包括人在内的一切动物。古代把自然界中的各种动物分为毛、羽、倮、介、鳞五类。"毛",即毛虫一类。"其虫毛",意即毛虫的生长胎孕与木运之年有关。"畜",指五畜,即犬、羊、牛、鸡、彘等家畜。"其畜犬",意即犬的生长与木运之年有关。五畜的五行归类问题,《内经》中的提法不尽一致。此处以犬为木畜。在《金匮真言论》中则以鸡为木畜。录此存疑,不作强解。从饮食经验上来看,食狗肉后常令人发热及皮肤瘙痒,食鸡尤其是食雄鸡亦有令人发病之说。此可能为木畜中或列犬或列鸡的原因。不过从我们的经验来看,食犬肉皮肤发热瘙痒者较多,食鸡肉而出现反应者则较少,所以列犬为木畜比较接近实际。

[其色苍]"苍",即青色,亦有草木生长之义。"其色苍",意即青色谷物及草木生长与木运有关,木运的平气之年青色谷物及草木生长良好。

[其养筋]"筋",指人体筋腱。"肝主筋",因此"筋"与木有关。"其养筋",意即由于"敷和之纪,木德周行,阳舒阴布",所以筋能够得到正常的安养而活动自如。

[其病里急支满]"里",指腹部;"急",指痉挛拘急;"支",指胁肋部;"满",指胀满。"其病里急支满",意即肝有病时可以出现里急支满症状。不过此句在此不好解释,因为此处是讲木运平气,敷和之纪,肝在此应属正常才能相应。同时本节其他内容均系介绍其正常情况,独在此处加入一句肝病的问题,也与全节文义不类。因此,此可能系后文太过、不及之纪中的有关文字错刊于此或编者错编于此,姑存疑。以下"升明之纪"中的"其病胴瘛","备化之纪"中的"其病否","审平之纪"中的"其病咳","静顺之纪"中的"其病厥",皆同此,不再作解释。

[其味酸]"酸",即酸味,酸属于木。"其味酸",有两个含义:其一,指具有酸味的植物生长良好;其二,在木运主岁之年,具有酸味的食物或药物与人体健康和疾病治疗密切相关。这也就是《内经》所谓的"酸入肝"。

[其音角]"角",五音之一。五音即宫、商、角、徵、羽。宫为低音,商为次低音,角为中音,徵为次高音,羽为最高音。"其音角",王冰注云:"调而直也。"张介宾注:"角音属木,其声在清浊之间。"意即木在季节上与春相应,春在气候上主温和,位居于冬夏之间。"其音角",意即木运平气之年,气候温和,不冷不热,完全正常,这就好像角音位在清浊之间,不高不低,完全和谐协调一样。

[其物中坚]"中",指里;"坚",指"坚核"。"其物中坚",王冰注:"象土中之有木也。"张介宾从王注。张志聪注:"木生于水,为坚多心,故其物中坚。"高世栻注:"凡是木体之物,其中必坚。"意即凡属中有坚核的果类其生长与木运有关。木运平气之年则生长良好。

[其数八]"数",指五行的生成数。五行的生数即水数一,火数二,木数三,金数四,土数五。这个一、二、三、四、五,表示木、火、土、金、水这五种物质在变化中的先后及地位。古人认为水在物质生长变化中处于首要地位。没有水就不能产生物质变化,所以水数为一;单有水还不行,没有火这个水也不能发生变化。因此火居第

二位,所以火数为二;在水和火的相互作用下才能产生生命现象,因此木代表生,木居第三位,所以木数为三;有了发生,就必然有成熟和结果,金代表收和成,因此金居第四位,所以金数为四;以上这些水、火、生、成现象必须要在土的基础上才能进行,因此土居五位,所以土数为五。五行的成数即水数六,火数七,木数八,金数九,土是基础无所谓成,所以土数不变仍然是五。这个六、七、八、九,实际上就是在水、火、木、金的生数上再加土的生数五而来。水数一,加五就成六;火数二,加五就成七;木数三,加五就成八;金数四,加五就成九。之所以要各自加五的原因,这是因为土是基础,为万物之母,没有土,就不可能有变化,也就无所谓有成熟。这是古人用数字来对自然界物化现象加以总结,同时,也反映了在人类生存和发展中这五种物质的地位和作用。"八",在这里是指木的成数。"其数八",意即在木运平气之年中,由于气候正常,所以物化上也相应正常。"八",在此代表这一年中属于木类有关的各种物化现象有生有成完全正常之意。

⑬王洪图等《黄帝内经素问白话解》肝木受清凉的金气克制,肝开窍于目;它在谷类是麻;它在果类是李;它在果实是核;与它相应的时令是春季;它在虫类是毛虫;它在畜类是犬;它在颜色是苍;它的精气充实营养筋;它的病变特点是腹部拘急,胸胁胀满;它在五味是酸;它在五音是角;它在物体是属于中坚的一类;它在五行成数是八。

⑭郭霭春《黄帝内经素问白话解》清:金气的代称,此指肺金。中坚:物体中坚实的部分。其数八:指木之成数。

肝畏惧肺金,它关联着眼睛,其在谷类是麻,其在果类是李,其在果实是核仁,其所应的时令是春,其在虫类是毛虫,其在畜类是犬,其在颜色是苍,其在精气所养是筋,其在病是里急胀满,其在五味是酸,其在五音是角,其在物体是属于中坚,其在河图成数是八。

第三解

(一)内经原文

升明之纪,正阳而治,德施周普,五化均衡。其气高,其性速,其用燔灼,其化蕃茂,其类火,其政明曜,其候炎暑,其令热,其藏心;心其畏寒,其主舌,其谷麦,其果杏,其实络,其应夏,其虫羽,其畜马,其色赤,其养血,其病瞤瘈,其味苦,其音微,其物脉,其数七。

(二)字词注释

(1)正阳

①王冰《黄帝内经素问》此词未具体注释。

②马莳《黄帝内经素问注证发微》正阳。

③张介宾《类经》火主南方,故曰正阳。

④张志聪《黄帝内经集注》火位南方,故正阳而治。

⑤高士宗《黄帝素问直解》火位南方,故升明之纪,正阳而治。

⑥黄元御《黄元御医书全集》此词未具体注释。

⑦张琦《素问释义》此词未具体注释。

⑧高亿《黄帝内经素问详注直讲全集》〔注〕正阳,谓南方。

⑨孟景春等《黄帝内经素问译释》南方火运正常行令。

⑩任廷革《任应秋讲〈黄帝内经〉(素问)》此词未具体注释。

⑪张灿玾等《黄帝内经素问校释》火应于南方,正当阳位。《类经》二十五卷第十三注:"火主南方,故曰正阳。"

⑫方药中等《黄帝内经素问运气七篇讲解》"正",指正当或正在;"阳",从南北方向来说属于南方。

⑬王洪图等《黄帝内经素问白话解》正,方正、盛大的意思。正阳,是阳气明盛,火运行常令的代称。

⑭郭霭春《黄帝内经素问白话解》火主南方,故曰正阳。

(2) 高

①王冰《黄帝内经素问》火炎上。

②马莳《黄帝内经素问注证发微》火之气甚高。

③张介宾《类经》阳主升也。

④张志聪《黄帝内经集注》火气炎上,故其气高。

⑤高士宗《黄帝素问直解》火之上炎也。

⑥黄元御《黄元御医书全集》此字未具体注释。

⑦张琦《素问释义》此字未具体注释。

⑧高亿《黄帝内经素问详注直讲全集》〔讲〕高明。

⑨孟景春等《黄帝内经素问译释》上升的意思。

⑩任廷革《任应秋讲〈黄帝内经〉(素问)》此字未具体注释。

⑪张灿玾等《黄帝内经素问校释》高,在此有上升的意思。

⑫方药中等《黄帝内经素问运气七篇讲解》因阳主升,意即火运之年,阳气充盛。

⑬王洪图等《黄帝内经素问白话解》火气炎热上升。

⑭郭霭春《黄帝内经素问白话解》此字未具体注释。

(3) 明曜

①王冰《黄帝内经素问》德合高明,火之政也。

②马莳《黄帝内经素问注证发微》火之政明曜。

③张介宾《类经》阳之光也。

④张志聪《黄帝内经集注》明曜,火布之政也。

⑤高士宗《黄帝素问直解》火之光焰也。

⑥黄元御《黄元御医书全集》明曜。

⑦张琦《素问释义》明曜。

⑧高亿《黄帝内经素问详注直讲全集》〔讲〕为明、为曜。

⑨孟景春等《黄帝内经素问译释》发光明亮的现象。

⑩任廷革《任应秋讲〈黄帝内经〉〈素问〉》此词未具体注释。

⑪张灿玾等《黄帝内经素问校释》明,《说文》:"照也。"曜,《释名》:"光明照耀也。"

⑫方药中等《黄帝内经素问运气七篇讲解》"明",指明亮;"曜",指太阳。

⑬王洪图等《黄帝内经素问白话解》光明照耀。

⑭郭霭春《黄帝内经素问白话解》明亮光耀。

（4）眴（rún）瘈（chì）

①王冰《黄帝内经素问》火之性动也。（〔新校正云〕按《金匮真言论》云:"是以知病之在脉也。"）

②马莳《黄帝内经素问注证发微》病形于目为眴,形于体为瘈。

③张介宾《类经》火性动也。眴,如云切。

④张志聪《黄帝内经集注》眴瘈,动掣也,经脉感火气而缩急也。

⑤高士宗《黄帝素问直解》火气不周也。

⑥黄元御《黄元御医书全集》眴者,肌肉动惕,瘈者,筋脉急挛。

⑦张琦《素问释义》此词未具体注释。

⑧高亿《黄帝内经素问详注直讲全集》〔讲〕眴瘈。

⑨孟景春等《黄帝内经素问译释》眴,肌肉掣动。瘈,筋急引缩。

⑩任廷革《任应秋讲〈黄帝内经〉〈素问〉》此词未具体注释。

⑪张灿玾等《黄帝内经素问校释》掣动抽搐。

⑫方药中等《黄帝内经素问运气七篇讲解》"眴",指眴动;"瘈",指抽搐。此可能为后文太过不及之年中有关文字错刊于此。

⑬王洪图等《黄帝内经素问白话解》眴,rùn,音润,肌肉跳动的意思;瘈,chì,音赤,身体筋脉拘急、抽搐的意思。

⑭郭霭春《黄帝内经素问白话解》肌肉跳动,身体筋脉拘急、抽搐。

（5）数七

①王冰《黄帝内经素问》成数也。

②马莳《黄帝内经素问注证发微》天以七成之,故其数七。

③张介宾《类经》火之生数二,成数七。

④张志聪《黄帝内经集注》七,火之成数也。

⑤高士宗《黄帝素问直解》七者,火之成数也。

⑥黄元御《黄元御医书全集》七者,火之成数也。

⑦张琦《素问释义》此词未具体注释。

⑧高亿《黄帝内经素问详注直讲全集》〔讲〕天位其数而成七也。

⑨孟景春等《黄帝内经素问译释》其在河图成数是七。

⑩任廷革《任应秋讲〈黄帝内经〉〈素问〉》此词未具体注释。

⑪张灿玾等《黄帝内经素问校释》在数为五行成数七。

⑫方药中等《黄帝内经素问运气七篇讲解》火之生数为二,加五即成七,七为火之成数。

⑬王洪图等《黄帝内经素问白话解》它在五行成数是七。

⑭郭霭春《黄帝内经素问白话解》此词未具体注释。

(三)语句阐述

(1)升明之纪,正阳而治,德施周普,五化均衡。

①王冰《黄帝内经素问》均,等也。衡,平也。

②马莳《黄帝内经素问注证发微》火气之平,为升明之纪,故火主南方,为正阳,乃正阳衡治,德之所施者周普,凡生长化收藏之五化无不均衡。

③张介宾《类经》火之平运,是曰升明。火主南方,故曰正阳。阳气无所不至,故曰周普。均,等也。衡,平也。

④张志聪《黄帝内经集注》火位南方,故正阳而治。火主阳气,故德施周普。阳和之气四布,五化俱以均平,皆感火之化也。

⑤高士宗《黄帝素问直解》火之平气曰升明。火位南方,故升明之纪,正阳而治,阳气四布,故德施周普。火气平,则五行之化气皆平,故五化均衡。

⑥黄元御《黄元御医书全集》此句未具体注释。

⑦张琦《素问释义》此句未具体注释。

⑧高亿《黄帝内经素问详注直讲全集》〔批〕此举火之平气,以明天地之化,人物之变也。

〔注〕正阳,谓南方。衡,平也。

〔讲〕试以火之平气言之,如升明之纪,火主南方为正阳,乃正阳而衡治,故火德之所张施者,周备而普遍,凡生长化收藏之五化,无不均衡。

⑨孟景春等《黄帝内经素问译释》正阳:张介宾"火主南方,故曰正阳"。

升明的年份,南方火运正常行令,其德性普及四方,使五行气化平衡发展。

⑩任廷革《任应秋讲〈黄帝内经〉〈素问〉》此句未具体注释,总体概括此段为:(提要)论五运之平气。

⑪张灿玾等《黄帝内经素问校释》正阳:火应于南方,正当阳位。《类经》二十五卷第十三注:"火主南方,故曰正阳。"

火运平气升明之年,正阳之气主治,火德普施于四方,五气之所化,平衡协调。

⑫方药中等《黄帝内经素问运气七篇讲解》[升明之纪]"升明之纪",指火运平气之年。六十年中岁运是火运而又属于平气之年的有戊辰、戊戌、癸巳、癸亥等四年。

[正阳而治,德施周普,五化均衡,其气高,其性速,其用燔灼]这里是讲火运平

气之年的气候及物候的一般变化及表现。

[正阳而治]"正",指正当或正在;"阳",从南北方向来说属于南方;"治",指管理或治理。张志聪注:"火位南方,故正阳而治。"本句意即火运平气之年,阳气明盛。

[德施周普]"德",指火德,《气交变大论》谓:"南方生热,热生火,其德彰显。""彰显"与"升明"一样,均是指天气光明,阳气充盛之义。"周普",即普及。张志聪注:"火主阳气,故德施周普。"意即火运平气之年,阳光普照,天气光明。

[五化均衡]"均衡",指正常而稳定。全句意即火运平气之年,由于气化正常,因此物化也相应正常,农作物生长良好。

⑬王洪图等《黄帝内经素问白话解》正阳:正,方正、盛大的意思。正阳,是阳气明盛,火运行常政的代称。

在火运平气,也就是升明的年份,与南方相应的阳气旺盛,火气的作用就可以普及四方,无所不至,使生、长、化、收、藏五气都能够平衡发展。

⑭郭霭春《黄帝内经素问白话解》正阳:火主南方,故曰正阳。五化均衡:五行气化平衡协调。

火运平气的识别,在于火的炎上生长,其特性充分发挥无所不至,五行的气化从而得以平衡发展。

(2)其气高,其性速,其用燔灼,其化蕃茂,其类火,其政明曜,其候炎暑,其令热,其藏心。

①王冰《黄帝内经素问》火炎上。火性躁疾。灼,烧也。燔之与灼,皆火之用。长气盛,故物大。五行之气,与火类同。德合高明,火之政也。气之至也,以是候之。热至乃令行。心气应之。

②马莳《黄帝内经素问注证发微》火之气甚高,火之性最速,火之用燔灼,火之化蕃茂,五行之火类与火同,火之政明曜,火之候炎暑,火之令热,在人之脏为心。

③张介宾《类经》阳主升也。火性急也。烧灸也。长气盛也。诸火皆其类也。阳之光也。火之候也。火之化也。心属火也。

④张志聪《黄帝内经集注》火气炎上,故其气高。火性动急,故性速也。烧灸曰燔灼,火之用也。万物蕃茂,夏长之化也。凡在地之火,皆与之同类。明曜,火布之政也。炎暑,夏之候也。在地为热,火之令也。在藏为心。

⑤高士宗《黄帝素问直解》其气高,火之上炎也。其性速,火之急烈也。其用燔灼,火之焚热也。其化蕃茂,火之广大也。其类火,凡有形之火皆其类也。其政明曜,火之光焰也。其候炎暑,夏时之气也。其令热,热为火之号含也。其藏心,心属火也。

⑥黄元御《黄元御医书全集》此句未具体注释。

⑦张琦《素问释义》此句未具体注释。

⑧高亿《黄帝内经素问详注直讲全集》〔讲〕言乎其气,则气高明;言乎其性,则

下篇 五常政大论篇

性急速;言乎其用,则燔鎔而销灼;言乎其化,则蕃昌而茂盛矣。且极其五行之所类,则为火,火气之司政,则为明、为曜,火气之应候,则为炎、为暑,是以主天之令而为热,应人之脏而为心矣。

⑨孟景春等《黄帝内经素问译释》高:上升的意思。张介宾:"阳主升也。"

明曜:发光明亮的现象。高世栻:"其政明曜,火之光焰也。"

其气上升,其性急速,其作用是燃烧,其在生化能使繁荣茂盛,其属类是火,其权力是使光明显耀,其气候炎暑,其权力的表现是热,应于人体内脏是心。

⑩任廷革《任应秋讲〈黄帝内经〉(素问)》此句未具体注释,总体概括此段为:(提要)论五运之平气。

⑪张灿玾等《黄帝内经素问校释》其气高:指火性上炎。高,在此有上升的意思。明曜:光明照耀的意思。明,《说文》"照也"。曜,《释名》"光明照耀也"。

其气上升,其性迅速,其作用为火热燔灼,其化为繁华茂盛.其类为火,其政为光明照耀,其气候为火炎暑热,其令为热,其在脏应于心。

⑫方药中等《黄帝内经素问运气七篇讲解》[其气高]"气",指阳气。"其气高",因阳主升,意即火运之年,阳气充盛。

[其性速]"速",指快速。"其性速",指火运之年,农作物生长很快。

[其用燔灼]"燔灼",指以火烤物。"其用燔灼",意即火运之年,其对生物生长的作用,就像以火加热一样,能使生物快速生长。

[其化蕃茂,其类火]"化",指化生;"蕃茂",指十分茂盛;"类",指类似;"火",指日常的火。全句意即在火运主岁的年份里,由于气温偏高,所以植物生长很快,十分茂盛,欣欣向荣。这就好像以火加热助长一样。

[其政明曜]"明",指明亮;"曜",指太阳。"其政明曜",意即火运之年,红日当空,阳光普照。

[其候炎暑,其令热]"候",指气候;"令",指时令,此处指夏季。全句意即火运平气之年,全年气候偏热,夏季里烈日炎炎。

⑬王洪图等《黄帝内经素问白话解》火气炎热上升,它的性质急速;它的功用表现为燃烧灼热;它的生化之气,是使万物繁荣茂盛;它在物类上属于火;它的职权是光明照耀;它的气候特点是炎暑;它的表现是热气;它与人体内的心脏相应。

⑭郭霭春《黄帝内经素问白话解》明曜:明亮光耀。

升明之气上升,性急速,其变动是燃烧,其生化能使物类茂盛,其属类是火,其功能是使万物明亮光曜,其征兆是炎暑,其表现是热,其在人的内脏是心。

(3)心其畏寒,其主舌,其谷麦,其果杏,其实络,其应夏,其虫羽,其畜马,其色赤,其养血,其病瞤瘛,其味苦,其音徵,其物脉,其数七。

①王冰《黄帝内经素问》寒,水令也。心性暑热,故畏寒。《五运行大论》曰:心,其性暑。又曰:寒胜热。火以烛幽,舌申明也。色赤也。(〔新校正云〕按《金匮真言论》云:其谷黍。又《藏气法时论》云麦也。)味苦也。中有支络者。四时之气,

夏气同。羽,火象也。火化宣行,则羽虫生。健决躁速,火类同。(〔新校正云〕按《金匮真言论》云:其畜羊。)色同火明。火之性动也。(〔新校正云〕按《金匮真言论》云:是以知病之在脉也。)外明气化,则物苦味纯。和而美。中多支脉,火之化也。成数也。

②马莳《黄帝内经素问注证发微》心属火,火畏水,水性寒,故心畏寒。舌为心窍,故其主在舌。在五谷为麦,在五果为杏,其实中当有络,在五时为夏,在五虫为羽,在五畜为马,在五色为赤。心主血脉,故所养在血脉,血脉不养,则病形于目为眴,形于体为瘛。在五味为苦,在五音为徵,凡物得火气者其物多脉。在果之实为络,此云其物为脉,脉与络司。主凡物而言,不止于果之实也。地以二生火,而天以七成之,故其数七。

③张介宾《类经》寒为水气也。心之宫也。色赤也。《金匮真言论》火谷曰黍,木谷曰麦。又《藏气法时论》亦言麦苦。味苦也。实中之系,脉络之类也。火王之时也。羽翔而升,属乎火也。快健躁疾,得火性也。《金匮真言论》:金畜曰马,火畜曰羊。赤色属火也。心主血也。火性动也。眴,如云切。苦为火化也。徵音属火,其声次清。脉之所至,即阳气所及也。火之生数二,成数七。

④张志聪《黄帝内经集注》心其畏寒,火畏水也。心开窍于舌。麦乃夏成之谷也。杏色赤而味苦。络者,果实之脉络也。羽虫飞翔而上,感火气之生也。马属午,火之畜也。心主血脉,故其养在血。眴瘛,动掣也,经脉感火气而缩急也。徵,火之音。苦,火之味。脉,物之脉络也。七,火之成数也。

⑤高士宗《黄帝素问直解》心其畏寒,火畏水也。其主舌,舌为心窍也。麦春生夏熟,故其谷麦。杏色赤味苦,故其果杏。络脉横遍,火散之象,故其实络。夏气炎暑,故其应夏。羽虫飞翔戾天,犹火之炎上,故其虫羽。马,乾象,主天,天以日光明,故其畜马。赤者,火之色,故其色赤。血者心所主,故其养血。其病眴瘛,火气不周也。苦者,火之味。微者,火之音。凡具火体之物,必有络脉。七者,火之成数也。

⑥黄元御《黄元御医书全集》心其畏寒,火不胜水也。眴者,肌肉动惕,瘛者,筋脉急挛。七者,火之成数也。地二生火,天七成之。

⑦张琦《素问释义》此句未具体注释。

⑧高亿《黄帝内经素问详注直讲全集》〔注〕实络者,凡物之实,有络纹也。病形于目为眴,病形于体为瘛。徵,音之和而美者。脉,与络同。物脉,谓物得火以生者,皆有脉理也。火之平气所主有如是也。

〔讲〕心也者,与火相应,而畏水者也。心为舌本,窍在舌也,故其性畏水,开窍于舌。不特此也,至若火之在五谷也,则为麦;在果品也,则为杏;在物实也,则为络;在四时也,则应夏;在昆虫也,则主羽;在畜物也,则为马;宜其着于色而色赤;论其精则养血;发为病则为眴瘛;以及人物变味则为苦;应物成音,则为徵。物感其气而成形质者,皆有脉理之可循,天位其数而成七也,火之平气所主者如此。

⑨孟景春等《黄帝内经素问译释》心畏惧寒冷的水气(水克火),心开窍于舌,所以主于舌,其在谷类是麦,果类是杏,其所充实的是络,所应的时令是夏,所应的动物,在虫类是羽虫,在畜类是马,其在颜色是赤,其所充养的是血,如发病则为身体抽搐掣动,其在五味是苦,在五音是徵,在物体来说属于络脉一类,其在河图成数是七。

⑩任廷革《任应秋讲〈黄帝内经〉〈素问〉》此句未具体注释,总体概括此段为:(提要)论五运之平气。

⑪张灿玾等《黄帝内经素问校释》络:指果实之筋络。脉:张志聪"脉,物之脉络也"。

心畏寒冷的水气,心在窍则主于舌,其在五谷为麦,其在果类为杏,其在果实为筋络,其在四时应于夏,其虫类应于羽虫,其在畜类应于马,其在色为赤,其精气充养的是血,其发病为掣动抽搐,其味为苦,其在五音为徵,其在物为脉络,其在数为五行成数七。

⑫方药中等《黄帝内经素问运气七篇讲解》[其脏心,心其畏寒,其主舌]"其脏心","其主舌",意即火运平气之年,人体脏腑中心与之相应,表现为心气正常。舌为心之外窍,因此从外观来说舌的活动也表现良好。"心其畏寒"一句为附加说明,意即心喜热恶寒,气候严寒可以使心的负担加重而发生疾病。用五行概念来说,"心"属"火","寒"属"水"。"心其畏寒",亦即火不胜水之意。

[其谷麦,其果杏,其实络]指火运平气之年,升明之纪中,五谷中的"麦",五果中的"杏"和果实中有"络"的植物,例如橘树一类生长良好而且其在作用上也偏于燥热与火运相应,小麦、橘络、橘皮之类性质上都比较偏温。

[其应夏]指火运平气之年,其气候及物候变化,主要表现在该年夏季。

[其虫羽,其畜马]"羽",指羽虫。"其虫羽",指羽虫的生长胎孕与火运之年有关。"其畜马",指马的生长良否与火运之年有关。《金匮真言论》以羊为火畜,与此不同。为什么《内经》在火畜之下或列马,或列羊,我们认为可能马肉、羊肉,其性均属偏于温热。

[其色赤]"赤",即红色。红亮为火的特性。"其色赤",意即火运主岁之年,不论气候变化上或者物候变化上都具火热之象。气候上红日当头,物候上欣欣向荣,如火如荼。

[其养血]"血",即血液。"其养血",意即火运平气之年,心气正常,由于心主血的原因,因此血液对人体脏腑经络,四肢百骸的濡养作用也相应正常。

[其病瞤瘛]"瞤",指瞤动;"瘛",指抽搐。此可能为后文太过不及之年中有关文字错刊于此。

[其味苦]"苦",即苦味,苦属于火,"其味苦",意即火运平气之年,具有苦味的植物生长良好。

[其音徵]"徵",在五音之中属于次高音。王冰注:"和而美。"张介宾注:"其声

次清。"意即火运平气之年,虽然阳气旺盛,但并不太盛,就好像五音之中的徵音,虽然偏高,但是音和而美,仍然是十分协调一样。

[其物脉]"物",指物候;"脉",指脉络。"其物脉",王冰注:"中多支脉,火之化也。"张介宾注:"脉之所至,即阳气所及也。"张志聪注:"脉,物之脉络也。"高世栻注:"凡是火体之物,必有络脉。"意即凡属中有络脉之物,其性偏温与火相类,因而在火运平气之年生长良好。

[其数七]火之生数为二,加五即成七,七为火之成数。

⑬王洪图等《黄帝内经素问白话解》心火受寒水之气克制,舌为心之苗;它在谷类是麦;它在果类是杏;它在果实是络;与它相应的时令是夏季;它在虫类是羽虫;它在畜类是马;它在颜色是赤;它的精气充实营养血脉;它的病变特点是肌肉跳动,肢体抽搐;它在五味是苦;它在五音是徵;它在物体是属于脉络一类;它在五行成数是七。

⑭郭霭春《黄帝内经素问白话解》寒:指寒水。络:果实的丝络。眴瘛:肌肉跳动,身体筋脉拘急、抽搐。

心所畏惧的是寒水,它关联着舌,其在谷类是麦,其在果类是杏,其在果实中是丝络,其所应的时令是夏,其在虫类是羽虫,其在畜类是马,其在颜色是赤,其在精气所养是血,其在病是肌肉跳动,身体抽搐,其在五味是苦,其在五音是徵,其在物体是属于脉络一类,其在河图成数是七。

第四解

(一)内经原文

备化之纪,气协天休,德流四政,五化齐修。其气平,其性顺,其用高下,其化丰满,其类土,其政安静,其候溽蒸,其令湿,其藏脾;脾其畏风,其主口,其谷稷,其果枣,其实肉,其应长夏,其虫倮,其畜牛,其色黄,其养肉,其病否,其味甘,其音宫,其物肤,其数五。

(二)字词注释

(1)休

①王冰《黄帝内经素问》休。

②马莳《黄帝内经素问注证发微》天之休德。

③张介宾《类经》气协天休,顺承天化而济其美也。

④张志聪《黄帝内经集注》休美

⑤高士宗《黄帝素问直解》休。

⑥黄元御《黄元御医书全集》此字未具体注释。

⑦张琦《素问释义》此词未具体注释。

⑧高亿《黄帝内经素问详注直讲全集》〔注〕休美。

⑨孟景春等《黄帝内经素问译释》休,美善。

⑩任廷革《任应秋讲〈黄帝内经〉（素问）》此字未具体注释。

⑪张灿玾等《黄帝内经素问校释》休，美也，善也。

⑫方药中等《黄帝内经素问运气七篇讲解》"休"，有美、善之义。

⑬王洪图等《黄帝内经素问白话解》美善。

⑭郭霭春《黄帝内经素问白话解》土的气厚，与自然休和之气相协调。

（2）四政

①王冰《黄帝内经素问》金木水火之政。

②马莳《黄帝内经素问注证发微》四政。

③张介宾《类经》德流四政，土德分助四方，以赞成金木水火之政也。

④张志聪《黄帝内经集注》四方。

⑤高士宗《黄帝素问直解》四政。

⑥黄元御《黄元御医书全集》四政，金木水火。

⑦张琦《素问释义》此词未具体注释。

⑧高亿《黄帝内经素问详注直讲全集》〔注〕四政者，土德兼统四时也。

⑨孟景春等《黄帝内经素问译释》即四方之政。

⑩任廷革《任应秋讲〈黄帝内经〉（素问）》此词未具体注释。

⑪张灿玾等《黄帝内经素问校释》金木水火四行之政。

⑫方药中等《黄帝内经素问运气七篇讲解》"四政"，即金木水火之政。

⑬王洪图等《黄帝内经素问白话解》四方。

⑭郭霭春《黄帝内经素问白话解》四方。

（3）溽（rù）蒸

①王冰《黄帝内经素问》溽，湿也。蒸，热也。

②马莳《黄帝内经素问注证发微》土之候溽湿蒸热。

③张介宾《类经》溽，湿也。蒸，热也。

④张志聪《黄帝内经集注》长夏之候也。

⑤高士宗《黄帝素问直解》长夏之气也。

⑥黄元御《黄元御医书全集》此词未具体注释。

⑦张琦《素问释义》此词未具体注释。

⑧高亿《黄帝内经素问详注直讲全集》〔讲〕溽蒸。

⑨孟景春等《黄帝内经素问译释》溽，湿气。褥蒸，湿热蒸发。

⑩任廷革《任应秋讲〈黄帝内经〉（素问）》此词未具体注释。

⑪张灿玾等《黄帝内经素问校释》湿热相交。

⑫方药中等《黄帝内经素问运气七篇讲解》"溽蒸"，指湿热。

⑬王洪图等《黄帝内经素问白话解》溽，湿气。溽蒸，湿热蒸腾的意思。

⑭郭霭春《黄帝内经素问白话解》湿热相蒸。

（4）倮（luǒ）

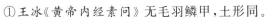

①王冰《黄帝内经素问》无毛羽鳞甲，土形同。

②马莳《黄帝内经素问注证发微》倮。

③张介宾《类经》倮，赤体也。

④张志聪《黄帝内经集注》倮虫，肉体之虫。

⑤高士宗《黄帝素问直解》倮虫。

⑥黄元御《黄元御医书全集》此字未具体注释。

⑦张琦《素问释义》此字未具体注释。

⑧高亿《黄帝内经素问详注直讲全集》〔讲〕在昆虫也，则主倮。

⑨孟景春等《黄帝内经素问译释》倮虫。

⑩任廷革《任应秋讲〈黄帝内经〉〈素问〉》此字未具体注释。

⑪张灿玾等《黄帝内经素问校释》倮虫。

⑫方药中等《黄帝内经素问运气七篇讲解》"倮"，即五虫中之倮虫。

⑬王洪图等《黄帝内经素问白话解》倮虫。

⑭郭霭春《黄帝内经素问白话解》倮虫。

（5）否(pǐ)

①王冰《黄帝内经素问》土性拥碍。（〔新校正云〕按《金匮真言论》云：病在舌本，是以知病之在肉也。）

②马莳《黄帝内经素问注证发微》否塞。

③张介宾《类经》脾之病也。

④张志聪《黄帝内经集注》否者，脾病于中而上下之气不交也。

⑤高士宗《黄帝素问直解》否塞。

⑥黄元御《黄元御医书全集》否者，脾气不运，则病痞塞。

⑦张琦《素问释义》此字未具体注释。

⑧高亿《黄帝内经素问详注直讲全集》〔注〕否，与痞同，脾病也。

⑨孟景春等《黄帝内经素问译释》窒塞不通。

⑩任廷革《任应秋讲〈黄帝内经〉〈素问〉》此字未具体注释。

⑪张灿玾等《黄帝内经素问校释》痞塞不通。

⑫方药中等《黄帝内经素问运气七篇讲解》"否"，音义均同"痞"，指人体在致病因素作用以后所出现的胀满痞塞现象。

⑬王洪图等《黄帝内经素问白话解》否：通痞，痞塞不通的意思。

⑭郭霭春《黄帝内经素问白话解》痞，痞塞不通。

（6）肤

①王冰《黄帝内经素问》物禀备化之气，则多肌肉。

②马莳《黄帝内经素问注证发微》肤。

③张介宾《类经》即肌肉也。

④张志聪《黄帝内经集注》肤，物之肤肉也。

⑤高士宗《黄帝素问直解》肤肉。

⑥黄元御《黄元御医书全集》此字未具体注释。

⑦张琦《素问释义》此字未具体注释。

⑧高亿《黄帝内经素问详注直讲全集》〔注〕肤。

⑨孟景春等《黄帝内经素问译释》王冰："物禀备化之气,则多肌肉。"《读素问臆断》云："'肤'当作'肉'。"肌肤。

⑩任廷革《任应秋讲〈黄帝内经〉〈素问〉》此字未具体注释。

⑪张灿玾等《黄帝内经素问校释》皮肤。

⑫方药中等《黄帝内经素问运气七篇讲解》"肤",指肌肤。王冰注："物禀备化之气,则多肌肉。"因此,"肤"字,不能作皮肤而应作肌肤或肌肉解。

⑬王洪图等《黄帝内经素问白话解》皮肤肌肉。

⑭郭霭春《黄帝内经素问白话解》皮肤。

(三)语句阐述

(1)备化之纪,气协天休,德流四政,五化齐修。

①王冰《黄帝内经素问》土之德静,分助四方,赞成金木水火之政。土之气厚,应天休和之气,以生长收藏,终而复始,故五化齐修。

②马莳《黄帝内经素问注证发微》土气之平,为备化之纪,以土为化气也。天主生,土为地主成,天主覆,土为地主载,其化气协于上天之休德。土旺于四时,故德流于四政,凡生长化收藏之五化无不齐修。

③张介宾《类经》土之平运,是曰备化。气协天休,顺承天化而济其美也。德流四政,土德分助四方,以赞成金木水火之政也。故生长化收藏,咸得其政而五者齐修矣。

④张志聪《黄帝内经集注》协,合也。天主生,地主成,土气和平,合天之休美而化生万物也。土德流于四方而五化齐修矣。

⑤高士宗《黄帝素问直解》土之平气曰备化。天生地成,故备化之纪。气协天休,土王四时,故德流四政。土气平,则五行之化气皆平,故五化齐修。

⑥黄元御《黄元御医书全集》土为四象之母,故德流四政。四政,金木水火。

⑦张琦《素问释义》此句未具体注释。

⑧高亿《黄帝内经素问详注直讲全集》〔批〕此举土之平气,以明天地之化,人物之变也。

〔注〕气协天休,谓天生地成,天覆地载,其气化上协于天之休美也。四政者,土德兼统四时也。

〔讲〕试以土之平气言之,如备化之纪,土为化气,协于天休,兼旺四季,故德流于四政,凡生长收藏之五化无不齐修。

⑨孟景春等《黄帝内经素问译释》气协天休:协,作协调、融洽解。休,美善。张介宾："气协天休,顺承天化,而济其美也。"四政:即四方之政。齐修:平均完善的

意思。

　　备化的年份，天地的气化协调和平，其德性流布于四方，使五行气化都能完善地发挥其作用。

　　⑩任廷革《任应秋讲〈黄帝内经〉（素问）》此句未具体注释，总体概括此段为：（提要）论五运之平气。

　　⑪张灿玾等《黄帝内经素问校释》气协天休：平气之土运，能协同司天之化而成其美。《类经》二十五卷第十三注："顺成天化而济其美也。"休，美也，善也。《书经·说命》云："实万世无疆之休。"德流四政：土之功德及于金木水火四行之政。王冰注："土之德静，分助四方，赞成金木水火之政。"五化齐修：土运平气，功德及于四政，则五行之气化，都表现为正常的治理。王冰注："土之气厚，应天休和之气，以生长收藏，终而复始，故五化齐修。"修，治理的意思。

　　土运平气备化之年，土气协同司天之化，以成其美，土德流于四季，则五气之所化皆得治理。

　　⑫方药中等《黄帝内经素问运气七篇讲解》[备化之纪]"备化之纪"，指土运平气之年。六十年中岁运是土运而又属于平气之年的有己丑、己未两年。

　　[气协天休，德流四政，五化齐修，其气平，其性顺，其用高下]以下是谈土运平气之年的气候及物候的一般变化及表现。

　　[气协天休]"气"，指气候；"协"，指协调；"天"，指自然界；"休"，有美、善之义。"气协天休"，意即自然界气候协调正常。

　　[德流四政]"德"，指土德。《素问·气交变大论》谓："中央生湿，湿生土，其德溽蒸。""溽蒸"，王冰注："溽，湿也，蒸，热也。"这就是说，土之德如以火煎水，以水蒸物一样，万物通过这种蒸化作用才能完全成熟。"四政"，即金木水火之政。"德流四政"，意即土为万物之母，土载四行，土德正常，则其他金木水火四行也才能正常。张介宾注："土德分助四方，以赞木火金水之政。"亦即此意。

　　[五化齐修]"五"，指五谷；"化"，指化生；"齐修"，指完备、至善之义。"五化齐修"，意即土运平气之年，由于"德流四政"，所以五谷丰收。

　　⑬王洪图等《黄帝内经素问白话解》休：美善。修：治理的意思。

　　在土运平气，也就是备化的年份，天地之气协调和平，而能生化万物，土气的作用流布四方，使生、长、化、收、藏五气都能均衡完善地发展。

　　⑭郭霭春《黄帝内经素问白话解》气协：天休土的气厚，与自然休和之气相协调。

　　土运平气的识别，在于土的气厚，与自然休和之气相协调，它的特性达于四方，使五行的气化同时盛行。

　　（2）其气平，其性顺，其用高下。其化丰满，其类土，其政安静，其候溽蒸，其令湿，其藏脾。

　　①王冰《黄帝内经素问》土之生也，平而正。应顺群品，悉化成也。田土高下，

皆应用也。丰满万物,非土化不可也。五行之化,土类同。土体厚,土德静,故政化亦然。溽,湿也。蒸,热也。湿化不绝竭,则土令延长。脾气同。

②马莳《黄帝内经素问注证发微》土之气平正,土之性柔顺,土之用可高可下,土之化为丰为满,五行之土类同于土,土之政主于安静,土之候溽湿蒸热,土之令以湿,在人之脏为脾。

③张介宾《类经》土之气象,平而厚也。顺万物之性,而各成其化也。或高或下,皆其用也。万物成实,必赖乎土,故土曰充气。诸土皆其类也。土厚而安静,其政亦然。溽,湿也。蒸,热也。长夏之候也。土之化也。脾属土也。

④张志聪《黄帝内经集注》平夷,土之气。柔顺,土之性也。高下者,土之体。或高或下,咸备其化,土之用也。丰厚满溢,湿土之化也。五方五土,与之同类。安静而化,土之政也。溽蒸,长夏之候也。在天为湿,土之令也。其在藏主脾。

⑤高士宗《黄帝素问直解》其气平,土之中正也。其性顺,土之柔和也。其用高下,土之山泽也。其化丰满,土之敦厚也。其类土,凡有形之土皆其类也。其政安静,土之镇重也。其候溽蒸,长夏之气也。其令湿,湿为土之号令也。其藏脾,脾属土也。

⑥黄元御《黄元御医书全集》此句未具体注释。

⑦张琦《素问释义》此句未具体注释。

⑧高亿《黄帝内经素问详注直讲全集》〔讲〕言乎其气,则气平正;言乎其性,则性柔顺;言乎其用,则可高而可下;言乎其化,则为丰、为满矣。且推其五行之所类,则为土,土气之司政,则为安、为静,土气之应候则为溽、为蒸,是以主天下之令而为静,应人之脏而为脾矣。

⑨孟景春等《黄帝内经素问译释》高下:有高有下,能高能下。溽(rù 褥)蒸:溽,湿气。溽蒸,湿热蒸发。

其气和平,其性和顺,其作用能高能下,其生化能使万物成熟丰满,其属类是土,其权力是使之安静,其气候是湿热交蒸,其权力的表现是湿,应于人体内脏是脾。

⑩任廷革《任应秋讲〈黄帝内经〉〈素问〉》此句未具体注释,总体概括此段为:(提要)论五运之平气。

⑪张灿玾等《黄帝内经素问校释》高下:马莳注"土之用可高可下"。

其气平和,其性随顺,其作用可高可下,其化为丰盛饱满,其类为土,其政安逸静谧,其气候为湿热相交,其令为湿,其在脏应于脾。

⑫方药中等《黄帝内经素问运气七篇讲解》〔其气平〕"平",即正常,"其气平",意即土运平气之年,气候变化正常。

〔其性顺〕"顺""平",均有正常之义。"其性顺",指土运平气之年,物化现象也完全正常。

〔其用高下〕"用",指作用;"高下",指上下。"其用高下",张介宾注:"或高或下,皆其用也。"意即土为万物之母,其化生作用,不论地势高低,均赖土的化育。

[其化丰满]"化",指化生;"丰满",即多而肥大。"其化丰满",意即土运平气之年,由于气候正常,农作物充分成熟,谷物生长不但数量多而且质量好,粒大中满。

[其政安静]"安静",亦指正常。"其政安静",意即土运平气之年,雨水调和,不旱不涝,因此谷物生长良好。

[其候溽蒸,其令湿]"候",指气候;"溽蒸",指湿热。"令",指季节,此处是指长夏;"湿",指潮湿。全句意即土运平气之年,在长夏湿土主事的季节里,气候炎热而潮湿,雨水较多。

⑬王洪图等《黄帝内经素问白话解》溽蒸:溽,湿气。溽蒸,湿热蒸腾的意思。

天地之气协调和平,而能生化万物,土气的作用流布四方,使生、长、化、收、藏五气都能均衡完善地发展。土气和平敦厚,它的性质柔顺;它的功用表现为可高可低;它的生化之气,是使万物成熟丰满;它在物类上属于土;它的职权是安静;它的气候特点是湿热蒸腾;它的表现是湿气;它与人体内的脾脏相应。

⑭郭霭春《黄帝内经素问白话解》备化之气和平,性柔顺,其变动是或高或低,其生化能使万物成熟丰满,其属类是土,其功能是使万物平安静和,其征兆是湿热相蒸,其表现是湿,其在人的内脏是脾。

(3)脾其畏风,其主口,其谷稷,其果枣,其实肉,其应长夏,其虫倮,其畜牛,其色黄,其养肉,其病否,其味甘,其音宫,其物肤,其数五。

①王冰《黄帝内经素问》风,木令也。脾性虽四气兼并,然其所主,犹畏木也。《五运行大论》云:脾,其性静兼。又曰:风胜湿。土体包容,口主受纳。色黄也。([新校正云]按《金匮真言论》作稷,《藏气法时论》作粳。)味甘也。中有肌肉者。长夏谓长养之夏。([新校正云]按王(冰)注《藏气法时论》云:夏为土母,土长于中,以长而治,故云长夏。又注《六节藏象论》云:所谓长夏者,六月也。土生于火,长在夏中,既长而王,故云长夏)。无毛羽鳞甲,土形同。成彼稼穑,土之用也。牛之应用,其缓而和。土同也。所养者,厚而静。土性拥碍。([新校正云]按《金匮真言论》云:病在舌本,是以知病之在肉也。)备化气丰,则物味甘厚。大而重。物禀备化之气,则多肌肉。生数也,正土不虚加故也。

②马莳《黄帝内经素问注证发微》脾主土,木主风,故木能克土,则脾之所畏者惟风。口为脾窍,故其主在口,在五谷为稷,在五果为枣,土主肉,故果之实多肉。在五时为长夏,在五虫为倮,在五畜为牛,在五色为黄。脾主土,又主肉,故所养在肉,脾不养,则其病为否塞。在五味为甘,在五音为宫,凡物得土气者则其肤必厚。天以五生土,而地以十成之,故其数五,土常以生也。

③张介宾《类经》风者木气也。脾之窍也。其谷稷,小米之粳者曰稷,黔谷也。其果枣,味甘也。土主肌肉也。长夏者,六月也。土生于火,长在夏中,既长而王,故云长夏。倮,赤体也。《礼记·月令》亦曰:其虫倮。注曰:人为倮虫之长。倮,郎朵切。其性和缓,其功稼穑,得土气也。黄属土也。脾土所主也。脾之病也。甘

为土化也。宫音属土,其声下而浊。即肌肉也。土之生数五,成数十。

④张志聪《黄帝内经集注》畏风者,木乃土之胜也。脾开窍于口。稷,黅谷也。枣色黄而味甘。肉,果实之肉也。倮虫,肉体之虫。牛,土之畜也。脾主肌肉,故其养在肉。否者,脾病于中而上下之气不交也。宫音,中土之音。肤,物之肤肉也。五,乃土之生数。《六元正纪论》曰:土常以生也。

⑤高士宗《黄帝素问直解》脾其畏风,土畏木也。其主口,口为脾窍也。稷似黍而色黅,故其谷稷。枣味甘而肉黄,故其果枣。肉形丰厚而软阜,故其实肉。长夏之气溽蒸,故其应长夏。倮虫肉体无毛,犹土之柔润,故其虫倮。牛,坤象,属地,地主生物,故其畜牛。黄者,土之色,故其色黄。肉者脾所主,故其养肉。其病否塞,土气不升也。甘者土之味,宫者土之音。凡具土体之物,必有肤肉。五者,土之生数也。《六元正纪大论》云,土常以生,故不举成数而举生数。

⑥黄元御《黄元御医书全集》脾其畏风,土不胜木也。否者,脾气不运,则病痞塞。五者,土之生数也。天五生土,地十成之。

⑦张琦《素问释义》此句未具体注释。

⑧高亿《黄帝内经素问详注直讲全集》〔注〕否,与痞同,脾病也。宫,音之大而重者。土主肌肉,故物肤土之平气所主,有如是也。

〔讲〕脾也者,与土相应而畏木者也。脾纳于谷,窍在口也,故其性畏木,开窍于口。不特此也,土之在五谷也,则为稷。在果品也,则为枣。在物实也,则为肉。在四时也,则应长夏。在昆虫也,则主倮。在畜物也,则为牛。宜其着于色而色黄。论其精而养肉。发为病,则为否。以及人物变味,则为甘。应物成音,则为宫。物感其气而肤厚,天位其数而生五也,土之平气所主者如此。

⑨孟景春等《黄帝内经素问译释》否(pǐ痞):窒塞不通。肤:王冰"物禀备化之气,则多肌肉"。《读素问臆断》云"'肤'当作'肉'"。

脾畏惧风(木克土),脾开窍于口,所以主于口,其在谷类是稷,果类是枣,其所充实的是肉,其所应的时令是长夏,所应的动物,在虫类是倮虫,在畜类是牛,在颜色是黄,其充养的是肉,若发病则为痞塞,在五味是甘,在五音是宫,在物体来说是属于肌肤一类,在河图成数是五。

⑩任廷革《任应秋讲〈黄帝内经〉〈素问〉》此句未具体注释,总体概括此段为:(提要)论五运之平气。

⑪张灿玾等《黄帝内经素问校释》否:通"痞"。痞塞不通。

脾畏风气,脾在窍则主于口,其在五谷为稷。其在果类为枣,其在果实为果肉,其在四时应于长夏,其在虫类应于倮虫,其在畜类应于牛,其在色为黄,其精气充养的是肌肉,其发病为痞塞不通,其在味为甘,其在五音为宫,其在物为皮肤,其在数为五行生数五。

⑫方药中等《黄帝内经素问运气七篇讲解》〔其脏脾,脾其畏风,其主口〕"脾"在五行归类上属于土,"脾开窍于口",人体口腔与脾的作用密切相关,因此,口在五

行归类上亦属于土。"其脏脾","其主口",意即土运平气之年,人体脾的作用正常,口的作用也正常。"脾其畏风"一句是对脾与其他器官关系的附加说明,"风",在五行归类上属于木,在五脏归类上属于肝,木与土的关系是相制关系,"脾其畏风",意即脾所不胜者为肝,亦即脾的作用正常与否与肝的作用密切相关。

[其谷稷,其果枣,其实肉]稷,指小米一类谷物。张介宾注:"小米之粳者曰稷,黏谷也。""枣",指大枣。"其实肉,"指果实之肉厚者。全句意即土运平气之年,小米、大枣以及其他皮薄肉厚的果实均生长良好。

[其应长夏]"长夏",指一年中的长夏季节。这个季节在一年中的具体时间,一般有两种说法。一指农历六月,王冰在《素问·六节藏象论》中注长夏云:"所谓长夏者,六月也。"一指土运主时的七十三天而有奇,即芒种后十日至处暑后七日这一段时间为长夏。这两种说法以长夏为六月者居多。不过,我们认为后者比较合理。因为五运主时各占一步。每一步运各主七十三日零五刻。从木运开始,而火运,而土运,而金运,而水运,以相生之序而运行,至水运而终,而且每一步运都有它各自固定的交司时日,即木运大寒日交运,火运春分后十三日交运,土运芒种后十日交运,金运处暑后七日交运,水运立冬后四日交运。上述交司时日,年年如此,恒定不变。长夏属土,这是规定。如果长夏只是六月,则其他木、火、金、水四运的时间便不可能仍是七十三天零五刻。五运的交司时日也会全部打乱。所以我们认为,以后者提法为合理。"其应长夏",意即土运之年,其气候变化主要表现在这一年中的夏至至处暑一段时间之内。土运平气之年,这一段时间中气候良好。

[其虫倮,其畜牛]"倮",即五虫中之倮虫。"牛",即五畜中之牛。全句意即土运平气之年,倮虫、牛等动物,胎孕生长均良好。

[其色黄]"黄",即黄色,此处指黄色谷物。"其色黄",意即在土运平气之年中,黄色谷物,例如小米等谷物生长良好。

[其养肉]"养",指对人体的营养。"其养肉",意即土运平气之年中,各种相应的谷肉果菜等类食物,例如前述之小米、大枣、牛肉等,均有良好的补脾以及营养人体肌肉的作用。

[其病否]"否",音义均同"痞",指人体在致病因素作用以后所出现的胀满痞塞现象。此与人体脾胃功能失调有关。土运平气之年一般不应有此现象,详见"敷和之纪"一段注释,此不赘述。

[其味甘]"甘",指甜味或淡味。"其味甘"之义有二;其一,指土运平气之年,甘味谷物生长良好;其二,指甘味食物或药物与人体的脾胃密切相关。

[其音宫]"宫",为五音中之最低音,以宫音代表土音,此可能认为宫音是其他四音的基础音,这就如同土为万物生长的基础一样。

[其物肤]"肤",指肌肤。王冰注:"物禀备化之气,则多肌肉。"因此,"肤"字,不能作皮肤而应作肌肤或肌肉解。"其物肤",意即土运平气之年,相应生物,肌肉丰盛;同时亦与人体肌肉营养密切相关,亦即与前述之"其实肉","其养肉"之义相似。

[其数五]"五",为土之生数。由于土载四行,土为万物之母,万物必须在土的基础之上成长,因此,其余四行均有生数、成数,而土本身则生成一样,无生数、成数之分。

⑬王洪图等《黄帝内经素问白话解》否:通痞。痞塞不通的意思。

脾土受风木之气的克制,脾开窍于口;它在谷类是稷;它在果类是枣;它在果实是肉;与它相应的时令是长夏;它在虫类是倮虫;它在畜类是牛;它在颜色是黄;它的精气充实营养肌肉;它的病变特点是窒塞不通;它在五味是甘;它在五音是宫;它在物体是属于皮肤肌肉一类;它在五行生数是五。

⑭郭霭春《黄帝内经素问白话解》脾其畏风:脾畏肝木。否:痞,痞塞不通。

脾所畏惧的是肝木,它关联着口,其在谷类是稷,其在果类是枣,其在果实中是果肉,其所应的时令是长夏,其在虫类是倮虫,其在畜类是牛,其在颜色是黄,其在精气所养是肉,其在病是痞塞,其在五味是甘,其在五音是宫,其在物体是属于皮肤一类,其在河图成数是五。

第五解

(一)内经原文

审平之纪,收而不**争**,杀而无**犯**,五化宣明。其气**洁**,其性刚,其用**散落**,其化坚敛,其类金,其政劲肃,其候清切,其令燥,其藏肺;肺其畏热,其主鼻,其谷稻,其果桃,其实壳,其应秋,其虫介,其畜鸡,其色白,其养皮毛,其病咳,其味辛,其音商,其物外坚,其**数九**。

(二)字词注释

(1)争

①王冰《黄帝内经素问》争。

②马莳《黄帝内经素问注证发微》争。

③张介宾《类经》争。

④张志聪《黄帝内经集注》争。

⑤高士宗《黄帝素问直解》争。

⑥黄元御《黄元御医书全集》此字未具体注释。

⑦张琦《素问释义》此字未具体注释。

⑧高亿《黄帝内经素问详注直讲全集》〔注〕争。

⑨孟景春等《黄帝内经素问译释》作"剥夺"解。

⑩任廷革《任应秋讲〈黄帝内经〉〈素问〉》此字未具体注释。

⑪张灿玾等《黄帝内经素问校释》在此有竞争的意思。

⑫方药中《黄帝内经素问运气七篇讲解》"争",指混乱。

⑬王洪图等《黄帝内经素问白话解》剥夺。

⑭郭霭春《黄帝内经素问白话解》争夺。

（2）犯

①王冰《黄帝内经素问》犯，谓刑犯于物也。

②马莳《黄帝内经素问注证发微》犯。

③张介宾《类经》犯，谓残害于物也。

④张志聪《黄帝内经集注》犯。

⑤高士宗《黄帝素问直解》犯。

⑥黄元御《黄元御医书全集》此字未具体注释。

⑦张琦《素问释义》此字未具体注释。

⑧高亿《黄帝内经素问详注直讲全集》〔注〕犯。

⑨孟景春等《黄帝内经素问译释》残害。

⑩任廷革《任应秋讲〈黄帝内经〉（素问）》此字未具体注释。

⑪张灿玾等《黄帝内经素问校释》伤害的意思。

⑫方药中等《黄帝内经素问运气七篇讲解》"犯"，有侵犯或伤害之义。

⑬王洪图等《黄帝内经素问白话解》残害。

⑭郭霭春《黄帝内经素问白话解》"犯"，残害。

（3）洁

①王冰《黄帝内经素问》金气以洁白莹明为事。

②马莳《黄帝内经素问注证发微》洁。

③张介宾《类经》洁白莹明，金之气也。

④张志聪《黄帝内经集注》洁白，金之气也。

⑤高士宗《黄帝素问直解》金之净白也。

⑥黄元御《黄元御医书全集》此字未具体注释。

⑦张琦《素问释义》此字未具体注释。

⑧高亿《黄帝内经素问详注直讲全集》〔讲〕清洁。

⑨孟景春等《黄帝内经素问译释》洁净。

⑩任廷革《任应秋讲〈黄帝内经〉（素问）》此字未具体注释。

⑪张灿玾等《黄帝内经素问校释》金之气洁白清净。王冰注："金气以洁白莹明为事。"

⑫方药中等《黄帝内经素问运气七篇讲解》"洁"，指明净。

⑬王洪图等《黄帝内经素问白话解》清洁。

⑭郭霭春《黄帝内经素问白话解》洁净。

（4）散落

①王冰《黄帝内经素问》金用，则万物散落。

②马莳《黄帝内经素问注证发微》散落。

③张介宾《类经》散落万物，金之用也。

④张志聪《黄帝内经集注》散落。

⑤高士宗《黄帝素问直解》其用散落,金之肃杀也。

⑥黄元御《黄元御医书全集》此词未具体注释。

⑦张琦《素问释义》此词未具体注释。

⑧高亿《黄帝内经素问详注直讲全集》〔讲〕飘散而零落。

⑨孟景春等《黄帝内经素问译释》金性肃杀,能使万物成熟脱落。

⑩任廷革《任应秋讲〈黄帝内经〉(素问)》此词未具体注释。

⑪张灿玾等《黄帝内经素问校释》凋零坠落。

⑫方药中等《黄帝内经素问运气七篇讲解》"散落",指飘散零落。

⑬王洪图等《黄帝内经素问白话解》成熟坠落。

⑭郭霭春《黄帝内经素问白话解》分散零落。

(5) 数九

①王冰《黄帝内经素问》成数也。

②马莳《黄帝内经素问注证发微》天以九成之,故其数九。

③张介宾《类经》金之生数四,成数九。

④张志聪《黄帝内经集注》九,乃金之成数也。

⑤高士宗《黄帝素问直解》九者,金之成数也。

⑥黄元御《黄元御医书全集》九者,金之成数。

⑦张琦《素问释义》此词未具体注释。

⑧高亿《黄帝内经素问详注直讲全集》〔讲〕天位其数而成九也。

⑨孟景春等《黄帝内经素问译释》在河图成数是九。

⑩任廷革《任应秋讲〈黄帝内经〉(素问)》此词未具体注释。

⑪张灿玾等《黄帝内经素问校释》其在数为五行成数九。

⑫方药中等《黄帝内经素问运气七篇讲解》"九",为金之成数,即金的生数四再加土数五而成九。"其数九",意即金运平气之年,金的生和成均正常。

⑬王洪图等《黄帝内经素问白话解》它在五行成数是九。

⑭郭霭春《黄帝内经素问白话解》其在河图成数是九。

(三) 语句阐述

(1) 审平之纪,收而不争,杀而无犯,五化宣明。

①王冰《黄帝内经素问》犯,谓刑犯于物也。收而不争,杀而无犯,匪审平之德,何以能为是哉!

②马莳《黄帝内经素问注证发微》金气之平,为审平之纪。收气者,金气也;杀气者,亦金气也。惟气得其平,故收而不争,杀而无犯,凡生长化收藏之五化无不宣明。

③张介宾《类经》金之平运,是曰审平。金气平则收而不争,杀而无犯。犯,谓残害于物也。金气清肃,故五化得之,皆以宣明。

④张志聪《黄帝内经集注》金,兵象也。金气和平,故收而不争。天地之气,春

生秋杀,杀而无犯,不残害于物也。金气清肃,故五化得之,咸有宣明。

　　⑤高士宗《黄帝素问直解》金之平气曰审平。秋时收杀,金气主之,故审平之纪,收而不争,杀而无犯,金气平,则五行之化气皆平,故五化宣明。

　　⑥黄元御《黄元御医书全集》此句未具体注释。

　　⑦张琦《素问释义》此句未具体注释。

　　⑧高亿《黄帝内经素问详注直讲全集》〔批〕此举金之平气,以明天地之化,人物之变也。

　　〔注〕收杀,皆金气,金得其平,故不争无犯也。

　　〔讲〕试以金之平气言之,如审平之纪,主收者金气也,主杀者亦为金气,惟气得其平,故收而不争,杀而无犯。凡生长化收藏之五化,无不宣明。

　　⑨孟景春等《黄帝内经素问译释》争:作"剥夺"解。犯:张介宾"犯,谓残害于物也"。

　　审平的年份,金的气化虽主收束,但无剥夺的现象,虽主肃杀,但无残害的情况,五行的气化都得宣畅清明。

　　⑩任廷革《任应秋讲〈黄帝内经〉〈素问〉》此句未具体注释,总体概括此段为:(提要)论五运之平气。

　　⑪张灿玾等《黄帝内经素问校释》五化宣明:金之平气,收而不争,杀而无犯,则五行之气化,自能宣发畅明。

　　金运平气审平之年,金气虽收而不相竞争,虽杀而不伤害于物,五气之所化得以宣发畅明。

　　⑫方药中等《黄帝内经素问运气七篇讲解》[审平之纪]"审平之纪",指金运平气之年。六十年中岁运是金运而又属于平气之年者有乙卯、乙酉、庚午、庚寅、庚子、庚申等六年。

　　[收而不争,杀而无犯,五化宣明,其气洁,其性刚,其用散落]此节是谈金运平气之年的气候及物候的一般变化及表现。

　　[收而不争]"收",指收敛;"争",指混乱。"收而不争",意即金运平气之年,秋收之气既无太过,又无不及,完全处于正常状态。

　　[杀而无犯]"杀",指肃杀,指秋凉后的树凋叶落现象。"犯",有侵犯或伤害之义。"杀而无犯",意即金运平气之年,虽然到了秋天也会出现树凋叶落的现象,但是这是正常物化现象,对生物并无损害。

　　[五化宣明]"五化",指五谷之化;"宣明",作良好解。"五化宣明",意即金运平气之年,五谷生长收成均皆正常良好。

　　⑬王洪图等《黄帝内经素问白话解》在金运平气,也就是审平的年份,天地之气虽有收敛约束的性质,但无剥夺残害的现象,使生、长、化、收、藏五气都能宣畅而清洁。

　　⑭郭霭春《黄帝内经素问白话解》收而不争:收敛而无争夺。杀而无犯:肃杀

而无残害。"犯",残害。

金运平气的识别,在于金是收敛而无争夺,肃杀而无残害,五行的气化,从而得到通畅、明洁。

(2)其气洁,其性刚,其用散落,其化坚敛,其类金,其政劲肃,其候清切,其令燥,其藏肺。

①王冰《黄帝内经素问》金气以洁白莹明为事。性刚,故摧缺于物。金用,则万物散落。收敛坚强,金之化也。审平之化,金类同。化急速而整肃也。劲,锐也。清,大凉也。切,急也,风声也。燥,干也。肺气之用,同金化也。

②马莳《黄帝内经素问注证发微》金之气洁,金之性刚,金之用则散落,金之化为坚敛,五行之金类同于金。金之政劲肃,金之候清切,金之令为燥,在人之脏属于肺。

③张介宾《类经》洁白莹明,金之气也。刚劲锋利,金之性也。散落万物,金之用也。收敛坚强,金之化也。诸金皆其类也。急速而严,金之政也。秋之候也。金之化也。肺属金也。

④张志聪《黄帝内经集注》洁白,金之气也。刚坚,金之性也。万物散落,金之用也。其气收敛,秋之化也。五金之类,与之同类。坚劲肃清,金之政也。清切,秋之候也。在天为燥,金之令也。其藏为肺。

⑤高士宗《黄帝素问直解》其气洁,金之净白也。其性刚,金之坚锐也。其用散落,金之肃杀也。其化坚敛,金之凝束也。其类金,凡有形之金皆其类也。其政劲肃,金之健利也。其候清切,秋时之气也。其令燥,燥为金之号令也。其藏肺,肺属金也。

⑥黄元御《黄元御医书全集》此句未具体注释。

⑦张琦《素问释义》此句未具体注释。

⑧高亿《黄帝内经素问详注直讲全集》〔讲〕言乎其气,则气清洁;言乎其性,则性坚刚;言乎其用,则飘散而零落;言乎其化,则坚实而收敛矣。且扩其五行之所类,则为金,金气之司政则为劲、为肃,金气之应候,则为清、为切,是以主天之令而为燥,应人之脏而为肺矣。

⑨孟景春等《黄帝内经素问译释》散落:金性肃杀,能使万物成熟脱落。

其气洁净,其性刚强,其作用是成熟散落,其生化能使万物结实收敛,其属类是金,其权力是为清劲严肃,其气候清凉,其权力的表现是燥,应于人体的内脏是肺。

⑩任廷革《任应秋讲〈黄帝内经〉(素问)》此句未具体注释,总体概括此段为:(提要)论五运之平气。

⑪张灿玾等《黄帝内经素问校释》其气洁:金之气洁白清净。王冰注:"金气以洁白莹明为事。"散落:凋零坠落。

其气清洁,其性刚劲,其作用为凋零散落,其化为坚实紧缩,其类为金,其政强劲严肃,其气候为清冷急切,其令为燥,其在脏应于肺。

⑫方药中等《黄帝内经素问运气七篇讲解》[其气洁]"气",指气候;"洁",指明净。"其气洁",意即金运平气之年,秋高气爽。

[其性刚]"性",指气候的特性;"刚",指刚烈劲切。"其性刚",意即金运平气之年,虽然天高气朗,但毕竟秋天里是西风用事与绵绵春风不同,秋风刚劲清凉,给自然界带来一片清肃萧索景象。

[其用散落]"用",指作用;"散落",指飘散零落。"其用散落",意即秋天里,西风刚劲,树凋叶落,所谓"一叶知秋"。以上这些都是对秋天里正常气候及自然景象的描述。

[其化坚敛,其类金]"化",指物化现象;"坚敛",指坚实而收敛。"类",指类似。全句意即金运平气之年,植物生长成熟而坚实。这些现象与五行中的金相类似,所以上述这些气候及物候变化也可以用"金"来加以抽象归类和概括。

[其政劲肃]"政",指职能;"劲",指刚劲有力;"肃",指肃杀。"其政劲肃",意即金运平气之年,秋天气候刚劲,自然界呈现一片肃杀之象。

[其候清切,其令燥]"候",指气候;"清切",指清凉;"令",指季节;"燥",指干燥。本句意即金运平气之年,秋天里气候转为清凉而干燥。

⑬王洪图等《黄帝内经素问白话解》使生、长、化、收、藏五气都能宣畅而清洁。金气洁白莹明,它的性质刚强锋利;它的功用表现为成熟坠落;它的生化之气,是使万物收敛坚实;它在物类上属于金;它的职权是坚劲清肃;它的气候特点是清凉而风急;它的表现是燥气;它与人体内的肺脏相应。

⑭郭霭春《黄帝内经素问白话解》清切:清凉急切。

审平之气洁净,性刚强,其变动是分散零落,其生化能使万物结实收敛,其属类是金,其功能是使万物清劲严肃,其征兆是清凉而急切,其表现是燥,其在人的内脏是肺。

（3）肺其畏热,其主鼻,其谷稻,其果桃,其实壳,其应秋,其虫介,其畜鸡,其色白,其养皮毛,其病咳,其味辛,其音商,其物外坚,其数九。

①王冰《黄帝内经素问》热,火令也。肺性凉,故畏火热。《五运行大论》曰:肺,其性凉。肺藏气,鼻通息也。色白也。（〔新校正云〕按《金匮真言论》作稻,《藏气法时论》作黄黍。）味辛也。外有坚壳者。四时之化,秋气同。外被坚甲者。性善斗伤,象金用也。（〔新校正云〕按《金匮真言论》云:其畜马。）色同也。坚同也。有声之病,金之应也。（〔新校正云〕按《金匮真言论》云:病在背,是以知病之在皮毛也。）审平化治,则物辛味正。和利而扬。金化宣行,则物体外坚。成数也。

②马莳《黄帝内经素问注证发微》肺属金,金畏火,火主热,故畏热。鼻为肺窍,故其主鼻。在五谷为稻,在五果为桃,金性坚,其果实之壳当坚。在五时为秋,在五虫为介,在五畜为鸡,在五色为白。肺主皮毛,故所养者当在皮毛,皮毛不养则伤肺,故其病咳。在五味为辛,在五音为商,凡外得金之气者其外必坚。即上文实壳之义,主凡物言。地以四为金,而天以九成之,故其数九。

③张介宾《类经》热为火气也。肺之窍也。色白也。味辛也。凡物之皮壳皆坚,金刚居外也。金之王也。甲坚而固,得金气也。性好斗,故属金。《金匮真言论》木畜曰鸡,金畜曰马。白色属金。肺金所主也。肺金病也。辛为金化也。商音属金,其声次浊。壳之类也。金之生数四,成数九。

④张志聪《黄帝内经集注》肺畏热者,金畏火也。肺开窍在鼻。稻乃秋成之谷也。桃色白而有毛,肺之果也。坚壳之实,介甲之虫,皆感坚刚之气而生也。鸡性善斗,感肃杀之气也。肺主皮毛,故其养在皮毛。咳者,肺之病也。商主西方之音。辛乃金之味也。其于万物,咸如实壳虫介之外坚。九,乃金之成数也。(眉批)促织好斗,亦感肃杀之气而生。

⑤高士宗《黄帝素问直解》肺其畏热,金畏火也。其主鼻,鼻为肺窍也。稻米完而稻薪坚,故其谷稻。桃外壳而内肉白,故其果桃,桃,胡桃也。壳包乎外,金之介甲,故其实壳。秋风清切,故其应秋。介虫负甲而外坚,犹金之甲胄,故其虫介。鸡,支酉,属金,而喜斗,犹金之攻伐,故其畜鸡。白者金之色,故其色的。皮毛者肺所主,故其养皮毛。其病欲,肺气不和也。辛者余之味,商者金之音。凡具金体之物,其外必坚。九者,金之成数也。

⑥黄元御《黄元御医书全集》肺其畏热,金不胜火也。九者,金之成数。地四生金,天九成之。

⑦张琦《素问释义》此句未具体注释。

⑧高亿《黄帝内经素问详注直讲全集》〔注〕商,音之利而扬者。物外坚,得金气也,金之平气所主,有如是也。

〔讲〕肺也者,与金相应,而畏火者也,肺通呼吸,窍在鼻也,故其性畏火,开窍于鼻。不特此也,至若金之在五谷也,则为稻;在果品也,则为桃;在物实也,则为壳;在四时也则应秋;在昆虫也,则主介;在畜物也,则为鸡;宜其着于色而色白;论其精则养皮毛;发为病则主咳;以及人物变味则为辛;应物成音,则为商。物得其气而成形质者,皆得金气而外坚,天位其数而成九也,金之平气所主者如此。

⑨孟景春等《黄帝内经素问译释》肺畏火热(火克金),肺开窍于鼻,所以主于鼻,其在谷类是稻,果类是桃,所充实的是壳,其所应的时令是秋,所应的动物,在虫类是介虫,在畜类是鸡,在颜色是白,其充养的是皮毛,如发病则为咳嗽,在五味是辛,在五音是商,在物体来说是属于外面包裹的一类,在河图成数是九。

⑩任廷革《任应秋讲〈黄帝内经〉〈素问〉》此句未具体注释,总体概括此段为:(提要)论五运之平气。

⑪张灿玾等《黄帝内经素问校释》外坚:指物体外部坚实部分。

肺畏火热之气,肺在窍则主于鼻,其在五谷为稻,其在果类为桃,其在果实为壳,其在四时应于秋,其在虫类应于介虫,其在畜类应于鸡,其在色为白,其精气充养的是皮毛,其发病为咳嗽,其在味为辛,其在五音为商,其在物为物体外部坚实部分,其在数为五行成数九。

⑫方药中等《黄帝内经素问运气七篇讲解》［其脏肺，肺其畏热，其主鼻］"肺"，指人体的肺脏；"鼻"，指鼻的作用。肺开窍于鼻。"其脏肺"，"其主鼻"，意即金运平气之年，人体的肺脏和鼻的功能相应正常。"肺其畏热"一句，此处是对肺与其他器官的关系附加说明。"热"，在五行中属于火，在五脏中属于心。火与金的关系是相克的关系，意即肺的作用正常与否和心密切相关，和热密切相关。秋天里应凉不凉，可以出现肺病、鼻病。

［其谷稻，其果桃，其实壳］"其谷稻"，意即金运平气之年，稻类谷物生长收成良好。"桃"，指胡桃，亦即核桃。高世栻注："桃外壳而内白肉，故其果桃。桃，胡桃也。"胡桃果期在每年十月，一般在白露前成熟。"其果桃"，意即金运平气之年，胡桃类果物，生长收成良好。"其实壳"，即带坚壳的果实，意即金运平气之年，外有坚壳的果实生长收成良好。前述胡桃即属外有坚壳的果实。

［其应秋］"其应秋"，意即金运平气之年，其气候变化主要表现在这一年的秋季。金运平气之年中，秋季气候正常第良好。

［其虫介，其畜鸡］"介"，有甲壳之义，此处是指介虫，亦即带有甲壳的虫类。"鸡"，即五畜中之鸡。《素问·金匮真言论》谓"其畜马"，可以互参。全句意即金运平气之年，介虫类及鸡或马等动物胎孕生长均良好。

［其色白］"白"，即白色。此处指白色谷物，例如大米一类谷物，即属白色谷物。"其色白"，意即金运平气之年，白色谷物生长及收成均良好。

［其养皮毛］"养"，指对人体的营养作用；"皮毛"，指人体的肌表，人体皮毛属肺。"其养皮毛"，意即金运平气之年中生长的各种相应谷肉果菜之类，例如前述之马肉、鸡肉、核桃、大米等，均有滋补人体肺脏及皮毛的作用。

［其病咳］"咳"，即咳嗽。可能系后文错刊于此，详释参见前。

［其味辛］"辛"，即辛辣之味。"其味辛"含义有二：其一，指金运平气之年，辛味植物，例如葱、姜、蒜之类生长良好。其二，指具有辛味的食物或药物与人体肺的作用密切相关。

［其音商］"商"，为五音中之次低音，其声哀怨低沉。"其音商"，意即金运平气之年，秋季里西风刚劲，秋意萧索，好像五音中的商音一样低沉哀怨。

［其物外坚］"外坚"，即外有坚壳。"其物外坚"，意即金运平气之年，相应生物，外壳坚硬。

［其数九］"九"，为金之成数，即金的生数四再加土数五而成九。"其数九"，意即金运平气之年，金的生和成均正常。

⑬王洪图等《黄帝内经素问白话解》肺气受火热之气的克制，肺开窍于鼻；它在谷类是稻；它在果类是桃；它在果实是皮壳；与它相应的时令是秋季；它在虫类是介虫；它在畜类是鸡；它在颜色是白；它的精气充实营养皮毛；它的病变特点是咳嗽；它在五味是辛；它在五音是商；它在物体是属于坚硬外壳一类；它在五行成数是九。

⑭郭霭春《黄帝内经素问白话解》肺其畏热:肺畏心火。

肺所畏惧的是心火,它关联着鼻,其在谷类是稻,其在果类是桃,其在果实是外壳,其所应的时令是秋,其在虫类是介虫,其在畜类是鸡,其在颜色是白,其在精气所养是皮毛,其在病是咳嗽,其在五味是辛,其在五音是商,其在物体是属于外壳坚硬一类,其在河图成数是九。

第六解

（一）内经原文

静顺之纪,藏而勿害,治而善下,五化咸整。其气明,其性下,其用沃衍,其化凝坚,其类水,其政流演,其候凝肃,其令寒,其藏肾;肾其畏湿,其主二阴,其谷豆,其果栗,其实濡,其应冬,其虫鳞,其畜彘,其色黑,其养骨髓,其病厥,其味咸,其音羽,其物濡,其数六。

故生而勿杀,长而勿罚,化而勿制,收而勿害,藏而勿抑,是谓平气。

（二）字词注释

（1）咸整

①王冰《黄帝内经素问》此词未具体注释。

②马莳《黄帝内经素问注证发微》凡生长化收藏之五化咸各整齐。

③张介宾《类经》五化得水而后齐,故曰咸整。

④张志聪《黄帝内经集注》整,齐也。

⑤高士宗《黄帝素问直解》咸整。

⑥黄元御《黄元御医书全集》此词未具体注释。

⑦张琦《素问释义》此词未具体注释。

⑧高亿《黄帝内经素问详注直讲全集》〔讲〕咸各整齐。

⑨孟景春等《黄帝内经素问译释》都得完整。

⑩任廷革《任应秋讲〈黄帝内经〉〈素问〉》此词未具体注释。

⑪张灿玾等《黄帝内经素问校释》皆整齐而无太过、不及之患。

⑫方药中等《黄帝内经素问运气七篇讲解》"咸",有均或皆之义;"整",指完整无伤。

⑬王洪图等《黄帝内经素问白话解》整齐。

⑭郭霭春《黄帝内经素问白话解》得以完整。

（2）沃衍

①王冰《黄帝内经素问》用非净事,故沫生而流溢。沃,沫也。衍,溢也。

②马莳《黄帝内经素问注证发微》沃衍。

③张介宾《类经》沃,灌溉也。衍,溢满也。沃音屋。

④张志聪《黄帝内经集注》沃,灌溉也。衍,满溢也。

⑤高士宗《黄帝素问直解》其用沃衍,水之充灌也。

⑥黄元御《黄元御医书全集》此词未具体注释。

⑦张琦《素问释义》此词未具体注释。

⑧高亿《黄帝内经素问详注直讲全集》〔讲〕则灌沃而流衍。

⑨孟景春等《黄帝内经素问译释》张介宾"沃,灌溉也。衍,溢满也"。水流灌溉。

⑩任廷革《任应秋讲〈黄帝内经〉(素问)》此词未具体注释。

⑪张灿玾等《黄帝内经素问校释》灌溉满溢的意思。沃,《说文》:"灌溉也。"

⑫方药中等《黄帝内经素问运气七篇讲解》"沃",指灌溉;"衍",指溢满。

⑬王洪图等《黄帝内经素问白话解》沃,灌溉。沃衍,灌溉满溢的意思。

⑭郭霭春《黄帝内经素问白话解》流溢灌溉以喻用之广泛。

(3)流演

①王冰《黄帝内经素问》泉不竭,河流不息,则流演之义也。

②马莳《黄帝内经素问注证发微》流演。

③张介宾《类经》演,长流貌。井泉不竭,川流不息,皆流演之义。演,衍同。

④张志聪《黄帝内经集注》流演。

⑤高士宗《黄帝素问直解》其政流演,水泉不竭也。

⑥黄元御《黄元御医书全集》此词未具体注释。

⑦张琦《素问释义》此词未具体注释。

⑧高亿《黄帝内经素问详注直讲全集》〔讲〕且广其五行之所类则为水,水气之司政,则为流为演。

⑨孟景春等《黄帝内经素问译释》流动不息。

⑩任廷革《任应秋讲〈黄帝内经〉(素问)》此词未具体注释。

⑪张灿玾等《黄帝内经素问校释》水长流的意思。演,《说文》:"长流也。"

⑫方药中等《黄帝内经素问运气七篇讲解》"流演",张介宾注:"演,长流貌,井泉不竭,川流不息,皆流演之义。""其政流演",意即水运平气之年,由于冬藏正常,所以水源不竭,奉生者多,所以第二年再生长良好。

⑬王洪图等《黄帝内经素问白话解》水泉川流不息。

⑭郭霭春《黄帝内经素问白话解》川流不息,以喻政之及远。

(4)彘(zhì)

①王冰《黄帝内经素问》彘,豕也。

②马莳《黄帝内经素问注证发微》彘。

③张介宾《类经》豕也。其色多黑,其性善下。彘音治。

④张志聪《黄帝内经集注》彘,豕也。

⑤高士宗《黄帝素问直解》彘。

⑥黄元御《黄元御医书全集》此字未具体注释。

⑦张琦《素问释义》此字未具体注释。

⑧高亿《黄帝内经素问详注直讲全集》〔讲〕在畜物也,则为彘。

⑨孟景春等《黄帝内经素问译释》猪。

⑩任廷革《任应秋讲〈黄帝内经〉(素问)》此字未具体注释。

⑪张灿玾等《黄帝内经素问校释》猪。

⑫方药中等《黄帝内经素问运气七篇讲解》"彘"(zhì 音知),就是猪。

⑬王洪图等《黄帝内经素问白话解》彘,zhì,音志,即猪。

⑭郭霭春《黄帝内经素问白话解》猪。

(5) 数六

①王冰《黄帝内经素问》成数也。

②马莳《黄帝内经素问注证发微》地以六成之,故其数六。

③张介宾《类经》水之生数一,成数六。

④张志聪《黄帝内经集注》六,乃水之成数也。

⑤高士宗《黄帝素问直解》六者,水之成数也。

⑥黄元御《黄元御医书全集》六者,水之成数。

⑦张琦《素问释义》此词未具体注释。

⑧高亿《黄帝内经素问详注直讲全集》〔讲〕地位其数而成六也。

⑨孟景春等《黄帝内经素问译释》在河图成数是六。

⑩任廷革《任应秋讲〈黄帝内经〉(素问)》此词未具体注释。

⑪张灿玾等《黄帝内经素问校释》其在五行成数为六。

⑫方药中等《黄帝内经素问运气七篇讲解》"六",为水的成数。水的生数为一,加土数五即成六。"其数六",意即水运平气之年,水的生和成均完全正常。

⑬王洪图等《黄帝内经素问白话解》它在五行成数是六。

⑭郭霭春《黄帝内经素问白话解》其在河图成数是六。

(三) 语句阐述

(1) 静顺之纪,藏而勿害,治而善下,五化咸整。

①王冰《黄帝内经素问》治,化也。水之性下,所以德全。江海所以能为百谷主者,以其善下之也。

②马莳《黄帝内经素问注证发微》水气之平,为静顺之纪。藏气者,水气也。惟气之平,故藏而勿害,水性下,故治而善下,凡生长化收藏之五化咸各整齐。

③张介宾《类经》水之平运,是曰静顺。水气平则藏而勿害,治而善下矣。江海之所以为百谷王者,以其德全善下也。五化得水而后齐,故曰咸整。

④张志聪《黄帝内经集注》水之平运,是谓静顺。夫万物得生长之气而茂盛,水运和平,故虽主藏而不害于物也。整,齐也。平治而善下,故五气感之而咸整也。

⑤高士宗《黄帝素问直解》水之平气曰静顺。冬时水气下藏,故静顺之纪,藏而勿害,治而善下,水气平则五行之化气皆平,故五化咸整。

⑥黄元御《黄元御医书全集》此句未具体注释。

⑦张琦《素问释义》此句未具体注释。

⑧高亿《黄帝内经素问详注直讲全集》〔批〕此举水之平气，以明天地之化，人物之变也。

〔注〕藏为水气，水得其平，故气无害。水性下，故治之而自善下也。

〔讲〕试以水之平气言之，如静顺之纪。藏气者，水气也，惟气之平，故藏而勿害兼水性下，故治而善下。凡生长化收藏之五化，咸各整齐。

⑨孟景春等《黄帝内经素问译释》静顺的年份，藏气能纳藏而无害于万物，其德性平顺而下行，五行的气化都得完整。

⑩任廷革《任应秋讲〈黄帝内经〉〈素问〉》此句未具体注释，总体概括此段为：(提要)论五运之平气。

⑪张灿玾等《黄帝内经素问校释》治而善下：水之性本趋下，故水运平气主治则善下。五化咸整：水运气平，则五行之气化亦皆整齐而无太过、不及之患。《素问经注节解》注："谨按平气五纪，每纪必言五化者，谓凡人身五脏之气，常相资益。今一脏之气既得其平，自可以相资于各脏以化生夫气血，故各言五气也。"

水运平气静顺之年，水气虽有闭藏之化，但无害于万物，其主治之气善于沉下，五气之所化，都能够完整。

⑫方药中等《黄帝内经素问运气七篇讲解》[静顺之纪]"静顺之纪"，指水运平气之年。六十年中岁运是水运而又属于平气之年的只有辛亥年一年。

[藏而勿害，治而善下，五化咸整，其气明，其性下，其用沃衍]此节是谈水运平气之年的气候及物候的一般变化及表现。

[藏而勿害]"藏"，指闭藏。这是指冬天里天气严寒，冰天雪地，草木不生，蛰虫匿伏的自然景象。"藏而勿害"，意即水运平气之年，冬季里虽然也是一派严寒的自然景象，但它是正常的闭藏现象，无害于万物来年春天的萌芽生长。

[治而善下]"治"，指正常秩序，亦指安定；"善"，指好；"下"，指地之下，此处是指闭藏。"治而善下"一句，意即一年之中物化方面的生长化收藏现象正常与否，最重要的在"藏"，即冬天藏得好，第二年的春天才能生得好，夏天才长得好，长夏才化得好，秋天才收得好，冬天才藏得好。"善下"者，闭藏正常也。此句是承上句"藏而勿害"而言。

[五化咸整]"五化"，指五谷之化，亦即五谷的生成；"咸"，有均或皆之义；"整"，指完整无伤。此句是承上句"治而善下"而言，意即水运平气之年，由于冬藏正常，所以第二年五谷生长收成均正常良好，完整无伤。

⑬王洪图等《黄帝内经素问白话解》在水运平气，也就是静顺的年份，天地之气虽有潜藏的性质，但并不伤害万物，它平静而下行，使生、长、化、收、藏五气整齐，而无太过与不及的现象发生。

⑭郭霭春《黄帝内经素问白话解》水运平气的识别，在于水纳藏而于万物无害，生化而善于下行，五行的气化从而都得以完整。

（2）其气明，其性下，其用沃衍。其化凝坚，其类水，其政流演，其候凝肃，其令寒，其藏肾。

①王冰《黄帝内经素问》清净明昭，水气所主。归流于下。用非净事，故沫生而流溢。沃，沫也。衍，溢也。藏气布化，则水物凝坚。净顺之化，水同类。井泉不竭，河流不息，则流演之义也。凝，寒也。肃，静也。寒来之气候。水令宣行，则寒司物化。肾藏之用，同水化也。

②马莳《黄帝内经素问注证发微》水之气明，水之性下，水之用沃衍，水之化凝坚，五行之水类同于水。水之政流演，水之候凝肃，水之令寒。在人之脏为肾。

③张介宾《类经》水为天一之气，故外暗而内明。流湿就卑，水之性也。沃，灌溉也。衍，溢满也。沃音屋。藏气布化，则万物凝坚也。诸水皆其类也。演，长流貌。井泉不竭，川流不息，皆流演之义。演，衍同。冬之候也。水之化也。肾属水也。

④张志聪《黄帝内经集注》天一生水，故其气高明。水性就下，故性下也。沃，灌溉也。衍，满溢也。万物凝坚，藏气之化也。大地之水，与之同类。流演不竭，水之政也。凝肃，冬之候也。在天为寒，水之令也。在藏为肾。

⑤高士宗《黄帝素问直解》其气明，水之清也。其性下，水之流也。其用沃衍，水之充灌也。其化凝坚，水之作冰也，其类水，凡有形之水皆此类也。其政流演，水泉不竭也。其候凝肃，冬时之气也。其令寒，寒为水之号会也。其藏肾，肾属水也。

⑥黄元御《黄元御医书全集》此句未具体注释。

⑦张琦《素问释义》此句未具体注释。

⑧高亿《黄帝内经素问详注直讲全集》〔讲〕言乎其气，则气清明；言乎其性，则性卑下；言乎其用，则灌沃而流衍；言乎其化，则严凝而坚固矣；且广其五行之所类则为水，水气之司政，则为流为演；水气之应候，则为凝为肃；是以主天之令而为寒，应人之脏而为肾矣。

⑨孟景春等《黄帝内经素问译释》沃衍：张介宾"沃，灌溉也。衍，溢满也"。凝坚：凝固而坚硬。流演：张介宾"演，长流貌。井泉不竭，川流不息，皆流演之义"。

其气明静，其性向下，其作用为水流灌溉，其生化为凝固坚硬，其属类为水，其权力是流动不息，其气候严寒阴凝，其权力的表现是寒，应于人体的内脏是肾。

⑩任廷革《任应秋讲〈黄帝内经〉（素问）》此句未具体注释，总体概括此段为：（提要）论五运之平气。

⑪张灿玾等《黄帝内经素问校释》其气明净，其性沉下，其作用为灌溉满溢，其化为凝固坚硬，其类为水，其政为长流不息，其气候为凝冽严厉，其令为寒，其在脏应于肾。

⑫方药中等《黄帝内经素问运气七篇讲解》〔其气明〕"明"，指静顺明澄。"其气明"，指水运平气之年，冬令气候及物候变化均正常。

〔其性下〕水的特点是"就下"，此仍指水运平气之年，冬藏正常。

[其用沃衍]"沃",指灌溉;"衍",指溢满。意即水运平气之年,由于冬藏正常,所以水源不竭,灌溉滋润植物。

[其化凝坚,其类水]"化",指generation,即生长现象;"凝坚",指冻结,此处是指生物停止生长处于闭藏状态。全句意即冬天里天气严寒,万物生长现象停止,这好像水遇寒冷,凝结成冰一样。

[其政流演]"流演",张介宾注:"演,长流貌,井泉不竭,川流不息,皆流演之义。""其政流演",意即水运平气之年,由于冬藏正常,所以水源不竭,奉生者多,所以第二年再生长良好。

[其候凝肃,其令寒]"候",指气候,亦指自然景象;"令",指季节。全句意即水运平气之年,冬天里表现为正常的寒冷现象,出现天寒地冻,草木不生,蛰虫匿伏,好像生机暂停的自然景象。

⑬王洪图等《黄帝内经素问白话解》水气清净明澈,它的性质润泽下行;它的功用表现为灌溉满溢;它的生化之气,是使万物凝固坚硬;它在物类上属于水;它的职权是使水泉川流不息;它的气候特点是严寒凛冽;它的表现是寒气;它与人体内的肾脏相应。

⑭郭霭春《黄帝内经素问白话解》静顺之气明静,性趋下,其变动是沫生流溢,其生化是水物凝坚,其属类是水,其功能是使井泉不竭,河流不息,其征兆是寒静,其表现是寒,其在人的内脏是肾。

(3)肾其畏湿,其主二阴,其谷豆,其果栗,其实濡,其应冬,其虫鳞,其畜彘,其色黑,其养骨髓,其病厥,其味咸,其音羽,其物濡,其数六。

①王冰《黄帝内经素问》湿,土气也。肾性凛,故畏土湿。《五运行大论》曰:肾,其性凛。流注应同。(〔新校正云〕按:《金匮真言论》曰:北方黑色,入通于肾,开窍于二阴。)色黑也。(〔新校正云〕按:《金匮真言论》及《藏气法时论》同。)味咸也。中有津液也。四时之化,冬气同。鳞,水化生。善下也。彘,豕也。色同也。气入也。厥,气逆也,凌上也,倒行不顺也。(〔新校正云〕按:《金匮真言论》云:病在溪,是以知病之在骨也。)味同也。深而和也。水化丰洽,庶物濡润。成数也。

②马莳《黄帝内经素问注证发微》肾属水,土性湿,故肾畏湿。肾开窍于二阴,故其主在二阴。在五谷为豆,在五果为栗,水以濡之,故其实必濡。在五时为冬,在五虫为鳞,在五畜为彘,在五色为黑。肾主骨髓,故所养在于骨髓。肾为足经,故其气逆则病为厥。在五味为咸,在五音为羽,凡物得水气者皆濡而润。天以一生水,而地以六成之,故其数六。

③张介宾《类经》湿为土气也。肾之窍也。菽也。谷色纯黑,惟豆有之。味咸也。实中津液也。水之王也。生于水也。豕也。其色多黑,其性善下。彘音治。黑色属水也。其气深,肾水所主也。阴气之逆也。咸为水化也。羽音属水,其声高而清。濡,湿润也。濡音如。水之生数一,成数六。

④张志聪《黄帝内经集注》肾其畏湿,水畏土也。肾开窍于二阴。豆乃水之谷

也。栗色黑味咸,肾之果也。濡者,实中之有津液者也。鳞虫,水中之所生。彘,豕也。肾主骨髓,故其养在骨髓。厥,逆也。盖肾为生气之原,故病则手足厥冷也。羽音属水。六,乃水之成数也。

⑤高士宗《黄帝素问直解》肾其畏湿,水土也。其主二阴,二阴为肾窍也。豆下沉而性寒,故其谷豆。栗壳紫而形象肾,故其果栗。濡,润而滋水之液也,故其实濡。冬气凝肃,故其应冬。鳞虫生于水而长于水,故其虫鳞。彘,支亥,而质寒,故其畜彘。黑者,水之色,故其色黑。骨髓者,肾所主,故其养骨髓。其病厥冷,肾气不和也。咸者,水之味,羽者,水之音。凡具水体之物,其质必濡。六者,水之成数也。

⑥黄元御《黄元御医书全集》肾其畏湿,水不胜土也。其主二阴,当云其主耳(肾开窍于二阴,但他脏皆上主五官,此独云主阴,于例不伦)。濡,物之津液也。六者,水之成数(天一生水,地六成之)。

⑦张琦《素问释义》此句未具体注释。

⑧高亿《黄帝内经素问详注直讲全集》〔注〕羽,音之深而和者。濡,润也,凡物得水气者,无不濡润。

〔讲〕肾也者,与水相应而畏土者也,肾为胃之关,以出水谷,故其性畏土,其主二阴。不特此也,至若水之在五谷也,则为豆;在果品也,则为栗;在物实也,则为濡;在四时也,则应冬;在昆虫也,则为鳞;在畜物也,则为彘;宜其着于色而色黑;论其精则以养骨髓;发为病,则主厥;以及人物变味,则为咸;应物成音,则为羽。物得其气而成形质者,皆濡而润,地位其数而成六也,水之平气,所主者如此。

⑨孟景春等《黄帝内经素问译释》肾怕湿土(土克水),肾开窍于二阴,所以主于二阴,在谷类是豆,果类是栗,所充实的是液汁,其所应的时令是冬,其应于动物,在虫类是鳞虫,在畜类是猪,其颜色是黑,其充养的是骨髓,如发病则为厥,在五味是咸,在五音是羽,在物体来说是属于流动的液体一类,在河图成数是六。

⑩任廷革《任应秋讲〈黄帝内经〉(素问)》此句未具体注释,总体概括此段为:(提要)论五运之平气。

⑪张灿玾等《黄帝内经素问校释》其实濡:指果实之汁。《类经》二十五卷第十三注:"实中津液也。其物濡:指物体中柔软部分。马莳注:"凡物得水气者,皆濡而润。"又吴考槃曰:"濡,'耎'同。《集韵》:柔也。"

肾畏湿土之气,肾在窍则主前后二阴,其在五谷为豆,其在果类为栗,其在果实为汁液,其在四时应于冬,其在虫类为鳞虫,其在畜类为猪,其色为黑,其精气充养的是骨髓,其发病为厥逆,其在味为咸,其在五音为羽,其在物为物体中柔软部分,其在五行成数为六。

⑫方药中等《黄帝内经素问运气七篇讲解》[其脏肾,肾其畏湿,其主二阴]指水运平气之年,人体肾的作用相应正常。由于肾开窍于前后二阴,所以人体的前后阴的作用也相应正常。"肾其畏湿",是附带说明肾与脾的关系。因为从五行概念

来说,肾属水,寒属水;脾属土,湿属土。水与土的关系是相制关系,即土可以克水。"肾其畏湿",意即肾所不胜者为脾,亦即肾的作用正常与否,与脾的作用正常与否密切相关。

[其谷豆,其果栗,其实濡]"豆",指黑大豆;栗,指板栗;"其实濡",指果实中水分多而黏稠者。王冰注:"中有津液也。"全句意即水运平气之年,黑大豆、板栗及果实中含水多而稠者生长收成良好。

[其应冬]指水运平气之年,其气候、物候变化主要表现在该年冬季。

[其虫鳞,其畜彘]"鳞",即鳞甲,此处指"鳞虫",主要是指鱼类。"彘"(zhì 音至),就是猪。全句意即水运平气之年,鱼类及猪的胎孕生长均皆良好。

[其色黑]"黑",就是黑色,此处是指黑色谷物。"其色黑",意即水运平气之年,黑色谷物例如黑大豆等谷物生长良好。

[其养骨髓]意即水运平气之年中生长的各种相应谷肉果菜之类动植物,例如前述之黑大豆、猪、板栗以及其他含汁液较多而又黏稠的果实均有补养人体骨髓的作用。由于肾主骨,生髓,所以这些动植物也有补肾的作用。

[其病厥]"厥",其义有二,其一指气血严重失调而引起人体生理功能逆乱现象。《伤寒论》谓:"阴阳气不相顺接便为厥。"其二,指手足冷,《伤寒论》谓:"厥者,手足逆冷者是也。"均指严重的疾病表现,列在静顺之纪文中不好理解,疑系后文错刊于此。

[其味咸]"咸",即咸味。"其味咸"之义有二:其一,"万水百川归大海",海为水之大者,海水味咸,因此以"咸"为水之味,以咸代表水;此处是指水运平气之年,属水类动植物生长良好。其二是咸入肾,属水属的动植物与人体肾脏的生理补益及疾病治疗密切相关。

[其音羽]"羽",为五音中之最高音,意即"水为万物之始","肾为作强之官",水运平气之年,水源充足,肾藏不竭,自然气候、物候及人体生理活动均处于高能状态,好像音中的羽声,高亢激越,响遏行云一样。

[其物濡]"濡",此指黏稠多液。"其物濡",意即水运平气之年,其相应产物黏稠多液。

[其数六]"六",为水的成数。水的生数为一,加土数五即成六。"其数六",意即水运平气之年,水的生和成均完全正常。

⑬王洪图等《黄帝内经素问白话解》肾水受土湿之气的克制,肾开窍于二阴;它在谷类是豆;它在果类是栗;它在果实是浆汁;与它相应的时令是冬季;它在虫类是鳞虫;它在畜类是猪;它在颜色是黑;它的精气充实营养骨髓;它的病变特点是手足清冷;它在五味是咸;它在五音是羽;它在物体是属于浆汁一类;它在五行成数是六。

⑭郭霭春《黄帝内经素问白话解》肾其畏湿:即肾畏脾土。

肾所畏惧的是脾土,它关联着二阴,其在谷类是豆,其在果类是栗,其在果实是液汁,其所应的时令是冬,其在虫类是鳞虫,其在畜类是猪,其在颜色是黑,其在所养精气是骨,其在病是气逆,其在五味是咸,其在五音是羽,其在物体是液体一类,其在河图成数是六。

(4) 故生而勿杀,长而勿罚,化而勿制,收而勿害,藏而勿抑,是谓平气。

①王冰《黄帝内经素问》生气主岁,收气不能纵其杀。长气主岁,藏气不能纵其罚。化气主岁,生气不能纵其制。收气主岁,长气不能纵其害。藏气主岁,化气不能纵其抑。夫如是者,皆天气平,地气正,五化之气,不以胜克为用,故谓曰平和气也。

②马莳《黄帝内经素问注证发微》凡此平气之岁,惟生气主岁则木气平,金为收气者,不能纵其杀;长气主岁则火气平,水为藏气者,不能纵其罚;化气主岁则土气平,木为生气者,不能纵其制;收气主岁则金气平,火为长气者,不能纵其害;藏气主岁则水气平,土为化气者,不能纵其抑。是谓天气平,地气正,五化之气不以胜克为用,故曰平气也。

③张介宾《类经》此总结上文平气之五化也。故木之生气治令,则收气不能纵其杀。火之长气治令,则藏气不能纵其罚。土之化气治令,则生气不能纵其制。金之收气治令,则长气不能纵其害。水之藏气治令,则化气不能纵其抑。此皆以天气平,地气正,五化之气不相胜克,故皆曰平气。

④张志聪《黄帝内经集注》是以木运之岁,得生气而无金气之肃杀;火运之岁,得长气而无水气之克伐;土运之岁,得化气而无木气之制胜;金运之岁,得收气而无火气之贼害;木运之岁,得藏气而无土气之遏抑。是谓平气之岁也。

⑤高士宗《黄帝素问直解》总结上文而言敷和之纪,故生而勿杀;新明之纪,长而勿罚;备化之纪,化而勿制;审平之纪,收而勿害;静顺之纪,藏而勿抑,是谓五运之平气。

⑥黄元御《黄元御医书全集》制,即监也,有制曰卑监,无制曰备化。

⑦张琦《素问释义》此句未具体注释。

⑧高亿《黄帝内经素问详注直讲全集》〔注〕水之平气所主,有如是也。总之凡生气主岁,则木气宜平,金为收气者,勿纵其杀;长气主岁,则火气宜平,水为藏气者,勿纵其罚;化气主岁,则土气宜平,木为生气者,勿纵其制;收气主岁,则金气宜平,火为长气者,勿纵其害;藏气主岁,则水气宜平,土为化气者,勿纵其抑。斯谓天气平,地气正,五化之气不以胜克为用,而为平气之纪也。

〔讲〕凡此平气之岁,如木气温和,主生而发,荣气得其平而自勿杀之矣;火气暑热,主长而茂盛,气得其平,而自勿罚之矣;土兼四者之德,主化其气湿而润泽,气得其平,而自勿制之矣;金气清凉,主收而成实,气得其平,而自勿害之矣;水气阴寒,主藏而闭塞,气得其平,而自勿抑之矣。生长化收藏,各成其德,各行其令,不以胜克为用,是所谓之平气也。

⑨孟景春等《黄帝内经素问译释》所以生长化收藏的规律不容破坏,万物生时

而不杀伤，长时而不削罚，化时而不制止，收时而不残害，藏时而不抑制，这就叫做平气。

⑩任廷革《任应秋讲〈黄帝内经〉〈素问〉》此句未具体注释，总体概括此段为：（提要）论五运之平气。

⑪张灿玾等《黄帝内经素问校释》生而勿杀……是谓平气：王冰注："生气主岁，收气不能纵其杀；长气主岁，藏气不能纵其罚；化气主岁，生气不能纵其制；收气主岁，长气不能纵其害；藏气主岁，化气不能纵其抑。夫如是者，皆天气平地气正，五化之气，不以胜克为用，故谓曰平和气也。"

所以生气主岁时，未有金气的肃杀；长气主岁时，未有水气的克罚；化气主岁时，未有风气的制裁；收气主岁时，未有火气的伤害；藏气主岁时，未有土气的抑遏，这就是"平气"。

⑫方药中等《黄帝内经素问运气七篇讲解》[生而勿杀]"生"，指萌发；"杀"，指杀灭或不生长。"生而勿杀"，指春天里气候温暖，生物萌穿生长现象完全正常。

[长而勿罚]"长"，亦生长之意；"罚"，指生长不好。"长而勿罚"，指夏天里，气候炎热，生物生长旺盛，欣欣向荣。

[化而勿制]"化"，指变化或生长成熟；"制"，指约束。"化而勿制"，指长夏季节中，生物生长变化完全成熟，没有不足或受到约束。

[收而勿害]"收"，指收敛，收成；"害"，指损害。"收而勿害"，指秋天里，气候由热转凉，自然界由绿树浓荫变为黄叶飘零。"收而勿害"，意即秋天里气候转凉，物候转收，这是正常现象，只要不是太过，也就不会损害正常物化，影响以后的再生长。

[藏而勿抑]"藏"，指闭藏；"抑"，指压抑。"藏而勿抑"，意即闭藏是冬天里的正常现象，只要不是太过，也不会损害正常物化，压抑以后的再生长。

⑬王洪图等《黄帝内经素问白话解》总之，如果五运是平气，那么敷和的年份，是发生万物而不杀伤；升明的年份，是长养万物而不刑罚；备化的年份，是化育万物而不制止；审平的年份，是收敛万物而不残害；静顺的年份，是封藏万物而不压抑。这就是平气的物候特点。

⑭郭霭春《黄帝内经素问白话解》所以发生而不戕害，长养而不惩罚，化育而不制止，收敛而不妨害，纳藏而不抑制，这就叫做平气。

第七解

（一）内经原文

委和之纪，是谓**胜生**。生气不政，化气乃扬，长气自平，收令乃早，凉雨时降，风云并兴，草木晚荣，苍干凋[注1]落，物秀而实，肤[注2]肉内充。其气敛，其用聚，其动**缦戾拘缓**，其发惊骇，其藏肝，其果枣李[注3]，其实核壳，其谷稷稻，其味酸辛，其色白苍，其畜犬鸡，其虫毛介，其主雾露凄沧，其声角商，其病摇动注恐，从金化也。少角与判商同。上角与正角同。上商与正商同。其病支废痈肿疮疡，其**甘虫**，邪伤肝也。上宫与正宫同。**萧飔肃杀**，则炎赫沸腾，**眚于三**，所谓复也。其**主飞蠹蛆雉**，乃为雷霆。

[注1]凋：郭霭春《黄帝内经素问校注》、孟景春等《黄帝内经素问译释》、人民卫生出版社影印顾从德本《黄帝内经素问》此处为"凋"；张灿玾《黄帝内经素问校释》、方药中等《黄帝内经素问运气七篇讲解》此处为"雕"，其中方药中等注："雕零"，指树凋叶落。故此处"雕"通"凋"。

[注2]肤：郭霭春《黄帝内经素问校注》、张灿玾《黄帝内经素问校释》、孟景春等《黄帝内经素问译释》、人民卫生出版社影印顾从德本《黄帝内经素问》此处为"肤"；方药中等《黄帝内经素问运气七篇讲解》此处为"肌"。

[注3]李：郭霭春《黄帝内经素问校注》、方药中等《黄帝内经素问运气七篇讲解》、孟景春等《黄帝内经素问译释》、人民卫生出版社影印顾从德本《黄帝内经素问》此处为"李"。其中郭霭春注：李，木实也，新校正云：详李，木实也。按火土金水不及之果，李当作桃。王注亦非，方药中等注："李"为木之果。张灿玾等《黄帝内经素问校释》此处为"桃"，其注，原作"李"，新校正云："详李，木实也，按火土金水不及之果，'李'当作'桃'。"以下太过四气所应之果，桃应金，故据改。

（二）字词注释

（1）胜生

①王冰《黄帝内经素问》此词未具体注释。

②马莳《黄帝内经素问注证发微》木气不及，金能胜之，是谓胜生。

③张介宾《类经》故于六丁之岁，生气不政，收气胜之，是曰胜生。

④张志聪《黄帝内经集注》则所胜之气胜其生气矣。

⑤高士宗《黄帝素问直解》木主春生，不及则金胜，木运不及，曰委和。故委和之纪，是谓胜生。

⑥黄元御《黄元御医书全集》胜生，金刑木也。

⑦张琦《素问释义》此词未具体注释。

⑧高亿《黄帝内经素问详注直讲全集》此词未具体注释。

⑨孟景春等《黄帝内经素问译释》胜生。马莳："木气不及，金能胜之，是谓胜生。"

⑩任廷革《任应秋讲〈黄帝内经〉〈素问〉》此词未具体注释。

⑪张灿玾等《黄帝内经素问校释》指木运不及，生气不得施用，为克我之气所胜。后文"伏明之纪"曰"胜长"，与此义同。

⑫方药中等《黄帝内经素问运气七篇讲解》"胜生"者，金胜木也。

⑬王洪图等《黄帝内经素问白话解》指木运不及，生气不得施用，为克我之气所胜。

⑭郭霭春《黄帝内经素问白话解》指生发之气受阻。

（2）緛（ruǎn）戾（lì）拘缓

①王冰《黄帝内经素问》緛，缩短也。戾，了戾也。拘，拘急也。缓，不收也。

②马莳《黄帝内经素问注证发微》引王冰注云：緛，缩短也。戾，缭戾也。拘，急也。缓，不收也。

③张介宾《类经》緛,缩短也。戾,斜曲也。拘,拘急也。缓,不收也。皆厥阴不及之病。緛音软。戾音利。

④张志聪《黄帝内经集注》緛,短缩也。戾,了戾也。拘,拘急也。缓,不收也。

⑤高士宗《黄帝素问直解》筋不柔和,故其动緛戾拘缓。

⑥黄元御《黄元御医书全集》软(编者按:此处版本不同造成用字差别。),弱。戾,强。拘,挛。缓,松也。

⑦张琦《素问释义》緛,短缩。戾,了戾。拘,拘急。缓,缓散。皆肝病筋失养也。

⑧高亿《黄帝内经素问详注直讲全集》〔注〕拘挛收缩。緛,"软"的异体字。

⑨孟景春等《黄帝内经素问译释》緛戾,是拘挛收缩。拘缓,是收缩或弛缓无力。

⑩任廷革《任应秋讲〈黄帝内经〉(素问)》此词未具体注释。

⑪张灿玾等《黄帝内经素问校释》即缩短、屈曲、拘急、弛缓。都属厥阴经筋脉不遂之症。

⑫方药中等《黄帝内经素问运气七篇讲解》"緛",指瘫痪;"戾"指痉挛;"拘",指拘急;"缓",指弛缓。"緛戾拘缓",均指人体运动障碍。

⑬王洪图等《黄帝内经素问白话解》緛戾,拘挛收缩;拘缓,收缩或弛缓无力,都属筋病。

⑭郭霭春《黄帝内经素问白话解》"緛戾",拘挛收缩。"拘缓",弛缓。

(3) 甘虫

①王冰《黄帝内经素问》子在母中。

②马莳《黄帝内经素问注证发微》故所生之虫惟甘。

③张介宾《类经》味甘者易生虫,金胜木而土无制也,此即《气交变大论》虫食甘黄之义。

④张志聪《黄帝内经集注》甘虫。

⑤高士宗《黄帝素问直解》甘虫。

⑥黄元御《黄元御医书全集》此词未具体注释。

⑦张琦《素问释义》此词未具体注释。

⑧高亿《黄帝内经素问详注直讲全集》〔讲〕金胜乘木。

⑨孟景春等《黄帝内经素问译释》甘是土味,因木运不及,土反来侮,甘味生虫,所以称为"甘虫"。

⑩任廷革《任应秋讲〈黄帝内经〉(素问)》此词未具体注释。

⑪张灿玾等《黄帝内经素问校释》甘味之物易生虫。

⑫方药中等《黄帝内经素问运气七篇讲解》"甘",为土之味,此处代表土,意即木运不及之年,可以出现土来反侮的现象,自然气候风少雨多湿盛,甘味植物因气候潮湿过甚而容易生虫。

⑬王洪图等《黄帝内经素问白话解》甘是土味,因木运不及,土来反侮,甘味生虫,所以称为甘虫。

⑭郭霭春《黄帝内经素问白话解》甘味易生虫。

（4）萧飔(sè)肃杀

①王冰《黄帝内经素问》萧瑟肃杀。

②马莳《黄帝内经素问注证发微》萧飔肃杀。

③张介宾《类经》此总言木运之胜复也,萧飔肃杀,金胜木也。

④张志聪《黄帝内经集注》萧飔肃杀。

⑤高士宗《黄帝素问直解》肃瑟肃杀,金刑木也。

⑥黄元御《黄元御医书全集》萧瑟肃杀。

⑦张琦《素问释义》此词未具体注释。

⑧高亿《黄帝内经素问详注直讲全集》此词未具体注释。

⑨孟景春等《黄帝内经素问译释》形容金气胜木,一片萧条的景象。

⑩任廷革《任应秋讲〈黄帝内经〉(素问)》此词未具体注释。

⑪张灿玾等《黄帝内经素问校释》形容金风使万物萧条之义。

⑫方药中等《黄帝内经素问运气七篇讲解》"萧飔(sè 音色)肃杀",是指秋天的自然景象。

⑬王洪图等《黄帝内经素问白话解》形容金气使万物萧条之义。

⑭郭霭春《黄帝内经素问白话解》萧瑟,秋声。

（5）眚(shěng)于三

①王冰《黄帝内经素问》火为木复,故其眚在东。三,东方也。此言金之物胜也。(〔新校正云〕按《六元正纪大论》云:灾三宫也。)

②马莳《黄帝内经素问注证发微》其眚必见于三,三者东方也。

③张介宾《类经》胜复皆因于木,故灾眚在三,东方震宫也。

④张志聪《黄帝内经集注》此词未具体注释。

⑤高士宗《黄帝素问直解》眚于三。

⑥黄元御《黄元御医书全集》眚于三。

⑦张琦《素问释义》此词未具体注释。

⑧高亿《黄帝内经素问详注直讲全集》此词未具体注释。

⑨孟景春等《黄帝内经素问译释》指三宫,即东方震位。

⑩任廷革《任应秋讲〈黄帝内经〉(素问)》此词未具体注释。

⑪张灿玾等《黄帝内经素问校释》灾害在三宫。以下所谓之数,与此义同。古人把八方结合八卦,加上中央称为"九宫",配以五行生数与成数。就是本文所说的宫数。凡不及之年,其灾应于与五行相应的方位宫数。因此有灾宫之说(见图2-1)。

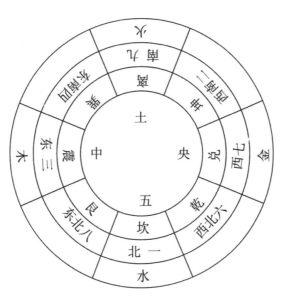

图 2 – 1　八卦九宫与五行生成数方位

⑫方药中等《黄帝内经素问运气七篇讲解》眚于三:"眚",即损害;"三",《九宫图》以"三"代表东方和春天。"眚于三",意即岁木不及之年,其对自然气候和物候上的损害,主要表现在该年的春季和东方地区。其义与《气交变大论》中所说的"其眚东"完全相同。

⑬王洪图等《黄帝内经素问白话解》三:指三宫,即东方震位。

⑭郭霭春《黄帝内经素问白话解》东方震位。

(6) 复

①王冰《黄帝内经素问》复,报复也。

②马莳《黄帝内经素问注证发微》复。

③张介宾《类经》此承上文言子为其母而报复也。

④张志聪《黄帝内经集注》其灾眚当主于东方之震位,所谓复也。

⑤高士宗《黄帝素问直解》木之子火复胜其金,故曰所谓复也。

⑥黄元御《黄元御医书全集》金火胜复。

⑦张琦《素问释义》此字未具体注释。

⑧高亿《黄帝内经素问详注直讲全集》〔讲〕所谓复者此也,复气之来。

⑨孟景春等《黄帝内经素问译释》报复。例如木运不及,金气胜木,木郁而生火,火能克金,故称为"复"。

⑩任廷革《任应秋讲〈黄帝内经〉(素问)》此字未具体注释。

⑪张灿玾等《黄帝内经素问校释》复气。

⑫方药中等《黄帝内经素问运气七篇讲解》火来复金。

⑬王洪图等《黄帝内经素问白话解》报复。

⑭郭霭春《黄帝内经素问白话解》报复。

（7）飞蠹（dù）蛆雉（zhì）

①王冰《黄帝内经素问》飞，羽虫也。蠹，内生虫也。蛆，蝇之生者，此则物内自化尔。雉，鸟耗也。

②马莳《黄帝内经素问注证发微》及物象有飞虫、蠹虫、蛆虫、雉鸟。

③张介宾《类经》飞而蠹者，阴中之阳虫也。蛆者蝇之子，蛆入灰中，蜕化为蝇，其性喜暖畏寒，火运之年尤多也。雉，火禽也。凡此皆火复之气所化。

④张志聪《黄帝内经集注》蠹生于木，飞乃火象，言主复者，乃木中所生之火也。蛆乃蝇之子，蛆入灰中，脱化为蝇，蝇喜暖恶寒，昼飞夜伏，雉为离禽，皆火复之气化也。

⑤高士宗《黄帝素问直解》盖飞者，火虫也；蠹者木所生，木生火也；蛆者，蝇之子，火虫所生也；雉为离禽，亦火虫也。

⑥黄元御《黄元御医书全集》此词未具体注释。

⑦张琦《素问释义》此词未具体注释。

⑧高亿《黄帝内经素问详注直讲全集》此词未具体注释。

⑨孟景春等《黄帝内经素问译释》飞虫、蠹虫、蛆虫和雉。

⑩任廷革《任应秋讲〈黄帝内经〉（素问）》此词未具体注释。

⑪张灿玾等《黄帝内经素问校释》飞虫、蠹、蛆虫及雉。

⑫方药中等《黄帝内经素问运气七篇讲解》"飞"，指灯蛾一类飞虫；"蠹"，指蛀虫；"蛆"即指粪蛆；"雉指野鸡。

⑬王洪图等《黄帝内经素问白话解》飞虫、蛀虫、蛆虫和雉鸡。

⑭郭霭春《黄帝内经素问白话解》"飞"，指飞虫。"蠹"，蛀虫。"蛆"，苍蝇的幼虫。"雉"，野鸡。

（三）语句阐述

（1）委和之纪，是谓胜生。

①王冰《黄帝内经素问》丁卯、丁丑、丁亥、丁酉、丁未、丁巳之岁。

②马莳《黄帝内经素问注证发微》此详言岁运不及之纪也。岁木不及，为委和之纪。生气者，木气也。化气者，土气也。长气者，火气也。收气者，金气也。木气不及，金能胜之，是谓胜生，乃丁卯、丁酉、丁巳、丁亥、丁丑、丁未之岁也。

③张介宾《类经》此下详言不及之纪也。木气不及，是谓委和。凡丁壬皆属木运，而丁木阴柔，乃为不及。故于六丁之岁，生气不政，收气胜之，是曰胜生。

④张志聪《黄帝内经集注》木运不及，是谓委和，则所胜之气胜其生气矣。

⑤高士宗《黄帝素问直解》木主春生，不及则金胜，木运不及曰委和。故委和之纪，是谓胜生。

⑥黄元御《黄元御医书全集》胜生，金刑木也（木主生）。

⑦张琦《素问释义》以下不及之化，此六丁岁也。

⑧高亿《黄帝内经素问详注直讲全集》〔批〕此举木之不及,以明天地之化,人物之变也。

〔注〕委和之纪,木运不及,金气乘之。

〔讲〕又以岁气之不及者言之,如六丁之岁,丁化虽为木运,而丁实阴柔不及之木,所谓委和之纪是也。

⑨孟景春等《黄帝内经素问译释》胜生:马莳:"木气不及,金能胜之,是谓胜生。"

委和的年份,称为胜生。

⑩任廷革《任应秋讲〈黄帝内经〉〈素问〉》此句未具体注释,总体概括此段为:(提要)论五运之不及。

⑪张灿玾等《黄帝内经素问校释》胜生:马莳注:"生气者木气也,化气者土气也,长气者火气也,收气者金气也。木气不及,金能胜之,是谓胜生。"指木运不及,生气不得施用,为克我之气所胜。后文"伏明之纪"曰"胜长",与此义同。

木运不及委和之年,木之生气为金气所胜,称为胜生。

⑫方药中等《黄帝内经素问运气七篇讲解》[委和之纪]"委和之纪",即木运不及之年。六十年中岁运属于木运而又是不及之年者有丁卯、丁亥、丁巳等三年。

[是谓胜生]"木",在季节上代表春,在气候上代表温暖,在物化现象上代表萌芽生发。木运不及之年,意味着上述气化及物化现象均不正常,春行秋令,应温反凉,应生反杀。从五行概念上来说,"秋""凉""杀",均属于金。金与木的关系为相胜的关系。春天出现了秋天的气候及物候上的反常变化,用五行术语来说就叫木运不及,金来乘之,也就是金克木的表现。"相克"就是"相胜",所以原文谓"是谓胜生"。"胜生"者,金胜木也。

⑬王洪图等《黄帝内经素问白话解》胜生:指木运不及,生气不得施用,为克我之气所胜。

在木运不及,也就是委和的年份,木的生气被金气所制约、战胜,所以又叫胜生。

⑭郭霭春《黄帝内经素问白话解》胜生:指生发之气受阻。

木运不及的标志是"胜生"。

(2)生气不政,化气乃扬,长气自平,收令乃早,凉雨时降,风云并兴,草木晚荣,苍干凋落,物秀而实,肤肉内充。

①王冰《黄帝内经素问》木少,故生气不政。土宽,故化气乃扬。火无忤犯,故长气自平。木气既少,故收令乃早。凉,金化也。雨,湿气也。风,木化也。云,湿气也。金气有余,木不能胜故也。(〔新校正云〕详委和之纪,木不及而金气乘之,故苍干凋落。非金气有余,木不能胜也,盖木不足而金胜之也。)岁生虽晚,成者满实,土化气速,故如是也。

②马莳《黄帝内经素问注证发微》盖丁壬为木运,而丁乃木之不及,故金得以

胜之。其生气不政者,失其政也。化气乃扬。木不胜土,故土宽则化气扬也。木衰则火不盛,故长气自平;木衰则金盛,故收令乃早。凉为金化,云雨为湿气,风为木令,三气并行,故凉雨时降,风云并兴也。草木为木之类,金克之,而其荣最晚,苍干凋落者多。凡物之秀者,必有成实,其肤肉内充,以土气扬而金气坚也。

③张介宾《类经》木气衰,土气无制也。火无所生,故长气自平,木衰金胜,故收气乃蚤。凉为金化,风为木化,云雨皆为湿化,此以木不及,故兼土金之化也。木不及,故草木晚荣。金胜之,故苍干凋落。生气虽晚,化气速成故也。

④张志聪《黄帝内经集注》金气胜,则木之生气不能章其政令矣。木政不章,则土气无畏而化气乃扬。木衰则火气不盛,故长气自平。金气盛,故收令乃早也。凉为金化,风为木化,云雨为土化,此以木运不及,故兼有金土之化也。生气不政,故草木晚荣。收令乃早,故苍干刑落。化气与秋成之气专令,是以物秀而实,肤肉内充。

⑤高士宗《黄帝素问直解》生气不政,木气虚也。化气乃扬,土不畏木也。长气自平,木不生火也。收令乃早,金胜木也。木不及则金胜,而土无畏,故三气并行。盖凉为金气,云雨为土气,风为木气,故凉雨时降,风云并兴。木不及,故早木晚荣。金气胜,故苍干凋落。化气与秋成之气专令,故物秀而实。土主肤肉,故肤肉内充。

⑥黄元御《黄元御医书全集》木衰不能制土,故生气不政,化气乃扬(土主化)。木衰不能生火刑金,故长气自平(火主长)。收令乃早(金主收)。燥金司权,则凉雨时降。湿土无制,则风云并兴。肃杀兼化,则草木晚荣,苍干凋落。金主收成,故物秀而实。肤肉内充,土气旺也。

⑦张琦《素问释义》木不及,金为胜气,土寡于畏,故土金兼化,母气不及,则子气亦虚,故收令早。若金气太盛,则火仍来复也。土金兼化。木不足金胜之。土旺金兼。

⑧高亿《黄帝内经素问详注直讲全集》〔讲〕木不能用事,以司其政,土所主之化气,因无所畏,而为之舒扬。火所主之长气,亦失所生,皆不盛而自平矣。火气乎,则金无所克,宜其主收令之金气早至,而凉雨于焉时降,风云于焉并兴,草木于焉晚荣也。甚且苍干零落,物之秀者坚而实,外强中实肤肉泽者内亦充。

⑨孟景春等《黄帝内经素问译释》生气不能很好地行使职权,化气于是发扬(土不畏木),长气自然平静(木不能生火),收令于是提早(金胜木),而凉雨不时下降,风云经常起发,草木不能及时繁荣,并且易于干枯凋落,万物早秀早熟,皮肉充实。

⑩任廷革《任应秋讲〈黄帝内经〉〈素问〉》此句未具体注释,总体概括此段为:(提要)论五运之不及。

⑪张灿玾等《黄帝内经素问校释》长气自平:木运不及,则木所生之火气,亦不至过盛,乃趋于平定。马莳注:"木衰则火不盛,故长气自平。"

木不及则生气不得施政，土不受制而化气乃得发扬，木之子火的长气自能维持平静，木所不胜之金的收气早期来临，因而凉雨时常降下，风云并起，草木繁荣较晚，而且易于干枯凋落，万物成熟较快，其皮层与肉体部分比较充实。

⑫方药中等《黄帝内经素问运气七篇讲解》[生气不政，化气乃扬，长气自平，收令乃早……草木晚荣，苍干凋落]本节是谈岁木不及之年的物化现象。"生气不政"，指生发萌芽现象不明显；"化气乃扬"，指风少雨多湿胜；"长气自平"，指夏天应热不热，生长缓慢；"收气乃早"，指秋凉来早；"草木晚荣"，指植物生长比一般年份缓慢；"苍干凋落"，指植物早凋。关于这些自然景象的描述，我们在《气交变大论》有关内容中已经详细讲解过，读者可以互参，此处从略。

[物秀而实]"物秀而实"，是指岁木不及之年，由于"生气不政"，所以植物萌芽生长不好，但又由于"收令早行"，因此出现提前成熟结实的现象，而未秀而早实。历代注家，自王冰以下多数均以"土化气速"来解释，比较含混牵强，疑为"未秀而实"或"勿秀而实"之误，姑存疑以俟高明。

[肌肉内充]"内充"，即充实于内，有"内坚"之义。木运平气之年，"其物中坚"。这里虽然是讲的岁木不及之年，但它毕竟仍是属于木运主岁之年，所以"中坚"现象依然存在，故曰"肌肉内充"。

⑬王洪图等《黄帝内经素问白话解》生气不能正常发挥作用，土气失去应有的制约，于是化气旺盛播散。木不及不能生火，所以属于火的长气自然平静。金气胜木，所以属于金的收气提前到来，凉雨不时下降，风起云涌，屡有发生。生气不足，使草木生长推迟；收气早来，容易使草木凋落。万物生长虽晚，但因化气与收气旺盛，所以生化过程迅速而早熟，皮肤坚实。

⑭郭霭春《黄帝内经素问白话解》木的生发之气不能发挥作用，土气于是播散，火气自然平静，收气因之早来。这样，凉雨不时下降，风云交相变起，草木生发得晚，并且易于干枯凋落，但当谷物抽穗结实后，皮肉充实。

（3）其气敛，其用聚，其动缓戾拘缓，其发惊骇，其藏肝，其果枣李，其实核壳，其谷稷稻，其味酸辛，其色白苍，其畜犬鸡，其虫毛介，其主雾露凄沧，其声角商，其病摇动注恐，从金化也。

①王冰《黄帝内经素问》收敛，兼金气故。不布散也。缓，缩短也，戾，了戾也。拘，拘急也。缓，不收也。大屈卒伸，惊骇象也。内应肝。枣，土。李，木实也。（[新校正云]详李木实也，按火土金水不及之果，李当作桃，王注亦非。）核，木。壳，金主。金土谷也。味酸之物熟，兼辛也。苍色之物熟，兼白也。木从金畜。毛从介。金之化也。角从商。木受邪也。木不自政，故化从金。

②马莳《黄帝内经素问注证发微》其气收敛，其用禽聚，兼金气也。其动缓戾拘缓，王（冰）注云：缓，缩短也，戾，缭戾也。拘，拘急也。缓，不收也。其发惊骇，《金匮真言论》曰：其病发惊骇。木象屈伸，金又胜之，病宜若是，其脏之病者在肝。凡五果、五谷、五味、五色、五畜、五虫、五音之类，皆木从金化，故各兼见也。在天为雾

露凄沧,在病为摇动注恐,盖雾露属木,而凄沧则金化也;摇动属木,而注恐则金化也。

③张介宾《类经》木兼金也,收气胜也。缋,缩短也。戾,斜曲也。拘,拘急也。缓,不收也。皆厥阴不及之病。缋音软。戾音利。风木气衰,肝胆俱病也。木之应也。枣,土果也。李当作桃,金果也。盖木不及,则土金二果盛。下不及五运皆同。核应木,壳应金,木衰金盛也。土之稷,金之稻,木不及则二谷当成也。酸者衰,辛者胜,木兼金化也。白,金色。苍,木色。白盛于苍也。犬,木畜,鸡,金畜。有盛衰也。毛,木虫。介,金虫。盛衰同上。金之胜也。木从金也。摇动者,筋之病。注恐者,肝胆之病。此结上文木不及者,从金之化也。

④张志聪《黄帝内经集注》收敛,金之气也。生聚,木之用也。动者,病机动于内。发者,证发于外也。缋,短缩也。戾,了戾也。拘,拘急也。缓,不收也。皆筋之为病也。《金匮真言》曰:东方肝木,其病发惊骇,其藏主肝。其果之枣李,实之核壳,谷之稷稻,味之酸辛,色之苍白,畜之犬鸡,虫之毛介,声之角商,因木运不及,故兼从金土之化也。其主雾露凄沧,金之胜也。其病摇动注恐,肝之病也。此从金化故也。

⑤高士宗《黄帝素问直解》金主收敛,故其气敛。木主生聚,故其用聚。筋不柔和,故其动缋戾拘缓。东方肝木,其病发惊骇,故其发惊骇。其藏肝,土无畏而金气胜,则木土金并主其事。其果枣李,土与木也。其实核壳,木与金也。其谷稷稻,土与金也。其味酸辛,木与金也。其色白苍,金与木也。其畜犬鸡,其虫毛介,木与金也。其主雾露凄怆,金气胜也。其声角商,木与金也。其病摇动注恐,摇动者,风木之象也,摇动注恐,水不生木也。凡此木土金并主其事,乃木气不及,从金化而然也。

⑥黄元御《黄元御医书全集》软戾拘缓,筋病也。肝主筋。软,弱。戾,强。拘,孪。缓,松也。摇动注恐,风飘而神怯也。肝病则风生而动摇。肝主怒,肾主恐,肝气盛则怒,虚则下陷于水而恐生。注者,木郁贼土,而为泄利也。

⑦张琦《素问释义》收气胜。缋,短缩。戾,了戾。拘,拘急。缓,缓散。皆肝病筋失养也。肝虚为惊骇。枣,土实。林云:李当作桃。按桃,金实。林意亦以为兼土金之化也。核木壳金。金土谷也。兼金味。金化。木受病。虽兼土化而金气专,木不能自政,故从化。

⑧高亿《黄帝内经素问详注直讲全集》〔注〕故五果、五谷、五味、五色、五畜、五虫、五音咸相兼也。然燥气伤肝,宜其为病,多主缋戾拘缓,拘孪收缩。惊骇肢废,痈肿疮疡等症。飂,秋风也。凉气胜,故萧飂肃杀,炎赫沸腾。火气复也,眚于三者,言灾在木,飞虫蛆雉,与夫雷霆之变,皆火复而其变如此也。

〔讲〕言乎其气,则气收敛;言乎其用,则用翕聚;言乎其动,则木受金克,多缋戾而拘缓;言乎其发,则肝受凉气,多惊张而恐骇;故其为病也,多主五脏之肝焉。他如其果则枣李,其实则核壳,其谷则稷稻,其味则酸辛,其色则白苍,其畜则犬鸡,其虫则毛介,其主则雾露凄沧,其声则为角、为商。凡如此者,皆因木不及,而金气兼之也,金主燥气,木应肝脏,其为病也,必主燥气伤肝而有动摇注恐之证,何也? 盖从金化,不从木化故也。

⑨孟景春等《黄帝内经素问译释》其气收敛,其作用拘束,不得曲直伸展,在人体的变动是筋络拘挛无力,或者易于惊骇,其应于内脏为肝,在果类是枣、李,所充实的是核和壳,在谷类是稷、稻,在五味是酸、辛,在颜色是白而苍,在畜类是犬和鸡,在虫类是毛虫、介虫,所主的气候是雾露寒冷之气,在声音为角、商,若发生病变则摇动和恐惧,这是由于木运不及而从金化的关系。

⑩任廷革《任应秋讲〈黄帝内经〉(素问)》此句未具体注释,总体概括此段为:(提要)论五运之不及。

⑪张灿玾等《黄帝内经素问校释》缜戾拘缓:即缩短、屈曲、拘急、弛缓。都属厥阴经筋脉不遂之症。缜,《广雅》"缩也"。戾,《说文》"曲也"。

其气为收敛,其作用为聚集,其变动为缩短、屈曲、拘急、弛缓,其发病为惊吓,其在脏应于肝,其在果类应于枣与桃,其在果实应于核与壳,其在谷类应于稷与稻,其味为酸与辛,其色为白与苍,其在畜类应于犬与鸡,其在虫类应于毛虫与介虫,其主时之气为雾露凄凉,其在声音为角与商,其发病为动摇惊恐,这是由于木运不及从金气之化的缘故。

⑫方药中等《黄帝内经素问运气七篇讲解》[其气敛,其用聚]"敛",指收敛;"聚",指集中,均属秋气之用。全句意即岁木不及之年,春行秋令,所以气用反常。

[其动缜戾拘缓,其发惊骇,其脏肝]"动",指变动。"缜",指瘫痪;"戾"指痉挛;"拘",指拘急;"缓",指弛缓。"缜戾拘缓",均指人体运动障碍。"惊骇",即惊怕。上述这些表现均系人体肝的作用反常的表现。全句意即岁木不及之年,人体相应肝气不及,因而可以在临床上表现上述肝病症状。

[其果枣李,其实核壳,其谷稷稻,其味酸辛,其色白苍,其畜犬鸡,其虫毛介]"枣"为土之果,"李"为木之果;"核"为木之实,"壳"为金之实;"稷"为土之谷,"稻"为金之谷;"酸"为木之味,"辛"为金之味;"白"为金之色,"苍"为木之色;"犬"为木之畜,"鸡"为金之畜;"毛"为木之虫,"介"为金之虫。全句意即岁木不及之年,由于"其不及,则己所不胜侮而乘之,己所胜轻而侮之"的原因,金来乘之,土来侮之,因而也就出现了金、土偏胜的现象,并且影响其所属相应动植物的正常生长。这就是说在岁木不及之年里,不但属木类的谷肉果菜,例如李、中有坚核的果类、犬类、含酸味的植物生长不好,其他属金类和土类的谷肉果菜,例如大枣、小米、大米等也同样受到影响而生长不好。这也就是说在岁木不及之年里,不但要考虑春天的气候和物候变化特点,由于连锁关系,互相影响,因此也必须同时考虑对其他季节的影响问题。

[其主雾露凄沧]"雾露凄沧",指气候寒凉。意即岁木不及之年,气候偏凉。

[其声角商]"角",为中音,"商"为次低音。本句意即岁木不及之年,气候偏凉,

物化现象缓慢,生气不足,表现偏于低沉。

〔其病摇动注恐〕"摇动",指肢体抽搐或肌肉颤动;"注",指腹泻;"恐",指恐惧惊怕。这些表现均属肝病病征。全句意即岁木不及之年,人体肝的功能相应不足,因而可以在临床上出现上述证候。

〔从金化也〕"化",即同化。《至真要大论》谓:"各归不胜而为化。"这就是说,五行之中,如属相胜关系,所不胜者就要为胜者所同化。如木与金的关系是相胜的关系,金可以克木,因此,金就是木之所不胜。木运不及,金来乘之,所以木就为金所同化。质言之,也就是说,春行秋令,春天里应温不温,反而出现了清凉的现象,春天好像秋天一样。秋在五行上属金,所以叫做"从金化"。

⑬王洪图等《黄帝内经素问白话解》缛戾拘缓:缛 ruǎn,音软。戾,lì 音利。缛戾,拘挛收缩。拘缓,是收缩或弛缓无力,都属筋病。

木衰金旺,所以委和之气含有收敛的特点,它的功用表现是收束不散;它可以使人体发生拘挛收缩,或松弛纵缓,甚至引起容易惊恐的症状;它与人体中的肝脏相应;它在果类是枣、李;它在果实是核、壳;它在谷类是稷、稻;它在五味是酸、辛;它在颜色是白、苍;它在畜类是犬、鸡;它在虫类是毛虫、介虫;它在气候表现是雾露寒冷;它在五音是角、商;它在病变的特点是摇动和恐惧。这些都是由于木运不及,金来克木,木气随从金气而变化的缘故。由于木气从金而化,所以它相当于半个金气。角、徵、宫、商、羽五音,代表五运。即:角代表木运,徵代表火运,宫代表土运,商代表金运,羽代表水运。

⑭郭霭春《黄帝内经素问白话解》缛(ruǎn 软)戾(lì 利)拘缓:"缛戾",拘挛收缩。"拘缓",弛缓。

委和之气收敛,其作用是聚集,其在人体的变动是筋络收缩弛缓,其发病是易于惊骇,其应于内脏为肝,其在果类是枣、李,其在果实中是属于核和壳,其在谷类是稷、稻,其在五味是酸、辛,其在颜色是白、青,其在畜类是犬、鸡,其在虫类是毛虫、介虫,其所主宰的气候是雾露寒凉,其声音为角与商。

(4)少角与判商同。上角与正角同。上商与正商同。

①王冰《黄帝内经素问》少角木不及,故半与商金化同。判,半也。(〔新校正云〕按火土金水之文,"判"作"少",则此当云少角与少商同,不云少商者,盖少角之运共有六年,而丁巳、丁亥上角与正角同,丁卯、丁酉上商与正商同。丁未、丁丑上宫与正宫同。是六年者各有所同,与火土金水之少运不同,故不云同少商,只大约而言半从商化也。)上见厥阴,与敷和岁化同,谓丁亥、丁巳岁,上之所见者也。上见阳明,则与平金岁化同,丁卯、丁酉,岁上见阳明。

②马莳《黄帝内经素问注证发微》此则不及之木为少角,而半与商金化同判,半也。(新校正云:按火土金水之文,判作少,则此当云少角与少商同,不云少商者,盖少角之运共有六年,而丁巳、丁亥,上角与正角同;丁卯、丁酉,上商与正商同;丁未、丁丑,上宫与正宫同。是六年者,各有所同,与火土金水之少运不同,故不云同

少商,只大约而言半从商化也。)故丁巳、丁亥上见厥阴,是上之所见者属角,而与敷和之岁化相同,谓之与正角同也。丁卯、丁酉上见阳明,是上之所见者属商,而与审平之岁化同,谓之与正商同也。

③张介宾《类经》此总言六丁年也。角为木音,木不及故曰少角。金乘之,故半与商金同其化。判,半也。(新校正云:按火土金水之文,皆以判作少,则此当云少角与少商同。)然不云少商者,盖少角之运共有六年,而丁巳、丁亥,上角与正角同;丁卯、丁酉,上商与正商同;丁未、丁丑,上宫与正宫同。是六年者,各有所同,与火土金水之少运不同,故不云同少商,只大约而言,以见半从商化也。此丁巳、丁亥年也。上见厥阴司天,是为上角。岁运不及而得司天之助,则得其敷和之平,故与正角同也。此丁卯、丁酉年也。木运不及,则半兼金化,若遇阳明司天,金又有助,是以木运之纪,而得审平之化,故上商与正商同也。

④张志聪《黄帝内经集注》判,半也。少角与判商同者,总谓六丁年木运不及之岁也。角乃木音,木运不及,故主少角。金兼用事,故半商金同其化也。上角与正角同者,乃丁巳丁亥二岁,上见厥阴司天,岁木不及而得司天之助,故与敷和之正角同也。上商与正商同者,乃丁卯丁酉二岁,上临阳明司天,故曰上商。木运不及,半商同化,又值阳明司天,则金全用事,与审平之正商相同也。

⑤高士宗《黄帝素问直解》木运不及,故曰少角。判,犹半也,金胜用事,半属金运,故少角与判商同。木气司天,谓之上角,木之平气,谓之正角,木运不及,得司天之助,则木气敷和,故上角与正角同。金气司天,谓之上商金之平气,谓之正商,金胜其木,又值金气司天,金全用事,故上商与正商同。

⑥黄元御《黄元御医书全集》木不及,则曰少角,金气乘之,半与金化相同(判,半也),故少角与判商同(化同少商)。厥阴司天,则曰上角(丁巳、丁亥年)。木不及而得司天同气之助,则以少角而同正角,故曰少角与正角同。阳明司天,则曰上商(丁卯、丁酉年),木不及而遇司天胜己之克,则以上商而同正商,故曰上商与正商同。太阴司天,则曰上宫(丁丑、丁未年)。木不制土而值湿土司天之时,则以上宫而同正宫,故曰上宫与正宫同。

⑦张琦《素问释义》判,半也。半与商金化同。丁巳、丁亥二岁,上见厥阴,司天为上角,木虽不及而得司天之助,则与敷和之纪同。丁卯、丁酉二岁,上见阳明,司天胜气用事,司天又助之,气候全从金化,故木运反同审平之纪。

⑧高亿《黄帝内经素问详注直讲全集》〔讲〕丁巳丁亥之岁,上见厥阴,是司天者少角也,少角为阴木。丁卯丁酉之岁,上见阳明,是上之所见者属商,商为金音,判商则金不胜,故阴木与判金之岁,其运同焉。夫所谓同者,以金乘阴木,木即为金克,故德化政令,不得不同金化也。又如上而司天厥阴风木也,正角主岁,丁化木运也,主运得时,金固不能克旺时之木,即司天之上角亦同丁木化气,运虽不及,得助则旺,亦不畏夫金之克也,是以丁巳丁亥,上角与正角相同焉。至若商为金音,金克木者也,无论上而卯酉,阳明司天,与正商而为金得旺,时值丁卯丁酉二岁,燥金虽

不当位,然丁化阴木不及,金亦能克,故上商与正商同也。

⑨孟景春等《黄帝内经素问译释》少角:木运敷和(平气)称为"正角",委和(不及)称为"少角",发生(太过)称为"太角"。古人既以五音代表五运,又根据正常、不及、太过来定出正、少、太三种代号。下面所说的正宫、正商等同此意义。判商:判,作"一半"解。商,属金。判商是指少商。木运不及,金来克木,木气半从金化,所以少角与判商同。上角:角属木。厥阴风木司天,称为"上角"。上,就是指司天而言。以下上商、上宫等同此意义。

所以少角等同于判商。若逢厥阴风木司天,则不及的木运得司天之助,也可以成为平气,所以委和逢上角,则其气化可与正角相同。

⑩任廷革《任应秋讲〈黄帝内经〉(素问)》此句未具体注释,总体概括此段为:(提要)论五运之不及。

⑪张灿玾等《黄帝内经素问校释》因而少角之年与判商相同。木运不及,若遇到厥阴风木司天,为不及得助,则与正角相同。若遇到阳明燥金司天,则木气更衰,金气更胜,所以上商与正商相同。

⑫方药中等《黄帝内经素问运气七篇讲解》[少角与判商同]"宫、商、角、徵、羽"五音分别代表土、金、木、火、水五运。五运之中分为平气、太过、不及三种情况,因此五音之中也分"正""少""太"三种情况。"正",代表平气,"少",代表不及,"太",代表太过。用运气术语来说这就叫作"五音建运"。"角",代表木运,"少",代表不及。因此这里所说的"少角",就是指木运不及之年。"判",为"半"字之假借字。"商",指金运。"判商",即半个金运。"少角与判商同",意即岁木不及之年,由于金气来乘,所以木本身所代表的气候、物候现象已不明显,有一半与金所代表的气候、物候现象相似。这也就是前述"从金化"之意。王冰注云"少角木不及,故半与商金化同"亦即此义。

[上角与正角同]"上",指司天之气;"角",代表木。"上角",指厥阴风木司天之年。"正角",指木运平气之年。"上角与正角同",意即木运不及之年,如果遇上当年的司天之气是厥阴风木,则不及的木运便可以由于得到了司天之气的帮助而改变木运不及的情况转为正常,构成平气之年。以丁巳年为例,丁巳年的年干是丁,丁壬化木,因此丁巳年是木运。丁是双数,即阴干,属于木不及,所以丁巳年是木运不及之年。丁巳年的年支是巳,巳亥厥阴风木司天,因此丁巳年的司天之气是厥阴风木。丁巳年从五运来说是木运不及,从六气来说是风木司天。根据运不及而得助即可构成平气的原则,丁巳年不及的木运可以得到厥阴风木司天之气的帮助从而构成平气,因此丁巳年便是木运平气之年。

[上商与正商同]"上商",指阳明燥金司天。"正商",指金运平气之年。"上商与正商同",意即木运不及之年,金气本来就要乘金,半从金化,如果再碰上了阳明燥金司天之年,那就更是乘上加乘,以致木的本性完全丧失,变成和金运平气之年中秋天的气候一样。质言之,也就是在这一年中没有春天,不温暖,无生意,自然界

一片肃杀之象。这里虽然说的"正商",其实是春行秋令,严重反常。

⑬王洪图等《黄帝内经素问白话解》运不及称为少,运太过称为太。木运不及,所以称为少角。木气从金而化,所以说少角相当于判商。判,就是半的意思。但若逢丁巳、丁亥年,丁年虽为木运不及,但巳、亥为厥阴风木司天,不及的木气得到司天之气的扶助,于是便成为平气了。平气称为正,司天称为上。所以说委和之年,逢上角,其运气与正角相同;如若逢丁卯、丁酉年,阳明燥金司天,那么木气就更加衰弱,以致木气完全顺从了金气,这时就等于是金运的平气了。所以说委和之年,逢上商,其运气与正商相同。

⑭郭霭春《黄帝内经素问白话解》少角:木运不及叫少角。判商:指少商。上角:"上",指司天。"角",属木。"上角",指厥阴风木司天。

如所发病变是摇动和狂怒,这是木从金化的缘故,这时少角与半商是相同的,上角与正角是相同的,上商与正商也是相同的。

（5）其病支废痈肿疮疡,其甘虫,邪伤肝也。

①王冰《黄帝内经素问》金刑木也。子在母中。虽化悉与金同,然其所伤,则归于肝木也。

②马莳《黄帝内经素问注证发微》金来刑木,故病为支废痈肿疮疡。木不胜土,故所生之虫惟甘,此皆邪气伤肝故也。

③张介宾《类经》木被金刑,经筋受病,风淫末疾,故为支废。支废,则溪谷关节多有壅滞,而痈肿疮疡所由生也。味甘者易生虫,金胜木而土无制也,此即《气交变大论》虫食甘黄之义。木气不及,则邪伤在肝。此丁丑、丁未年也。上宫者,太阴司天也。

④张志聪《黄帝内经集注》故其病肢废痈肿疮疡。其甘虫,皆金气盛而邪伤肝也。上宫与正宫同者,乃丁丑丁未二岁,上临太阴司天,故曰上宫。

⑤高士宗《黄帝素问直解》其病不但摇动注恐,且筋不和而支废,血不和而痈肿疮疡,犹木朽虫生,故曰其甘虫。凡此摇动注恐、支废、痈肿、疮疡,乃邪伤肝也。

⑥黄元御《黄元御医书全集》凡此或燥或湿,皆伤肝气,其病肢节残废,痈肿疮疡(筋挛则肢废,关节壅阻,则生痈肿疮疡)。

⑦张琦《素问释义》或应次上摇动注恐之下,痈肿疮疡火复之病,应在所谓复也之下。

⑧高亿《黄帝内经素问详注直讲全集》〔讲〕以岁考之,其病多主四肢残废,痈肿疮疡等证,金胜乘木,而肝受邪也。

⑨孟景春等《黄帝内经素问译释》甘虫:甘是土味,因木运不及,土反来侮,甘味生虫,所以称为"甘虫"。

若逢阳明燥金司天,则木运更衰,顺从金气用事,而成为金之平气,所以逢上商便和正商相同。在人体可发生四肢痿弱、痈肿、疮疡、生虫等病,这是由于邪气伤肝的关系。

⑩任廷革《任应秋讲〈黄帝内经〉〈素问〉》此句未具体注释,总体概括此段为:(提要)论五运之不及。

⑪张灿玾等《黄帝内经素问校释》其甘虫:王冰注"子在母中"。马莳注"木不胜土,故所生之虫惟甘"。《类经》二十五卷第十三注"味甘者易生虫,金胜木而土无制也,此即《气交变大论》'虫食甘黄'之义"。此文与以下各条文例不一,故吴崑疑为衍文,各家注释不同,故从《类经》注。

其发病为四肢废而不用,痈肿疮疡,甘味之物易生虫,所发之病,乃是由于邪气伤害肝脏的原因。

⑫方药中等《黄帝内经素问运气七篇讲解》[其病支废痈肿疮疡]"支废",即肢体不用;"痈肿疮疡",病机之一为气血瘀阻不行。全句意即岁木不及之年,由于人体肝的作用不足,疏泄失职,因此可以在临床上出现上述肢体不用及气血瘀阻所致的痈肿疮疡等病症。

[其甘虫]"甘",为土之味,此处代表土,意即木运不及之年,可以出现土来反侮的现象,自然气候风少雨多湿盛,甘味植物因气候潮湿过甚而容易生虫。

⑬王洪图等《黄帝内经素问白话解》甘虫:甘是土味,因木运不及,土反来侮,甘味生虫,所以称为甘虫。

在人体,可以发生四肢痿弱、痈肿、疮疡、虫积等病证,这是由于金气伤害肝木的缘故。

⑭郭霭春《黄帝内经素问白话解》如所发病变是四肢痈肿、疮疡、生虫等,这是金气伤了肝气的缘故。

(6)上宫与正宫同。萧飋肃杀,则炎赫沸腾,眚于三,所谓复也。其主飞蠹蛆雉,乃为雷霆。

①王冰《黄帝内经素问》土盖其木,与未出等也,木未出土,与无木同。土自用事,故与正土运岁化同也。上见太阴,是谓上宫。丁丑、丁未岁上见太阴,司天化之也。萧飋肃杀,金无德也。炎赫沸腾,火之复也。火为木复,故其眚在东。三,东方也。此言金之物胜也。(〔新校正云〕按《六元正纪大论》云:灾三宫也。)复,报复也。飞,羽虫也。蠹内生虫也。蛆,蝇之生者,此则物内自化尔。雉,鸟耗也。雷,谓大声生于太虚云暝之中也。霆,谓迅雷,卒如火之爆者,即霹雳也。

②马莳《黄帝内经素问注证发微》至于丁丑、丁未上见太阴,是上之所见者属宫,而与备化之岁化相同,谓之与正宫同也。萧飋肃杀,金无德也;炎赫沸腾,火为木来复也。大约木被金刑,火来复金,其眚必见于三,三者东方也,正以天三生木也,此其所以谓之复也。及物象有飞虫、蠹虫、蛆虫、雉鸟,天象有雷、有霆,皆火之炎赫沸腾者然耳。

③张介宾《类经》岁木不及,则土得自专,又见湿土司天之助,是以木运之纪,而行备化之政,故上宫与正宫同也。此总言木运之胜复也,萧飋肃杀,金胜木也。炎赫沸腾,火复金也。飋音瑟。胜复皆因于木,故灾眚在三,东方震宫也。此承上

文言子为其母而报复也。余仿此。飞而蠹者,阴中之阳虫也。蛆者蝇之子,蛆入灰中,蜕化为蝇,其性喜煖畏寒,火运之年尤多也。雉,火禽也。凡此皆火复之气所化。雷之迅者曰霆。木郁极而火达之,其气则为雷霆,故《易》曰震为雷。

④张志聪《黄帝内经集注》岁木不及,化气乃扬,而又得司天之助,是土得以自专,与备化之纪相同,故上宫与正宫同。萧飋肃杀,金淫甚也。炎赫沸腾,火来复也。其灾眚当主于东方之震位,所谓复也。蠹生于木,飞乃火象,言主复者,乃木中所生之火也。蛆乃蝇之子,蛆入灰中,脱化为蝇,蝇喜暖恶寒,昼飞夜伏,雉为离禽,皆火复之气化也。雷之迅者曰霆,木郁极而火绕之,其气则为雷霆,故《易》曰:震为雷。(眉批)金主肤,土主肉,肝主筋。又:首言判而后言少者,谓少乃半之气也。又:甘虫生于湿,以蠹木。

⑤高士宗《黄帝素问直解》土气司天,谓之上宫,土之平气,谓之正宫,木运不及,土无所畏,又值土气司天,则土气备化,故上宫与正宫同。肃瑟肃杀,金刑木也,炎赫沸腾,子火气复也。肃瑟肃杀,则木受金刑,故曰眚于三。盖东方居三宫震位,木也;南方居九宫离位,火也;中央居五官土位,四维也;西方居七宫兑位,金也;北方居一宫坎位,水也。下文眚数,皆由此也。则炎赫沸腾,乃木之子火复胜其金,故曰所谓复也。复则火气胜,故其主飞虫蠹虫蛆虫雉鸟,乃为雷霆。盖飞者,火虫也;蠹者木所生,木生火也;蛆者,蝇之子,火虫所生也;雉为离禽,亦火虫也;震为雷,雷迅曰霆,雷霆,木郁而火发也。复则火气胜而如是也。

⑥黄元御《黄元御医书全集》金胜之极,萧瑟肃杀,则火来复之,炎赫沸腾。眚于三者,金火胜复,皆缘木弱,故灾归震宫,飞蠹蛆雉,悉秉火气而生。雷霆者,阳气之郁发,亦伏火之鼓宕也。春阳升动,为重阴所闭,冲激而出,则为雷霆。雷生于震木者,以中有火胎故也。

⑦张琦《素问释义》丁丑、丁未二岁,上见太阳,司天土气本因寡畏而盛,又得司天之助,王氏(王冰)所谓木未出土,与无木同,土自用事是也。全从土化,金亦随母,故反同备化之纪。

⑧高亿《黄帝内经素问详注直讲全集》〔讲〕又若上而丑未,太阴司天,与正宫而为土得旺,时值丁丑丁未二岁湿土,虽不当位,然丁化阴,木不及,亦不能克土,故上宫与正宫同,土愈旺而生其金,故其金胜而逢生,不愈见萧飋肃杀乎?虽然胜极必复,金气至于萧飋肃杀,则木所生之火必炎赫沸腾,因其金之为眚,于木而为母复仇,以克其金。所谓复者此也,复气之来,物变湿热则朽败虫生,所主者为飞虫蠹蛆等物。其他雉化则又专本于离火,其时阴阳相薄两相激感乃为雷而为霆也,木运之不及有如是也。

⑨孟景春等《黄帝内经素问译释》萧飋(sè 瑟)肃杀:形容金气胜木,一片萧条的景象。三:指三宫,即东方震位。

如正当太阴湿土司天,因土不畏木,亦能形成土气用事,而成为土之平气,所以逢上宫则和正宫相同。故委和的年份,起初是一片萧飋肃杀的景象,但随之则为火热蒸腾,其灾害应于东方,这是由于金气克木,迫使火气前来报复。当火气来复,主多飞虫、蠹虫、蛆虫和雉,木郁火复,发为雷霆。

⑩任廷革《任应秋讲〈黄帝内经〉〈素问〉》此句未具体注释,总体概括此段为:(提要)论五运之不及。

⑪张灿玾等《黄帝内经素问校释》上宫与正宫同:木不及则己所胜之土轻而侮之,复值丁丑、丁未年太阴湿土司天,故其气与正宫相同。萧飋:形容金风使万物萧条之义。飋亦同"瑟"。《楚辞·九辩》云:"萧瑟兮,草木摇落而变衰。"注:"秋风貌。"眚于三:灾害在三宫。以下所谓之数,与此义同。古人把八方结合八卦,加上中央称为"九宫",配以五行生数与成数。就是本文所说的宫数。凡不及之年,其灾应于与五行相应的方位宫数。因此有灾宫之说(见前图2-1)。

飞蠹蛆雉:王冰注"飞,羽虫也。蠹,内生虫也"。《类经》二十五卷第十三注"飞而蠹者,阴中之阳虫也。蛆者,蝇之子,蛆入灰中,蜕化为蝇,其性喜暖畏寒,火运之年尤多也。雉,火禽也。凡此皆火复之气所化"。

若遇到太阴湿土司天,则土气更不畏木,所以上宫与正宫相同。凡萧瑟肃杀的金气过甚,则其后必有炎热沸腾的火气来复,灾害发生在东方三宫,这就是所谓的"复气"。火气来复,主多有飞虫、蠹、蛆虫及雉等,木气抑郁过甚,待其发时,乃为雷霆。

⑫方药中等《黄帝内经素问运气七篇讲解》[上宫与正宫同]"上宫",指太阴湿土司天;"正宫",指土运平气之年。"上宫与正宫同",意即岁木不及之年,不但金乘,而且也可以出现土侮。如果再遇上太阴湿土司天之年,那就更会侮上加侮。这一年的春天,好像土运平气之年的长夏季节一样,又热又湿。这里说的虽然是"正宫",其实在这一年中已经感受不到春天,春行长夏之令,完全属于反常。

[萧飋肃杀,则炎赫沸腾]"萧飋(sè音色)肃杀",是指秋天的自然景象;"炎赫沸腾",是指夏天的炎热景象。全句是指在岁木不及之年中,由于金气来乘,春行秋令,但是由于胜复原因,这一年的夏天可以出现火来复金的暴热现象。

[眚于三]"眚",即损害;"三",《九宫图》以"三"代表东方和春天。"眚于三",意即岁木不及之年,其对自然气候和物候上的损害,主要表现在该年的春季和东方地区。其义与《气交变大论》中所说的"其眚东"完全相同。

[其主飞蠹蛆雉,乃为雷霆]"飞",指灯蛾一类飞虫;"蠹",指蛀虫;"蛆"即指粪蛆;"雉"指野鸡;"雷霆",指打雷。这些虫类及雷霆的出现,多在夏令极热之时。此句是承上述"萧飋肃杀则炎赫沸腾"之句而言。意即在岁木不及之年中,由于火来复金,夏天出现了暴热。由于天气炎热、暴热,就可以出现上述"飞蠹蛆雉"增多,雷霆大作的自然现象。

⑬王洪图等《黄帝内经素问白话解》萧飋:飋sè,音色,义同瑟。萧飋,形容金气使万物萧条之义。三:指三宫,即东方震位。

如果逢丁丑、丁未年,太阴湿土司天,土气旺盛,而木气不及不能克制它,这时

黄帝内经运气篇
气交变·五常政大论集注

就成为土运的平气,所以说上宫与正宫相同。因此,委和的年份,由于金气太盛,起初呈现出一片萧瑟肃杀的景象,但随之而来的是,火热蒸腾之气的报复。这些胜气、复气,都是由于木气不及所引起的,所以灾害发生在与木气相应的东方。当火气来报复时,多发生飞虫、蛀虫、蛆虫和雉鸡。由于木气被郁,而火气来复,所以多发生雷霆。

⑭郭霭春《黄帝内经素问白话解》萧飋(sè 瑟):秋声。三:东方震位。飞蠹(dù度)蛆(qū驱)雉(zhì治):"飞",指飞虫;"蠹",蛀虫;"蛆",苍蝇的幼虫;"雉",野鸡。

这时上宫与正宫是相同的。木受金克,秋气肃杀,但随之而来的就是火势炎炎,其灾害应于东方,这是所谓报复。木受金克,属火的羽虫、蠹虫、蛆虫、雉鸡应之而出,但木气郁到极点,就会震发而为雷霆。所以说委和主羽虫、蠹虫、蛆虫、雉鸡以及雷霆。

第八解

(一)内经原文

伏明之纪,是谓**胜长**。长气不宣,藏气反布,收气**自政**,化令乃衡,寒清数举,暑令乃薄,**承化**物生,生而不长,成实而稚,遇化已老,阳气屈伏,蛰虫早藏。其气郁,其用暴,其动**彰伏**变易,其发痛,其藏心,其果栗桃,其实络濡,其谷豆稻,其味苦咸,其色玄丹,其畜马彘,其虫羽鳞,其主冰雪霜寒,其声徵羽,其病昏惑悲忘,从水化也。少徵与少羽同。上商与正商同。邪伤心也。凝惨溧[注]冽,则暴雨霖霆,眚于九。其主骤注,雷霆震惊,**沉黔**淫雨。

[注]溧:郭霭春《黄帝内经素问校注》、人民卫生出版社影印顾从德本《黄帝内经素问》此处为"溧",其中郭霭春注:金刻本、藏本"溧"并作"凓"。《广韵·五质》:"溧冽,寒风";方药中等《黄帝内经素问运气七篇讲解》、张灿玾等《黄帝内经素问校释》此处为"凓";孟景春等《黄帝内经素问译释》此处为"溧"。

(二)字词注释

(1)胜长

①王冰《黄帝内经素问》藏气胜长也,谓癸酉、癸未、癸巳、癸卯、癸丑、癸亥之岁也。

②马莳《黄帝内经素问注证发微》火气不及,水能胜之,是谓胜长。乃癸卯、癸酉、癸丑、癸未、癸巳、癸亥之岁也。盖戊癸为火运,而癸乃火之不及,故水得以胜之。

③张介宾《类经》故于六癸之岁,长气不宣,藏气胜之,是谓胜长。

④张志聪《黄帝内经集注》火运不及,则水胜其长

⑤高士宗《黄帝素问直解》火运不及曰伏明,火主夏长,不及则水胜,故伏明之纪是谓胜长。

⑥黄元御《黄元御医书全集》胜长,水刑火也。

⑦张琦《素问释义》此词未具体注释。

⑧高亿《黄帝内经素问详注直讲全集》〔讲〕如六癸之岁,癸化虽为火运,而癸

实为阴柔不及之火。

⑨孟景春等《黄帝内经素问译释》火主夏之长气。伏明的年份,火运不及,水来克火,金来反侮,长气受制于水、金二气,所以称为"胜长"。

⑩任廷革《任应秋讲〈黄帝内经〉(素问)》此词未具体注释。

⑪张灿玾等《黄帝内经素问校释》火之长气为水气所胜。

⑫方药中等《黄帝内经素问运气七篇讲解》"胜",即相胜;"长",即生长。

⑬王洪图等《黄帝内经素问白话解》火的长气被水气所制约、战胜。

⑭郭霭春《黄帝内经素问白话解》指生长之气受阻。

(2)自政

①王冰《黄帝内经素问》自行其政。

②马莳《黄帝内经素问注证发微》自行其政。

③张介宾《类经》金无所畏,故收气自行其政。

④张志聪《黄帝内经集注》自主其政。

⑤高士宗《黄帝素问直解》收气自政,金无畏也。

⑥黄元御《黄元御医书全集》自政。

⑦张琦《素问释义》此词未具体注释。

⑧高亿《黄帝内经素问详注直讲全集》〔讲〕自用事而司其政。

⑨孟景春等《黄帝内经素问译释》自行政令。指金气因火不足而不受制约,能擅自发号施令而行使其权力。

⑩任廷革《任应秋讲〈黄帝内经〉(素问)》此词未具体注释。

⑪张灿玾等《黄帝内经素问校释》自能维持其政令。

⑫方药中等《黄帝内经素问运气七篇讲解》"自政",即自行其政。

⑬王洪图等《黄帝内经素问白话解》擅自行事。

⑭郭霭春《黄帝内经素问白话解》自行发挥作用。

(3)承化

①王冰《黄帝内经素问》承化生之物。

②马莳《黄帝内经素问注证发微》化令乃衡,物生承之。

③张介宾《类经》物承土化而生者。

④张志聪《黄帝内经集注》承土之化气平衡。

⑤高士宗《黄帝素问直解》《六微旨大论》云,物之生,从于化,故承化物生。

⑥黄元御《黄元御医书全集》物承土化而生者。

⑦张琦《素问释义》此词未具体注释。

⑧高亿《黄帝内经素问详注直讲全集》〔讲〕然化令犹衡,物生承之。

⑨孟景春等《黄帝内经素问译释》万物都秉承土的化气而生。

⑩任廷革《任应秋讲〈黄帝内经〉(素问)》此词未具体注释。

⑪张灿玾等《黄帝内经素问校释》万物承土气之化而生。

⑫方药中等《黄帝内经素问运气七篇讲解》"承",指应承;"化",此处是指春天风气之化。

⑬王洪图等《黄帝内经素问白话解》万物都秉承土的化气而生。

⑭郭霭春《黄帝内经素问白话解》承土的化气而生。

（4）彰伏

①王冰《黄帝内经素问》彰,明也。伏,隐也。变易,谓不常其象见也。

②马莳《黄帝内经素问注证发微》彰伏。

③张介宾《类经》彰伏。

④张志聪《黄帝内经集注》彰者,火之政令也。

⑤高士宗《黄帝素问直解》彰明内伏。

⑥黄元御《黄元御医书全集》显明为彰,屈抑为伏。

⑦张琦《素问释义》此词未具体注释。

⑧高亿《黄帝内经素问详注直讲全集》〔讲〕彰伏。

⑨孟景春等《黄帝内经素问译释》彰,表现于外。伏,隐伏于内。

⑩任廷革《任应秋讲〈黄帝内经〉(素问)》此词未具体注释。

⑪张灿玾等《黄帝内经素问校释》指物象的显明或伏藏。

⑫方药中等《黄帝内经素问运气七篇讲解》王冰注:"谓不常其象见也。"彰,明也。伏,隐也。

⑬王洪图等《黄帝内经素问白话解》彰,表现于外的意思;伏,隐伏于内的意思。

⑭郭霭春《黄帝内经素问白话解》或明或隐的意思。

（5）沉黔(yīn)

①王冰《黄帝内经素问》沉阴淫雨,湿变所生也。

②马莳《黄帝内经素问注证发微》沉黔淫雨。

③张介宾《类经》沉黔,阴云蔽日也。

④张志聪《黄帝内经集注》沉黔,阴云蔽日也。

⑤高士宗《黄帝素问直解》沉黔淫雨。

⑥黄元御《黄元御医书全集》沉阴淫雨者。

⑦张琦《素问释义》此词未具体注释。

⑧高亿《黄帝内经素问详注直讲全集》〔注〕沉阴淫雨也。

⑨孟景春等《黄帝内经素问译释》张介宾:沉黔,阴云蔽日也。乌云蔽日,阴雨连绵。

⑩任廷革《任应秋讲〈黄帝内经〉(素问)》此词未具体注释。

⑪张灿玾等《黄帝内经素问校释》阴云不散,淫雨不停。

⑫方药中等《黄帝内经素问运气七篇讲解》"沉黔(yīn 音阴)",指阴云蔽日,天气阴沉。

⑬王洪图等《黄帝内经素问白话解》云遮太阳。

⑭郭霭春《黄帝内经素问白话解》阴云蔽日,阴雨连绵。

(三)语句阐述

(1)伏明之纪,是谓胜长。

①王冰《黄帝内经素问》藏气胜长也,谓癸酉、癸未、癸巳、癸卯、癸丑、癸亥之岁也。

②马莳《黄帝内经素问注证发微》岁火不及,为伏明之纪。长气属火,藏气属水,收气属金。火气不及,水能胜之,是谓胜长。乃癸卯、癸酉、癸丑、癸未、癸巳、癸亥之岁也。盖戊癸为火运,而癸乃火之不及,故水得以胜之。

③张介宾《类经》伏明之纪,火不及也。凡戊癸皆属火运,而癸以阴柔,乃为不及。故于六癸之岁,长气不宣,藏气胜之,是谓胜长。

④张志聪《黄帝内经集注》火运不及,则水胜其长,是以火之长气不宣,而火之藏气反布。火气伏明,则金无所畏,故收气得自主其政。

⑤高士宗《黄帝素问直解》火运不及曰伏明。火主夏长,不及则水胜,故伏明之纪是谓胜长。

⑥黄元御《黄元御医书全集》胜长,水刑火也。

⑦张琦《素问释义》六癸年。

⑧高亿《黄帝内经素问详注直讲全集》〔批〕此举火之不及,以明天地之化,人物之变也。

〔注〕伏明之纪,火运不及,水气乘之,故果谷味色,虫畜与音,皆兼见也。

〔讲〕如六癸之岁,癸化虽为火运,而癸实为阴柔不及之火,所谓伏明之纪者是也。

⑨孟景春等《黄帝内经素问译释》伏明的年份,称为胜长。

⑩任廷革《任应秋讲〈黄帝内经〉〈素问〉》此句未具体注释,总体概括此段为:(提要)论五运之不及。

⑪张灿玾等《黄帝内经素问校释》火运不及伏明之年,火之长气为水气所胜,称为胜长。

⑫方药中等《黄帝内经素问运气七篇讲解》[伏明之纪]"伏明之纪",指火运不及之年。六十年中岁运属于火运不及者,有癸酉、癸未、癸卯、癸巳、癸丑、癸亥等六年。其中癸巳又属于平气之年,因此实际上只有五年。

[是谓胜长]"胜",即相胜;"长",即生长。火在季节上代表夏,在气候上代表热,在物化现象上代表长。火之所不胜者为水,水在季节上代表冬,在气候上代表寒,在物化现象上代表藏。"是谓胜长",意即火运不及之年,夏天里应热不热,相对寒冷。由于生物生长一定要在适当温度下才能正常进行,应热不热,相对寒冷就意味着生物的生长不能正常进行。从五行概念上来说,长属火,热属火,藏属水,寒属水;水火之间,水可以胜火,火不及,水就要来乘之。这就是原文所谓的:"伏明之

纪,是谓胜长。""胜长"者,水胜火也。

⑬王洪图等《黄帝内经素问白话解》火运不及,也就是伏明的年份,火的长气被水气所制约、战胜,所以又叫胜长。

⑭郭霭春《黄帝内经素问白话解》

火运不及的标志是"胜长"。

(2) 长气不宣,藏气反布,收气自政,化令乃衡,寒清数举,暑令乃薄,承化物生,生而不长,成实而稚,遇化已老,阳气屈伏,蛰虫早藏。

①王冰《黄帝内经素问》火之长气不能施化,故水之藏气反布于时。金土之义,与岁气素无干犯,故金自行其政,土自平其气也,火气不用故。火令不振,故承化生之物皆不长也。物实成熟,苗尚稚短,及遇化气,未长极而气已老矣。阳不用而阴胜也,若上临癸卯、癸酉岁,则蛰反不藏。(〔新校正云〕详上临癸巳、癸亥之岁,蛰亦不藏。)

②马莳《黄帝内经素问注证发微》其长气不宣者,失其政也;藏气反布者,水气盛也。水不犯金,故收气自行其政;水不犯土,故化令自得其平。寒清数举,暑令乃薄,火为水乘也。化令乃衡,物生承之,虽由木气而生,而火之长气不宣,故物有生而不长也。惟其生而不长,故有成实而犹有稚者;正以遇土化之候,而物已老矣。是以阳气屈伏,蛰虫早藏。王(冰)注云:若临癸卯、癸酉、癸巳、癸亥,则蛰虫不藏。

③张介宾《类经》火之长气,不能宣化。水之藏气,反布于时。金无所畏,故收气自行其政。土无所生,故化令惟衡平耳。阴盛阳衰也。物承土化而生者,以土无火生,虽生不长也。此即上文化令乃衡之义。长气不宣,故物之成实者惟稚而短,及遇土化之令,而气已老矣。阳不施于物也。

④张志聪《黄帝内经集注》火不及则所生之土气不盛,是以化令平衡。寒清数举,暑令乃薄,水胜火也。承土之化气平衡,故物得以生。长气不宣,故生而不长。生而不长,故稚小即已成实,遇长夏之化气即老矣。寒清数举,故阳气屈伏,藏气用事,故蛰虫早藏。

⑤高士宗《黄帝素问直解》长气不宣,火气虚也。藏气皮布,水胜火也。收气自政,金无畏也。衡,平也,言不盛也。化气乃衡,火不生土也。寒为水气,清为金气,水气胜而金无畏,故寒清数举。暑为火气,火不及故暑令乃薄。《六微旨大论》云,物之生,从于化,故承化物生。承化物生而火气虚,故生而不长,不长,故虽成实而犹稚小。遇长夏之化气,则物已老。火不及,故阳气屈伏。水用事,故蛰虫早藏。

⑥黄元御《黄元御医书全集》火主长。火败水胜,故长气不宣,藏气反布。火败不能制金生土,故收气自政,化令乃平(衡,平也)。火不敌水,故寒清数举,暑令乃薄。火衰土弱,则承化物生。生而不长(物承土化而生者)。虽生不长。长气失政,则成实而稚,遇化已老(金能成而火不能长,故成实而稚。土欲化之,而其气非旺,易就衰竭,是遇化已老也)。其发痛者,寒水凌火,则痛作矣。

⑦张琦《素问释义》水为胜气,金寡于畏,故水金兼化。火气不用。皆火不及

兼金水之化。

⑧高亿《黄帝内经素问详注直讲全集》〔讲〕火不及,则水乘之,故长气为水气所胜,而长气不能以宣,藏气反得以布,兼火衰无以克金,金所主之收气,自用事而司其政,火衰无以生土,土所主之化气,无所恃而令乃平。斯时也,土既不得火以生,而水又不得土以制,故水愈旺而清寒数举,暑令乃薄,水乘火虚矣。然化令犹衡,物生承之,虽能得土以生,而火之长气不宣,物即有生,而亦不长也。惟其生而不长,故成实而犹有稚者,正以遇土化之候,而物已老矣,是以阳气屈伏,蛰虫早藏。

⑨孟景春等《黄帝内经素问译释》宣:宣布,发扬。布:布散,展开。自政:自行政令。指金气因火不足而不受制约,能擅自发号施令而行使其权力。衡:作"平定"解。土为火之子,火运不及,土气就平定而不能发展。承化:万物都秉承土的化气而生。

长气不得发扬,藏气反见布散,收气也擅自行使职权,化气平定而不能发展,寒冷之气常现,暑热之气衰薄,万物虽承土的化气而生,但因火运不足,既生而不能成长,虽能结实,然而很小,及至生化的时候,已经衰老,阳气屈伏,蛰虫早藏。

⑩任廷革《任应秋讲〈黄帝内经〉(素问)》此句未具体注释,总体概括此段为:(提要)论五运之不及。

⑪张灿玾等《黄帝内经素问校释》藏气反布,收气自政:凡火运不及之年。长气不能宣发,故水之藏气反得布化。火不及则无力克金,故金之收气自得其政令。化令乃衡:火运不及,不能生土,土之化令仅得维持平衡。衡,《前汉书·律历志》:"衡,平也。所以任权而均物,平轻重也。"在此以喻平衡。寒清数举:水的寒冷之气与金的清凉之气频频发作。承化物生:万物承土的化气而生。稚:幼小而不成熟。

火不及则长气不得宣发,火所不胜的水之藏气反而施布,金不受制而收气自能维持其政令,土之化气乃趋于平衡状态,由于水气来乘,金气自行其令,则寒冷清凉的气候频频发作,水气与金气过胜则暑热之气被迫而不行,万物承土气之化而生,但因火气不及,故生而不长,虽然结了果实,但很弱小,到了土之化气主令时,已经衰老,阳气被抑制,潜伏不用,寒冷之气非时而至,故蛰虫及早归藏不出。

⑫方药中等《黄帝内经素问运气七篇讲解》[长气不宣,藏气反布,收气自政]此是承前句而言。"长气",即生长之气;"不宣",即不明显;"藏气",即闭藏之气;"反布",即反而明显;"收气",即秋收之气或秋凉之气;"自政",即自行其政。全句意即火运不及之年,夏天里应热不热,反而出现了相对寒凉的气候,夏行秋冬之令,气候完全反常,植物长势不好。

[化令乃衡](编者注:方药中原文为"化气乃衡",版本不同导致的用字差异。)此句历代注家注解均不甚明确。王冰注:"金土之义,与岁气素无干犯,故金自行其政,土自平其气也。"张介宾注:"土无所生,故化气惟衡平耳。"张志聪注:"火不及,则所生之土气不盛。"高世栻注:"化气乃衡,火不生土也。"都没有把问题讲清楚。我们认为,化气就是土气。"衡",有平衡之义,此处应作恢复正常解。全句意即火

运不及之年,水来乘之,因而出现了夏天应热不热甚至夏行冬令出现寒冷的反常现象,但是由于胜复规律,有胜就有复,水来乘火,则土必来复之。因而在土气主时的长夏季节里,自然气候就可以因为自动调节的原因而重新恢复正常状态。这才是"化气乃衡"的原意。有的注家把"化气乃衡"的"衡"字作为低下、不足来解释,不论从《内经》的基本精神或者是从"衡"字本身的字义来看,我们认为都是缺乏根据的。

[寒清数举,暑令乃薄,承化物生,生而不长,成实而稚,遇化已老]这里是谈火运不及之年气候和物候表现。

[寒清数举]"寒",指寒冷;"清",指清凉;"数",指多次;"举",指发生。"寒清数举",意即火运不及之年,夏天里多次出现寒凉的反常气候变化。

[暑令乃薄]"暑令",即夏令;"薄",指少、短,意即火运不及之年,夏季应热不热,时间也短,不像正常的夏季。

[承化物生]"承",指应承;"化",此处是指春天风气之化。意即火运不及之年,春天里气候变化不大,所以生物仍然能够萌芽、生发。

[生而不长,成实而稚]此承上文,意即火运不及之年,生物在春天虽然也能萌芽、生发,但是由于夏天应热不热,所以不能继续正常地生长。由于长得不好,所结出来的果实就不成熟。

[遇化已老]"化",指土气,此处指长夏季节。"老",指衰老,此处指枯萎。"遇化已老",意即火运不及之年,由于应热不热,经常出现寒潮,所以长势不好。到了长夏季节,气候转为热而潮湿,雨水也多了,但是生物本身已经枯萎衰老,错过了生长期,因而仍然生长不好。

[阳气屈伏,蛰虫早藏]"阳气屈伏",指火运不及之年,气候应热未热。"蛰虫",指冬天蛰伏的动物。"蛰虫早藏",指这些动物早早地蛰伏起来,准备过冬。此处是指夏行冬令,相对寒冷,所以蛰虫早藏。

⑬王洪图等《黄帝内经素问白话解》

长气不能正常发挥作用,水的藏气反而布满各个季节。由于火气不及,不能制约金,于是金的收气擅自行事。水气、金气旺盛,致使清凉寒冷的气候常常出现,而暑热之气就衰弱了。火不能生土,使土的化气不足,万物的生化处在停顿的状态,再加上金气收敛太过,以致万物虽生而不能长,在幼稚的情况下,便结成果实。当长夏到来,生化应该旺盛的时候,却已经衰老了。火运不及,阳气隐伏而不能伸展,蛰虫也过早藏伏。

⑭郭霭春《黄帝内经素问白话解》衡:平的意思。寒清数举:"寒清",寒冷之气。"数",屡次。"举",出现、发作。稚:幼小。

火的生长之气不得发扬,水气就乘机施布,收气也自行发挥作用,土气于是平静,寒冷之气屡现,暑热之气就薄弱了。万物虽承土的化气而生,但因火运不及,生后不能成长,虽能结实,却稚小不肥,一遇长夏之化令就先衰老。由于阳气伏陷,所以虫类不等岁气到就蛰藏起来。

（3）其气郁，其用暴，其动彰伏变易，其发痛，其藏心，其果栗桃，其实络濡，其谷豆稻，其味苦咸，其色玄丹，其畜马彘，其虫羽鳞，其主冰雪霜寒，其声徵羽，其病昏惑悲忘，从水化也。

①王冰《黄帝内经素问》郁燠不舒畅。速也。彰，明也。伏，隐也。变易，谓不常其象见也。痛由心所生。岁运之气通于心。栗，水。桃，金果也。络，支脉也。濡，有汁也。豆，水。稻，金谷也。苦兼咸也。色丹之物熟，兼玄也。火从水畜。羽从鳞。水之气也。徵从羽。火之躁动不拘常律，阴冒阳火，故昏惑不治。心气不足，故喜悲善忘也。火弱水强，故伏明之纪，半从水之政化。

②马莳《黄帝内经素问注证发微》其气郁，火不显明也。其用暴，火性不灭也。其动或彰或伏，变易不常，水火相见也。其发为痛，痛由心生，心由水伤也。凡五脏、五果、五谷、五味、五色、五畜、五虫、五音之类，皆火从水化，故兼见也。在天为冰雪霜寒，水之气也。在病为昏惑悲忘，盖阴冒阳火，故昏惑；而心气不足，故喜悲喜忘也。

③张介宾《类经》阳主升，不升则郁矣。火性急，郁而不伸，出必暴矣。彰者火之德，火不足则彰伏不常，而多变易矣。寒胜之也。火气通于心也。栗，水果。桃，金果。火不及，故二果成也。络应火，濡应水也。豆，水谷。稻，金谷。二谷成也。苦衰咸胜也。玄盛丹衰也。马，火畜当衰。彘，水畜当王也。羽属火，鳞属水，有盛也。水反胜也。火音从水。火不足而心神溃也。此结上文火不及者，从水化也。

④张志聪《黄帝内经集注》其气郁，水制其火也。其用暴，火性欲发也。彰者，火之政令也。彰伏则变易而为寒矣。故其发为痛，盖寒胜则痛也。其藏主心。其果之栗桃，实之络濡，谷之豆稻，味之苦咸，色之玄丹，畜之马彘，虫之羽鳞，声之徵羽，皆火运不及，故兼从金水之化也。

⑤高士宗《黄帝素问直解》火气不充，故其气郁。郁而不和，故其用暴。心气不舒，故其动彰明内伏，变易为寒。火气虚寒，其病则痛，故其发痛。其藏心，水气胜而金无畏，则火水金之气并主其事。其果栗桃，水与金也。其实络濡，火与水也。其谷豆稻，水与金也。其味苦咸，火与水也其色玄丹，水与火也。其畜马彘其虫羽鳞，火水也。其主水雪霜寒，水气胜也。其声徵羽，火与水也。其病神虚则昏惑，心虚则悲忘。凡此火水金并主其事，乃火气不及，从水化而然也。

⑥黄元御《黄元御医书全集》显明为彰，屈抑为伏，变易者，火衰不能显达，明暗无常也。昏惑者，火虚而神迷也。火衰金旺则悲生（金主悲），神不蛰藏则善忘也。

⑦张琦《素问释义》火不舒。速也，郁极而发，必暴速。乍明乍隐，不常其象。诸痛属火，心所生也。栗水，桃金果也。豆水，稻金谷也。兼水味。水之化。阳为阴郁，故昏冒迷惑。心神不足，金水乘之，故或善悲，或善忘。虽兼金化而水气专，故从水化。

⑧高亿《黄帝内经素问详注直讲全集》〔讲〕言乎其气，则气郁而不显；言乎其

用,则用暴而不减;言乎其动,则水火杂见,或彰或伏,变易不常;言乎其发,则心为水伤,其发为心痛;故其为病也,多主五脏之心,他如其果则栗桃,其实则络濡,其谷则豆稻,其味则苦咸,其色则玄丹,其畜则马彘,其虫则羽鳞,其主则冰雪霜寒,其声则为徵为羽,凡如此者,皆因火不及,而水兼之也。水主寒气,火应心脏,其为病也,必主寒气伤心,而有昏惑悲忘之证,何也? 盖从水化,不从火化故也。

⑨孟景春等《黄帝内经素问译释》火气郁结,所以当其发作时,必然横暴,其变动每隐现多变,在人体病发为痛,其应于内脏为心,其在果类为栗和桃,其所充实的是络和液汁,在谷类为豆和稻,在五味为苦和咸,在颜色为玄和丹,在畜类为马和猪,在虫类是羽虫、鳞虫,在气候主冰雪霜寒,在声音为徵、羽,若发生病变则为精神昏乱,悲哀易忘,这是火运不及而从水化的关系。

⑩任廷革《任应秋讲〈黄帝内经〉〈素问〉》此句未具体注释,总体概括此段为:(提要)论五运之不及。

⑪张灿玾等《黄帝内经素问校释》其气郁而不伸,其用暴烈,其变动为显明与隐伏变易无常,其发病为疼痛,其在脏应于心,其在果类应于栗与桃,其在果实应于筋络与液汁部分,其在谷类应于豆与稻,其味为苦与咸,其色为黑与赤,其在畜类应于马与猪,其在虫类应于羽虫与鳞虫,其主时之气为冰雪霜寒,其在声音为徵与羽,其发病为神昏、迷惑、悲哀、善忘,是由于火运不及,从水气之化的缘故。

⑫方药中等《黄帝内经素问运气七篇讲解》[其气郁,其用暴,其动彰伏变易]"郁",指抑郁;"暴",指暴烈。"彰伏变易",王冰注"彰,明也。伏,隐也。变易,谓不常其象见也"。全句意即火运不及之年,夏天本来应有的炎热之气为寒冷所束闭,处于一种抑郁的状态。按照运气学说的认识,有郁就有发,即抑郁到了一定程度,就要发作出来,而发作出来的抑郁之气,往往比正常应有之气还要激烈。这就是原文所谓的"其气郁,其用暴"。由于火运不及之年在夏天里气候变化上有郁有发,因此出现暴冷暴热,气候严重反常,这就是原文所谓的"彰伏变易"。

[其发痛,其脏心]"发痛",即疼痛发作;"心",即人体心脏。全句意即火运不及之年,人体心阳相应不足,由于心主血、主脉的原因,心阳不足,推动无力,血脉流行障碍,所以可以在临床上出现疼痛症状。《素问·至真要大论》谓:"诸痛痒疮,皆属于心。"把"诸痛"列属在心病之中,其病机亦即在此。

[其果栗桃,其实络濡,其谷豆稻,其味苦咸,其色玄丹,其畜马彘,其虫羽鳞]这里是讲火运不及之年的物化现象。"栗",为水之果,"桃"为金之果;"络"为火之实,"濡"为水之实;"豆"为水之谷,"稻"为金之谷;"苦"为火之味,"咸"为水之味;"玄",即黑色,为水之色,"丹"为红色,为火之色;"马"为火之畜,"彘"为水之畜;"羽"为火之虫,"鳞"为水之虫。全句意即火运不及之年,不但有关火类的动植物的生长收成要受到影响,而且由于火气不及,水乘金侮的原因,水类及金类的动植物在生长收成上也要受到一定影响。

[其主冰雪霜寒]"主",在此有所不胜之义。火之所不胜为水,因此水为火之

主。"冰雪霜寒",指寒冷现象。全句意即火运不及之年,应热不热,夏行冬令,出现了水来胜火之象。

[其声徵羽]"徵"为五音中之次高音,代表火声;"羽"为五音中之最高音,代表水声。"其声徵羽",意即火运不及之年,水火之间关系失调。

[其病昏惑悲忘]"昏惑",指神识不清;"悲",指悲哀;"忘",指善忘。以上均属精神情志上的反常现象。精神情志变化总的来说为心之所主。此句意即火运不及之年,由于心气相应不足,所以在临床上可以出现上述神失所主的反常现象。

[从水化也]此句是总结以上所述的各种现象,意即上述各种现象之所以发生,是因为火运不及,水来乘之,火从水化的结果。

⑬王洪图等《黄帝内经素问白话解》伏明之气郁而不舒,它的功用表现是暴急而不和缓;它的变化或明显或隐匿;在人体,可以引起寒冷、疼痛等病证;它与人体中的心脏相应;它在果类是栗、桃;它在果实是筋络、浆汁;它在谷类是豆、稻;它在五味是苦、咸;它在颜色是黑、赤;它在畜类是马、猪;它在虫类是羽虫、鳞虫;它在气候表现是冰雪霜寒;它在五音是徵、羽;它在病变的特点是神志昏乱、悲哀、健忘。这些都是由于火运不及,水来克火,火气随从水气而变化的缘故。

⑭郭霭春《黄帝内经素问白话解》络濡:丝络和液汁。

伏明之气郁结,其作用是暴急,其变动或明或隐并不一定。其发病是疼痛,其应于内脏为心,其在果类是栗、桃,其在果实是丝络和液汁,其在谷类是豆、稻,其在五味是苦、咸,其在颜色是玄、丹,其在畜类是马、猪,其在虫类是羽虫、鳞虫,其所主宰的气候是冰、雪、霜、寒,其在声音是徵、羽。如发生昏乱糊涂,悲哀善忘的病,这是火从水化的缘故。

(4) 少徵与少羽同。上商与正商同。

①王冰《黄帝内经素问》火少故半同水化。(〔新校正云〕详少徵运六年内,癸卯、癸酉,同正商。癸巳、癸亥同岁会外,癸未、癸丑二年,少徵与少羽同,故不云判羽也。)岁上见阳明,则与平金岁化同也。癸卯及癸酉,岁上见阳明。(〔新校正云〕详此不言上宫上角者,盖宫角于火无大克罚,故经不备云。)

②马莳《黄帝内经素问注证发微》此则不及之火为少徵,而火从水化,当与少羽同。(新校正云:少徵运六年内,癸酉、癸卯同正商,癸巳、癸亥同岁会外,癸未、癸丑,少徵与少羽同,故不言判羽也。)癸卯、癸酉上见阳明,是上之所见者属商,而与审平之岁化相同,谓之与正商同也。(新校正云:不言上宫、上角者,盖宫角干火无大克伐,故经不备言之也。)

③张介宾《类经》此总言六癸年也。徵为火音,火不及,故云少徵。水胜之,故与少羽同其化。癸卯、癸酉年也。上见阳明司天,是为上商。岁火不及则金无所畏,又得燥金司天之助,是以火运之纪,而行审平之气,故曰上商与正商同也。按:少徵六年,癸丑、癸未上宫也,癸巳、癸亥上角也。此止言上商而不及宫角者,以火与土木无所克伐,而同归少羽之化矣。

④张志聪《黄帝内经集注》冰雪霜寒,水之变易也。昏惑悲忘,心神不足也。因从水化而心火受亏也。少徵与少羽同者,总谓六癸岁也。徵为火音,火运不及,故曰少徵。水兼用事,故少徵与少羽同其化也。上商与正商同者,乃癸卯癸酉二岁,上临阳明司天,故曰上商。金无所畏而又得司天之助,是火运之纪而行审平之政,故上商之岁与正商之气同也。

⑤高士宗《黄帝素问直解》火运不及,故曰少徵,水兼用事,故少徵与少羽同。金气司天,谓之上商,岁火不及,金无所畏,又得司天之助,是火运之纪,行审平之政,故上商与正商同。

⑥黄元御《黄元御医书全集》火不及,则曰少徵,水气乘之,则与少羽同化,故少徵与少羽同。火不制金,而值燥金司天之时(癸卯、癸酉年)。则以上商而同正商,故曰上商与正商同。

⑦张琦《素问释义》癸为少徵,辛为少羽,与少羽同,明火之从水化也。癸卯、癸酉二岁,上见阳明,司天岁火不及,金本无畏,又得司天之助,故全从金化,而同于审平之纪。少徵六年,癸丑、癸巳上宫也,癸巳、癸亥上角也,此不言者,以宫角于火无所克胜,则亦同于少羽也。

⑧高亿《黄帝内经素问详注直讲全集》〔讲〕以及癸化阴火,癸为少徵,虽少羽为阴柔之水,值此火之不及,水必克之,水克则火从水化,而与少羽同也。若夫商音为金,火之所克也,既火不及,则阳明司天而为上商,与金得旺地而为正商者,皆气化相同。金愈旺而生其水矣,其水胜而逢生,不愈私凝惨溧冽乎?

⑨孟景春等《黄帝内经素问译释》所以少徵和少羽相同。若逢阳明燥金司天,因金不畏火,形成金气用事,而成为金之平气,所以伏明逢上商则与正商相同。

⑩任廷革《任应秋讲〈黄帝内经〉(素问)》此句未具体注释,总体概括此段为:(提要)论五运之不及。

⑪张灿玾等《黄帝内经素问校释》少徵与少羽同:由于火运不及则半从水气之化,所以少徵之运则与少羽之运类同。新校正云:"详少徵运六年内,癸卯、癸酉同正商,癸巳、癸亥同岁会外,癸未、癸丑二年,少徵与少羽同,故不云判羽也。"上商与正商同:指癸卯与癸酉年,火运不及,无力制金,加以阳明燥金司天,则金不受火刑,故与正商同。

因而少徵之年与少羽相同。若遇到阳明燥金司天,则金气得助,不受火刑,就与正商相同。

⑫方药中等《黄帝内经素问运气七篇讲解》[少徵与少羽同]"少徵",即火运不及之年。"少羽",即水运不及之年。水运不及之年则土来乘之,火来侮之,亦即这一年的冬令应冷不冷。"少徵与少羽同",意即火运不及之年,这一年夏天应热不热,就好像水运不及之年的冬天一样。火运不及之年,夏天里相对寒冷,虽然不能说它完全像正常的冬天那样,但它和不太冷的冬天却差不多,实际上也就是相对寒冷,严重反常。

[上商与正商同]"上商",指燥金司天之年。"正商",指金运平气之年。"上商与正商同",意即火运不及之年,本来就是水乘金侮,如果再遇上阳明燥金司天之年,则金气反侮的现象就更加严重。这一年的夏天就会同金运平气之年的秋天一样,实际上也是一种严重反常气候。

⑬王洪图等《黄帝内经素问白话解》由于火气从水而化,因而兼有水运的特性,所以说少徵相当于少羽;如若逢癸卯、癸酉年,阳明燥金司天,于是火气更加不能制约金气,这时便成为金运的平气,所以说胜长的年份,逢上商,其运气与正商相同。人体中所发生的疾病,是由于邪气伤害肝木的缘故。

⑭郭霭春《黄帝内经素问白话解》这时少徵与少羽相同,上商与正商相同。

(5)邪伤心也。凝惨溧冽,则暴雨霖霍,眚于九。其主骤注,雷霆震惊,沉黔淫雨。

①王冰《黄帝内经素问》受病者心。凝惨溧冽,水无德也。暴雨霖霍,土之复也。九,南方也。(〔新校正云〕按《六元正纪大论》云:灾九宫。)天地气争而生是变,气交之内,害及粢盛,及伤鳞类。沉阴淫雨,湿变所生也。黔,音阴。

②马莳《黄帝内经素问注证发微》此皆邪气伤心,人之所以受病耳。凝惨溧冽,水无德也。暴雨霖霍,土来复也。大约火被水刑,土来复水,其眚必见于七,七者南方也,以五气成火也。其天象为骤注雷霆震惊,沉黔淫雨,皆湿变之所生也。

③张介宾《类经》火气不及,故寒邪伤于心。凝惨栗冽,水胜火也。暴雨霖淫,土复水也。胜复皆因于火,故灾眚于九,南方离宫也。骤注,土复之变也。雷霆震惊,火郁之达也。土火相协,故为是变。沉黔,阴云蔽日也。淫,久雨也。此皆湿复之变。黔音阴。

④张志聪《黄帝内经集注》金水兼胜,邪伤心也。凝惨栗冽,寒淫甚也。暴雨霖霍,土来复也。灾眚当在离位之南方。沉黔,阴云蔽日也。骤注淫雨,土之变也。雷霆震惊,火郁发也。(眉批)《气交变论》曰:太过不及,专胜兼并。兼胜者名少,独治者名正。又:太阴所至为。

⑤高士宗《黄帝素问直解》其病昏惑悲忘,乃邪伤心也。凝惨溧冽,水刑火也。暴雨霖霍,土气复也。凝惨溧冽,则火受水刑,故曰眚于九,南方离位,居于九宫也。火之子土,气盛复水,地气腾云则雨降,故其主骤注。雷霆震惊,火郁发也。沉黔淫雨,土湿胜也。此火发土胜,所谓复也。

⑥黄元御《黄元御医书全集》水胜之极,凝惨栗冽,则土来复之,暴雨霖霍。眚于九者,灾归离宫也。骤注沉阴淫雨者,土湿旺也。雷霆震惊者,雷伏于土中也。

⑦张琦《素问释义》水胜土复。火郁得达。

⑧高亿《黄帝内经素问详注直讲全集》〔注〕然寒气乘心,宜其为病,多主昏惑悲忘,邪客于心之证。凝惨溧冽,寒气胜也。暴雨霖淫,土气复也。眚于九者,言灾在火。骤注,大雨也。沉黔,谓阴云蔽日。淫雨者,苦雨。皆土复而湿气为变也。

〔讲〕虽然,胜极必复,水气至于凝惨溧冽,则火所生之土,必暴雨霖霍,因其水之为眚于火,而为母复仇以克其水焉。土既复仇以克水,则湿变所生,其主骤注,雷霆震惊,沉阴淫雨也,火运之不及,有如是也。

⑨孟景春等《黄帝内经素问译释》沉黔(yīn阴)淫雨:张介宾:"沉黔,阴云蔽日也。淫,久雨也。此皆湿复之变。"

故所发之病,是由于邪气伤心,火运衰,所以有阴凝惨淡、寒风凛冽的现象,但随之而暴雨淋漓不止,其灾害应于南方,这是土气来复,以致暴雨下注,雷霆震惊,乌云蔽日,阴雨连绵。

⑩任廷革《任应秋讲〈黄帝内经〉〈素问〉》此句未具体注释,总体概括此段为:(提要)论五运之不及。

⑪张灿玾等《黄帝内经素问校释》黔(yīn阴):《玉篇》:"古文阴字。"《说文》:"云复日也。"

所发之病,乃是由于邪气伤害心脏的原因。凡阴凝凄惨凛冽之气过甚,则其后必有暴雨连绵不止的土气来复,灾害发生在南方九宫。土气来复,主为骤雨倾泻,雷霆震惊,阴云不散,淫雨不停。

⑫方药中等《黄帝内经素问运气七篇讲解》[凝惨凛冽,则暴雨霖霆]"凝惨凛冽",指寒冷;"暴雨霖霆",指大雨。这里是谈运气中的胜复现象。全句意即火运不及之年,夏天十分寒冷,但是由于胜复原因,到了长夏季节土气来复,所以又出现雨水很多,气候变为炎热而潮湿。

[眚于九]《九宫图》,以九数代表南方,代表夏季。"眚于九",意即火运不及之年,其反常现象主要表现在南方及每年的夏季。

[其主骤注,雷霆震惊,沉黔淫雨]"骤注",指暴雨;"雷霆震惊",指雷电交作。"沉黔(yīn音阴)",指阴云蔽日,天气阴沉;"淫雨",指大雨成灾。全句是指火运不及之年中,在长夏季节里土气来复时的自然景象,意即火运不及之年在长夏时常常出现暴雨、大雨、雷电交加等气候变化。

⑬王洪图等《黄帝内经素问白话解》黔:yīn,即古文的阴字,指云遮太阳。

因此,在胜长的年份,起初呈现出阴凝惨淡、寒风凛冽、水气偏盛的景象,但随之而来的是,土湿之气的制约报复,出现暴雨淋漓不止。这些胜气、复气,都是由于火气不及所引起的,所以灾害发生在与火气相应的南方。当土气来报复时,可以发生暴雨如注、雷霆闪电或者阴雨连绵。

⑭郭霭春《黄帝内经素问白话解》沉黔(yīn阴):淫雨阴云蔽日,阴雨连绵。

这是水气伤了心气所致的。火运既衰,阴凝惨淡,随之大雨倾泻,其灾害应于南方。火受水克,以致暴雨下注、雷霆震惊,但火郁到极点,又会转为乌云蔽日,阴雨连绵。所以说伏明主暴雨、雷霆以及霆雨。

第九解

(一)内经原文

卑监之纪,是谓减化。化气不令,生政独彰,长气整,雨乃愆,收气平,风寒并兴,草木荣美,秀而不实,成而秕[注1]也。其气散,其用静定,其动疡涌,分溃,痈肿[注2],其发濡滞,其藏脾,其果李栗,其实濡[注3]滞,其谷豆麻,其味酸甘,其色苍黄,其畜牛犬,其虫倮毛,其主飘怒振发,其声宫角,其病留满否塞,从木化也。少宫与少角同。上宫与正宫同。上角与正角同。其病飧泄,邪伤脾也。振拉飘扬,则苍干散落,其眚四维。其主败折虎狼,清气乃用,生政乃辱。

[注1]秕:郭霭春《黄帝内经素问校注》、张灿玾《黄帝内经素问校释》、方药中等《黄帝内经素问运气七篇讲解》、人民卫生出版社影印顾从德本《黄帝内经素问》此处为"秕"。其中郭霭春注:子实不饱满,《广韵·五旨》"秕,穅秕"。张灿玾注:秕也,《读素问臆断》云"'秕',当作'秕'。'也'字,疑'穅'字之误"。按:"秕"与"秕"同。方药中等注:"秕"为"秕"的异体字,指中空或不饱满的谷粒。孟景春:此处为"秕",其注,秕,中空或不饱满的颗粒。

[注2]其动疡涌,分溃,痈肿:郭霭春《黄帝内经素问校注》此处为"其动疡涌分溃痈肿",涌分,张琦曰"肌肉之病,涌分字衍";张灿玾《黄帝内经素问校释》、人民卫生出版社影印顾从德本《黄帝内经素问》此处为"其动疡涌分溃痈肿",涌分,《素问释义》云"二字衍",王冰注"疡,疮也。涌,呕吐也。分,裂也。溃,烂也"。高世宗注"肌肉不和则疮烂脓流"。按:此皆系疮疡之病证,王解"涌"作呕吐,似难合,今从高注;方药中等《黄帝内经素问运气七篇讲解》此处为"其动疡涌分溃痈肿","疡",指疮疡;"涌",指渗出物很多;"疡涌"指疮疡的渗出物很多,"分"指分肉,"溃"指溃烂,"痈肿"指皮肤生疮红肿,孟景春等《黄帝内经素问译释》此处为"其动疡涌,分溃,痈肿",疡涌:形容疮疡脓汁很多,有如泉涌。分溃:分,破溃;溃,溃烂。

[注3]濡:郭霭春《黄帝内经素问校注》、孟景春等《黄帝内经素问译释》、方药中等《黄帝内经素问运气七篇讲解》、人民卫生出版社影印顾从德本《黄帝内经素问》此处为"濡"。其中郭霭春注:濡,中有汁者。核,中坚者。新校正云:详前后濡实主水,此濡字当作肉,王注亦非。方药中等注:"濡"为水之实。张灿玾等《黄帝内经素问校释》此处为"肉",其注,原作"濡核",新校正云"详前后濡实主水,此'濡'字当作'肉'",据前后文例及新校正改。

(二)字词注释

(1)减化

①王冰《黄帝内经素问》谓化气减少,己巳、己卯、巳丑、己亥、己酉、己未之岁也。

②马莳《黄帝内经素问注证发微》土气不及,木能胜之,是谓减化,乃己巳、己亥、己卯、己酉、己丑、己未之岁也。

③张介宾《类经》故于六己之年,化气不令,是谓减化。

④张志聪《黄帝内经集注》土运不及,则化气乃减,木反胜之。

⑤高士宗《黄帝素问直解》减,减少也。

⑥黄元御《黄元御医书全集》减化,木胜土也。

⑦张琦《素问释义》此词未具体注释。

⑧高亿《黄帝内经素问详注直讲全集》〔讲〕如六己之岁,己化虽为土运,而实为阴柔不及之土。

⑨孟景春等《黄帝内经素问译释》土主长夏之化气。卑监为土运不及,木来克土,水来侮土,以致化气减弱了作用,故称"减化"。

⑩任廷革《任应秋讲〈黄帝内经〉〈素问〉》此词未具体注释。

⑪张灿玾等《黄帝内经素问校释》化气减少或减弱的意思。

⑫方药中等《黄帝内经素问运气七篇讲解》"化",指化生或变化;"减",指减弱或不足。"化",在五行上指土的作用,在季节上指每年的长夏,在季节上指湿热。

⑬王洪图等《黄帝内经素问白话解》土的化气被木气所制约而减弱。

⑭郭霭春《黄帝内经素问白话解》化气减弱。

（2）愆(qiān)

①王冰《黄帝内经素问》愆期。

②马莳《黄帝内经素问注证发微》愆期。

③张介宾《类经》愆期。

④张志聪《黄帝内经集注》愆期。

⑤高士宗《黄帝素问直解》愆期。

⑥黄元御《黄元御医书全集》此字未具体注释。

⑦张琦《素问释义》愆期。

⑧高亿《黄帝内经素问详注直讲全集》〔讲〕愆期。

⑨孟景春等《黄帝内经素问译释》愆,过期。因土运不及,地气不能上升,所以雨水不能及时下降。

⑩任廷革《任应秋讲〈黄帝内经〉（素问）》此字未具体注释。

⑪张灿玾等《黄帝内经素问校释》失的意思,在此指失期不至。

⑫方药中等《黄帝内经素问运气七篇讲解》"愆",即往后延迟。

⑬王洪图等《黄帝内经素问白话解》愆,qiān,音千,过期的意思。

⑭郭霭春《黄帝内经素问白话解》愆(qiān铅):过的意思。此指雨水过期。

（3）秕(bǐ)

①王冰《黄帝内经素问》物实中空,秕恶。

②马莳《黄帝内经素问注证发微》秕。

③张介宾《类经》秕音比,糠秕也。

④张志聪《黄帝内经集注》秕。

⑤高士宗《黄帝素问直解》秀而不实乃成而秕也。

⑥黄元御《黄元御医书全集》秕,镰秕也。

⑦张琦《素问释义》此字未具体注释。

⑧高亿《黄帝内经素问详注直讲全集》〔讲〕秕。

⑨孟景春等《黄帝内经素问译释》中空或不饱满的谷粒。

⑩任廷革《任应秋讲〈黄帝内经〉（素问）》此字未具体注释。

⑪张灿玾等《黄帝内经素问校释》同"秕"。植物子实不饱满。

⑫方药中等《黄帝内经素问运气七篇讲解》"秕"为"秕"的异体字,指中空或不饱满的谷粒。

⑬王洪图等《黄帝内经素问白话解》不饱满的意思。

⑭郭霭春《黄帝内经素问白话解》子实不饱满。

（三）语句阐述

(1) 卑监之纪，是谓减化。

①王冰《黄帝内经素问》谓化气减少，己巳、己卯、巳丑、己亥、己酉、己未之岁也。

②马莳《黄帝内经素问注证发微》岁土不及，为卑监之纪。化气属土，生气属木，长气属火，收气属金。土气不及，木能胜之，是谓减化，乃己巳、己亥、己卯、己酉、己丑、己未之岁也。

③张介宾《类经》卑监之纪，土气不及也。凡甲己皆属土运，而己以阴柔，乃为不及。故于六己之年，化气不令，是谓减化。

④张志聪《黄帝内经集注》土运不及，则化气乃减，木反胜之。

⑤高士宗《黄帝素问直解》化，土气也，减，减少也。土运不及曰卑监，故卑监之纪，是谓减化。

⑥黄元御《黄元御医书全集》减化，木胜土也。土主化。

⑦张琦《素问释义》六己年。

⑧高亿《黄帝内经素问详注直讲全集》〔批〕此举土之不及，以明天地之化，人物之变也。

〔注〕卑监之纪，土运不及，木气乘之，故果谷味，虫畜与音，皆兼见也。

〔讲〕如六己之岁，己化虽为土运，而实为阴柔不及之土，所谓卑监之纪者是也。

⑨孟景春等《黄帝内经素问译释》卑监的年份，称为减化。

⑩任廷革《任应秋讲〈黄帝内经〉〈素问〉》此句未具体注释，总体概括此段为：（提要）论五运之不及。

⑪张灿玾等《黄帝内经素问校释》土运不及卑监之年，土之化气为木气所抑，因而减弱，称为减化。

⑫方药中等《黄帝内经素问运气七篇讲解》[卑监之纪]"卑监之纪"，指土运不及之年。六十年中岁运属于土运不及之年者有己巳、己卯、己丑、己亥、己酉、己未六年。除己丑、己未两年为太阴湿土司天可以构成平气不计在内而外，实际上只有四年。

[是谓减化]"化"，指化生或变化；"减"，指减弱或不足。"化"，在五行上指土的作用，在季节上指每年的长夏，在季节上指湿热。"是谓减化"，意即土运不及之年，由于在长夏里雨水不多，植物生长变化不完全，生化现象处于衰减不足的状态。

⑬王洪图等《黄帝内经素问白话解》土运不及，也就是卑监的年份，土的化气被木气所制约而减弱，所以又叫减化。

⑭郭霭春《黄帝内经素问白话解》土运不及的标志是"减化"。

(2) 化气不令，生政独彰，长气整，雨乃愆，收气平，风寒并兴，草木荣美，秀而不实，成而秕也。

①王冰《黄帝内经素问》土少而木专其用。不相干犯，则平整。化气减，故雨

愆期。风,木也。寒,水也。土少故寒气得行,生气独彰,故草木敷荣而端美。荣秀而美,气生于木,化气不满,故物实中空,是以秕恶。

②马莳《黄帝内经素问注证发微》盖甲己为土运,而己乃土之不及,故木得以胜之。其化气不令者,火失其令也。生政独彰者,木政独行也。木与火金无犯,故长气整而收气平。化气减,故雨愆期也。风为木,寒为水,土少则木能胜土,土不胜水,而风寒并兴,其草木亦荣美,但化气不令,虽秀而不能成实,纵成而亦秕也。

③张介宾《类经》土气不足,木专其政也。火土无犯,故长气整。土德衰,故雨愆期,金无所生,故收气平也。土衰而木肆其暴,水无所畏,故风寒并兴。生政独彰,故草木荣美。化气不令,故虽秀而不实。秕音比,糠秕也。

④张志聪《黄帝内经集注》是以化气不能施其令,而生政独彰也。木火相生,故长气整。化气不令,故雨乃愆期。土气不及,故收气自平。木水专令,故风寒并兴。生气章而长气整,故草木荣美。化气不令,故虽秀而不实,成而秕也。

⑤高士宗《黄帝素问直解》化气不令,土气胸也。生政独彰,木胜土也。生政独彰,则木生其火,故长气整。化气不令,则地气不升,故雨乃愆期。土不生金,故收气平。风,木气也,寒,水气也,土受木刑,水无所畏,故风寒并兴。长气整,则草木荣美。收气平,则秀而不实,秀而不实乃成而秕也。

⑥黄元御《黄元御医书全集》土败木胜,故化气不令,生政独彰。木能生火,故长气整。土衰,故雨愆。土不生金,故收气平。土受木制,不能克水,故风寒并兴。草木荣美,土主成实,土虚,故秀而不实,成而秕也(秕,镰秕也。谷得秋金收成,坚老而其颗粒丰满,全由于土)。

⑦张琦《素问释义》木为胜气,水寡于畏,藏气当治,此不言者,缺文也。木水兼化。化气减,故雨愆期。土衰而水木兼化。

⑧高亿《黄帝内经素问详注直讲全集》〔讲〕土不及,则木乘之,故化气为木气所胜,而化气已减,化减则土不能司其令,以致木气乘之而独彰。兼土气不及,虽生土之长气即整,亦不能助其正气,而雨为之愆期,且无以生金而金,所主之收气,亦自平矣。况弱土无出克寒冰,而寒必为之并兴,草木必为之荣美,但弱土之化气不令,虽美而不能成实,纵成实而亦必为秕也。

⑨孟景春等《黄帝内经素问译释》长气整:火主长气。因土衰木旺,木能生火,故长气自能完整如常。雨乃愆(qiān 牵):愆,过期。因土运不及,地气不能上升,所以雨水不能及时下降。秕(bǐ 彼):中空或不饱满的谷粒。

土的化气不得其令,而木的生气独旺,长气自能完整如常,雨水不能及时下降,收气平定,风寒并起,草木虽繁荣美丽,但秀而不能成实,所成的只是空壳或不饱满的一类东西。

⑩任廷革《任应秋讲〈黄帝内经〉〈素问〉》此句未具体注释,总体概括此段为:(提要)论五运之不及。

⑪张灿玾等《黄帝内经素问校释》长气整:指火土不相干犯,故火之气平整。

王冰注:"不相干犯则平整"。雨乃愆(qiān 铅):由于土运不及,所以雨乃至期不降。愆,失的意思,在此指失期不至。风寒并兴:马莳注:"风为木,寒为水,土少则木能胜土,土不胜水而风寒并兴。"秕(bǐ 比):同"秕"。植物子实不饱满。《说文》:"不成粟也。"

土气不及则化气不得行令,木之生气反而独旺,火之长气不受干犯,自能平整,土之湿气不得施化,故雨水至期不降,金之收气不受干犯,也能自平,由于木水之气俱胜,故风寒并起,草木虽然繁荣华关,但由于化气不行,则结了果也不能成实,成熟后皆如糠秕。

⑫方药中等《黄帝内经素问运气七篇讲解》[化气不令,生政独彰]"化气",即土气,这里是指湿热;"令",这里是指长夏;"生政",指春生之气;"彰",指彰明显著。全句意即土运不及之年,在长夏季节中雨水不多,应热不热,没有呈现湿热郁蒸的现象,因此与长夏应有的气候不相应,但是春天的气候和物候现象却十分明显。

[长气整,雨乃愆,收气平,风寒并兴]"长气",此处是指夏气;"整",完整之义,此处是指正常。"长气整",指夏长之气正常。"雨",此处是指土气;"愆",即往后延迟。"雨乃愆",指长夏时节应雨不雨,至而未至。"收气",指秋凉之气;"平",指正常。"收气平",指秋气正常。全句意即土运不及之年,其气候反常变化主要表现在长夏季节,其他春、夏、秋、冬气候变化不大,亦即前述"其应长夏"之意。"风",在五行中属于木;"寒"在五行中属于水;"并兴",指同时出现。"风寒并兴",意即土运不及之年,在长夏时,气候相对多风,相对寒冷,应雨不雨,应热不热。用五行概念来说,就是岁土不及,木来乘之,水来侮之,致使在长夏季节中气候及物候变化均皆严重反常。

[草木荣美,秀而不实,成而秕也]"草木荣美",指植物生长良好;"秀而不实",指外观虽好,但质量不好;"秕"为"秕"的异体字,指中空或不饱满的谷粒。全句意即土运不及之年,虽然春生夏长基本正常,农作物虽然也生也长,但是由于长夏气候反常,化气不足,所以不能成熟,质量不好。

⑬王洪图等《黄帝内经素问白话解》化气不能正常发挥作用,木的生气独旺,木能生火,所以火的长气尚可完整如常。由于土气不及,地气不能上升为云,于是雨水失调,不能及时下降。土不能生金,所以金气平静。木旺土衰,水气失去制约,因而出现风寒并起,草木虽然繁华荣美,但却秀而不实,所结的果,仅是空壳之类。

⑭郭霭春《黄帝内经素问白话解》土的化气不能起主导作用,木的生气就独自张扬,火的长气倒可完整如常,但雨水会过期不降。收气也是平定的,可是风寒并起,草木虽然荣美,也秀而不能成实,所成的,只是秕子一类的东西。

(3)其气散,其用静定,其动疡涌,分溃,痈肿,其发濡滞,其藏脾,其果李栗,其实濡核,其谷豆麻,其味酸甘,其色苍黄,其畜牛犬,其虫倮毛,其主飘怒振发,其声宫角,其病留满否塞,从木化也。

①王冰《黄帝内经素问》气不安静,水且乘之,从木之风,故施散也。虽不能专

政于时物,然或举用,则终归土德而静定。疡,疮也。涌,呕吐也。分,裂也。溃,烂也。痈肿,脓疮也。土性也。濡,湿也。主藏病。李,木。栗,水果也。濡,中有汁者,核,中坚者。(〔新校正云〕详前后濡实主水,此"濡"字当作"肉"。)王注亦非。豆,水。麻,木谷也。甘味之物熟,兼酸也。色黄之物,外兼苍也,土从本畜。倮从毛,木之气用也。宫从角。土气拥碍故。不胜,故从他化。

②马莳《黄帝内经素问注证发微》其气散,风使然也。其用静定,土德然也。其动为疮疡,为呕涌,为裂溃,为痈肿,肉被风动也。其发濡湿而凝滞,亦土性也。其脏之病皆在脾,凡五脏、五果、五谷、五味、五色、五畜、五虫、五音之类,皆土从木化,故兼见也。在天为飘怒振发,木之气也。在病为留注否塞,土之病也。皆从木化故耳。

③张介宾《类经》土从风化,飘扬而散也。土政本静,其气衰,则化不及物,而过于静定矣。土藏病则为涌呕。肉理病则为疮疡溃烂痈肿。土不制水也。土气通于脾也。李,木果。栗,水果。土不及而二果成也。濡应水,核应木也。豆,水谷。麻,木谷。二谷成也。酸胜甘衰也。苍多黄少也。牛为土畜当衰。犬为木畜当盛。倮属土,毛属木,有盛衰也。木之胜也。土从水也。土不足而脾不运也。

④张志聪《黄帝内经集注》发散,木之气。静定,土之用也。疡涌诸证,逆于肉理,乃生痈肿。濡滞,水乘土病也。其藏在脾,其果李栗,其实濡核,其谷豆麻,其味酸甘,其色苍黄,其畜牛犬,其虫倮毛,其声宫角,因土运不及,故兼从水木之化也。飘怒振发,木气胜也。留满否塞,脾气伤也。

⑤高士宗《黄帝素问直解》木刑其土,故其气散,散,发散,木之气也。土气不充,故其用静定,土主肌肉,肌肉不和,则疮烂脓流而痈肿,故其动疡涌分溃痈肿。脾土不和,则水气不行,故其发濡滞。其藏脾,木气胜而水无畏,则土木水三气并主其事。其果李栗,木与水也。其实濡核,其谷豆麻,水与木也。其味酸甘,其色苍黄,木与土也。其畜牛犬,其虫倮毛,土与木也。其主飘怒振发,木气胜也。其声宫角,土与木也。其病留满否塞,土气不达也。留满否塞,以及飘怒振发,乃土气不及,从木化而然也。

⑥黄元御《黄元御医书全集》土主肌肉,肌肉臃肿,则生疡痈溃涌。脾土不运,为木所迫,则病留滞胀满,痞塞不通。

⑦张琦《素问释义》木气。肌肉之病,涌分字衍。湿气壅郁。李木,栗水果也。豆水,麻木谷也。兼木味。风湿壅郁。木气专,故土从木化。

⑧高亿《黄帝内经素问详注直讲全集》〔讲〕言乎其气,则土受木克而飘散;言乎其用,则土德敦厚而静定;言乎其动,则木邪伤土,而为疡涌分溃痈肿;言乎其发,则凝滞而濡湿;故其为病也,多主五脏之脾焉。他如其果则李栗,其实则濡核,其谷则豆麻,其味则酸甘,其色则苍黄,其畜则牛犬,其虫则倮毛,其主则飘怒振发,其声则为宫、为角。凡如此者,皆因土不及,而木兼之也。木主生气,土应脾脏,其为病也,必主木气伤土而有留满否塞之证,何也?盖从木化,不从土化故也。

⑨孟景春等《黄帝内经素问译释》静定：土性本来安静，不及则静而至定。定是不动的状态，不能发生作用的意思。疡涌：形容疮疡脓汁很多，有如泉涌。分溃：分，破裂。溃，溃烂。濡滞：滞，不畅。濡滞，指水气不行。飘怒：形容风动迅速，势不可当。

其气散漫，其作用不足而过于静定，在人体的变动为病发疮疡，脓多、溃烂、痈肿，并发展为水气不行，其所应的内脏是脾，在果类是李和栗，所充实的是液汁和核，在谷类是豆和麻，在五味是酸、甘，在颜色是苍、黄，在畜类是牛和犬，在虫类是倮虫、毛虫，因木胜风动，有振动摧折之势，在声音为宫、角，在人体发病为胀满否塞不通，这是土运不及而从木化的关系。

⑩任廷革《任应秋讲〈黄帝内经〉〈素问〉》此句未具体注释，总体概括此段为：（提要）论五运之不及。

⑪张灿玾等《黄帝内经素问校释》静定：《类经》二十五卷第十三注"土政本静，其气衰则化不及物，而过于静定矣"。疡涌分溃：王冰注"疡，疮也。涌，呕吐也。分，裂也。溃，烂也"。高士宗注"肌肉不和则疮烂浓流"。〔按〕此皆系疮疡之病证，王解"涌"作呕吐，似难合，今从高注。濡滞：在此指湿气滞而不畅。濡，湿的意思。飘怒振发：风气飘荡振动。怒，在此指风之气势不可遏抑。

其气散发，其作用为沉静安定，其变动为疮疡痈肿，脓水涌流，破裂溃烂，其发病为湿气滞而不化，其在脏应于脾，其在果应于李与栗，其在果实应于肉与核，其在谷类应于豆与麻，其在味为酸与甘，其在色为苍与黄，其在畜类应于牛与犬，其在虫类应于倮虫与毛虫，其主时之气为大风飘荡振发，其在声为宫与角，其发病为滞留胀满痞塞不通，是由于土运不及，从木气之化的缘故。

⑫方药中等《黄帝内经素问运气七篇讲解》[其气散，其用静定]"其气散"，指作用分散，"其用静定"，指其变化不能继续进行。全句意即土运不及之年，虽然也生也长，但因为长夏气候反常，"风寒并兴"，木乘水侮，化气的作用不能正常发挥，物化现象不能正常进行，反而出现了风和寒的作用表现。

[其动疡涌，分溃，痈肿，其发濡滞，其脏脾]这是指土运不及之年的疾病表现。"疡"，指疮疡；"涌"，指渗出物很多；"疡涌"，指疮疡的渗出物多。"分"，指分肉；"溃"，指溃烂；"痈肿"，指皮肤生疮红肿。"濡"，指水液；"滞"，指滞留。全句意即土运不及之年，由于人体脾的运化作用相对不足，因此水湿滞留，如果滞留在皮肤肌肉，临床上就可以发生肌肤湿性疮疡和脓肿等症状。

[其果李栗，其实濡核，其谷豆麻，其味酸甘，其色苍黄，其畜牛犬，其虫倮毛]这是指土运不及之年的各种物候变化。李为木之果，栗为水之果；"濡"为水之实，"核"为木之实；豆为水之谷，麻为木之谷；酸为木之味，甘为土之味；苍为木之色，黄为土之色；牛为土之畜，犬为木之畜；倮为土之虫，毛为木之虫。全句意即土运不及之年，不但属于土类的谷肉果菜等由于土运不及生长收成受到影响，而且由于土运不及，木乘水侮的原因，木类和水类的所属相应谷肉果菜等也同时受到影响。

［其主飘怒振发］这是指土运不及之年,木气来乘时的自然景象,意即土运不及之年雨少风多。"飘怒振发"就是指风气偏胜时的自然景象。

［其声宫角］"宫",土音,五音中的最低音;"角",木音,五音中的中音。"其声宫角",意即土运不及之年,化生不旺,秀而不实,物候现象处于低调状态。

［其病留满否塞］"留",指水湿滞留;"满",指肿满;"否",同痞,指不通;"塞",指堵塞。此句意即土运不及之年,由于脾的运化作用相应不足,因此在临床上可以出现气滞水留而发生水肿、胀满等症状。

［从木化也］土与木的关系是相胜关系,土所不胜者是木,因此土运不及时,则土从木化。这也就是前文所述的:"化气不令,生政独彰。"从人体脏腑来说,脾属土,肝属木,脾的运化不及,则肝气就要横逆犯脾,使脾的运化作用更加失调,因而在临床上也就可以出现上述"留满否塞"等症状。这就是原文所谓的"从木化"。

⑬王洪图等《黄帝内经素问白话解》濡滞:滞,不畅。濡滞,指水气不行。飘怒,风动迅速,势不可当,用怒来形容。

由于木气过盛,所以卑监之气含有发散的特点,它的功用表现是镇静、安定;它的变化可以使人体发生疮疡、流脓溃烂、痈肿,还可以出现水湿停留的病证;它与人体中的脾脏相应;它在果类是李、栗;它在果实是浆汁、核;它在谷类是豆、麻;它在五味是酸、甘;它在颜色是苍、黄;它在畜类是牛、犬;它在虫类是倮虫、毛虫;它在气候表现是狂风怒号,使树木动摇;它在五音是宫、角;它在病变的特点是胀满痞塞不通。这些都是由于土运不及,木来克土,土气随从木气而变化的缘故。

⑭郭霭春《黄帝内经素问白话解》濡滞:"濡",水湿之气;"滞",凝滞不流畅。辱:屈的意思,即被抑制。

其气散漫,其作用是镇静、安定,其变动是疮疡溃烂、痈肿;其发病是水湿凝滞,其应于内脏为脾,其在果类是李、栗,其在果实是仁与核,其在谷类是豆与麻,其在五味是酸、甘,其在颜色是苍、黄,其在畜类是牛、犬,其在虫类是倮虫、毛虫,其所主的气候是大风刮起,树木摇动,其在声音是宫、角,其病变是胀满痞塞不通,这就是土运不及而从木化的关系。

(4) 少宫与少角同。上宫与正宫同。上角与正角同。

①王冰《黄帝内经素问》土少,故半从木化也。(〔新校正云〕详少宫之运六年内,除己丑己未与正宫同,己巳己亥与正角同外,有己卯己酉二年,少宫与少角同,故不云判角也。)上见太阴,则与平土运生化同也。己丑、己未其岁见也。上见厥阴,则悉是敷和之纪也。己亥、己巳其岁见也。

②马莳《黄帝内经素问注证发微》此则不及之土为少宫,而土从木化,当与少角同。新校正云:少宫之运六年内,除己丑、己未与正宫同,己巳、己亥与正角同外,有己卯、己酉,则少宫与少角同。故己丑、己未上见太阴,是上之所见者属宫,而与备化之岁化相同,谓之上宫与正宫同也。己巳、己亥上见厥阴,是上之所见者属角,而与敷和之岁相同,谓之上角与正角同也。

③张介宾《类经》此总言六己年也。宫为土音,土之不及,故云少宫。土不足则木乘之,故与少角同其化。上宫者,太阴湿土司天也。岁土不及,而有司天之助,是以少宫之纪,而得备化之气,故与正宫同,己丑、己未年是也。上角者,厥阴风木司天也。岁土不及,则半兼木化,若遇厥阴司天,木又有助,是以土运之纪,而行敷和之化,故上角与正角同,己巳、己亥年是也。〔按〕此不言己卯、己酉上商者,以土金无犯,故不纪之。

④张志聪《黄帝内经集注》少宫与少角同者,总谓六己岁也。宫为土音,土运不及,是为少宫。木兼用事,故少宫与少角同其化也。上宫与正宫同者,乃己丑己未二岁,上临太阴湿土司天,故曰上宫。土运不及而得司天之助,是少宫之纪行备化之气,故与正宫相同也。上角与正角同者,谓己巳己亥二岁,上临厥阴司天,故曰上角。

⑤高士宗《黄帝素问直解》土运不及,故曰少宫,木兼用事,故少宫与少角同。土气司天,谓之上宫,土运不及,上得司天之助,故上宫与不正宫同。木气司天,谓之上角,木兼用事,又得司天之气,则木气敷和,故上角与正角同。

⑥黄元御《黄元御医书全集》土不及,则曰少宫,木气乘之,则与少角同化,故少宫与少角同。土不敌木,而遇湿土司天之助(乙丑、乙未年),则以上宫而同正宫,故曰上宫与正宫同。若值风木司天之克(己巳,己亥年),则以上角而同正角,故曰上角与正角同。

⑦张琦《素问释义》己为少宫,土不足木来兼化,故气候与少角同。己丑、己未二岁,上见太阴,土不及而得司天之助,则与备化之纪同。己亥、己巳二岁,上见厥阴,司天胜气用事,又得司天之助,则全从木化与敷和之纪同。

⑧高亿《黄帝内经素问详注直讲全集》〔讲〕以己化阴土,己为少宫,虽少角为阴柔之木,值此土之不及,木不克之,木克则土从木化,而与少角同也。又如上而司天,丑未湿土也,正宫主岁,己化土运也。主运得时,木故不能克旺时之土,即司天之上宫亦同己土化气,运虽不及,得助则旺,亦不畏夫木之克也。是以己丑己未,上宫与正宫相同。至若角为木音,木克土者也。无论上而己亥厥阴司天,与正角而为木得正位,值己巳己亥岁,风木得运则胜,得时则旺,皆能克土之不及,故上角与正角亦同焉。

⑨孟景春等《黄帝内经素问译释》所以少宫和少角相同。若逢太阴湿土司天,虽土运不及,但得司天之助,也可成为平气,所以卑监逢上宫则和正宫相同。若逢厥阴风木司天,则土运更衰,顺从木气用事,而成为木之平气,所以逢上角则和正角相同。

⑩任廷革《任应秋讲〈黄帝内经〉〈素问〉》此句未具体注释,总体概括此段为:(提要)论五运之不及。

⑪张灿玾等《黄帝内经素问校释》少宫与少角同:少宫为土运不及,土运不及,风木来乘,故与少角相同。上宫与正宫同:指己丑、己未年,太阴湿土司天,运虽不

及,但与司天同气,故与正宫相同。上角与正角同:指己巳、己亥年,厥阴风木司天,土运不及,司天与来乘之风木同气,故与正角同。

因而少宫之年与少角相同。若遇到太阴湿土司天,为不及得助,则与正宫相同。若遇到厥阴风木司天,土气更衰,木气更胜,所以上角与正角相同。

⑫方药中等《黄帝内经素问运气七篇讲解》[少宫与少角同]"少宫",即土运不及之年。"少角",即木运不及之年。此句意即土运不及之年的气候物候现象与木运不及之年的气候物候现象大致相同。为什么"少宫与少角同"? 历代注家解释比较含混。王冰注云:"土少故半从木化也。"张介宾注云:"土不足则木乘之,故与少角同其化。"张志聪注云:"土运不及,是为少宫,木兼用事,故少宫与少角同其化也。"高世栻注云:"土运不及,故曰少宫,木兼用事,故少宫与少角同。"这些解释,不好理解。我们认为,少宫之年是土运不及之年,这一年在长夏季节中,从气候上来说雨水减少,从物化上来说化生不全,从人体来说脾运无力可以出现"留满痞塞"症状。少角之年是木运不及之年,这一年在春季里,从气候上来说应温不温,从物化上来说,应生不生,从人体来说肝的疏泄无力。由于脾的运化作用有赖肝的疏泄作用正常才能进行,肝失疏泄,则脾的运化作用同样可以无力而在临床上出现"留满痞塞"等症状。岁运虽然不同,但其临床表现则一,所以说"少宫与少角同"。这一句对临床上分析病机具有重要的指导意义。同一脾病,可以由于脾本身的问题,也可以由于肝的影响。由于脾气本身不足者,重点治脾;由于肝失疏泄而脾运失调者,重点则要调肝。这也就是《至真要大论》中所指出的:"谨守病机,各司其属。"因此我们认为对这一句经文的解释,应该从《内经》的基本精神加以深入理解,不可囫囵吞枣,随文解字。

[上宫与正宫同]"上宫",指太阴湿土司天之年。"正宫",指土运平气之年。"上宫与正宫同",意即土运不及之年,如果遇上太阴湿土司天之年,那么不及的土运,由于得到了司天之气的帮助,便可以构成土运平气之年。

[上角与正角同]"上角",指厥阴风木司天之年。"正角",指木运平气之年。"上角与正角同",意即土运不及之年,如果再碰上风木司天之年,那就是乘上加乘,则这一年的长夏便和木运平气之年的春天一样,亦即长夏而行春令,雨少风多,不热而温,根本没有长夏季节的自然景象,气候物候均皆严重反常。

⑬王洪图等《黄帝内经素问白话解》由于土气从木而化,所以说少宫相当于少角;如若逢己丑、己未年,太阴湿土司天,虽然土运不及,但得到了司天之气相助,也可以成为平气,所以说卑监的年份,逢上宫,其运气与正宫相同;如果逢己巳、己亥两年,厥阴风木司天,由于土不及而木气旺,又遇风木司天,于是土气顺从了木气,而成为木运的平气,所以说,在卑监的年份,逢上角,就与正角相同。

⑭郭霭春《黄帝内经素问白话解》这时少宫与少角相同,上宫和正宫相同,上角和正角相同。

（5）其病飧泄，邪伤脾也。振拉飘扬，则苍干散落，其眚四维。其主败折虎狼，清气乃用，生政乃辱。

①王冰《黄帝内经素问》风之胜也。纵诸气金病即自伤脾。（〔新校正云〕详此不言上商者，土与金无相克罚，故经不纪之也。又注云：纵诸气金病即自伤脾也。金字疑误。）振拉飘扬，木无德也。苍干散落，金之复也。东南、西南、东北、西北，土之位也。（〔新校正云〕按《六元正纪大论》云：灾五宫。）虎狼猴豺豹鹿马獐麋，诸四足之兽，害于籽盛及生命也。金气行，则木气屈。

②马莳《黄帝内经素问注证发微》其病为飧泄，邪伤脾也。（新校正云：详此不言上商者，土与金无克伐，故经不言之也。又王冰注云：纵诸气金病自伤脾也。）至于振拉飘扬，木无德也；苍干散落，金来复也。土为木克，金来复木，其眚见于四维，四维者，四隅也。虎狼之类，四足之兽。主于败折籽盛及生命者，金气杀也。万物以清气乃用，所以生政独被挫辱，此其复之为害者如此。

③张介宾《类经》土衰风胜也。土气不及，故邪伤在脾。振拉飘扬，木胜土也。苍干散落，金复木也。胜复皆因于土，故灾眚见于四维。四维者，土位中宫而寄王于四隅，辰戌丑未之位是也。败折者金之变，虎狼多刑伤，皆金复之气所化。金复之用，木胜之屈也。

④张志聪《黄帝内经集注》少宫少角之纪而角得司天之助，木反独专，故与正角之岁相同也。其病飧泄，邪伤脾也。振拉飘扬，木淫甚也。苍干散落，金复木也。其灾眚当在四维，乃乾坤良巽之方也。败折，金之用也。虎狼，西方之兽也。辱，屈也。金气复而生政始辱。（眉批）土主成物。

⑤高士宗《黄帝素问直解》风木之气伤其中土，故其病飧泄。留满否塞，以及飧泄，乃邪伤脾也。木气胜，故振拉飘扬，金气复，则苍干散落。土受木刑，土居五宫，通于四维，故其眚四维。土之子金，气盛复木，故其主败折虎狼。败折，金能断物也。虎狼，西方金兽也。金气胜，故清气乃用。辱，犹屈也，金能平木，故生政乃辱。其主如是，所谓复也。

⑥黄元御《黄元御医书全集》脾土刑于肝木，水谷不消，故病飧泄。木胜之极，振拉飘扬，则金来复之，苍干散落。眚于四维者，灾归土位也。败折者，燥金之刑杀。虎狼，秉金气而生者也。

⑦张琦《素问释义》木乘土。木胜金复。金气行，木气屈。

⑧高亿《黄帝内经素问详注直讲全集》〔注〕然风湿为患，邪气伤脾，宜其为病，多主疡涌分溃，痈肿飧泄等证。振拉飘扬，风气胜也。苍干散落，燥气复也。眚四维者，土主四维，言灾在土也。虎狼属金，清气谓金，生政指木也。

〔讲〕且其为病，土虚木侮，则为飧泄，所伤之脏为脾也，木胜既能乘土，不愈见振拉飘扬乎？虽然胜极必复，木气至于振拉飘扬，则土所生之金，必苍干散落，因其木之为眚于土，金为母复仇，以克其木焉。金既复仇以克木，则燥变所生，其主败折虎狼，清气乃用，生政乃辱也，土运之不及有如是也。

⑨孟景春等《黄帝内经素问译释》振拉：拉，作"摧折"解；振拉，指风气有振动摧折之势。虎狼：高世栻"虎狼，西方金兽也"。张介宾"虎狼多刑伤，皆金复之气所化"。辱：高世栻"辱，犹屈也。金能平木，故生政乃辱"。即屈辱的意思。

在发病来讲，消化不良的泄泻，是邪气伤脾的关系。土衰木胜，所以见风势振动，摧折飘扬的现象，随之而草木干枯凋落，其灾害应于中宫而通于四方。由于金气来复，所以又主败坏折伤，有如虎狼之势，清气发生作用，生气便被抑制而不能行使权力。

⑩任廷革《任应秋讲〈黄帝内经〉(素问)》此句未具体注释，总体概括此段为：(提要)论五运之不及。

⑪张灿玾等《黄帝内经素问校释》败折虎狼：张志聪注"败折，金之用也；虎狼，西方之兽也"。辱：在此指屈而不行。

其发病为食谷不化的飧泄，乃是由于邪气伤害脾脏的原因。凡振动断折飘扬的木气过甚，则其后必有苍老干枯散落的金气来复，灾害发生在四隅。金气来复，主伤害虎狼等兽类，清凉之气乃得为用，木气的生政屈而不行。

⑫方药中等《黄帝内经素问运气七篇讲解》[其病飧泄，邪伤脾也]"飧泄"，即消化不良性腹泻。全句意即土运不及之年，由于脾虚肝乘，所以出现脾的运化作用失调而在临床上发生腹泻症状。

[振拉飘扬，则苍干散落]"振拉飘荡"(编者注：扬与荡是版本不同导致的用字差别)，指风气偏胜的气候反常现象。"苍干散落"，指植物干枯凋萎的物候反常现象。全句意即土运不及之年，由于雨水不足，应热不热，所以植物干枯萎凋，生长不好。

[其眚四维]"四维"，指四季。意即土运不及之年，由于土为万物之母，土载四行的原因，因此它不仅表现在长夏季节气候物候反常，而且一年四季气候和物候变化也都要受到严重影响。

[其主败折虎狼]"败折"，指破坏；"虎狼"，注家多直解为兽类的虎狼。我们认为应释为"败折如虎狼"之义，即形容损坏之大，如"苛政猛于虎"句中之"虎"，"狼心狗肺"一语中的"狼"一样。"其主败折虎狼"一句，意即土运不及之年，由于土主生化，土运不及，生化不能，农作物的生长"秀而不实"，"成而秕"，不能成熟，这对当时以农业生产为生的人类社会来说，带来的破坏性就很大，同虎狼伤人一样。

[清气乃用，生政乃辱]这里是指木气偏胜时，金气来复的自然调节作用。"清气"，即金气，秋凉之气；"生政"，指春生之气，此处指木气、风气偏胜现象；"辱"，指屈服。全句意即土运不及之年，长夏行春令，雨少风多，旱象严重，到了秋天这种反常气候变化才能有所改变。用五行概念来说，风气偏胜属于木，秋凉之气属于金，金可以制木。所以原文说："清气乃用，生政乃辱。"

⑬王洪图等《黄帝内经素问白话解》在人体，可以引起飧泄，这同样是由于邪气伤害了脾土的缘故。在气候方面，表现出狂风怒号、草木动摇的景象，但随之而

来的是草木干枯凋落。因为这些变化，都是由于土气不及所引起的，所以灾害发生在与土气相应的中央，而散布到四方。木气太盛，就会有金气来制约报复它，金气肃杀，所以多出现败坏折伤，好像遭到虎狼伤害那样凄惨。由于清冷的金气旺盛，所以木的生气就被抑制了。

⑭郭霭春《黄帝内经素问白话解》其发病是飧泄，这是木气伤脾所致的。土衰木盛，所以暴风骤起，草木摇折，随之干枯散落，其灾害应与东南、西北、西南、东北，其所主败坏折伤，有如虎狼之势，清冷之气也发生作用，于是生气的功能便被抑制了。

第十解

（一）内经原文

从革之纪，是谓**折收**。收气乃后，生气乃扬，**长化合德**，火政乃宣，庶类以蕃。其气扬，其用躁切，其动**铿禁瞀厥**，其发咳[注1]喘，其藏肺，其果李杏，其实壳络，其谷麻麦，其味苦辛，其色白丹，其畜鸡羊，其虫介羽，其主明曜炎烁，其声商徵，其病嚏咳鼽衄[注2]，从火化也。少商与少徵同，上商与正商同，上角与正角同，邪伤肺也。炎光赫烈，则冰雪霜雹，眚于七。其主鳞伏彘鼠，岁气早至，乃生大寒。

[注1]咳：郭霭春《黄帝内经素问校注》、方药中等《黄帝内经素问运气七篇讲解》、孟景春等《黄帝内经素问译释》此处为"咳"；张灿玾《黄帝内经素问校释》、人民卫生出版社影印顾从德本《黄帝内经素问》此处为"欬"。"欬"，古同"咳"。

[注2]衄：郭霭春《黄帝内经素问校注》、人民卫生出版社影印顾从德本《黄帝内经素问》此处为"衂"；张灿玾《黄帝内经素问校释》、方药中等《黄帝内经素问运气七篇讲解》、孟景春等《黄帝内经素问译释》此处为"衄"。"衂"同"衄"。

（二）字词注释

（1）折收

①王冰《黄帝内经素问》火折金收之气也，谓乙丑、乙亥、乙酉、乙未、乙巳、乙卯之岁也。

②马莳《黄帝内经素问注证发微》金气不及，火能折之，是谓折收，乃乙丑、乙未、乙巳、乙亥、乙卯、乙酉之岁也。

③张介宾《类经》故于六乙之年，收气减折，是为折收。

④张志聪《黄帝内经集注》收政乃折。

⑤高士宗《黄帝素问直解》折，犹短也。收，金气也。

⑥黄元御《黄元御医书全集》火刑金也。

⑦张琦《素问释义》此词未具体注释。

⑧高亿《黄帝内经素问详注直讲全集》〔讲〕金不及，则火乘之故，收气为火气所胜，而收斯折已。

⑨孟景春等《黄帝内经素问译释》金主秋之收气。金运不及，火来克金，木来反侮，因此收气减折，称为"折收"。

⑩任廷革《任应秋讲〈黄帝内经〉〈素问〉》此词未具体注释。

⑪张灿玾等《黄帝内经素问校释》金运不及则火气胜之,故金之收气为火所制。折,在此有制的意思。

⑫方药中等《黄帝内经素问运气七篇讲解》"折",指损害;"收",指秋收之气。"折收",意即金运不及之年,气候上应凉不凉,物候上应收不收。从五行概念来说,"收"属金,"热"属火。"金运不及火来乘之","折收",是火来刑金的结果。

⑬王洪图等《黄帝内经素问白话解》金的收气被火气所制约、折减。

⑭郭霭春《黄帝内经素问白话解》秋金所主的收气有所减弱。

(2)长化合德

①王冰《黄帝内经素问》此词未具体注释。

②马莳《黄帝内经素问注证发微》长化合德。

③张介宾《类经》金衰则火乘之,火王则土得所助,故长化合德。

④张志聪《黄帝内经集注》长化合德。

⑤高士宗《黄帝素问直解》长,火气也。化,土气也。金不及则大胜生土,故长化合德。

⑥黄元御《黄元御医书全集》火旺土生,故长化合德。

⑦张琦《素问释义》此词未具体注释。

⑧高亿《黄帝内经素问详注直讲全集》〔讲〕兼火之长气,土之化气,雨相合德。

⑨孟景春等《黄帝内经素问译释》火(长)土(化)相生,二气相合而发挥作用。

⑩任廷革《任应秋讲〈黄帝内经〉〈素问〉》此词未具体注释。

⑪张灿玾等《黄帝内经素问校释》火能生土,故火之长气与土之化气相合而为用。

⑫方药中等《黄帝内经素问运气七篇讲解》"长"指夏季;"化",指长夏。

⑬王洪图等《黄帝内经素问白话解》火能生土,故火之长气与土之化气相合而为用。

⑭郭霭春《黄帝内经素问白话解》火气与土气结合一起发挥作用。

(3)铿(kēng)禁瞀(mào)厥

①王冰《黄帝内经素问》铿,咳声也。禁,谓二阴禁止也。瞀,闷也。厥,谓气上逆也。

②马莳《黄帝内经素问注证发微》则铿然而咳,为禁止而二阴不通,为瞀闷,为气逆而厥。

③张介宾《类经》铿然有声,欬也。禁,声不出也。瞀,闷也。厥,气上逆也。金不足者肺应之,肺主气,故为是病。铿音坑。瞀,茂、莫、务三音。

④张志聪《黄帝内经集注》铿禁者,声不出也。瞀,肺是动病也。厥,气上逆也。

⑤高士宗《黄帝素问直解》音声固闭,关窍不通,故其动铿禁瞀厥,铿禁,音不

出也,瞀厥,窍不利也。

⑥黄元御《黄元御医书全集》肺主声,铿者,其声铿然。禁者,禁栗寒战。肺主气,瞀厥者,气逆而昏冒也。

⑦张琦《素问释义》铿,咳声。禁,谓二便秘结。瞀厥,火盛而神明昏冒。

⑧高亿《黄帝内经素问详注直讲全集》〔讲〕铿禁瞀厥。

⑨孟景春等《黄帝内经素问译释》张介宾:"铿然有声,咳也。禁,声不出也。"咳嗽失音、烦闷气逆。

⑩任廷革《任应秋讲〈黄帝内经〉(素问)》此词未具体注释。

⑪张灿玾等《黄帝内经素问校释》咳嗽、声噤、胸闷、厥逆。

⑫方药中等《黄帝内经素问运气七篇讲解》"铿"(kēng 音坑),王冰注为:"咳声也。"张介宾注同王注。张志聪注云:"铿禁者,声不出也。"高世栻注同上注。"瞀"和"厥",王冰注:"瞀,闷也。厥,谓气上逆也。"

⑬王洪图等《黄帝内经素问白话解》铿禁:指咳嗽与失音两种病证。咳嗽、失音、烦闷、气上逆以及喘息等病证。

⑭郭霭春《黄帝内经素问白话解》铿禁:指咳嗽与失音。喘咳、失音、胸闷、气逆。

(三) 语句阐述

(1)从革之纪,是谓折收。

①王冰《黄帝内经素问》此句未具体注释。

②马莳《黄帝内经素问注证发微》岁金不及,为从革之纪。收气属金,生气属木,长气属火,化气属土。金气不及,火能折之,是谓折收,乃乙丑、乙未、乙巳、乙亥、乙卯、乙酉之岁也。

③张介宾《类经》从革之纪,金不及也。凡乙庚皆属金运,而乙以阴柔,乃为不及。故于六乙之年,收气减折,是为折收。

④张志聪《黄帝内经集注》金运不及,则收政乃折矣。

⑤高士宗《黄帝素问直解》折,犹短也。收,金气也。金运不及曰从革,故从革之纪,是谓折收。

⑥黄元御《黄元御医书全集》折收,火刑金也。

⑦张琦《素问释义》六乙年。

⑧高亿《黄帝内经素问详注直讲全集》〔批〕此举金之不及,以明天地之化,人物之变也。

〔注〕从革之纪,金运不及,火气乘之,故果谷味色,虫畜与音,皆见也。

〔讲〕如六乙之岁,乙化难为金运,而乙实为阴柔不及之金,所谓从革之纪者是也。金不及,则火乘之故,收气为火气所胜,而收斯折已。

⑨孟景春等《黄帝内经素问译释》从革的年份,称为折收。

⑩任廷革《任应秋讲〈黄帝内经〉(素问)》此句未具体注释,总体概括此段为:

（提要）论五运之不及。

⑪张灿玾等《黄帝内经素问校释》金运不及从革之年,金之收气为火气所制,称为折收。

⑫方药中等《黄帝内经素问运气七篇讲解》［从革之纪］"从革之纪",指金运不及之年。六十年中岁运属于金运不及之年者,计有乙丑、乙亥、乙酉、乙未、乙巳、乙卯等六年。其中除乙酉、乙卯两年为阳明燥金司天可以构成平气不计算在内以外,实际属于岁金不及之年只有四年。

［是谓折收］"折",指损害;"收",指秋收之气。"折收",意即金运不及之年,气候上应凉不凉,物候上应收不收。从五行概念来说,"收"属金,"热"属火。"金运不及火来乘之","折收",是火来刑金的结果。

⑬王洪图等《黄帝内经素问白话解》金运不及,也就是从革的年份,金的收气被火气所制约、折减,所以又叫折收。

⑭郭霭春《黄帝内经素问白话解》金运不及的标志是"折收"。

（2）收气乃后,生气乃扬,长化合德,火政乃宣,庶类以蕃。

①王冰《黄帝内经素问》后,不及时也。收气不能以时而行,则生气自应布扬而用之也。火土之气,同生化也。宣,行也。

②马莳《黄帝内经素问注证发微》盖乙为金之不及,故火得以胜之。其收气乃后者,失其政也。生气乃扬者,金不能制也。火不犯土,故长化合德,火政乃宣。惟长化合德,故庶类以蕃。

③张介宾《类经》金之收气后时,则木之生气布扬而盛也。金衰则火乘之,火王则土得所助,故长化合德,火政宣行而庶类蕃盛也。

④张志聪《黄帝内经集注》收气在后,则木无所畏,而生气乃扬。长化合德,故庶物以蕃。

⑤高士宗《黄帝素问直解》收气乃后,金气虚也。生气乃扬,木无畏也。长,火气也。化,土气也。金不及则大胜生土,故长化合德。火气有余,故火政乃宣。火政宣,则庶类以蕃。

⑥黄元御《黄元御医书全集》火能刑金,金不制木,故收气乃后,生气乃扬。火旺土生,故长化合德,火政乃宣,庶类以蕃。

⑦张琦《素问释义》金不及,火为胜气,木寡于畏,故见火木兼化。

⑧高亿《黄帝内经素问详注直讲全集》〔讲〕收折则金气乃后,而失其政,以致木之生气乃扬,而无所制。兼火之长气,土之化气,雨相合德,而火政乃宣,庶类以蕃矣。

⑨孟景春等《黄帝内经素问译释》庶类:庶,众多;庶类,指万物。

收气不能及时,生气得以发扬,长气和化气合而相得,火于是得以施行其权力,万物繁盛。

⑩任廷革《任应秋讲〈黄帝内经〉（素问）》此句未具体注释,总体概括此段为:

（提要）论五运之不及。

⑪张灿玾等《黄帝内经素问校释》长化合德：火能生土，故火之长气与土之化气相合而为用。庶类：即众物或万物。庶，众多的意思。

金运不及，故收气后期而至，木不受制，则生气乃得发扬，火气乘之，与火之子土气相合而为用，故火之政得以宣发，万物因而繁茂。

⑫方药中等《黄帝内经素问运气七篇讲解》［收气乃后，生气乃扬］"收气乃后"，谓秋凉秋收之气迟至。"生气乃扬"，指春温春生之气明显。全句意即金运不及之年，这一年的秋天在气候上应凉不凉，物候上应收不收，天气温暖好像春天一样。

［长化合德，火政乃宣，庶类以蕃］"长"指夏季；"化"，指长夏。"火政乃宣"，指气候炎热。"庶类以蕃"，指万物生长茂盛。全句意即金运不及之年，由于气候应凉不凉，气候炎热，所以万物生长茂盛。到了秋天，应收不收，继续生长。

⑬王洪图等《黄帝内经素问白话解》庶类：庶，众多的意思；庶类即万物。

收气不能正常发挥作用，于是收成不能及时到来。金不能制约木气，使木的生气得以宣扬。火气盛而能生土，所以长气与化气相合，而发挥作用。火的职权是发布，于是万物生旺盛。

⑭郭霭春《黄帝内经素问白话解》宣：行的意思。庶类：指各种植物。

金的收气后至，生气就张扬，火气和土气合在一起发挥作用，火的功用就发动了，各种植物从而得以茂盛。

（3）其气扬，其用躁切，其动铿禁瞀厥，其发咳喘，其藏肺，其果李杏，其实壳络，其谷麻麦，其味苦辛，其色白丹，其畜鸡羊，其虫介羽，其主明曜炎烁，其声商徵，其病嚏咳鼽衄，从火化也。

①王冰《黄帝内经素问》顺火也。少虽后用，用则切急，随火躁也。铿，咳声也。禁，谓二阴禁止也。瞀，闷也。厥，谓气上逆也。咳，金之有声。喘，肺藏气也。主藏病。李，木。杏，火果也。外有壳，内有支络之实也。麻，木。麦，火谷也。麦色赤也。（程瑶田云：经注三"麦"字本皆"黍"字，后人因火日升明其谷"麦"而妄改之，守。）苦味胜辛，辛兼苦也。赤加白丹。金从火土之兼化。（〔新校正云〕详火畜马，土畜牛。今言羊，故王冰注云：从火土之兼化为羊也。或者云：原脱，当去注中之土字，甚非。）介从羽。火之胜也。商从徵。金之病也。火气来胜，故屈己以从之。

②马莳《黄帝内经素问注证发微》火之气扬，金随火用则躁切。火之动而为病，则铿然而咳，为禁止而二阴不通，为瞀闷，为气逆而厥，其发咳喘，其病在肺。凡五果、五谷、五味、五色、五畜、五虫、五音皆金从火化，故兼见也。在天则明曜炎烁，在病则嚏咳鼽衄，皆从火化也。

③张介宾《类经》火之气用，升扬而躁急也。铿然有声，欬也。禁，声不出也。瞀，闷也。厥，气上逆也。金不足者肺应之，肺主气，故为是病。铿音坑。瞀，茂、

莫、务三音。肺病也。金气通于肺也。李,木果。杏,火果。金不及,故二果成也。壳属金,络属火,有盛衰也。麻,木谷。麦,火谷。二谷成也。苦盛辛衰也。丹多白少。鸡为金畜当衰,羊为火畜当盛。《金匮真言论》火畜曰羊。介,金虫。羽火虫。有盛衰也。火气之胜也。金从火也。火有余而病及肺也。结上文金气不及之化。

④张志聪《黄帝内经集注》升扬,火之气也。躁切,金之用也。金主声,铿禁者,声不出也。瞀,肺是动病也。厥,气上逆也。咳喘,火刑肺也。其藏主肺,其果之李杏,实之壳络,谷之麻麦,味之苦辛,色之白丹,畜之鸡羊,虫之介羽,声之商徵,皆金运不及而兼木火之化也。明曜炎烁,火之胜也。嚏咳鼽衄,金之病也。

⑤高士宗《黄帝素问直解》火主发扬,故其气扬。金主锋利,故其用躁切,躁切,犹锋利也。音声固闭,关窍不通,故其动铿禁瞀厥,铿禁,音不出也,瞀厥,窍不利也。肺病发咳喘,故其发咳喘。其藏肺,火气胜而木无畏,则金火木三气并主其事。其果李杏,木与火也。其实壳络,金与火也。其谷麻麦,木与火也。其味苦辛,火与金也。其色白丹,金与火也。其畜鸡羊,其虫介羽,金与火也。其主明曜炎烁,火气胜也。其声商徵,金与火也。其病嚏咳鼽衄,肺金虚也。肺病则金受火刑,从火化而然也。

⑥黄元御《黄元御医书全集》肺主声,铿者,其声铿然。禁者,禁栗寒战。肺主气,瞀厥者,气逆而昏冒也。

⑦张琦《素问释义》皆火气胜。铿,咳声。禁,谓二便秘结。瞀厥,火盛而神明昏冒。火刑金。李木,杏火果也。麻木,麦火谷也。火气专,故从火化。

⑧高亿《黄帝内经素问详注直讲全集》〔注〕从革之纪,金运不及,火气乘之,故果谷味色,虫畜与音,皆见也。然火气入肺,宜其为病多主嚏咳鼽衄,邪伤于肺之征矣。

〔讲〕故言乎其气,则火性升发而飞扬;言乎其用,则金随火用而躁切;言乎其动,则铿禁瞀厥;言乎其发则咳而兼喘;其为病也,亦多主五脏之肺焉。他如其果则李杏,其实则壳络,其谷则麻麦,其味则苦辛,其色则白丹,其畜则鸡羊,其虫则介羽,其主则明曜炎烁,其声则为商、为徵,凡如此者皆因金不及而火兼之也。火主长气,金应肺脏,其为病也,必主火气伤肺,而有嚏咳鼽衄之证,何言之?盖从火化不从金化故也。

⑨孟景春等《黄帝内经素问译释》铿禁:张介宾:"铿然有声,咳也。禁,声不出也。"

其气发扬,其作用急躁,在人体的变动发病为咳嗽失音、烦闷气逆,发展为咳嗽气喘,其所应的内脏是肺,在果类为李和杏,所充实的是壳和络,在谷类是麻和麦,在五味是苦与辛,在颜色为白和朱红,在畜类为鸡和羊,在虫类是介虫、羽虫。因为金虚火胜,主有发光灼热之势,在声音为商、徵,在人体的病变为喷嚏、咳嗽、鼻塞流涕、衄血,这是因金运不及而从火化的关系。

⑩任廷革《任应秋讲〈黄帝内经〉〈素问〉》此句未具体注释,总体概括此段为:(提要)论五运之不及。

⑪张灿玾等《黄帝内经素问校释》躁切:火性动,故而躁动急切。铿禁:王冰注"铿,咳声也。禁,谓二阴禁止也"。《类经》二十五卷第十三注"铿然有声,咳也。禁,声不出也"。今从《类经》注。其畜鸡羊:新校正云"详火畜马,土畜牛,今言羊,故王(冰)注云,从火土之兼化为羊也"。

其气发扬,其作用为躁动急切,其变动为咳嗽、声噫、胸闷、厥逆,其发病为咳嗽喘促,其在脏应于肺,其在果类应于李与杏,其在果实应于壳与筋络,其在谷类应于麻与麦,其味为苦与辛,其色为白与赤,其在畜类应于鸡与羊,其在虫类应于介虫与羽虫,其主时之气为光明照曜、火炎灼烁,其在声为商与徵,其发病为喷嚏、咳嗽、鼻塞、衄血,是由于金运不及、从火气所化的缘故。

⑫方药中等《黄帝内经素问运气七篇讲解》[其气扬,其用躁切]"扬",指升扬;"躁切",指动象。全句意即金运不及之年,秋天应凉不凉,应收不收,自然界反而出现一派反常活跃的自然景象。

[其动铿禁瞀厥,其发咳喘,其脏肺]"铿"(kēng 音坑),王冰注为:"咳声也。"张介宾注同王注。张志聪注云:"铿禁者,声不出也。"高世栻注同上注。"瞀"和"厥",王冰注:"瞀,闷也。厥,谓气上逆也。"全句意即金运不及之年,人体肺脏也相应不足,因此,可以在临床上出现满闷、气逆、咳嗽、喘息等肺病症状。

[其果李杏,其实壳络,其谷麻麦,其味苦辛,其色白丹,其畜鸡羊,其虫介羽]这是谈金运不及之年的物候现象。"李"为木之果,"杏"为火之果;"壳"为金之实,"络"为火之实;"麻"为木之谷,"麦"为火之谷;"苦"为火之味,"辛"为金之味;"白"为金之色,"丹"为火之色;"鸡"为木之畜,"羊"为火之畜;"介"为金之虫,"羽"为火之虫。全句意即金运不及之年,由于火乘木侮的原因,因此这一年里,不但属于金属的谷肉果菜之类生长收成要受到影响,就是其他木类和火类的谷肉果菜等也要受到影响。

[其主明曜炎烁]"明曜",指阳光很强;"炎烁",指气候炎热。"明曜炎烁",意即金运不及之年,应凉不凉,秋行夏令,烈日炎炎,有如盛夏,气候严重反常。

[其声商徵]"商",为五音中之次低音,在气候上代表秋凉,在五行上属于金。"徵"为五音中之次高音,在气候上代表夏热,在五行上属于火。"其声商徵",意即金运不及之年,火来乘之,金从火化,秋天里应凉不凉,秋行夏令,就好像商音变为了徵音一样。王冰注此云:"商从徵。"亦即此意。

[其病嚏咳衄衄]"嚏",即打喷嚏;"咳",即咳嗽;"衄衄",即鼻出血。这些症状都属于肺病的临床表现。此句意即金运不及之年,人体相应肺气失调,因而可以在临床上出现上述症状。

[从火化也]意即金运不及之年,则金从火化。上述种种情况都属于金从火化的表现。

⑬王洪图等《黄帝内经素问白话解》铿禁:指咳嗽与失音两种病证。

由于火旺金衰,木气失去制约,所以从革之气含有升扬发散的特点,它的功用表现是躁动急切;它的变化可以使人体发生咳嗽、失音、烦闷、气上逆以及喘息等病证;它与人体中的肺脏相应;它在果类是李、杏;它在果实是壳、筋络;它在谷类是麻、麦;它在五味是苦、辛;它在颜色是白、赤;它在畜类是鸡、羊;它在虫类是介虫、羽虫;它在气候表现是晴朗炎热;它在五音是商、徵;它在病变的特点是喷嚏、咳嗽、鼻流清涕、衄血。这些都是由于金运不及,火来克金,金气随从火气而变化的缘故。

⑭郭霭春《黄帝内经素问白话解》铿禁:指咳嗽与失音。

其气升扬,其作用是躁急,其变动是喘咳、失音、胸闷、气逆,其发病是咳嗽、气喘。其应于内脏为肺,其在果类是李、杏,其在果实是外壳和丝络,其在谷类是麻和麦,其在五味是苦、辛,其在颜色是白和丹,其在畜类是鸡、羊,其在虫类是介虫、羽虫。其所主的气候是晴朗炎热,其在声音为商、征,其发病是喷嚏、咳嗽、鼻涕、衄血,这是金运不及而从火化的关系。

(4)少商与少徵同,上商与正商同,上角与正角同,邪伤肺也。

①王冰《黄帝内经素问》金少,故半同火化也。(〔新校正云〕详少商运六年内,除乙卯、乙酉同正商,乙巳、乙亥同正角外,乙未、乙丑二年,为少商同少徵,故不云判徵也。)上见阳明,则与平金运生化同,乙卯、乙酉其岁上见也。上见厥阴,则与平木运生化同,乙巳乙亥其岁上见也。(〔新校正云〕详金土无相胜克,故经不言上宫与正宫间也。)有邪之胜则归肺。

②马莳《黄帝内经素问注证发微》此则不及之金为少商,而金从火化,当与少徵相同。(〔新校正云〕少商运六年内,除乙卯、乙酉同正商,乙巳、乙亥同正角外,乙丑、乙未二年,为少商同少徵,故不云判徵也。)故乙卯、乙酉上见阳明,是上之所见者属商,而与审平之岁化相同,谓之上商与正商同也。乙巳、乙亥上见厥阴,是上之所见者属角,而与敷和之岁化相同,谓之上角与正角同也。皆邪气伤肺也。

③张介宾《类经》此总言六乙年也。商为金音,金不及,故云少商。金不及则火乘之,故与少徵同其化。上商者,阳明燥金司天也。岁金不及而有司天之助,是以少商之纪,而得审平之气,故与正商同,乙卯、乙酉年是也。岁金不及而上见厥阴司天,木无所畏,则木齐金化,故与正角之气同,乙巳、乙亥年是也。按:此不言乙丑、乙未上宫者,土金无犯也,故不及之。金不及,故邪伤于肺。

④张志聪《黄帝内经集注》少商与少徵同者,总谓六乙岁也。商主金音,金运不及,故为少商。火兼用事,故少徵同其化也。上商与正商同者,乃乙卯乙酉二岁,上临阳明司天,故曰上商。金运不及而得司天之助,则金气平而不为火胜,与审平之气相同,故上商与正商同也。上角与正角同者,乃乙巳乙亥二岁,上临厥阴司天,故曰上角。生气乃扬而又得司天之助,故与正角之岁相同也。水火相胜,故邪伤肺也。

⑤高士宗《黄帝素问直解》金运不及,故曰少商,火兼用事,故少商与少徵同。

金气司天,谓之上商,金运不及,上得司天之助,则上商与正商同。木气司天,谓之上角,木不畏金,又得司天之助,故上角与正角同。其病嚏欬鼽衄,是金从火化,邪伤肺也。

⑥黄元御《黄元御医书全集》金不及,则曰少商,火气乘之,则与少徵同化,故少商与少徵同。金不敌火,而遇燥金司天之助(乙卯、乙酉年),则以上商而同正商,故曰上商与正商同。金不制木,而值厥阴风木司天之时(乙巳、乙亥年),则以上角而同正角,故曰上角与正角同。

⑦张琦《素问释义》金不及火来兼化,故气候与少徵同。乙卯、乙酉二岁,上见阳明,司天以扶岁气,故与审平之纪同。乙巳、乙亥二岁,上见厥阴,司天木气本因寡畏而盛,又得司天之助,全从木化,故与敷和之纪同。

⑧高亿《黄帝内经素问详注直讲全集》〔讲〕以及乙化阴金,乙为少商,虽少徵为阴柔之火,值此金之不及,火必克之,火克则金从火化,而与少徵同也。又如上而司天,卯酉燥金也,正商主岁,乙化金运也,主运得时,火固不能克旺时之金,即司天之上商,亦同乙金化气,运虽不及,得助则旺,亦不畏夫火之克也,是以乙卯乙酉上商与正商亦同焉。若夫角音为木,金之所克也,既金不及,则厥阴司天而为上角,与己亥岁运而为正角者,皆气化相同,反愈旺而生其火矣,虽主运旺时之金,尚不能克,况从革为金气之不及乎?此盛火乘夫衰金,邪则伤乎肺焉。

⑨孟景春等《黄帝内经素问译释》所以少商和少徵相同。若逢阳明燥金司天,则金运虽不及,得司天之助,也能变为平气,所以从革逢上商就和正商相同。若逢厥阴风木司天,因金运不及,木不畏金,亦能形成木气用事而成为木之平气,所以逢上角便和正角相同。其病变是由于邪气伤于肺脏。

⑩任廷革《任应秋讲〈黄帝内经〉(素问)》此句未具体注释,总体概括此段为:(提要)论五运之不及。

⑪张灿玾等《黄帝内经素问校释》少商与少徵同:少商为金运不及,金运不及,火气来乘,故与少徵同。上商与正商同:指乙卯、乙酉年,阳明燥金司天,金运虽不及,但与司天同气,故与正商相同。上角与正角同:指乙巳、乙亥年,厥阴风木司天,金运不及,木气得司天相助,更不受制,故与正角同。

因而少商之年与少徵相同。若遇到阳明燥金司天,为不及得助,则与正商相同。若遇到厥阴风木司天,木气更不畏金,故与正角相同。所发生的疾病,是由于邪气伤害肺脏的原因。

⑫方药中等《黄帝内经素问运气七篇讲解》[少商与少徵同]"少商",即金运不及之年。"少徵",即火运不及之年。"少商与少徵同",意即金运不及之年的秋天应凉不凉,气候偏热,其气温就好像火运不及之年的夏天应热不热,气候偏凉一样。这也就是说金运不及之年的秋天在气候上与火运不及之年的夏天相似。

[上商与正商同]"上商",指阳明燥金司天之年。"正商",指金运平气之年。"上商与正商同",意即金运不及之年如果该年遇上了阳明燥金司天,那么,这个不

及的金气就可以因为得到了司天的金气帮助从而构成平气之年,秋天气候和物候变化均皆正常。

[上角与正角同]"上角",即厥阴风木司天之年。"正角",即木运平气之年。"上角与正角同",意即金运不及之年,本来就可以出现火乘木侮的反常变化,如果再碰上厥阴风木司天之年,那就会侮上加侮。这一年的秋天就好像木运平气之年的春天一样,秋行春令,不是秋风瑟瑟而是春风绵绵,气候完全反常。

⑬王洪图等《黄帝内经素问白话解》由于金气从火而化,所以说少商相当于少徵;如若逢乙卯、乙酉年,阳明燥金司天,那么金运虽然不及,但能得到司天之气的扶助,仍是平气,所以说从革的年份,逢上角,其运气与正角相同。这时产生的病变,是由于邪气伤害肺金的缘故。

⑭郭霭春《黄帝内经素问白话解》这时少商和少徵相同,上商与正商相同,上角和正角相同。这是火气伤肺所致的。

(5)炎光赫烈,则冰雪霜雹,眚于七。其主鳞伏彘鼠,岁气早至,乃生大寒。

①王冰《黄帝内经素问》炎光赫烈,火无德也。冰雪霜雹,水之复也。水复之作,雹形如半珠。(〔新校正云〕详注云雹形如半珠,半字疑误。)七,西方也。(〔新校正云〕按《六元正纪大论》云:灾七宫。)突彘潜伏,岁主纵之,以伤赤实及羽类也。水之化也。

②马莳《黄帝内经素问注证发微》至于炎光赫烈,火无德也;冰雪霜雹,水来复也。地以四生金,而天以九成之,其眚当见于九,九者西方也。凡物之为鳞为伏,如彘鼠之类,皆纵之以伤赤实及羽物之类。其藏气则早至,而乃生大寒也。

③张介宾《类经》炎光赫烈,火胜金也。冰雪霜雹,水复火也。胜复皆因于金,故灾眚在七,西方兑宫也。水复之化也。皆水之复也。

④张志聪《黄帝内经集注》炎光赫烈,火淫甚也。冰雪霜雹,水来复也。其灾眚是兑之西方。其主鳞伏彘鼠,皆水之虫兽也。藏气早至,故乃生大寒。(眉批)羊马皆属火。又:运不及则己所不胜侮而乘之,己所胜轻而侮之。又:金气盛则子能制火。又:顾氏本藏气作岁气。

⑤高士宗《黄帝素问直解》火气胜,故炎光赫烈。水气复,则冰雪霜雹。金受火刑,金主西方兑位,居于七宫,故眚于七。金之子水,气盛复火,故其主鳞伏彘鼠。鳞,水虫也,伏,犹复也,彘鼠,水属也。岁寒之气早至,乃生大寒,是小胜其火,所谓复也。

⑥黄元御《黄元御医书全集》火胜之极,炎光赫烈,则水来复之,冰雪霜雹。眚于七者,灾归兑宫也。鳞伏彘鼠,皆秉水气而生者也。

⑦张琦《素问释义》火胜水复。水复之化。

⑧高亿《黄帝内经素问详注直讲全集》〔注〕炎光赫烈,火气胜也。冰雪霜雹,水气复也。眚于七者,言灾在金。鳞伏彘鼠,皆水之属。岁气,谓藏气,即水气也。水气早至,故大寒生焉。

〔讲〕且火胜而逢木生,不愈见炎光赫烈乎? 虽然胜极必复,火气至于炎光赫烈,则金所生之水,必冰雪霜雹,因其火之为眚于金,而为母复仇,以克其火焉。水既复仇,以克火,则寒变所生,其主鳞伏彘鼠,岁气早至,乃生大寒也,金运之不及,有如是也。

⑨孟景春等《黄帝内经素问译释》因金衰火旺,所以火势炎热,但随之见冰雪霜雹,其灾害应于西方。这是水气来复,故主如鳞虫之伏藏,猪、鼠之阴沉,冬藏之气提早而至,于是发生大寒。

⑩任廷革《任应秋讲〈黄帝内经〉〈素问〉》此句未具体注释,总体概括此段为:(提要)论五运之不及。

⑪张灿玾等《黄帝内经素问校释》彘鼠:猪病的意思。鼠,本作"癙"。《集韵》训忧病,通作"鼠"。《尔雅·释诂》:"癙,病也。"猪为水兽,畏于火气,故为病。

凡火炎炽盛的火气过甚,则其后必有冰雪霜雹的水气来复,灾害发生在西方七宫。火气来复,主鳞虫伏藏,猪乃患病,岁寒之气早至,于是发生大寒。

⑫方药中等《黄帝内经素问运气七篇讲解》[炎光赫烈,则冰雪霜雹]这是指火气偏胜时水气来复的自然景象。"炎光赫烈",指炎热现象。"冰雪霜雹",指寒冷现象。全句意即金运不及之年,火气来乘,所以秋天里应凉不凉,烈日炎炎有如盛夏,但是火气偏胜,水气来复,因而在这一年的冬天又可以出现暴寒现象。这也就是说在金运不及之年,秋天可以不凉,但是冬天却可以出现异乎寻常的寒冷。

[眚于七]"七",代表西方和秋季。"眚于七",意即金运不及之年,其气候及物候的反常变化主要表现在这一年的秋季和西方地区。

[其主鳞伏彘鼠]"鳞",指鱼类;"伏",指潜伏;"彘",指猪;"鼠",即老鼠。张志聪注此云:"鳞伏彘鼠,皆水之虫兽也。"此句是承前句"炎光赫烈则冰雪霜雹"而言,意即水气来复时,由于气候暴寒,或寒季来早,属水类的动物如鱼猪鼠等,由于暴寒而早早匿伏起来准备过冬。

[岁气早至,乃生大寒]"岁气",此处是指冬令之气。此句意即岁金不及之年,秋天应凉不凉,但是由于复气的原因,则又可以出现冬天来得比一般早些,因而出现了暴寒的自然景象。

⑬王洪图等《黄帝内经素问白话解》由于金运不及,而火气太盛,所以起初表现为火热炎炎,但随之而来的是水气报复,于是出现冰雪霜雹的气象。这些胜气、复气都是由于金气不及所引起的,所以灾害发生在与金气相应的西方。当水气来报复时,鳞虫、猪、鼠之类的动物伏藏不动。寒冷之气提前到来,于是气候严寒。

⑭郭霭春《黄帝内经素问白话解》伏:指小爬虫之类。

金衰火旺,所以火势炎炎,火气过盛,水气来复,随之而见冰、雪、霜、雹。其灾害应于西方,鳞、伏(小爬虫类)猪、鼠随之而出,冬藏之气早到,于是发生大寒。

第十一解

（一）内经原文

涸流之纪，是谓**反阳**。藏令不举，化气乃昌，长气宣布，蛰虫不藏，土润，水泉减，草木条茂，荣秀满盛。其气滞，其用渗泄，其动坚止，其发燥槁，其藏肾，其果枣杏，其实濡肉，其谷黍稷，其味甘咸，其色黅玄，其畜彘牛，其虫鳞倮，其主**埃郁昏翳**，其声羽宫，其病痿厥**坚下**，从土化也。少羽与少宫同。上宫与正宫同。其病癃閟，邪伤肾也。埃昏骤雨，则振拉摧拔，眚于一。其主**毛显狐狢**，变化不藏。

故乘危而行不速而至，暴虐无德，灾反及之。微者复微，甚者复甚，气之常也。

（二）字词注释

（1）反阳

①王冰《黄帝内经素问》阴气不及，反为阳气代之，谓辛未、辛巳、辛卯、辛酉、辛亥、辛丑之岁也。

②马莳《黄帝内经素问注证发微》水气不及，是阴气不及也，而阳气反来代之，是反阳也，乃辛未、辛丑、辛卯、辛酉、辛巳、辛亥之岁也。

③张介宾《类经》故于六辛阴水之年，阳反用事，是谓反阳。

④张志聪《黄帝内经集注》水寒不及，阳反胜之。

⑤高士宗《黄帝素问直解》火不畏水也。

⑥黄元御《黄元御医书全集》土刑水也（水为阴，水败则阴反为阳）。

⑦张琦《素问释义》此词未具体注释。

⑧高亿《黄帝内经素问详注直讲全集》〔讲〕水不及则土乘之，既藏气受克，阴气不足而阳气反乘。

⑨孟景春等《黄帝内经素问译释》水主冬藏之气。水运不及，火不畏水，火之长气反见宣布，火属阳，所以称为"反阳"。

⑩任廷革《任应秋讲〈黄帝内经〉〈素问〉》此词未具体注释。

⑪张灿玾等《黄帝内经素问校释》水运不及，火不畏水，阳气反而得行，故称反阳。

⑫方药中等《黄帝内经素问运气七篇讲解》"反阳"，指阳气反盛。王冰注云："阴气不及反为阳气代之。"意即水运不及之年，冬天里应寒不寒，反而出现了气候较热的阳气偏胜现象。用五行概念来说，也就是水不及则土来乘之，火来侮之。水在季节上代表冬，在气候上代表寒，在物化上代表藏。土在季节上代表长夏，在气候上代表湿，在物化上代表化。火在季节上代表夏，在气候上代表热，在物化上代表长。岁水不及，土乘火侮，意味着这一年的冬天不冷反热，冬行夏令，万物应藏不藏。这也就是吴瑭在《温病条辨·原病篇》中所谓："冬日天气应寒而阳不潜藏，如春日之发泄，甚至桃李反花之类。"属于气候严重反常。

⑬王洪图等《黄帝内经素问白话解》水不能克制火气，于是阳气反而宣扬。

⑭郭霭春《黄帝内经素问白话解》（水运不及，火不畏水）火的长气反而得行，称为"反阳"。

（2）埃郁昏翳（yì）

①王冰《黄帝内经素问》土之胜也。

②马莳《黄帝内经素问注证发微》埃郁昏翳。

③张介宾《类经》土气之胜也。

④张志聪《黄帝内经集注》埃郁昏翳。

⑤高士宗《黄帝素问直解》埃郁昏翳，土气胜也。

⑥黄元御《黄元御医书全集》此词未具体注释。

⑦张琦《素问释义》此词未具体注释。

⑧高亿《黄帝内经素问详注直讲全集》〔讲〕埃郁昏翳。

⑨孟景春等《黄帝内经素问译释》埃，指尘土。昏翳，是昏暗。埃郁昏翳，形容尘土飞扬，有遮天蔽日之势。

⑩任廷革《任应秋讲〈黄帝内经〉（素问）》此词未具体注释。

⑪张灿玾等《黄帝内经素问校释》尘埃郁塞，昏暗蔽日。

⑫方药中等《黄帝内经素问运气七篇讲解》"埃"，指尘土；"昏"，指阴暗；"翳"，指障闭。"埃郁昏翳"，指天昏地暗，阴云蔽日，尘雾迷蒙的自然景象。这种现象在五行概念上属于土气偏胜，亦即《气交变大论》中所谓的："岁水不及，湿乃大行。"此句意即水运不及之年，由于土气来乘的原因，所以在这一年冬天里，应寒不寒，气温相对增高，出现了霜雪稀少，雨水增多阴暗不明的反常气候变化。

⑬王洪图等《黄帝内经素问白话解》埃，指尘土；昏翳，指昏暗。埃郁昏翳，形容尘土飞扬，有遮天蔽日之势。

⑭郭霭春《黄帝内经素问白话解》昏翳：昏暗。尘土飞扬空中昏暗。

（3）坚下

①王冰《黄帝内经素问》水土参并，故如是。

②马莳《黄帝内经素问注证发微》此词未具体注释。

③张介宾《类经》阳明实而少阴虚也。

④张志聪《黄帝内经集注》坚下。

⑤高士宗《黄帝素问直解》水气不注于二阴，则坚下。

⑥黄元御《黄元御医书全集》湿盛而濡泄也。

⑦张琦《素问释义》未详，或曰便结也。

⑧高亿《黄帝内经素问详注直讲全集》〔讲〕坚下。

⑨孟景春等《黄帝内经素问译释》指下部坚硬的症结一类病变。

⑩任廷革《任应秋讲〈黄帝内经〉（素问）》此词未具体注释。

⑪张灿玾等《黄帝内经素问校释》当指大便坚而言。

⑫方药中等《黄帝内经素问运气七篇讲解》"坚下"，指大便干结。

⑬王洪图等《黄帝内经素问白话解》二便不通。

⑭郭霭春《黄帝内经素问白话解》指下部坚硬症结一类病。

（4）癃閟(bì)

①王冰《黄帝内经素问》癃，小便不通。閟，大便干涩不利也。

②马莳《黄帝内经素问注证发微》癃閟。

③张介宾《类经》肾气不化也閟，闭同。

④张志聪《黄帝内经集注》邪伤肾而肾气不化也。

⑤高士宗《黄帝素问直解》小便不利曰癃，大便不利曰闭。

⑥黄元御《黄元御医书全集》癃閟（小便不通）。

⑦张琦《素问释义》癃，小便不通。閟，大便干涩。

⑧高亿《黄帝内经素问详注直讲全集》〔注〕癃，谓小便不得。閟，谓大便不通。

⑨孟景春等《黄帝内经素问译释》癃：是小便不畅。閟，是闭塞不通。

⑩任廷革《任应秋讲〈黄帝内经〉（素问）》此词未具体注释。

⑪张灿玾等《黄帝内经素问校释》小便癃闭，大便秘结，

⑫方药中等《黄帝内经素问运气七篇讲解》"癃"(lóng 音隆)，指小便不畅。"閟"(bì 音闭)，指小便不通。"癃閟"，即"癃闭"，指小便点滴俱无的尿闭现象。

⑬王洪图等《黄帝内经素问白话解》癃，指小便不畅。閟，指闭塞不通。

⑭郭霭春《黄帝内经素问白话解》即癃闭。指尿闭或排尿困难，下腹胀满之症。

（5）毛显狐貉(hé)

①王冰《黄帝内经素问》毛显，谓毛虫麋鹿麞麂猵兔虎狼显见，伤于黄实，兼害倮虫之长也。

②马莳《黄帝内经素问注证发微》毛虫属木，凡物之有毛者不隐，以伤黄实及伤倮虫之类。

③张介宾《类经》木复之气行也。貉，何各切，又音陌。

④张志聪《黄帝内经集注》狐貉以毛显而为裘，故其主狐貉。《尔雅》曰：狐，妖兽也，善变化。《管子》曰：狐白应阴阳之变（眉批）同谓岁运之气相同。

⑤高士宗《黄帝素问直解》狐貉，毛虫也，毛虫以毛为显。

⑥黄元御《黄元御医书全集》木盛则毛虫显著，狐貉变化不藏狐貉秉木气而生者也。

⑦张琦《素问释义》此词未具体注释。

⑧高亿《黄帝内经素问详注直讲全集》〔注〕毛虫，木属。狐貉，毛虫之温暖者也，木为水复，故毛显狐貉。

⑨孟景春等《黄帝内经素问译释》毛，指毛虫，是木运所主之虫。显，是发现，言非其时而发现。狐貉，是一种多疑善变的兽类，像木之动摇不定。

⑩任廷革《任应秋讲〈黄帝内经〉（素问）》此词未具体注释。

⑪张灿玾等《黄帝内经素问校释》指藏气不用，长气宣发，因而毛虫类如狐貉等显现于外而不伏藏。

⑫方药中等《黄帝内经素问运气七篇讲解》"毛",指毛虫,属于木虫;"显",指活动明显;"狐",即狐狸;"貉",同貉,《正字通》谓:"貉似貍,锐头尖鼻,斑色,毛深厚温滑可为裘。"亦狐一类野兽。

⑬王洪图等《黄帝内经素问白话解》指藏气不用,长气宣发,因而毛虫、狐貉等显现于外而不伏藏。

⑭郭霭春《黄帝内经素问白话解》"毛",毛虫。"狐貉",为多疑善变的动物。

（三）语句阐述

(1) 涸流之纪,是谓反阳。

①王冰《黄帝内经素问》此句未具体注释。

②马莳《黄帝内经素问注证发微》岁水不及,为涸流之纪。藏令属水,化气属土,长气属火。水气不及,是阴气不及也,而阳气反来代之,是反阳也,乃辛未、辛丑、辛卯、辛酉、辛巳、辛亥之岁也。

③张介宾《类经》涸流之纪,水不及也。凡丙辛皆属水运,而辛以阴柔,乃为不及。故于六辛阴水之年,阳反用事,是谓反阳。

④张志聪《黄帝内经集注》水寒不及,阳反胜之。

⑤高士宗《黄帝素问直解》反阳,火不畏水也。水运不及曰涸流,故涸流之纪,是谓反阳。

⑥黄元御《黄元御医书全集》反阳,土刑水也(水为阴,水败则阴反为阳)。

⑦张琦《素问释义》水不及,土为胜气,火寡于畏,故火土兼化。

⑧高亿《黄帝内经素问详注直讲全集》〔批〕此举水之不及,以明天地之化,人物之变也。

〔注〕涸流之纪,水运不及,土气乘之。

〔讲〕如六辛之岁,辛化虽为水运,而辛实为阴柔不及之水,所谓涸流之纪者也。水不及则土乘之,既藏气受克,阴气不足而阳气反乘。

⑨孟景春等《黄帝内经素问译释》反阳:水主冬藏之气。水运不及,火不畏水,火之长气反见宣布,火属阳,所以称为"反阳"。

涸流的年份,称为反阳。

⑩任廷革《任应秋讲〈黄帝内经〉〈素问〉》此句未具体注释,总体概括此段为:(提要)论五运之不及。

⑪张灿玾等《黄帝内经素问校释》反阳:水运不及,火不畏水,阳气反而得行,故称反阳。

水运不及涸流之年,水之藏气不行,则阳气反而得行,称为反阳,

⑫方药中等《黄帝内经素问运气七篇讲解》[涸流之纪]"涸流之纪",即水运不及之年。六十年中岁运属于水运不及之年者有辛未、辛巳、辛卯、辛丑、辛亥、辛酉等六年。其中除辛亥年因为年支的五行属性为水,可以因此构成平气以外,实际上岁水不及之年只有五年。

[是谓反阳]"反阳",指阳气反盛。王冰注云:"阴气不及反为阳气代之。"意即水运不及之年,冬天里应寒不寒,反而出现了气候较热的阳气偏胜现象。用五行概念来说,也就是水不及则土来乘之,火来侮之。水在季节上代表冬,在气候上代表寒,在物化上代表藏。土在季节上代表长夏,在气候上代表湿,在物化上代表化。火在季节上代表夏,在气候上代表热,在物化上代表长。岁水不及,土乘火侮,意味着这一年的冬天不冷反热,冬行夏令,万物应藏不藏。这也就是吴瑭在《温病条辨·原病篇》中所谓:"冬日天气应寒而阳不潜藏,如春日之发泄,甚至桃李反花之类。"属于气候严重反常。

⑬王洪图等《黄帝内经素问白话解》水运不及,也就是涸流的年份,水不能克制火气,于是阳气反而宣扬,所以又叫反阳。

⑭郭霭春《黄帝内经素问白话解》反阳:(水运不及,火不畏水)火的长气反而得行,称为"反阳"。

水运不及的标志是"反阳"。

(2)藏令不举,化气乃昌,长气宣布,蛰虫不藏,土润,水泉减,草木条茂,荣秀满盛。

①王冰《黄帝内经素问》少水而土盛。太阳在泉,经文背也。厥阴阳明司天,乃如经谓也。长化之气,丰而厚也。

②马莳《黄帝内经素问注证发微》盖辛为水之不及,故土得以胜之。其藏令不举者,水失其令也;化气乃昌者,土气盛也。土不犯火,故长气宣布。藏气失令,故蛰虫不藏。土主湿,故土润;土胜水,故水泉减。惟化气乃昌,而长气宣布,故草木条茂,荣秀满盛。

③张介宾《类经》水衰,故藏气不令。土胜,故化气乃昌。火无所畏,故长气宣布,蛰虫不藏也。按:此不言收气者,金水无犯,故不及之。土胜水也。长化之气,丰而厚也。

④张志聪《黄帝内经集注》水之藏令不举,土之化令乃昌。水令不举,则火无所畏,故长气得以宣布。阳热反盛,是以蛰虫不藏,土润水泉减,土胜水也。草木条茂,荣秀满盈,得长化之气也。

⑤高士宗《黄帝素问直解》藏令不举,水不及也。化气乃昌,土气胜也。长气宣布,火无畏也。蛰虫不藏,水失令也。土胜水屈,故土润。水泉减,土气专令,故草木条茂。荣秀满盛。

⑥黄元御《黄元御医书全集》水败土胜,故藏令不举,化气乃昌。水败不能制火,故长气宣布,蛰虫不藏。土邪贼水,故土润水减。藏气失职,冬行夏令,故草木条茂,荣秀满盛。

⑦张琦《素问释义》火气胜。土盛水衰。长化气盛。

⑧高亿《黄帝内经素问详注直讲全集》〔讲〕水不及则土乘之,既藏气受克,阴气不足而阳气反乘,故水气不举而失其令,土气乃昌而形其胜,兼水衰无以克火,火

所主之长气,乃宣扬而散布。斯时也,长气助土,土愈克水,故蛰虫为之不藏,土为之更润,泉为之更减,草木为之条茂,且荣秀而满盈焉。

⑨孟景春等《黄帝内经素问译释》藏气衰弱,不能行使其封藏的权力,化气因而昌盛,长气反见宣行而布达于四方,蛰虫应藏而不藏,土润泽而泉水减少,草木条达茂盛,万物繁荣秀丽而丰满。

⑩任廷革《任应秋讲〈黄帝内经〉(素问)》此句未具体注释,总体概括此段为:(提要)论五运之不及。

⑪张灿玾等《黄帝内经素问校释》藏气不得施用,则水所不胜之土的化气乃得昌盛,水所胜之火不畏其制,长气亦得宣布,蛰虫在外而不归藏,土润泽,水泉减少,草木条达茂盛,万物荣华秀丽,丰满旺盛,

⑫方药中等《黄帝内经素问运气七篇讲解》[藏令不举,化气乃昌,长气宣布]此几句是承上句而言。"藏令不举",意指岁水不及之年,冬令应寒不寒,应藏不藏。"化气乃昌",指土气来乘。意即冬天里由于天气不冷不雪不冰反而雨湿流行。"长气宣布",指冬行夏令,气候相对偏热。以上是描述水运不及之年冬季里的气候反常现象。

[蛰虫不藏,土润,水泉减,草木条茂,荣秀满盛]"蛰虫不藏",指本来在冬天里需要蛰伏过冬的生物,这一年由于天热的原因也不蛰匿藏伏了。"土润",指土地润湿柔软,不结不冻;"水泉减",指水源不足。"草木条茂""荣秀满盛",指植物在冬季仍然生长茂盛。以上是描述水运不及之年冬季里的物候反常现象。

⑬王洪图等《黄帝内经素问白话解》水的藏气不能正常发挥作用,而土来制水,于是化气昌盛,火的长气也布散畅通,致使蛰虫不按时藏伏而活动,土地虽然湿润而水泉减少,草木条达茂盛,万物秀丽丰满。

⑭郭霭春《黄帝内经素问白话解》水的藏气不能行使其封藏的职能,土化之气就昌盛,长气也乘机宣布,蛰虫不按时藏伏,土润泽、水泉少,草木条达茂盛,万物荣秀丰满盛大。

(3)其气滞,其用渗泄,其动坚止,其发燥槁,其藏肾,其果枣杏,其实濡肉,其谷黍稷,其味甘咸,其色黅玄,其畜彘牛,其虫鳞倮,其主埃郁昏翳,其声羽宫,其病痿厥坚下,从土化也。

①王冰《黄帝内经素问》从土也。不能流也。谓便泻也。水少不濡,则干而坚止。藏气不能固,则注下而奔速。阴少而阳盛故尔。主藏病也。枣,土。杏,火果也。濡,水。肉,土化也。黍,火。稷,土谷也。(〔新校正云〕按本论上文麦为火之谷,今言黍者,疑"麦"字误为"黍"也。虽《金匮真言论》作黍,然本论作麦,当从本篇之文也。)(此黍子不误。守)甘人于咸,味甘美也。黄加黑也。水从土畜。鳞从倮。土之胜也。羽从宫。水土参并,故如是。不胜于土,故从他化。

②马莳《黄帝内经素问注证发微》其气凝滞,从土化也。其用渗泄,不能流也。其动而为病则为坚止,盖以水少不濡,则便干而且止也。其发燥而枯槁,亦水少也。

在人之脏为肾,故病在肾也。凡五果、五谷、五味、五色、五畜、五虫、五音之类,皆水从土化,故各兼见也。主于埃郁昏翳,土气胜也。

③张介宾《类经》从乎土也。水不畜也。土邪留滞,则坚止为症也。阴气虚也。水气通于肾也。枣,土果。杏,火果。水不及,则二果当成。濡应水者衰,肉应土者盛也。黍,火谷。稷,土谷。二谷当成也。按:《金匮真言论》火谷曰黍,而本论作麦,似乎二字有误。甘胜咸衰也。黄多黑少也。黅音今。骍水畜当衰。牛,土畜当王。鳞,水虫。倮,土虫。盛衰亦然。土气之胜也。水从土也。阳明实而少阴虚也。结上文水不及之化也。

④张志聪《黄帝内经集注》濡滞,土之气也。渗泄,水之用也。其动坚止,土制水而成积也。其发燥槁,阴液虚也。其藏为肾,其果为枣杏,实之濡肉,谷之黍稷,味之甘咸,色之黅玄,畜之骍牛,虫之鳞倮,声之羽宫,因水运不及,故兼从火土之化也。埃郁昏翳,土之胜也。痿厥坚下,肾之病也。此水运不及而反从土化也。

⑤高士宗《黄帝素问直解》土主濡润,故其气滞。水不上济,故其用渗泄。水气不及,则坚上不行,故其动坚止。肾为水藏,燥槁则竭,故其发燥搞(编者按:此处应为"槁")。其藏肾,土气胜而火无畏,则水土火三气并主其事。其果枣杏,土与火也。其实濡肉,水与土也。其谷黍稷,火与土也。其味甘咸,其色黅玄,土与水也。其畜骍牛,其虫鳞倮,水与土也。其主埃都昏翳,土气胜也。其声羽宫,火与土也。其病痿厥坚下,水气不濡也。盖津液不和于四肢,则痿厥,水气不注于二阴,则坚下。痿厥坚下,并埃郁昏翳,乃水气不及,从土化而然也。

⑥黄元御《黄元御医书全集》坚止者,土气痞塞而坚硬也。痿厥者,湿伤筋骨,骹足不用也。注下者,湿盛而濡泄也。

⑦张琦《素问释义》土气胜。水涸不流,但涓滴渗泄而出。坚止未详。阴少而阳盛故耳。枣土,杏火果也。黍火,稷土谷也。肾气衰少湿热乘之,足膝软弱而为痿厥,即脚气之类也。坚下,未详,或曰便结。土气专,故水从土化。

⑧高亿《黄帝内经素问详注直讲全集》〔讲〕言乎其气,则气凝滞;言乎其用,则用渗泄;言乎其动,则水受土克,而坚止;言乎其发,则寒受湿气而燥槁;宜其为病,多主五脏之肾焉。他如其果则枣杏,其实则濡肉,其谷则黍稷,其味则甘咸,其色则黅玄,其畜则骍牛,其虫则鳞倮,其主则埃郁昏翳,其声则为羽为宫。凡如此者,皆因水不及而土兼之也。土主化气,水应肾脏,其为病也,必主之土气伤肾,而有痿厥坚下之证,何言之?盖从土化,不从水化故也。

⑨孟景春等《黄帝内经素问译释》渗泄:张介宾"水不畜也"。

其气不得流畅,故其作用为暗中渗泄,其变动为症结不行,发病为干燥枯槁,其应内脏为肾,在果类为枣、杏,所充实的是汁液和肉,在谷类是黍和稷,在五味是甘、咸,在颜色是黄、黑,在畜类是猪、牛,在虫类是鳞虫、倮虫,水运衰,土气用事,故主有尘土昏郁的现象,在声音为羽、宫,在人体的病变为痿厥和下部的症结,这是水运不及而从土化的关系。

⑩任廷革《任应秋讲〈黄帝内经〉〈素问〉》此句未具体注释,总体概括此段为:(提要)论五运之不及。

⑪张灿玾等《黄帝内经素问校释》坚止:马莳注,"盖以水少不濡则便干而且止也"。《类经》二十五卷第十三注"土邪留滞则坚止为症也"。今从马注。翳:遮掩的意思。坚下:《类经》二十五卷第十三注"阳明实而少阴虚也"。当指大便坚而言。

其气郁滞不畅,其作用为渗透发泄,其变动为便坚而不行,其发病为干燥枯槁,其在脏应于肾,其在果类应于枣与杏,其在果实应于汁与肉,其在谷类应于麦与稷,其味为甘与咸,其色为黄与黑,其在畜类应于猪与牛,其在虫类应于鳞虫与倮虫,其主时之气为尘埃郁塞,昏暗蔽日,其在声音为羽与宫,其发病为痿软厥逆,大便坚硬,是由于水运不及,从土气之所化的缘故。

⑫方药中等《黄帝内经素问运气七篇讲解》[其气滞,其用渗泄,其动坚止,其发燥槁,其脏肾]"其气滞",指肾气失常。"其用渗泄",指肾虚不能藏精所出现的渗泄现象,例如遗溺、失精等。"其动坚止",王冰注云:"谓便泻也,水少不濡则干而坚止。"意即肾阴不足,大便出现干结之象。"其发燥槁",也是指阴虚时所出现的津液不足现象。"其脏肾",指上述这些现象与肾脏失职密切相关。全句意即水运不及之年,人体肾水相应不足,因而可以在临床上出现上述阴虚液涸的症状。以上是描述水运不及之年,人体的体质变化及疾病表现。

[其果枣杏,其实濡肉,其谷黍稷,其味甘咸,其色黅玄,其畜彘牛,其虫鳞倮]"枣"为土之果,"杏"为火之果;"濡"为水之实,"肉"为土之实;"黍"为火之谷,"稷"为土之谷;"甘"为土之味,"咸"为水之味;"黅"为土之色,"玄"为水之色;"彘"为水之畜,"牛"为土之畜;"鳞"为水之虫,"倮"为土之虫。以上所述,意即水运不及之年,不但水类所属的谷肉果菜在生长收成方面要受到严重影响,而且由于水运不及,土乘火侮的原因,土类和火类所属的谷肉果菜在生长收成方面也要受到一定影响。

[其主埃郁昏翳]"埃",指尘土;"昏",指阴暗;"翳",指障闭。"埃郁昏翳",指天昏地暗,阴云蔽日,尘雾迷蒙的自然景象。这种现象在五行概念上属于土气偏胜,亦即《气交变大论》中所谓的:"岁水不及,湿乃大行。"此句意即水运不及之年,由于土气来乘的原因,所以在这一年冬天里,应寒不寒,气温相对增高,出现了霜雪稀少,雨水增多阴暗不明的反常气候变化。

[其声羽宫]羽声为五音中之最高音,宫声为五音中之最低音。羽声在五行归类上属于水,宫声在五行归类上属于土。"其声羽宫",意即水运不及之年,这一年的冬天气候反常,应寒不寒,和长夏季节的气候相似。这就好像五音中的高音变成了低音一样,属于严重反常。王冰注"羽从宫",亦即"水从土化"之意。

[其病痿厥坚下]"痿",指肢体肌肉萎缩或弛缓无力等运动障碍。"厥",指卒倒眩仆或四肢逆冷。"坚下",指大便干结。此句意即水运不及之年,由于肾虚脾乘心侮的原因,因而在临床上可以出现上述脾病或心病的症状。

[从土化也]意即以上所述水运不及之年中的气候,物候以及人体疾病的各种表现,均是由于水运不及,土来乘之,火来侮之,水从土化的结果。

⑬王洪图等《黄帝内经素问白话解》水运不及而土气壅塞,所以涸流之气有滞塞的特点。它的功用表现是不能封藏而慢慢漏泄;它的变化可以使人体发生津液停滞不布,而成为干燥枯槁的病证;它与人体中的肾脏相应;它在果类是枣、杏;它在果实是浆汁、肉;它在谷类是黍、稷;它在五味是甘、咸;它在颜色是黄、黑;它在畜类是猪、牛;它在虫类是鳞虫、倮虫;它在气候表现是阴云蔽日,昏蒙不清;它在五音是羽、宫;它在病变的特点是痿证、厥逆、二便不通。这些都是由于水运不及,土来克水,水气随从土气而变化的缘故。

⑭郭霭春《黄帝内经素问白话解》昏翳:昏暗。坚下:指下部坚硬症结一类病。

其气窒塞,其作用是慢慢渗漏。其变动是症结不动,其发病是津液枯竭,其应于内脏为肾,其在果类是枣、杏,其在果实是液汁和肉,其在谷类是黍、稷,其在五味是甘、咸,其在颜色是黄、黑,其在畜类是猪、牛,其在虫类是鳞虫、倮虫,其所主的气候,是尘土飞扬空中昏暗,其在声音是羽、宫,其病变是痿厥和下部症结,这是水运不及而从土化的关系。

(4)少羽与少宫同。上宫与正宫同。

①王冰《黄帝内经素问》水土各半化也。(〔新校正云〕详少羽之运六年内,除辛壬、辛未与正宫同外,辛卯、辛酉、辛巳、辛亥四岁为同少宫,故不言判宫也。)上见太阴,则与平土运生化同,辛丑辛未岁上见之。(〔新校正云〕详此不言上角、上商者,盖水于金木无相克罚故也。)

②马莳《黄帝内经素问注证发微》此则不及之水为少羽,而水从土化,当与少宫相同。(〔新校正云〕少羽之运六年,除辛丑、辛未与正宫同外,辛卯、辛酉、辛巳、辛亥四年为同少宫,故不言判宫也。)故辛丑、辛未上见太阴,是上之所见者属宫,而与备化之岁化同,谓乏上宫与正宫同也。(〔新校正云〕详此不言上角、上商者,盖水与金木无相克伐故也。)

③张介宾《类经》此总言六辛年也。羽为水音,水之不及,故云少羽。水不及而土乘之,故与少宫同其化。上宫,太阴司天也。水衰土胜之年,若司天遇土,又得其助,是以少羽之纪,而行备化之气,故上宫与正宫同,辛丑、辛未年是也。按:此不言辛巳、辛亥上角者,水木无犯也;辛卯、辛酉上商者,金水无犯也。故皆不及之。

④张志聪《黄帝内经集注》少羽与少宫同者,总谓六辛岁也。羽为水音,水运不及,故曰少羽。土兼用事,故与少宫同化也。上宫与正宫同者,谓辛丑辛未二岁,上临太阴司天,故曰上宫。土兼用事而又得司天之助,故少羽之纪反与正宫之岁相同也。

⑤高士宗《黄帝素问直解》水运不及,故曰少羽,土兼用事,故少羽与少宫同。土气司天,谓之上宫,土兼用事,上得司天之助,则上宫与正宫同。

⑥黄元御《黄元御医书全集》水不及,则曰少羽,土气乘之,则与少宫同化,故

少羽与少宫同。水不敌土,而遇湿土司天之时(辛丑、辛未年),则以上宫而同正宫,故曰上宫与正宫同。

⑦张琦《素问释义》少羽之岁水不及,土来兼化,故气候与土运之少宫同。辛丑、辛未二岁,上见太阴,司天胜气用事,又得司天之助,故全从土化,与备化之纪同。

⑧高亿《黄帝内经素问详注直讲全集》〔讲〕以及辛化阴水,辛为少羽,虽少宫为阴柔之土,值此水之不及,土必克之,土克则水从土化,而与少宫同也。至若宫为土音,土克水者也,无论上而丑未太阴湿土,与正宫而为土得正位,值辛丑辛未岁,湿土得运,则胜得时则旺,皆能克水之不及,故上宫与正宫亦同焉。

⑨孟景春等《黄帝内经素问译释》所以少羽和少宫相同。若逢土气司天,则水运更衰,顺从土气用事,所以涸流逢上宫与正宫相同。

⑩任廷革《任应秋讲〈黄帝内经〉〈素问〉》此句未具体注释,总体概括此段为:(提要)论五运之不及。

⑪张灿玾等《黄帝内经素问校释》少羽与少宫同:少羽为水运不及,水运不及则土气来乘,故与少宫同。上宫与正宫同:指辛丑、辛未年,太阴湿土司天,水运更衰,土气更胜,故与正宫同。

因而少羽之年与少宫相同。若遇到太阴湿土司天,则水运更衰,土气更胜,故与正宫相同。

⑫方药中等《黄帝内经素问运气七篇讲解》[少羽与少宫同]"少羽",指水运不及之年。"少宫",指土运不及之年。"少羽与少宫同",意即水运不及之年,应寒不寒,雨水相对增多。土运不及之年,应热不热,雨水相对减少。两者基本相似。这就是说水运不及之年的冬天和土运不及之年的长夏季节,在气候上尽管一冬一夏有所区别,但在某些地方却有相似之处。

[上宫与正宫同]"上宫",指太阴湿土司天之年。"正宫",指土运平气之年。"上宫与正宫同",意即水运不及之年,土本来就要来乘,如果再遇上了同年司天之气又是太阴湿土,则必然是乘上加乘。这一年的冬天便同土运平气之年的长夏一样,又热又湿,完全反常。

⑬王洪图等《黄帝内经素问白话解》由于水气从土而化,所以说少羽相当于少宫;如若逢辛丑、辛未年,太阴湿土司天,水气更衰,而土气旺盛,于是形成了土运的平气,所以说在涸流的年份,逢上宫,其运气与正宫相同。

⑭郭霭春《黄帝内经素问白话解》这时少羽和少宫相同,上宫与正宫相同。

(5)其病癃閟,邪伤肾也。埃昏骤雨,则振拉摧拔,眚于一。其主毛显狐狢,变化不藏。

①王冰《黄帝内经素问》癃,小便不通。閟,大便干涩不利也。邪胜则归肾。埃昏骤雨,土之虐也。振拉摧拔,木之复也。一,北方也。诸谓方者,国郡州县境之方也。(〔新校正云〕按《六元正纪大论》云灾一宫。)毛显,谓毛虫,麋鹿麏麚猫兔虎

狼显见,伤于黄实,兼害倮虫之长也。变化,谓为魅狐狸当之。不藏,谓害粢盛,鼠猫兔狸貉当之,所谓毛显不藏也。

②马莳《黄帝内经素问注证发微》肾属水,其病为癃閟,以邪气伤肾也。至于埃昏骤雨,土之疟也;振拉摧拔,木来复也。天以一生水,故其眚见于一,一者北方也。毛虫属木,凡物之有毛者不隐,以伤黄实及伤倮虫之类;其狐貉变化不藏,以害粢盛,以藏气衰也。

③张介宾《类经》肾气不化也。閟,闭同。水不及,故邪伤在肾。埃昏骤雨,土胜水也。振拉摧拔,水复土也。胜复皆因于水,故灾眚在一,北方坎宫也。木复之气行也。貉,何各切,又音陌。

④张志聪《黄帝内经集注》癃閟,邪伤肾而肾气不化也。埃昏骤雨,土淫甚也。振拉摧拔,木气复也。其灾眚当在坎之北方。毛乃丛聚之象,感春森之气而生,狐貉以毛显而为裘,故其主狐貉。《尔雅》曰:狐,妖兽也,善变化。《管子》曰:狐白应阴阳之变。(眉批)同谓岁运之气相同。

⑤高士宗《黄帝素问直解》小便不利曰癃,大便不利曰闭,其病癃闭,乃邪伤肾也。土气胜故埃昏骤雨,水气复则振拉摧拔。水受土刑,故眚于一,水主北方坎位,居于一宫也。水之子木,气盛复土,故其主毛显狐貉,变化不藏。狐貉,毛虫也,毛虫以毛为显,狐貉多疑善变化,变化则不藏。此水之子木,气盛复土,所谓复也。

⑥黄元御《黄元御医书全集》湿旺木郁,疏泄不行,则便癃闭(小便不通),土湿之极,埃昏骤雨,则木来复之,振拉摧拔。眚于一者,灾归坎宫也。木盛则毛虫显著,狐貉变化不藏,狐貉秉木气而生者也。

⑦张琦《素问释义》癃,小便不通。閟,大便干涩。土胜木复。

⑧高亿《黄帝内经素问详注直讲全集》〔注〕然土气伤肾,宜其为病,多主痿厥坚下,前癃后閟等证。癃,谓小便不得。閟,谓大便不通。埃尘骤雨,湿气胜也。振拉摧拔,风气复也。眚于一者,言灾在水。毛虫,木属。狐貉,毛虫之温暖者也,木为水复,故毛显狐貉。土主变化,水主闭藏,土胜克水,故变化不藏也。

〔讲〕且其为病,水虚土侮,则为癃閟,所伤之脏为肾也。土胜既能乘水,不愈见埃昏骤雨乎?虽然,胜极必复,土气至于埃昏骤雨,则水所生之木,必振拉摧拔,因其土之为眚于水,而为母复仇,以克其土焉。木既复仇,以克土,则风变所生,其主毛显狐貉,变化不藏也,水运之不及有如是也。

⑨孟景春等《黄帝内经素问译释》癃閟:癃是小便不畅。閟,是闭塞不通。毛显狐貉:毛,指毛虫,是木运所主之虫。显,是发现,言非其时而发现。狐貉,是一种多疑善变的兽类,像木之动摇不定。此句与上面"振拉摧拔"同是形容木气来复所发生的现象。

其病见大小便不畅或闭塞不通,是邪气伤于肾脏。因水运不及,故尘埃昏蔽,或骤然下雨,但随之反见大风振动,摧折倒拔,其灾害应于北方,这是木气来复,所以又见毛虫、狐貉,善于变动而不主闭藏。

⑩任廷革《任应秋讲〈黄帝内经〉〈素问〉》此句未具体注释,总体概括此段为:(提要)论五运之不及。

⑪张灿玾等《黄帝内经素问校释》癃闭(bì 币):王冰注"癃,小便不通。闭,大便干涩不利也"。《类经》二十五卷第十三注:"肾气不化也。闭,'闭'通。"《素问悬解》注:"小便不通。"后人解癃闭,多指小便不通而言,苦据上文"主二阴"之说,则王注亦通。振拉摧拔:形容大风摧折损坏的力量。《六元正经大论》吴崑注:"木摇时辰,支离曰拉,中折力摧,引本为拔。"毛显狐狢:指藏气不用,长发宣发,因而毛虫类如狐狢等显现于外而不伏藏。

其发病为小便癃闭,大便秘结,是由于邪气伤害肾脏的原因。凡尘埃昏暗骤雨降下的土气过甚,则其后必有振拉摧拔的木气来复,灾害发生在北方一宫。风气来复,主毛虫类如狐狢等显现于外,万物变化不定,不得归藏。

⑫方药中等《黄帝内经素问运气七篇讲解》[其病癃闭]"癃"(lóng 音隆),指小便不畅。"闭"(bì 音闭),指小便不通。"癃闭",即"癃闭",指小便点滴俱无的尿闭现象。"其病癃闭",意即水运不及之年,由于肾虚不能主水,所以在临床上可以出现小便不通的肾病症状。

[埃昏骤雨,则振拉摧拔]"埃昏骤雨",指天昏地暗,暴雨倾盆。用五行概念来说就是土气偏胜。"振拉摧拔",指狂风大作,摧屋拔树。用五行概念来说也就是木气偏胜。全句意即水运不及之年,土来乘之,但是在土气偏胜的情况下,由于胜复的原因,又会出现木气来复的现象。

[眚于一]"一",古人认为在方位上代表北方,在季节上代表冬季。"眚于一",意即水运不及之年,其反常变化主要表现在该年的冬天和北方地区。

[其主毛显狐狢,变化不藏]此句是谈土气偏胜,木气来复时虫类和兽类活动变化现象。"毛",指毛虫,属于木虫;"显",指活动明显;"狐",即狐狸;"狢",同貉,《正字通》谓"貉似狸,锐头尖鼻,斑色,毛深厚温滑可为裘"。亦狐一类野兽。全句意即水运不及之年,土气偏胜,木又来复之,因此这一年的冬天应寒不寒,雨水较多,风气偏胜,由于不冷,所以狐狢之类野兽,四出活动,应藏不藏。

⑬王洪图等《黄帝内经素问白话解》癃闭:癃,是小便不畅。闭,是闭塞不通。

它的病变表现是,小便不畅或闭阻不通,这是由于伤害肾脏的缘故。水运不及而土湿之气太盛,所以涸流的年份,起初阴云蔽日,大雨骤然而降,但随之而来的,就会有风木之气制约报复它,于是出现大风飞扬,草木摇动折倒等气象。这些胜气、复气,都是由于水运不及所引起的,所以灾害发生在与水气相应的北方。毛虫狐狢之类善于变化的动物,出来活动而不潜藏。

⑭郭霭春《黄帝内经素问白话解》癃闭:即癃闭。指尿闭或排尿困难,下腹胀满之症。毛显狐狢:"毛",毛虫。"狐狢",为多疑善变的动物。

其病的表现是尿闭或排尿困难,这是土气伤了肾脏的缘故。水运不及,所以尘土昏暗,突然降雨,但木气来复,反见大风飞扬,树木摧拔。其灾害应于北方,毛虫像狐貉一类就应之而出,变化而不潜藏。

(6) 故乘危而行不速而至,暴虐无德,灾反及之。微者复微,甚者复甚,气之常也。

①王冰《黄帝内经素问》通言五行气少而有胜复之大凡也。乘彼孤危,恃乎强盛,不召而往,专肆威刑,怨祸自招,又谁咎也!假令木弱,金气来乘,暴虐苍卒,是无德也。木被金害,火必仇之,金受火燔,则灾及也。夫如是者,刑甚则复甚,刑微则复微,气动之常,固其宜也,五行之理,咸迭然乎!(〔新校正云〕按五运不及之详,具《气交变大论》中。)

②马莳《黄帝内经素问注证发微》大凡胜气乘彼孤危而行,恃其强盛不速而至,暴虐无德,至于子来复仇,灾反及之。其胜微则复微,胜甚则复甚,乃五气之常也,即如木弱金胜,暴虐仓卒,是无德也;木被金害,火必仇之,金受火燔,则灾及也。微甚相复,其自然之理,迭相贞胜者乎?

③张介宾《类经》此总结上文不及五运。凡相胜者,乘此孤危,恃彼强盛,不召而至,暴虐无德,至于子来报复,灾反及之。如木被金伤,则火来救母,起而相报,金为火制,乃反受灾。五行迭用,胜复皆然。所以胜之微者报亦微,胜之甚者报亦甚。故《气交变大论》曰:五运之政,犹权衡也。又曰:胜复盛衰,不能相多也。往来小大,不能相过也。正此之义。

④张志聪《黄帝内经集注》此总结上文而言五运不及,则所胜之气乘危而行,不速而至,惟淫胜而无和祥之德,以致子来复仇,灾反及之。胜微则复微,胜甚则复甚,此胜复之常气也。

⑤高士宗《黄帝素问直解》总结上文胜复之意。岁运不及,胜气侮之,故胜气之行,乘危而行,胜气之至,不速而至。始则暴虐无德,既则灾反及之。胜微者,受复亦微,胜甚者,受复亦甚。此先胜后复,而为运气之常数也。

⑥黄元御《黄元御医书全集》五运不及,相胜者乘其孤危而行,不待召延而至,暴虐无德,至于其子来复,灾反及之。胜微者复微,胜甚者复甚,气化循环之常也。

⑦张琦《素问释义》此句未具体注释。

⑧高亿《黄帝内经素问详注直讲全集》〔注〕乘危者,乘彼之气不足也。不速而至,言胜气之来无定时也。

〔讲〕由此观之,故木之火土金水五气之不足,皆为金木水火土五胜之气,乘其不足之危而遍行,且其至也,非时而至,如不速之客。然究之胜气太过,至于暴虐无德,复气必与相亢,灾反及之。至若胜复为灾,微甚初无或爽,胜微者复微,胜甚者复甚,自然循环,气之常也。

⑨孟景春等《黄帝内经素问译释》乘危而行:危,指岁运不足。由于运气不足,便有所胜与所不胜之气,乘衰而至,有喧宾夺主之势。如上面所说"委和之纪"称为"胜生"之义。灾反及之:指胜气横施暴虐,结果自己也反而受灾,因为有子来报复的缘故。如上面所说的委和之纪,当金气萧瑟肃杀之后,反见火令之炎赫沸腾,火

是木之子,子来为母报复。

所以当运气不及的年份,所胜与所不胜之气,就乘其衰弱而行令,好像不速之客,不招自来,暴虐而毫无道德,结果反而它自己受到损害,这是子来报复的关系。凡施行暴虐轻微的所受到的报复也轻,厉害的所受到的报复也厉害,这种有胜必有复的情况,是运气中的一种常规。

⑩任廷革《任应秋讲〈黄帝内经〉〈素问〉》此句未具体注释,总体概括此段为:(提要)论五运之不及。

⑪张灿玾等《黄帝内经素问校释》乘危而行,不速而至:指五运不及年,则其所不胜及所胜之气,乘其孤危不足之时而至,有如不速之客。王冰注:"通言五行气少而有胜复之大凡也。乘彼孤危,恃乎强盛,不召而往。"

灾反及之:《类经》二十五卷第十三注:"暴虐无德,至于子来报复,灾反及之,如木被金伤,则火来救母,起而相报,金为火制,乃反受灾。"

因而五运不及之年,其所不胜之气,乘其孤危不足之时而得以施行,胜气不时而至,若胜气过甚,残害万物而无功德,则岁运之子气必然来复,则胜气反要受灾,凡胜气微者,复气则微,胜气甚者,复气则甚,这是胜复变化的正常规律。

⑫方药中等《黄帝内经素问运气七篇讲解》[故乘危而行]"危",指孤危,此处是指岁运不及之年。"乘危而行",意即岁运不及,则所不胜乘其不及而侵犯之。

[不速而至]"速",有催促之义。"不速而至",即不召自来。王冰注此云:"乘彼孤危,恃乎强盛,不召而往。"意即岁运不及之年,则所不胜之气自然而来。例如岁火不及之年,夏天应热不热,则气候自然相对寒冷;岁水不及之年,冬天应冷不冷,则气候自然相对温暖。这些就叫作"乘危而行,不速而至"。实际上也就是自然气候变化反常时的必然表现。

[暴虐无德]"暴虐",指气候反常时对自然界生物的损害现象。"无德",就是对生物没有好处。"暴虐无德",意即气候反常时对自然界生命现象带来了严重的影响。

[灾反及之]"灾",指灾害,此处是指复气对胜气的报复或惩罚。"反及之",是承前述之"乘危而行,不速而至,暴虐无德"等反常气候变化而言。意即在气候严重反常时,由于胜复的原因,这个反常的气候必然要受到它所不胜之气的报复,例如,火气太盛时,则水来复之。天气太热了必然会出现寒气来复而使炎热现象自然消失。这实际上是自然气候变化中一种自调现象。

[微者复微,甚者复甚,气之常也]"微"和"甚",是指气候反常或复气的程度。全句意即气候反常严重,则报复之气也就相应的重。反之,气候反常不严重而是一般小有反常,则报复之气也就相应一般。这就叫作"微者复微,甚者复甚"。由此可以看出,所谓"胜复",实际上也就是自然气候变化中一种自稳调节。因为自然气候本身存在着这样一种自调现象,所以自然界也才能在气候变化此起彼伏的过程中,始终维持着相对的平衡稳定状态。这是自然气候变化中的正常规律,所以原文谓

"气之常也"。

⑬王洪图等《黄帝内经素问白话解》总之，在运气不及的年份，所胜和所不胜之气，就会乘虚而侵犯，并且喧宾夺主，好像不速之客，不请自来，暴虐而无道德。暴虐侵犯的结果，反而使自己受到损害，这是因为有胜气必有报复之气的缘故。凡是胜气轻微的，报复之气也轻微；胜气厉害的，报复之气也厉害。这种有胜气必有复气的情况，也是运气中的一个规律。

⑭郭霭春《黄帝内经素问白话解》危：指五运不及。

所以五运有不及的时候，那么相胜的就会乘其不足而至，加以侵犯，好像不速之客，不请自来，如暴虐而无道德，灾害必然反加到自己身上，这是子来报复的关系。如母所受克制微弱，受到报复就微，如母所受克制过重，受到报复也重，这是运气中的常规。

第十二解

（一）内经原文

发生之纪，是谓启敕[注1]。土疎[注2]泄，苍气达，阳和布化，阴气乃随，生气淳化，万物以荣。其化生，其气美，其政散，其令条舒，其动掉眩巅疾，其德鸣靡启坼，其变振拉摧拔，其谷麻稻，其畜鸡犬，其果李桃，其色青黄白，其味酸甘辛，其象春，其经足厥阴、少阳，其藏肝、脾，其虫毛介，其物中坚外坚，其病怒。太角与上商同[注3]。上徵则其气逆，其病吐利。不务其德，则收气复，秋气劲切，甚则肃杀，清气大至，草木凋[注4]零，邪乃伤肝。

[注1]敕：郭霭春《黄帝内经素问校注》、张灿玾《黄帝内经素问校释》、方药中等《黄帝内经素问运气七篇讲解》、人民卫生出版社影印顾从德本《黄帝内经素问》此处为"敕＋支"；孟景春等《黄帝内经素问译释》此处为"敕"。本书统一用"敕"。

[注2]疎：郭霭春《黄帝内经素问校注》、方药中等《黄帝内经素问运气七篇讲解》、孟景春等《黄帝内经素问译释》、人民卫生出版社影印顾从德本《黄帝内经素问》此处为"疎"；张灿玾等《黄帝内经素问校释》此处为"疏"。"疏"古同"疎"。

[注3]太角与上商同：郭霭春《黄帝内经素问校注》、方药中等《黄帝内经素问运气七篇讲解》、孟景春等《黄帝内经素问译释》、人民卫生出版社影印顾从德本《黄帝内经素问》此处有该句，其中郭霭春注：太过之气与金化齐等，新校正云：按太过五运，独太角言与上商同，余四运并不言者，疑此文为衍，方药中等认为该句可解，具体释义见语句阐述，孟景春注新校正疑为衍文；张灿玾等《黄帝内经素问校释》此处将该句删去，其注：太角为壬年，属阳干，上商为卯、酉年，属阴支，干支配合的规律是阳干配阳支，阴干配阴支，故壬与卯、酉不能相值，新校正疑此文为衍文为是，故据删。

[注4]凋：郭霭春《黄帝内经素问校注》、孟景春等《黄帝内经素问译释》、人民卫生出版社影印顾从德本《黄帝内经素问》此处为"凋"；张灿玾《黄帝内经素问校释》、方药中等《黄帝内经素问运气七篇讲解》此处为"雕"，其中方药中等注"雕零"，指树凋叶落。故此处"雕"通"凋"。

（二）字词注释

（1）启陈（chén）

①王冰《黄帝内经素问》物乘木气，以发生而启陈其容质也。是谓壬申、壬午、壬辰、壬寅、壬子、壬戌之六岁化也。陈，古陈字。

②马莳《黄帝内经素问注证发微》启，开也。陈，布也。

③张介宾《类经》启，开也。陈，布也。布散阳和，发生万物之象也。《四气调神论》曰：春三月，此谓发陈。与此义同。陈，古陈字。

④张志聪《黄帝内经集注》启，开。陈，布也。布散阳和，发生万物之象也。

⑤高士宗《黄帝素问直解》发生者，推陈致新，故是谓启陈。

⑥黄元御《黄元御医书全集》启陈，启发陈布也（《四气调神论》：春三月，此谓发陈，与此同义）。

⑦张琦《素问释义》此词未具体注释。

⑧高亿《黄帝内经素问详注直讲全集》〔讲〕发陈。

⑨孟景春等《黄帝内经素问译释》启陈：陈，古"陈"字。启陈，即推陈出新之义。张介宾："启，开也。陈，布也。布散阳和，发生万物之象也。"

⑩任廷革《任应秋讲〈黄帝内经〉（素问）》此词未具体注释。

⑪张灿玾等《黄帝内经素问校释》启发陈旧。有推陈出新之义。

⑫方药中等《黄帝内经素问运气七篇讲解》"启"，指开放或打开；"陈"，古"陈"字，音、义与"陈"均同，有陈列或陈旧之义。"是谓启陈"，意即经过寒冬的闭藏之后，万物在春天重新萌芽生长，自然界一片除旧布新之象。这也就是《素问·四气调神大论》中所谓的："春三月，此谓发陈。""启陈"与"发陈"之义相同，均属春季气候的正常现象。

⑬王洪图等《黄帝内经素问白话解》陈，chén，古陈字。启陈，即推陈出新之义。

⑭郭霭春《黄帝内经素问白话解》启陈，有推陈出新的意思。

（2）疎（shū）泄

①王冰《黄帝内经素问》生气上发，故土体疎泄。

②马莳《黄帝内经素问注证发微》疏泄。

③张介宾《类经》木气动，生气达，故土体疏泄而通也。

④张志聪《黄帝内经集注》疏泄。

⑤高士宗《黄帝素问直解》虚薄也。

⑥黄元御《黄元御医书全集》疏泄。

⑦张琦《素问释义》木达故土疏。

⑧高亿《黄帝内经素问详注直讲全集》〔讲〕疏泄。

⑨孟景春等《黄帝内经素问译释》指土气因木运太过而疏薄，有发泄的现象。

⑩任廷革《任应秋讲〈黄帝内经〉（素问）》此词未具体注释。

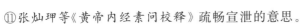

⑪张灿玾等《黄帝内经素问校释》疏畅宣泄的意思。

⑫方药中等《黄帝内经素问运气七篇讲解》指疏通。

⑬王洪图等《黄帝内经素问白话解》疏松薄弱。

⑭郭霭春《黄帝内经素问白话解》疏松、发泄。

（3）鸣靡启坼(chè)

①王冰《黄帝内经素问》风气所生。（〔新校正云〕按《六元正纪大论》云：其化鸣紊启拆。）

②马莳《黄帝内经素问注证发微》风有声为鸣，物从风而靡，能启开万物，能拆散万物。

③张介宾《类经》鸣，风木声也。靡，散也，奢美也。启坼，即发陈之义，其德应春也。《六元正纪大论》云：其化鸣靡启坼。

④张志聪《黄帝内经集注》鸣，风木声也。靡，散也。启坼，即发陈之义，应春之气也。

⑤高士宗《黄帝素问直解》风声曰鸣，其德鸣靡启坼，物从风而靡，靡而启坼也。

⑥黄元御《黄元御医书全集》此词未具体注释。

⑦张琦《素问释义》靡，偃也，风气所生。

⑧高亿《黄帝内经素问详注直讲全集》〔讲〕言乎其气之布而为德也，则为鸣靡，为启坼。

⑨孟景春等《黄帝内经素问译释》张介宾："鸣，风木声也。靡，散也，奢美也。启坼，即发陈之义。"联系起来，就是春天的景象，和风舒畅，万物靡丽，推陈出新。

⑩任廷革《任应秋讲〈黄帝内经〉〈素问〉》此词未具体注释。

⑪张灿玾等《黄帝内经素问校释》风声散乱物体开裂的意思。

⑫方药中等《黄帝内经素问运气七篇讲解》"靡"，指萎靡不振，此处指冬令的悽沧景象；坼(chè 音彻)，指分裂，亦指草木种子分裂发芽现象。

⑬王洪图等《黄帝内经素问白话解》靡，散乱；坼，同拆，裂开的意思。鸣靡启坼，指春天的景象，和风舒畅，万物靡丽，推陈出新。

⑭郭霭春《黄帝内经素问白话解》"鸣"，鸟鸣。"靡"，散。"鸣靡启坼"，是说鸟鸣一片，草木萌芽，为春天的气象。

（三）语句阐述

(1)发生之纪，是谓启敶。

①王冰《黄帝内经素问》此句未具体注释。

②马莳《黄帝内经素问注证发微》此详言岁运太过之纪也。岁木太过，为发生之纪，乃壬寅、壬申、壬子、壬午、壬辰、壬戌之岁也。启，开也。敶，布也。《四气调神论》曰：春三月，此谓发陈。则此篇曰启陈，皆就其发生之气象而形容之也。

③张介宾《类经》此下详言太过之纪也。木之太过，是谓发生，阳刚之木，六壬

是也。启,开也。敶,布也。布散阳和,发生万物之象也。《四气调神论》曰:春三月,此谓发陈。与此义同。敶,古陈字。

④张志聪《黄帝内经集注》岁木太过,是谓发生。启,开。陈,布也。布散阳和,发生万物之象也。

⑤高士宗《黄帝素问直解》木运太过曰发生。发生者,推陈致新,故是谓启陈。

⑥黄元御《黄元御医书全集》启敶,启发陈布也(《四气调神论》:春三月,此谓发陈,与此同义)。

⑦张琦《素问释义》以下太过之纪,此六壬岁也。

⑧高亿《黄帝内经素问详注直讲全集》〔批〕此举木之太过,以明天地之化,人物之变也。

〔注〕发生之纪,木胜克土,金气复之,故政令德化物变民病,或因木不务德而克土,土生之金为母复仇,皆兼见金土之变也。

〔讲〕今又以其岁运之太过者言之,如六壬之纪,是为发陈,为时阳刚太过,木胜克土。

⑨孟景春等《黄帝内经素问译释》启敶:敶,古"陈"字。启敶,即推陈出新之义。张介宾:"启,开也。敶,布也。布散阳和,发生万物之象也。"

发生的年份,称为启陈。

⑩任廷革《任应秋讲〈黄帝内经〉(素问)》此句未具体注释,总体概括此段为:(提要)论五运之太过。

⑪张灿玾等《黄帝内经素问校释》启敶:启发陈旧。有推陈出新之义。敶,《集韵》:"𦦙,或作'敶',通作'陈'。"

木运太过发生之年,能启发陈旧,称为启陈。

⑫方药中等《黄帝内经素问运气七篇讲解》[发生之纪]"发生之纪",即木运太过之年。六十年中岁运属于木运太过之年者有壬申、壬午、壬辰、壬寅、壬子、壬戌等六年。

[是谓启敶]"启",指开放或打开;"敶",古"陈"字,音、义与"陈"均同,有陈列或陈旧之义。"是谓启敶",意即经过寒冬的闭藏之后,万物在春天重新萌芽生长,自然界一片除旧布新之象。这也就是《素问·四气调神大论》中所谓的:"春三月,此谓发陈。""启敶"与"发陈"之义相同,均属春季气候的正常现象。

⑬王洪图等《黄帝内经素问白话解》启敶:敶,chén,古陈字。启敶,即推陈出新之意。

在木运太过,也就是发生的年份,阳气布散过盛,万物发生,有推陈出新的气象,所以叫做启陈。

⑭郭霭春《黄帝内经素问白话解》启敶:启陈,有推陈出新的意思。

木运太过的标志是"启陈"。

(2)土疏泄,苍气达,阳和布化,阴气乃随,生气淳化,万物以荣。

①王冰《黄帝内经素问》生气上发,故土体疏泄。木之专政,故苍气上达。达,通也,出也,行也。少阳先生,发于万物之表。厥阴次随,营运于万象之中也。岁木有余,金不来胜,生令布化,故物以舒荣。

②马莳《黄帝内经素问注证发微》生气上达,故土体疏泄。木之色曰苍,木专其政,故苍气上达。少阳之气发生于万物之表,厥阴之气营运于万物之中,故阳和布化,而阴气乃随也。木为生气,淳化万物,以荣其化。

③张介宾《类经》木气动,生气达,故土体疏泄而通也。苍气,木气也。木火相生,则阳和布化。阳气日进,则阴气日退。乃随,犹言乃后。木气有余,故能淳化以荣万物。

④张志聪《黄帝内经集注》土得其制化,故主疏泄。苍气,木气也。厥阴之上,风木治之,是以阳和布化于上,而阴气乃随于下也。生气有余,故万物感之而荣茂芳美。

⑤高士宗《黄帝素问直解》木盛土衰,故土疏泄,疏泄,虚薄也。苍气,木气也,木盛故苍气达。木主春生,故阳和布化。厥阴主木,故阴气乃随。阳和布化,则生气淳化,阳主生物也。阴气乃随,则万物以荣,阴主成物也。

⑥黄元御《黄元御医书全集》土疏泄,苍气达者,木气升达,则土气疏泄也。阳和布化,则阴气消退,故后随也。生气之化淳,故万物以荣。

⑦张琦《素问释义》木达故土疏。木火相生,金不来克,而同木化。

⑧高亿《黄帝内经素问详注直讲全集》〔讲〕土气为之疏泄也,木专其政,苍气为之上达矣。兼少阳之气,发生于万物之表,而阳和布化。厥阴之气,营运于万物之中,故阴气乃随,是以木所主之生气于焉,淳化万物,滋之以荣美也。

⑨孟景春等《黄帝内经素问译释》疏泄:指土气因木运太过而疏薄,有发泄的现象。淳化:淳,厚。淳化,指生发之气雄厚,能化生万物。

土气疏松虚薄,草木之青气发荣,阳气温和布化于四方,阴气随阳气而动,生气淳厚,化生万物,万物因之而欣欣向荣。

⑩任廷革《任应秋讲〈黄帝内经〉(素问)》此句未具体注释,总体概括此段为:(提要)论五运之太过。

⑪张灿玾等《黄帝内经素问校释》疏泄:疏畅宣泄的意思。淳化:和调布化的意思。王冰注:"淳,和也。"

土气疏散畅通,木气条达,阳和温暖之气得以布化,阴气随阳气而运行,因而生发之气和调布化,万物繁荣。

⑫方药中等《黄帝内经素问运气七篇讲解》[土疏泄,苍气达]"疏泄",指疏通;"苍气",即木气。"土疏泄,苍气达",意即土能生长万物与木的疏泄作用正常密切相关。此句王冰注云:"生气上发,故土体疏泄。木之专政,故苍气上达。达,通也,出也,行也。"张介宾注:"木气动,生气达,故土体疏泄而通也,苍气,木气也。"高世栻注:"苍气,木气也,木盛故苍气达,木主春生,故阳和布化。"这也就是说土能生长

万物,必须是在木的疏通作用正常的基础之上才能进行。质言之,也就是说土体如果不是在疏松的状态下,则春阳之气就不能与土正常作用而使万物正常生长。这与《素问·宝命全形论》中所谓的"土得木而达"含义是相同的。这是"疏泄"二字见于中医典籍中的最早记载,也是后世"肝主疏泄"及"脾之运化有赖肝之疏泄"等提法的理论依据。

[阳和布化,阴气乃随,生气淳化,万物以荣]以上是对上句的进一步阐述。"阳和",指春温之气;"布化",指分布和变化。"阴气",指有形物质的变化,此处指植物的萌芽生长现象。"生气",指生长变化情况;"淳化",指成熟完全。全句意即在"土疏泄,苍气达"的正常情况下,春温之气在自然界中普遍敷布,无处不到,植物也就普遍地萌芽生长,变化成熟完全,整个自然界的生命生长现象出现一片欣欣向荣的自然景象。

⑬王洪图等《黄帝内经素问白话解》淳,厚。淳化,指生发之气雄厚,能生发万物。

木盛克土,使土气疏松薄弱。自然界中的草木柔软而伸展,温暖的阳气布散到四面八方,阴气也跟随在阳气之后,而发挥作用,生气淳厚,万物因之欣欣向荣。

⑭郭霭春《黄帝内经素问白话解》疏泄:疏松、发泄。

土气因木气太过而疏松发泄,草木的青气条达,阳气和柔布化于四方,阴气相随,生气淳厚,化生万物,万物因之欣欣向荣。

(3)其化生,其气美,其政散,其令条舒,其动掉眩巅疾,其德鸣靡启坼,其变振拉摧拔,其谷麻稻,其畜鸡犬,其果李桃,其色青黄白,其味酸甘辛,其象春,其经足厥阴、少阳,其藏肝、脾,其虫毛介,其物中坚外坚,其病怒。

①王冰《黄帝内经素问》木化宣行,则物容端美。布散生荣,无所不至。条,直也,理也。舒,启也。端直舒启,万物随之,发生之化,无非顺理者也。掉,摇动也。眩,旋转也。巅,上首也。疾,病气也。(〔新校正云〕详王不解其动之义。按后敦阜之纪,其动濡积并蓄。王注云:动,谓变动。又坚成之纪,其动暴折疡疰。王注云:动以生病。盖谓气既变,因动以生病也。则木火土金水之动义皆同也。又按王注《脉要精微论》云:巅疾,上巅疾也。又注《奇病论》云:巅,谓上巅,则头首也。此注云:巅,上首也。疾,病气也。气字为衍。)风气所生。(〔新校正云〕按《六元正纪大论》云:其化鸣紊启拆。)振,谓振怒。拉,谓中折。摧,谓仆落。拔,谓出本。(〔新校正云〕按《六元正纪大论》同。)木化齐金。齐鸡孕也。李齐桃实也。青加于黄白,自正也。酸入于甘辛,齐化也。如春之气,布散阳和。厥阴,肝脉。少阳,胆脉。肝胜脾。木余,故毛齐介育。中坚有核之物,齐等于皮壳之类也。木余故。

②马蒔《黄帝内经素问注证发微》土生其气,生气自美,其政发散,其令舒畅,其动掉眩巅疾。《至真要大论》曰:诸风掉眩,皆属肝木。《玉机真脏论》曰:肝脉太过,令人善怒,忽眩冒而巅疾。王注云:掉,摇动也。眩,旋转也。巅疾,巅顶有疾也。其德鸣靡启拆,风有声为鸣,物从风而靡,能启开万物,能拆散万物。《六元正

纪大论》云:其化鸣紊启坼。其变振拉摧拔。振谓振动,拉谓中折,摧谓仆落,拔谓出本。《六元正纪大论》同。凡五谷、五畜、五果、五虫皆木齐金化,故各见其二也。其色青黄白,其味酸甘辛,木能胜土,而木盛齐金,故三者并见也。其气象为春,万物乐育也。其经属足厥阴肝经、足少阳胆经,皆主木也。其脏肝脾,木胜土也。其物中坚主核,外坚主壳,金木同也。其病怒,木气余也。

③张介宾《类经》生,发生。美,芳美也。布散和气,风之象也。条舒,顺气化而修长畅达也。掉,颤摇也。眩,旋转也。巅,顶巅也。风木太过,故其为病如此。掉,提料切。鸣,风木声也。靡,散也,奢美也。启坼,即发陈之义,其德应春也。《六元正纪大论》云:其化鸣紊启坼。振谓振怒。拉谓败折。摧谓仆落。拔谓出本。麻,木谷。稻,金谷。齐其化也。鸡,金畜。犬,木畜。犬齐鸡也。李,木果。桃,金果。李齐桃也。木能克土而齐金,故三色见象也。三味亦木土金也。风温,春化同也。足厥阴肝,足少阳胆,木之应也。肝胜脾也。毛齐介育也。木金并化也。木强也。

④张志聪《黄帝内经集注》发散,木之政也。条舒,阳和之令也。掉眩巅疾,风气淫于上也。鸣,风木声也。靡,散也。启坼,即发陈之义,应春之气也。振拉摧拔,风之变易也。其谷之麻稻,畜之鸡犬,果之李桃,色之青黄白,味之酸甘辛,虫之毛介,物之中坚外坚,因木气太盛,彼此交相承制而生化也。其象应春,其经合于足厥阴肝足少阳胆,其藏应于肝脾。其病怒,肝气盛也。

⑤高士宗《黄帝素问直解》其化生,春生之气也。其气美,春日之和也。其政散,木之畅达也。其令条舒,木之生发也。其动掉眩巅疾,风气淫于上也。风声曰鸣,其德鸣靡启坼,物从风而靡,靡而启坼也。其变振拉摧拔,风淫太过,挠万物也。木虽太过,太过而往,不及随之,故木金土三气并主其事。其谷麻稻,木与金也。其畜鸡犬,金与木也。其果李桃,木与金也。其色青黄白,其味酸甘辛,木土金三气也。其象春,春属木也。其经足厥阴少阳,足厥阴,肝木也,足少阳,胆木也。其藏肝脾,木与土也。其虫毛介,其物中坚外坚,木与金也。其病怒,肝病也。

⑥黄元御《黄元御医书全集》其物中坚者,木也。外坚者,金也(木之心坚,金之壳坚,木齐金化,则中外皆坚也。)

⑦张琦《素问释义》肝甚自病。靡,偃也,风气所生。肝胆脉。肝胜脾。即核壳之义。木有余故。

⑧高亿《黄帝内经素问详注直讲全集》〔批〕木气太过之岁,色见青黄白,味见酸甘辛者,以木胜则林务德而克土,土受其克,则土生之金,必为母而复其仇,故色味之兼见有如此也。

〔讲〕言乎其化,则化生;言乎其气,则气美;言乎其政,则主发散;言乎其令,则主条舒;言乎其动,则为掉眩、为巅疾;言乎其气之布而为德也,则为鸣靡,为启折;至若其变,则振动而摇拉,摧折而拔出焉。兼之少阳与厥阴并胜,其时之见于谷者,有麻与稻;见于畜者,有鸡与犬;见于果者,有李与桃;见于色者,有青黄白;见于味者,有酸甘辛也。推之其象则应乎春,其经则属乎厥阴、少阳,其脏则应乎肝之与脾,其虫则主乎毛之与介,其所成之物则中外俱坚,其病则总以木气之太过而善怒焉。

⑨孟景春等《黄帝内经素问译释》鸣靡启坼:张介宾:"鸣,风木声也。靡,散也,奢美也。启坼,即发陈之义。"联系起来,就是春天的景象,和风舒畅,万物靡丽,推陈出新。

其变化为生发,万物得其气则秀丽,其权力为散布,其权力的表现为舒展畅达,其在人体的变动是眩晕和巅顶部的疾病,其正常的性能是风和日暖,使万物奢靡华丽,推陈出新,若变动为狂风震怒,把树木摧折拔倒,其在谷类为麻、稻,在畜类是鸡、犬,在果实为李、桃,在颜色为青、黄、白三色杂见,在五味为酸、甘、辛,其象征为春天,其在人体的经络是足厥阴、足少阳,在内脏为肝、脾,在虫类为毛虫、介虫,在物体属内外坚硬的一类,若发病则为怒。

⑩任廷革《任应秋讲〈黄帝内经〉(素问)》此句未具体注释,总体概括此段为:(提要)论五运之太过。

⑪张灿玾等《黄帝内经素问校释》鸣靡启坼:风声散乱物体开裂的意思。靡,《说文》:"披靡也。"《史记·项羽本纪》:"项王大呼驰下,汉军皆披靡。"即溃败散乱之义。在此当作散乱解。"坼"同"拆",裂开的意思。

其化为生发,其气为华美,其政为布散,其令为条达舒畅,其变动为眩晕头病,其功德为风声散乱物体开裂,其变化为大风振拉摧拔。其在谷类应于麻与稻,其在畜类应于鸡与犬,其在果类应于李与桃,其在色为青黄白,其在味为酸甘辛,其征象应于春,其在经脉应于足厥阴与足少阳,其在脏应于肝与脾,其在虫类应于毛虫与介虫,其在物体应于中间与外层的坚实部分,其发病为忿怒。

⑫方药中等《黄帝内经素问运气七篇讲解》[其化生,其气美,其政散,其令条舒]以上是描述在春季正常的气候作用下所出现的物候现象。"其化生",指正常的萌芽生发。"其气美",指气候好。"其政散",指自然界一片活跃。"其令条舒",指春季风和日丽的自然景象。总而言之,以上所述都是春天的正常气候和物候变化。这与《素问·四气调神大论》中所谓的"春三月,此谓发陈,天地俱生,万物以荣"和本篇前述的"敷和之纪,木德周行,阳舒阴布,五化宣平",在内容上完全是一致的。但是应该指出,由于以上这一段文字是放在"发生之纪"之中来叙述的,因此历代注家,或者是回避之,不把它和木运太过联系起来,如高世栻注:"木主春生,故阳和布化,厥阴主木,故阴气乃随,阳和布化则生气淳化,阳主生物也,阴气乃随,则万物以荣,阴主成物也。其化生,春生之气也,其气美,春日之和也,其政散,木之畅达也,其令条舒,木之生发也。"或者是加以强解,如王冰注:"岁木有余,金不来胜,生令布化,故物以舒荣。"张介宾注:"木气有余,故能淳化以荣万物。"最近也有文章根据这一段文字是放在"发生之纪"之中而提出"肝主疏泄"一辞系指肝木太过,肝的正常作用应更正为"肝主敷和"的问题。上述注释我们认为值得商榷。因为,第一种意

见只是随文释义，没有把这一段文字和"发生之纪"联系起来。第二种意见实际上是把木运太过之年当作正常来理解。第三种意见则是把"敷和"同"疏泄"对立起来。关于"敷和"与"疏泄"的关系问题，《素问·气交变大论》中已经十分明确地指出："东方生风，风生木，其德敷和，其化生荣，其政舒启，其令风。"其中"敷和"是木之德，"舒启"是木之政。"舒启"与"疏泄"的含义基本相同。肝木之所以能敷布阳和，正是因为它具有疏泄作用的结果，这是一个问题从不同角度的提法，并不对立。我们认为，"发生之纪"既是木运太过之年，那么这一年的春天不论是在气候或物候上都应该属于反常。既然反常就不可能有正常的气候及物候现象，如同原文所述的："生气淳化，万物以荣，其化生，其气美，其政散，其令条舒"等木运平气之年的正常气候物候现象，而只能表现为《气交变大论》中所描述的："岁木太过，风气流行……化气不政，生气独治，云物飞动，草木不宁，甚而摇落"等反常的气候物候现象。那么如何解释和理解在此处加进这一段描述正常现象的文字呢？我们认为，这是《内经》在描述反常变化惯用的一种叙述方法，即先述其常，后述其变，以常测变。例如《气交变大论》中在论述五运不及时就是这样叙述的"木不及，春有鸣条律畅之化，则秋有雾露清凉之政，春有惨凄残贼之胜，则夏有炎暑燔烁之复……"这里虽然开始提出了"木不及"，但后文中还是先述其正常现象，然后才论述木不及时金乘火复的反常现象。本段的写法与此相同。开始首提"发生之纪"，然后述正常变化，以后才提出灾变情况下的反常现象。不能简单地把"发生之纪"一段中的所有现象，均认为是反常变化。以上是我们对本节所述内容的一些理解，姑提出以俟高明。

[其动掉眩巅疾]"动"，指变动，此处指病变；"掉"，指抽搐，"眩"，指头昏眼花，如坐舟车；"巅"，指巅顶，"巅疾"，指头顶部疾病。"其动掉眩巅疾"，意即木运太过之年，人体容易出现肝病而在临床上表现为"掉眩巅疾"等症状。

[其德鸣靡启坼]"德"，指木之德；"靡"，指萎靡不振，此处指冬令的悽沧景象；坼(chè 音彻)，指分裂，亦指草木种子分裂发芽现象。"其德鸣靡启坼"，指春天正常的物候现象，意即到了春天，冬天的悽沧闭藏之象被春风唤起，自然界变得活跃起来，草木的种子分裂发芽开始生长。

[其变振拉摧拔]"振拉摧拔"，指狂风暴风摧屋拔树的灾变现象。"其变振拉摧拔"，意即木运太过之年，风气偏胜，气候严重反常，造成灾害。这里的论述方法如前，仍由常及变，前一句是述其常，后一句是述其变，以常测变，形成对照。这是《内经》在论述方法上的一个特点。

[其谷麻稻，其畜鸡犬，其果李桃，其色青黄白，其味酸甘辛]"麻"，为木之谷，"稻"为金之谷；"鸡"为金之畜，"犬"为木之畜；"李"为木之果，"桃"为金之果；"青"为木之色，"黄"为土之色，"白"为金之色；"酸"为木之味，"甘"为土之味，"辛"为金之味。以上是谈木运太过之年的谷肉果菜生长情况。意即木运太过之年中，由于春季风气偏胜，气候反常，不但要影响木类有关的动植物的正常生长收成，而且由

于木旺乘土侮金的原因,土类和金类有关的动植物在生长收成上也要受到影响。

[其象春]"其象春",义与前述之"其应春"含义基本相同,意即木运太过之年,其反常现象主要表现在该年的春季。

[其经足厥阴、少阳,其脏肝、脾]"足厥阴、少阳",即人体十二经脉中之足厥阴肝经与足少阳胆经。"其脏肝脾",即人体五脏中的肝和脾。全句意即木运太过之年,人体肝气相应偏盛,因此疾病在经络上的表现主要是见于足厥阴肝经。由于足厥阴肝与足少阳胆是一脏一腑,紧紧相连,因此足少阳胆经也可以同时受病,所以原文谓:"其经足厥阴、少阳。"疾病在五脏方面的表现主要在肝脏,但是由于肝气偏盛,首先传脾,因此人体脾脏也可以同时受病,所以原文谓:"其脏肝、脾。"这也就是说,在木运太过之年中,在人体疾病方面,不但要考虑到相关的脏,还要考虑到相关的腑,同时,还要考虑五脏之间的传变问题。

[其虫毛介]"毛",即毛虫,属于木之虫;"介",即介虫,属于金之虫。"其虫毛介",意即木运太过之年,不但属于木类的毛虫在胎孕生长方面要受到影响,而且由于胜复的原因,属于金类的介虫胎孕生长方面也要受到影响。

[其物中坚外坚]"中坚",即中有坚核的植物,这种植物属于木类。"外坚",即外有坚壳的植物,这类植物属于金类。"其物中坚外坚",意即木运太过之年,不但属于木类的谷物或果类在生长收成方面要受到影响,而且由于胜复的原因,属于金类的谷物或果类在生长收成方面也要受到影响。

[其病怒]"怒",就是发怒。怒为肝之志,与人体的肝密切相关。"其病怒",意即木运太过之年,人体由于肝气偏胜,所以在临床上可以表现为易怒。

⑬王洪图等《黄帝内经素问白话解》它的生化作用是生,所以启陈之气秀美;它的职权是发散;它的表现是条畅舒展;它的变化可以引起人体震摇、颤动以及眩晕等巅顶部的疾患;它的特性是风和日暖,奢美华丽,推陈出新;它的异常变动是狂风振摇,把树木折断拔倒;它在谷类是麻、稻;它在畜类是鸡、犬;它在果类是李、桃;它在颜色是青、黄、白;它在五味是酸、甘、辛;它与春季相应;它在人体经脉是与足厥阴肝经和足少阳胆经相应;它在内脏是与肝脏和脾脏相应;它在虫类是毛虫、介虫;它在物体是属于内有硬核,而外有坚壳一类;它引起的病变是容易发怒。

⑭郭霭春《黄帝内经素问白话解》鸣靡启坼(chè 彻):中坚外坚:即内外坚实。

其运化是生发,其气美好,其职权是向外散布,其表现是畅达舒展,其应在人体变动上是颤摇、眩晕,和巅顶部的疾病。其特性是惠风四散,推陈出新,若变化就会出现狂风振摇,摧折树木。其在谷类是麻、稻,其在畜类是鸡、犬,其在果类是李、桃,其在颜色属青、黄、白,其在五味属酸、甘、辛,其相应是春天,其在人体的经脉是足厥阴及少阳,其在内脏是肝、脾,其在虫类为毛虫、介虫,其在物体中属内外坚硬,其在病变上主忿怒。

(4) 太角与上商同。上徵则其气逆,其病吐利。

①王冰《黄帝内经素问》太过之木气,与金化齐等。(〔新校正云〕按太过五运,

独太角言与上商同,余四运并不言者,疑此文为衍。)上见少阴、少阳,则其气逆行。壬子、壬午,岁上见少阴。壬寅、壬申,岁上见少阳。木余遇火,故气不顺。(〔新校正云〕按《五运行大论》云:气相得而病者,以下临上,不当位也。不云上羽者,水临木为相得故也。)

②马莳《黄帝内经素问注证发微》此则太过之木为太角,而金不能胜木,故与金化齐等,谓之与上商同也。故壬子、壬午上见少阴,壬寅、壬申上见少阳,木余遇火,则为上徵,而气上逆,其病为吐利也。新校正云:《五运行大论》云:气相得而病者,以下临上,不当位也。不云上羽者,水临木为相得故也。

③张介宾《类经》按六壬之年无卯酉,是太角本无上商也。故新校正云:太过五运,独太角言与上商同,余四运并不言者,疑此文为衍。或非衍则误耳。上徵者,司天见少阴君火、少阳相火,乃壬子、壬午、壬寅、壬申四年是也。木气有余而上行生火,子居母上,是为气逆,故其为病如此。《五运行大论》曰:气相得而病者,以下临上,不当位者是也。按:此不言壬辰、壬戌上羽者,水木相临为顺,故不及之。

④张志聪《黄帝内经集注》太角与上商同者,谓气之太过自有承制,有承制则有生化,如太角之岁,木运太过,则金气承之,而所生之谷为稻麻,所生之果为李桃,其畜鸡犬,其虫毛介,皆感木金之气而生化,与上商之岁相同也。盖诸壬岁无阳明之上临,故曰太角与上商同。如有阳明司天,则当云上商与正角同,盖言虽无司天之上临,而有自然之承制也。上徵者,谓司天上临少阴君火少阳相火,乃壬子壬午壬寅壬申四岁,木运有馀,而上临火气,子居母上则其气逆,逆于上则吐,逆于下则利也。

⑤高士宗《黄帝素问直解》木运太过,故曰太角。丁壬运木,六丁主不及,六壬主太过,六壬无卯酉燥金之司天。今曰与上商同者,如丁卯、丁酉之岁,金胜其木,而金气司天之太过也。木运太过,木生其火,而金气司天之太过也。木运太过,木生其火,又值火气司天,谓之上徵。子居母上,则其气逆,气逆则其病吐利。

⑥黄元御《黄元御医书全集》其物中坚者,木也,外坚者,金也(木之心坚,金之壳坚,木齐金化,则中外皆坚也)。少阴君火少阳相火司天,是谓上徵。火为木子,子居母上,则其气逆,其病为吐利(壬子、壬午、壬寅、壬申)。

⑦张琦《素问释义》林云:五运太过,独太角言与上商同,余四运并不言,疑此文为衍。壬子、壬午少阴司天,壬寅、壬申少阳司天,为上徵,运生司天,子居母上,木火上炎,故病吐。上行极而下,则又病利也。

⑧高亿《黄帝内经素问详注直讲全集》〔讲〕然而太角者,木之统运也。上羽者,上见太阳也。彼木之主运既胜,而当壬辰壬戌之年,则必寒水司天也。不可见六壬太角之岁,与上羽太阳司天之气化同乎?上徵者,司天少阴君火、少阳相火也,如壬子壬午之岁,上见少阴,壬寅壬申之岁,上见少阳,火运气升与木之大运合气,气盛则未有不逆者,兼火性急速,其病亦未有不吐且利者。

⑨孟景春等《黄帝内经素问译释》太角与上商同:新校正疑为衍文。

这是木运太过,是为太角,木太过则相当于金气司天,故太角与上商同。若逢上徵,正当火气司天,木运太过亦能生火,火性上逆,木旺克土,故病发气逆、吐泻。

⑩任廷革《任应秋讲〈黄帝内经〉(素问)》此句未具体注释,总体概括此段为:(提要)论五运之太过。

⑪张灿玾等《黄帝内经素问校释》上徵则其气逆:《类经》二十五卷第十三注"上徵者,司天见少阴君火、少阳相火,乃壬子、壬午、壬寅、壬申四年是也。木气有余而上行生火,子居母上,是为气逆"。

若遇少阴君火及少阳相火司天之年,则气逆而不顺,发生呕吐下利等病。

⑫方药中等《黄帝内经素问运气七篇讲解》[太角与上商同]"太角",即木运太过之年。"上商",即阳明燥金司天之年。从文字上直译就是木运太过之年的春天在气候及物候方面的变化与阳明燥金司天之年相同。这句话比较难解,历代注家解释也不明确。王冰注释含糊其词,注云:"太过之木气与金化齐等。"张介宾则根本否定此句,他说:"按六壬之年无卯酉,是太角本无上商也。"张志聪则从胜复角度来加以解释,他说:"太角与上商同者,谓气之太过,自有承制,有承制则有生化,如太角之岁,木运太过,则金气承之,而所生之谷为稻麻,所生之果为李桃,其畜鸡犬,其虫毛介,皆感木金之气而生化。与上商之岁相同也。"高世栻则干脆认为这是指木运不及之年,他说:"木运太过,故曰太角,丁壬运木,六丁主不及,六壬主太过,六壬无卯酉司天之燥金,今曰与上商同者,如丁卯、丁酉之岁,金胜其木,而金气司天之太过也。"新校正也认为此句不好理解,认为这是衍文,其注云:"按太过五运,独太角言与上商同,余四运并不言者,疑此文为衍。"我们认为这句话是可以解释的。我们的理解是:"太角",即木运太过之年。《气交变大论》云:"岁木太过,风气流行,脾土受邪,民病飧泄,食减体重烦冤,肠鸣腹支满。"这就是说,木运太过之年,这一年的春天由于木气偏胜,人体肝气也相应偏胜,肝盛乘脾,因而在临床上可以出现脾病的症状。这也就是前文所述的:"其脏肝脾。""上商",即阳明燥金司天之年。阳明燥金司天,则少阴君火在泉。这一年六气主时的初之气则是太阴湿土。《六元正纪大论》云:"凡此阳明司天之政……初之气,地气迁,阴始凝,气始肃,水乃冰,寒雨化。其病中热胀,面目浮肿……"这就是说,阳明燥金司天之年,这一年的初之气(相当于春天),由于是太阴湿土主时的原因,因而在临床上可以出现脾病的症状。岁木太过之年的春天如前所述,可以出现脾病的症状。阳明燥金司天之年的初之气也可以出现脾病的症状。由于如此,尽管这两种不同情况的年份各自有其气候和物候上的不同特点,但从脾土受邪这一点来说则是相同的,所以原文谓:"太角与上商同。"

[上徵则其气逆,其病吐利]"上徵",指君火或相火司天之年。六十年中岁运属于木运太过而又是火气司天之年有壬申、壬午、壬寅、壬子等四年。"气逆",指气上逆。临床上所常见的呕吐、反酸、咳嗽、气喘、眩晕等都常属于气逆的表现。"吐利",即吐泻。"上徵则其气逆,其病吐利",意即木运太过之年,这一年的春天本来

就风气偏胜,气温偏高,如果再碰上火气司天之年,则这一年中在气候上就会比较热,人体脏腑中肺和大肠,脾和胃都会因此出现火热现象而在临床上表现出上述呕吐、反酸、咳嗽、气喘、眩晕等症状。《至真要大论》病机十九条中所述"诸逆冲上,皆属于火""诸呕吐酸,暴注下迫,皆属于热"等病机分析,即由此演化而来。

⑬王洪图等《黄帝内经素问白话解》木风之气太过,就会有金气来制约它,所以这时虽然不是阳明燥金司天,但其气与燥金司天相同,所以说太角与上商相同。如遇壬子、壬午、壬寅、壬申四年,少阴君火或少阳相火司天,致使火气上进,在人体就会出现呕吐、泄泻。

⑭郭霭春《黄帝内经素问白话解》这时太角与上商同。若逢少阴君火司天,火性上逆,木旺克土,所以病发气逆吐泻。

(5)不务其德,则收气复,秋气劲切,甚则肃杀,清气大至,草木凋零,邪乃伤肝。

①王冰《黄帝内经素问》恃己太过,凌犯于土,土气屯极,金为复仇,金行杀令,故邪伤肝木也。

②马莳《黄帝内经素问注证发微》惟木不务其德,则金来复之,收气当胜生气也,故秋气劲切,甚则肃杀。清气者,秋气也。清气大至,草木凋零,邪乃伤肝矣。

③张介宾《类经》若木恃太过,不务其德而侮土,则金必复之,故乘秋令而为灾如此。至其为病,则邪反伤肝矣。

④张志聪《黄帝内经集注》木淫太过则金气来复,秋气劲切,甚则肃杀,草木凋零,邪乃伤肝。

⑤高士宗《黄帝素问直解》木气太过,故曰不务其德,始则木盛土屈,继则土伸金复,故收气复。复则秋气劲切,甚则肃杀,金刑木也。清气大至,草木凋零,而邪乃伤肝。

⑥黄元御《黄元御医书全集》木不务德而克土,则金来复之,故劲切肃杀,草木凋零,清邪伤肝也。

⑦张琦《素问释义》木位之下金气承之,故过甚反伤肝也。按太过之病,止言自伤,不列所胜之病,与《气交变论》互发。又可知太过之纪,亦有不为害者,或司天客气,有以相制则适得其平也。

⑧高亿《黄帝内经素问详注直讲全集》〔讲〕使其时木不务德,乘其胜而克土,则土所生之金,以主收气者,其气必为之复也。金应秋,金气既复,秋气必严,劲而凄切矣,甚则为之肃杀,清凉之气,为之大至焉。清气大至,金气胜矣。金胜则木受金克,前番克土之木,至是而受金之克,将见草木为之凋零,邪气转为之伤肝矣,木之太过有如是也。

⑨孟景春等《黄帝内经素问译释》劲切:清劲肃杀,形容秋天景象。

木气太过失去了正常的性能,则金之收气来复,以致发生秋令劲切的景象,甚则有肃杀之气,气候清凉,草木凋零,若为人们的病变,则邪气伤在肝脏。

⑩任廷革《任应秋讲〈黄帝内经〉〈素问〉》此句未具体注释，总体概括此段为：(提要)论五运之太过。

⑪张灿玾等《黄帝内经素问校释》务：力行的意思。

木气若恃强而不能力行其功德，则己所不胜之金的收气来复，秋气刚劲急切，复甚则肃杀，凉气大至，草木凋谢飘零，邪气乃伤害肝脏。

⑫方药中等《黄帝内经素问运气七篇讲解》这一段是对木运太过之年中气候、物候以及人体疾病方面的反常现象的总结。

"不务其德"，指木运太过之年，风气偏胜，温热太过的反常气候变化。"收气复"，"收气"，指金气、秋气，意即木运太过则金气来复。"秋气劲切……清气大至"，指在金气来复时，可以出现暴凉现象。"甚则肃杀……草木雕零"，指在气候暴凉时所出现的树凋叶落的自然景象。"邪乃伤肝"，指在这种反常的气候变化中人体的肝就会受到损伤而发生疾病。总的来说就是木运太过之年，这一年的春天里，在气候上风气偏胜，气温偏高，在物候上木类的动植物在胎孕生长上受到影响。在疾病上肝气偏盛，临床上可以出现各种肝气上逆的症状和体征。由于胜复乘侮的原因，除以上所述气候、物候、疾病上的反常变化而外，在气候上长夏可以出现雨水失调，秋天出现气温过凉；在物候上出现成熟不全，草木凋零；在疾病方面出现脾病、肺病等。

⑬王洪图等《黄帝内经素问白话解》木气太过，金气来制约它，以致发生清凉急切的景象，甚至表现为肃杀之气，清凉的气候突然到来，草木凋零。引起人体的疾病，多是由于邪气伤害了肝脏的缘故。

⑭郭霭春《黄帝内经素问白话解》若木运自恃太过，不注意坚守自己的品性而去侮土，那么金的收气就来复，以致发生秋令劲急的景象，甚至呈现出肃杀之气，突然气候清凉，草木干落，木运衰败，邪气就会损伤人的肝脏。

第十三解

(一) 内经原文

赫曦之纪，是谓蕃茂。阴气内化，阳气外荣，炎暑施化，物得以昌。其化长，其气高，其政动，其令鸣[注]显，其动炎灼妄扰，其德暄暑郁蒸，其变炎烈沸腾，其谷麦豆，其畜羊彘，其果杏栗，其色赤白玄，其味苦辛咸，其象夏，其经手少阴、太阳，手厥阴、少阳，其藏心、肺，其虫羽鳞，其物脉濡，其病笑、疟、疮疡、血流、狂妄、目赤。上羽与正徵同，其收齐，其病痓，上徵而收气后也。暴烈其政，藏气乃复，时见凝惨，甚则雨水霜雹切寒，邪伤心也。

[注]鸣：郭霭春《黄帝内经素问校注》、张灿玾《黄帝内经素问校释》、孟景春等《黄帝内经素问译释》、人民卫生出版社影印从德本《黄帝内经素问》此处为"鸣"，其中郭霭春、孟景春注：明绿格本抄"鸣"作"明"，张介宾曰："火之声壮，火之光明。"；方药中等《黄帝内经素问运气七篇讲解》此处为"明"。

(二) 字词注释

(1) 蕃茂

①王冰《黄帝内经素问》物遇太阳，则蕃而茂，是谓戊辰、戊寅、戊子、戊戌、戊

申、戊午之岁也。（〔新校正云〕按或者云：注中太阳，当作太微。详木土金水之太过，注俱不言角宫商羽等运，而水太过注云阴气大行，此火太过，是物遇太阳也，安得谓之太微乎。）

②马莳《黄帝内经素问注证发微》蕃茂，万物蕃盛而茂，盖自其气象而言也。《四气调神论》曰：夏三月，此谓蕃秀。与此义同。

③张介宾《类经》阳盛则万物俱盛，故曰蕃茂。

④张志聪《黄帝内经集注》长气盛，故草木蕃茂。

⑤高士宗《黄帝素问直解》火主夏长，故是谓蕃茂。

⑥黄元御《黄元御医书全集》此词未具体注释。

⑦张琦《素问释义》此词未具体注释。

⑧高亿《黄帝内经素问详注直讲全集》〔讲〕蕃茂。

⑨孟景春等《黄帝内经素问译释》蕃茂。

⑩任廷革《任应秋讲〈黄帝内经〉〈素问〉》此词未具体注释。

⑪张灿玾等《黄帝内经素问校释》万物繁华茂盛。

⑫方药中等《黄帝内经素问运气七篇讲解》"蕃茂"，指生长茂盛。这里指夏季里万物生长茂盛欣欣向荣。《四气调神大论》云："夏三月，此谓蕃秀。"王冰注："蕃，茂也，盛也，秀，华也，美也。""蕃茂"与此义同。

⑬王洪图等《黄帝内经素问白话解》使万物秀美茂盛。

⑭郭霭春《黄帝内经素问白话解》繁茂。

（2）鸣显

①王冰《黄帝内经素问》火之用而有声，火之燔而有焰，象无所隐，则其信也。显，露也。

②马莳《黄帝内经素问注证发微》其令鸣而有声，显而无隐。

③张介宾《类经》火之声壮，火之光明也。

④张志聪《黄帝内经集注》火光明，故其令明。

⑤高士宗《黄帝素问直解》其令鸣显，火之光焰也。

⑥黄元御《黄元御医书全集》鸣显者，阳气之外光也（鸣显，当作明显）。

⑦张琦《素问释义》鸣，当作明。王（冰）注：火之用而有声，火之燔而有焰。非也。

⑧高亿《黄帝内经素问详注直讲全集》〔讲〕明显。

⑨孟景春等《黄帝内经素问译释》鸣，声音，显，显露。鸣显，声色显露的意思。

⑩任廷革《任应秋讲〈黄帝内经〉〈素问〉》此词未具体注释。

⑪张灿玾等《黄帝内经素问校释》宣畅显露的意思。

⑫方药中等《黄帝内经素问运气七篇讲解》其令明显，指夏季里阳光充足明亮。

⑬王洪图等《黄帝内经素问白话解》宣畅显露的意思。

⑭郭霭春《黄帝内经素问白话解》明显。

（3）痓（zhì）

①王冰《黄帝内经素问》此字未具体注释。

②马莳《黄帝内经素问注证发微》故民病有为痓证者，火盛金刚也。

③张介宾《类经》痓者，口噤如痫，肢体拘强也，水火相激而然。痓证有二：无汗恶寒曰刚痓，有汗不恶寒曰柔痓，皆足太阳病。痓音翅。

④张志聪《黄帝内经集注》痓者，太阳之为病也。

⑤高士宗《黄帝素问直解》痓，经脉病也。

⑥黄元御《黄元御医书全集》痓病（痓，音炽，义与痉同）。痓者，头摇口噤，脊背反折之病也。

⑦张琦《素问释义》痓，为太阳病，与火运无与。

⑧高亿《黄帝内经素问详注直讲全集》〔讲〕强痉。

⑨孟景春等《黄帝内经素问译释》痓。

⑩任廷革《任应秋讲〈黄帝内经〉（素问）》此字未具体注释。

⑪张灿玾等《黄帝内经素问校释》痓。

⑫方药中等《黄帝内经素问运气七篇讲解》"痓"，同痉，即痉病。《金匮要略·痉湿暍病脉证治》谓："病者，身热足寒，颈项强急，恶寒，时头热，面赤目赤，独头动摇，卒口噤，背反张者，痉病也。"这种病以颈项强急，口噤，背反张为特点。从定位上来说，与足太阳膀胱经有关，从定性上来说与外感寒邪有关。此句意即火运太过之年，虽然由于太阳寒水司天从而构成平气，但是由于寒水司天的本身是寒，因此又可因寒邪偏胜而发生另外的疾病。所以张志聪注此云："上羽之岁，乃太阳司天，痓者，太阳之为病也。"

⑬王洪图等《黄帝内经素问白话解》筋脉拘急、肢体抽搐、口噤不开。

⑭郭霭春《黄帝内经素问白话解》此字未具体注释。

（三）语句阐述

（1）赫曦之纪，是谓蕃茂。

①王冰《黄帝内经素问》物遇太阳，则蕃而茂，是谓戊辰、戊寅、戊子、戊戌、戊申、戊午之岁也。（〔新校正云〕按或者云：注中太阳，当作太徵。详木土金水之太过，注俱不言角宫商羽等运，而水太过注云阴气大行，此火太过，是物遇太阳也，安得谓之太徵乎。）

②马莳《黄帝内经素问注证发微》岁火太过，为赫曦之纪，乃戊辰、戊戌、戊子、戊午、戊寅、戊申之岁也。蕃茂，万物蕃盛而茂，盖自其气象而言也。《四气调神论》曰：夏三月，此谓蕃秀。与此义同。

③张介宾《类经》火之太过，是谓赫曦。六戊之岁，皆阳刚之火也。阳盛则万物俱盛，故曰蕃茂。

④张志聪《黄帝内经集注》岁火太过，是谓赫曦。长气盛，故草木蕃茂。

⑤高士宗《黄帝素问直解》火运太过曰赫曦。火主夏长,故是谓蕃茂。

⑥黄元御《黄元御医书全集》此句未具体注释。

⑦张琦《素问释义》六戊年。

⑧高亿《黄帝内经素问详注直讲全集》〔批〕此举火之太过,以明天地之化,人物之变也。

〔注〕赫曦之纪,火胜克金,水气复之。

〔讲〕如赫曦六戊之纪,是谓蕃茂。

⑨孟景春等《黄帝内经素问译释》鸣显:张介宾"火之声壮,火之光明"。鸣,声音,显,显露。鸣显,声色显露的意思。

赫曦的年份,称为蕃茂。

⑩任廷革《任应秋讲〈黄帝内经〉〈素问〉》此句未具体注释,总体概括此段为:(提要)论五运之太过。

⑪张灿玾等《黄帝内经素问校释》火运太过赫曦之年,万物繁华茂盛,称为蕃茂。

⑫方药中等《黄帝内经素问运气七篇讲解》[赫曦之纪]"赫曦之纪",即火运太过之年。六十年中岁运属于火运太过之年者有戊辰、戊寅、戊子、戊戌、戊申、戊午等六年。其中除戊辰、戊戌两年由于司天之气为水,火运太过而被抑可以构成平气之年不计在内以外,实际火运太过之年只有四年。

[是谓蕃茂]"蕃茂",指生长茂盛。这里指夏季里万物生长茂盛欣欣向荣。《四气调神大论》云:"夏三月,此谓蕃秀。"王冰注:"蕃,茂也,盛也,秀,华也,美也。""蕃茂"与此义同。

⑬王洪图等《黄帝内经素问白话解》在火运太过,也就是赫曦的年份,由于火的长气旺盛,因而使万物秀美茂盛,所以叫做蕃茂。

⑭郭霭春《黄帝内经素问白话解》火运太过的标志是繁茂。

(2) 阴气内化,阳气外荣,炎暑施化,物得以昌。

①王冰《黄帝内经素问》阴阳之气,得其序也。长气多故尔。

②马莳《黄帝内经素问注证发微》少阴之气从内而化,太阳之气从外而荣,炎暑施其化气,而物得以昌。

③张介宾《类经》阴降于下,阳升于上也。阳气为发生之本也。

④张志聪《黄帝内经集注》少阴之上,君火主之,故阴气内化,阳气外荣,炎暑施化,司夏令也。物得以昌,受长气也。

⑤高士宗《黄帝素问直解》少阴之上,君火主之,少阴在下,故阴气内化。君火在上,故阳气外荣。火司夏令,故炎暑施化,万物充盛,故物得以昌。

⑥黄元御《黄元御医书全集》阴气内化,阴退于内,阳气外荣者,阳畅于外也。

⑦张琦《素问释义》火土合德,水不来胜,而同火化。

⑧高亿《黄帝内经素问详注直讲全集》〔讲〕为时阳刚之火,专司其令,少阴之

气,从内而化,少阳之气,从外而荣,是以火所主之长气于焉,施化万物得之以昌盛也。

⑨孟景春等《黄帝内经素问译释》少阴之气从内而化,阳气发扬在外,炎暑的气候施行,万物得以昌盛。

⑩任廷革《任应秋讲〈黄帝内经〉(素问)》此句未具体注释,总体概括此段为:(提要)论五运之太过。

⑪张灿玾等《黄帝内经素问校释》阴气内化,阳气外荣:王冰注"阴阳之气,得其序也"。《素问悬解》注:"阴气内化,阴退于内。阳气外荣者,阳畅于外也。"

阴气化育于内,阳气繁荣于外,火炎暑热之气施行布化,万物得以昌盛。

⑫方药中等《黄帝内经素问运气七篇讲解》这一段是谈夏季万物生长茂盛的道理。"阴气内化",指物质本身发生了内在的变化。"阳气外荣",指春天里阳气对它的影响。"炎暑施化",指夏季里气候炎热对它的作用。"物得以昌",指万物因此而生长茂盛,欣欣向荣。全句意即自然界万物之所以能春生夏长,欣欣向荣,与气温的逐渐增高密切相关。王冰在《四气调神大论》"夏三月,此谓蕃秀"句后注云:"阳自春生,至夏洪盛,物生以长,故蕃秀也。"本节"阴气内化,阳气外荣"句后王冰注云:"阴阳之气,得其序也。"均属此义。

⑬王洪图等《黄帝内经素问白话解》阴气从内而退,阳气向外升腾,而显露出繁荣的景象。炎热酷暑发挥着蒸腾的作用,万物因而昌盛。

⑭郭霭春《黄帝内经素问白话解》暄暑:暑热。

物遇太阳,阴气从内而退,阳气显荣于外,炎暑发挥着它的蒸腾作用,草木得以昌盛。

(3)其化长,其气高,其政动,其令鸣显,其动炎灼妄扰,其德暄暑郁蒸,其变炎烈沸腾,其谷麦豆,其畜羊彘,其果杏栗,其色赤白玄,其味苦辛咸,其象夏,其经手少阴、太阳,手厥阴、少阳,其藏心、肺,其虫羽鳞,其物脉濡,其病笑、疟、疮疡、血流、狂妄、目赤。

①王冰《黄帝内经素问》长化行,则物容大。高气达,则物色明。革易其象不常也。火之用而有声,火之燔而有焰,象无所隐,则其信也。显,露也。妄,谬也。扰,挠也。热化所生,长于物也。(〔新校正云〕按《六元正纪大论》云:其化暄嚣郁燠。又作暄曜。)胜复之有,极于是也。火齐水化也。齐孕育也。(〔新校正云〕按本论上文马为火之畜,今言羊者,疑马字误为羊。《金匮真言论》及《藏气法时论》俱作羊,然本论作马,当从本论之文也。)等实也。赤色加白黑,自正也。辛物兼苦与咸,化齐成也。如夏气之热也。少阴,心脉。太阳,小肠脉。厥阴,心包脉。少阳,三焦脉。心胜肺。火余,故鳞羽齐化。脉,火物。濡,水物。水火齐也。(〔新校正云〕详脉即络也,文虽殊而义同。)火盛故。

②马莳《黄帝内经素问注证发微》其化气即长气也,其长气甚高远也。其政动者,变易不常。其令鸣而有声,显而无隐。其动炎灼妄扰,其德暄暑郁蒸,其变炎烈

沸腾。凡五谷、五畜、五果、五虫皆火齐水化,故各见其二也。其色赤白玄,其味苦辛咸,火能胜金,而火盛齐水,故三者并见也。其气象为夏,万物薰育也。其经属手少阴心经、手太阳小肠经、手厥阴心包络经、手少阳三焦经,皆主火也。其脏心肺,火兼金也。其物脉濡,盖火主脉,故物有脉以络之;水主濡,故物有液以濡之也。其民病为笑为疟,为疮疡,为血流,为狂妄,为目赤,皆火盛也。

③张介宾《类经》阳主进,故化长。火主升,故气高。阳主动也。火之声壮,火之光明也。大盛之害也。热化所行,其德应夏也。火气太过。热极之变也。麦,火谷。豆,水谷。麦齐豆也。羊,火畜。彘,水畜。其育齐也。杏,火果。栗,水果。其实同也。火金水三色,盛衰见也。亦火金水三味也。热曛昏火,夏化同也。手少阴心,手太阳小肠,手厥阴心包络,手少阳三焦,皆火之应也。心胜肺也。其虫羽鳞,羽属火,鳞属水,羽齐鳞化也。脉为火,濡为水,其化亦然。皆火盛也。

④张志聪《黄帝内经集注》夏主长,故其化长。火气升,故其气高。火性动,故其政动。火光明,故其令明。炎灼妄扰者,手足燥扰也。暄暑郁蒸,气之和祥也。炎烈沸腾,极则变易也。其谷之麦豆,畜之羊彘,果之杏栗,虫之羽鳞,物之脉濡,色之赤白玄,味之苦辛咸,交相承制而生化也。其象应夏,其经合于手少阴心手太阴小肠手厥阴心包络手少阳三焦四经。其藏心者,火藏也。合于肺者,即《五藏生成篇》之所谓肺之合皮也,其荣毛也,其主心也之义。五藏皆然。《灵枢经》曰:心气实则笑不休。本经曰:夏伤于暑,秋必痎疟。疮疡血流,狂妄目赤,皆火热之为病也。

⑤高士宗《黄帝素问直解》其化长,夏长之气也。其气高,炎热之气也。其政动,火之飞扬也。其令鸣显,火之光焰也。其动炎灼妄扰,火淫于外也。其德暄暑郁蒸,火之温热而不平也。其变炎烈沸腾,火淫而销铄毁伤也。火虽太过,太过而往,不及随之,故火水金三气并主其事。其谷麦豆,其畜羊彘,其果杏栗,火与水也。其色赤白玄,其味苦辛咸,火金水也。其象夏,夏属火也。其经手少阴太阳,手厥阴少阳。盖手少阴主心火,而手太阳小肠为之府。手厥阴主心色,而手少阳三焦为之府。其藏心肺,火与金也。其虫羽鳞,其物脉濡,火与水也。其病笑疟疮疡,血流狂妄,目赤,皆心藏火热之病也。

⑥黄元御《黄元御医书全集》鸣显者,阳气之外光也(鸣显,当作明显)。炎灼妄扰者,火炎热盛,谵妄扰乱也。心主笑,笑疟疮疡血流狂妄目赤,皆火证也。

⑦张琦《素问释义》鸣,当作明。王(冰)注:火之用而有声,火之燔而有焰。非也。热化所生。心、小肠脉。心包、三焦。心胜肺。即络濡。皆火盛自病。神有余则笑不休,与狂妄同源异证。疟必暑邪内舍,新凉郁之而后成也。

⑧高亿《黄帝内经素问详注直讲全集》〔注〕政令德化物变民病,咸因火不务德而克金,金生之水,为母复仇,皆兼见金水之变也,笑疟疮疡血流狂妄目赤等证,皆火胜为病也。〔讲〕言乎其化,则化长;言乎其气,则气高;言乎其政,则主动;言乎其令,则主明显;言乎其动,则为炎灼,为妄扰;言乎其德,则为暄暑,为郁蒸;言乎其

变,则为炎烈,为沸腾焉。兼之少阴与少阳并胜,其时之见于谷者,有麦与豆;见于畜者,有羊与彘;见于果者,有杏与栗;见于色者,有赤白玄;见于味者,有苦辛咸也。推之其象,则应乎夏,其经则属乎手少阴太阳、手厥阴少阳,其脏则应心脉,其虫则主乎羽鳞,其所成之物则主乎脉濡,其病则因火气之太过,而为笑疟,为疮疡,为血流,为狂妄目赤等证焉。

⑨孟景春等《黄帝内经素问译释》暄:温热。

其生化之气为成长,火气的性质是上升的,其权力是闪烁活动,其权力的表现为显露声色,其变动能使烧灼发热,并且因为过热而撩乱烦扰,其正常的性能是暑热郁蒸,其变化则为热度高张如烈火,其在谷类为麦、豆,在畜类为羊、猪,在果类为杏、栗,在颜色为赤、白、黑,在五味为苦、辛、咸,其象征为夏天,在人体的经脉是手少阴、手太阳和手厥阴、手少阳,在内脏为心、肺,在虫类为羽虫、鳞虫,在人体属脉络和津液,在人体的病变是因为心气实则笑,伤于暑则病疟疾、疮疡、失血、发狂、目赤。

⑩任廷革《任应秋讲〈黄帝内经〉〈素问〉》此句未具体注释,总体概括此段为:(提要)论五运之太过。

⑪张灿玾等《黄帝内经素问校释》鸣显:宣畅显露的意思。妄扰:王冰注"妄,谬也。扰,挠也"。暄(xuān):温暖。手厥阴、少阳:手厥阴内属心包,手少阳内属三焦,皆属火,故均应于火运太过。脉:新校正云"详脉即络也,文虽殊而义同"。

其化为成长,其气为升腾,其政为运动不止,其令为宣畅显露,其变动为炎灼妄自扰乱,其功德为温暖暑热之气郁蒸,其变化为火热之气炽盛沸腾,其在谷类应于麦与豆,其在畜类应于羊与猪,其在果类应于杏与栗,其在色为赤白黑,其在味为苦辛咸,其征象应于夏,其在经脉应于手少阴、手太阳及手厥阴、手少阳,其在脏应于心肺,其在虫类应于羽虫与鳞虫,其在物体应于脉络与汁液,其发病为妄笑、疟病、疮疡、失血、狂妄、目赤。

⑫方药中等《黄帝内经素问运气七篇讲解》[其化长,其气高,其政动,其令明显]"其化长",指夏季里物候变化主要表现为长,"其气高",指夏季里阳气旺盛,亦即"火曰炎上"之意。"其政动",指夏季里生长变化很快。王冰注云:"革易其象不常也。"其令明显,指夏季里阳光充足明亮。以上所述均系夏季里正常的气候及物候现象。关于为什么把这些正常现象放在"赫曦之纪"中来叙述,其解释与前述"发生之纪"相同。

[其动炎灼妄扰,其德暄暑郁蒸,其变炎烈沸腾]此处是指火运太过之年的气候及物候的反常现象。"其动炎灼妄扰",指火运太过之年,天气过度炎热而出现的炎灼扰动现象。"其变炎烈沸腾",是形容火运太过之年极度炎热的自然景象,意即火运太过之年,气候极度炎热,有如水被煮沸时的滚滚热流。"其德暄暑郁蒸",则是指正常的夏令气候。此处是用以与火运太过之年的反常气候变化作对照。总的来说就是火运太过之年气候变化主要表现在该年的夏季过于炎热。

[其谷麦豆,其畜羊彘,其果杏栗,其色赤白玄,其味苦辛咸]"麦"为火之谷,"豆"为水之谷;"羊"为火之畜,"彘"为水之畜;"杏"为火之果,"栗"为水之果;"赤"为火之色,"白"为金之色,"玄"为水之色;"苦"为火之味,"辛"为金之味,"咸"为水之味。全句意即火运太过之年,由于火运太过,乘金侮水以及胜复的原因,所以在火运太过之年,不但火类有关动植物生长收成受到影响,而且金类和水类的有关动植物的生长收成也要受到影响。

[其象夏]意即木运太过之年,其气候物候反常变化主要表现在该年夏天。"其象夏",其义与前述之"其应夏"相同。

[其经手少阴、太阳,手厥阴、少阳,其脏心、肺]"手少阴、太阳",即人体经脉中的手少阴心经与手太阳小肠经。"手厥阴少阳",即人体经脉中的手厥阴心包经与手少阳三焦经。"其经手少阴、太阳,手厥阴、少阳",意即火运太过之年,人体疾病在经络方面的表现,主要是表现在手少阴心经和手太阳小肠经。由于手厥阴属于心包络,与心密切相关,代心用事,因此也可以同时表现在手厥阴心包经。由于手厥阴经与手少阳三焦经相合,因此也可以同时表现在手少阳三焦经。"其脏心、肺",意即火运太过之年,人体五脏中的心也相应火气偏盛而发生疾病,同时由于心气偏盛时可以乘肺而使肺也发生疾病。用五行概念来说,就是火胜可以乘金。全句意即火运太过之年,在人体疾病上首先要考虑心及其所属经络的疾病,同时由于五脏相关,脏腑相合,因此除了要考虑心病及其所属经络疾病以外,还要考虑相关的腑及其所属的相应经脉,同时还要考虑疾病的传变和其他脏腑的关系。

[其虫羽鳞]"羽",即羽虫,属于火类;"鳞",即鳞虫,属于水类。"其虫羽鳞",意即火运太过之年,不但羽类动物的胎孕生长要受到影响,而且由于胜复乘侮的原因,鳞类动物的胎孕生长也要受到影响。

[其物脉濡]"脉",即中多脉络的植物,属于火类;"濡",即中多黏稠液体的植物,属于水类。"其物脉濡",意即火运太过之年,不但中多脉络的植物在生长收成上要受到影响,而且由于胜复乘侮的原因,中多黏稠液体的植物也要受到影响。

[其病笑、疟、疮疡、血流、狂妄、目赤]"笑",指疾病临床表现以笑为特点;"疟",即疟疾;"疮疡",即皮肤生疮;"血流",即出血性疾病;"狂妄",即躁狂或妄言妄动;"目赤",即眼睛红赤。这些症状从脏腑定位定性来看多属心病、热病。全句意即火运太过之年,人体心火亢盛,因此可以在临床上出现上述各种症状。

⑬王洪图等《黄帝内经素问白话解》暄:xuān,音宣,温暖的意思。

它的生化作用是长,所以赫曦之气上炎高升;它的职权是活动不止;它的表现是声色显露于外,它的变化可以引起人体发热、手足躁扰不宁;它的特性是暑热郁蒸;它的异常变动是炎热异常,好像烈焰升腾;它在谷类是麦、豆;它在畜类是羊、猪;它在果类是杏、栗;它在颜色是赤、白、黑;它在五味是苦、辛、咸;它与夏季相应;它在人体经脉是与手少阴心经、手太阳小肠经、手厥阴心包经和手少阳三焦经相应;它在内脏是与心脏和肺脏相应;它在虫类是羽虫、鳞虫;它在物体是属于脉络、浆汁一类；它引起的病变是喜笑无常、疟疾、疮疡、出血、发狂、目赤等。

⑭郭霭春《黄帝内经素问白话解》其运化是成长，其气上升，其职权是推动，其表现明显。其应在人体变动上是发生高热，烦扰不宁，其特性是暑热湿蒸，其变化是热得厉害，好像沸腾。其在谷类是麦、豆，其在畜类是羊、猪，其在果类是杏、栗，其颜色属赤、白、黑，其在五味属苦、辛、酸，其相应是夏天，其在人体的经脉是手少阴及太阳和手厥阴、少阳，其在内脏是心肺，其在虫类是羽虫、鳞虫，其在物体中属脉络和汁液，其在病变上主笑、疟疾、疮疡、出血、发狂、目赤。

（4）上羽与正徵同，其收齐，其病痉，上徵而收气后也。

①王冰《黄帝内经素问》上见太阳，则天气且制，故太过之火，反与平火运生化同也，戊辰、戊戌岁上见之。若平火运同，则五常之气无相凌犯，故金收之气生化同等。上见少阴少阳，则其生化自政，金气不能与之齐化。戊子、戊午岁上见少阴，戊寅、戊申岁上见少阳。火盛，故收气后化。（〔新校正云〕按《气交变大论》云：岁火太过，上临少阴少阳火，燔炳水泉，涸物焦槁。）

②马莳《黄帝内经素问注证发微》故戊辰、戊戌上见太阳，则天气且制，故太过之火反与平火运生化相同，是谓上羽与正徵同也。若平火运同，则五常之气无相凌犯，金之收气生化同等，所谓其收齐也。故民病有为痉证者，火盛金刚也。至于戊子、戊午上见少阴，戊寅、戊申上见少阳，是谓上徵，而收气当后也。《气交变大论》云：岁火太过，上临少阴少阳。火燔炳，水泉涸，物焦槁者，正谓此耳。

③张介宾《类经》上羽者，太阳寒水司天，戊辰、戊戌年是也。火运太过，得水制之，则与升明正徵同其化。火既务德，则金不受伤，而收令齐备也。痉者，口噤如痫，肢体拘强也，水火相激而然。痉证有二：无汗恶寒曰刚痉，有汗不恶寒曰柔痉，皆足太阳病。痉音翅。上徵者，二火司天也。谓戊子、戊午，上见少阴君火，戊寅、戊申，上见少阳相火，火盛则金衰，故收气后也。

④张志聪《黄帝内经集注》上羽者，上临太阳寒水司天，乃戊辰戊戌二岁，火运太过，得水制之则火气已平，故与升明正徵之相同也。火气平而金不受伤，故其收气得与生长化气之相平也。上羽之岁，乃太阳司天。痉者，太阳之为病也。上徵者，上临君相二火，乃戊子戊午戊寅戊申四岁，火热更甚，故收气乃后。

⑤高士宗《黄帝素问直解》戊辰戊戌岁，太阳寒水司天，谓之上羽，火运太过，上临寒水，则火气以平，故与升明之正徵同。火气既平，金不受伤，故其收齐，齐，足也。火主经脉，寒水上临，火气受伤，故其病痉，痉，经脉病也。戊子戊午戊寅戊申，君相二火司天，谓之上徵，火运太过，司天助之，则金气受伤而收气后也，后，退伏也。

⑥黄元御《黄元御医书全集》火运太过，得寒水司天以制之，则与正徵同化，故上羽与正徵同（戊辰、戊戌）。火既有制，则金不受刑，收令自齐（齐，备也）。若感冒风寒，郁其火令，则为痉病（痉，音炽，义与痓同）。痉者，头摇口噤，脊背反折之病也。若遇二火司天，运临上徵，火旺金衰，则收气乃后。

⑦张琦《素问释义》戊辰、戊戌上见太阳，司天天制岁运，火得其平，故与升明之纪同。六字疑衍。痓，为太阳病，与火运无与。遇子午、寅申，少阴、少阳司天，火运太甚，金气大衰，故收气后。

⑧高亿《黄帝内经素问详注直讲全集》痓，谓风病，其证有卒口禁背反张而瘛疭者，皆火盛克金复兼寒水之化。〔讲〕然而上羽者，上见太阳也。正徵者，火得旺时也。彼火之主运虽胜，而当此寒水司天之时，亦必有以制之也，不可觅上羽司天之化与正徵升明之气化同乎？所以火务其德，不出位以侮金，而金所主之收气，得以齐其化焉。且发其病，则为强痓，而兼寒水之化也。

⑨孟景春等《黄帝内经素问译释》齐：正常的意思。

火运太过，若逢太阳寒水司天，水能胜火，适得其平，故赫曦逢上羽，则和正徵相同。水运既平，金不受克，所以收令得以正常，因水气司天，火受水制，所以在人发病为痓。若火运太过又逢火气司天，二火相合，则金气受伤，故逢上徵则收气不能及时行令。

⑩任廷革《任应秋讲〈黄帝内经〉〈素问〉》此句未具体注释，总体概括此段为：（提要）论五运之太过。

⑪张灿玾等《黄帝内经素问校释》上羽与正徵同：指戊辰、戊戌太阳寒水司天之年，虽火运太过，但司天之寒水可以克之，故上羽与正徵同。其收齐：太阳寒水司天，则岁运太过之火被克，火乃无力制金，故金之收气得与正常齐等。上徵：指戊子、戊午少阴君火司天之年与戊寅、戊申少阳相火司天之年，司天与岁运同气，则火气更甚。

若遇到太阳寒水司天之年，则火气被克，故与正徵相同。火被克则金不受制，故金之收气得与正常齐等，其发病为痓。若遇到少阴君火或少阳相火司天之年，则司天与岁运同气，火气更甚，金受火刑，故收气后延。

⑫方药中等《黄帝内经素问运气七篇讲解》[上羽与正徵同]"上羽"，即太阳寒水司天之年。"正徵"，即火运平气之年。"上羽与正徵同"，意即火运太过之年，如果该年的司天之气为水，由于运太过而被抑，太过之火被司天之气的水所抑制，则可以构成平气之年。例如戊辰、戊戌两年，就是因为"上羽与正徵同"而构成平气之年的例证。

[其收齐]此句是承上句而言。"收"，指秋收之气；"齐"，指正常。"其收齐"，意即在"上羽与正徵同"时，亦即火运太过之年而又逢太阳寒水司天时，由于火气被抑构成了平气，因此金就不被火乘，而秋令之气也就表现为正常所见。

[其病痓]此句也是承上句而言。"痓"，同痉，即痉病。《金匮要略·痉湿暍病脉证治》谓："病者，身热足寒，颈项强急，恶寒，时头热，面赤目赤，独头动摇，卒口噤，背反张者，痉病也。"这种病以颈项强急，口噤，背反张为特点。从定位上来说，与足太阳膀胱经有关，从定性上来说与外感寒邪有关。此句意即火运太过之年，虽然由于太阳寒水司天从而构成平气，但是由于寒水司天的本身是寒，因此又可因寒

邪偏胜而发生另外的疾病。所以张志聪注此云："上羽之岁,乃太阳司天,痓者,太阳之为病也。"

[上徵而收气后也]"上徵",即少阴君火司天或少阳相火司天之年。"收气",即金气,秋气。"上徵而收气后也",意即火运太过之年,如果该年的司天之气又是火,如此则火上加火,火气极度偏胜,火盛就一定要刑金,因此秋气必然要往后延退。这就是说遇到这种年份,该年的秋天便应凉不凉,至而不至,严重反常。六十年中岁运属于火运太过的六年中又是火气司天之年者有戊寅、戊申、戊子、戊午等四年,而平气之年只有戊辰、戊戌两年,因此多数年份气候较热属于"上徵而收气后"的年份。

⑬王洪图等《黄帝内经素问白话解》如果遇戊辰、戊戌两年,太阳寒水司天,火运太过,得到寒水之气的抑制,就成为火运的平气,所以说在赫曦的年份,逢上羽,运气就和正徵相同。火气既平,金不受克,所以收气能够正常发挥作用;火受水的克制,所以它引起的疾病是筋脉拘急、肢体抽搐、口噤不开;如遇戊子、戊午、戊寅、戊申四年,少阴君火或少阳相火司天,本已火运太过,又有司天之气相助,火胜克制金气,于是金气受伤,收气便不能及时到来而延迟。

⑭郭霭春《黄帝内经素问白话解》这时上羽与正徵同。若火气太过又逢火气司天,二火相合,则金气受伤,而收气作用的发挥就推迟了。

(5) 暴烈其政,藏气乃复,时见凝惨,甚则雨水霜雹切寒,邪伤心也。

①王冰《黄帝内经素问》不务其德,轻侮致之也。(〔新校正云〕按《气交变大论》云:雨冰霜寒。与此互文也。)

②马莳《黄帝内经素问注证发微》惟火不务其德,而暴烈其政,则藏气属水,水乃复之,时见凝惨,甚则雨水霜雹切寒,乃寒邪伤心也。

③张介宾《类经》若火不务德,暴烈其政,则金气受伤,水必复之,故其为灾如此,而寒邪反伤心也。

④张志聪《黄帝内经集注》暴烈其政,火淫甚也。水气复之,故时见凝惨,甚则雨水冰雹,而心乃受伤也。(眉批)《阴阳类论》曰:二阴为里故在厥阴则曰阴气乃随,在少阴曰阴气内化。

⑤高士宗《黄帝素问直解》火气太过,故暴烈其政,始则火淫,继则水胜,故藏气乃复。时见凝惨,甚则水盛火灭,故雨水霜雹切寒,而邪乃伤心。

⑥黄元御《黄元御医书全集》火政暴烈而克金,则水来复之,故凝惨寒冱,雨水霜雹,寒邪伤心也。

⑦张琦《素问释义》火位之下水气承之,故过甚反伤心。

⑧高亿《黄帝内经素问详注直讲全集》〔讲〕上徵者,司天少阴君火,少阳相火也。至于戊子戊午之岁,上见少阴,戊寅戊申之岁,上见少阳,是为火气太过,必乘其胜以克金,而金气不及,故收气为之后也。使其时火恃其强而暴烈,则其政大张,金虽退处于后,而金所生之水,必为母以复仇,而藏气为之乃复也。水应冬气,必严

凝而惨凄矣,其则水气大行,或为雨水,为霜雹,以至于凄切大寒,水气胜矣。水胜则火受水克,前番克金之火,至是而受水之克,虽欲邪之不伤其心,得乎?火之太过有如是也。

⑨孟景春等《黄帝内经素问译释》由于火运行令,过于暴烈,水之藏气来复,以致时见阴凝惨淡的景象,甚至雨水霜雹,转为寒冷,若见病变,多是邪气伤于心脏。

⑩任廷革《任应秋讲〈黄帝内经〉〈素问〉》此句未具体注释,总体概括此段为:(提要)论五运之太过。

⑪张灿玾等《黄帝内经素问校释》火气过于暴烈,则火所不胜之水的藏气来复,时常有阴凝凄惨的气候,复甚则雨水霜雹急迫寒冷,邪气乃伤害心脏。

⑫方药中等《黄帝内经素问运气七篇讲解》"暴烈其政",指火运太过,对生物严重伤害。"藏气乃复","藏气",即冬寒之气,意即火运太过之年,到了该年冬天就会出现寒气来复的异常寒冷气候。"时见凝惨,甚则雨水霜雹切寒",这是指寒气来复时的自然景象。"切寒",即十分寒冷。"邪伤心也",指在寒气来复时的异常寒冷的反常气候中,人体的心气因此加重负担受到损害。

⑬王洪图等《黄帝内经素问白话解》火运太盛,肆行暴烈,就会有水气来制约报复它,致使不时出现阴寒凝结的惨淡气象,甚至发生雨水霜雹,剧烈寒冷等情况;引起人体的疾病,多是由于邪气损伤了心火的缘故。

⑭郭霭春《黄帝内经素问白话解》如火运过于暴烈,水气必来报复,就会经常看到阴凝惨淡的景象,甚至下雨、下霜、下雹,极为寒冷。火运衰退,邪气会伤人的心脏。

第十四解

(一)内经原文

敦阜之纪,是谓**广化**。厚德清静,顺长以盈,至阴内实,物化充成,**烟埃朦郁**,见于厚土,大雨时行,湿气乃用,燥政乃辟。其化圆,其气丰,其政静,其令周备,其动濡积并**稸**,其德柔润重**淖**,其变震惊飘骤、崩溃,其谷稷麻,其畜牛犬,其果枣李,其色黅玄苍,其味甘咸酸,其象长夏,其经足太阴、阳明,其藏脾、肾,其虫倮毛,其物肌核,其病腹满,四支不举,大风迅至,邪伤脾也。

(二)字词注释

(1)广化

①王冰《黄帝内经素问》土余,故化气广被于物也,是谓甲子、甲戌、甲申、甲午、甲辰、甲寅之岁也。

②马莳《黄帝内经素问注证发微》广布其化,亦自气象而言也。

③张介宾《类经》土之化气,广被于物,故曰广化。

④张志聪《黄帝内经集注》土气盛而化气布于四方,故为广化。

⑤高士宗《黄帝素问直解》土气广厚,万物化成,故是谓广化。

⑥黄元御《黄元御医书全集》广化,土化广大也。

⑦张琦《素问释义》此词未具体注释。

⑧高亿《黄帝内经素问详注直讲全集》〔讲〕广化。

⑨孟景春等《黄帝内经素问译释》王冰:"土余故化气广被于物也。"张志聪:"土气盛而化气布于四方,故为广化。"

⑩任廷革《任应秋讲〈黄帝内经〉(素问)》此词未具体注释。

⑪张灿玾等《黄帝内经素问校释》土气有余,则土化之气可以广及于他物。王冰注:"土余故化气广被于物也。"

⑫方药中等《黄帝内经素问运气七篇讲解》"广",有普遍之义;"化",即化生。"广化",指一切物质皆在土的基础之上化生。张介宾注云:"土之化气,广被于物,故曰广化。"这是指土的正常作用。

⑬王洪图等《黄帝内经素问白话解》化气旺盛,而布于四方。

⑭郭霭春《黄帝内经素问白话解》(土气有余)土化之气广及万物。

(2)烟埃朦郁

①王冰《黄帝内经素问》烟埃,土气也。

②马莳《黄帝内经素问注证发微》烟埃朦郁者,土气也。

③张介宾《类经》烟埃朦郁,土之气也,故见于此。

④张志聪《黄帝内经集注》烟埃朦郁,土之气也。

⑤高士宗《黄帝素问直解》烟埃朦郁,谓尘埃烟冒,如云雾之朦郁。

⑥黄元御《黄元御医书全集》土气蒸腾,则化云雾,故埋埃朦郁,见于厚土(厚土,高山也)。

⑦张琦《素问释义》此词未具体注释。

⑧高亿《黄帝内经素问详注直讲全集》〔讲〕烟埃朦郁。

⑨孟景春等《黄帝内经素问译释》烟埃,指土气。朦郁,形容土气盛,有笼罩的意思。

⑩任廷革《任应秋讲〈黄帝内经〉(素问)》此词未具体注释。

⑪张灿玾等《黄帝内经素问校释》烟雾尘埃笼罩山陵。

⑫方药中等《黄帝内经素问运气七篇讲解》"烟埃朦郁",指阴雨时烟雨苍茫的自然景象。

⑬王洪图等《黄帝内经素问白话解》烟埃,指土气;朦郁,形容土气盛,有笼罩的意思。

⑭郭霭春《黄帝内经素问白话解》土气太过,蒸腾好像烟尘,隐约朦朦地呈现在丘陵之上。

(3)稸(xù)

①王冰《黄帝内经素问》此字未具体注释。

②马莳《黄帝内经素问注证发微》稸。

③张介宾《类经》蓄,昌六切,聚也。

④张志聪《黄帝内经集注》蓄,聚也。

⑤高士宗《黄帝素问直解》湿气积稸,土濡滞也。

⑥黄元御《黄元御医书全集》湿旺脾瘀,蓄积壅塞也。

⑦张琦《素问释义》湿土壅滞也。

⑧高亿《黄帝内经素问详注直讲全集》〔讲〕蓄。

⑨孟景春等《黄帝内经素问译释》同"蓄",积聚。

⑩任廷革《任应秋讲〈黄帝内经〉〈素问〉》此字未具体注释。

⑪张灿玾等《黄帝内经素问校释》"稸"与"蓄"同。蓄积

⑫方药中等《黄帝内经素问运气七篇讲解》"稸",同蓄,有积聚之义。

⑬王洪图等《黄帝内经素问白话解》xù,音续,同蓄,积聚的意思。

⑭郭霭春《黄帝内经素问白话解》蓄积。

(4)淖(nào)

①王冰《黄帝内经素问》静而柔润,故厚德常存。(〔新校正云〕按《六元正纪大论》云:其化柔润重泽。)

②马莳《黄帝内经素问注证发微》重淖。

③张介宾《类经》淖,泥湿也,又和也。淖,乃到切。

④张志聪《黄帝内经集注》淖。

⑤高士宗《黄帝素问直解》淖。

⑥黄元御《黄元御医书全集》此字未具体注释。

⑦张琦《素问释义》此字未具体注释。

⑧高亿《黄帝内经素问详注直讲全集》〔讲〕淖。

⑨孟景春等《黄帝内经素问译释》使万物不断得到润泽。

⑩任廷革《任应秋讲〈黄帝内经〉〈素问〉》此字未具体注释。

⑪张灿玾等《黄帝内经素问校释》润泽。

⑫方药中等《黄帝内经素问运气七篇讲解》"淖",指稀泥、泥沼。

⑬王洪图等《黄帝内经素问白话解》滋润。

⑭郭霭春《黄帝内经素问白话解》柔润光泽。

(三)语句阐述

(1)敦阜之纪,是谓广化。

①王冰《黄帝内经素问》土余,故化气广被于物也,是谓甲子、甲戌、甲申、甲午、甲辰、甲寅之岁也。

②马莳《黄帝内经素问注证发微》岁土太过,为敦阜之纪,乃甲子、甲午、甲辰、甲戌、甲寅、甲申之岁也。广布其化,亦自气象而言也。

③张介宾《类经》土之太过,是谓敦阜,六甲之岁,皆阳刚之土也。土之化气,广被于物,故曰广化。

④张志聪《黄帝内经集注》土运太过,是谓敦阜。土气盛而化气布于四方,故为广化。

⑤高士宗《黄帝素问直解》土运太过曰敦阜。土气广厚,万物化成,故是谓广化。

⑥黄元御《黄元御医书全集》广化,土化广大也。

⑦张琦《素问释义》六甲年。

⑧高亿《黄帝内经素问详注直讲全集》〔批〕此举土之太过,以明天地之化,人物之变也。

〔注〕敦阜之纪,土胜克水,木气复之。

〔讲〕如敦阜六甲之纪,是谓广化。

⑨孟景春等《黄帝内经素问译释》广化:王冰"土余故化气广被于物也"。张志聪"土气盛而化气布于四方,故为广化"。

敦阜的年份,称为广化。

⑩任廷革《任应秋讲〈黄帝内经〉〈素问〉》此句未具体注释,总体概括此段为:(提要)论五运之太过。

⑪张灿玾等《黄帝内经素问校释》广化:土气有余,则土化之气可以广及于他物。王冰注:"土余故化气广被于物也。"

土运太过敦阜之年,万物广受土气之化,称为广化。

⑫方药中等《黄帝内经素问运气七篇讲解》〔敦阜之纪〕"敦阜之纪",即土运太过之年。六十年中岁运属于土运太过之年有甲子、甲戌、甲申、甲午、甲辰、甲寅等六年。

〔是谓广化〕"广",有普遍之义;"化",即化生。"广化",指一切物质皆在土的基础之上化生。张介宾注云:"土之化气,广被于物,故曰广化。"这是指土的正常作用。

⑬王洪图等《黄帝内经素问白话解》在土运太过,也就是敦阜的年份,由于化气旺盛,而布于四方,所以叫做广化。

⑭郭霭春《黄帝内经素问白话解》土运太过的标志是"广化"。

(2)厚德清静,顺长以盈,至阴内实,物化充成,烟埃朦郁,见于厚土,大雨时行,湿气乃用,燥政乃辟。

①王冰《黄帝内经素问》土性顺用,无与物争,故德厚而不躁。顺火之长育,使万物化气盈满也。至阴,土精气也。夫万物所以化成者,皆以至阴之灵气,生化于中也。厚土,山也。烟埃,土气也。湿气用则燥政辟,自然之理尔。

②马莳《黄帝内经素问注证发微》土德至厚至清至静,故万物随长气以盈满也。土之精至阴,故至阴内实,物化充成也。厚土者,土山也。烟埃朦郁者,土气也。大雨者,湿气也。惟湿气用,故燥政辟,自然之理也。

③张介宾《类经》土德至厚,土性至静,顺火之长气,而化政以盈,土生于火也。

至厚至静,故曰至阴。万物之化,无不赖土,故物化充成。土本厚矣,而尤厚者,则在山川。烟埃朦郁,土之气也,故见于此。土之化湿,湿气行则燥气辟。避同。

④张志聪《黄帝内经集注》厚德清静,土之体也。顺长以盈,火土合化也。太阴之上,湿土主之,故至阴内实,物化充成。盖太阴为阴中之至阴,阴气内实而后化成万物于外。烟埃朦郁,土之气也。厚土者,见于山陵之间也。大雨时行,湿气上蒸,终为注雨也。辟,避也。夏秋之交,湿土主令,湿气盛,是以秋之燥气乃辟。

⑤高士宗《黄帝素问直解》土气有余,则厚德清净,顺夏长之气以充盈。土,太阴也,太阴,至阴也,故至阴内实,而物化充成也。烟埃朦郁,谓尘埃烟冒,如云雾之朦郁。见于厚土,见于山陵高阜之上也。云雾上升,则大雨时行,而湿气乃用。湿气用事,故惨政退辟。

⑥黄元御《黄元御医书全集》土旺故厚德清静,顺长气而丰盈。土为至阴,(《六节藏象论》:此至阴之类,通于土气),至阴内实,故物化充满而成就。土气蒸腾,则化云雾,故埃埃朦郁,见于厚土(厚土,高山也)。燥气乃辟者,湿胜燥也。

⑦张琦《素问释义》土金合用,木不来克,而同土化。王(冰)注:厚土,山也。湿气用则燥气辟,自然之理耳。

⑧高亿《黄帝内经素问详注直讲全集》〔讲〕为时阳刚之土专司其令,土德本厚,故顺长而物丰盈,土性至阴,故内实而物充成,兼敦阜成象,厚重不迁,故烟埃朦郁见于厚土。斯时也,土润泽敷大雨时行,土有以彰其令,故土所主之湿气乃用。土既生金,故金所主之燥政,乃辟而明矣。

⑨孟景春等《黄帝内经素问译释》烟埃朦郁:烟埃,指土气。朦郁,形容土气盛,有笼罩的意思。厚土:指山陵高丘。

其德性浑厚而清静,使万物顺时生长乃至充盈,土的至阴之气充实,则万物能生化而成形,土运太过,故见土气蒸腾如烟,笼罩于山丘之上,大雨常下,湿气用事,燥气退避。

⑩任廷革《任应秋讲〈黄帝内经〉〈素问〉》此句未具体注释,总体概括此段为:(提要)论五运之太过。

⑪张灿玾等《黄帝内经素问校释》顺长以盈:王冰注"土性顺用,无与物争,故德厚而不躁,顺火之长育,使万物化气盈满也"。至阴内实:土为至阴之气,土气有余,则万物得以内部充实。厚土:指山岳丘陵而言。王冰注:"厚土,山也。"辟:通"避"。去也。

土之德性敦厚而清静,顺随火之长气,使物体盈满,土气有余则物体内部充实,由于土气太过,故烟雾尘埃笼罩山陵,大雨时常降下,湿气乃得用,湿所胜之燥气因而退避。

⑫方药中等《黄帝内经素问运气七篇讲解》〔厚德清静,顺长以盈,至阴内实,物化充成〕"厚德",指深厚之德,意即对生物最大的好处。"清静",指安静、稳定。"厚德清静",意即一切生命现象都是在土的基础之上化生,这便是土对自然界最大

的好处。

[顺长以盈]"盈",有充实或成熟之义,意即在土的作用下,自然界万物能够按生长顺序由萌芽而生长而成熟。

[至阴内实]"至阴",指土本身的精微物质。王冰注云:"至阴,土精气也。夫万物所以化成者,皆以至阴之灵气生化于中也。"此句是解释土为什么能化生万物的道理,意即土之所以能化生万物,因为土本身具备能化生万物的精微物质。

[物化充成]"物化",即万物的生长变化。此承上句,意即由于"至阴内实",亦即土质良好,所以才能"物化充成",亦即万物生长变化完全成熟。

以上是说明土的生化特性及其产生生化作用的道理。

[烟埃朦郁,见于厚土,大雨时行,湿气乃用,燥政乃辟]"烟埃朦郁",指阴雨时烟雨苍茫的自然景象。"见于厚土","厚土",指土体广厚。王冰注:"厚土山也,烟埃土气也。"此处是指万物的生长变化需要在土质肥厚的基础之上才能进行。"大雨时行","时行",指应时而来,意即雨量适度。"湿气乃用,燥政乃辟",指在雨量适度的情况下,气候干湿正常,燥象解除。这也就是《五运行大论》中所谓的:"湿以润之。"以上也是指土气正常时的自然景象。

⑬王洪图等《黄帝内经素问白话解》烟埃朦胧:烟埃,指土气;朦郁,形容土气盛,有笼罩的意思。厚土:指山陵高丘。

土的特性浑厚而清静,能使万物顺应节气生长而形体充盈;土的精气充实于内,所以万物生化完整而内部充实;土运太过,湿土之气蒸腾如雾,笼罩在丘陵之上,大雨时常下降,使湿土过盛,而燥气退避。

⑭郭霭春《黄帝内经素问白话解》厚土:指山陵之地。

土性厚而清静,使万物顺应时节生长以至充满,土的精气内实,则万物就能生化而成形。土气太过,蒸腾好像烟尘,隐约朦朦地呈现在丘陵之上,大雨经常下降,湿气横行,燥的权力退避。

(3)其化圆,其气丰,其政静,其令周备,其动濡积并稸,其德柔润重淖,其变震惊飘骤、崩溃,其谷稷麻,其畜牛犬,其果枣李,其色黅玄苍,其味甘咸酸,其象长夏,其经足太阴、阳明,其藏脾、肾,其虫倮毛,其物肌核,其病腹满,四支不举,大风迅至,邪伤脾也。

①王冰《黄帝内经素问》化气丰圆,以其清静故也。静而能久,故政常存。气缓故周备。动,谓变动。静而柔润,故厚德常存。(〔新校正云〕按《六元正纪大论》云:其化柔润重泽。)震惊,雷霆之作也。飘骤,暴风雨至也。大雨暴注,则山崩土溃,随水流注。土木齐化。齐孕育也。土齐木化。黄色加黑苍,自正也。甘入于咸酸,齐化也。六月之气生化同。太阴,脾脉。阳明,胃脉。脾胜肾。土余,故毛倮齐化。肌,土。核,木化也。土性静,故病如是。(〔新校正云〕详此不云上羽上徵者,微羽不能亏盈于土,故无他候也。)木盛怒,故土脾伤。

②马莳《黄帝内经素问注证发微》土之化圆,土之气丰,土之政静,土之令周

备,土之动濡渍并稸,土之德柔顺重淖,土之变震惊飘骤崩溃。凡五谷、五畜、五果、五虫皆土齐木化,故各见其二也。其色黔玄苍,其味甘咸酸,土能胜水,而土盛齐木,故三者并见也。其气象为长夏,六月之气也。其经属足太阴脾经、足阳明胃经。其脏脾肾,土胜水也。其物肌核,土主肌而木主核也。至于木来复土,则土必为病,其病腹满者,土居中也;四肢不举者,脾主四肢也。大风属木,迅然而至,则邪伤脾矣。

③张介宾《类经》圆,周遍也。丰,盈充也。其德厚重,故其政安静。土王四时而充万物,故曰周备。湿则多濡,静则积蓄。蓄,昌六切,聚也。淖,泥湿也,又和也。淖,乃到切。震惊飘骤,雷霆暴风也。崩溃,洪水冲决也。此以土极而兼木复之化。稷,土谷。麻,木谷。土齐木化也。牛,土畜。犬,木畜。其育齐也。枣,土果。李,木果。土水木三色,土胜水而齐木也。义同上。凡云雨昏暝埃,皆长夏化同。足太阴脾经,是阳明胃经,土之应也。脾胜肾。土气有余,倮毛齐化。亦土木之化也。土邪有余则濡积壅滞,故其为病如此。按:甲上六年,甲子、甲午、甲寅、甲申,上徵也,甲辰、甲戌,上羽也。此俱不言者,以不能犯于土也,故皆不及之。土极木复,其变若此,故其为病,邪反伤脾。

④张志聪《黄帝内经集注》圆,圆遍也。丰,盈充也。静者,土之政。周备,土之令也。蓄,聚也。湿则濡滞而成积聚也。柔润重淖,土之德也。震惊崩溃,气之变也。其谷之稷麻,畜之牛犬,虫之倮毛,果之枣李,色之黔玄苍,味之甘咸酸,皆交相承制而生化也。其经合于足太阴脾足阳明胃,其藏合于脾肾。其腹满四肢不举,水湿之为病也。土气太过,风乃复之,则脾反受伤矣。

⑤高士宗《黄帝素问直解》其化园,土之周遍也。其气丰,土之敦厚也。其政静,土之安静也。其令周备,土之四应也。其动濡积并稸,湿气积稸,土濡滞也。其德柔润重淖,土气濡顺,重复灌溉也。其变震惊飘骤,土淫太过,动而不静也。崩溃,土几堕矣。土虽太过,太过而往,不及随之,故土木水三气并主其事。其谷稷麻,其畜牛犬,其果枣李,土与木也。其色黔玄苍,其味甘咸酸,土水木也。其象长夏,长夏属土也。其经足太阴阳明,盖足太阴主脾土,而阳明胃为之府。其藏脾肾,土与水也。其虫倮毛,其物肌核,土与木也。其病腹满,四肢不举,皆脾病也。始则土淫,继则木胜,故大风迅至,木盛上衰,而邪乃伤脾。

⑥黄元御《黄元御医书全集》震惊飘骤者,湿胜木郁,烈风雷雨并作也。崩溃者,堤崩水决,湿胜则土自伤也。濡积并稸者,湿旺脾瘀,蓄积壅塞也。腹满四肢不举,土湿脾伤,中气不运,脐腹胀满。四肢失秉也。土不务德而克水,则木来复之,故大风迅至,风邪伤脾也。

⑦张琦《素问释义》湿土壅滞也。脾胃脉。湿滞于中则腹满,湿流肢节则不举。

⑧高亿《黄帝内经素问详注直讲全集》〔注〕政令德化物变民病,咸因土不务德而克水,水生之木,为母复仇,皆兼见水木之变也。腹满四肢不举,湿气胜而土自病

也。邪伤脾者,木气复,土反受邪也。

〔讲〕言乎其化,则化圆;言乎其气,则气丰;言乎其政,则政静;言乎其令,则主周备;言乎其动,则为濡积,为并蓄;言乎其德,则为柔润为重淖;言乎其变,则为震惊,为飘骤,为崩溃焉。兼之太阴与阳明并胜,其时之见于谷者,有稷与麻;见于畜者,有牛与犬;见于果者,有枣与李;见于色者,有黅玄苍;见于味者,有甘咸酸也。推之其象,则应乎长夏,其经则属乎太阴阳明,其脏则应乎脾之与肾,其虫则主乎倮之与毛,其所成之物则不外肌核,其湿气之胜而自为病也,则为阴凝腹痛,手足四肢皆为之懈惰而不举焉。然土胜克水,民病既兼乎水土之化,而胜极必复,则水所生之木,以主大风者,其气必为之复也。木复则土受木克,前番克水之土,至是而受木克,将见大风为之迅至,邪气转为伤脾矣,土之太过有如是也。

⑨孟景春等《黄帝内经素问译释》圆:指土气环绕四方,有圆满的意思。

其化圆满,其气丰盛,其权力则为静,其权力的表现是周密而详备,其变动则湿气积聚,其性能柔润,使万物不断得到润泽,其变化则为暴雨骤至、雷霆震动、山崩堤溃,在谷类为稷、麻,在畜类为牛、犬,在果类为枣、李,在颜色为黄、黑、青,在五味是咸、酸,其象征为长夏,在人体的经脉是足太阴、足阳明,在内脏是脾、肾,在虫类是倮虫、毛虫,在物体属于人体肌肉和植物果核的一类,在病变为腹中胀满,四肢沉重,举动不便,由于土运太过,木气来复,所以大风迅速而来,其所见的疾病,多由邪气伤于脾脏。

⑩任廷革《任应秋讲〈黄帝内经〉(素问)》此句未具体注释,总体概括此段为:(提要)论五运之太过。

⑪张灿玾等《黄帝内经素问校释》濡积并蓄:《类经》二十五卷第十三注"湿者多濡,静则积稸"。"稸"与"蓄"同。震惊飘骤崩溃:王冰注"震惊,雷霆之作用。飘骤,暴风雨至也。大雨暴注,则山崩土溃,随水流注"。

其化为圆满,其气为丰盛,其政为安静,其令为周密而完备,其变动为湿气蓄积,其功德为柔和润泽,其化为雷霆风雨骤至,山崩堤坏,其在谷类应于稷与麻,其在畜类应于牛与犬,其在果类应于枣与李,其在色为黄黑青,其在味为甘咸酸,其征象应于长夏,其在经脉应于足太阴、足阳明,其在脏应于脾与肾,其在虫类应于倮虫与毛虫,其在物体应于肌与核,其发病为腹满,四肢不能举动。土气太过则土所不胜之木气来复,大风迅速而至,邪气乃伤害脾脏。

⑫方药中等《黄帝内经素问运气七篇讲解》[其化圆,其气丰,其政静,其令周备]"圆",指圆满;"丰",指丰盛;"静",指安静。此处是指在雨量适度的情况下夏令不致过于炎热。"周备",指变化完全。全句意即在土气正常时的作用下,万物生长良好,变化完全。自"是谓广化"起至此为止,都是说明土气正常时的气候及物候变化。至于这一部分文字何以放在"敦阜之纪"中来叙述,已如前述,这是先述其"常",作为下文谈"变"的对照而提出来的。因此不能认为上述情况是属于土运太过之年的表现。

[其动濡积并稸]"动",指变动;"濡",指水湿;"并",指兼并,此处指太盛;"稸",同蓄,有积聚之义。"其动濡积并稸",意即土运太过之年,该年长夏季节雨水太多,水聚成灾。这是土运规雨湿流行,湿气偏胜的反常自然景象。

[其德柔润重淖]"淖",指稀泥、泥沼。"重淖",即土地成为泥坑。"其德柔润重淖",意即土运太过之年,长夏雨水太多,地面成为稀泥,不利于谷物的正常生长变化。

[其变震惊飘骤、崩溃]"震惊飘骤",指大雨时的雷雨交加现象。"崩溃",指雨太大时土崩水泛现象。"其变震惊飘骤崩溃",意即土运太过时可以因暴雨、大雨、久雨而成灾。

[其谷稷麻,其畜牛犬,其果枣李,其色黅玄苍,其味甘咸酸]"稷"为土之谷,"麻"为木之谷;"牛"为土之畜,"犬"为木之畜;"枣"为土之果,"李"为木之果;"黅"为土之色,"玄"为水之色,"苍"为木之色;"甘"为土之味,"咸"为水之味,"酸"为木之味。全句意即土运太过之年,由于雨湿偏旺,不但土类谷肉果菜的生长收成要受到影响,而且由于胜复乘侮的原因,土太过必乘水,土太过木必然来复,因此水类及木类的谷肉果菜在生长收成上也要受到影响。

[其象长夏]"象",即现象。"其象长夏",意即土运太过之年,其反常现象主要表现在该年长夏季节。"其象长夏"与"其应长夏"之义相同。

[其经足太阴、阳明,其脏脾、肾]"足太阴阳明",指足太阴脾经及足阳明胃经。"其脏脾肾",指脾和肾。全句意即土运太过之年人体疾病表现在经络方面主要是见于足太阴脾和足阳明胃经。在脏腑方面主要见于脾和肾。

[其虫倮毛]"倮",即倮虫,在五行归类上属于土。"毛",即毛虫,在五行归类上属于木。"其虫倮毛",意即土运太过之年,不但属土的倮虫在胎孕生长上要受到影响,而且由于胜复原因,土太过,木来复之,因此属木的毛虫在胎孕生长上也要受到影响。

[其物肌核]"肌"指多肉的果类;"核",指中有坚核的果类。"其物肌核"意即土运太过之年,不但属土类的多肉果类在生长收成上要受到影响,而且由于胜复原因,属于木类的中有坚核的果类在生长收成上也要受到影响。

[其病腹满,四支不举]"腹满",即腹部胀满。"四支",即四肢。腹满与脾胃运化失调有关。四肢运动障碍与脾有关,因为脾主四肢;与肝也有关,因为肝为罢极之本。全句意即土运太过之年,由于其病在脾,所以可以在临床上出现脾病症状。由于脾病可以侮肝以及胜复原因,所以也可以在临床上出现肝病症状。

[大风迅至,邪伤脾也]"大风迅至",指土运太过之年,木气来复的自然景象。土运太过之年,雨湿偏胜,大风一起,常常是云散雨停,积留的水湿,迅速被风吹干。用五行概念来说,这就叫"风胜湿"。这是自然气候变化上的自稳调节表现。由于风与人体肝的作用相应,风气偏胜时人体的肝也相应偏胜而出现肝盛乘脾的病理表现,可以使脾的作用受到损害,所以原文说:"大风迅至,邪伤脾也。"

下篇　五常政大论篇

⑬王洪图等《黄帝内经素问白话解》它的生化作用是圆满,所以敦阜之气丰厚充盈;它的职权是宁静;它的表现是周密完备;它的变化可以引起人体湿气停滞,而成为积聚之病;它的特性是柔和滋润;它的异常变动是雷霆震动、暴雨倾盆、山崩土溃;它在谷类是稷、麻;它在畜类是牛、犬;它在果类是枣、李;它在颜色是黄、黑、青;它在五味是甘、咸、酸;它与长夏季相应;它在人体经脉是与足太阴脾经和足阳明胃经相应;它在内脏是与脾脏和肾脏相应;它在虫类是倮虫、毛虫;它在物体是属于肌肤、核一类;它引起的病变是腹部胀满、四肢沉重不能举动;土湿之气太盛,就会有风木之气来制约报复它,所以大风迅速随之而来。所引起的疾病,多是因为邪气损伤了脾脏的缘故。

⑭郭霭春《黄帝内经素问白话解》圆:圆满的意思。濡积并稸:湿气积聚。

其运化是圆满,其气丰盛,其职权主安静,其表现周密详备,其应在人体变动上是濡湿蓄积,其特性是柔润光泽,其变化是雷霆震动,暴雨骤至,山崩土溃,其在谷类是稷、麻,其在畜类是牛、犬,其在果类是枣、李,其在颜色是黄、黑、青,其在五味是甘、咸、酸,其相应是长夏,其在人体的经脉是足太阴及阳明,其在内脏是脾、肾,其虫类是倮虫、毛虫,其在物体中属于肉、核一类,其在发病上主腹满和四肢不能举。土运太过,木气来复,所以大风迅速而来,土木交争,土运衰败,邪气会伤人的脾脏。

第十五解

(一) 内经原文

坚成之纪,是谓**收引**。天气洁,地气明,阳气随,阴治化,燥行其政,物以司成,收气繁布,化洽不终。其化成,其气削,其政肃,其令锐切,其动暴折**疡疰**,其德雾露萧飔,其变肃杀凋[注]零,其谷稻黍,其畜鸡马,其果桃杏,其色白青丹,其味辛酸苦,其象秋,其经手太阴、阳明,其藏肺、肝,其虫介羽,其物壳络,其病喘喝、胸凭仰息。上微与正商同。其生齐,其病咳。政暴变,则名木不荣,柔脆焦首,长气斯救,大火流,炎烁且至,蔓将稿,邪伤肺也。

[注]凋:郭霭春《黄帝内经素问校注》、孟景春等《黄帝内经素问译释》、人民卫生出版社影印顾从德本《黄帝内经素问》此处为"凋";张灿玾《黄帝内经素问校释》、方药中等《黄帝内经素问运气七篇讲解》此处为"雕",其中方药中等注:"雕零",指树凋叶落。故此处"雕"通"凋"。

(二) 字词注释

(1) 收引

①王冰《黄帝内经素问》引,敛也。阳气收,阴气用,故万物收敛,谓庚午、庚辰、庚寅、庚子、庚戌、庚申之岁也。

②马莳《黄帝内经素问注证发微》收引者,阳气收敛而阴气引用也。自金之政令而言。《四气调神论》谓之容平,亦自气象而言。

③张介宾《类经》金胜则收气大行,故曰收引。引者,阴盛阳衰,万物相引而退避也。

④张志聪《黄帝内经集注》秋令主收,是谓收引。

⑤高士宗《黄帝素问直解》金主秋收,故是谓收引。

⑥黄元御《黄元御医书全集》收引者,金气收敛,引阳气于地下也。

⑦张琦《素问释义》此词未具体注释。

⑧高亿《黄帝内经素问详注直讲全集》〔讲〕收引。

⑨孟景春等《黄帝内经素问译释》张志聪:"秋令主收,是谓收引。"马莳:"阳气收敛,阴气引用。"即是收敛的意思。

⑩任廷革《任应秋讲〈黄帝内经〉(素问)》此词未具体注释。

⑪张灿玾等《黄帝内经素问校释》王冰注"引,敛也。阳气收,阴气用,故万物收敛"。《素问悬解》注:"收引者,金气收敛,引阳气于地下也。"

⑫方药中等《黄帝内经素问运气七篇讲解》"收引",即收敛,指秋季里由于气候转凉,自然界大部分植物生长现象停止,小的生物也不像夏天那样活跃,出现了一派收敛的自然景象。这是指秋天里正常的气候及物候现象。

⑬王洪图等《黄帝内经素问白话解》由于收气旺盛,使万物过早地引退,所以叫做收引。

⑭郭霭春《黄帝内经素问白话解》万物收敛。

(2)疡疰(zhù)

①王冰《黄帝内经素问》动以病生。

②马莳《黄帝内经素问注证发微》疡疰则金主皮肤也。

③张介宾《类经》疡疰者,皮肤之疾。

④张志聪《黄帝内经集注》疡疰,皮肤之疾也。

⑤高士宗《黄帝素问直解》疡疰。

⑥黄元御《黄元御医书全集》疡疰者,皮肤之疾也。

⑦张琦《素问释义》疡疰,皮肤之疾。肺所主也。

⑧高亿《黄帝内经素问详注直讲全集》〔注〕〔讲〕疡疰。

⑨孟景春等《黄帝内经素问译释》张介宾:"疡疰者,皮肤之疾。"

⑩任廷革《任应秋讲〈黄帝内经〉(素问)》此词未具体注释。

⑪张灿玾等《黄帝内经素问校释》疰:通"注"。《诸病源候论·诸注候》:"凡注之言住也。谓邪气居住人身内,故名为注。此由阴阳失守,经络空虚,风寒暑湿劳倦之所致也。"在此有疮毒留注不愈之义。

⑫方药中等《黄帝内经素问运气七篇讲解》"疡疰",多数注家都认为是指皮肤疾患。

⑬王洪图等《黄帝内经素问白话解》疰:zhù,音注,皮肤溃疡。

⑭郭霭春《黄帝内经素问白话解》皮肤生疮。

(3)稻黍(shǔ)

①王冰《黄帝内经素问》金火齐化也。(〔新校正云〕按本论上文麦为火之谷,

当言其谷稻麦。)(此黍字不误。守)

②马莳《黄帝内经素问注证发微》凡五谷、五畜、五果、五虫皆金齐火化,故各见其二也。

③张介宾《类经》稻,金谷。黍,火谷。金齐火化也。

④张志聪《黄帝内经集注》稻黍。

⑤高士宗《黄帝素问直解》稻黍。

⑥黄元御《黄元御医书全集》此词未具体注释。

⑦张琦《素问释义》此词未具体注释。

⑧高亿《黄帝内经素问详注直讲全集》〔讲〕有稻与黍。

⑨孟景春等《黄帝内经素问译释》稻、黍。

⑩任廷革《任应秋讲〈黄帝内经〉(素问)》此词未具体注释。

⑪张灿玾等《黄帝内经素问校释》稻与黍。

⑫方药中等《黄帝内经素问运气七篇讲解》"稻"为金之谷,黍为火之谷。

⑬王洪图等《黄帝内经素问白话解》稻、黍。

⑭郭霭春《黄帝内经素问白话解》稻、黍。

(4) 喘喝(yè)

①王冰《黄帝内经素问》金气余故。

②马莳《黄帝内经素问注证发微》喘喝胸凭仰息,金气余也。

③张介宾《类经》肺金邪实也。

④张志聪《黄帝内经集注》喘喝胸凭仰息,金气太盛而肺气实也。

⑤高士宗《黄帝素问直解》喘喝,胸凭仰息,皆肺病也。

⑥黄元御《黄元御医书全集》喘喝者,肺气之逆。

⑦张琦《素问释义》肺气壅盛之候。

⑧高亿《黄帝内经素问详注直讲全集》〔注〕〔讲〕喘喝。

⑨孟景春等《黄帝内经素问译释》气喘有声而呼吸困难。

⑩任廷革《任应秋讲〈黄帝内经〉(素问)》此词未具体注释。

⑪张灿玾等《黄帝内经素问校释》喘息有音。

⑫方药中等《黄帝内经素问运气七篇讲解》"喘",指气喘;"喝",此处指喘息喝喝有声。

⑬王洪图等《黄帝内经素问白话解》气喘胸闷,呼吸困难。

⑭郭霭春《黄帝内经素问白话解》气喘有声和呼吸困难。

(三) 语句阐述

(1) 坚成之纪,是谓收引。

①王冰《黄帝内经素问》引,敛也。阳气收,阴气用,故万物收敛,谓庚午、庚辰、庚寅、庚子、庚戌、庚申之岁也。

②马莳《黄帝内经素问注证发微》岁金太过,为坚成之纪,乃庚子、庚午、庚寅、

庚申、庚辰、庚戌之岁也。收引者,阳气收敛而阴气引用也。自金之政令而言。《四气调神论》谓之容平,亦自气象而言。

③张介宾《类经》金之太过,是谓坚成,六庚之岁,阳金也。金胜则收气大行,故曰收引。引者,阴盛阳衰,万物相引而退避也。

〔讲〕如坚成六庚之纪,是谓收引,为时阳刚之金,专司其令。

④张志聪《黄帝内经集注》岁金太过,名曰坚成。秋令主收,是谓收引。

⑤高士宗《黄帝素问直解》金运太过曰坚成。金主秋收,故是谓收引。

⑥黄元御《黄元御医书全集》收引者,金气收敛,引阳气于地下也。

⑦张琦《素问释义》六庚年。

⑧高亿《黄帝内经素问详注直讲全集》〔批〕此举金之太过,以明天地之化,人物之变也。

〔注〕坚成之纪,金胜克木,火气复之。

〔讲〕如坚成六庚之纪,是谓收引。

⑨孟景春等《黄帝内经素问译释》收引:张志聪"秋令主收,是谓收引"。马莳:"阳气收敛,阴气引用。"即收敛的意思。

坚成的年份,称为收引。

⑩任廷革《任应秋讲〈黄帝内经〉〈素问〉》此句未具体注释,总体概括此段为:(提要)论五运之太过。

⑪张灿玾等《黄帝内经素问校释》收引:王冰注"引,敛也。阳气收,阴气用,故万物收敛"。《素问悬解》注:"收引者,金气收敛,引阳气于地下也。"

金运太过坚成之年,阳气收敛,阴气为用,称为收引。

⑫方药中等《黄帝内经素问运气七篇讲解》〔坚成之纪〕"坚成之纪",即金运太过之年。六十年中岁运属于金运太过之年者有庚午、庚辰、庚寅、庚子、庚戌、庚申等六年。其中除庚午、庚寅、庚子、庚申四年由于是君火或相火司天,火可以克金,可以因此构成平气不计在内以外,完全属于金运太过之年者,六十年中只有庚辰、庚戌两年。

〔是谓收引〕"收引",即收敛,指秋季里由于气候转凉,自然界大部分植物生长现象停止,小的生物也不像夏天那样活跃,出现了一派收敛的自然景象。这是指秋天里正常的气候及物候现象。

⑬王洪图等《黄帝内经素问白话解》在金运太过,也就是坚成的年份,由于收气旺盛,使万物过早地引退,所以叫做收引。

⑭郭霭春《黄帝内经素问白话解》金运太过的标志是收引。

(2) 天气洁,地气明,阳气随,阴治化,燥行其政,物以司成,收气繁布,化洽不终。

①王冰《黄帝素问》秋气高洁,金气同。阳顺阴而生化。燥气行化万物,专司其成熟,无遗略也。收杀气早,土之化不得终其用也。(〔新校正云〕详繁字

疑误。）

②马莳《黄帝内经素问注证发微》天地之气明洁,秋气清也。阳气随而阴气以治化,阴旺阳微也。燥气专行其政,物至此而有成也。收气属金,化气属土,收代其化,故收气繁布,而化洽不终也。

③张介宾《类经》金气清也。随,后也。燥行其政,气化乃坚,故司万物之成也。金之收气盛而蚤布,则土之化气不得终其令也。洽,和也,泽也。

④张志聪《黄帝内经集注》天气洁,地气明,金气清也。阳明之上,燥气主之,是以阴金治化于上,而阳明之气在下随之。秋主收成,故燥行其政,物以司成。秋主收而长夏主化,收气早布,是以化洽不终。

⑤高士宗《黄帝素问直解》秋时天气清洁,天气清洁,则地气光明。夏为阳,秋为阴,至秋则阳热之气,随阴治化。金在天为燥,故燥行其政。夏长秋成,故物以司成。金气太过,故秋收之气繁盛舒布,至夏长之气化洽不终。化洽者,化气洽于万物。秋气早至,故化洽不终。

⑥黄元御《黄元御医书全集》阴气司权,而主治化,则阳气随之,归于水中,燥行其政,故万物告成。收气既盛,故土之化洽不终。

⑦张琦《素问释义》金水相生,火不来克,而同金化。治化字衍。王(冰)注:收杀气早土之化,不得终其用也。林云:繁字疑误。

⑧高亿《黄帝内经素问详注直讲全集》〔讲〕为时阳刚之金,专司其令,上而天气顺乎秋而洁净,下而地气,同乎金之清明,由是阳和之气,皆随阴以治其化,而燥气为之专政,万物因之以有成也。兼收为金气,化为土气,收代其化,故当令之金气繁布,而生金之土化不终也。

⑨孟景春等《黄帝内经素问译释》天高气爽洁净,地气亦清静明朗,阳气跟随阴气的权力而生化,因为阳明燥金之气当权,于是万物都成熟,但金运太过,故秋收之气旺盛四布,以致长夏的化气未尽而顺从收气行令。

⑩任廷革《任应秋讲〈黄帝内经〉〈素问〉》此句未具体注释,总体概括此段为:(提要)论五运之太过。

⑪张灿玾等《黄帝内经素问校释》阳气随,阴治化:阴气主治时,阳气随金气之收敛而入于阴中。《素问悬解》注:"阴气司权而主治化,则阳气随之归于水中。"化洽不终:燥气太过则湿土化润之气不得尽终。洽,润泽的意思。《书经·大禹谟》:"洽于民心。"《正义》云:"洽谓沾渍。洽于民心,言润泽多也。"

天气清静,地气明朗,阳气随顺于阴,阴气施其治化之令,燥气为政,万物因而成熟,金之收气繁盛布化,湿土化润之气不得终尽。

⑫方药中等《黄帝内经素问运气七篇讲解》〔天气洁,地气明,阳气随,阴治化,燥行其政〕"天气洁",指秋天里气候晴朗。"地气明",指大地明亮,也就是秋高气爽。"阳气随","随",作去字解,指炎热的夏天已经过去。"阴治化",指秋天里天气逐渐转凉。"燥行其政",指雨季已过,气候转为干燥。这是描述秋天里的正常气候

变化。

[物以司成，收气繁布]"物"，主要指植物；"以司成"，直译之即因之而成熟。王冰注："燥气行化万物，专司其成熟，无遗略也。"意即由于秋天气候转凉转燥，万物因之而完全成熟。"收气"，指收敛之气。"繁布"，指遍布各处。全句意即秋天里，气候转凉，植物至此已完全成熟可以收取，自然界普遍呈现出一片秋收的景象。这是描述秋天里的正常物候变化。

[化洽不终，其化成]此句不好理解。各家多按金运太过，秋气早至，化气不能终其用来解释。王冰注："收杀气早，土之化不得终其用也。"张介宾注："金之收气盛而早布，则土之化气不得终其令也。"张志聪注："秋主收而长夏主化，收气早布，是以化洽不终。"高世栻注："秋气早至，故化洽不终。"这些注解，我们认为不能令人满意。理由之一是：这一节除文首"坚成之纪"指金运太过属于反常以外，其他几句"天气洁，地气明，阳气随，阴治化，燥行其政，物以司成，收气繁布"等，均是指正常的秋令变化。理由之二是：在"化洽不终"句后，紧接着就是"其化成"。既然是"土之化不能终其用"，那怎么可能"其化成"？我们认为，这里的"化"，是指"化生"；"洽"，应指融洽，亦即恰到好处；"不终"，指不过度。全句意即如果秋天气候物候完全正常，则长夏气候物候也就必然正常，因此在长夏时植物的变化完全，恰到好处。所以，原文在"化洽不终"之后紧接着就提出了"其化成"的问题。上述注家之所以如此注解，我们认为这是因为还没有能够从《内经》在文字写作上的特点来理解这句原文，以致把某些正常现象也作为"坚成之纪"的表现。

⑬王洪图等《黄帝内经素问白话解》天高气爽而清洁，地气清静而明朗，阳热之气跟随在阴气之后，而发挥作用。燥金之气行使职权，万物得以收成。由于收气到来过早，致使土的化气不能完成作用。

⑭郭霭春《黄帝内经素问白话解》化洽不终：化气不能尽其作用。

天气洁净，地气明朗，阳气随之而来，而阴气也显得条达，燥金之气行使职权，因而万物成实，但收气频繁地施布，化气就不能尽其作用。

（3）其化成，其气削，其政肃，其令锐切，其动暴折疡疰，其德雾露萧飋，其变肃杀凋零，其谷稻黍，其畜鸡马，其果桃杏，其色白青丹，其味辛酸苦，其象秋，其经手太阴、阳明，其藏肺、肝，其虫介羽，其物壳络，其病喘喝，胸凭仰息。

①王冰《黄帝内经素问》削，减也。肃，清也，静也。气用不屈，劲而急。动以病生。燥之化也。萧飋，风声也。静为雾露，用则风生。（〔新校正云〕按《六元正纪大论》德作化。）陨坠于物。金火齐化也。（〔新校正云〕按本论上文麦为火之谷，当言其谷稻麦。）（此黍字不误。守）齐孕育也。金火齐实。白加于青丹，自正也。辛入酸苦齐化。气爽清洁，如秋之化。太阴，肺脉。阳明，大肠脉。肺胜肝。金余，故介羽齐育。壳，金。络，火化也。金气余故。

②马莳《黄帝内经素问注证发微》其化主成，其气主削，其政主肃，其令锐切。其动而为病，则为暴折，为疡疰，盖暴折主金气有余，而疡疰则金主皮肤也。其德主

无声之雾露,有声之萧飋,燥之化也。其变主肃杀凋零,金气盛也。凡五谷、五畜、五果、五虫皆金齐火化,故各见其二也。其色白青丹,其味酸辛苦,金能克木,而金盛齐火,故三者兼见也。其气象为秋,金气盛。其经手太阴肺经、手阳明大肠经。其脏肺肝,金木兼也。其物壳络,金主壳而火主络,以金齐火化也。其病喘喝胸凭仰息,金气余也。

③张介宾《类经》收成也。消削也。严肃也。刚劲也。暴折者,金气有余。疡痈者,皮肤之疾。清肃之化也。杀令行也。稻,金谷。黍,火谷。金齐火化也。金火二畜,孕育齐也。金齐火实也。金有余则克木齐火,故见于三色也。亦金木火三味也。凡燥清烟露,皆秋化同也。手太阴肺经,手阳明大肠经,皆金之应也。肺胜肝。介齐羽化也。亦金火齐化也。肺金邪实也。

④张志聪《黄帝内经集注》成者,秋之化。削者,金之气也。肃者,金之政。锐切,金之令也。暴折,筋受其伤。疡痈,皮肤之疾也。雾露萧飋,气之祥也。肃杀凋零,气之变也。其谷之稻黍,畜之鸡马,果之桃杏,虫之介羽,物之壳络,色之白青丹,味之辛酸苦,交相承制而生化也。其象应秋,其经合于手太阴肺手阳明大肠,其藏合于肺肝。其病喘喝胸凭仰息,金气太盛而肺气实也。

⑤高士宗《黄帝素问直解》其化成,秋之收成也。其气削,金之削物也。其政肃,金之清肃也。其令锐切,金之刚劲也。其动暴折疡痈,金之刑辟也。其德雾露萧瑟,金之柔润也。其变肃杀凋零,金之清锐也。金虽太过,太过而往,不及随之。故金火木三气,并主其事。其谷稻黍,其畜鸡马,其果桃杏,金与火也。其色白青丹,其味辛酸苦,金木火也。其象秋,秋属金也,其经手太阴阳明,盖手太阴主肺金,而手阳明大肠为之府也。其脏肺肝,金与木也。其虫介羽,其物壳络,金与火也。其病喘喝,胸凭仰息,皆肺病也。

⑥黄元御《黄元御医书全集》其气削者,收敛而陨落也。暴折者,金之刑伤。疡痈者,皮肤之疾也。喘喝者,肺气之逆。胸凭仰息者,胸膈壅满,凭物仰身而布息也。

⑦张琦《素问释义》削减也。暴折,犹暴痛,金气之过。疡痈,皮肤之疾。肺所主也。王(冰)注:燥之化也。萧瑟,风声也。静为雾露,用则风生。肺大肠脉。肺胜肝。肺气壅盛之候。

⑧高亿《黄帝内经素问详注直讲全集》〔注〕政令德化物变民病,咸因金不务德而克木,木生之火,为母复仇,皆兼见木火之变也。暴折疡痈,木为金克也。喘喝胸凭仰息者,燥甚而肺自病也。咳亦肺病也。

〔讲〕言乎其化,则化减;言乎其气,则气削;言乎其政,则政肃;言乎其令,则主锐切;言乎其气之动而为病也,则为暴折,为疡痈;言乎其气之布而为德也,则为雾露,为萧飋;至若其变则严凝而肃杀,飘散而凋零焉。兼之少阴与阳明并胜,其时之见于谷者,有稻与黍;见于畜者,有鸡与马;见于果者,有桃与杏;见于色者,有白青丹;见于味者,有辛酸苦也。推之其象则应乎秋,其经则属乎太阴阳明,其脏则应乎肺之与肝,其虫则主乎介之与羽,其所成之物则为壳络,其病则总以金气之太过,而为喘喝为胸凭仰息焉。

⑨孟景春等《黄帝内经素问译释》疡疰:张介宾"疡疰者,皮肤之疾"。胸凭仰息:张志聪"金气太盛,而肺气实也"。指呼吸困难的一种表现,即端坐呼吸。

其化是提早收成,其气是削伐,其权力过于严厉肃杀,它权力的表现是尖锐锋利而刚劲,其在人体之变动为强烈的折伤和疮疡、皮肤病,其正常的性能是散布雾露凉风,其变化则为肃杀凋零的景象,在谷类是稻、黍,在畜类是鸡、马,在果类是桃、杏,它的颜色是白、青、丹,它化生的五味是辛、酸、苦,其象征为秋天,在人体上相应的经脉是手太阴、手阳明,在内脏是肺与肝,化生的虫类是介虫、羽虫,生成物体是属于皮壳和筋络的一类,如果发生病变,大都为气喘有声而呼吸困难。

⑩任廷革《任应秋讲〈黄帝内经〉(素问)》此句未具体注释,总体概括此段为:(提要)论五运之太过。

⑪张灿玾等《黄帝内经素问校释》疰:通"注"。《诸病源候论·诸注候》:"凡注之言住也。谓邪气居住人身内,故名为注。此由阴阳失守,经络空虚,风寒暑湿劳倦之所致也。"在此有疮毒留注不愈之义。胸凭仰息:呼吸不畅而挺胸仰面喘息之状。又,凭训满,张衡《西京赋》:"心犹凭而未摅。"胸凭即胸满,义亦通。

其化为成熟,其气为削减,其政为严肃,其令为锐利急切,其变动为急剧折伤,疮疡邪毒留注不愈,其功德为雾露凄凉,其变化为肃杀凋零,其在谷类应于稻与黍,其在畜类应于鸡与马,其在果类应于桃与杏,其在色为白青赤,其在味为辛酸苦,其征象应于秋,其在经脉应于手太阳、手阳明,其在脏应于肺与肝,其在虫类应于介虫与羽虫,其在物体应于外壳与筋络,其发病为喘息有音,挺胸仰面呼吸。

⑫方药中等《黄帝内经素问运气七篇讲解》[其化成]见语句阐述(2)。

[其气削,其政肃,其令锐切]"其气削","削",王冰注:"减也。"意即到秋天里,阳气逐渐消减。"其政肃",指秋季气候转凉,植物凋谢,树叶飘零的自然景象。"其令锐切",指秋季西风劲烈凄切的景象。全句意即秋天里西风劲切,荒草枯物,叶落树凋,自然界呈现出一片萧瑟凄切的景象。这也是对秋天正常气候和物候变化的描述。

[其动暴折疡疰]"折",指折断、断裂。"暴折",指突然断裂。此处是指突然出现的肢体运动障碍,例如出现瘫痪等。这种症状属于肝病,因为肝主筋,主动。突发运动障碍,就好像筋腱突然断裂一样,所以张志聪注:"暴折,筋受其伤。""疡疰",多数注家都认为是指皮肤疾患。"其动暴折疡疰",意即金运太过之年,由于金气偏胜,气候过凉,人体之肺相应受病。肺主皮毛,肺病首先传肝,肝主筋,因此在临床上可以出现上述皮肤及筋的疾病。

[其德雾露萧飔]"雾露萧飔",指秋天里的自然景象。应该说,这一句是对秋天正常气候变化的描述。此句插在描述金运太过之中,仍是属于述常知变之意。

[其变肃杀雕零]"变",指灾变。"肃杀雕零",指金运太过时生物被杀灭的自然

下篇 五常政大论篇

景象。"其变肃杀雕零",意即金运太过之年,由于清凉太过,自然界过早地出现树凋叶落的肃杀景象,形成灾害。

[其谷稻黍,其畜鸡马,其果桃杏,其色白青丹,其味辛酸苦]"稻"为金之谷,黍为火之谷;"鸡"为金之畜,"马"为火之畜;"桃"为金之果,"杏"为火之果;"白"为金之色,"青"为木之色,"丹"为火之色;"辛"为金之味,"酸"为木之味,"苦"为火之味。全句意即金运太过之年,由于气候反常,不但金类有关谷肉果菜之类的生长收成受到影响,而且由于乘侮胜复的原因,木类、火类的有关谷肉果菜在生长收成上也要受到影响。

[其象秋]意即金运太过之年,其反常现象主要表现在该年的秋季,与"其应秋"义相同。

[其经手太阴、阳明,其脏肺、肝]"手太阴阳明",即手太阴肺经及手阳明大肠经。"其脏肺肝",即肺和肝。全句意即金运太过之年,人体疾病主要表现于手太阴肺经和手阳明大肠经。由于金气偏胜,必来乘木,肺气有余,必然乘肝,因此金运太过之年除了临床上表现为肺的症状以外,还可以出现肝的症状。

[其虫介羽]"介",即介虫,在五行归类上属于金;"羽",即羽虫,在五行归类上属于火。"其虫介羽",意即金运太过之年,由于气候反常,不但属于金的动物在胎孕生长方面要受到影响,而且由于乘侮胜复的原因,属于火类的动物在胎孕生长方面也要受到影响。

[其物壳络]"壳",即外有坚壳的果实。这类果实在五行归类上属于金。"络",即中有脉络的果实,这类果实在五行归类上属于火。"其物壳络",意即金运太过之年,由于气候反常,不但属于金类的果实在生长收成上要受到影响,而且由于乘侮胜复的原因,属于火类的果实在生长收成上也要受到影响。

[其病喘喝,胸凭仰息]"喘",指气喘;"喝",此处指喘息喝喝有声;"胸凭",指胸部需要有物支撑;"仰息",指仰卧时呼吸困难。"胸凭仰息",即现在所谓的端坐呼吸。"喘喝"和"胸凭仰息",一般属于心肺疾病。全句意即金运太过之年,金气偏胜,火气来复,因此可以出现心肺疾病而在临床上表现上述"喘喝胸凭仰息"等症状。

⑬王洪图等《黄帝内经素问白话解》胸凭仰息:指呼吸困难的一种表现,其状半仰卧半坐

它的生化作用是收成,所以坚成之气削伐;它的职权是清肃;它的表现是锐利而刚劲;它的变化可以使人体出现急暴的损伤,或者出现皮肤溃疡;它的特性是雾露浓重,秋风萧瑟;它的异常变动是出现肃杀凋零的景象;它在谷类是稻、黍;它在畜类是鸡、马;它在果类是桃、杏;它在颜色是白、青、赤;它在五味是辛、酸、苦;它与秋季相应;它在人体经脉是与手太阴肺经和手阳明大肠经相应;它在内脏是与肺脏和肝脏相应;它在虫类是介虫、羽虫;它在物体是属于壳、脉络一类;它引起的病变是气喘胸闷,呼吸困难,甚至仰面呼吸;如遇庚子、庚午、庚寅、庚申四年,少阴君火

或少阳相火司天,那么金气虽然太过,但是受到司天之气的抑制,于是成为平气。

⑭郭霭春《黄帝内经素问白话解》胸凭仰息:指呼吸困难,喘不得卧。

其生化成熟,其气削伐,其职权过于肃杀,其表现尖锐急切,其在人体变动上是折伤、肤疮,其特性是雾露萧瑟,其变化是肃杀凋零。其在谷类是稻、黍,其在畜类是鸡、马,其在果类是桃、杏,其在颜色是白、青、丹,其在五味是辛、酸、苦,其相应是秋天,其在人体的经脉是手太阴、阳明,其在内脏是肺、肝,其在虫类是介虫、羽虫,其在物体中属于皮壳和丝络一类,其在病变上主气喘有声和呼吸困难,而不得卧。

(4)上徵与正商同。

①王冰《黄帝内经素问》上见少阴少阳,则天气见抑,故其生化与平金岁同。庚子、庚午岁上见少阴,庚寅、庚申岁上见少阳。

②马莳《黄帝内经素问注证发微》故庚子、庚午上见少阴,庚寅、庚申上见少阳,上火制金,故生气与之齐化,上与平金之岁化相同,是谓上徵与正商同也。新校正云:此不言上羽者,水与金非相胜克故也。

③张介宾《类经》上徵者,少阴少阳二火司天,谓庚子、庚午、庚寅、庚申四年也。金气太过,得火制之,则同审平之化,故与正商同。

④张志聪《黄帝内经集注》上徵者,上临少阴少阳二火,乃庚子庚午庚寅庚申四岁,金气太过,得火制之,金气已平,故与审平之正商相同也。

⑤高士宗《黄帝素问直解》金气太过,当庚子庚午庚寅庚申之岁,上见少阴少阳司天,谓之上徵,金太过而火司天,则金气自平,故与正商同。

⑥黄元御《黄元御医书全集》金运太过,得二火司天以制之,则与正商同化,故上徵与正商同(庚子、庚午、庚寅、庚申)。

⑦张琦《素问释义》庚子、庚午、庚寅、庚申四岁,上见少阴,少阳司天,制金之过,则与审平之纪同。火乘肺故咳。

⑧高亿《黄帝内经素问详注直讲全集》〔讲〕然而上徵者,火之主运也。正羽者,水之正位也。所以庚子、庚午、庚寅、庚申与庚辰、庚戌,六庚之年,金气过胜。不可见太过之金,得上徵之火气以治之,而乃得与正羽之气化同乎?

⑨孟景春等《黄帝内经素问译释》若遇金运太过而逢火气司天的年份,因为火能克金适得其平,所以说上徵与正商相同。

⑩任廷革《任应秋讲〈黄帝内经〉(素问)》此句未具体注释,总体概括此段为:(提要)论五运之太过。

⑪张灿玾等《黄帝内经素问校释》上徵与正商同:指庚子、庚午少阴君火司天与庚寅、庚申少阳相火司天之年,虽金运太过,但司天之火气可以克之,故上徵与正商同。

若遇少阴君火与少阳相火司天之年,则金气被克,故与正商同。

⑫方药中等《黄帝内经素问运气七篇讲解》"上徵",即少阴君火或少阳相火司天之年。"正商",即金运平气之年。"上徵与正商同",意即金运太过之年,如果同

年司天之气是少阴君火或少阳相火司天,则太过之金运,由于火的承制作用可以构成平气。由于六十年中属于金运太过的六年,有四年均属于"上徵"之年,因此,金运太过之年,实际上多数均是平气之年,气候物候变化不大。

⑬王洪图等《黄帝内经素问白话解》所以说坚成的年份,逢上徵,其运气就和正商相同。

⑭郭霭春《黄帝内经素问白话解》这时上徵与正商相同。

(5)其生齐,其病咳。政暴变,则名木不荣,柔脆焦首,长气斯救,大火流,炎烁且至,蔓将槁,邪伤肺也。

①王冰《黄帝内经素问》上火制金,故生气与之齐化。火乘金肺,故病咳。(〔新校正云〕详此不言上羽者,水与金非相胜克故也。)变,谓太甚也,政太甚则生气抑,故木不容,草首焦死。政暴不已则火气发怒,故火流炎烁至,柔条蔓草之类皆干死也,火乘金气,故肺伤也。

②马莳《黄帝内经素问注证发微》火乘肺金,故病为咳。方其金政暴变,则名木不荣。《四气调神论》有名木多死。凡柔脆之木俱已焦首,至长气属火,木之子也,乃来救之,故大火西流,乃七月也。《诗·七月流火》注云:大火,心星也。七月时下而西流。正肺金司令,时则炎烁且至,草蔓将槁,火邪乃伤肺也。

③张介宾《类经》金气和平,木不受伤,故生气得齐其化也。火乘肺金,故其病为欬。按:此不言庚辰、庚戌上羽者,以金水无犯也。金不务德而暴害乎木,火必报复而金反受伤,故其为病则邪害于肺。

④张志聪《黄帝内经集注》金气平,故木之生气不屈,得与四气齐等。其病咳,火伤肺也。肃杀太甚,则草木受伤,长气来复以救之,是以大火西流,而肺反受伤也。(眉批)长气来救,故虽柔脆者,止焦其首。

⑤高士宗《黄帝素问直解》木主生,金气已平,故其生齐,齐者,遂其生也。其病咳,肺病也。金气太过,暴变其政,则坚刚之名木不荣。柔脆之草类焦首,始则金淫,继则火胜,火主夏长,故长气斯救,救,犹复也。长气斯救,则大火以流,大火流,则炎烁且至,藤蔓将槁,金受火刑,邪伤肺也。

⑥黄元御《黄元御医书全集》金既有制,则木不受刑,生政自齐。若感冒风寒,郁其金气,则病咳嗽(肺金制于二火,故病咳嗽也)。金政暴变而克木,则火来复之,故火流蔓槁,热邪伤肺也。

⑦张琦《素问释义》金位之下,火气承之,故过甚则反伤肺。蔓将槁句应在焦首下。

⑧高亿《黄帝内经素问详注直讲全集》〔讲〕所以金务其德,不害乎木,而木所主之生气,得以齐其化焉。且发其病,则为咳而主自病也。倘其时金专布政而暴变,则金胜木,名木不荣,柔脆焦首,而木所生之火,必为母以复仇,长气斯为之相救焉。由是火气宣布,大火西流,甚且炎烁,并至蔓草将槁,火气胜矣。火胜则金受火克,前番克木之金,至定而受火克,虽欲邪之不伤其肺得乎?金之太过有如是也。

⑨孟景春等《黄帝内经素问译释》金气得到抑制,则木气不受克制,生气就能正常行令,发生的病变为咳嗽。金运太过的年份剧变暴虐,各种树木受到影响,不能发荣,使得草类柔软脆弱都会焦头,但继之火气来复,好像夏天的气候前来相救,故炎热的天气又流行,蔓草被烧灼而渐至枯槁,人们发生的病变,多由邪气伤于肺脏。

⑩任廷革《任应秋讲〈黄帝内经〉(素问)》此句未具体注释,总体概括此段为:(提要)论五运之太过。

⑪张灿玾等《黄帝内经素问校释》其生齐:由于火气司天可以克金,木不受金制,则木之生气,可以与金气齐化。王冰注:"上火制金,故生气与之齐化。"

金气被克则木不受制,故木之生气亦与之齐化,其发病为咳嗽。金气过于暴烈,则高大树木亦不能繁荣,柔脆的物体必焦头烂额,金气过胜,则金所不胜之火的长气来复,炎热流行,灼烁即至,蔓草即将枯槁,邪气乃伤害肺脏。

⑫方药中等《黄帝内经素问运气七篇讲解》[其生齐,其病咳]"生",指萌芽生发;"齐",指整齐,此处指正常。"咳",指咳嗽。此句是承上句而言,意即金运太过而逢火气司天之年,偏胜之金气被火所克而不致太过,因此就不会乘木而影响春木之生。质言之,亦即因火气司天,气候不至于过度寒凉,因而不会影响植物的正常生长,所以原文谓"其生齐"。但是就人体来说,火盛可以刑金,心病可以及肺,因此在临床上仍可以出现咳嗽等肺病症状,所以原文谓"其病咳"。

[政暴变,则名木不荣,柔脆焦首]"政暴变",即气候突变。"名木不荣,柔脆焦首",指气候太凉时所出现的树凋叶萎的自然景象。全句意即金运太过之年,由于天气暴凉,所以草木枯干。用五行概念来说,这就叫"金胜乘木"。

[长气斯救,大火流,炎烁且至,蔓将槁,邪伤肺也]"长气",指火气;"斯救",即自然调节,矫正过甚之凉气,以维持草木的生存。"炎烁且至,蔓将槁",指在火气来复时又出现矫枉过正的火气偏胜的过热现象。"邪伤肺也",指在火气偏胜时,由于火盛可以刑金而出现肺病的症状。用五行概念来说,这就叫"有胜则复","复已反病"。

⑬王洪图等《黄帝内经素问白话解》由于金气被抑制,而不过分地克制木气,于是木的生气能够正常发挥作用。它引起的病变是咳嗽;如果金气太过,而暴虐多变,金胜克木,致使树木不能繁茂,柔软的草类也变得末梢枯焦。金气太盛,就会有火气来制约报复它,于是暑热之气流行,炎火烧灼,树木蔓藤都将枯槁。引起的疾病,多是因为邪气伤害了肺脏的缘故。

⑭郭霭春《黄帝内经素问白话解》由于金气被制,木不受克,所以生气能和长化收藏诸气平衡,发生的病变,只是咳嗽。如金运太过,行使职权暴虐太甚,则名木枯槁,不能发荣,草类也会柔脆干死,夏天的长气就得以恢复,所以炎热流行,蔓草将要枯槁,金运衰败,邪气会伤人的肺脏。

第十六解

（一）内经原文

流衍之纪，是谓**封藏**。寒司物化，天地严凝，藏政以布，长令不扬。其化凛，其气坚。其政谧，其令流注，其动**漂泄沃涌**，其德凝惨寒雰，其变冰雪霜雹，其谷豆稷，其畜彘牛，其果栗枣，其色黑丹黅，其味咸苦甘，其象冬，其经足少阴、太阳，其藏肾、心，其虫鳞倮，其物濡满，其病胀。上羽而长气不化也。政过则化气大举，而埃昏气交，大雨时降，邪伤肾也。

故曰：不恒其德，则所胜来复，政恒其理，则所胜同化。此之谓也。

（二）字词注释

（1）封藏

①王冰《黄帝内经素问》阴气大行，则天地封藏之化也，谓丙寅、丙子、丙戌、丙申、丙午、丙辰之岁。

②马莳《黄帝内经素问注证发微》封藏者，阴气已上，阳气已下，天地之化，至此而藏。

③张介宾《类经》水之太过，是谓流衍，阳水之岁，六丙是也。水盛则阴气大行，天地闭而万物藏，故曰封藏。

④张志聪《黄帝内经集注》冬主闭藏，故谓封藏。

⑤高士宗《黄帝素问直解》水主冬令，气机闭密，故是谓封藏。

⑥黄元御《黄元御医书全集》此词未具体注释。

⑦张琦《素问释义》此词未具体注释。

⑧高亿《黄帝内经素问详注直讲全集》〔讲〕封藏。

⑨孟景春等《黄帝内经素问译释》张介宾："水盛则阴气大行，天地闭而万物藏，故曰封藏。"

⑩任廷革《任应秋讲〈黄帝内经〉〈素问〉》此词未具体注释。

⑪张灿玾等《黄帝内经素问校释》封藏：天地蛰封，万物闭藏。《类经》二十五卷第十三注"天地闭而万物藏，故曰封藏"。

⑫方药中等《黄帝内经素问运气七篇讲解》"封藏"，义与"闭藏"同。"是谓封藏"，指冬季里雪地冰川，多数植物不生不长，多数动物及昆虫之类因气候严寒而停止活动，匿伏过冬，以待来年。这就好像东西封存起来、躲藏起来一样，这是冬天里的正常现象。

⑬王洪图等《黄帝内经素问白话解》使万物闭藏。

⑭郭霭春《黄帝内经素问白话解》天地闭，万物藏。

（2）漂泄沃涌

①王冰《黄帝内经素问》沃，沫也。涌，溢也。

②马莳《黄帝内经素问注证发微》其动漂泄沃涌，水性之动也。

③张介宾《类经》漂，浮于上也。泄，写于下也。沃，灌也。涌，溢也。

④张志聪《黄帝内经集注》水注之为病也。

⑤高士宗《黄帝素问直解》其动漂泄沃涌,水之泛溢也。

⑥黄元御《黄元御医书全集》下泄利而上涌吐也。

⑦张琦《素问释义》此词未具体注释。

⑧高亿《黄帝内经素问详注直讲全集》〔注〕漂泄沃涌,水胜故也;〔讲〕言乎其气之动而为病也,则为漂泄,为沃涌。

⑨孟景春等《黄帝内经素问译释》张介宾:"漂,浮上也。泄,泻下也。沃,灌也。涌,溢也。"这是形容水的动态和作用。

⑩任廷革《任应秋讲〈黄帝内经〉（素问）》此词未具体注释。

⑪张灿玾等《黄帝内经素问校释》漂浮泄泻浇灌涌流,皆指水流动之状。沃,《说文》:"灌溉也。"

⑫方药中等《黄帝内经素问运气七篇讲解》"漂泄",指水的漂荡奔流;"沃",指水的泡沫;"涌",指水势汹涌,王冰注:"沃,沫也。涌,溢也。""其动漂泄沃涌",指水太多时所出现的漂上泄下、波涌流急的现象。由于季节上的冬,气候变化中的寒,物化现象上的藏,在五行归类上都属于水,因此这里是指水运太过。意即在水运太过之年,冬令来早,气候过度寒冷,属于反常现象。

⑬王洪图等《黄帝内经素问白话解》使人体腹泻如水流涌出。

⑭郭霭春《黄帝内经素问白话解》"漂泄",指痛泄。"沃涌",即吐涎沫。

（3）雰(fēn)

①王冰《黄帝内经素问》寒之化也。（〔新校正云〕按《六元正纪大论》作其化凝惨慄冽。）

②马莳《黄帝内经素问注证发微》水性之寒也。

③张介宾《类经》寒之化也。寒氛,雨雪貌。氛音分。

④张志聪《黄帝内经集注》凝惨寒雰,寒气之和者也。

⑤高士宗《黄帝素问直解》雰,雪飞貌。

⑥黄元御《黄元御医书全集》雰。

⑦张琦《素问释义》此字未具体注释。

⑧高亿《黄帝内经素问详注直讲全集》〔讲〕雰。

⑨孟景春等《黄帝内经素问译释》雰(fēn 分):"氛"的异体字。雰气。

⑩任廷革《任应秋讲〈黄帝内经〉（素问）》此字未具体注释。

⑪张灿玾等《黄帝内经素问校释》雪霜盛状。《韵会》:"雰雰,雪貌。"

⑫方药中等《黄帝内经素问运气七篇讲解》寒。

⑬王洪图等《黄帝内经素问白话解》雰(fēn 音分):水气寒凝冻结的状态。

⑭郭霭春《黄帝内经素问白话解》寒气。

（三）语句阐述

（1）*流衍之纪，是谓封藏。*

①王冰《黄帝内经素问》阴气大行，则天地封藏之化也，谓丙寅、丙子、丙戌、丙申、丙午、丙辰之岁。

②马莳《黄帝内经素问注证发微》岁水太过，为流衍之纪，乃丙子、丙午、丙寅、丙申、丙辰、丙戌之岁也。封藏者，阴气已上，阳气已下，天地之化，至此而藏。《四气调神论》曰：冬三月，此谓闭藏。凡物气之化，寒气司之，天地间皆严凝之气。《礼·乡饮酒礼》云：天地严凝之气，始于东南而盛于西北。

③张介宾《类经》水之太过，是谓流衍，阳水之岁，六丙是也。水盛则阴气大行，天地闭而万物藏，故曰封藏。

④张志聪《黄帝内经集注》水运太过，是为流衍。冬主闭藏，故谓封藏。

⑤高士宗《黄帝素问直解》首二藏，如字。水运太过曰流衍，水主冬令，气机闭密，故是谓封藏。

⑥黄元御《黄元御医书全集》此句未具体注释。

⑦张琦《素问释义》六丙年。

⑧高亿《黄帝内经素问详注直讲全集》〔注〕流衍之纪，水胜克火，土气复之，故政令德化物变民病，咸因水不务德而克火，火生之土，为母复仇，皆兼见木火之变也。

〔讲〕如流衍六丙之纪，是谓封藏。

⑨孟景春等《黄帝内经素问译释》封藏：张介宾：“水盛则阴气大行，天地闭而万物藏，故曰封藏。”

流衍的年份，称为封藏。

⑩任廷革《任应秋讲〈黄帝内经〉（素问）》此句未具体注释，总体概括此段为：（提要）论五运之太过。

⑪张灿玾等《黄帝内经素问校释》封藏：天地蛰封，万物闭藏。《类经》二十五卷第十三注：“天地闭而万物藏，故曰封藏。”

水运太过流衍之年，天气封蛰，地气闭藏，称为封藏。

⑫方药中等《黄帝内经素问运气七篇讲解》〔流衍之纪〕“流衍之纪”，即水运太过之年。六十年中岁运属于水运太过之年者有丙寅、丙子、丙戌、丙申、丙午、丙辰等六年。

〔是谓封藏〕“封藏”，义与“闭藏”同。“是谓封藏”，指冬季里雪地冰川，多数植物不生不长，多数动物及昆虫之类因气候严寒而停止活动，匿伏过冬，以待来年。这就好像东西封存起来、躲藏起来一样，这是冬天里的正常现象。

⑬王洪图等《黄帝内经素问白话解》在水运太过，也就是流衍的年份，由于藏气旺盛，使万物闭藏，所以叫做封藏。

⑭郭霭春《黄帝内经素问白话解》水运的太过的标志是封藏。

（2）寒司物化，天地严凝，藏政以布，长令不扬。

①王冰《黄帝内经素问》阴之气也。藏气用则长化止，故令不发扬。

②马莳《黄帝内经素问注证发微》藏政属水，长令属火，故藏政已布，长令不扬也。

③张介宾《类经》阴气盛也。

④张志聪《黄帝内经集注》寒气司化，故天气严凝。水政以布，故火令不扬。

⑤高士宗《黄帝素问直解》水在天为寒，故寒司物化，而天地严凝，冬令之藏政以布，则水胜其火，故长令不扬。

⑥黄元御《黄元御医书全集》水胜火败，故藏政以布，长令不扬。

⑦张琦《素问释义》土不来克而同水化。

⑧高亿《黄帝内经素问详注直讲全集》〔讲〕为时阳刚之水，专司其令，万物之化，皆寒气司之。无论上而天，下而地，莫非严凝之气以弥纶，兼水胜克火，而水所主之藏气以布，而火所主之长令不扬矣。

⑨孟景春等《黄帝内经素问译释》寒气执掌万物的变化，天地间严寒阴凝，闭藏之气行使其权力，火的生长之气不得发扬。

⑩任廷革《任应秋讲〈黄帝内经〉（素问）》总体概括此段为：（提要）论五运之太过。

⑪张灿玾等《黄帝内经素问校释》水之寒气生万物之变化，天地之气严寒阴凝，由于水之藏气施布，火气之长令不能发扬。

⑫方药中等《黄帝内经素问运气七篇讲解》"寒司物化"，指冬季里之所以出现上述封藏的物候现象是由于寒冷的原因。"天地严凝"，指冬天里冰天雪地的自然景象。"藏政以布，长气（编者按：此处应为"令"）不扬"，指冬天里动物匿伏和植物的不生不长的物候现象。这是解释冬天里为什么出现上述自然景象的道理。

⑬王洪图等《黄帝内经素问白话解》寒气主宰着万物的生化，天地间阴寒凝结，闭藏之气行使职权。水胜克火，使长气受到制约，而不得发扬。

⑭郭霭春《黄帝内经素问白话解》这时藏气掌管物化，天寒地冻，万物凝结，闭藏之气主宰一切，长化之气就不能得以发扬。

（3）其化凛，其气坚。其政谧，其令流注，其动漂泄沃涌，其德凝惨寒雾，其变冰雪霜雹，其谷豆稷，其畜彘牛，其果栗枣，其色黑丹黅，其味咸苦甘，其象冬，其经足少阴、太阳，其藏肾、心，其虫鳞倮，其物濡满，其病胀。

①王冰《黄帝内经素问》寒气及物则坚定。谧，静也。水之象也。沃，沫也。涌，溢也。寒之化也。（〔新校正云〕按《六元正纪大论》作其化凝惨慄冽。）非时而有。水齐土化。齐孕育也。水土齐实。黑加于丹黄，自正也。咸入于苦甘，化齐焉。气序凝肃，似冬之化。少阴，肾脉，太阳，膀胱脉也。肾胜心。水余，故鳞倮齐育。濡，水。满，土化也。（〔新校正云〕按土不及作肉，土太过作肌，此作满，互相成也。）水余也。

②马莳《黄帝内经素问注证发微》其化凛然,其气至坚,其政静谧,其令流注,其动漂泄沃涌,水性之动也。其德凝惨寒雾,《诗·信彼南山篇》云:雨雪雰雰。水性之寒也。其变冰雪霜雹,四者皆水,非时而有也。凡五谷、五畜、五果、五虫之类皆水齐土化,故物兼见也。其色黑丹黅,其味咸苦甘,水能克火,而水盛齐土,故三者兼见也。其气象为冬,水之盛也。其经足少阴肾经、足太阳膀胱经。其脏肾心,水火兼也。其物濡满,濡主水,而满主土也。其病胀,水气有余也。

③张介宾《类经》凛冽坚凝,寒之胜也。谧,安静也,音密。其令流注,水之性也。漂,浮于上也。泄,写于下也。沃,灌也。涌,溢也。寒之化也。寒雰,雨雪貌。雰音分。非时而有故曰变。豆,水谷。稷,土谷。水有余则齐土化也。彘,水畜。牛,土畜。彘齐牛育也。栗齐枣实也。水胜火而齐土,三色之见有盛衰也。亦水火土三味也。凡寒气霜雪冰,皆冬化同也。足少阴肾经,足太阳膀胱经,皆水之应也。肾胜心。水余故鳞齐倮育。濡,水化也。满,当作肉,土化也。水气盛也。

④张志聪《黄帝内经集注》凛冽,寒之化也。坚凝,寒之气也。谧,安静也。流注,水之性也。漂泄沃涌,水注之为病也。凝惨寒雾,寒气之和者。冰雪霜雹,寒极而变易也。其谷之豆稷,畜之彘牛,果之栗枣,虫之鳞倮,物之濡满,色之黑丹黅,味之咸苦甘,皆交相承制而生化也。其象应冬,其经合于足少阴肾足太阳膀胱,其藏合于肾心。其病胀者,水盛而乘土也。

⑤高士宗《黄帝素问直解》其化凛,水之凛冽也。其气坚,水之坚凝也。其政谧,水之安静也。其令流注,水之滋灌也。其动漂泄沃涌,水之泛溢也。其德凝惨寒雾,水之聚而能散也。雾,雪飞貌。其变冰雪霜雹,水淫太过,转柔为刚也。水虽太过。太过而往,不及随之,故水土火三气,并主其事。其畜彘牛,其果栗枣,水与土也。其色黑丹黅,其味咸苦甘,水火土也。其象冬,冬属水也,其经足少阴太阳,盖足少阴主肾水,而足太阳膀胱为之府。其脏肾心,水与火也,其虫鳞倮,其物濡满,水与土也。其病胀,脾土之病也。

⑥黄元御《黄元御医书全集》谧,静也。雾雨飞雪,飞扬之象。漂泄沃涌,下泄利而上涌吐也。胀者,水旺土湿,脾气不运也。

⑦张琦《素问释义》皆水气为患,即肿胀之类。王训沃为沫,义未明。凡动皆主病,则此为水病无疑也。非时而有。肾膀胱。肾胜心。肾实则胀。

⑧高亿《黄帝内经素问详注直讲全集》〔注〕漂泄沃涌,水胜故也。胀者,土气克水而为病也。

〔讲〕言乎其化,则化凛;言乎其气,则气坚;言乎其政,则政谧;言乎其令,则主流注;言乎其气之动而为病也,则为漂泄,为沃涌;言乎其气之布而为德也,则为凝惨,为寒雾;至若其变,则为冰雪,为霜雹焉。兼之少阴与太阳并胜,其时之见于谷者,有豆与稷;见于畜者,有彘与牛;见于果者,有栗与枣;见于色者,有黑丹黅;见于味者有咸苦甘也。推之其象,则应乎冬;其经则属乎少阴太阳,其脏则应乎肾之与心;其虫则主乎鳞之与倮;其所成之物则为濡满;其病则总以水气之太过,而为胀焉。

⑨孟景春等《黄帝内经素问译释》其化为凛冽，其气则坚凝，其权力为安静，它权力的表现是流动灌注，其活动则或为漂浮，或为下泻，或为灌溉，或为外溢，其性能是阴凝惨淡、寒冷雾气，其气候的变化为冰雪霜雹，在谷类为豆、稷，在畜类是猪、牛，在果类为栗、枣，显露的颜色是黑、朱红与黄，化生的五味是咸、苦、甘，其象征为冬天，在人体相应的经脉是足少阴、足太阳，在内脏是肾和心，化生的虫类为鳞虫、倮虫，生成物体属充满液汁肌肉的一类，如果发生病变是胀。

⑩任廷革《任应秋讲〈黄帝内经〉〈素问〉》此句未具体注释，总体概括此段为：（提要）论五运之太过。

⑪张灿玾等《黄帝内经素问校释》其化为凛寒，其气为坚凝，其政为静谧，其令为流动灌注，其变动为漂浮泄泻浇灌涌流，其德为阴凝凄惨寒冷，霜雪雾雾，其变化为霜雪冰雹，其在谷类应于豆与稷，其在畜类应于猪与牛，其在果类应于栗与枣，其在色为黑赤黄，其在味为咸苦甘，其征象应于冬，其在经脉应于足少阴、足太阳，其在脏应于肾与心，其在虫类应于鳞虫与倮虫，其在物体应于液汁充满，其发病为胀满。

⑫方药中等《黄帝内经素问运气七篇讲解》[其化凛，其气坚，其政谧]"凛"，指寒冷，亦有可畏之义。"其化凛"，意即冬天里气候严寒，令人可畏。"坚"，指坚硬。"其气坚"，指冬天里的天寒地冻现象。"谧"（mì 音密），有平静之义。"其政谧"，指冬天动物匿伏，植物不长，一自然界出现一派平静现象。这也是描述冬天里的自然景象以及为什么出现这些自然景象的道理。

[其令流注，其动漂泄沃涌]"流注"，指水的流动输注。"其令流注"，其义与"静顺之纪"一段中"其政流演"的含义相同，仍指水的正常表现。"漂泄"，指水的漂荡奔流；"沃"，指水的泡沫；"涌"，指水势汹涌，王冰注："沃，沫也。涌，溢也。""其动漂泄沃涌"，指水太多时所出现的漂上泄下、波涌流急的现象。由于季节上的冬，气候变化中的寒，物化现象上的藏，在五行归类上都属于水，因此这里是指水运太过。意即在水运太过之年，冬令来早，气候过度寒冷，属于反常现象。

[其德凝惨寒雾，其变冰雪霜雹]"凝惨寒雾"，指冬天里过于寒冷的气候反常变化。"冰雪霜雹"，指过于寒冷时的自然景象。全句意即水运太过之年，该年冬季特冷，出现冰雪霜雹过多的反常现象。

[其谷豆稷，其畜彘牛，其果栗枣，其色黑丹黅，其味咸苦甘]"豆"为水之谷，"稷"为土之谷；"彘"为水之畜，"牛"为土之畜；"栗"为水之果，"枣"为土之果；"黑"为水之色，"丹"为火之色，"黅"为土之色；"咸"为水之味，"苦"为火之味，"甘"为土之味。全句意即水运太过之年，由于气候太冷，不但水类有关谷肉果菜生长收成要受到影响，由于乘侮胜复的原因，其他属于土类、火类的谷肉果菜的生长收成也要受到影响。

[其象冬]"其象冬"，与"其应冬"同义，意即水运太过之年，其反常气候及物候

变化,主要表现在该年冬天。

[其经是少阴、太阳,其脏肾心]"足少阴太阳",即足少阴肾经及足太阳膀胱经。"肾心"即肾和心。全句意即水运太过之年,由于冬令气候严寒,人体疾病在经络上主要表现为足少阴肾经及足太阳膀胱经;在脏腑上由于乘侮胜复的原因,除了肾病以外,还要考虑心病。

[其虫鳞倮]"鳞",即鳞虫,在五行归类上属于水;"倮",即倮虫,在五行归类上属于土。"其虫鳞倮",意即岁水太过之年,不但属于水类的鳞虫在胎孕生长方面要受到影响,而且由于胜复原因,属于土类的倮虫在胎孕生长方面也要受到影响。

[其物濡满]"濡",指中多黏汁的果实,这类果实在五行归类上属于水;"满",指体肥肉厚的果实,这类果实在五行归类上属于土。"其物濡满",意即水运太过之年,不但属于水类的果实在生长收成方面要受到影响,而且由于胜复的原因,属于土类的果实在生长收成方面也要受到影响。

[其病胀]"胀",即肿胀,一般属于水饮不能正常排出体外而潴留体内的疾病表现,所以王冰注云:"水余也。"这种疾病一般多属于脾肾疾病。"其病胀",意即水运太过之年,由于脾肾疾病而可以在临床上出现肿胀症状。

⑬王洪图等《黄帝内经素问白话解》它的生化作用是寒气凛冽,所以流衍之气坚凝;它的职权是宁静;它的表现是流动灌注;它的变化可以使人体腹泻如水流涌出;它的特性是阴寒凝结,惨淡冰冻;它的异常变动是冰雪霜雹;它在谷类是豆、稷;它在畜类是猪、牛;它在果类是栗、枣;它在颜色是黑、赤、黄;它在五味是咸、苦、甘;它与冬季相应;它在人体经脉是与足少阴肾经和足太阳膀胱经相应;它在内脏是与心脏和肾脏相应;它在虫类是鳞虫、倮虫;它在物体是属于浆汁肉一类;它引起的病变是胀满。

⑭郭霭春《黄帝内经素问白话解》其生化为寒冷,其气为坚凝,其职权为安静,其表现是水湿流注,其在人体变动上是痛泄、吐涎沫,其特性是阴凝惨淡的寒气,其变化是冰雪霜雹,其在谷类是豆、稷,其在畜类是猪、牛,其在果类是栗、枣,其在颜色是黑、丹、黄,其五味是咸、苦、甘,其象征是冬天,其在人体的经脉是足少阴、太阳,其在内脏是肾、心,其虫类是鳞虫、倮虫,其在物体中属于液汁充满,其病变是胀满,这是火的生长之气不能布化的缘故。

(4)上羽而长气不化也。政过则化气大举,而埃昏气交,大雨时降,邪伤肾也。

①王冰《黄帝内经素问》上见太阳,则火不能布化以长养也。丙辰、丙戌之岁,上见天符水运也。(〔新校正云〕按《气交变大论》云:上临太阳,则雨冰雪,霜不时降,湿气变物。不云上徵者,运所胜也。)暴寒数举,是谓政过。火被水凌,土来仇复,故天地昏翳,土水气交,大雨斯降,而邪伤肾也。

②马莳《黄帝内经素问注证发微》故丙辰、丙戌上见太阳,乃天符水运也。则太阳属水,长气属火,天气不能布化以长养,是谓上羽而长气不化也。及其暴政已过,土来复仇,则化气大举,而埃昏气交,大雨时降,土邪乃伤肾也。

③张介宾《类经》上羽者,太阳寒水司天,丙辰、丙戌岁也。水气有余,又得其助,则火之长气不能布其化矣。按:此不言丙子、丙午、丙寅、申上徵者,运所胜也。水政太过,火受其害,土之化气,起而复之,故为埃昏大雨,而湿邪伤于肾也。

④张志聪《黄帝内经集注》上羽者,谓上临太阳寒水司天,乃丙辰丙戌二岁,水气太盛,故火气不能施化也。水政太过,则土来复之。埃昏,湿气上蒸也。气交者,湿气上升而为云,天气下降而为雨也。大雨时降,肾反受邪。

⑤高士宗《黄帝素问直解》水运太过,当丙辰丙戌之岁,太阳寒水上临,谓之上羽,水太过而水上临,则长气不能施化。长气,火气也。水政太过,始则水淫,继则土胜,故化气大举,而埃昏气交,埃昏气交,地气上升也,地气上升,故大雨时降,土气有余,则邪伤肾也。

⑥黄元御《黄元御医书全集》水运太过,若遇寒水司天,运临上羽,水旺火衰,则长气不化。水政过暴而克火,则土来复之,故埃昏大雨,湿邪伤肾也。

⑦张琦《素问释义》丙辰、丙戌上见太阳,水气太甚,故火不化。水位之下,土气承之,故过盛则反伤肾。

⑧高亿《黄帝内经素问详注直讲全集》〔讲〕然而上羽者,上见太阳也,彼丙辰丙戌之岁,本为天符寒水太过,为水胜克火,而上羽司天之气化独布,故火所主之长气不化也,使其时兼不务德,乘其胜以克火,则火所生之土以主化气者,必为母复仇,而其气大举焉。化气既为之大举,土气胜矣,土胜则水受土克,前番克火之水,至是而受土之克,将见埃昏气交,大雨时降,邪气转为之伤肾矣,水之太过有如是也。

⑨孟景春等《黄帝内经素问译释》若逢水气司天,水运更太过,二水相合,火气更衰,故流衍逢上羽,火生长之气更不能发挥作用。如果水行太过,则土气来复,而化气发动,以致地气上升,大雨不时下降,人们发生的病变,由于邪气伤于肾脏。

⑩任廷革《任应秋讲〈黄帝内经〉(素问)》此句未具体注释,总体概括此段为:(提要)论五运之太过。

⑪张灿玾等《黄帝内经素问校释》上羽而长气不化也:指丙辰、丙戌太阳寒水司天之年,则水气更甚,火之长气益受其侮,所以长气不得施化。

若遇到太阳寒水司天之年,水气更甚,则火之长气不能施化。水寒之气太过,则水所不胜之土的化气大兴而来复,尘埃昏暗弥漫天地之间,大雨时常降下,邪气乃伤害肾脏。

⑫方药中等《黄帝内经素问运气七篇讲解》[上羽而长气不化也]"上羽",即太阳寒水司天之年。"长气",即夏长之气。"上羽而长气不化",意即水运太过之年,如果同年的司天之气又是水,则是水上加水。这一年的气候,整体说来,就会特别寒冷,这样就会严重地影响农作物的正常生长。从五行概念来说,"羽"在五行归类上属于水,"长气",在五行归类上属于火,水可以克火,水气太盛,则火从水化,因此生长严重受损。水运太过之年,同年司天之气又是寒水司天,岁运与司天之气在五

行属行上相同为"天符"之年。天符之年气候变化剧烈,所以气候出现严重反常。

〔政过则化气大举,而埃昏气交,大雨时降,邪伤肾也〕"政过",指水运太过,"化气",指土气。"化气大举",指土气来复,"埃昏气交",指土气来复时湿雾如蒙的自然景象。"邪伤肾也",指土气来复时,土气偏胜而又出现土来乘水的新的损害的现象。

⑬王洪图等《黄帝内经素问白话解》如遇丙辰、丙戌两年,太阳寒水司天,水运太过,又得到司天之气的滋助,那么寒水之气更盛,水来克火,使火气更衰,于是长气不能够正常发挥作用。水气太盛,就会有土湿之气来制约报复它,于是化气大举,湿气弥漫于天地之间,大雨时常下降。引起的疾病,多是因为邪气损伤了肾脏的缘故。

⑭郭霭春《黄帝内经素问白话解》如水运太过,则土气来复,于是水土交争,大雨下降,水运衰败,邪气就会伤人的肾脏。

(5)故曰:不恒其德,则所胜来复,政恒其理,则所胜同化。此之谓也。

①王冰《黄帝内经素问》不恒,谓恃已有余,凌犯不胜。恒,谓守常之化,不肆威刑。如是则克己之气,岁同治化也。(〔新校正云〕详五运太过之说,具《气交变大论》中。)

②马莳《黄帝内经素问注证发微》故曰:凡五气恃已有余,凌犯不胜,是谓不恒其德,则所胜来复;如不肆威刑,政有恒德,则所胜同化,如木盛而与金土同化之义也。正此岁气之谓欤?新校正云:详五运太过之说,具《气交变大论》中。

③张介宾《类经》恒,常也。此结上文太过五运也。不恒其德则所胜来复,谓暴虐无德,侮彼不胜,则所胜者必起而报之也。政恒其理则所胜同化,谓安其常,处其顺,则所胜者亦同我之气而与之俱化矣,如木与金同化,火与水齐育之类是也。

④张志聪《黄帝内经集注》此总结五运之气,如恃强而不恒其德,则所胜之气来复,所谓侮反受邪,寡于畏也。如政令和平,各守其理,则所胜之气同化矣。同化者,即春有鸣条律畅之化,则秋有雾清凉之政是也。按上章论五运之气有余而往,不足随之,不足而往,有余从之,太过不及,为民病物变,上应五星,故曰《气交变大论》。此篇论五运主岁,有平气,有太过,有不及,各主果谷虫畜,草木生物,数声色味,生长收藏,皆五行政令之常,故曰《五常政大论》。运气七篇,大略相同而各有条理,学者各宜体认。

⑤高士宗《黄帝素问直解》暴烈其政,不务其德,是不恒其德也。化气政令,是政恒其理也。承上文意而总结之。言不恒其德,则所胜来复,如木之收气复,火之藏气乃复,土之大风至,金之大火流,水之化气大举者是也。政恒其理,则所胜同化,如谷畜果虫,皆胜气同化,五色五味,则兼三气者是也。既此岁运太过不及,而有淫复之谓也。此一节论五行平气,并不及太过之政也。

⑥黄元御《黄元御医书全集》恒,常也。太过之运,暴虐失常,则胜己者必来复之,政不失常,则胜己者亦同其化,不相克也。

⑦张琦《素问释义》承制之义,如是亢则抑之,和则应之,故有金同木化、木同土化,土同水化,水同火化,火同金化,如上所列也。

⑧高亿《黄帝内经素问详注直讲全集》〔讲〕合而观之,故曰凡木火土金水之五气,恃己阳刚之有余,以凌阴柔之不足,是谓不常其德。则五气阴柔之不足者,虽不能遽胜阳刚之有余,而五气所生之子必乘当胜之时,以为母复其仇焉。如五气各安其政,不肆威刑,是谓政常其理,将见四时之气,当时而至,既无太过,亦无不及,凌犯俱泯,何有胜复之变。虽间有所胜者,皆同乎五气之正化以为化,此岁运岁气,司天在泉,生克制化各当其时,各安其位之谓也。

⑨孟景春等《黄帝内经素问译释》不恒其德:不恒,失去常度的意思。德,指正常的性能。这里指运气太过而失去常度,其性变为暴烈而欺侮被我所胜者,如木运太过,土气受其侮等。所胜同化:在和平的状况下,凡所胜之气能各各相安,而与所主的运气同流合化。张介宾:"谓安其常,处其顺,则所胜者亦同我之气而与之俱化矣。如木与金同化、火与水齐育之类是也。"

所以说:运气太过的年份,其所行使的权力,失去了正常的性能,横施暴虐,而欺侮被我所胜者,但结果必有胜我者前来报复,若行使政令平和,合乎正常的规律,即使所胜的也能同化。就是这个意思。

⑩任廷革《任应秋讲〈黄帝内经〉(素问)》此句未具体注释,总体概括此段为:(提要)论五运之太过。

⑪张灿玾等《黄帝内经素问校释》不恒其德……则所胜同化:《类经》二十五卷第十三注"此结上文太过五运也,不恒其德则所胜来复。暴虐无德,侮彼不胜,则所胜者必起而报之也。政恒其理,则所胜同化,谓安其常,处其顺,则所胜者,亦同我之气而与之俱化矣。如木与金同化,火与水齐育之类是也。"

所以说五运不能行其正常的功德,恃强而侮其所不胜之气,则必有胜我之气来复,若按正常规律行其功德,则胜我之气亦能与之同化。就是这个意思。

⑫方药中等《黄帝内经素问运气七篇讲解》这是对岁运太过之年的小结。"恒",指恒守;"德",指正常的物化现象。"不恒其德,则所胜来复",意即岁运太过之年,由于气候偏胜反常,正常物候现象遭到损害,但是由于自然界本身具有的自调作用,因此出现相制方面的自调现象。这也就是前文所谓的"胜复"现象。"政恒其理","理",指条理,此处指正常或恰当。"同化",即所胜所不胜两方在物候上都处于正常状态。"政恒其理,则所胜同化",意即五运按正常规律运行时,尽管五运之间虽然各有所胜所不胜的问题,但并不出现乘侮的反常变化,而是各司其政,气候物候均皆正常。以春秋为例,春在五行上属于木,秋在五行上属于金。金与木的关系是相胜关系,即金可以克木。但是如果春秋两季在气候上正常,则春秋季在物候上也完全正常,并不因为金木是相胜关系而出现乘侮胜负的反常变化。此句各家所注大致相同。王冰注:"恒,谓守常之化,不肆威刑。如是则克己之气,岁同治化也。"张介宾注:"谓安其常,处其顺,则所胜者,亦同我之气而与之俱化矣,如木与

金同化,火与水齐育之类是也。"张志聪注:"如政令和平,各守其理,则所胜之气同化矣。同化者,即春有鸣条律畅之化,则秋有雾露清凉之政也。"高世栻注:"化气政令是政恒其理也。"均为此意。

⑬王洪图等《黄帝内经素问白话解》所谓运气太过的年份,失去了正常的性质,暴虐无忌,而欺侮所胜之气,结果必定会有所不胜之气来制约报复它。如果五运正常地发挥作用,即使有胜气来侵犯,也可能与主岁的运气同化,就是说的这个道理。

⑭郭霭春《黄帝内经素问白话解》不恒其德:(运气太过)失去正常的性能。

所以说,不保持正常的性能,以强凌弱,就会有胜我者前来报复。若功能的行使能守常规,就是有胜气来侵,也可能同化,就是这个意思。

第十七解

(一)内经原文

帝曰:天不足西北,**左**寒而右凉;地不满东南,**右**热而左温。其故何也? 岐伯曰:阴阳之气,高下之理,太少之异也。东南方,阳也;阳者,其精降于下,故右热而左温。西北方,阴也;阴者,其精奉于上,故左寒而右凉。是以地有高下,气有温凉,高者气寒,下者气热。故适寒凉者胀,之温热者疮。下之则胀已,汗之则疮已。此腠[注]理开闭之常,太少之异耳。

[注]腠:郭霭春《黄帝内经素问校注》、方药中等《黄帝内经素问运气七篇讲解》、人民卫生出版社影印顾从德本《黄帝内经素问》此处为"凑";张灿玾《黄帝内经素问校释》、孟景春等《黄帝内经素问译释》此处为"腠"。"凑理"即"腠理"。

(二)字词注释

(1)左、右

①王冰《黄帝内经素问》面巽言也。

②马莳《黄帝内经素问注证发微》左右皆自人坐西北面东南而言。

③张介宾《类经》以背乾面巽而言,乾居西北,则左为北,右为西,故左寒右凉;巽居东南,则右为南,左为东,故右热左温,而四季之气应之也。

④张志聪《黄帝内经集注》左、右。

⑤高士宗《黄帝素问直解》左右。

⑥黄元御《黄元御医书全集》背乾面巽而观之,北在左,西在右,是左寒而右凉也,南在右,东在左,是右热而左温也。

⑦张琦《素问释义》未具体注释。

⑧高亿《黄帝内经素问详注直讲全集》〔注〕左右,以坐西北,面东南而言。

⑨孟景春等《黄帝内经素问译释》指方位而言。西北之右是西方,属金,气凉;西北之左是北方,属水,气寒。东南之左是东方,属木,气温;东南之右是南方,属火,气热。

⑩任廷革《任应秋讲〈黄帝内经〉(素问)》未具体注释。

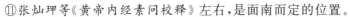

⑪张灿玾等《黄帝内经素问校释》左右,是面南而定的位置。

⑫方药中等《黄帝内经素问运气七篇讲解》"左右",指方位。

⑬王洪图等《黄帝内经素问白话解》未具体注释。

⑭郭霭春《黄帝内经素问白话解》指方位。西北的右方是西方,属金,气凉。西北的左方是北方,属水,气寒。

（2）适、之

①王冰《黄帝内经素问》适,往。

②马莳《黄帝内经素问注证发微》未具体注释。

③张介宾《类经》之,亦适也。适寒凉之地。

④张志聪《黄帝内经集注》适,从也。之,往也。

⑤高士宗《黄帝素问直解》适,往也,之,亦往也。

⑥黄元御《黄元御医书全集》感冒、感伤。

⑦张琦《素问释义》未具体注释。

⑧高亿《黄帝内经素问详注直讲全集》未具体注释。

⑨孟景春等《黄帝内经素问译释》适、之两字同义,在、至的意思。张介宾:"适寒凉之地,则腠理闭密,气多不达,故作内胀。之,亦适也。之温热之地,则腠理多开,阳邪易入,故为疮疡。"

⑩任廷革《任应秋讲〈黄帝内经〉（素问）》未具体注释。

⑪张灿玾等《黄帝内经素问校释》适:至也。之:与"适"义同。《大学》:"之其所亲,爱而辟焉。"注:"之,适也。"

⑫方药中等《黄帝内经素问运气七篇讲解》"适",此处指到或居住之意。"之",到的意思。

⑬王洪图等《黄帝内经素问白话解》均是往、至的意思。

⑭郭霭春《黄帝内经素问白话解》适:往的意思。

（三）语句阐述

（1）帝曰:天不足西北,左寒而右凉;地不满东南,右热而左温。其故何也?

①王冰《黄帝内经素问》面巽言也。

②马莳《黄帝内经素问注证发微》此论天下之地势病体、治法寿夭,有自四方而合言之者,有自一方而分言之者。天之不满者西北,其在正北则为左,而其气乃寒;正西则为右,而其气乃凉。地之不满者东南,其在正东则为左,而其气常温;正南则为右,而其气常热。左右皆自人坐西北面东南而言。

③张介宾《类经》天不足西北,故西北为天门。地不满东南,故东南为地户。《五常政大论》曰:所谓戊己分者,奎壁角轸,则天地之门户也。义与此通。此节以背乾面巽而言,乾居西北,则左为北,右为西,故左寒右凉;巽居东南,则右为南,左为东,故右热左温,而四季之气应之也。

④张志聪《黄帝内经集注》此句未具体注释。

下篇 五常政大论篇

⑤高士宗《黄帝素问直解》承上文五运太过不及之意,问天地四方亦有太过不及也。天为阳,阳气温热,地为阴,阴气寒凉。天不足西北,则西北方之阳气少,故左右寒凉。地不满东南,则东南方之阴气少,故左右温热,所以不足不满者,其故何也?

⑥黄元御《黄元御医书全集》天不足西北,故乾为天门,此天气之所缺也。地不满东南,故巽为地户,此地气之所缺也。背乾面巽而观之,北在左,西在右,是左寒而右凉也,南在右,东在左,是右热而左温也。

⑦张琦《素问释义》阳主降自上而下,东南地下,故南热而东温,始东而极于南也。阴主升自下而上,西北地高,故北寒而西凉,始西而极于北也。

⑧高亿《黄帝内经素问详注直讲全集》〔注〕左右,以坐西北,面东南而言。西北地高,阴气常在,然正北为左,故气寒,正西为右,故气凉。天不足西北者,以天之气为阳,而寒凉却见于西北也。东南地下,阳气常在,然正东为左,故气温,正南为右,故气热。地不满东南者,以地之气为阴,而温热却见于东南也。且惟天之气为阳,东南方下,阳精下降,故南热而东温。

〔讲〕黄帝曰:五运之气,其平气与太过不及者,既得闻其详矣。然天下之地势,各有不同,岂其为病,亦无异乎?今以一方言之,如天之气,常不足于西北,而在左之正北,其气常寒,在右之正西,其气常凉。又如地之气,恒不满乎东南,而在右之正南,其气常热,在左之正东,其气常温。一方且如是矣,而况天下之大势乎?久矣,不知其何故也?愿卒闻之。

⑨孟景春等《黄帝内经素问译释》左、右:指方位而言。西北之右是西方,属金,气凉;西北之左是北方,属水,气寒。东南之左是东方,属木,气温;东南之右是南方,属火,气热。

黄帝问:天气不足于西北,北方寒而西方凉;地气不满于东南,南方热而东方温。这是什么缘故?

⑩任廷革《任应秋讲〈黄帝内经〉〈素问〉》(提要)论四方地气之异。(讲解)"天不足西北"是指西北地域的阳气不足,所以"左寒而右凉",即整个西北偏于寒凉。"地不满东南"是说东南地域的阴气不足,所以"右热而左温",即东南与西北比较其温度要高得多。

⑪张灿玾等《黄帝内经素问校释》天不足西北、地不满东南:高士宗注"天为阳,阳气温热;地为阴,阴气寒凉。天不足西北,则西北方之阳气少,故左右寒凉;地不满东南,则东南方之阴气少,故左右温热"。左寒而右凉、右热而左温:左右,是面南而定的位置。西北方的右为西方气凉,左为北方气寒;东南方的左是东方气温;右是南方气热。

黄帝说:天的阳气不足于西北,所以左边寒右边凉;地的阴气不满于东南,所以右边热而左边温,这是什么原因呢?

⑫方药中等《黄帝内经素问运气七篇讲解》"天",指天空,"地",指大地。"左

右",指方位。由于在方向上有东南西北的不同,因此这里所指的左右也有不同。在面向东南的方位上,从前看,则左为东,右为南,从后看,则左为北,右为西。"东"在气候上代表温,"南"在气候上代表热,"西"在气候上代表凉,"北"在气候上代表寒。全句意即在西北方由于地势偏高,崇山峻岭,从下往上看,天空被高山遮挡了许多,大地上阳光照射面相对减少,所以气候上也就相对寒凉,尤其是偏北的方位上更冷一些。这就是原文所谓的"天不足西北,左寒而右凉"。在东南方地势偏低,滨临大海,从上往下看,大地为海水吞没了许多,由于没有高山遮挡,大地上的阳光照射面相对增大,所以在气候上也就相对炎热,尤其是在偏南的方位上更要热些。这就是原文所谓的"地不满东南,右热而左温"。这是古人从实际观察中已经认识到地势高低与气候变化密切相关。

⑬王洪图等《黄帝内经素问白话解》黄帝说:西北方的阳气不足,所以北方寒而西方凉;东南方的阴气不足,所以南方热而东方温,这是什么缘故呢?

⑭郭霭春《黄帝内经素问白话解》左寒而右凉:"左、右",指方位。西北的右方是西方,属金,气凉。西北的左方是北方,属水,气寒。右热而左温:东南的左方是东方,属木,气温。东南的右方是南方,属火,气热。

黄帝道:天气不足于西北,北方寒,西方凉;地气不满于东南,南方热,东方温。这是什么缘故?

(2)岐伯曰:阴阳之气,高下之理,太少之异也。

①王冰《黄帝内经素问》高下,谓地形。太少,谓阴阳之气盛衰之异。今中原地形,西北方高,东南方下,西方凉,北方寒,东方温,南方热。气化犹然矣。

②马莳《黄帝内经素问注证发微》此句未具体注释。

③张介宾《类经》此下皆言地理之异也。高下,谓中原地形,西北方高,东南方下也。大小,谓山河疆域,各有大小也。故阴阳之气有不齐,而寒热温凉,亦各随其地而异矣。

④张志聪《黄帝内经集注》阴阳之气者,谓四方有寒热之气。高下之形者,谓地土有高下之形。太少者,四象也。因四方之气象而各有异也。

⑤高士宗《黄帝素问直解》太,有余也。少,不足也。天不足西北,地不满东南,乃阴阳之天气,高下之地理,其中有太少之异也。

⑥黄元御《黄元御医书全集》此以阴阳之气各有分位(东南为阳,西北为阴),高下之理(西北高,东南下),太少之异也(南为太阳,东为少阳,北为太阴,西为少阴)。

⑦张琦《素问释义》精随气行,言精而气见矣。《阴阳应象论》云:阳者其精并于上,阴者其精并于下,语正相反,义实相成。以人身言,则耳目为阳,左属东南;手足为阴,右属西北。以高下言,则东南为下,西北为上。以左右言,则左为上,右为下,其实一耳。

⑧高亿《黄帝内经素问详注直讲全集》〔注〕惟地之气为阴,西北方高,阴精上

升,故北寒而西凉。不可见地有高下,高者得阴,气以为凉,而其气常寒,下者得阳气以为温,而其气常热。

〔讲〕岐伯对曰:所谓寒凉热温者,皆不外此阴阳之气也,所谓东西南北者,皆不外此高下之理也。

⑨孟景春等《黄帝内经素问译释》岐伯道:天气有阴阳,地势有高低,其中都有太过与不及的差异。

⑩任廷革《任应秋讲〈黄帝内经〉〈素问〉》(讲解)这些都是正常的现象,正如《素问·六元正纪大论》中云"至高之地,冬气常在;至下之地,春气常在",故曰"阴阳之气,高下之理,太少之异也",这准确反映了整个中国的地貌和气候特点。

⑪张灿玾等《黄帝内经素问校释》阴阳之气,高下之理,太少之异:王冰注"高下,谓地形。太少,谓阴阳之气盛衰之异。今中原地形,西北方高,东南方下,西方凉,北方寒,东方温,南方热,气化犹然矣"。"西北、东南,言其大也。夫以气候验之,中原地形所居者,悉以居高则寒,处下则热。尝试观之,高山多雪,平川多雨,高山多寒,平川多热,则高下寒热可征见矣。"此论说明由于地理有高下的不同,阴阳之气有多有少,所以气温有寒热的差异。

岐伯说:这是由于南北有阴气与阳气多少的区别,地理有高下的不同,气有太过不及的差异。

⑫方药中等《黄帝内经素问运气七篇讲解》"阴阳",这里是指气候的寒热温凉;"高下",这里是指地势高低;"太少",这里是多少之义。全句是解释地势高低与气候寒热温凉的关系。意即西北方由于地势偏高,阳气相对不足,阴气相对偏胜,所以气候偏于寒凉。东南方由于地势偏低,阳气相对有余,阴气相对不足,所以气候偏于温热。

⑬王洪图等《黄帝内经素问白话解》岐伯说:天气的阴阳,地势的高低,都有太过和不及的区别。

⑭郭霭春《黄帝内经素问白话解》岐伯说:天气的阴阳,地理的高下,都随着四方疆域的大小而有所不同。

(3) 东南方,阳也;阳者,其精降于下,故右热而左温。

①王冰《黄帝内经素问》阳精下降,故地气以温而知之于下矣。阳气生于东而盛于南,故东方温南方热,气之多少明矣。

②马莳《黄帝内经素问注证发微》伯言天气为阳,西北方高,东南方下,而阳精下降,故南热而东温。《革象新书》云:星有极星,北极高出于地三十六度,常见不隐。《乡饮酒礼》云:天地温厚之气,始于西北而盛于东南。

③张介宾《类经》阳气自上而降下,东南方下,故东方温而南方热,阳始于东而盛于南也。

④张志聪《黄帝内经集注》精者,即天乙所生之精水也。天气包乎下,精气通于天,故《阴阳应象论》曰:天有精,地有形。盖天为阳而精为阴,阴阳上下之环转

也。故阴精降于下,则阳气升于上,是以右热而左温。

⑤高士宗《黄帝素问直解》东南为阳,故东南方阳也,阳者,阳气有余,其阴精之气,则降于下,阴精下降,阳气有余,故右热而左温。

⑥黄元御《黄元御医书全集》阳自上而下降,东南方下,故右热而左温。

⑦张琦《素问释义》此句未具体注释。

⑧高亿《黄帝内经素问详注直讲全集》〔讲〕试以阴阳之气,高下之理,为帝言之。今夫天气为阳,西北方高,东南方下,故天之阳精下降,南常热而东常温。

⑨孟景春等《黄帝内经素问译释》东南方属阳;阳气有余,阳精自上而下降,所以南方热而东方温。

⑩任廷革《任应秋讲〈黄帝内经〉〈素问〉》(讲解)"东南方,阳也,阳者其精降于下,故右热而左温",这是解释东南方为什么会温热。

⑪张灿玾等《黄帝内经素问校释》东南方属阳,阳气的精华自上而降于下,所以南方热而东方温。

⑫方药中等《黄帝内经素问运气七篇讲解》"东南方,阳也",意即东南方阳气偏胜。"精",有精华之义,此处指阳的作用;"降于下",指阳气的作用由上而下。全句意即东南方由于地势偏低,太阳光直接照射大地的面积相对增大,所以东南方气候偏于温热。

⑬王洪图等《黄帝内经素问白话解》东南方属于阳,阳的精气自上而下降,所以南方热而东方温。

⑭郭霭春《黄帝内经素问白话解》东南方属阳,阳的精气自上而下降,则南方热而东方温。

(4) 西北方,阴也;阴者,其精奉于上,故左寒而右凉。

①王冰《黄帝内经素问》阴精奉上,故地以寒而知之于上矣。阴气生于西而盛于北,故西方凉北方寒,君面巽而言,臣面乾而对也。(〔新校正云〕详天地不足阴阳之说,亦具阴阳应象大论中。)

②马莳《黄帝内经素问注证发微》地气为阴,东南方下,西北方高,而阴精上升,故北寒而西凉。

③张介宾《类经》阴气自下而奉上,西北方高,故西方凉而北方寒,阴始于西而盛于北也。

④张志聪《黄帝内经集注》阴精奉于上,则阳气藏于下,故左寒而右凉。

⑤高士宗《黄帝素问直解》西北为阴,故西北方阴也,阴者,阴气有余,阴精之气奉于上,阴精上奉,阳气不足,故左寒而右凉。

⑥黄元御《黄元御医书全集》阴自下而上奉,西北方高,故左寒而右凉。

⑦张琦《素问释义》此句未具体注释。

⑧高亿《黄帝内经素问详注直讲全集》〔讲〕地气为阴,东南方下,西北方高,故地之阴精上升,北常寒而西常凉。

⑨孟景春等《黄帝内经素问译释》西北方属阴；阴气有余，阴精自下而上奉，所以北方寒而西方凉。

⑩任廷革《任应秋讲〈黄帝内经〉〈素问〉》(讲解)"西北方，阴也，阴者其精奉于上，故左寒而右凉"，这是解释为什么西北寒凉。

⑪张灿玾《黄帝内经素问校释》西北方属阴，阴气的精华自下而奉于上，所以北方寒而西方凉。

⑫方药中等《黄帝内经素问运气七篇讲解》"西北方，阴也"，意即西北方阴气偏胜。"精"，此处指阴气的作用；"奉于上"，指阴气的作用由下而上。全句意即西北方由于地势偏高，高山挡住了天空，太阳光直接照射大地的面积相对减少，所以西北方气候偏于寒凉。

⑬王洪图《黄帝内经素问白话解》西北方属于阴，阴的精气自下而上奉，所以北方寒而西方凉。

⑭郭霭春《黄帝内经素问白话解》西北方属阴，阴的精气自下而上奉，则西方凉而北方寒。

(5)是以地有高下，气有温凉，高者气寒，下者气热。

①王冰《黄帝内经素问》(〔新校正云〕按《六元正纪大论》云：至高之地，冬气常在。至下之地，春气常在。)

②马莳《黄帝内经素问注证发微》伯言天气为阳，西北方高，东南方下，而阳精下降，故南热而东温。《革象新书》云：星有极星，北极高出于地三十六度，常见不隐《乡饮酒礼》云：天地温厚之气，始于西北而盛于东南。地气为阴，东南方下，西北方高，而阴精上升，故北寒而西凉。《革象新书》云：南极下入于地三十六度，常隐不见。《乡饮酒礼》云：天地严凝之气，始于东南而盛于西北，故高寒下热。故地之高者，得阴气以为凉，而其气常寒。

③张介宾《类经》《六元正纪大论》曰：至高之地，冬气常在，至下之地，春气常在。正此谓也。

④张志聪《黄帝内经集注》西北势高，东南地陷，故高者气寒，下者气热。(眉批)阴精从西而北，阳气自东而南。

⑤高士宗《黄帝素问直解》又西北地高，东南地下，西北地凉，东南地温，是以地有高下，气有温凉。温，犹热也，凉，犹寒也。故高者气寒，下者气热。

⑥黄元御《黄元御医书全集》以地有高下，气有温凉，高者气寒，下者气热，一定之数也。

⑦张琦《素问释义》《六元正纪论》云：至高之地冬气常在，至下之地春气常在。

⑧高亿《黄帝内经素问详注直讲全集》〔讲〕且地之高者，得阴气以为凉，而其气常寒；地之下者，得阳气以为温，而其气常热。由此推之，不无大小之异也。彼一方之中，东南方，阳位也，凡居阳位者，其天之阳精，常降于下，故正南之右常热，正东之左常温；西北方，阴位也，凡居阴位者，其地之阴精，常奉于上，故正北之左多

寒,正西之右多凉。所以地有高下之分,气有温凉之别,何也？盖高者其气寒,下者其气热也。

⑨孟景春等《黄帝内经素问译释》因此地势有高有低,气候有温有凉,地势高的气候寒凉,地势低下的气候温热。

⑩任廷革《任应秋讲〈黄帝内经〉〈素问〉》(讲解)正因为地域高低、寒热之异,在人体的病变表现也各异。

⑪张灿玾等《黄帝内经素问校释》因而地理有高下的区别,气候有温凉的不同,地理高峻的则气候寒凉,地理低下的则气候温热。

⑫方药中等《黄帝内经素问运气七篇讲解》这是对前述地势高下与气候温凉之间关系的总结。这就是说地势高下与气候温凉密切相关。高的地方就冷,低的地方就热。王冰在注解此节时曾就我国当时的地理情况作了比较具体的记述和分析,读者可以参看原注。从这些调查和记述可以说明上述结论都是古人从实际观察而来。这里需要指出,上述结论,在《素问·阴阳应象大论》中亦有类似论述,但是在其论述中把"天不足西北","地不满东南"等论述与人体的耳目手足联系起来,所以不能为多数学者所接受,甚至认为这是属于中医学中的糟粕而加以批判。我们认为,把地势高低和人体的耳目手足左右联系,这是不符合实际情况的,此可能系后世注文误刻并入原文之中的。但是,该篇这一段原文所提出的"天地阴阳所不能全也,故邪居之"这一结论,还是正确的,更不能据此而完全否定"天不足西北""地不满东南"的提法,而应该具体分析,区别对待。

⑬王洪图等《黄帝内经素问白话解》因此,地势有高有低,气候有温有凉,地势高的区域气候就寒凉,地势低的区域气候就温热。

⑭郭霭春《黄帝内经素问白话解》所以地势有高低,气候有温凉,地势高峻气候就寒,地势低下气候就热。

(6)故适寒凉者胀,之温热者疮。下之则胀已,汗之则疮已。此腠理开闭之常,太少之异耳。

①王冰《黄帝内经素问》西北、东南,言其大也。夫以气候验之,中原地形所居者,悉以居高则寒,处下则热。尝试观之,高山多雪,平川多雨,高山多寒,平川多热,则高下寒热可微见矣。中华之地,凡有高下之大者,东西、南北各三分也。其一者自汉蜀江南至海也,二者自汉江北至平遥县也;三者自平遥北山北至蕃界北海也。故南分大热,中分寒热兼半,北分大寒。南北分外,寒热尤极。大热之分其寒微,大寒之分其热微。然其登陟极高山顶,则南面北面,寒热悬殊,荣枯倍异也。又东西高下之别亦三矣,其一者自汧源县西至沙州,二者自开封县西至汧源县,三者自开封县东至沧海也。故东分大温,中分温凉兼半,西分大凉。大温之分,其寒五分之二;大凉之分,其热五分之二。温凉分外,温凉尤极,变为大暄大寒也。约其大凡如此。然九分之地,寒极于西(守)北,热极于东(守)南。九分之地,其中有高下不同,地高处则燥(守),下处则湿(守),此一方之中小异也。若大而言之,是则高下

之有二也。何者？中原地形，西高北高，东下南下。今百川满凑，东之沧海，则东南西北高下可知。一为地形高下，故寒热不同；二则阴阳之气有少有多，故表温凉之异尔。今以气候验之，乃春气西行，秋气东行，冬气南行，夏气北行，以中分校之，自开封至汧源，气候正与历候同。以东行校之，自开封至沧海，每一百里，秋气至晚一日，春气发早一日。西行校之。自汧源县西至蕃界碛石，其以南向及西北东南者，每四十里，春气发晚一日，秋气至早一日；北向及东北西南者，每一十五里，春气发晚一日，秋气至早一日。南行校之，川形有北向及东北西南者，每五百里，（〔新校正云〕按别本作二（守）十五里。）阳气行早（守）一日，阴气行晚（守）一日；南向及东南西北川，每一十五里，热气至早一日，寒气至晚一日；广平之地，则每二（守）十里，阳气发早一日，寒气至晚一日。北行校之，川形有南向及东南西北者，每二十五里，阳气行晚一日，阴气行早一日；北向及东北西南川，每一十五里，寒气至早一日，热气至晚一日；广平之地，则每二十里，热气行晚一日，寒气至早一日。大率如此。然高处峻处，冬气常在，平处下处，夏气常在，观其雪零草茂，则可知矣。然地土固有弓形川、蛇形川、月形川，地势不同，生杀荣枯，地同而天异。凡此之类，有离向丙向巽向乙向震向艮向（守）处，则春气早至，秋气晚至，早晚校十五日，有丁向坤向庚向兑向辛向乾向坎向处，则秋气早至，春气晚至，早晚亦校二十日。是所谓带山之地也，审观向背，气候可知。寒凉之地，腠理开少而闭多，闭多则阳气不散，故适寒凉腹必胀也。湿热之地，腠理开多而闭少，开多则阳发散，故往温热皮必疮也。下之则中气不余，故胀已。汗之则阳气外泄，故疮愈。

②马莳《黄帝内经素问注证发微》《六元正纪大论》云：至高之地，冬气常在。寒凉之地，腠理开少而闭多，阴气凝滞，腹必成胀，下之则胀已。地之下者，得阳气以为温，而其气常热。《六元正纪大论》云：至下之地，春气常在。温热之地，腠理开多而闭少，邪气易感，体必生疮，汗之则邪散，故疮已。此虽不能尽然，而特有大小之异耳。

③张介宾《类经》之，亦适也。适寒凉之地，则腠理闭密，气多不达，故作内胀。之温热之地，则腠理多开，阳邪易入，故为疮疡。胀在里，故下之则已。疮在表，故汗之则已（编者按：此处应为"已"）。此其为胀为疮，虽为腠理开闭之常，然寒热甚者病则甚，微者病则微，乃有大小之异耳。王氏（王冰）曰：西北、东南，言其大也。夫以气候验之，中原地形，所居者悉以居高则寒，处下则热。尝试观之，高山多雪，平川多雨，高山多寒，平川多热，则高下寒热可征见矣。中华之地，凡有高下之大者，东西、南北各三分也。其一者，自汉蜀江，南至海也；二者，自汉江，北至平遥县也；三者，自平遥北山，北至蕃界北海也。故南分大热，中分寒热兼半，北分大寒。南北分外，寒热尤极。大热之分其寒微，大寒之分其热微。然而登陟极高山顶，则南面北面；寒热悬殊，荣枯倍异也。又东西高下之别亦三矣，其一者，自汧源县，西至沙洲；二者，自开封县，西至汧源县；三者，自开封县，东至沧海也。故东分大温，中分温凉兼半，西分大凉。大温之分，其寒五分之二；大凉之分，其热五分之二。温

凉分外,温凉尤极,变为大暄大寒也。约其大凡如此。然九分之地,寒极于西北,热极于东南。九分之地,其中有高下不同,地高处则燥,下处则湿,此一方之中小异也。若大而言之,是则高下之有二也。何者?中原地形,西高北高,东下南下。今百川满凑,东之沧海,则东南西北,高下可知。一为地形高下,故寒热不同;二则阴阳之气有少有多,故表温凉之异尔。今以气候验之,乃春气西行,秋气东行,冬气南行,夏气北行。以中分校之,自开封至汧源,气候正与历候同。以东行校之,自开封至沧海,每一百里,秋气至晚一日,春气发蚤一日。西行校之,自汧源县西至蕃界碛石,其以南向及西北、东南者,每四十里,春气发晚一日,秋气至蚤一日;北向及东北、西南者,每一十五里,春气发晚一日,秋气至蚤一日。南行校之,川形有北向及东北西南者,每一十五里,阳气行晚一日,阴气行蚤一日;南向及东南西北川,每一十五里,热气至蚤一日,寒气至晚一日;广平之地,则每五十里,阳气发蚤一日,寒气至晚一日。北行校之,川形有南向及东南、西北者,每二十五里,阳气行晚一日,阴气行蚤一日;北向及东北、西南川,每一十五里,寒气至蚤一日,热气至晚一日;广平之地,则每二十里,热气行晚一日,寒气至蚤一日。大率如此。然高处峻处,冬气常在,平处下处,夏气常在,观其雪零草茂,则可知矣。然地土固有弓形川、蛇形川、月形川,地势不同,生杀荣枯,地同而天异。凡此之类,有离向、丙向、巽向、乙向、震向处,则春气蚤至,秋气晚至,蚤晚校十五日;有丁向、坤向、庚向、兑向、辛向、乾向、坎向、艮向处,则秋气蚤至,春气晚至,蚤晚亦校二十日。是所谓带山之地也。审观向背,气候可知。寒凉之地,腠理开少而闭多,闭多则阳气不散,故适寒凉腹必胀也。湿热之地,腠理开多而闭少,开多则阳气发散,故往温热皮必疮也。下文则中气不余,故胀已。汗之则阳气外泄,故疮已。按:王氏(王冰)此论,以中国之地分为九宫,而九宫之中复分其东西南北之向,则阴阳寒热各有其辨,不可不察也。详汉蜀江,即长江也。自江至南海,离宫也。自江至平遥县,中宫也,今属山西汾州界。自平遥北至蕃界北海,坎宫也。此以南北三分为言也。汧源县,即汧阳县,今属陕西凤翔府。自汧源西至沙洲,兑宫也。自开封西至汧源,中宫也。自开封东至沧海,震宫也。此以东西三分为言也。五正之宫得其详,则四隅之气可察矣。

④张志聪《黄帝内经集注》此复论精气之从中而上下升降者也。适,从也。适生于寒凉之方,阴气上奉则阳气下藏,故多胀,所谓藏寒生满病也。之,往也。往处于温热之方,阴气下降则阳气上升,故多疮,所谓痛痒疮疡皆属于火也。故下之则阴精降而阳气自升,故胀者已。汗乃阴液,汗之则阴液升而阳气自降,故疮者愈。此精气出入于肌腠之间,上下升降,一阖一开,乃自然之常理。人生于天地气交之中,有四方寒热之异,当从其气而调之,自然苛疾不起。按精气上下环转,包乎地之外也。燥以干之,暑以蒸之,风以动之,湿以润之,寒以坚之,火以温之,此精气之贯乎中也。以上二节当与《五运行大论》合参。

⑤高士宗《黄帝素问直解》适,往也,故往西北寒凉之方者,阴气有余,则病胀。之,亦往也,往东南温热之方者,阳气有余,则生疮,下之者,天气下降之意,阴寒而

得阳热,则胀已。汗之者,地气上升之意,阳热而得阴液,则疮已。西北寒凉,腠理多闭少开,东南温热,腠理多开少闭。故曰此腠理开闭之常,其中有太少之异耳。

⑥黄元御《黄元御医书全集》感冒寒凉,则腠理闭而内生胀满。感伤温热,则腠理开而外生疮疡。下之则胀内已,汗之则疮外已。此腠理开闭随乎地势之常,阴阳太少之异耳(阴主闭,阳主开)。

⑦张琦《素问释义》寒凉之地腠理闭密,阳气不得通行,多为胀满。下之,则里气疏通而胀已。温热之地,腠理开泄,卫气不固,风热中于肌肤,营气不从,多生痈肿,汗之,则邪从表出而疮已。此亦举其大凡耳。

⑧高亿《黄帝内经素问详注直讲全集》〔批〕此因地之高下,以明其气之不同,病之各异,而治之亦非一法也。

〔注〕独是凉寒则气收,故适高为凉寒之地者,腠理密而不疏,邪之中也,多内痞为胀。温热则气泄,故适下为温热之地者,腠理疏不密,邪之中也,多外泄为疮。胀宜下,疮宜汗。此治病者,所以当审其地之凉寒温热,而辨其气之甚不甚也。

〔讲〕寒凉则气收,故适当其寒凉之地者,腠理密而不疏,阴气凝滞,受邪必主内痞而为胀。适当其温热之地者,其气多开而少闭,阳气发泄,受病必主外泄而为疮。证之不同如是,治法岂能强同? 必也以下法治胀而胀乃可消,以汗法治疮而疮乃可已。此腠理开闭之常也,治病者当审其地之寒凉温热,或盛或不盛,以别其大小之不同焉,可也。

⑨孟景春等《黄帝内经素问译释》适、之:适、之两字同义,在、至的意思。张介宾:"适寒凉之地,则腠理闭密,气多不达,故作内胀。之,亦适也。之温热之地,则腠理多开,阳邪易入,故为疮疡。"

所以在西北寒凉的地方多胀病,在东南温热的地方多疮疡。胀病用下法则胀可消,疮疡用汗法则疮疡自愈。这是气候和地理影响人体腠理开闭的一般情况,无非是太过和不及的区别罢了。

⑩任廷革《任应秋讲〈黄帝内经〉〈素问〉》(讲解)正因为地域高低、寒热之异,在人体的病变表现也各异:因气候寒冷,则皮毛收引腠理收缩,阳气多盛于内而不达于外,病则多外寒内热,易发"胀"的病变;因气候温热,腠理常开,经常出汗,皮肤容易感染,则好发为疮痈;"胀"有轻有重,"疮"也有轻有重,故曰"太少之异也"。这里表达的意思是,虽然五运六气有一般的规律,但是不能离开地域、地貌来认识。

⑪张灿玾等《黄帝内经素问校释》适:至也。之:与"适"义同。《大学》:"之其所亲,爱而辟焉。"注:"之,适也。"下之则胀已……太少之异耳:王冰注:"寒凉之地,腠理开少而闭多,闭多则阳气不散,故适寒凉腹必胀也。湿热之地,腠理开多而闭少,开多则阳发散,故往温热皮必疮也。下之则中气不余,故胀已。汗之则阳气外泄,故疮愈。"

所以若至气候寒凉处,易受寒邪而发生胀病,若至气候温热处,易受热邪而发生疮疡,用通下法则胀病可以治愈,用发汗法则疮疡可以治愈,这不过是人体腠理开阖的一般规律和气有太过不及的差异罢了。

⑫方药中等《黄帝内经素问运气七篇讲解》[故适寒凉者胀]"适",此处指到或居住之意。"胀",指腹胀。"适寒凉者胀",意即在寒凉地区居住的人,由于气候寒冷,人体肌表受寒凉之气的束闭,汗出减少,体内阳气不能正常外散,因此有可能热郁在里形成燥屎内结而出现腹部胀满等症状。

[之温热者疮]"之",到的意思,"之温热者疮",意即在温热地区的人,由于气候炎热,人体肌表受炎热之气的作用,汗出很多,容易感受外邪,因此有可能皮肤生疮。

[下之则胀已]"下",指治疗上的下法。"已",此处指痊愈。"下之则胀已",意即由于燥屎内结的腹胀症状,应该用下法治疗则获愈。

[汗之则疮已]"汗",指治疗上的汗法。"汗之则疮已",意即由于汗出增多感受外邪而出现皮肤生疮,应该用汗法来治疗。由于燥屎内结,大便不通而出现的腹部胀满,"下之则胀已"很容易理解,但是,由于汗出太多而发生的皮肤感染,"汗之则疮已"则不好理解,因此有必要加以讨论。什么是汗法?我们认为,汗法就是用具有发汗作用的药物或者其他物理方法,使患者出汗或者使汗出正常,借以达到治疗目的的一种治疗方法。人体的汗,中医学认为它是人体阴阳变化中的产物,具有和调人体阴阳偏胜的重要作用。换句话说,即认为汗是人体正常生理活动的产物,有调节人体内外的功能。比如在天气热、活动多、运动量大的时候,或者在过食辛辣食物时,人体内的阳气受到温热作用而产生偏胜的时候,便会出汗。通过出汗使阳气偏胜现象趋于和调。在天气冷、活动少、运动量小的时候,或者在饮食冰凉酸苦等食物时,人体的阳气受到寒凉的作用而产生偏衰的时候,人体便不出汗以保护阳气,使阳气不致散失。又如人体有病发热时,一般总要出一点汗然后才慢慢退热。这个时候的汗,中医学认为是正气战胜邪气的表现,是人体调节功能恢复了的象征。这就是《素问·评热病论》中所谓的:"今邪气交争于骨肉而得汗者,是邪却而精胜也,精胜则当能食而不复热。"《素问·生气通天论》中亦谓:"是故阳因而上,卫外者也……体若燔炭,汗出而散。"如果发热的病人,始终不能出汗,中医学便认为这是患者调节功能丧失不能恢复的表现,预后不好。吴有性在《温疫论》中提出:"温病有汗则生,无汗则死。"总之,汗是人体正常生理活动或者病理活动的产物,是人体调节功能正常与否的重要指征,因此,所谓"汗法",从本质来说,与其说它是发汗的方法,毋宁说它是增强人体调节功能,激发人体卫外作用的一种治疗方法。弄清了汗和汗法的实质,那么"适寒凉者胀,之温热者疮,下之则胀已,汗之则疮已"这一段原文也就不难理解了。在寒凉的地方,由于寒凉的原因,皮肤汗出减少或无汗,人体阳气不能正常外泄,所以就有可能出现体内阳气偏胜而燥屎内结、腹部胀满的里实症状。所以"下之则胀已",需要用下法来治疗。在炎热的地方,由于炎热的原因,人体阳气偏胜,皮肤为了散泄偏胜的阳气,汗出增多,这本来是人体正常调节的表现,但是如果汗出过多,肌表的调节能力就会受到损害,皮肤的卫外作用,亦

即抵抗外邪侵犯的能力就会减弱,因此也就有可能出现皮肤感染等表虚症状,所以"汗之则疮已",就是说需要用汗法,亦即增强肌表卫外能力的治疗方法来作治疗。

[此凑理开闭之常,太少之异耳]"凑理",即腠理。《金匮要略·脏腑经络先后病脉证》谓:"腠者,是三焦会通元真之处,为血气所注;理者,是皮肤脏腑之文理也。"这就是说,"腠理"就是脏腑皮肤的表面部分,此处是指肌表皮肤。"开闭",指出汗或无汗,汗出是由于腠理开,无汗是由于腠理闭。"太少",指阴阳之气的盛衰。"太"属于盛;"少",属于衰。全文意即为什么会出现无汗或多汗? 这与气候的寒热温凉有关。为什么会出现气候的温热寒凉? 这又与阴阳之气的盛衰有关,所谓"阳盛则热,阴盛则寒"。

⑬王洪图等《黄帝内经素问白话解》适、之:均是往、至的意思。

在西北寒凉的地方,人们多发生腹部胀满的病证,在东南方温热的地区,人们多发生疮疡之类的病证。腹部胀满,用泻下的方法治疗,就可以消除;疮疡病,用发汗的方法治疗,就可以痊愈。地域不同,人的肌肉皮肤之所以会有疏松与致密的差异,那是因为阴精与阳气各有太过与不及所造成的。

⑭郭霭春《黄帝内经素问白话解》适:往的意思。

往西北寒凉地方去就容易有胀病,往东南温热的地方去就容易有疮疡。患胀满的人,用通利药可治愈,患疮疡的人,用发汗药可治愈,这是气候和地理影响人体腠理开闭的一般情况,在治疗上只要根据病情大小的不同而加以变化就可以了。

第十八解

(一)内经原文

帝曰:其于寿夭何如? 岐伯曰:阴精所奉,其人寿;阳精所降,其人夭。帝曰:善。

其病也,治之奈何? 岐伯曰:西北之气,散而寒之;东南之气,收而温之。所谓同病异治也。故曰,气寒气凉,治以寒凉,行水渍之;气温气热,治以温热,强其**内守**。必同其气,可使平也,**假者反之**。帝曰:善。

(二)字词注释

(1)内守

①王冰《黄帝内经素问》此词未具体注释。

②马莳《黄帝内经素问注证发微》内守。

③张介宾《类经》内守。

④张志聪《黄帝内经集注》强其元阳,固守于内。

⑤高士宗《黄帝素问直解》内守。

⑥黄元御《黄元御医书全集》内守。

⑦张琦《素问释义》强其内守,谓固其阳气也。

⑧高亿《黄帝内经素问详注直讲全集》〔讲〕内守。

⑨孟景春等《黄帝内经素问译释》阳气固守于中。张介宾:"欲令阳气不泄,而固其中也。"

⑩任廷革《任应秋讲〈黄帝内经〉(素问)》加强其内在的阳气,使阳气固护于中。

⑪张灿玾等《黄帝内经素问校释》强制病人,守护精气,不使外泄。

⑫方药中等《黄帝内经素问运气七篇讲解》此词未具体注释。

⑬王洪图等《黄帝内经素问白话解》使阳气固守于内而不外泄。

⑭郭霭春《黄帝内经素问白话解》阳气不泄,而固其中。

(2)假者反之

①王冰《黄帝内经素问》寒方以寒,热方以热,温方以温,凉方以凉,是正法也,是同气也。行水渍之,是汤漫渍也。平,谓平调也。若西方北方有冷病,假热方温方以除之,东方南方有热疾,须凉方寒方以疗者,则反上正法以取之。

②马莳《黄帝内经素问注证发微》反其正法以治之耳。

③张介宾《类经》假者当反治。

④张志聪《黄帝内经集注》假者反之。

⑤高士宗《黄帝素问直解》假者反之。

⑥黄元御《黄元御医书全集》若东南而有假热,西北而有假寒,则宜反之,不拘此例也。

⑦张琦《素问释义》反其治以治之。

⑧高亿《黄帝内经素问详注直讲全集》〔批〕然病有相反,又宜反治;〔注〕若假寒假热,似阳而实非阳,似阴而实非阴者,则又宜反以治之,不可拘执一法也。

⑨孟景春等《黄帝内经素问译释》假则反,相反的病就得用相反的方法治疗。

⑩任廷革《任应秋讲〈黄帝内经〉(素问)》此词未具体注释。

⑪张灿玾等《黄帝内经素问校释》指假寒假热证,当以相反之法治之。《类经》二十五卷第十六注:"西北未必无假热,东南未必无假寒,假者当反治。"

⑫方药中等《黄帝内经素问运气七篇讲解》"假",指假象,此处指假寒假热。"反",指相反,不同一般,此处指治法上的反治,亦即《内经》所谓的"寒因寒用","热因热用"。

⑬王洪图等《黄帝内经素问白话解》假者,指不符其地域致病规律者;反之,即用相反的方法治疗。

⑭郭霭春《黄帝内经素问白话解》假热假寒,应用反治法。

(三)语句阐述

(1)帝曰:其于寿夭何如?岐伯曰:阴精所奉,其人寿;阳精所降,其人夭。帝曰:善。

①王冰《黄帝内经素问》言土地居人之寿夭。阴精所奉,高之地也。阳精所降,下之地也。阴方之地,阳不妄泄,寒气外持,邪不数中而正气坚守,故寿延。阳

方之地,阳气耗散,发泄无度,风湿数中,真气倾竭,故夭折。即事验之,今中原之境,西北方众人寿,东南方众人夭,其中犹各有微甚尔。此寿夭之大异也,方者审之乎!

②马莳《黄帝内经素问注证发微》故地之高者,阴精所奉,则阳不妄泄,寒气外持,邪不数中,而正气监守,其人必寿。地之下者,阳精所降,则阳气耗散,发泄无度,风湿数中,真气倾竭,其人必夭。

③张介宾《类经》土地之气既不同,则人之寿夭亦有异也。阴精所奉之地,阳气坚固,故人多寿,谓崇高之处也。阳精所降之地,阳气易泄,故人多夭,谓污下之处也。

④张志聪《黄帝内经集注》阴精所奉之处,则元气固藏,故人多寿。阳精所降之方,则元阳外泄,故人多夭。曰阴精,曰阳精,当知地有精而天有精,盖在地为阴,在天则为阳也。

⑤高士宗《黄帝素问直解》阴阳高下,其中有太少之异,则太为有余,有余则寿,少为不足,不足夭则,故问其于寿夭何如。西北方阴也,其精奉于上,东南方阳也,其精降于下。故阴精所奉之方,其人寿,阳精所降之方,其人夭,是西北寿而东南夭也。

⑥黄元御《黄元御医书全集》阴精所奉,表固阳密,故其人寿。阳精所降,表疏阳泄,故其人夭。

⑦张琦《素问释义》西北之地,阴固而阳常密,东南之地,阳泄而阴亦衰。以人身言,多欲者气伤而精不守,寡欲者精藏而气自盛,寿夭之故皆以此也。

⑧高亿《黄帝内经素问详注直讲全集》〔批〕此因地势之高下,以别人生之寿夭也。

〔注〕奉,与也,又承也。阴精固则阳不妄泄,正气坚守故人寿,阳太过则气易耗散,发泄无度故人夭。

〔讲〕黄帝问曰:寒热温凉既有高下大小之异矣。而东南西北之区,竟有天年永享而得寿,与寿命短促而为夭,却不因阴阳之气,而为灾福者,其故何也? 岐伯对曰:人之年寿,或修或短,一本乎阴阳而已。如阴精坚固,绝无妄泄则精足,自足以生气,气足自足以养神,神足自五脏无所亏,百体无所累,正气充周。虽不能与天地同其寿,亦可与造化争其权,是阴精所奉,其人必寿也。若不知守精,一任相火用事,则欲动情生,情盛心昏,心昏则气浊,气浊则神乱,神乱则气无所统摄,将见命门火起,淫欲无度,阳气即随之而发泄,阳精即因之而漏遗。无论天不与之以年,即寿注永久而精气不充,亦难保躯壳之长存,是阳精所降,其人必不寿而夭也。

⑨孟景春等《黄帝内经素问译释》黄帝道:天气寒热与地势高下对于人的寿夭,有什么关系? 岐伯说:阴精上承的地方,阳气坚固,故其人长寿;阳精下降的地方,阳气常发泄而衰薄,故其人多夭。黄帝说:对。

⑩任廷革《任应秋讲〈黄帝内经〉〈素问〉》(讲解)"阴精所奉"是指高寒地带,人

多阴精有余,阴精不虚则阳亦能够秘藏于内,所以人能长寿。"阳精所降"是指温热地带,阳气多盛,阳气宣发太过极易受损,阳气受伤阴精也不能固藏而泄露,所以说东南低洼温热之地,人不仅成熟早,衰老也早,寿命相应会缩短。

⑪张灿玾等《黄帝内经素问校释》阴精所奉其人寿,阳精所降其人夭:王冰注"阴精所奉,高之地也。阳精所降,下之地也。阴方之地,阳不妄泄,寒气外持,邪不数中,而正气坚守,故寿延。阳方之地,阳气耗散,发泄无度,风湿数中,真气倾竭,故夭折。"

黄帝说:天气的寒热与地理的高下对人的寿夭有什么关系呢?岐伯说:西北地高气寒,阴精上奉气不妄泄,其人易长寿,东南地低气热,阳精下降,气常耗散,其人易夭折。黄帝说:好。

⑫方药中等《黄帝内经素问运气七篇讲解》[阴精所奉其人寿,阳精所降其人夭]"阴精所奉",这里是指西北寒凉地区。"阳精所降",这里是指东南温热地区。全句意即西北寒凉地方的人寿命较长,东南温热地方的人寿命较短。应该指出,人的寿命长短,原因很多,与先天后天、社会制度、饮食营养、医疗条件、环境遭遇等均密切相关,上述说法只是就自然环境这一个方面而言,因此不能孤立对待或加以绝对化,应作综合、具体分析。

⑬王洪图等《黄帝内经素问白话解》黄帝说:上面这些情况,对人的寿命长短有什么影响吗?岐伯说:阴精上奉的地方,阳气固密而不容易外泄,所以在那些地区生活的人们多长寿;阳精所降的地方,阳气容易发泄而不固密,所以在那些地区生活的人们多短寿。

⑭郭霭春《黄帝内经素问白话解》黄帝道:它对于人的寿命长短有什么关系?岐伯说:阴精上承的地方,腠理致密,所以人多长寿。阳精下降的地方,腠理开发,所以人多夭折。黄帝说:讲得好。

(2) 其病也,治之奈何?岐伯曰:西北之气,散而寒之;东南之气,收而温之。所谓同病异治也。

①王冰《黄帝内经素问》西方北方人皮肤腠理密,人皆食热,故宜散宜寒。东方南方人皮肤疏,腠理开,人皆食冷,故宜收宜温。散,谓温浴,使中外条达。收,谓温中,不解表也。今土俗皆反之,依而疗之则反甚矣。(〔新校正云〕详分方为治,亦具《异法方宜论》中。)

②马莳《黄帝内经素问注证发微》故凡有病者,西北二方,皮肤闭,腠理密,人皆食热,宜散之寒之;东南二方,皮肤疏,腠理开,人皆食冷,宜收之温之。

③张介宾《类经》西北气寒,气固于外,则热郁于内,故宜散其外寒,清其内热。东南气热,气泄于外,则寒生于中,故宜收其外泄,温其中寒。此其为病则同,而治则有异也。

④张志聪《黄帝内经集注》西北气寒,寒固于外,则热郁于内,故宜散其外寒,凉其内热。东南气热,则阳气外泄,里气虚寒,故宜收其元阳,温其中冷。所谓为病

虽同,同治法则异也。

⑤高士宗《黄帝素问直解》阴精所奉之方,其人寿,阳精所降之方,其人夭,是以西北病少,东南病多,帝故善之而探治病之法也。西北腠理常闭,其气有余,故治西北之病气,当散而寒之。东南腠理常开,其气不足,故治东南之病气,当收而温之。一散一收,一寒一温,所谓同病异治也。西北之人,外虽寒闭,内则有余而热。东南之人,外虽温开,内则不足而寒。

⑥黄元御《黄元御医书全集》西北气寒,表闭而内热,治宜发散而寒中,东南气热,表泄而内寒,治宜敛表而温里,所谓同病而异治也。

⑦张琦《素问释义》散其外寒而清其内热,收其外泄而温其中寒,南北异治,亦其大凡如此。

⑧高亿《黄帝内经素问详注直讲全集》〔注〕西北之气,阴在外,故宜散;阳在内,故宜寒。东南之气,阳在外,故宜收;阴在内,故宜温。

〔讲〕黄帝曰:夫子寿夭之辨,诚善矣。然其有病者,治之将奈之何? 岐伯对曰:西北之气阴在外,而阳在内,宜用散以发其在表之阴气,用寒以下其在里之阳气焉。东南之气,阳在外而阴在内,宜用收以固其表之阳气,用温以祛其在里之阴气焉。所谓东南西北,同得一病,治之当随其高下之宜,而异其法者,正此之谓也。

⑨孟景春等《黄帝内经素问译释》若发生病变,应怎样处理? 岐伯道:西北方天气寒冷,其病多外寒而里热,应散其外寒,而凉其里热;东南方天气温热,因阳气外泄,故生内寒,所以应收敛其外泄的阳气,而温其内寒。这是所谓"同病异治",即同样发病而治法不同。

⑩任廷革《任应秋讲〈黄帝内经〉(素问)》(讲解)这里的"同病异治"与我们现在的概念不一样,实际上是"异病异治"。西北之地病多寒固于外而热郁于内,治疗就应该散其外寒而清其内热,此即"西北之气散而寒之","散"是散其外固之寒,"寒"就是清其内郁之热。东南之地病多热盛于外而寒生于中,所以治疗时就要收其发散太过的阳气,阳气发散排泄太过则会出现寒气生于中,所以就要温其中,此即"东南之气收而温之"。"所谓同病异治也",意思是说,西北之人、东南之人同样都会生病的,但是治疗的方法不同,因此这里实际上是"异病异治"的概念。

⑪张灿玾等《黄帝内经素问校释》西北之气散而寒之,东南之气收而温之:王冰注:"西方北方人,皮肤腠理密,人皆食热,故宜散宜寒;东方南方人,皮肤疏,腠理开,人皆食冷,故宜收宜温"。同病异治:为病虽然相同,但治法则不同。

在这些地区患的病,应当怎样治疗呢? 岐伯说:西北地区,气候寒冷,人喜热食,阳热内郁,则多里热证,可以散其外寒,清其内热;东南地区,气候温暖,人喜冷食,阳气耗散,则多里寒证,可以收敛其外泄之气,温其内寒,这就是所说的"同病异治"的原则。

⑫方药中等《黄帝内经素问运气七篇讲解》[西北之气散而寒之,东南之气收而温之,所谓同病异治也]"散",指辛温发散;"寒",指苦寒泻热。"收",指收敛固

涩；"温"，指温中扶阳。"同病异治"，指同一种疾病而有不同的治法。全句意即西北地区由于气候寒凉，人体肌表为寒邪束闭，阳气偏衰，体内阳气得不到应有的发散，郁结在里，因此容易形成表寒里热的病变。所以在治疗上必须注意到西北地区患者的这种病理生理特点而在治疗上采取以辛温发散解表，以苦寒清热清里的治疗方法。这就是原文所谓的"西北之气，散而寒之"。东南地区由于气候温热，人体阳气偏盛，肌表发泄太甚，汗出过多，因此容易形成表虚里寒的病变。所以在治疗上必须注意到东南地区患者的这种病理生理特点而在治疗上采取以收敛固涩固表止汗，以温中扶阳祛寒的治疗方法。这就是原文所谓的"东南之气，收而温之"。当然这并不是说西北之人和东南之人在治疗上千篇一律均如上述，这些治法各有其适应证。但同一疾病由于其地区不同，气候环境不同，因此患者的体质和疾病性质也不尽相同，因而在治疗上要特别注意这些特点，当然还必须因人而异。总之，地区不同，体质不同，疾病性质不同，治疗方法也不同，这就是"同病异治"。

⑬王洪图等《黄帝内经素问白话解》如果在不同的地区发生了疾病，应该怎样治疗呢？岐伯说：西北方天气寒冷，发生的疾病多属于外寒里热证，所以治疗时应该散其外寒，而清其里热；东南方天气温热，发生的疾病多属于内寒证，所以治疗时应该收敛阳气，而温其内寒。即使是同一种疾病，由于地理环境对人体的影响不同，治疗方法就应该有所差异，这就是所谓同病异治的道理。

⑭郭霭春《黄帝内经素问白话解》同病异治：同一病症，但治法不同。

但人有了病，应该怎样治疗呢？岐伯说：西北方气候寒冷，应该散其外寒，清其里热；东南方气候温热，应该收敛外泄的阳气，温其内寒，这就是同样的病症而治法不同的道理。

（3）故曰，气寒气凉，治以寒凉，行水渍之；气温气热，治以温热，强其内守。

①王冰《黄帝内经素问》寒方以寒，热方以热，温方以温，凉方以凉，是正法也，是同气也。

②马莳《黄帝内经素问注证发微》故曰西北寒凉者，其气寒凉，而人多用热，当治之以寒凉，及行水以渍之；东南温热者，其气温热，而人多用寒，当治之以温热。皆当内守强固，必同其四气以治之，则可使病之平复也。

③张介宾《类经》西北气寒气凉，人多食热而内火盛，故宜治以寒凉，及行水渍之法，谓用汤液浸渍以散其外寒也。东南气温气热，人多食凉而内寒生，故宜治以温热，又必强其内守，欲令阳气不泄，而固其中也。

④张志聪《黄帝内经集注》西北之气寒凉，则人之阳热遏郁于内，故当治以寒凉。行水渍之者，用汤液浸渍以取汗，开其腠理，以使阳气通畅。东南之气温热，则人之腠理开而阳气外弛，故当治以温热，强其元阳，固守于内。

⑤高士宗《黄帝素问直解》故曰西北气寒气凉，复当治以寒凉，行水渍之，以开其闭，此散而寒之之法也。东南气温气热，复当治以温热，强其内守。

⑥黄元御《黄元御医书全集》地气寒凉，人多内热，治以寒凉，行水渍之（热汤

熏渍取汗），以泄其表。地气温热，人多内寒，治以温热，强其内守（使其气不外走），以固其里。必同其地气之寒热，乃可使平也。若东南而有假热，西北而有假寒，则宜反之，不拘此例也。

⑦张琦《素问释义》热汤浸渍以散外寒，凡腠理密不能发汗者，则用此法。阴气固于外则热郁于内，阳气泄于外则寒生于中，故西北之治宜寒凉，东南之治宜温热。强其内守，谓固其阳气也。

⑧高亿《黄帝内经素问详注直讲全集》〔注〕然必察其地气果寒，乃可治之以寒，以下其内之实热；地气果凉，乃可治之以凉，以清其内之余热；地气果温，乃可治之以温，固其气而微温之；地气果热，乃可治之以热，补其气而大热之。若假寒假热，似阳而实非阳，似阴而实非阴者，则又宜反以治之，不可拘执一法也。

〔讲〕故先师曰：气寒之地，热气在内治，宜以寒下之；气凉之地，有热不甚，治宜以清和之。其所谓以寒下，以清和者，谓行水以泄其内热之故也。地气温者，气不大泄，宜温补以固其气；地气热者，外大泄而里寒，宜温热补其气。其温不温热者，正以强其内守，使气之得其和平也。

⑨孟景春等《黄帝内经素问译释》内守：指阳气固守于中。张介宾："欲令阳气不泄，而固其中也。"

所以说，气候寒凉的地方，多内热，可用寒凉药治之，并可以用汤液浸渍的方法；气候温热的地方，多内寒，可治以温热的方法，以加强内部阳气的固守。

⑩任廷革《任应秋讲〈黄帝内经〉〈素问〉》〔讲解〕西北气寒，而病要治以寒凉，这是为什么呢？因为其气寒凉，所以人们会多吃热炙的东西，所生之病多见内热，所以要治以寒凉。"行水渍之"是散外寒的方法之一，因为西北之人腠理收敛，体内的热气不容易散发，所以就要解其外寒，助其热散。东南气候温热，人多喜欢吃寒凉之物，则易寒从中生，所以要治以温热来除其内在的寒凉，加强其内在的阳气，使阳气固护于中。

⑪张灿玾等《黄帝内经素问校释》行水渍之：用热汤浸渍以散其寒。王冰注："行水渍之，是汤漫渍也。"《类经》二十五卷第十六注："行水渍之法，谓用汤液浸渍以散其外寒也。"必同其气，可使平也：人体气机有阴阳升降的不同，病情有寒热温凉的差别，必根据病情，使气得会同，乃叫平和。

所以说气候寒凉而有里热的，应当治以寒凉之法，并用热汤浸渍。气候温热而有里寒的，应当治以温热之法，并要强制病人，守护精气，不使外泄。

⑫方药中等《黄帝内经素问运气七篇讲解》〔气寒气凉，治以寒凉，行水渍之〕"气寒气凉"，指气候寒冷的地区。"行水渍之"，王冰注："是汤漫渍也。"张介宾注："谓用汤液浸渍以散其外寒也。"意即用热水浸洗人体。全句意即在气候寒凉的地方，由于容易出现表寒里热证，在治疗原则上应"散而寒之"，所以在具体治疗方法上就要用寒凉药物或食物以治其里热，用热水浸洗以散其表寒。

〔气温气热，治以温热，强其内守〕"气温气热"，指气候炎热的地区。"强其内守"，即增强人体内在的阳气。全句意即在气候炎热的地方，由于气候炎热，容易因为汗出过多而出现表虚里寒的阳虚现象，因此在治疗原则上要"收而温之"，以防阳气外脱。在具体治疗方法上应该用温热药物或食物以治其里寒，固其表虚。根据我们自己的生活及治疗经验，这些论述是完全符合客观实际情况的。以我国来说，东北比较寒冷，因此在东北地区比较注意防寒，但东北人又喜食冷饮，不少人冬月亦喜饮冰，在疾病上阴虚内热患者亦较多见，医生喜用养阴清热药物。反过来西南地区比较炎热，但西南地区却嗜食辛辣温热。以四川重庆为例，重庆夏季极热，有"火炉"之称，但重庆在夏月喜以姜开水为饮料，喜食附片炖羊肉，在疾病上阳虚内寒患者多见。医生用药善用姜桂附一类温热药物。由此可见，上述治疗原则在养生防病以及疾病治疗上是具有指导意义的。同时也说明了各个地区生活饮食习惯与医生用药习惯之所以有所不同，与各个地区的气候及地理环境不同密切相关。

⑬王洪图等《黄帝内经素问白话解》所以说，在天气寒冷的地方，病多为外寒内热，可以服用寒凉的药物清其内热，用药汤洗浴散其外寒；在天气温热的地方，病多为内寒，可以用温热的药物治疗，使阳气固守于内而不外泄。

⑭郭霭春《黄帝内经素问白话解》行水渍之：用热汤浸渍，以散其寒。内守：阳气不泄，而固其中。

所以说：气候寒凉的地方，多内热，可以用寒凉药治疗，并可用汤水浸渍。气候温热的地方，多内寒，可用温热的方法治疗，又必加强内守，不使真阳外泄。

（4）必同其气，可使平也，假者反之。帝曰：善。

①王冰《黄帝内经素问》寒方以寒，热方以热，温方以温，凉方以凉，是正法也，是同气也，行水渍之，是汤漫渍也。平，谓平调也。若西方、北方有冷病，假热方、温方以除之，东方、南方有热疾，须凉方、寒方以疗者，则反上正法以取之。

②马莳《黄帝内经素问注证发微》若西北二方有冷病者，借东南温热之法以治之；东南二方有热病者，借西北寒凉之法以治之，是反其正法以治之耳。

③张介宾《类经》天气地气有阴阳升降，病治亦有阴阳升降，用合气宜，是同其气而病可平矣。然西北未必无假热，东南未必无假寒，假者当反治，则西北有当热，东南有当寒者矣。然余备历南北，还是热方多热病，寒方多寒病，又不可不知也。

④张志聪《黄帝内经集注》是闭者开之，开者闭之。气之升长者，收而藏之，气之收藏者，成而散之，必使其气之和同而始平也。如西北之人，病寒邪而假热者，又当治以温热；如东南之人，病热邪而假寒者，又当治以寒凉。所谓假者反之。张玉师曰：上节论四方之正气，末句言四方之邪气。

⑤高士宗《黄帝素问直解》必内外和同其气，然后可使平也。此收而温之之法也。如西北之人，外寒凉而内不热，亦当治以温热，东南之人，外温热而内不寒，亦当治以寒凉，故曰假者反之。

⑥黄元御《黄元御医书全集》必同其地气之寒热，乃可使平也。若东南而有假热，西北而有假寒，则宜反之，不拘此例也。

⑦张琦《素问释义》土地之气候不同,药物之温凉亦异,同其气者,药气与病气相得,乃可使之平也。然病情万变,西北有假热而实寒,东南有假寒而实热,则必反其治以治之。如热极似寒、阴极似阳之症,亦所谓假者也。若西北气寒,感多寒病,东南气热,感多热病,此理之常,无俟赘说矣。

⑧高亿《黄帝内经素问详注直讲全集》〔批〕此言治病者,虽宜察其地气之寒凉温热以施治。然病有相反,又宜反治,不可拘守成说也。

〔讲〕至若假寒假热,外似热而内阴,外似寒而内阳,则又宜以寒治寒,以热治热,而反其治焉。四方之为病,其治法又如是也。

⑨孟景春等《黄帝内经素问译释》假者反之:假则反,相反的病就得用相反的方法治疗。

治法必须与该地的气候相同,才能使之平调,但必须辨别其相反的情况,如西北之人有假热之寒病,东南之人有假寒之热病,又当用相反的方法治疗。黄帝道:对。

⑩任廷革《任应秋讲〈黄帝内经〉〈素问〉》(讲解)天气地气,有阴有阳、有升有降,所病完全不能离开阴阳升降的环境,治疗的方法一定要与天地之气相合,即要遵循天地阴阳升降的规律,这样便"可使平也"。若寒热为假象者,就要反过来治疗,即所谓顺治,寒者以寒、热者以热之类。

⑪张灿玾等《黄帝内经素问校释》假者反之:指假寒假热证,当以相反之法治之。《类经》二十五卷第十六注:"西北未必无假热,东南未必无假寒,假者当反治。"

根据病人的情况,与其气同就可以达到平衡协调的目的,若病情出现假象的,如真寒假热、真热假寒者,则以反治法治疗。

⑫方药中等《黄帝内经素问运气七篇讲解》〔必同其气,可使平也,假者反之〕"同",指相同,此处有协调之义。这里是解释为什么"气温气热,治以温热","气寒气凉,治以寒凉"的道理。"假",指假象,此处指假寒假热。"反",指相反,不同一般,此处指治法上的反治,亦即《内经》所谓的"寒因寒用","热因热用"。全句意即在气候寒冷的地方,人们容易感寒致病,一般来说还是应该用温热药来治疗,但是如果因为寒束肌表,热郁不宣而出现了里热证征象时,则需在解表寒的同时予以寒凉药物治疗。由于这种里热,是因寒而生,并不是阳气真正偏盛而出现的里热,所以属于假热,因此从"治以寒凉"这一点来说,就属于反治,就是"必同其气","假者反之"。反之,在炎热的地方,人们容易因热致疾,一般来说,还是应该用寒凉的药物来治疗,但是如果因热伤气,大汗亡阳而出现了里寒证征象时,则又必须在治里热的同时或先予温热的药物治疗。由于这个里寒是因热而生,并不是阳气真正衰竭而出现的里寒,所以也属于假寒,因此从"治以温热"这一点来说,也属于反治,也是"必同其气","假者反之"。关于"假者反之"一句,历代注家所注大多不能令人满意。王冰把"假"字作假借解,其注云:"西方北方有一冷病,假热方温方以除之,东

方南方有热疾,须凉方寒方以疗者,则反上正法以取之。"解释得十分含混。张介宾虽然谈到假热假寒的问题,但是他并没有从病机上来分析假寒假热的由来,因而他自己也提出了怀疑,并否定了自己的解释。其注云:"然西北未必无假热,东南未必无假寒,假者当反治,则西北有当热,东南有当寒者矣,然余备历南北,正是热方多热病,寒方多寒病,又不可不知也。"高世栻《素问直解》素以明畅通达见称,但在此处则言不及义,其注云:"西北之人,外寒凉而内不热,亦当治以温热,东南之人,外温热而内不寒,亦当治以寒凉,故曰假者反之。"张志聪所注也没有接触实质问题,其注云:"西北之人,病寒邪而假热者,又当治以温热,如东南之人,病热邪而假寒者,又当治以寒凉,所谓假者反之。"对这些注释我们认为没有能够阐发经文本义,今提出我们的看法以与读者共商。

⑬王洪图等《黄帝内经素问白话解》假者反之:假者,指不符其地域致病规律者;反之,即用相反的方法治疗。

治疗的措施,必须与该地区的气候一致起来,才能使人体正气平复。但这仅是就一般情况而言,临床上还必须注意辨别特殊情况,例如西北方的病人,有的外虽寒而内并无热,东南方的病人,有的外虽温热而内并不寒,如果是这样的话,那么治疗方法就应当与上面所说的相反了。黄帝说:很好。

⑭郭霭春《黄帝内经素问白话解》假者反之:假热假寒,应用反治法。

治法必须与该地的气候一致起来,这样可使气达到平调。如果有假热的冷病,或假寒的热病,又当用相反的方法治疗。黄帝道:讲得好。

第十九解

(一)内经原文

一州之气,生化寿夭不同,其故何也。岐伯曰:高下之理,地势使然也。**崇高**则阴气治之,**污下**则阳气治之。阳胜者先天,阴胜者后天,此地理之常,生化之道也。帝曰:其有寿夭乎? 岐伯曰:高者,其气寿;下者,其气夭。地之小大异也,小者小异,大者大异。故治病者,必明天道地理,阴阳更胜,气之先后,人之寿夭,生化之期,乃可以知人之**形气**矣。帝曰:善!

(二)字词注释

(1)崇高、污下

①王冰《黄帝内经素问》未具体注释。

②马莳《黄帝内经素问注证发微》高、下。

③张介宾《类经》高者,下者。

④张志聪《黄帝内经集注》山陵高阜之地,污下卑湿之地。

⑤高士宗《黄帝素问直解》地势崇高,地势污下。

⑥黄元御《黄元御医书全集》崇高之处,污下之处。

⑦张琦《素问释义》未具体注释。

⑧高亿《黄帝内经素问详注直讲全集》〔讲〕崇高之地、污下之地。

⑨孟景春等《黄帝内经素问译释》地势高的地方,地势低的地方。

⑩任廷革《任应秋讲〈黄帝内经〉(素问)》未具体注释。

⑪张灿玾等《黄帝内经素问校释》地势崇高之处,地势低下之处。

⑫方药中等《黄帝内经素问运气七篇讲解》"崇高",指地势高;"污",有下陷之义,"污下",指地势低。

⑬王洪图等《黄帝内经素问白话解》地势高的地方,地势低的地方。

⑭郭霭春《黄帝内经素问白话解》地势崇高的地方,地势低下的地方。

(2) 形气

①王冰《黄帝内经素问》此词未具体注释。

②马莳《黄帝内经素问注证发微》形气。

③张介宾《类经》形,气。

④张志聪《黄帝内经集注》形,气。

⑤高士宗《黄帝素问直解》形气。

⑥黄元御《黄元御医书全集》形气。

⑦张琦《素问释义》此词未具体注释。

⑧高亿《黄帝内经素问详注直讲全集》〔讲〕形气。

⑨孟景春等《黄帝内经素问译释》形气。

⑩任廷革《任应秋讲〈黄帝内经〉(素问)》此词未具体注释。

⑪张灿玾等《黄帝内经素问校释》形态和气机。

⑫方药中等《黄帝内经素问运气七篇讲解》形,指外之形体。气,指内之真气。

⑬王洪图等《黄帝内经素问白话解》形体与阳气。

⑭郭霭春《黄帝内经素问白话解》形体和气机。

(三) 语句阐述

(1) 一州之气,生化寿夭不同,其故何也。

①王冰《黄帝内经素问》此句未具体注释。

②马莳《黄帝内经素问注证发微》彼一州之地,有生化寿夭不同者,亦以一州之内地势有高下耳。

③张介宾《类经》一州之地,非若天下之广,其中亦有生化寿夭之不同者。

④张志聪《黄帝内经集注》此复论一方之气而亦有阴阳寒热之不同也。

⑤高士宗《黄帝素问直解》西北之气,外寒凉而内有余,东南之气,外温热而内不足,假者反之,则西北寒凉,其内亦有不足。东南温热,其内亦有宥余,帝故善之,复问一州之气,亦有生化寿夭之不同,不必东南西北之殊,其故何也。

⑥黄元御《黄元御医书全集》一州地势,亦有高下,其生化寿夭之不同者。

⑦张琦《素问释义》言土地气候之先后也。

⑧高亿《黄帝内经素问详注直讲全集》〔批〕此举一州之生化夭寿,而悉辨

之也。

〔注〕一州,地之至小者也,然不无高下之分。高下势异,故阴阳气殊而生化之道有不同也,生化不同,是以寿夭各别,即不尽然。而治病者,要不可不明天道,察地理,审阴阳之更胜而辨其气之先后也。

〔讲〕黄帝曰:夫子言治病之法固诚美已,而地有不极乎东西南北之遥,气有不免乎寒热温凉之异。如一州之区焉,其气之所应,或生或化,或寿或夭,亦有所不同者,其故何也?

⑨孟景春等《黄帝内经素问译释》但有地处一州,而生化寿夭各有不同,是什么缘故?

⑩任廷革《任应秋讲〈黄帝内经〉(素问)》此句未具体注释,总体概括此句为:(提要)论一州地气之异。

⑪张灿玾等《黄帝内经素问校释》在一州的范围内,人们的寿夭也各不相同,这是什么缘故呢?

⑫方药中等《黄帝内经素问运气七篇讲解》此句未具体注释。

⑬王洪图等《黄帝内经素问白话解》但是同属于一个地区,而人们的寿命长短也各不相同,这是什么缘故呢?

⑭郭霭春《黄帝内经素问白话解》但同是一个地区的气候,而生化寿夭,各有不同,这是什么缘故?

(2)岐伯曰:高下之理,地势使然也。崇高则阴气治之,污下则阳气治之。阳胜者先天,阴胜者后天,此地理之常,生化之道也。

①王冰《黄帝内经素问》先天,谓先天时也。后天,谓后天时也。悉言土地生荣枯落之先后也。物既有之,人亦如然。

②马莳《黄帝内经素问注证发微》高则阴气升之而治,阴胜者则阴性迟,而凡土地之人物荣枯皆后天而至,所以其人多后天而寿也。

③张介宾《类经》一州之地,非若天下之广,其中亦有生化寿夭之不同者,以地势有高下耳。高者阴气升而治之,阴性迟,故物之荣枯皆后天而至。后天者,其荣迟,其枯亦迟,故多寿也。下者阳气降而治之,阳性速,故物之成败皆先天而至。先天者,其成速,其败亦速,故多夭也。观孙真人曰:婴儿三岁以上,十岁以下,观其性气高下,即可知其寿夭。大略儿小时敏悟过人者多夭,则项橐、颜回之流是也。小儿骨法成就,威仪回转迟舒,稍费人精神雕琢者寿。其预知人意,回旋敏速者亦夭,则杨修、孔融之流是也。由此言之,寿夭大略可知也。亦由梅花蚤发,不睹岁寒,甘菊晚荣,终于年事,是知晚成者,寿之征也。此即先天后天之义。

④张志聪《黄帝内经集注》如山陵高阜之地,则多阴寒;污下卑湿之地,则多阳热。阳胜者,四时之气先天时而至;阴胜者,四时之气后天时而至。盖寒暑往来,皆从地之出也。此地理高下厚薄之分,阴阳出入之常也。生化之道者,谓生长化收藏之气,阳气治之,气多生长,阴气治之,气多收藏。

⑤高士宗《黄帝素问直解》一州之中,亦有四方高下之理,乃地势使然也。地势崇高,则阴气治之,地势污下,则阳气治之。阳气治之而阳胜者,四时之气常先天。阴气治之而阴胜者,四时之气常后天。先天,则生化早,后天,则生化迟,此地理阴阳高下之常,而有生化迟早之道也。

⑥黄元御《黄元御医书全集》此方域高下之理,地势使之然也。盖崇高之处常寒,则阴气治之,污下之处常热,则阳气治之,阳盛者气化先天而至,阴盛者气化后天而至。此地理之常,生化之道也。

⑦张琦《素问释义》此句未具体注释。

⑧高亿《黄帝内经素问详注直讲全集》〔讲〕岐伯对曰:气之盛衰,以地之高下定。盖高则气寒,物生而晏,后天之至也;下则气温,物生而早,先天之至也。至若寿夭,亦在其中,虽不尽然,亦罔不如是。是生化寿夭之不同者,阴阳为之也,而阴阳之气一升一降,莫不随地之高下以应其时,可知高下之理地势使然也。盖崇高之地,则阴气居之,污下之地,则阳气治之,阳胜者,先天为用也,阴胜者,后天为用也,此即地理之一成不易者,亦即生化之自然难强者也。

⑨孟景春等《黄帝内经素问译释》岐伯道:虽同在一州,而地势高下不同,故生化寿夭的不同,是地势的不同所造成的。因为地势高的地方,属于阴气所治,地势低的地方,属于阳气所治。阳气盛的地方气候温热,万物生化往往先四时而早成,阴气盛的地方气候寒冷,万物常后于四时而晚成,这是地理的常规,而影响着生化迟早的规律。

⑩任廷革《任应秋讲〈黄帝内经〉(素问)》此句未具体注释,总体概括此段为:(提要)论一州地气之异。

⑪张灿玾等《黄帝内经素问校释》阳胜者先天,阴胜者后天:王冰注"先天谓先天时也,后天谓后天时也。悉言上地生荣枯落之先后也,物既有之,人亦如然"。

岐伯说:这是因为地势高低不同的关系。凡地势崇高之处,是阴气为主,地势低下之处,是阳气为主,阳气为主则阳气盛,阳气盛则气候先天时而至,阴气为主则阴气盛,阴气盛则气候后天时而至,万物之生化亦与之相应,这是地理高下的正常情况和万物生化的一般规律。

⑫方药中等《黄帝内经素问运气七篇讲解》[崇高则阴气治之,污下则阳气治之]这里是解释地有高下,气有温凉的道理。"崇高",指地势高;"污",有下陷之义,"污下",指地势低。全句意即地势高,阴气偏胜,所以气候寒凉;地势低,阳气偏胜,所以气候温热。

[阳胜者先天,阴胜者后天]"先天",指先天时而至。"后天",指后天时而至。全句意即寒凉地区,气候、物候变化均较正常来得晚;温热地区,气候、物候变化均较正常来得早。以我国南方和北方比较,北地春迟,三月份还不能脱棉衣,入夜非厚被不暖,四月份才见桃花开放;而南国春早,立春后即风和日暖,二月桃花已见盛开,季节早晚几乎相差两个月。这就是原文所谓的:"阳胜者先天,阴胜者后天。"正

如王冰所注："先天谓先天时也，后天谓后天时也，悉言土地生荣枯落之先后也，物既有之，人亦如然。"

⑬王洪图等《黄帝内经素问白话解》岐伯说：这也是因为地理环境不同、地势高下有别所造成的。地势高的地方多寒，阴气偏盛，地势低的地方多热，阳气偏盛。阳热之气盛，时令气候与万物的生化，都提前到来，而阴寒之气盛，时令气候与万物的生化，都延迟到来，这是地势高下不一，使万物生化有迟有早的一般规律。

⑭郭霭春《黄帝内经素问白话解》岐伯说：这是高下不同的缘故，地势的差异所导致的。地势崇高的地方多寒，属于阴气所治；地势低下的地方多热，属于阳气所治；阳气太过，四时气候就到得早；阴气太过，四时气候就到得晚，这就是地理高下与生化迟早之关系的一般规律啊。

（3）帝曰：其有寿夭乎？岐伯曰：高者，其气寿；下者，其气夭。地之小大异也，小者小异，大者大异。

①王冰《黄帝内经素问》大，谓东南西北相远万里许也。小，谓居所高下相近，二十三十里或百里许也。地形高下悬倍不相计者，以近为小，则十里二十里。高下平慢气相接者，以远为小，则三百里二百里。地气不同乃异也。

②马莳《黄帝内经素问注证发微》高则阴气升之而治，阴胜者则阴性迟，而凡土地之人物荣枯皆后天而至，所以其人多后天而寿也。下则阳气降之而治，阳胜者则阳性速，而凡土地之人物荣枯皆先天而至，所以其人多先天而夭也。且其地有小大，小则寿夭小异，大则寿夭大异。

③张介宾《类经》地有高下，则气有阴阳，寿夭之所由也。然大而天下，则千万里之遥，有所异也；小而一州，则数十里之近，亦有所异也。故小有小之异，大有大之异。

④张志聪《黄帝内经集注》高者其气收藏故多寿，下者其气发越故多夭，一州之气有大小之异也。高下之小者小异，大者大异。异，谓寿夭之异。

⑤高士宗《黄帝素问直解》帝问生化寿夭，故复问生化之中，其有寿夭乎？更，平声。地高者，阴气治之，阴精所奉，其人寿，故高者，其气寿。地下者，阳气治之，阳精所降，其人夭，故下者其气夭。高则气大，下则气小，高者下者，乃地之小大异也。略高略下，高下之小者，其寿夭小异。极高极下，高下之大者，其寿夭大异。

⑥黄元御《黄元御医书全集》大凡高者则其气寿，下者则其气夭，一州与天下皆然，但地之小大异也。小如一州，则寿夭小异，大如天下，则寿夭大异。

⑦张琦《素问释义》此句未具体注释。

⑧高亿《黄帝内经素问详注直讲全集》〔讲〕黄帝曰：高者阴居，下者阳治，地理之常，生化之道，既于此辨，而人之居其中考，其亦有寿夭之辨否乎？岐伯对曰：高者阴居，阴精之所奉也，其气常寿；下者阳治阳精之所降也，其气常夭，此即地之大小有不同也。然地之小者，寿夭则小异之；地之大者，寿夭则大异之，盖寒则气收，热则气泄，寿夭因之，此固然矣。然亦有热在外而寒收于内，气固而人寿者，亦有热

不致伤气,气不因热泄,正气无所耗散,而人寿者。即此以观,可见人之不寿而夭,虽因热而气泄不固,亦有因寒而气结不解者矣。此大小之所以不同也。

⑨孟景春等《黄帝内经素问译释》黄帝道:有没有寿和夭的分别呢?岐伯道:地势高的地方,阴气所治,故其人寿;地势低下的地方,阳气多泄,其人多夭。而地势高下相差有程度上的不同,相差小的其寿夭差别也小,相差大的其寿夭差别也大。

⑩任廷革《任应秋讲〈黄帝内经〉〈素问〉》此句未具体注释,总体概括此段为:(提要)论一州地气之异。

⑪张灿玾等《黄帝内经素问校释》黄帝说:他们也有寿夭的不同吗?岐伯说:地势崇高的地区,人易长寿;地势低下的地区,人易夭折,不管地区范围大小,都是有差异的,地区范围小的有小差异,地区范围大的有大差异。

⑫方药中等《黄帝内经素问运气七篇讲解》[高者其气寿,下者其气夭]这是解释地势高下与人的寿命长短之间的关系。"寿",指长寿;"夭",指短寿。全句意即高寒地区的人,由于气候寒凉原因,生长发育相对较晚,所以寿命也相对长一些;低热地区的人,由于气候炎热原因,生长发育相对较早,所以寿命相对短一些。根据现代有关调查报道,长寿老人以高寒地区较为多见,可以看出这一结论也是从实际观察总结而来。

[地之小大异也,小者小异,大者大异]这是就上述"地有高下""气有温凉"这一概括性论述的进一步分析。这就是说,东南西北只是从大的方面来说,但具体来说同一方位,则又有高低远近的不同,因此应具体分析。在这一问题上,王冰注释极细极精,其注云:"大,谓东南西北相远万里许也。小,谓居所高下相近,二十三十里或百里许也。地形高下悬倍不相计者,以近为小,则十里二十里。高下平慢气相接者,以远为小,则三百里二百里。地气不同乃异也。"另文注云:"西北、东南,言其大也,夫以气候验之,中原地形所居者,悉以居高则寒,处下则热。尝试观之,高山多雪,平原多雨,高山多寒,平川多热,则高下寒热可征见矣。中华之地,凡有高下之大者,东西、南北各三分也。其一者自汉蜀江南至海也,二者自汉江北至平遥县也,三者自平遥北山北至蕃界北海也。故南分大热,中分寒热兼半,北分大寒。南北分外,寒热尤极。大热之分其寒微,大寒之分其热微。然其登陟极高山顶,则南面北面,寒热悬殊,荣枯倍异也。"以下王氏还根据当时的具体地方,作了具体分析,指出了各个地方由于地势高低远近不同,因而季节有早有晚。原注过长不录,读者可以参看。我们认为由此可以充分说明古人在对待自然科学研究上所持的是注重调查研究,一切从实际出发的科学态度,具体情况具体分析的实事求是的精神。那种认为"天不足西北"、"地不满东南"等说法是糟粕,认为运气学说是主观臆断的观点,显然是比较武断和轻率的。

⑬王洪图等《黄帝内经素问白话解》黄帝说:生化迟早,与人们寿命长短有关系吗?岐伯说:地势高的地方,人的寿命较长;地势低下的地方,人的寿命较短。地势

高低相差的程度不一样,对人们寿命影响的大小也不同。高低差别小的,寿命长短的差别也小,高低差别大的,寿命长短的差别也大。

⑭郭霭春《黄帝内经素问白话解》黄帝又道:那么它对寿夭也有关系吗?岐伯说:地势高的地方,因为寒则元气固而多寿;地势低的地方,因为热则元气泄而多夭。地域的大小跟这种差别的关系则是:地域小寿夭的差别就小,地域大寿夭的差别就大。

(4)故治病者,必明天道地理,阴阳更胜,气之先后,人之寿夭,生化之期,乃可以知人之形气矣。帝曰:善!

①王冰《黄帝内经素问》不明天地之气,又昧阴阳之候,则以寿为夭,以夭为寿,虽尽上圣救生之道,毕经脉药石之妙,犹未免世中之诬斥也。

②马莳《黄帝内经素问注证发微》故治病者,必上明天道,下明地理,西北阴胜而气厚,东南阳胜而气先,及寿夭生化之期,则人之形气可识,而治法可施矣。

③张介宾《类经》不明天道,则不知运气之变。不明地理,则不知方土之宜。不明阴阳更胜,则本末俱失。不明气之先后,则缓急倒施。不明寿夭生化之期,则中无确见而轻率招尤。凡此数者,缺一不可,斯足因形以察人之外,因气以知人之内,而治病之道,庶保万全矣。

④张志聪《黄帝内经集注》天道者,天之化运也。地理者,地之四方也。阴阳更胜者,五运六气之有太过不及,有淫胜郁复也。气之先后者,太过者先天,不及者后天,污下者先天,高厚者后天也。明人之寿夭,气之生化,乃可以知人之形气矣。《灵枢经》曰:形与气相任则寿,不相任则夭;皮与肉相果则寿,不相果则夭;血气经络胜形则寿,不胜形则夭;形充而皮肤缓者则寿,形充而皮肤急者则夭。平人而气胜形者寿,病而形肉脱,气胜形者死,形胜气者危矣。

⑤高士宗《黄帝素问直解》故治病者,必明上天之道,下地之理,其中有阴阳之更胜,有时气之先后,以此决人之寿夭,及生化之期,乃可以知人之形气矣。《灵枢》寿夭篇云:形与气相任则寿,不相任则夭。立形定气,而视寿夭者是也。

⑥黄元御《黄元御医书全集》治病者,必明天地之道理,阴阳之更胜,西北阴盛,东南阳盛。气化之先后,阳盛者先天,阴盛者后天。人命之寿夭,高者其气寿,下者其气夭。生化之期候,土地有寒温,生化有迟早。乃可以知人气之虚实矣。东南之形气虚,西北之形气实。

⑦张琦《素问释义》此句未具体注释。

⑧高亿《黄帝内经素问详注直讲全集》〔讲〕故治病者,必上明夫天之道,下察夫地之理,知阴阳之更胜,明岁气之先后,以四方高下之气,酌用温补发下之法,自人冬寿夭可以定,生死可以期,而明乎人之形气矣。

⑨孟景春等《黄帝内经素问译释》所以治病必须懂得天道和地理,阴阳的相胜,气候的先后,人的寿夭,生化的时间,然后可以知道人体内外形气的病变了。黄帝道:很对!

⑩任廷革《任应秋讲〈黄帝内经〉〈素问〉》此句未具体注释,总体概括此段为:(提要)论一州地气之异。

⑪张灿玾等《黄帝内经素问校释》所以做医生的,必须明了气候规律、地理差别、阴阳盛衰、气至先后、寿夭不同、生化常规等各种情况,然后才可以晓得人的形态和气机的变化情况。黄帝说:好。

⑫方药中等《黄帝内经素问运气七篇讲解》[故治病者,必明天道地理,阴阳更胜,气之先后,人之寿夭。生化之期,乃可以知人之形气矣]这是对这一小节的总结,也是对医生提出的要求。"天道地理",指气候与地理条件之间的关系。"阴阳更胜",指地理条件不同,气候变化不同的道理。"气之先后",指地区不同,季节来早来迟不同。"人之寿夭",指地理气候环境与人体健康的关系。"生化之期",指地理气候环境与物化现象之间的关系。全句意即上述这些内容与人体健康密切相关,是一个不可分离的统一体。因此要求医生必须完全掌握,并应从整体的角度来对待人体的健康和疾病。这是中医学整体恒动观这一指导思想在中医临床诊断治疗中的具体反映。

⑬王洪图等《黄帝内经素问白话解》因此,治疗疾病,必须懂得天道和地理,阴阳之气的多少,时令气候的先后,人们寿命的长短以及生化的时期,然后才能了解人的形体与阳气是否协调一致,从而判断疾病的性质,确定治疗措施。黄帝说:讲得好。

⑭郭霭春《黄帝内经素问白话解》所以治病必须懂得天道和地理,阴阳的相胜,气候的后先,人的寿命长短,生化的时期,然后才可以了解人的形体和气机啊。黄帝道:讲得好。

第二十解

(一)内经原文

其岁有不病,而藏气不应不用者何也?岐伯曰:天气制之,气有所从也。

帝曰:愿卒闻之。岐伯曰:少阳司天,火气下临,肺气上从,**白起金用**,草木眚,火见燔焫,革**金**且耗,大暑以行,咳嚏衄鼽鼻窒,曰疡[注],寒热胕肿;风行于地,尘沙飞扬,心痛,胃脘痛,厥逆,鬲不通,其主暴速。

[注]"咳嚏衄鼽鼻窒,曰疡"一句,郭霭春《黄帝内经素问校注》、人民卫生出版社影印顾从德本《黄帝内经素问》此处为"咳嚏衄鼽鼻窒,曰疮疡",注:火气燔灼,故曰生疮。疮,身疮也。疡,头疮也,新校正云"详注云'故曰生疮。疮,身疮也。疡,头疮也',今经只言曰疡,疑经脱一疮字,别本'曰'字作'口'";张灿玾等《黄帝内经素问校释》此处为"咳嚏衄鼽鼻窒,曰疮疡",注:曰疮疡,原作"曰疡",新校正云,"详注(指王冰注)云:故曰生疮。疮,身疮也。疡,头疮也。今经只言曰疡,疑经脱一'疮'字。别本'曰'字作'口'"。《吴注素问》《类经》二十五卷十四均作"疮疡",《素问注证发微》《素问集注》均作"口疡",按《六元正纪大论》:少阳司天客胜发病亦有"疮疡"之证,因据王(冰)注及新校正补"疮"字。方药中等《黄帝内经素问运气七篇讲解》此处为"咳嚏衄鼽鼻窒,曰疡",注:"咳嚏衄鼽",指咳嗽、喷嚏、鼻出血等,"鼻窒",指鼻道阻塞不通,"曰疡",王冰注为"生疮",亦作"口疡"者。孟景春等《黄帝内经素问译释》此处为"咳嚏衄鼽,鼻窒口疡,"注:口,原作"曰",据《素问注证发微》《素问集注》改。

（二）字词注释

（1）白起金用

①王冰《黄帝内经素问》起，谓价高于市。用，谓用行刑罚也，金，谓器属也。

②马莳《黄帝内经素问注证发微》白色被克而见金动。

③张介宾《类经》金动则白色起而金为火用。

④张志聪《黄帝内经集注》白起金用。

⑤高士宗《黄帝素问直解》白起金用。

⑥黄元御《黄元御医书全集》白色应之，金用变革。

⑦张琦《素问释义》此词未具体注释。

⑧高亿《黄帝内经素问详注直讲全集》〔注〕白起金运用事。

⑨孟景春等《黄帝内经素问译释》燥金之气起而用事。

⑩任廷革《任应秋讲〈黄帝内经〉〈素问〉》此词未具体注释。

⑪张灿玾等《黄帝内经素问校释》白，金之代词，以下丹、黑等同此义。

⑫方药中等《黄帝内经素问运气七篇讲解》"白起金用"，意即少阳相火司天之年，由于火可以克金，金受火郁，到了一定时候，特别是在五之气的时候，由于郁发的原因，又可以出现暴凉的现象。

⑬王洪图等《黄帝内经素问白话解》白是燥金之气的代名词。

⑭郭霭春《黄帝内经素问白话解》金为火用。

（2）金

①王冰《黄帝内经素问》谓器属也。

②马莳《黄帝内经素问注证发微》金。

③张介宾《类经》金曰从革。

④张志聪《黄帝内经集注》金。

⑤高士宗《黄帝素问直解》金。

⑥黄元御《黄元御医书全集》金用变革。

⑦张琦《素问释义》金。

⑧高亿《黄帝内经素问详注直讲全集》〔注〕〔讲〕金。

⑨孟景春等《黄帝内经素问译释》金。

⑩任廷革《任应秋讲〈黄帝内经〉〈素问〉》此字未具体注释。

⑪张灿玾等《黄帝内经素问校释》金气。

⑫方药中等《黄帝内经素问运气七篇讲解》金。

⑬王洪图等《黄帝内经素问白话解》金。

⑭郭霭春《黄帝内经素问白话解》金。

（3）胕（fú）肿

①王冰《黄帝内经素问》胕肿，谓肿满，按之不起，此天气之所生也。

②马莳《黄帝内经素问注证发微》胕肿。

③张介宾《类经》胕肿。

④张志聪《黄帝内经集注》胕肿。

⑤高士宗《黄帝素问直解》胕肿。

⑥黄元御《黄元御医书全集》此词未具体注释。

⑦张琦《素问释义》胕肿。

⑧高亿《黄帝内经素问详注直讲全集》〔讲〕胕肿。

⑨孟景春等《黄帝内经素问译释》浮肿。

⑩任廷革《任应秋讲〈黄帝内经〉（素问）》此词未具体注释。

⑪张灿玾等《黄帝内经素问校释》此词未具体注释。

⑫方药中等《黄帝内经素问运气七篇讲解》"胕肿"，指脚肿。

⑬王洪图等《黄帝内经素问白话解》浮肿。

⑭郭霭春《黄帝内经素问白话解》浮肿。

（三）语句阐述

（1）其岁有不病，而藏气不应不用者何也？

①王冰《黄帝内经素问》此句未具体注释。

②马莳《黄帝内经素问注证发微》此承上文而言地虽相同，然以司天之气制之，则岁有不病也。帝问西北有成胀而下，及宜散而寒之；东南有成疮而汗及宜收而温之。则地既相同，人宜同病，但一岁之内而人有不病，其脏气有不应不用者何也？

③张介宾《类经》岁有不病不应不用者，谓岁运当病而有不病及藏气当应当用而有不应不用者也。

④张志聪《黄帝内经集注》岁有不病者，不因天之五运地之五方而为病也。藏气者，五藏之气，应合五运五行。不应不用者，不应五运之用也。此因司天之气制之，而人之藏气从之也。按司天在上，在泉在下，五运之气运化于中。

⑤高士宗《黄帝素问直解》生化寿夭之理既明，帝故善之。谓西北东南，同病异治，其终岁有不病，而人身脏气，不应阴阳之气，不用高下之理，则无有太少之异者，其故何也？

⑥黄元御《黄元御医书全集》岁运当病而不病，脏气当应而不应者。

⑦张琦《素问释义》此句未具体注释。

⑧高亿《黄帝内经素问详注直讲全集》〔注〕其岁有不病，谓天干大运，与主客会合也。

〔讲〕黄帝曰：善哉，夫子寿夭之论矣！然其岁，亦有天干大运，与主客会合，不相为病，而人之脏气竟不相应而为之用者，其故何也？

⑨孟景春等《黄帝内经素问译释》一岁之中，有应当病而不病，脏气应当相应而不相应，应当发生作用而不发生作用，这是什么道理呢？

⑩任廷革《任应秋讲〈黄帝内经〉（素问）》此句未具体注释，总体概括此段为：

〔提要〕言五运受制于司天的平气。〔讲解〕此章是讲,五运之气不论太过或不及,因受制于司天之气的克制而可能成为平气,这是讲"运"与"气"的关系。

⑪张灿玾等《黄帝内经素问校释》一年之中,有应病而不病,脏气应当应而不应,应当发生作用而不发生作用的,这是什么原因呢?

⑫方药中等《黄帝内经素问运气七篇讲解》〔其岁有不病,而藏气不应不用者何也〕"其岁",指前述岁运太过或岁运不及之年。"不病",指正常。"不应",指不与岁运相应。全句是问按计算应该是岁运太过之年或岁运不及之年,但实际上气候和物候却正常,人体疾病的发生也不相应,这是什么原因?

⑬王洪图等《黄帝内经素问白话解》有些年份,根据岁运推算应当发生某种疾病而不发生,五脏之气应当与岁运相应而不相应,这是为什么呢?

⑭郭霭春《黄帝内经素问白话解》那么岁运当病而却不病,或脏气应该相感应相使用,而不相感应相使用,这是什么原因?

(2)岐伯曰:天气制之,气有所从也。

①王冰《黄帝内经素问》从,谓从事于彼,不及营于私应用之。

②马莳《黄帝内经素问注证发微》伯言司天之气,有以制之,则人气相从而岁有不病耳。

③张介宾《类经》天气制之,气有所从者,谓司天制之则从乎天气,故有不应乎岁者矣。制,禁制也。

④张志聪《黄帝内经集注》五运主岁,有司天之气以制之,而反上从天化。

⑤高士宗《黄帝素问直解》制,犹御也。岁有不病,而脏气不应不用者,乃司天之气御于上,天气合于人身,气有所从,故不病也。

⑥黄元御《黄元御医书全集》司天之气制之,则从乎天气,而不从乎岁气也。

⑦张琦《素问释义》岁运当病不病,及人之脏气当应不应,缘司天制之,则岁气从乎天气故耳。

⑧高亿《黄帝内经素问详注直讲全集》〔批〕此举岁不病,而脏气不应不用之义也。

〔注〕脏气不应不用者,值时之脏气,不应与当旺之时而用事也。天气,司天之气。制,辖制也。气有所从,谓值时之脏气因有所制,故不应时用事而直从天干大运,与主客之气也。

〔讲〕岐伯对曰:以司天之气,与天干大运,及主客之运相反,而司天之气,有以制之,故脏气亦不应不用,因其所制,而有以从之矣。盖天干之五化,即地支之五行,地支之三阴三阳,即天干之六气也,司天之气,既与四时正气相合,而其气盛,盛则政令大彰。举凡值时之脏气,莫不畏而从之,故虽天干大运与主客运气相值,而脏气亦不应不用也。

⑨孟景春等《黄帝内经素问译释》气:此指人身五脏之气。

岐伯道:这是由于受着天气的制约,人身脏气顺从于天气的关系。

⑩任廷革《任应秋讲〈黄帝内经〉〈素问〉》此句未具体注释,总体概括此段为:(提要)言五运受制于司天的平气。(讲解)此章是讲,五运之气不论太过或不及,因受制于司天之气的克制而可能成为平气,这是讲"运"与"气"的关系。

⑪张灿玾等《黄帝内经素问校释》天气制之,气有所从也:张志聪注"此论天有五运,地有五方,而又有司天在泉之六气,交相承制者也。岁有不病者,不因天之五运地之五方而为病也。脏气者,五脏之气应合五运五行。不应不用者,不应五运之用也,此因司天之气制之,而人之脏气从之也"。

岐伯说:这是由于司天之气有所制约,脏气有所顺从的关系。

⑫方药中等《黄帝内经素问运气七篇讲解》〔天气制之,气有所从也〕此承上句。"天气",即司天之气;"制",即承制;"气",指岁运之气,"从",指从属。"天气制之,气有所从",意即在测算各个年度的气候变化时,由于五运六气互相影响,因此,在分析时必须注意到运气相合的问题。前句问岁运太过之年或岁运不及之年有时实际上并不相应的原因,这里是回答因为受了司天之气的作用,所以这一年的气候、物候、疾病等就可能出现与当年岁运不相应的现象。前面所述"从金化""从水化""从木化""从火化""从土化",以及"上角与正角同","上商与正商同"等,均是"天气制之,气有所从"的具体例子,读者可参看有关讲解,此处从略。

⑬王洪图等《黄帝内经素问白话解》岐伯说:这是因为受着司天之气的制约,人体的五脏之气顺从司天之气而发生变化的缘故。

⑭郭霭春《黄帝内经素问白话解》制:制约。气有所从:人身脏气有所适从。

岐伯说:这是司天之气制约着,人身脏气有所适从的关系。

(3)帝曰:愿卒闻之。岐伯曰:少阳司天,火气下临,肺气上从,白起金用,草木眚,火见燔焫,革金且耗,大暑以行,咳嚏鼽衄鼻窒,曰疡,寒热胕肿。

①王冰《黄帝内经素问》寅申之岁候也。临,谓临(原脱)御于下。从,谓从事于上。起,谓价高于市。用,谓用行刑罚也,临从起用同之。革,谓皮革,亦谓革易也。金,谓器属也。耗,谓费用也。火气燔灼,故曰生疮。疮,身疮也。疡,头疮也。寒热,谓先寒而后热,则疟疾也。肺为热害,水且救之,水守肺中,故为胕肿。胕肿,谓肿满,按之不起,此天气之所生也。〔新校正云〕详注云:故曰生疮,疮,身疮也。疡,头疮也。今经只言曰疡,疑经脱一疮字,别本日字作口。)

②马莳《黄帝内经素问注证发微》故凡寅申之岁,少阳相火司天也,火气下临,克彼肺金,而肺气上从,白色被克而见金动,则草木受眚,火盛则变金为耗,革谓变易,王(冰)注谓皮革者非。下土用革,岂亦皮乎?大暑行,而肺病多为咳,为嚏,为鼽,为衄,为鼻窒,为口疡,为寒热,为胕肿。

③张介宾《类经》少阳相火司天,寅申岁也。火气下临,金之所畏,故肺气上从。从者,应而动也。金动则白色起而金为火用,故草木受眚。然火见燔焫必革易金性且至于耗,金曰从革,即此之谓。若其为病则欬嚏鼽衄,鼻塞疮疡,皆火盛伤肺而然。金寒火热,金火相搏,则为寒热。肺主皮毛,邪热凑之,故为胕肿。皆天气之

所生也。燔音烦。焫，如瑞切。嚏音帝。衄音求。䶔，女六切。窒音质。

④张志聪《黄帝内经集注》按金平之纪，其藏肺，其色白，其类金，皆五运五行之用也。上从者，因司天之气下临，畏其胜制而从之也。盖五运之气根于中而运于外，司天之气位于上而临于下，肺气上从，白起金用，皆上从司天之气而不为五运之所用。金用于上，则草木眚于下。金从火化，则变革而且耗。咳嚏衄䶔鼻窒，皆肺病也。口疡寒热胕肿，火热证也。此金之运气而反从火化者也。此论运气上从天化，与天刑岁运少有分别。

⑤高士宗《黄帝素问直解》天气制之，气有所从之道，愿尽闻之。凡寅申之岁，少阳司天。少阳，相火也，故火气下临，司天之气，制于人身，人受共制，故肺气上从。肺色白而属金，故白起金用。白起金用，则草木乃眚，金刑木也，火见燔焫，少阳之火也，革金且耗，金受火刑，则金变革而虚耗也。火气盛，故大暑以行，咳嚏衄䶔鼻窒，肺病也。口疡寒热胕肿，火病也。

⑥黄元御《黄元御医书全集》少阳相火司天，火气下临，而克肺金，肺气上从，白色应之，金用变革。金败于火，则克其所胜，木乃被眚。火见燔焫，大暑以行，肺金受伤，则咳嚏、衄䶔、鼻窒、疮疡，寒热胕肿（肺窍于鼻而外司皮毛，故为病如是）。少阳司天，则厥阴在泉，风行于地，尘沙飞扬。

⑦张琦《素问释义》寅申之岁。胜气相加，受制之气不得不应。皆火刑金之候。寒热者，火金相搏也。肺主皮毛，邪热凑之，是生疮疮。肺为热害，水且救之，水守肺中，是为胕肿，按之不起，此天气所生病。

⑧高亿《黄帝内经素问详注直讲全集》〔注〕少阳相火司天，其气不临，金所畏也，故肺气从之，白起金运用事，故木为灾。夏月火胜克金，故革而且耗，金受火克，故咳嚏衄䶔鼻窒也。寒热者，金火气争也。肺主皮毛，故疮疡胕肿。

〔讲〕黄帝曰：夫子所谓制之气有所从者，不知其故，愿卒闻之。岐伯对曰：如寅申之岁，少阳相火司天，火气下临，克彼肺金，故肺气畏而上，是金运得起而用事也。金胜则克木，草木有不为之灾眚者乎？兼之火见燔焫，革金且耗金受火克，大暑为之行，而民病肺矣。其时之证，多主为咳为嚏，为衄为䶔为鼻窒，为疮疡为寒热胕肿等患。

⑨孟景春等《黄帝内经素问译释》白起金用：白，指燥金之气。白起金用，就是燥金之气受火的影响，于是起而用事。革：变革，指金被火克，而顺从变革。

黄帝道：请你详细告诉我。岐伯说：少阳相火司天的年份，火气下临于地，人身肺脏之气上从天气，燥金之气起而用事，地上的草木受灾，火热如烧灼，金气为之变革，且被消耗，火气太过故暑热流行，人们发生的病变如咳嗽，喷嚏，鼻涕，衄血，鼻塞不利，口疮，寒热，浮肿。

⑩任廷革《任应秋讲〈黄帝内经〉〈素问〉》此句未具体注释，总体概括此段为：（提要）言五运受制于司天的平气。（讲解）此章是讲，五运之气不论太过或不及，因受制于司天之气的克制而可能成为平气，这是讲"运"与"气"的关系。

⑪张灿玾等《黄帝内经素问校释》少阳司天……白起金用：少阳相火司天，其气下临于地，火盛克金，肺金畏火克，起而从天气之化，则金为火所用。白，金之代词，以下丹、黑等同此义。吴崐注"凡寅申之岁，皆少阳相火司天，火气下临，金所畏也，故肺气上而从事焉，金既从事于火，则为火用事，故言白起金用"。此下"阳明司天"等，均同此义。革：变革的意思。

黄帝说：我想听你详尽地讲讲。岐伯说：寅申年，少阳司天，相火下临于地，肺气上从于天气，于是金气起而从于天气之用，则草木受灾。若火气过甚则燔灼炎热，金性为之变革，而且受到损耗，炎暑流行，则易发生咳嗽喷嚏、鼻塞而衄血、鼻窒不通、疮疡、寒热、浮肿等病。

⑫方药中等《黄帝内经素问运气七篇讲解》[少阳司天，火气下临]"少阳司天"，指少阳相火司天之年。凡属在年支上逢寅逢申之年，均属少阳相火司天之年。六十年中属于少阳相火司天之年者有壬寅、壬申、戊寅、戊申、甲寅、甲申、庚寅、庚申、丙寅、丙申等十年。"火气下临"，指气候偏热。全句意即少阳相火司天之年，这一年气候偏热。

[肺气上从，白起金用]"上从"，指受司天之气的影响。"肺气上从"，意即少阳司天之年，气候偏热，人体的肺因受炎热影响而容易发生疾病。"白"，为金之色，"白起金用"，意即少阳相火司天之年，由于火可以克金，金受火郁，到了一定时候，特别是在五之气的时候，由于郁发的原因，又可以出现暴凉的现象。《六元正纪大论》谓"郁极乃发，待时而作也"即属此义。

[草木眚]此承上句而言。在五行归类上草木均属于木，木与金的关系是相克关系。"草木眚"，意即少阳相火司天之年，由于郁发的原因，在郁发中可以出现金气偏盛的暴凉现象，因而可以使草木的生长受到影响。

[火见燔焫，革金且耗，大暑以行，咳嚏衄鼻窒，曰疡，寒热胕肿]"燔"即火烧。"焫"亦指焚烧之义。"火见燔焫"，意即少阳相火司天之年，气候十分炎热。"革"，指变革。"革金且耗"，指金被火刑出现耗损不足现象。"大暑以行"，指少阳相火司天之年，天气偏热，特别是在六气六步的三之气时，也就是在小满、芒种、夏至、小暑至大暑前的一段时间中，炎热尤甚。"咳嚏衄"，指咳嗽、喷嚏、鼻出血等。"鼻窒"，指鼻道堵塞不通。"曰疡"，王冰注为"生疮"，亦作"口疡"者。"寒热"，指疟疾。"胕肿"，指脚肿。全句意即少阳相火司天之年，火盛刑金，因此人体容易发生肺病而在临床上出现阴虚内热症状，如"咳嚏衄""鼻窒口疡"等，或肺脾失调症状，如疟疾、浮肿等。

⑬王洪图等《黄帝内经素问白话解》白：是燥金之气的代名词。革：变革的意思。

黄帝说：希望详细地听一听其中的道理。岐伯说：寅、申年，少阳相火司天，火气下临于地气，火能克金，所以人体中的肺脏受到制约，肺气顺从司天之气，金被火气所使用，进而克制木气，于是草木蒙受灾害。火热之气烧灼，清凉的金气被消耗，炎暑之气大规模流行。火盛伤肺,所以人们多发生咳嗽、喷嚏、流涕、衄血、鼻塞不利、口疮、寒热往来、浮肿等病证。

⑭郭霭春《黄帝内经素问白话解》白起金用,即金为火用。革:变革、变质。

黄帝道:我希望详尽地听听。岐伯说:少阳相火司天,火气弥漫于地,肺气上从天气。上从于天气则为火用事,地上的草木受灾,火现出烧灼的景象,金被克制变质,并且耗损,火气太过,炎暑流行。这时发生的病变有咳嗽、喷嚏、鼻涕、衄血、鼻塞、疮疡、疟疾、浮肿等。

(4)风行于地,尘沙飞扬,心痛,胃脘痛,厥逆,鬲不通,其主暴速。

①王冰《黄帝内经素问》厥阴在泉,故风行于地。风淫所胜,故是病生焉,少阳厥阴,其化急速,故病气起发,疾速而为,顾云其主暴速。此地气不顺而生是也。(〔新校正云〕详厥阴与少阳在泉,言其主暴速,其发机速,故不言甚则某病也。)

②马莳《黄帝内经素问注证发微》然少阳司天,则厥阴风木在泉也,故风行于地,尘沙飞扬,为心与胃脘皆痛,为厥逆,为鬲塞不通,则是木能克土之证也。且风之为象甚迅,宜病之来也主于暴速耳。(新校正云:详厥阴与少阳在泉,言其主暴速,其发机速,故不言甚则某病也。)

③张介宾《类经》凡少阳司天,则厥阴在泉,故风行于地,尘沙飞扬也。风淫所胜,病在厥阴,厥阴之脉,挟胃属肝贯膈,故其为病如此。然至疾者莫如风,故又主于暴速。皆地气之所生也。

④张志聪《黄帝内经集注》少阳司天则厥阴在泉,故风行于地。风胜则动,故尘沙飞扬。《灵枢经》曰:厥阴心包络所生病者,心痛烦心。胃脘痛者,木克土也。土位中央,中鬲不通,则上下厥逆也。风气迅速,故其主暴速。按此章重在天气制之,藏气上从,有司天则有在泉,故兼论其在泉之气。

⑤高士宗《黄帝素问直解》少阳司天,则厥阴在泉。厥阴,风气也,故风行于地。风行于地,则尘沙飞扬。厥阴经脉属心包,故心痛。胃络上通心包,故胃脘痛,心痛,胃脘痛,则阴阳之气不相顺接,故厥逆而鬲不通。风气急疾,故其主暴速,有司天,则有在泉,故并论之。

⑥黄元御《黄元御医书全集》足少阳与足厥阴为表里,足厥阴下陷,则足少阳上逆,以甲木而克戊土,故胃脘当心而痛(心下者,胃之上脘,戊土刑于甲木,胃气逆冲,心下逼迫,故心与胃脘皆痛也)。胃气上逆,土木填塞,故胸膈不通。少阳相火与厥阴风木,其性皆迅速,故二气司天在泉,皆主速也。

⑦张琦《素问释义》厥阴在泉故云。厥阴之脉,挟胃贯膈上行,故病如是。风必挟火,故主暴速,此地气所生也。

⑧高亿《黄帝内经素问详注直讲全集》〔批〕此举少阳司天,火气下临,以明天气制之,气有所从也。

〔注〕风性动,故尘沙飞扬,肝脉贯膈,挟胃注肺,故心与胃脘痛,气逆则膈不通,疾莫如风故病主暴速。

〔讲〕且少阳司天则厥阴风木在泉,故大风行于地上,尘沙为之飞扬,民感之者,多主心与胃脘作痛,心逆而膈塞不通,木胜克土,可于民病见之矣。况风之为象,甚迅,宜其病之来也多主暴速。

⑨孟景春等《黄帝内经素问译释》少阳司天则厥阴在泉,故风气流行于地,沙尘飞扬,发生的病变为心痛,胃脘痛,厥逆,胸膈不通,其变化急暴快速。

⑩任廷革《任应秋讲〈黄帝内经〉〈素问〉》此句未具体注释,总体概括此段为:(提要)言五运受制于司天的平气。(讲解)此章是讲,五运之气不论太过或不及,因受制于司天之气的克制而可能成为平气,这是讲"运"与"气"的关系。

⑪张灿玾等《黄帝内经素问校释》其主暴速:王冰注"少阳厥阴,其化急速,故病气起发,疾速而为,故云其主暴速"。

少阳司天为厥阴风木在泉,尘土飞扬,易发生心痛、胃脘痛、厥逆、胸膈不通等病,当主变化急剧快速。

⑫方药中等《黄帝内经素问运气七篇讲解》〔风行于地,尘沙飞扬〕"风",此处指厥阴风木;"地",此处指在泉之气。"风行于地",即厥阴风木在泉。由于厥阴风木在泉,所以这一年的下半年风气偏胜而出现了"尘沙飞扬"的自然景象。

〔心痛,胃脘痛,厥逆,膈不通〕"心痛",一般指上腹部疼痛,有时也指少腹痛。"胃脘痛",指上腹痛。"厥逆",指卒倒眩仆或四肢厥冷。"膈不通",即膈塞不通,指噎膈反胃一类疾病。这些疾病或系肝火上逆或系肝气横逆乘脾犯胃而发生的疾病。全句意即厥阴在泉之年,由于风气偏胜,所以人体易致肝火上逆或肝气横逆而出现上述"心痛、胃脘痛、厥逆膈不通"等症状。

〔其主暴速〕"暴",指突然;"速",即快。"其主暴速",意即厥阴在泉之年,由于风气用事,所以自然气候变化迅速,人体疾病发病急、变化快。

⑬王洪图等《黄帝内经素问白话解》少阳相火司天,则厥阴风木在泉,于是风气起于大地,尘沙飞扬,在人体可以发生心痛、胃脘痛、厥逆、胸膈不通等病证。由于风行急速,所以发病急暴,变化迅速。

⑭郭霭春《黄帝内经素问白话解》厥阳在泉,则风气起行于地,飞沙扬尘,发生的病变,为心痛、胃脘痛、厥逆、胸膈不通等,很快就会暴发的。

第二十一解

(一)内经原文

阳明司天,燥气下临,肝气上从,苍起木用而立,土乃眚,凄沧数至,木伐草萎,胁痛,目赤,掉振鼓栗,筋萎[注1]不能久立;暴热至,土乃暑,阳气郁发,小便变,寒热如疟,甚则心痛。火行于稿[注2],流水不冰,蛰虫乃见。

[注1]萎:郭霭春《黄帝内经素问校注》、张灿玾《黄帝内经素问校释》、人民卫生出版社影印顾从德本《黄帝内经素问》此处为"痿";方药中等《黄帝内经素问运气七篇讲解》、孟景春等《黄帝内经素问译释》此处为"萎",其中方药中等注,"筋痿",指肢体萎弱,运动障碍。故此处"萎"通"痿"。

[注2]稿:郭霭春《黄帝内经素问校注》、张灿玾《黄帝内经素问校释》、方药中等《黄帝内经素问运气七篇

讲解》、人民卫生出版社影印顾从德本《黄帝内经素问》此处为"槁"。其中郭霭春注：胡本作"槁"。张灿玾注："火行于槁"。《吴注素问》作"火行于槁"，注云"子槁，土干也"。槁，疑为"墝"，形近而误，墝，《说文》"坚不可拔也"。段注："坚者，刚土也。"在此似可引申为坚固之土地，方药中等注："槁"，它本作"槁"；孟景春等《黄帝内经素问译释》此处为"槁"，其注："槁"，原作"槁"，据《类经》改。

（二）字词注释

（1）掉振鼓栗

①王冰《黄帝内经素问》此词未具体注释。

②马莳《黄帝内经素问注证发微》振掉鼓栗。

③张介宾《类经》掉振鼓栗。

④张志聪《黄帝内经集注》振掉筋痿。

⑤高士宗《黄帝素问直解》掉振鼓慄。

⑥黄元御《黄元御医书全集》掉振鼓栗。

⑦张琦《素问释义》此词未具体注释。

⑧高亿《黄帝内经素问详注直讲全集》〔注〕掉振鼓慄；〔讲〕为振掉，为鼓慄。

⑨孟景春等《黄帝内经素问译释》动摇、战栗。

⑩任廷革《任应秋讲〈黄帝内经〉（素问）》此词未具体注释。

⑪张灿玾等《黄帝内经素问校释》掉振，眩晕状。鼓，动也。栗，战栗。

⑫方药中等《黄帝内经素问运气七篇讲解》"掉振鼓栗"，指抽动抖颤。

⑬王洪图等《黄帝内经素问白话解》震颤、战栗。

⑭郭霭春《黄帝内经素问白话解》动摇、战栗。

（2）槁

①王冰《黄帝内经素问》此字未具体注释。

②马莳《黄帝内经素问注证发微》槁。

③张介宾《类经》槁，干枯也。皆地气之所生者。

④张志聪《黄帝内经集注》枯槁。

⑤高士宗《黄帝素问直解》枯槁。

⑥黄元御《黄元御医书全集》此字未具体注释。

⑦张琦《素问释义》此字未具体注释。

⑧高亿《黄帝内经素问详注直讲全集》〔注〕土干。〔讲〕枯。

⑨孟景春等《黄帝内经素问译释》原作"槁"，据《类经》改。槁，指草木枯槁之时，即冬令。

⑩任廷革《任应秋讲〈黄帝内经〉（素问）》此字未具体注释。

⑪张灿玾等《黄帝内经素问校释》槁，干枯也。

⑫方药中等《黄帝内经素问运气七篇讲解》"槁"，它本作"槁"。

⑬王洪图等《黄帝内经素问白话解》"槁"之误。

⑭郭霭春《黄帝内经素问白话解》枯槁。

（三）语句阐述

（1）阳明司天,燥气下临,肝气上从,苍起木用而立,土乃眚,凄沧数至,木伐草萎,胁痛,目赤,掉振鼓栗,筋萎不能久立。

①王冰《黄帝内经素问》卯酉之岁候也。木用,亦谓木功也。凄沧,大凉也。此病之起,天气生焉。

②马莳《黄帝内经素问注证发微》凡卯酉之岁,阳明燥金司天也,燥气下临,克彼肝木,而肝气上从,苍色被克而见,然卯酉为不及之岁,则木反侮之,土乃受眚,金盛则时常凄沧,木伐草萎。胁为肝之分部,目为肝之外候,筋为肝之所合,故为胁痛,为目赤,为振掉鼓栗,为筋痿不能久立,皆肝病也。

③张介宾《类经》阳明燥金司天,卯酉岁也。燥气下临,木之所畏,故肝气应而上从。木应则苍色起,而木为金用,故土必受伤。然金盛则凄沧数至,故木伐草萎而病在肝。肝经行于胁,故胁痛。肝窍在目,故目赤。肝主风,故掉振鼓栗。肝主筋,故筋痿不能久立。皆天气之所生也。

④张志聪《黄帝内经集注》立者,木之体也。盖言五行之体在地,而其用上从于天。木从天化,故下为土眚。金气下临,故木伐草萎。胁痛目赤,振掉筋痿,皆肝木之病。

⑤高士宗《黄帝素问直解》数,音朔,下同。凡卯酉之岁,阳明司天,阳明,燥金也,故燥气下临。司天之气,制于人身,人受其制,故肝气上从。肝色苍而属木,故苍起木用而立。苍起木用,则土乃眚,木刑土也。凄沧数至,金气胜也。木伐草萎,金刑木也,胁痛目赤,肝木病也。掉振鼓慄,肝虚病也,筋痿不能久立,肝主筋也。

⑥黄元御《黄元御医书全集》阳明燥金司天,燥气下临,而克肝木,肝气上从,苍色应之,木用废革。木败于金,则克其所胜,土乃被眚。燥金得政,凄沧数至,木伐草萎。肝气受伤,则胁痛目赤,掉振鼓栗,筋脉痿软,不能久立(掉振鼓栗,风木战摇之象)。

⑦张琦《素问释义》卯酉之岁。

⑧高亿《黄帝内经素问详注直讲全集》〔批〕此举阳明司天,燥气下临,以明天气制之气有所从也。

〔注〕阳明燥金,司天其气下临,木所畏也,故肝气从之,苍起木运用事,故土为灾。秋月金胜克木,故木伐草痿。木受金克,故胁痛目赤。风性动,故掉振鼓慄。肝主筋,故病筋痿不能久立。

〔讲〕如卯酉之岁,阳明燥金司天,金气下临,克彼肝木,故肝气畏而上从,是以木运得起而用事。木胜则克土,土有不为之灾眚者乎？兼之金胜克木,木伐草萎,木受金克,而民病肝矣。其时之症,多主为胁痛,为目赤,为振掉,为鼓慄,为筋痿,不能久立等患。

⑨孟景春等《黄帝内经素问译释》阳明司天的年份,燥气下临于地,人身肝脏之气上从天气,风木之气起而用事,故脾土必受灾害,凄沧清冷之气常见,草木被克

伐而枯萎,所以发病为胁痛、目赤、眩晕、动摇、战栗、筋萎不能久立。

⑩任廷革《任应秋讲〈黄帝内经〉〈素问〉》此句未具体注释,总体概括此段为:(提要)言五运受制于司天的平气。(讲解)此章是讲,五运之气不论太过或不及,因受制于司天之气的克制而可能成为平气,这是讲"运"与"气"的关系。

⑪张灿玾等《黄帝内经素问校释》沧:《说文》:"寒也。"伐:砍斫树木。如《诗经·周南》:"伐其条枚。"在此有伤害的意思。掉振鼓栗:掉振,眩晕状。鼓,动也。栗,战栗。

卯酉年,阳明司天,燥气下临于地,肝气上从于天气,于是木气起而从于天气之用,土乃受灾。若燥气过甚则凄凉寒冷之气常至,木被伤害而草类枯萎,则易发生胁痛、目赤、眩晕、摇动战栗、筋痿不能久立等病。

⑫方药中等《黄帝内经素问运气七篇讲解》[阳明司天,燥气下临]"阳明司天",指阳明燥金司天之年。凡属在年支上逢卯、逢酉之年,均属阳明燥金司天之年。六十年中属于阳明燥金司天之年者有丁卯、丁酉、癸卯、癸酉、己卯、己酉、乙卯、乙酉、辛卯、辛酉等十年。"燥气",此处是指凉气。"燥气下临",指阳明燥金司天之年,气候偏凉、偏燥。

[肝气上从,苍起木用而立]"肝气上从",指阳明司天之年,气候偏凉,人体的肝因为受寒凉的影响而发生疾病。"苍起木用",指阳明司天之年,燥金用事,金可以克木,但是由于郁发的原因,又可以出现"木郁之发"的现象,而在气候上出现暴温的气候变化。

[土乃眚]意即阳明司天之年,由于郁发的原因,可以出现"木郁之发"的现象而使土的正常运化作用受到损害。

[凄沧数至,木伐草萎]"凄沧",指气候寒凉。木伐草萎,指草木生长不好。全句意即阳明司天之年,燥气下临,气候偏凉,春天里应温不温,草木萌芽生长不好。

[胁痛,目赤,掉振鼓栗,筋痿不能久立]"胁痛",即胁肋疼痛。"掉振鼓栗",指抽动抖颤。"筋痿",指肢体萎弱,运动障碍。这些都属于肝的症状。全句意即阳明司天之年,肝的作用失调,因而可以在临床上出现上述症状。

⑬王洪图等《黄帝内经素问白话解》卯、酉年,阳明燥金司天,燥金下临地气,金能克木,所以人体中的肝脏受到制约,肝气顺从司天之气,木被金气所使用,进而克制土气,脾土因而蒙受灾害。金气旺盛,所以凄沧清冷之气时常发生。金盛克木,致使草木枯萎。在人体多发生胁痛、目赤、眩晕、震颤、战栗、筋痿不能久立等病证。

⑭郭霭春《黄帝内经素问白话解》凄沧:大凉。木伐草萎:木坏草枯。"伐",败的意思。

阳明燥金司天,燥气下临于地,肝气先受克制,应而上从天气,青色起,木从金而化为金用,土气就会受到灾害,凉气常常到来,木坏草枯。在人体,受到气运的影响,就可产生胁痛、目赤、动摇、战栗、筋脉萎弱、不能久立等病。

（2）暴热至，土乃暑，阳气郁发，小便变，寒热如疟，甚则心痛。

①王冰《黄帝内经素问》此句未具体注释。

②马莳《黄帝内经素问注证发微》然阳明燥金司天，则少阴君火在泉也，故暴热至，土乃热，阳气郁，人之受病者，为小便变，为寒热如疟，为甚则心痛。水为肺子，火盛则水亦槁，时则流水不冰，而蛰虫乃见也。凡辰戌之岁，太阳寒水司天也，寒气下临，克彼心火，而心气上从，丹色被克而明，丹色起，金乃受眚，水盛则火乃受病，为心热烦，为嗌干，为善渴，为衄，为嚏，为喜悲，为数欠，皆心肺病也。热气虽时妄行，而寒气即复，霜不对降，则又为善忘，为甚则心痛，则又心病之至也。

③张介宾《类经》凡阳明司天，则少阴君火在泉，热行于地，故其应候如此。火在阴分，则寒热交争，故令如疟。火郁不伸，故心痛。

④张志聪《黄帝内经集注》阳明司天则少阴君火在泉，故暴热至而土乃暑也。郁，长也。阳热甚，故小便变而寒热如疟，所谓夏伤于暑，秋必痎疟也。

⑤高士宗《黄帝素问直解》阳明司天，则少阴在泉，少阴，热气也，故暴热至。暴热至，则土乃暑，而阳气郁发，热入于内，则小便变，热行于外，则寒热如疟，甚则热气自伤而心痛。

⑥黄元御《黄元御医书全集》阳明司天，则少阴在泉，火行于地，则暴热忽至，土气乃暑，流水不冰，蛰虫乃见。阳气郁发于湿土之中，小便变常，黄赤不利。阳郁不达，寒热如疟，甚则心痛也。

⑦张琦《素问释义》少阴在泉。在下故郁，其发则暴。热内郁，故小便黄赤。外感风寒，则如疟状，而实非也。火郁不伸，则心痛。

⑧高亿《黄帝内经素问详注直讲全集》〔注〕终气同在泉二气相合，则火盛而土干，故流水不冰，蛰虫乃见也。

〔讲〕且阳明司天，则少阴君火在泉，故暴热至，土乃暑，但燥金司天，则火郁于下，郁极而发，故小便变也。然君火在泉，与司天燥金分争，故为之寒热如疟，甚则自病，而心痛矣。

⑨孟景春等《黄帝内经素问译释》阳明司天则少阴君火在泉，故暴热至，地气变为暑热蒸腾，在人则阳气郁于内而发病，小便不正常，寒热往来如疟，甚致发生心痛。火气流行于冬令草木枯槁之时，气候不寒而流水不得结冰，蛰虫反外见而不藏。

⑩任廷革《任应秋讲〈黄帝内经〉〈素问〉》此句未具体注释，总体概括此段为：（提要）言五运受制于司天的平气。（讲解）此章是讲，五运之气不论太过或不及，因受制于司天之气的克制而可能成为平气，这是讲"运"与"气"的关系。

⑪张灿玾等《黄帝内经素问校释》阳明司天为少阴在泉，火气暴热来临，地气受暑，阳气郁蒸，发生小便变色、寒热如疟、甚则心痛等病。

⑫方药中等《黄帝内经素问运气七篇讲解》［寒热至，土乃暑］"暴热至"，指气候由凉突然转热。"土"，指太阴湿土，在六气主时六步中属于四之气。"暑"，有热

之义。全句意即阳明燥金司天之年,其在泉之气必然是少阴君火。在泉之气主管该年的下半年,所以该年的下半年即从四之气开始,气候由凉转热。

[阳气郁发,小便变,寒热如疟,甚则心痛]"阳气郁发",指阳气郁结在里。"小便变",指小便颜色变黄或变为混浊。"疟",指疟疾。"心痛",主要指腹痛。这些症状都与湿热有关。全句意即少阴君火在泉之年,在该年的下半年中由于气候变热,湿热交蒸,因此可以在临床上发生上述症状。

⑬王洪图等《黄帝内经素问白话解》阳明燥金司天,则少阴君火在泉,于是暴热流行于天,暑气蒸腾于地。在人体由于阳气郁结而发生疾病,可以出现小便不正常,寒热往来好像疟疾,严重的还会出现心痛等病证。

⑭郭霭春《黄帝内经素问白话解》但是阳明司天则少阴君火在泉,于是暴热来到,地气变为暑热蒸腾,阳气郁结于内发生疾病,小便变为赤黄,寒热往来如同疟疾,甚而至于心痛。

(3)火行于稿,流水不冰,蛰虫乃见。

①王冰《黄帝内经素问》少阴在泉,热监于地而为是也,病之所有,地气生焉。

②马莳《黄帝内经素问注证发微》水为肺子,火盛则水亦稿,时则流水不冰,而蛰虫乃见也。

③张介宾《类经》火就燥,故行于稿。稿,干枯也。皆地气之所生者。

④张志聪《黄帝内经集注》心痛者,火淫于内也。稿,草木枯稿也。谓火行于草木枯稿之时,故流水不冰,而蛰虫不藏也。张玉师曰:在泉之气主岁半以后,故先言长夏之土,土而秋,秋而冬也。

⑤高士宗《黄帝素问直解》客气加临,则君火加于六气,故火气行于草木枯稿之时,致冬令流水不冰,蛰虫乃见而不藏。

⑥黄元御《黄元御医书全集》阳明司天,则少阴在泉,火行于地,则暴热忽至,土气乃暑,流水不冰,蛰虫乃见。

⑦张琦《素问释义》火气在泉,藏气不密故尔。二句应次暴热至之下。

⑧高亿《黄帝内经素问详注直讲全集》〔注〕终气同在泉二气相合,则火盛而土干,故流水不冰,蛰虫乃见。〔讲〕且火克金,金生水,水为肺之子,火行则子枯,故流水不冰,蛰虫乃见也。

⑨孟景春等《黄帝内经素问译释》阳明司天则少阴君火在泉,故暴热至,地气变为暑热蒸腾,在人则阳气郁于内而发病,小便不正常,寒热往来如疟,甚致发生心痛。火气流行于冬令草木枯稿之时,气候不寒而流水不得结冰,蛰虫反外见而不藏。

⑩任廷革《任应秋讲〈黄帝内经〉〈素问〉》此句未具体注释,总体概括此段为:(提要)言五运受制于司天的平气。(讲解)此章是讲,五运之气不论太过或不及,因受制于司天之气的克制而可能成为平气,这是讲"运"与"气"的关系。

⑪张灿玾等《黄帝内经素问校释》火行于稿:《类经》二十五卷第十四注"火就燥,故行于稿。稿,干枯也"。义难解,姑从此注。

火气流行于草木枯槁之时,流水不得结冰,蛰虫在外而不归藏。

⑫方药中等《黄帝内经素问运气七篇讲解》"槁",它本作"槁"。张志聪注云:"槁,草木枯槁也。谓火行于草木枯槁之时。""火行于槁",意即少阴君火在泉之年,该年冬季气候偏热。"流水不冰,蛰虫乃见",即水不结冰,蛰虫应藏不藏。这是对冬季气候应寒不寒时自然景象的描述。

⑬王洪图等《黄帝内经素问白话解》槁:"槁"之误。火热之气流行于草木枯槁的冬季,流水不能结冰,蛰虫不藏反而出来活动。

⑭郭霭春《黄帝内经素问白话解》火行于槁:火气流行于草木枯槁的时候。

在火气流行于草木枯槁的时候,流水不得结冰,蛰虫却外见了。

第二十二解

(一)内经原文

太阳司天,寒气下临,心气上从,而火且明,**丹起**,金乃眚,寒清时举,胜则水冰,火气高明,心热烦,嗌干,善渴,鼽嚏,喜悲,数欠,热气妄行,寒乃复,霜不时降,善忘,甚则心痛;土乃润,水丰衍,寒客至,沉阴化,湿气变物,水饮内稿,中满不食,皮痛肉苛,筋脉不利,甚则胕肿,身后痈。

(二)字词注释

(1)丹起

①王冰《黄帝内经素问》此词未具体注释。

②马莳《黄帝内经素问注证发微》丹色被克而明,丹色起。

③张介宾《类经》火应则明而丹色起。丹色起。

④张志聪《黄帝内经集注》此词未具体注释。

⑤高士宗《黄帝素问直解》心属火,其色丹,而今火且明,丹起,火明丹起。

⑥黄元御《黄元御医书全集》丹色应之。

⑦张琦《素问释义》此词未具体注释。

⑧高亿《黄帝内经素问详注直讲全集》〔注〕丹起火运用事;〔讲〕丹运得起而用事。

⑨孟景春等《黄帝内经素问译释》丹是火之色。丹起,即火热之气因寒气下临而起而用事。

⑩任廷革《任应秋讲〈黄帝内经〉〈素问〉》此词未具体注释。

⑪张灿玾等《黄帝内经素问校释》火气起用则金气受灾。

⑫方药中等《黄帝内经素问运气七篇讲解》"丹",指红色,此处指火之色。

⑬王洪图等《黄帝内经素问白话解》此词未具体注释。

⑭郭霭春《黄帝内经素问白话解》火热之气起。

(2)痛(wán)

①王冰《黄帝内经素问》此字未具体注释。

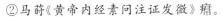

②马莳《黄帝内经素问注证发微》瘑。

③张介宾《类经》瘑,痹而重也。

④张志聪《黄帝内经集注》瘑,痹也。

⑤高士宗《黄帝素问直解》瘑,痹也。

⑥黄元御《黄元御医书全集》瘑。

⑦张琦《素问释义》痹。

⑧高亿《黄帝内经素问详注直讲全集》〔注〕瘑,痹也,谓手足麻痹也。

⑨孟景春等《黄帝内经素问译释》此字未具体注释。

⑩任廷革《任应秋讲〈黄帝内经〉(素问)》此字未具体注释。

⑪张灿玾等《黄帝内经素问校释》皮肤肌肉麻木不仁。瘑,手足麻痹也。

⑫方药中等《黄帝内经素问运气七篇讲解》"瘑"(wán 音顽),麻木之义。

⑬王洪图等《黄帝内经素问白话解》皮肤麻痹。

⑭郭霭春《黄帝内经素问白话解》皮肤麻木。

（三）语句阐述

（1）太阳司天,寒气下临,心气上从,而火且明,丹起,金乃眚,寒清时举,胜则水冰,火气高明,心热烦,嗌干,善渴,鼽嚏,喜悲,数欠,热气妄行,寒乃复,霜不时降,善忘,甚则心痛。

①王冰《黄帝内经素问》（〔新校正云〕详火且明三字,当作火用二字。）辰戌之岁候也。寒清时举,太阳之令也。火气高明,谓燔炳于物也。不时,谓太早及偏害,不循时令,不普及于物也。病之所起,天气生焉。

②马莳《黄帝内经素问注证发微》凡辰戌之岁,太阳寒水司天也,寒气下临,克彼心火,而心气上从,丹色被克而明,丹色起,金乃受眚,水盛则火乃受病,为心热烦,为嗌干,为善渴,为鼽,为嚏,为喜悲,为数欠,皆心肺病也。热气虽时妄行,而寒气即复,霜不时降,则又为善忘,为甚则心痛,则又心病之至也。

③张介宾《类经》太阳寒水司天,辰戌岁也。寒气下临,火之所畏,故心气应而上从。火应则明而丹色起,故金乃眚。然水胜则为寒,故其候若此。火应则动热,故其病若此。皆天气之所生也。

④张志聪《黄帝内经集注》火者,火之体。明者,火之用也。寒气下临,藏气上从,火性炎上,水性润下,是以火性高明于上,而水寒冰凝于下也。夫在地为水,在天为寒,火气妄行于上,故霜寒以复之,心热烦嗌干善渴,火炎于上也。肺者心之盖,鼽嚏善悲,火热烁金也。火为阳,水为阴,数欠者,阳引而上阴引而下也。善忘者,寒复而神气伤也。（眉批）借水火之性,以申明天气下临,藏气上从。

⑤高士宗《黄帝素问直解》瘑,音群。凡辰戌之岁,太阳司天,太阳,寒水也,故寒气下临。司天之气,制于人身,人受其制,故心气上从。心属火,其色丹,而今火且明,丹起。火明丹起,则金乃眚,火刑金也。寒清时举,胜则水冰,司天之气也。火气高明,上从之气也。心热烦,嗌干善渴,火病也。鼽嚏喜悲,火刑金也。数欠,

阴阳相引也。始病热气妄行,既则寒乃复,复则寒气盛,故霜不时降。心火虚,故善忘,甚则心痛。

⑥黄元御《黄元御医书全集》太阳寒水司天,寒气下临,而克心火,心气上从,丹色应之,火用斥革。火败于水,则克其所胜,金乃被眚。水旺故寒清时举。寒甚则水为之冰。火为水刑,逆而上炎,心热烦生,嗌干善渴。火逆肺伤,则鼽嚏喜悲。肺主悲。阴盛于下,召引阳气,则数为呵欠(义详《灵枢·素问》)。热气妄行,克伤肺脏,寒水乃复,霜不时降。寒水凌火,神失蛰藏,故心痛而善忘也。

⑦张琦《素问释义》辰戌之岁。火为胜气所克,岂能高明妄行?本系寒水之化,何关胜复杂入不伦?读者辨之。寒水制火,当有不足之症,凡此所列,皆属火之有余。延伤肺金,所未详也。

⑧高亿《黄帝内经素问详注直讲全集》〔批〕此举太阳司天,寒气下临,以明天气制之,气有所从也。

〔注〕太阳寒水司天其气下临,火所畏也,故心气从之。而火且显明,丹起火运用事,故金为灾,水盛,故清寒时举,胜则凝结而为冰。火明者,因寒胜火浮,其气上达而显明,所以心烦嗌干,喝嚏悲欠,皆热气妄行也。至寒气复,则霜降不时,善忘心痛,皆寒气乘之也。

〔讲〕如辰戌之岁,太阳寒水司天,寒气下临,克彼心经,故心经畏而上从,是以火气为之显明,丹运得起而用事,火胜则克金,金有不为之灾眚者乎?惟水布化,故清寒时举,胜则凝结而为冰,因之寒胜火浮,火气上达而显明,故火受水克,而民病心矣。其时之证,多主为心热烦,为嗌干善渴,为鼽嚏,为喜悲数欠等患。此皆热气妄行,寒未来复之故,若寒气既复,则霜不时降,民病善忘,甚则寒气乘心而心痛。

⑨孟景春等《黄帝内经素问译释》丹起:丹是火之色。丹起,即火热之气因寒气下临而起而用事。胜则水冰:胜,指寒水之气战胜火热之气。寒之气胜则水凝结成冰。

太阳司天的年份,寒水之气下临于地,人身心脏之气上从天气,火气照耀显明,火热之气起而用事,则肺金必然受伤,寒冷之气非其时而出现,寒气太过则水结成冰,因火气被迫而应从天气,故发病为心热烦闷,咽喉干,常口渴,鼻涕,喷嚏,易于悲哀,时常呵欠,热气妄行于上,故寒气来报复于下,则寒霜不时下降,寒复则神气伤,发病为善忘,甚至心痛。

⑩任延革《任应秋讲〈黄帝内经〉〈素问〉》此句未具体注释,总体概括此段为:(提要)言五运受制于司天的平气。(讲解)此章是讲,五运之气不论太过或不及,因受制于司天之气的克制而可能成为平气,这是讲"运"与"气"的关系。

⑪张灿玾等《黄帝内经素问校释》辰戌年,太阳司天,寒气下临于地,心气上从于天气,火气光明,火气起用则金气受灾。若寒气甚者,则寒冷之气时起,甚则水结成冰。由于火气过旺,则易发生心中烦热,咽干喜渴,鼻塞喷嚏,喜悲数欠等病。火热之气妄行过甚,寒水之气乃复,则霜不时降下,发生善忘,甚者心痛等病。

⑫方药中等《黄帝内经素问运气七篇讲解》[太阳司天,寒气下临]"太阳司天",指太阳寒水司天之年。凡属在年支上逢辰逢戌之年,均属太阳寒水司天之年。六十年中属于太阳寒水司天之年者有壬辰、壬戌、戊辰、戊戌、甲辰、甲戌、庚辰、庚戌、丙辰、丙戌等十年。"寒气下临",指太阳寒水司天之年,气候偏冷。

[心气上从,而火且明]"心气上从",指太阳司天之年,气候寒冷,人体的心因受寒冷的影响而容易发生疾病。"而火且明",指太阳司天之年,水气用事,水可以克火,但由于郁发的原因,火被水郁,待时而发,到了一定时候又会出现火气偏胜的暴热现。《六元正纪大论》中在"凡此太阳司天之政"句下王冰注云:"寒甚则火郁,待四气乃发,暴为炎热也。"即属此义。

[丹起,金乃眚]"丹",指红色,此处指火之色。"丹起金乃眚",意即在火郁之发时,气候就会转为炎热"。气候炎热就意味着寒凉消退。"凉",在五行上属于金,气候由凉变为不凉,这就叫"金乃眚"。

[寒清时举,胜则水冰]"寒清",指寒冷。"胜",指寒气偏胜。全句指太阳司天之年,由于司天之气是寒水之气,所以气候特别寒冷,河水结冰。

[火气高明,心热烦,嗌干,善渴,鼽嚏,喜悲,数欠]"火气高明",指太阳寒水司天之年中所出现的"火郁之发"现象,与前述"而火且明"之义相同。"心热烦,嗌干善渴,鼽嚏",即心中发热、烦躁、口干喜饮水、流鼻血、鼻堵喷嚏等。"喜悲",即悲伤欲哭,属于肺病。"数欠",即喜呵欠,属于肾病。全句意即太阳寒水司天之年,可以因气候寒凉而出现肺病、肾病,但是由于郁发的原因,又可以因气候暴热而出现心病、火病。

[热气妄行,寒乃复,霜不时降]"热气妄行",指太阳司天之年火郁之发时的自然现象。"寒乃复,霜不时降",则指火郁之发时,火气偏胜又会引起寒气来复的自然现象。这就是说在太阳司天之年中,一般说来气候偏于寒凉,但是由于胜复郁发的原因,则又可以出现暴热暴冷的反常变化。

[善忘,甚则心痛]"善忘",即健忘。"心痛",即胃脘痛或胸腹痛。这些症状可以是心病,也可以是脾病。全句意即太阳司天之年,可以因寒水司天,水邪上犯乘心侮脾而在临床上出现上述"善忘""心痛"等症状。

⑬王洪图等《黄帝内经素问白话解》辰、戌年,太阳寒水司天,寒水之气下临于地气,水能克火,所以人体中的心脏受到制约,心气顺从司天之气,火被水气所使用,火气盛进而克制金气,因而肺金蒙受灾害。由于寒水之气过盛,所以寒冷的气候时常出现。寒气太盛,使水结成冰。火被水气所使用,而火气盛,于是发生心热、烦闷、咽喉干燥、时常口渴等病证;若因火旺而伤害肺金,就会发生鼻塞、喷嚏、容易悲哀等病证;火气向上,寒气向下,阴阳相互牵引,还会出现呵欠连声的症状。火热之气妄行,就会有寒水之气来报复它,所以发生寒霜不时下降;在人体中,寒水伤害心火,使心气虚而发生健忘,严重的还会发生心痛等病证。

⑭郭霭春《黄帝内经素问白话解》太阳寒水司天,寒气下临于地,心火受到克

制,应而上从天气,从水化而为水用。火热之气起,金必受害,寒凉之气就出现了,寒气太过则水结成冰,由于火气被迫上炎,所以发病为心热烦闷、咽喉干、常口渴、流涕、喷嚏,容易悲哀,常常打呵欠,热气妄行于上,寒气报复于下,严霜不时下降,由于水气侵犯心火,神气受伤,所以善忘,甚至于发生心痛。

(2)土乃润,水丰衍,寒客至,沉阴化,湿气变物,水饮内稸,中满不食,皮痛肉苛,筋脉不利,甚则胕肿,身后痈。

①王冰《黄帝内经素问》太阴在泉,湿监于地,而为是也。病之源始,地气生焉。(〔新校正云〕详身后痈,当作身后难。)

②马莳《黄帝内经素问注证发微》然太阳司天,则太阴湿土在泉,故土乃润、水丰衍者,湿之盛也。寒气客至者,湿盛则寒生也。沉阴化者,湿之象也。湿气变物者,物受湿变也。在人则有水饮内稸,为中满不食,为皮痛肉苛,为筋脉不利,为甚则胕肿,为身后痈,新校正云:后痈,当作后难。皆土水之病也。

③张介宾《类经》凡太阳司天,则太阴在泉,湿行于地,故其为候为病如此。痛,痹而重也。肉苛,不仁不用也。身后痈者,以肉苛胕肿不能移,则久著枕席而身后臀背为痈疮也。皆脾土之证,地气之所生也。

④张志聪《黄帝内经集注》太阳司天则太阴湿土在泉,故土乃润。水丰衍者,土能制水也。按辰戌之岁,太阳司天,则寒水之客气加临于三之气,湿土之主气主于四之气,故曰寒客至沉阴化,谓长夏之交水湿相合,无火土之长化,是以湿气变物也。蓄,积畜。痛,痹也。水饮中满,皮痹肉苛,皆水湿之为病也。身后痈者,痈发于背也。本经曰:诸痛肿者,寒气之变也。太阳寒水主气而经脉循于背,故为身后肿。

⑤高士宗《黄帝素问直解》太阳司天,则太阴在泉,太阴,湿气也,故土乃润。湿者水之类,故水丰衍。水湿则寒,故寒客至,寒湿为阴,其性下沉而属土,故沉阴化,而湿气变物。湿气变物,则水饮内稸,致民病中满不食。痛,痹也,苛,不安也。皮痹而肉不安,则筋脉亦不利,甚则胕肿。上文少阳司天,寒热胕肿,因于热也,此太阴胕肿,因于寒也。身后痈,谓痈发于背,不能上承太阳,盖太阳分部于背也。

⑥黄元御《黄元御医书全集》太阳司天,则太阴在泉,湿旺土润,水气丰衍。客寒至此(司天为客,在泉为主,太阳司天,故寒为客气)。为沉阴所化(沉阴,湿土也),不能司令,则太阴当权,湿气变物,水饮内稸,中满不食(水停则土湿脾郁,故中满不食)。湿气郁阻,皮痹肉苛,筋脉不利,甚则皮肤浮肿,身后痈生也(水性流湿,身后,太阳寒水之经,寒水得湿,则生痈疽)。

⑦张琦《素问释义》太阴在泉。寒湿合化在内,则水饮停蓄中满不食,在外则皮肉顽痹筋脉不利,水湿溢于肌肤而为胕肿。身后痈者,肉苛筋痹胕肿不能行动,久着床席,则身后臀背成疮也。

⑧高亿《黄帝内经素问详注直讲全集》〔注〕稸,聚也。中满者,脾不运化也。痛,痹也,谓手足麻痹也。苛,重也,谓身体沉重也。以及胕肿身痈,一切皆湿气为病也。

〔讲〕且太阳司天,则太阴湿土在泉,故土乃润水丰衍,湿气客而寒生,沉霾化而阴甚,则湿气能不为之变化万物乎?是以民感之者,皆湿气受病,为水饮不蓄,为之满不食,为皮瘑肉苛,筋脉不利,甚则胕肿身痛,种种土水太过之灾见矣。

⑨孟景春等《黄帝内经素问译释》太阳司天则太阴湿土在泉,土能制水,故土气滋润,水流丰盛,太阳司天则寒水之客气加临于三之气,太阴在泉则湿土之气下加于终之气,水湿相合而从阴化,万物因寒湿而发生变化,应在人身的病则为水饮内蓄,腹中胀满,不能饮食,皮肤麻痹,肌肉不仁,筋脉不利,甚至浮肿,背部生痈。

⑩任廷革《任应秋讲〈黄帝内经〉〈素问〉》此句未具体注释,总体概括此段为:(提要)言五运受制于司天的平气。(讲解)此章是讲,五运之气不论太过或不及,因受制于司天之气的克制而可能成为平气,这是讲“运”与“气”的关系。

⑪张灿玾等《黄帝内经素问校释》土乃润,水丰衍:辰戌之年,为太阳寒水司天,太阴湿土在泉,所以土乃润泽,水乃丰盛流溢。寒客至,沉阴化:张志聪注“太阳司天,则寒水之客气加临于三之气,湿土之主气主于四之气,故曰寒客至,沉阴化”。沉阴,乃沉寒阴冷之气。水土二气,皆阴寒之属,所以水土之气化为沉阴化。皮瘑(wán顽)肉苛:皮肤肌肉麻木不仁。瘑,手足麻痹也。身后痈:太阳经脉循行于背部,本经受病,故痈生于身后部。

太阳司天,为太阴在泉,土乃湿润,水满而外溢,寒水之客气至后,继之以湿土之气,阴沉之气化,万物变湿,则易发生水饮稽积,中满不食,皮肤肌肉麻木不仁,筋脉不利,甚则浮肿,身后痈肿等病。

⑫方药中等《黄帝内经素问运气七篇讲解》[土乃润,水丰衍,寒客至,沉阴化,湿气变物]“土乃润”,指土地滋润。“水丰衍”,指雨水过多。“寒客至”,“客”,指客气,意即太阳司天之年,太阳寒水之气加于主气的三之气上,所以这一年气候相对寒冷。“沉阴化”,“沉”,指在泉之气。太阳寒水司天,则太阴湿土在泉。太阴湿土之气加于主气的终之气上,所以这一年,特别是下半年气候相对潮湿。“湿气变物”,指气候偏湿时,万物因雨水过多而生长不好。以上是讲太阳司天之年时的气候及物候现象。

[水饮内稽,中满不食,皮瘑肉苛,筋脉不利,甚则胕肿身后痈]“水饮内稽”,指水饮潴留。“中满不食”,指脘腹胀满,不欲饮食。“瘑”(wán音顽),麻木之义,“皮瘑肉苛”,指皮肤肌肉麻木不仁。“筋脉不利”,指运动障碍。“胕肿”,指水肿。“身后痈”,指背部生疮。上述症状,在定位上多属于脾病或肾病,在定性上多属于水病或湿病。以上是指太阳司天之年的疾病现象。

⑬王洪图等《黄帝内经素问白话解》皮瘑:瘑,音顽,麻木沉重的意思。皮瘑,指皮肤麻木不仁一类的病证。

太阳寒水司天,则太阴湿土在泉,所以土气滋润,而水湿丰盛。太阴在泉,湿土之客气,加临于主气的终气寒水之上,水与湿相合,二气都属于阴,因而阴气深重,万物也因寒湿太重而发生变化。在人体可以发生水饮内停、腹中胀满、不能饮食、皮肤麻痹、肌肉不仁、筋不柔和、脉不通利等病证,严重的还会发生浮肿,背部生痏肿。

⑭郭霭春《黄帝内经素问白话解》皮瘣(wán 顽)：皮肤麻木。土乃润,水丰衍：土气滋润,水流满溢。

太阳司天则太阴湿土在泉,土能制水,所以土气滋润,水流溢满,寒水之客气加临,火为沉阴所化,万物就会因寒湿而发生变异。在人体受到气运的影响,就可产生停饮,腹满不能饮食,皮肤麻痹,肌肉不仁,筋脉活动不利,甚至浮肿,转身困难。

第二十三解

（一）内经原文

厥阴司天,风气下临,脾气上从,而土且隆,**黄起**,水乃眚,土用革,体重,肌肉萎[注],食减口**爽**,风行太虚,云物摇动,目转耳鸣；火纵其暴,地乃暑,大热消烁,赤**沃下**,蛰虫数见,流水不冰,其发机速。

[注]萎：郭霭春《黄帝内经素问校注》、方药中等《黄帝内经素问运气七篇讲解》、孟景春等《黄帝内经素问译释》、人民卫生出版社影印顾从德本《黄帝内经素问》此处为"萎"；张灿玾等《黄帝内经素问校释》此处为"痿",其注,肌肉痿,指肌肉萎缩之意。故此处"萎"通"痿"。

（二）字词注释

（1）黄起

①王冰《黄帝内经素问》此词未具体注释。

②马莳《黄帝内经素问注证发微》脾气上从,黄色被克而起。

③张介宾《类经》土应则气隆而黄色起。

④张志聪《黄帝内经集注》黄起者,土用上从于天也。

⑤高士宗《黄帝素问直解》黄起,上隆黄起。

⑥黄元御《黄元御医书全集》脾气上从,黄色应之。

⑦张琦《素问释义》此词未具体注释。

⑧高亿《黄帝内经素问详注直讲全集》〔注〕黄起土运用事。

⑨孟景春等《黄帝内经素问译释》黄是湿土之色。黄起,湿土之气起而用事。

⑩任廷革《任应秋讲〈黄帝内经〉(素问)》此词未具体注释。

⑪张灿玾等《黄帝内经素问校释》脾气上从于天气,土气兴起而隆盛。

⑫方药中等《黄帝内经素问运气七篇讲解》"黄",指黄色,此处指土之色。"黄起水乃眚",意即在土郁之发,土气偏胜时,雨水很多,湿热偏胜,气候应寒不寒。

⑬王洪图等《黄帝内经素问白话解》脾气顺从司天之气。

⑭郭霭春《黄帝内经素问白话解》土气隆起。

（2）爽

①王冰《黄帝内经素问》此字未具体注释。

②马莳《黄帝内经素问注证发微》爽。

③张介宾《类经》此字未具体注释。

④张志聪《黄帝内经集注》此字未具体注释。

⑤高士宗《黄帝素问直解》爽。

⑥黄元御《黄元御医书全集》口不知味曰爽。

⑦张琦《素问释义》此字未具体注释。

⑧高亿《黄帝内经素问详注直讲全集》〔注〕爽,失也。

⑨孟景春等《黄帝内经素问译释》伤败。

⑩任廷革《任应秋讲〈黄帝内经〉（素问）》此字未具体注释。

⑪张灿玾等《黄帝内经素问校释》口味减退。

⑫方药中等《黄帝内经素问运气七篇讲解》"爽",此处作败伤解,如《老子》曰："五味令人口爽。"《淮南子·精神训》曰："五味乱口,使口爽伤。""食减口爽",意即食欲减退,口中不和。高世栻注云："食减口爽,言所食减少,则口中乃爽,以明饱食,则口中不和,亦脾病也。"

⑬王洪图等《黄帝内经素问白话解》口淡无味。

⑭郭霭春《黄帝内经素问白话解》口不辨味。"爽",差的意思。

（3）沃下

①王冰《黄帝内经素问》此词未具体注释。

②马莳《黄帝内经素问注证发微》沃下。

③张介宾《类经》赤沃下者,霖雨多热,受赤气也。

④张志聪《黄帝内经集注》赤沃下者,虽沃若之木叶,亦焦赤而下落矣。

⑤高士宗《黄帝素问直解》赤沃下。

⑥黄元御《黄元御医书全集》赤沃泄下。

⑦张琦《素问释义》此词未具体注释。

⑧高亿《黄帝内经素问详注直讲全集》〔注〕〔讲〕沃下。

⑨孟景春等《黄帝内经素问译释》姚止庵："谓血水下流也,二便血及赤带之属。"

⑩任廷革《任应秋讲〈黄帝内经〉（素问）》此词未具体注释。

⑪张灿玾等《黄帝内经素问校释》此词未具体注释。

⑫方药中等《黄帝内经素问运气七篇讲解》"赤沃下",指痢疾。

⑬王洪图等《黄帝内经素问白话解》赤色血痢。

⑭郭霭春《黄帝内经素问白话解》赤沃下指赤痢。

（三）语句阐述

（1）厥阴司天,风气下临,脾气上从,而土且隆,黄起,水乃眚,土用革,体重,肌肉萎,食减口爽,风行太虚,云物摇动,目转耳鸣。

①王冰《黄帝内经素问》已亥之岁候也。土隆、土用革,谓土气有用而革易其体,亦谓土功事也,云物摇动,是谓风高。此病所生,天之气也。

②马莳《黄帝内经素问注证发微》凡已亥之岁,厥阴风木司天也,风气下临,克彼脾土,而脾气上从,黄色被克而起,然已亥为不及之岁,则土反侮之,故土用则水

乃受眚,木盛则土必受革,为体重,为肌肉萎,为食减口爽,皆脾病也。且风行于太虚,而云物摇动,风之象也。则民病又有为目转,为耳鸣,皆肝胆之木受病也。

③张介宾《类经》厥阴风木司天,巳亥岁也。风气下临,土之所畏,故脾气应而上从。土应则气隆而黄色起,故水乃眚。然土为木制,故土用受革,脾经为病,而风云摇动。皆天气之所生也。

④张志聪《黄帝内经集注》土平之纪,其类土,其藏脾,其色黄。土且隆着,土体丰厚于下也。黄起者,土用上从于天也。土从水化则受其胜制,故土用变革而为体重食减之脾病也。目转耳鸣,风淫于上也。张玉师曰:风行太虚,土用革者,谓风斯在上,而土格于下也。胜则水冰,火气高明者,谓火气上炎而水凝于下也。盖五行之体在地,而五行之气在天,故虽司天下临,藏气上从,而五行又各有从上从下之性,故有下临上从之太过者,有风下黄起之气交者。

⑤高士宗《黄帝素问直解》凡巳亥之岁,厥阴司天,厥阴,风气也,故风气下临。司天之气,制于人身,人受其制,故脾气上从。脾属土,其色黄,而今土且隆,黄起,上隆黄起,则水乃眚,土刑水也。风木气盛,故土用革,革,变革也。体重肌肉萎,脾病也;食减口爽,言所食减少,则口中乃爽,以明饱食,则口中不和,亦脾病也。风气在上,则风行太虚,云物摇动。其在于人,则目转耳鸣。

⑥黄元御《黄元御医书全集》厥阴风木司天,风气下临,而克脾土,脾气上从,黄色应之,土用改革。土败于木,则克其所胜,水乃被眚。木旺则风行太虚,云物摇动,目转耳鸣。土为木刑,则体重肉萎,食减口爽(口不知味曰爽)。

⑦张琦《素问释义》巳亥之岁。革,易也,失其常也。土衰风淫,故见诸症。

⑧高亿《黄帝内经素问详注直讲全集》〔批〕此举厥阴司天,风气下临,以明天气制之气,有所从也。

〔注〕厥阴风木司天,其气下临,土所畏也;故脾气从之。黄起土运用事,故水为灾。革,更也,木胜则土变易。爽,失也,谓失其味也。体重肉痿,食减口爽者,皆湿土之为病也。厥阴在上,风行太虚,物皆动摇,上部之耳目亦应其转鸣也。

〔讲〕如巳亥之岁,厥阴风木司天,风气下临,克彼脾土,故脾气畏而上从,是以脾运得起而用事。土胜则克水,水有不为之灾眚者乎?兼木胜则土变易,而民病脾,其时之证,多主为体重,为肌肉痿,为食减口爽等患。况风之为象主动,既厥阴在上,则风行太虚,万物皆为之摇动。民受其气,凡上部之耳目,皆转鸣而生其病矣。

⑨孟景春等《黄帝内经素问译释》黄起:黄是湿土之色。黄起,湿土之气起而用事。爽:伤败。

厥阴司天的年份,风木之气下临于地,人身脾脏之气上从天气,土气兴起而隆盛,湿土之气起而用事,于是水气必受损,土从木化而受其克制,其功用亦为之变易,人们发病为身体重,肌肉枯萎,饮食减少,口败无味,风气行于宇宙之间,云气与万物为之动摇,在人体之病变为目眩,耳鸣。

⑩任廷革《任应秋讲〈黄帝内经〉〈素问〉》此句未具体注释,总体概括此段为:(提要)言五运受制于司天的平气。(讲解)此章是讲,五运之气不论太过或不及,因受制于司天之气的克制而可能成为平气,这是讲"运"与"气"的关系。

⑪张灿玾等《黄帝内经素问校释》爽:在此作"减退"解。《广雅·释诂》:"减也。"赤沃下:吴崑注"赤沃下,小便出血也"。《类经》二十五卷第十四注"赤沃下者,霖雨多热,受赤气也"。张志聪注"赤沃下者,虽沃若之,木叶亦焦赤而下落矣"。《素问经注节解》注"按:赤沃下谓血水下流也,二便血及赤带之属"。诸说不一,姑从《素问经注节解》注。

己(编者按:此处应为"巳")亥年,厥阴司天,风起下临于地,脾气上从于天气,土气兴起而隆盛,则水气受灾。若土之作用变革,则易发生体重肌肉萎缩,食欲减少,口味减退等病。若风气行于太空,云物摇动,则目转耳鸣。

⑫方药中等《黄帝内经素问运气七篇讲解》[厥阴司天,风气下临]"厥阴司天",指厥阴风木司天之年。凡属在年支上逢巳、逢亥之年,均属厥阴风木司天之年。六十年中属于厥阴风木司天之年者有丁亥、丁巳、癸巳、癸亥、己巳、己亥、乙巳、乙亥、辛巳、辛亥等十年。"风气下临",指厥阴风木司天之年,风气偏胜。

[脾气上从,而土且隆]"脾气上从",指厥阴司天之年,风气偏胜,人体的脾因受风气偏胜的影响而容易发生疾病。"而土且隆",指厥阴司天之年,风气偏胜,风可以胜湿,木可以克土,但是,由于郁发的原因,土被木郁,到了一定时候又会出现土郁之发,土气偏胜而湿胜的现象。

[黄起,水乃眚]"黄",指黄色,此处指土之色。"黄起水乃眚",意即在土郁之发,土气偏胜时,雨水很多,湿热偏胜,气候应寒不寒。

[土用革,体重,肌肉萎,食减口爽]"土用",指土的作用。"土用革",指土的作用有所变易。"体重",指身体沉重。"肌肉萎",指肌肉萎缩。"食减",指饮食减少。"爽",此处作败伤解,如《老子》曰:"五味令人口爽。"《淮南子·精神训》曰:"五味乱口,使口爽伤。""食减口爽",意即食欲减退,口中不和。高世栻注云:"食减口爽,言所食减少,则口中乃爽,以明饱食,则口中不和,亦脾病也。"全句意即厥阴司天之年,由于风气偏胜,人体肝气也就相应偏胜,肝胜则乘脾,因此可以出现上述脾用失常的各种临床症状。

[风行太虚,云物摇动]"风行太虚",指厥阴司天之年,自然气候多风。"云物摇动",是描述大风中飞砂走石、屋动树摇的自然景象。

[目转耳鸣]"目转",即眼花;"耳鸣",即耳轰鸣或蝉鸣。由于肝开窍于目,耳在定位上与足少阳胆经密切相关,因此"目转耳鸣",多属肝胆疾病。此处是说厥阴司天之年,由于人体肝气偏胜,因此在临床上可以发生肝胆疾病而表现为上述目转耳鸣的症状。

⑬王洪图等《黄帝内经素问白话解》巳、亥年,厥阴风木司天,风木之气下临于地气,木能克土,所以人体中的脾脏受到制约,脾气顺从司天之气,土被木气所使用,

因而土湿之气变得厚实,土盛制水,使肾水蒙受灾害。木气旺盛,土气受到制约,所以脾土发生病变,人们多发生身体沉重,肌肉枯萎,食欲减退,口淡无味等病证。

⑭郭霭春《黄帝内经素问白话解》厥阴风木司天,风气下临于地,脾气受到克制,从木化而为木用。土气隆起,水气因之受害,土的功用亦为之改变。随着气运而产生的病变,就会有身体发重、肌肉萎缩、食少,口不辨味。风气行于天空之间,云气与草木动摇,人体也感觉有眼转、耳鸣的情况。

(2) 火纵其暴,地乃暑,大热消烁,赤沃下,蛰虫数见,流水不冰,其发机速。

①王冰《黄帝内经素问》少阳在泉,火监于地,而为是也。病之宗兆,地气生焉。少阳厥阴之气,变化卒急,其为疾病,速若发机,故曰其发机速。

②马莳《黄帝内经素问注证发微》然厥阴司天,则少阳相火在泉也。火纵其暴,地乃热,大热燥烁,万物之赤沃下,及蛰虫数见,流水不冰,皆热盛故耳。

③张介宾《类经》凡厥阴司天,则少阳在泉,相火下行,故其气候如此。赤沃下者,霖雨多热,受赤气也。其发机速,相火之发,暴而速也。皆此地气之所生者。

④张志聪《黄帝内经集注》厥阴风木司天则少阳相火在泉,木火相生,故火纵其暴。地乃暑者,太阴湿土亦暑热也。赤沃下者,虽沃若之木叶,亦焦赤而下落矣。至冬令严藏之时,而蛰虫不见,流水不冰。火性速而少阳主枢,故其发机速。玉师曰:火从其暴,地乃暑,长夏之时也。赤沃下,秋令也。盖亦从夏而秋,秋而冬也。

⑤高士宗《黄帝素问直解》厥阴司天,则少阳在泉。少阳,火气也,故火纵其暴,而地乃暑,暑,犹热也,地暑,则大热消烁,津液受热,则赤沃下。火气主开,故蛰虫数见,火性温热,故流水不冰,火体急暴,故其发机速。

⑥黄元御《黄元御医书全集》厥阴司天,则少阳在泉,相火纵暴,地气乃暑,蛰虫数见,流水不冰。人感其气,大热消烁,赤沃泄下(赤沃者,湿热所瘀蒸也)。其病机发作甚速也。

⑦张琦《素问释义》少阳在泉。谓便血也,火灼阴血故然。火性急速,其发则暴。

⑧高亿《黄帝内经素问详注直讲全集》〔注〕赤沃下者,迫血下行也。

〔讲〕且厥阴司天,则少阳相火在泉,故火纵其暴,地乃暑,大热消烁。民感之者,多主赤沃下血之证。验之于物,蛰虫数见,火胜水温,流水不冰,且火性急疾,故其发之也,亦如机之速焉。

⑨孟景春等《黄帝内经素问译释》赤沃下:姚止庵"谓血水下流也,二便血及赤带之属"。

厥阴司天则少阳相火在泉,风火相煽,故火气横行,地气便为暑热,在人体则见大热而消烁津液,血水下流,因气候温热,故蛰虫不藏而常见,流水不能成冰,其所发的病机急速。

⑩任廷革《任应秋讲〈黄帝内经〉〈素问〉》此句未具体注释,总体概括此段为:(提要)言五运受制于司天的平气。(讲解)此章是讲,五运之气不论太过或不及,因受制于司天之气的克制而可能成为平气,这是讲"运"与"气"的关系。

⑪张灿玾等《黄帝内经素问校释》其发机速：王冰注"少阳厥阴之气，变化卒急，其为疾病，速若发机，故曰其发机速"。

厥阴司天，为少阳在泉，火气纵行其暴虐之性，大地暑热，大热消烁万物，血水下流，蛰虫时常出现，流水不能结冰，其发病快速有如发动机关。

⑫方药中等《黄帝内经素问运气七篇讲解》[火纵其暴，地乃暑，大热消烁，赤沃下]厥阴司天之年，其在泉之气一定是少阴相火。因此，这一年的下半年则是火气偏胜。这里就是讲这一年的下半年的气候、物候、疾病等各方面的表现。

"火纵其暴"，指少阳相火在泉，火气偏胜。"地乃暑"，"地"，指在泉之气，此处是指下半年。"地乃暑"，就是说这一年的下半年气候炎热。"大热消烁"，"烁"同"灼"，指气候炎热时而出现人体消瘦现象。"赤沃下"，指痢疾。全句意即少阳在泉之年，由于这一年的下半年天气炎热，所以容易使人消瘦并容易发生痢疾。

[蛰虫数见，流水不冰]"蛰虫数见"，指冬天里的生物应藏不藏。"流水不冰"，指冬天里应冷不冷，所以水不结冰。全句意即少阳在泉之年，下半年应冷不冷，所以动物当藏不藏，河水应冰不冰。

[其发机速]"机速"，指变化快速，意即厥阴司天之年，少阳在泉，全年风火用事，所以不论在气候还是在疾病变化上，均发作暴速，容易发生突然变化，所以王冰注云："少阳厥阴之气，变化卒急，其为疾病，速若发机，故曰其发机速。"

⑬王洪图等《黄帝内经素问白话解》风木之气在天空中流行，浮云飘忽，万物摇动。在人体，可以发生目眩、耳鸣。厥阴风木司天，则少阳相火在泉，风火相煽，所以火气横行，地气暑热。在人体，火热消烁津液，而出现小便短赤，或热盛迫血，发生赤色血痢。因为火气温热，所以蛰虫当藏不藏，而出来活动，流水也不能结冰。风性善于运动变化，所以引起的疾病急骤，变化迅速。

⑭郭霭春《黄帝内经素问白话解》火纵其暴：（少阳相火在泉，木火相生）火气任其横行。赤沃下：指赤痢。

厥阴司天少阳相火在泉，火气任其横行，地气于是像暑一般，大热如火。应在人体上，多病赤痢。这时，应该蛰居的虫类常见于外，流水不能结冰，在它造成病害时，是非常急速的。

第二十四解

（一）内经原文

少阴司天，热气下临，肺气上从，白起金用，草木眚，喘、呕、寒热、嚏、衄、鼻窒，大暑流行，甚则疮疡燔灼，**金烁石流**；地乃燥清，凄沧数至，胁痛，善太息，**肃杀行**，草木变。

（二）字词注释

（1）金烁石流

①王冰《黄帝内经素问》此词未具体注释。

②马莳《黄帝内经素问注证发微》金燥石流之气。

③张介宾《类经》此词未具体注释。

④张志聪《黄帝内经集注》此词未具体注释。

⑤高士宗《黄帝素问直解》金烁石流。

⑥黄元御《黄元御医书全集》金烁石流。

⑦张琦《素问释义》此词未具体注释。

⑧高亿《黄帝内经素问详注直讲全集》〔注〕〔讲〕金烁石流。

⑨孟景春等《黄帝内经素问译释》高世栻:"如焚如焰也。"形容热势盛极,可熔化金石。

⑩任廷革《任应秋讲〈黄帝内经〉〈素问〉》此词未具体注释。

⑪张灿玾等《黄帝内经素问校释》形容火炎过甚,可熔化金石。

⑫方药中等《黄帝内经素问运气七篇讲解》"金烁石流"一句亦与"革金且耗"之义基本相似,描述炎热气候使自然界如焚如焰,金石欲熔的景象。

⑬王洪图等《黄帝内经素问白话解》此词未具体注释。

⑭郭霭春《黄帝内经素问白话解》形容火炎过甚,可使金石熔化。

(2)肃杀行

①王冰《黄帝内经素问》此词未具体注释。

②马莳《黄帝内经素问注证发微》肃杀行。

③张介宾《类经》此词未具体注释。

④张志聪《黄帝内经集注》肃杀行则草木变。

⑤高士宗《黄帝素问直解》肃杀行。

⑥黄元御《黄元御医书全集》肃杀以行。

⑦张琦《素问释义》此词未具体注释。

⑧高亿《黄帝内经素问详注直讲全集》〔注〕〔讲〕金气肃杀。

⑨孟景春等《黄帝内经素问译释》肃杀之气行令。

⑩任廷革《任应秋讲〈黄帝内经〉〈素问〉》此词未具体注释。

⑪张灿玾等《黄帝内经素问校释》肃杀之令行。

⑫方药中等《黄帝内经素问运气七篇讲解》"肃杀行",即金气偏胜。

⑬王洪图等《黄帝内经素问白话解》肃杀之气流行。

⑭郭霭春《黄帝内经素问白话解》肃杀之气大行。

(三)语句阐述

(1)少阴司天,热气下临,肺气上从,白起金用,草木眚,喘,呕,寒热,嚏,鼽衄,鼻窒,大暑流行,甚则疮疡燔灼,金烁石流。

①王冰《黄帝内经素问》子午之岁候也。热司天气,故是病生,天气之作也。天之交也。

②马莳《黄帝内经素问注证发微》凡子午之岁,少阴君火司天也,热气下临,克

彼肺金,而肺气上从,白色被克而起,金动则草木受眚,火盛则肺必多病,为喘呕,为寒热,为嚏,为鼽,为衄,为鼻窒,且大暑流行,甚则为疮疡燔灼,金燥石流之气也。

③张介宾《类经》少阴君火司天,子午岁也。火气下临,金之所畏,故其气候疾病,与前少阳司天大同,皆天气之所生也。

④张志聪《黄帝内经集注》草木眚,大暑流行,热甚于春夏也。金烁石流,热淫于秋冬也。意言司天之气虽主岁半以前,而又统司一岁,在泉之气止司岁半以后,故曰风行于地,曰土乃暑,曰湿气变物,皆从长夏而起运也。

⑤高士宗《黄帝素问直解》凡子午之岁,少阴司天。少阴,君火也,故热气下临。司天之气,制于人身,人受其制,故肺气上从。白起金用,草木眚,与少阳司天之气同,亦金气从火,金刑木也。喘呕寒热,嚏,鼽衄鼻窒,亦肺病也。大暑流行,热气盛也。甚则疮疡燔灼,金烁石流,如焚如焰也。

⑥黄元御《黄元御医书全集》少阴君火司天,热气下临,而克肺金,肺气上从,白色应之,金用更革。金败于火,则克其所胜,木乃被眚。火旺则大暑流行,金烁石流。肺气受伤,喘呕寒热,嚏喷鼽衄鼻窒。甚则皮肤被灾,疮疡燔灼。

⑦张琦《素问释义》子午之岁。热淫肺伤之候。

⑧高亿《黄帝内经素问详注直讲全集》〔批〕此举少阴司天,热气下临,以明天气制之,气有所从也。

〔注〕少阴君火司天,其气下临金所畏也,故肺气从之,白起金运用事,故木为灾。喘呕寒热,嚏鼽鼻塞,皆肺受火气也。疮疡燔灼,金烁石流者,皆火胜克金也。

〔讲〕如子午之岁,少阴君火司天,火气下临克彼肺金,故肺气畏而上从,是以金运得起而用事。金胜则克木,草木有不为之灾眚乎?兼之火胜克金,肺受火气而民病肺。其时之证,多主为喘为呕,为寒为热,为嚏为鼽,为衄为鼻塞等患。此皆金火交争,两相为克,而不相济者也。然少阴既为司天,独布其政,将见大暑为之流行。民感之者,火邪居多,甚则为疮疡,为燔灼,且火胜克金,而金烁石流也。

⑨孟景春等《黄帝内经素问译释》金烁石流:高世栻"如焚如焰也"。形容热势盛极,可熔化金石。

少阴君火司天的年份,火热之气下临于地,人身肺脏之气上从天气,燥金之气起而用事,则草木必然受损,人们发病为气喘,呕吐,寒热,喷嚏,鼻涕,衄血,鼻塞不通,暑热流行,甚至病发疮疡,高热,暑热如火焰,有熔化金石之状。

⑩任廷革《任应秋讲〈黄帝内经〉〈素问〉》此句未具体注释,总体概括此段为:(提要)言五运受制于司天的平气。(讲解)此章是讲,五运之气不论太过或不及,因受制于司天之气的克制而可能成为平气,这是讲"运"与"气"的关系。

⑪张灿玾等《黄帝内经素问校释》金烁石流:形容火炎过甚,可熔化金石。

子午年,少阴司天,热气下临于地,肺气上从于天气,金气起而为用,则草木受灾。发生喘促呕吐,喷嚏,鼻塞,衄血,鼻窒不通等病。

⑫方药中等《黄帝内经素问运气七篇讲解》〔少阴司天,热气下临〕"少阴司

天"，即少阴君火司天之年。凡属在年支上逢子、逢午之年，均属少阴君火司天之年。六十年中属于少阴君火司天之年才有壬子、壬午、戊子、戊午、甲子、甲午、庚子、庚午、丙子、丙午等十年。"热气下临"，指少阴君火司天之年，气候偏热。

［肺气上从……金烁石流］此一段所述的内容与前述少阳司天有关内容基本一致。"肺气上从，白起金用，草木眚"等句在文字上亦相同，其他有关疾病的描述亦基本相同。"金烁石流"一句亦与"革金且耗"之义基本相似，描述炎热气候使自然界如焚如焰，金石欲熔的景象。读者可以参看前文"少阳司天"有关讲解。

⑬王洪图等《黄帝内经素问白话解》子、午年，少阴君火司天，火热之气下临于地气，火能克金，所以人体中的肺脏受到制约，肺气顺从司天之气，金被火气所使用，进而克制木气，于是草木蒙受灾害。火热盛而伤肺金，所以出现喘息、呕吐、恶寒、发热、喷嚏、流涕、衄血、鼻塞等病证。

⑭郭霭春《黄帝内经素问白话解》金烁石流：形容火炎过甚，可使金石熔化。

少阴君火司天，热气下临于地，肺气受到克制，相应而上从天气，金就畏火而化为火用，草木于是受害。在人受了气运的影响，就会产生哮喘、呕吐、寒热、喷嚏、鼻流涕、衄血、鼻塞不通等病。火气当权，所以大暑流行，甚至病发疮疡、高烧。炎暑酷热的情况，好像能使金烁石流一样。

（2）地乃燥清，凄沧数至，胁痛，善太息，肃杀行，草木变。

①王冰《黄帝内经素问》变，谓变易客质也。胁痛太息，地气生也。

②马莳《黄帝内经素问注证发微》然少阴司天，则阳明燥金在泉也，故地乃燥清，凄沧数至，则民病有为胁痛，为善太息，皆肝受金克之病耳。当是时，肃杀行，则草木变矣。

③张介宾《类经》凡少阴司天，则阳明燥金在泉，燥行于地，故其气候如此。肝木受伤，故胁痛。肺金太过，故善太息。皆地气之所生也。

④张志聪《黄帝内经集注》少阴司天则阳明燥金在泉，故地乃燥。凄沧数至，清肃之气也。胁痛善太息，肝胆之病也。肃杀行则草木变。

⑤高士宗《黄帝素问直解》少阴司天，则阳明在泉，阳明者，金也，其气燥而清，故地乃燥清。燥清则凄沧数至，金刑其木，故胁痛而肝病，善太息而胆病，且肃杀行而草木变。

⑥黄元御《黄元御医书全集》少阴司天，则阳明在泉，金旺地燥，凄沧数至，肃杀以行，草木胥变。木为金刑，肝气受害，胁肋疼痛而善太息（肺主悲，脾主忧，悲忧郁结，中气不舒，故太息以出之）。太息者，金旺而木衰也。

⑦张琦《素问释义》阳明在泉。肝受金伤。

⑧高亿《黄帝内经素问详注直讲全集》〔注〕肝木受克，故胁痛善太息。金气肃杀，故草木变。

〔讲〕然少阴司天，则必阳明燥金在泉，故地乃燥，凄沧为之数至，民病胁痛，善太息。金气肃杀之令，遍行宇内，草木皆为之改变矣。此金胜克木者然也。

⑨孟景春等《黄帝内经素问译释》少阴司天则阳明燥气在泉,故地气干燥而清净,寒凉之气常至,在病变为胁痛,好叹息,肃杀之气行令,草木发生变化。

⑩任廷革《任应秋讲〈黄帝内经〉〈素问〉》此句未具体注释,总体概括此段为:(提要)言五运受制于司天的平气。(讲解)此章是讲,五运之气不论太过或不及,因受制于司天之气的克制而可能成为平气,这是讲"运"与"气"的关系。

⑪张灿玾等《黄帝内经素问校释》若热气过甚则大暑流行,甚则发生疮疡烧灼等病,好似金石也将为之熔化。少阴司天为阳明在泉,气候燥而凉,凄凉之气时常来临,发生胁痛,善太息等病,由于肃杀之令行,草木乃发生变化。

⑫方药中等《黄帝内经素问运气七篇讲解》[地乃燥清,凄沧数至](编者注:方药中原文为"凄凉数至",版本不同导致的用字差别。)少阴君火司天之年,其在泉之气一定是阳明燥金在泉。此处是介绍阳明燥金在泉时的气候、物候和疾病表现。

"地乃燥清","地",此处指在泉之气;"燥清",指气候寒凉而干燥。"凄凉数至",指气候寒凉时西风阵阵带来一片萧索景象。全句意即少阴君火司天之年,这一年上半年虽然炎热,但下半年由于阳明燥金在泉,因此又可以出现偏于寒凉的气候变化。

[胁痛,善太息]"胁痛",即胁肋疼痛。"善太息",即喜出长气。这些症状,一般属于肺肝失调的症状。全句意即少阴君火司天之年,由于阳明燥金在泉,下半年金气偏胜,金可以乘木,因而可以在临床上出现上述"胁痛善太息"等肺肝失调的症状。

[肃杀行,草木变]这是解释上述症状出现的原因。"肃杀行",即金气偏胜。"草木变",即金胜乘木,木气受损。

⑬王洪图等《黄帝内经素问白话解》暑热之气大规模流行,还会使人们发生疮疡、高热等症状;炎暑酷热极盛,好像能使金石熔化流动一样。少阴君火司天,则阳明燥金在泉,所以地气干燥清凉,凄沧之气时常出现。在人体,多发生胁肋疼痛,时常叹息等病证。由于肃杀之气流行,所以草木也发生变化。

⑭郭霭春《黄帝内经素问白话解》少阴司天则阳明燥金在泉,燥气行地,寒凉之气屡次到来,在病变上,就容易发生胁痛,好叹息。肃杀之气大行,青青草木的容质就要改变了。

第二十五解

(一)内经原文

太阴司天,湿气下临,肾气上从,**黑起水变,火乃眚**[注1],埃冒云雨,胸中不利,阴痿,气大衰,而不起不用,**当其时**,反腰脽痛,动转不便也,厥逆;地乃藏阴,大寒且至,蛰虫早附,心下否痛,地裂冰坚,少腹痛,时害于食,乘金则止水增[注2],味乃咸,行水减也。

[注1]"火乃眚"一句,郭霭春《黄帝内经素问校注》、方药中等《黄帝内经素问运气七篇讲解》、人民卫生出

版社影印顾从德本《黄帝内经素问》此处无该句,其中郭霭春注:"新校正云详前后文,此少火乃眚三字";张灿玾《黄帝内经素问校释》、孟景春等《黄帝内经素问译释》此处有该句,其中张灿玾注:原无,今据新校正、《内经评文》及《素问悬解》补,孟景春注:原无,据新校正补。

[注2]"乘金则止水增"一句,郭霭春《黄帝内经素问校注》、张灿玾《黄帝内经素问校释》、方药中等《黄帝内经素问运气七篇讲解》、人民卫生出版社影印顾从德本《黄帝内经素问》此处为"乘金则止水增",其中郭霭春注:止水,井泉也,张灿玾注:"乘金则止水增。"王冰注:"止水,井泉也。"《类经》二十五卷第十四注:"乘金者,如岁逢六乙乘金运也,时遇燥金,乘金气也,水得金生,寒凝尤甚,故止蓄之水增。"止水,当指积蓄不流通之水,方药中等注:"乘金",指邪盛犯肺,"止水",指潴留不动的水;孟景春等《黄帝内经素问译释》此处为"乘金则止,水增",其将该句释义为:水气上乘肺金,则寒水外化,故少腹痛止,若水气增多,则口味觉咸,必使水气通行外泄,方可减退。

(二)字词注释

(1)黑起水变

①王冰《黄帝内经素问》水变,谓甘泉变咸也。

②马莳《黄帝内经素问注证发微》黑气被克而起,水受其变。

③张介宾《类经》水应则黑起为变。

④张志聪《黄帝内经集注》黑起水变,用行而体变也。

⑤高士宗《黄帝素问直解》肾色黑,属水,故黑起水变。黑起,则尘埃如冒,水变,则云雨。

⑥黄元御《黄元御医书全集》黑色应之,水用变革。

⑦张琦《素问释义》此词未具体注释。

⑧高亿《黄帝内经素问详注直讲全集》〔注〕黑起而水运用事也。水变者,寒气变甚,故埃冒云雨。

⑨孟景春等《黄帝内经素问译释》黑是寒水之色。因太阴湿土之气下临,寒水之气起而用事,故发生变化。

⑩任廷革《任应秋讲〈黄帝内经〉(素问)》此词未具体注释。

⑪张灿玾等《黄帝内经素问校释》肾气上从于天气,水气起而变化。

⑫方药中等《黄帝内经素问运气七篇讲解》"黑起水变",指太阴司天之年,湿气偏胜,湿可以胜寒,土可以克水,但由于郁发原因,水被土郁,待时而发,因此到了一定时候又可以出现水气上凌的现象。

⑬王洪图等《黄帝内经素问白话解》肾气顺从司天之气,水被土气所使用,进而克制心火。

⑭郭霭春《黄帝内经素问白话解》指寒水因太阴湿土加临畏其制,而化为水用。"黑",寒水之气。

(2)火乃眚

①王冰《黄帝内经素问》此词未具体注释。

②马莳《黄帝内经素问注证发微》此词未具体注释。

③张介宾《类经》心火受制,故胸中不利。

④张志聪《黄帝内经集注》此词未具体注释。

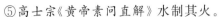

⑤高士宗《黄帝素问直解》水制其火。

⑥黄元御《黄元御医书全集》火乃被眚。

⑦张琦《素问释义》此词未具体注释。

⑧高亿《黄帝内经素问详注直讲全集》此词未具体注释。

⑨孟景春等《黄帝内经素问译释》原无，据新校正补。

⑩任廷革《任应秋讲〈黄帝内经〉〈素问〉》此词未具体注释。

⑪张灿玾等《黄帝内经素问校释》火气受灾。

⑫方药中等《黄帝内经素问运气七篇讲解》此词未具体注释。

⑬王洪图等《黄帝内经素问白话解》克制心火。

⑭郭霭春《黄帝内经素问白话解》此词未具体注释。

（3）当其时

①王冰《黄帝内经素问》此词未具体注释。

②马莳《黄帝内经素问注证发微》此词未具体注释。

③张介宾《类经》当其时者，当土王之时也。

④张志聪《黄帝内经集注》当其冬令之时。

⑤高士宗《黄帝素问直解》此词未具体注释。

⑥黄元御《黄元御医书全集》若当土旺之时。

⑦张琦《素问释义》此词未具体注释。

⑧高亿《黄帝内经素问详注直讲全集》〔注〕当肾旺之时；〔讲〕当其时。

⑨孟景春等《黄帝内经素问译释》就是当土旺之时。

⑩任廷革《任应秋讲〈黄帝内经〉〈素问〉》此词未具体注释。

⑪张灿玾等《黄帝内经素问校释》值土旺之时。

⑫方药中等《黄帝内经素问运气七篇讲解》"当其时"，是指"土旺"之时，亦即在该年的长夏季节。

⑬王洪图等《黄帝内经素问白话解》值土旺之时。

⑭郭霭春《黄帝内经素问白话解》在这土旺的时候。

（三）语句阐述

（1）太阴司天，湿气下临，肾气上从，黑起水变，火乃眚，埃冒云雨，胸中不利，阴痿，气大衰，而不起不用，当其时，反腰䏚痛，动转不便也，厥逆。

①王冰《黄帝内经素问》丑未之岁候也。水变，谓甘泉变咸也。埃，土雾也。冒，不分远也。云雨，土化也。䏚，谓臀肉也。病之有者，天气生焉。（〔新校正云〕详不用二字，当作水用。详厥逆二字，疑当连上文。）

②马莳《黄帝内经素问注证发微》凡丑未之岁，太阴湿土司天也，湿气下临，克彼肾水，而肾气上从，黑气被克而起，水受其变，然丑未为不及之岁，则木反侮之，故埃冒云雨，民病有为胸中不利，为阴痿，其肾气大衰而不起不用，时则腰䏚皆痛，动转不便，及为厥逆，皆肾之为病也。

③张介宾《类经》太阴湿土司天,丑未岁也。湿土下临,水之所畏,故肾气应而上从。水应则黑起为变,心火受制,故胸中不利。然土胜者水必伤,故为阴痿以下等疾。当其时者,当土王之时也。凡此诸病,俱属肾经,皆天气之所生也。

④张志聪《黄帝内经集注》黑起水变,用行而体变也。埃冒云雨,湿土之气化也。胸中不利,水气上乘也。阴痿者,肾气衰于下也。夫阳气生于肾阴而运用于肤表,肾气大衰,故阳气不起不用。阳气不起,则手足为之厥逆。当其冬令之时,肾藏主气而反腰脽痛,动转不便,因肾气上从而大衰于下也。

⑤高士宗《黄帝素问直解》便平声,藏如字,否,批上声。凡丑未之岁,太阴司天,太阴,湿气也,故湿气下临。司天之气,制于人身,人受其制,故肾气上从。肾色黑,属水,故黑起水变。黑起,则尘埃如冒,水变,则云雨。水制其火,则胸中不利,阴痿,阴,前阴也,阴痿,则气大衰,而生阳之气,不起不用,当黑起水变时,不但水受其眚,反腰脽痛,动转不便也。腰脽痛,则肾精虚,肾精虚,则动转不便,此阴阳之气不相交接,故曰厥逆。

⑥黄元御《黄元御医书全集》太阴湿土司天,湿气下临,而克肾水,肾气上从,黑色应之,水用变革。水败于土,则克其所胜,火乃被眚。土旺湿蒸,则埃昏云雨。湿盛胃逆,胸中不利。土湿木郁,阴痿气衰,不起不用。若当土旺之时(长夏、四季),肾水受伤,风木下陷,反腰脽疼痛,手足厥逆,动转不便。

⑦张琦《素问释义》丑未之岁。胸中不利,湿滞于中也。阴痿不用,湿热伤肾也。当土气旺之时,肾伤更甚,故腰椎痛。动转不便,湿气流入关节也。肾阴盛而阳微,故见厥阴。

⑧高亿《黄帝内经素问详注直讲全集》〔批〕此举太阴司天,湿气下临,以明天气制之,气有所从也。

〔注〕太阴湿土司天,其气下临,水所畏也,故肾气从之,黑起而水运用事也。水变者,寒气变甚,故埃冒云雨。阴痿,气大衰者,土克肾水也。当肾旺之时,水寒自病,故腰脽痛。厥逆者,寒甚也。

〔讲〕如丑未之岁,太阴湿土司天,土气下临,克彼肾经,故肾气畏而上从,是以水运得起而用事。夫水寒为变,则始而克水者,终必两相会合。民感其气,多病寒湿之灾,故埃冒云雨,或为胸中不利,或为阴痿气衰不起不用等患。且当其时,肾受土克,反有腰脽痛,动转不便,厥逆诸证矣。

⑨孟景春等《黄帝内经素问译释》黑起水变:黑是寒水之色。因太阴湿土之气下临,寒水之气起而用事,故发生变化。火乃眚:原无,据新校正补。当其时:就是当土旺之时。

太阴司天的年份,湿气下临于地,人身肾脏之气上从天气,寒水之气起而用事,火气必然受损,人体发病为胸中不爽,阴痿,阳气大衰,不能振奋而失去作用,当土旺之时则感腰臀部疼痛,转动不便,或厥逆。

⑩任廷革《任应秋讲〈黄帝内经〉〈素问〉》此句未具体注释,总体概括此段为:

〔提要〕言五运受制于司天的平气。〔讲解〕此章是讲,五运之气不论太过或不及,因受制于司天之气的克制而可能成为平气,这是讲"运"与"气"的关系。

⑪张灿玾等《黄帝内经素问校释》当其时:值土旺之时。脽(shuí 谁):《广雅》"臀谓之脽"。附:在此有归依的意思。

丑未年,太阴司天,湿气下临于地,肾气上从于天气,水气起而变化,则火气受灾。若尘埃笼罩,云雨不断,则发生胸中不舒畅、阴痿、阳气大衰、阴器不起不用等病。若值土旺之时,反而腰与臀部疼痛,活动不便,厥逆。

⑫方药中等《黄帝内经素问运气七篇讲解》〔太阴司天,湿气下临〕"太阴司天",指丑未太阴湿土司天之年。凡属在年支上逢丑、逢未之年,均属太阴湿土司天之年。六十年中属于太阴湿土司天之年者有丁丑、丁未、癸丑、癸未、己丑、己未、乙丑、乙未、辛丑、辛未十年。"湿气下临",指太阴湿土司天之年,湿气偏胜,气候潮湿,雨水过多。

〔肾气上从,黑起水变〕"肾气上从",指太阴司天之年,湿气偏胜,人体的肾因受湿邪的影响而容易发生疾病。"黑起水变",指太阴司天之年,湿气偏胜,湿可以胜寒,土可以克水,但由于郁发原因,水被土郁,待时而发,因此到了一定时候又可以出现水气上凌的现象。

〔埃冒云雨〕"埃",指尘土,"云雨",指阴雨。"埃冒云雨",指湿气偏胜时阴云密布,雾雨迷濛的自然景象。

〔胸中不利,阴痿,气大衰,而不起不用,当其时,反腰脽痛,动转不便也,厥逆〕"胸中不利",指上腹部胀满不适。"阴痿",即阳痿,不能房事。"气大衰而不起不用",是解释阳痿不起的原因是由于肾气虚衰所致。"当其时",是指"土旺"之时,亦即在该年的长夏季节。张介宾注云:"当其时者,当土旺之时也。""腰脽痛",即腰背痛。"厥逆",指气血逆乱,这是解释出现上述症状的原因是由于气血逆乱。全句意即太阴司天之年,由于湿气偏胜可以伤肾,因此这一年中,尤其是在长夏季节中,不但由于湿邪偏胜湿困脾阳可以出现胸中不利等脾胃病症状,而且还可以由于脾病及肾,土胜乘水而出现阳痿、腰痛等肾病症状。

⑬王洪图等《黄帝内经素问白话解》当其时:值土旺之时。附,归藏的意思。

丑、未年,太阴湿土司天,湿土之气下临于地气,土能克水,所以人体中的肾脏受到制约,肾气顺从司天之气,水被土气所使用,进而克制心火。水湿之气盛,所以阴云笼罩,雨水时常下降;水盛火衰,在人体多发生胸闷不舒,阳痿不举等阳气不足的病证。若遇湿土之气旺盛的时令,反而会使人腰椎疼痛,动转不便利,或者发生厥逆。

⑭郭霭春《黄帝内经素问白话解》埃冒:土气上冒。阴痿:阳事不用。脽(shuí 谁):臀肉。

太阴湿土司天,湿气下降于地,肾气受到克制,相应而上从天气,寒水就畏湿土而化为水用,土气则上冒而为云雨。在人受了气运的影响,就会产生胸中不快、阴痿、阳气大衰,阳不能举,而失其作用。在这土旺的时候,又会感到腰臀疼痛,动转不便,厥逆。

（2）地乃藏阴,大寒且至,蛰虫早附,心下否痛,地裂冰坚,少腹痛,时害于食,乘金则止水增,味乃咸,行水减也。

①王冰《黄帝内经素问》止水,井泉也。行水,河渠流注者也。止水虽长,乃变常甘美而为咸味也。病之有者,地气生焉。（〔新校正云〕详太阴司天之化,不言甚则病某,而云当其时,又云乘金则云云者,与前条互相发明也。）

②马莳《黄帝内经素问注证发微》然太阴司天,则太阳寒水在泉也,故地乃藏阴,大寒且至,蛰虫早附,民病为心下否痛,水克火也。地裂冰坚,少腹亦痛,时害于食。且水往乘金,则金气来助,止水乃增,其味必咸,咸为水味,但行水则不能增耳。由此观之,则司天主岁有不病之气,故西北东南有不病之岁,所以岁有不病,而脏气不与相应也。

③张介宾《类经》凡太阴司天,则太阳在泉,寒行于地,故为地乃藏阴等候,心下否痛等疾,皆寒水侮火也。乘金者,如岁逢六乙,乘金运也;时遇燥金,乘金气也。水得金生,寒凝尤甚,故止蓄之水增,味乃咸,流行之水减,以阴胜阳,以静胜动,皆地气之所生也。愚按:运气之化,凡一胜则一负,一盛则一衰,此理之常也。观本篇司天六气,如少阳少阴火气下临,则肺气上从白起金用等义,皆被克之气,反起而用者何也? 盖五运各有所制,制气相加,则受制者不得不应,应则反从其化而为用,其理其征,本属显然,而实人所不知也。故如热甚者燥必随之,此金之从火也;燥甚者风必随之,此木之从金也;风甚者尘霾随之,此土之从木也;湿蒸甚者霖注随之,此水之随土也;阴凝甚者雷电随之,此火之从水也。故《易》曰:云从龙,风从虎。夫龙得东方木气,故云从之。云者土气也。虎得西方金气,故风从之,风者木气也。即此篇之义。以观五运之变化,藏象之虚实,其有不可以偏执论者类可知矣。

④张志聪《黄帝内经集注》太阴司天则太阳寒水在泉,故地乃藏阴而蛰虫早附也。心下否者,上下水火之气不交也。地裂冰坚者,寒水之变易也。少腹病者,肾病于下也。时害于食者,水上乘土也。夫肾为本,肺为末,皆积水也。乘金则止者,水气上乘于肺则止耳。夫心气通于舌,心和则知五味,水增味乃咸者,水盛而上乘于心也。此水气太过之为病,故行水则病减也。以上论五运之气因天气制之,而五藏五行之气反从之而上同天化也。张介宾曰:五行各有所制,制气相加,则受制者不得不应,应则反从其化而为用矣。如热甚者,燥必随之,此金之从火也;燥甚者,风必随之,此木之从金也;风甚者,尘霾随之,此土之从木也;湿蒸甚者,霖注随之,此水之从土也;阴凝甚者,雷电随之,此火之从水也。故《易》曰:云从龙,风从虎。夫龙得东方木气,故云从之。云者,土气也。虎得西方金气,故风从之。风者,木气也。此承制相从之理,不可不知。

⑤高士宗《黄帝素问直解》太阴司天,则太阳在泉,太阳,寒水也,故地乃藏阴,大寒且至,寒气早,故蛰虫早附。火气虚,故心下否痛。寒水凝结,则地裂冰坚。寒

水之气逆于下,则少腹痛;寒水之气留于中,则时害于食;寒水之气,上乘肺金,则水天一气,旋转运行,故乘金,则痛止。乘金则金生其水,故水增,味乃咸。水增味咸,当行其水,则水减,而寒气乃平也。凡此司天在泉,三阳三阴,皆天气制于上,气有所从而如是也。

⑥黄元御《黄元御医书全集》太阴司天,则太阳在泉,寒水封蛰,地乃藏阴,大寒且至,蛰虫早附,地裂冰坚。寒水凌心,则心下痞满。水寒木陷,则少腹疼痛。寒水侮土,则时害于食。若乘金运相生(乙丑、乙未)。寒水有助,则止水增加,味乃作咸(止水,海水,海水味咸),行水消减也(行水,百川也。水曰润下,润下作咸,润下之水,莫过于海,故海水作咸。此以太阳在泉,应在润下之水,故止水独增,味乃作咸也)。

⑦张琦《素问释义》太阳在泉。阴盛寒积,故病如是。

⑧高亿《黄帝内经素问详注直讲全集》〔注〕寒乘心故,心痞痛。下行,故少腹痛。咸,水味也。至若行水,则水去而不止,而自见其减矣。

〔讲〕然太阴司天,则必太阳寒水在泉,故地乃藏阴,大寒且至,蛰虫早附,兼寒气乘心,故心下痞满而痛。寒胜则地裂,故地裂余坚,水性下行,故少腹为之作痛,寒凝不运,故时害于食。寒气乘金,则金愈生水,故止水为之增焉,且水味属咸,故味乃咸,行水不止,宜行水为之减也。

⑨孟景春等《黄帝内经素问译释》附:归附。

太阴司天则太阳寒水在泉,故地气阴凝闭藏,大寒便至,蛰虫很早就伏藏,人们发病则心下痞塞而痛,若寒气太过则土地冻裂,冰冻坚硬,病发为少腹痛,常常妨害饮食,水气上乘肺金,则寒水外化,故少腹痛止,若水气增多,则口味觉咸,必使水气通行外泄,方可减退。

⑩任廷革《任应秋讲〈黄帝内经〉〈素问〉》此句未具体注释,总体概括此段为:(提要)言五运受制于司天的平气。(讲解)此章是讲,五运之气不论太过或不及,因受制于司天之气的克制而可能成为平气,这是讲"运"与"气"的关系。

⑪张灿玾等《黄帝内经素问校释》乘金则止水增:王冰注"止水,井泉也"。《类经》二十五卷第十四注"乘金者,如岁逢六乙乘金运也,时遇燥金,乘金气也,水得金生,寒凝尤甚,故止蓄之水增"。止水,当指积蓄不流通之水。行水:流动之水,王冰注"行水,河渠流注者也"。

太阴司天为太阳在泉,阴气闭藏,大寒乃至,蛰虫及早归藏,心腹痞满疼痛,土地冻裂,冰结坚实,少腹疼痛,时常妨害饮食。若乘金气之化,则金水相生,故积蓄之水增多,味乃变咸,流动之水减少。

⑫方药中等《黄帝内经素问运气七篇讲解》[地乃藏阴]"地",此处指在泉之气;"藏",指闭藏;"阴",指阴寒。"地乃藏阴",意即太阴湿土司天之年,其在泉之气必然是太阳寒水。因此这一年的下半年在气候上就偏于寒冷。

[大寒且至,蛰虫早附]"大寒且至",指这一年下半年气候寒冷。"蛰虫早附",

指小的动物因气候寒冷而早早藏伏起来。这是对前述"地乃藏阴"一句的进一步描述。

[心下否痛,地裂冰坚,少腹痛,时害于食]"心下否痛","否"同痞,指胃脘胀满疼痛,属于脾胃病的症状。"地裂冰坚",指气候寒冷时的自然景象。"少腹痛",一般与肾、膀胱疾病有关。"时害于食",指食欲不振,饮食减少,一般属于脾胃疾病。全句意即太阴湿土司天之年,其在泉之气为太阳寒水,因而在这一年的疾病定位方面,以脾胃病为多见;在疾病定性方面以寒湿为多见,因而在临床上可以出现上述症状。

[乘金则止水增,味乃咸,行水减也]"乘金",指邪盛犯肺。"止水",指潴留不动的水。"味乃咸",咸为水之味,此处指寒冷太甚。"行水",指流动的水。全句意即太阴湿土司天太阳寒水在泉之年,如果下半年寒冷太甚,从自然界来说,出现河流冻结、流水减少的现象;从人体疾病来说,由于脾肾阳虚,就可以使肺气失宣,治节不行而出现全身浮肿、小便减少现象。

⑬王洪图等《黄帝内经素问白话解》太阴司天,则太阳寒水在泉,所以地气阴凝闭藏,严寒的气候提前到来,蛰虫也很早就开始藏伏。在人体,可以发生心下痞塞而疼痛。若寒气太盛,土裂冰坚,在人体会发生少腹疼痛,时常妨碍饮食。若水气顺从金气而变化,金能生水,使寒凝更加显著,所以井泉增长,水味变咸,而江河流动之水减少。

⑭郭霭春《黄帝内经素问白话解》附:近的意思。止水:井泉。行水:河津流注的水。

太阴司天,则太阳寒水在泉,所以地气阴凝闭藏,大寒又到,蛰虫提前贴近土里伏藏。在病变上,就会产生心下痞塞而痛。如果寒气太过,土地冻裂,水结坚冰,则病发为少腹痛,经常影响吃东西。水气上乘肺金,水得金生,寒凝更加显著,所以井泉水增,水味变咸,这是由于津河流注的水太少了。

第二十六解

(一) 内经原文

帝曰:岁有胎孕不育,**治之不全**,何气使然?岐伯曰:**六气五类**,有相胜制也。同者盛之,异者衰之。此天地之道,生化之常也。故厥阴司天,**毛虫静**,羽虫育,介虫不成;在泉,毛虫育,倮虫耗,羽虫不育。

少阴司天,羽虫静,介虫育,毛虫不成;在泉,羽虫育,介虫耗不育。

太阴司天,倮虫静,鳞虫育,羽虫不成;在泉,倮虫育,鳞虫不成[注1]。

少阳司天,羽虫静,毛虫育,倮虫不成;在泉,羽虫育,介虫耗,毛虫不育。

阳明司天,介虫静,羽虫育,介虫不成;在泉,介虫育,毛虫耗,羽虫不成。

太阳司天,鳞虫静,倮虫育;在泉,鳞虫耗,倮虫不育[注2]。

[注1]鳞虫不成:郭霭春《黄帝内经素问校注》、方药中等《黄帝内经素问运气七篇讲解》、孟景春等《黄帝

内经素问译释》、人民卫生出版社影印顾从德本《黄帝内经素问》此处为"鳞虫不成"。其中郭霭春、孟景春两者均注："新校正云详此少一'耗'字"。张灿玾等《黄帝内经素问校释》此处为"鳞虫耗不成",其注:原无,今据新校正及《内经评文》补。

[注2]鳞虫耗,倮虫不育:郭霭春《黄帝内经素问校注》、方药中等《黄帝内经素问运气七篇讲解》、孟景春等《黄帝内经素问译释》、人民卫生出版社影印顾从德本《黄帝内经素问》此处为"鳞虫耗,倮虫不育",四者均注:"新校正云:详此当为'鳞虫育,羽虫耗,倮虫不育'。"注中,"鳞"字亦当作"羽",认为"鳞虫耗"为"鳞虫育"之误;张灿玾等《黄帝内经素问校释》此处为"鳞虫育,羽虫耗,倮虫不育",今据新校正补。

（二）字词注释

（1）治之不全

①王冰《黄帝内经素问》此词未具体注释。

②马莳《黄帝内经素问注证发微》岁气所治有不能全。

③张介宾《类经》治,谓治岁之气。

④张志聪《黄帝内经集注》所主之不全也。

⑤高士宗《黄帝素问直解》治之不全。

⑥黄元御《黄元御医书全集》此词未具体注释。

⑦张琦《素问释义》此词未具体注释。

⑧高亿《黄帝内经素问详注直讲全集》〔注〕治,治化也。治之不全者,谓岁气所治,胎孕有不能全也。

⑨孟景春等《黄帝内经素问译释》指胎孕和不育有不同的情况。张介宾："治,谓治岁之气。"

⑩任廷革《任应秋讲〈黄帝内经〉〈素问〉》此词未具体注释。

⑪张灿玾等《黄帝内经素问校释》《类经》二十五卷第十五注："治,谓治岁之气。"

⑫方药中等《黄帝内经素问运气七篇讲解》"治",张介宾谓："治,谓治岁之气。""治之不全",指各类动物在同一年中不是全部生长繁殖。

⑬王洪图等《黄帝内经素问白话解》此词未具体注释。

⑭郭霭春《黄帝内经素问白话解》指治岁之气。

（2）六气五类

①王冰《黄帝内经素问》此词未具体注释。

②马莳《黄帝内经素问注证发微》六气五类。

③张介宾《类经》五类者,五行所化,各有其类。如毛虫三百六十,麟为之长;羽虫三百六十,凤为之长;倮虫三百六十,人为之长;介虫三百六十,龟为之长;鳞虫三百六十,龙为之长。凡诸有形动物,其大小高下五色之异,各有其类,通谓之虫也。然毛虫属木,羽虫属火,倮虫属土,介虫属金,鳞虫属水,六气五类,各有相生相制,同者同其气故盛,异者异其气故衰。

④张志聪《黄帝内经集注》五类者,五运之气与五行生物之同类也。

⑤高士宗《黄帝素问直解》六气司天,不外五行,故六气五类。

⑥黄元御《黄元御医书全集》六气化生动物有五。

⑦张琦《素问释义》此词未具体注释。

⑧高亿《黄帝内经素问详注直讲全集》〔注〕六气,三阴三阳。五类,五行所属之虫类。胜制者,各相为胜,各相为制也。六气五类,气之同者,则胎孕盛;气之异者,则胎孕衰,此天地生化之常也。

⑨孟景春等《黄帝内经素问译释》六气,指司天在泉之六气。五类,指五类动物,即毛、羽、倮、介、鳞。

⑩任廷革《任应秋讲〈黄帝内经〉(素问)》此词未具体注释。

⑪张灿玾等《黄帝内经素问校释》指毛虫、羽虫、倮虫、鳞虫、介虫五类而言。《类经》二十五卷第十五注"五类者,五行所化,各有其类。如毛虫三百六十,麟为之长;羽虫三百六十,凤为之长;倮虫三百六十,人为之长;介虫三百六十,龟为之长;鳞虫三百六十,龙为之长。凡诸有形动物,其大小高下五色之异,各有其类,通谓之虫也。然毛虫属木,羽虫属火,倮虫属土,介虫属金,鳞虫属水"。

⑫方药中等《黄帝内经素问运气七篇讲解》"六气",指三阴三阳六气。"五类",指毛虫、羽虫、倮虫、介虫、鳞虫等五类动物。

⑬王洪图等《黄帝内经素问白话解》指五类动物,即毛虫、羽虫、倮虫、鳞虫、介虫。

⑭郭霭春《黄帝内经素问白话解》"六气",指司天,在泉的六气。"五类",指五行所属的五类,动物,如毛、羽、倮、介、鳞。

(3)静

①王冰《黄帝内经素问》静,无声也,亦谓静退,不先用事也。

②马莳《黄帝内经素问注证发微》静。

③张介宾《类经》毛虫同天之气,故安静无损。

④张志聪《黄帝内经集注》静,谓安静而能长成。

⑤高士宗《黄帝素问直解》静,安静也。

⑥黄元御《黄元御医书全集》风木司天,与毛虫同气,故静。

⑦张琦《素问释义》此字未具体注释。

⑧高亿《黄帝内经素问详注直讲全集》〔注〕厥阴司天,毛虫同气,故静。

⑨孟景春等《黄帝内经素问译释》含有既不生育,也不消耗的意思。

⑩任廷革《任应秋讲〈黄帝内经〉(素问)》此字未具体注释。

⑪张灿玾等《黄帝内经素问校释》不生育的安静状态。

⑫方药中等《黄帝内经素问运气七篇讲解》"静",此处作正常解,非静止不动。张志聪注云:"静,谓安静而能长成。"

⑬王洪图等《黄帝内经素问白话解》即安静状态。

⑭郭霭春《黄帝内经素问白话解》安静而无损。

(三)语句阐述

(1)帝曰:岁有胎孕不育,治之不全,何气使然?

①王冰《黄帝内经素问》此句未具体注释。

②马莳《黄帝内经素问注证发微》此言岁有胎孕、不育、不全者,以六气五类之气相胜制也。六气,司天在泉之气有六也。五类,毛羽倮介鳞也。毛虫三百六十,麟为之长;羽虫三百六十,凤为之长;倮虫三百六十,人为之长;介虫三百六十,龟为之长;鳞虫三百六十,龙为之长。帝问一岁之内,凡胎孕有不育者,而岁气所治有不能全。

③张介宾《类经》治,谓治岁之气。

④张志聪《黄帝内经集注》此论司天在泉之六气,主胎育虫类,而五运有相胜制,是以所主之不全也。

⑤高士宗《黄帝素问直解》司天之气制于上,则气有所从,其岁有胎孕不育,治之不全,则何气制之而使然?

⑥黄元御《黄元御医书全集》此句未具体注释。

⑦张琦《素问释义》此句未具体注释。

⑧高亿《黄帝内经素问详注直讲全集》〔批〕此举厥阴司天之岁,以明六气之胜制,而见五类之胎孕不育也。

〔注〕治,治化也。治之不全者,谓岁气所治,胎孕有不能全也。

〔讲〕黄帝曰:其岁不病,而脏气不应不用者,固如是矣。若夫岁有胎孕,不能养育,治化不能完全者,不知何气使然也?愿夫子历历言之。

⑨孟景春等《黄帝内经素问译释》治之不全:指胎孕和不育有不同的情况。张介宾:"治,谓治岁之气。"

黄帝道:在同一年中,有的动物能胎孕繁殖,有的却不能生育,这是什么气使它这样的?

⑩任廷革《任应秋讲〈黄帝内经〉(素问)》此句未具体注释,总体概括此段为:(提要)言五运之眚,见于五虫。

⑪张灿玾等《黄帝内经素问校释》治:《类经》二十五卷第十五注"治,谓治岁之气"。

黄帝说:在一年中,有的动物生育,有的动物不能生育,岁治之气有所不全,这是什么气化使它们这样呢?

⑫方药中等《黄帝内经素问运气七篇讲解》[岁有胎孕不育,治之不全]"岁",指各个年份。"胎孕",指动物的生长繁殖。"不育",指不生长繁殖或生长繁殖不好。"治",张介宾谓:"治,谓治岁之气。""治之不全",指各类动物在同一年中不是全部生长繁殖。全句意即各个年份中动物的生长繁殖情况不完全相同,因年而异。

⑬王洪图等《黄帝内经素问白话解》黄帝说:在同一年份之中,各种不同的动物,有的能够受孕作胎而繁殖,有的却不能生育,这种生化不同的原因,究竟是什么呢?

⑭郭霭春《黄帝内经素问白话解》治:指治岁之气。

黄帝道:每年有的虫类能够胎孕繁殖,有的不能生育,这生化的不同情况,究竟是什么气所导致的呢?

(2)岐伯曰:六气五类,有相胜制也。同者盛之,异者衰之。此天地之道,生化之常也。

①王冰《黄帝内经素问》此句未具体注释。

②马莳《黄帝内经素问注证发微》伯言六气五类有相胜相制,气之同者,则其胎孕盛,气之异者,则其胎孕衰,此乃天地之道,生化之常耳。

③张介宾《类经》五类者,五行所化,各有其类。如毛虫三百六十,麟为之长;羽虫三百六十,凤为之长;倮虫三百六十,人为之长;介虫三百六十,龟为之长;鳞虫三百六十,龙为之长。凡诸有形动物,其大小高下五色之异,各有其类,通谓之虫也。然毛虫属木,羽虫属火,倮虫属土,介虫属金,鳞虫属水,六气五类,各有相生相制,同者同其气故盛,异者异其气故衰。

④张志聪《黄帝内经集注》五类者,五运之气与五行生物之同类也。如五运六气之相同者,则所主之生物蕃盛;如五运六气之相异者,则所主之生物衰微。此天地之道,生化之常也。玉师曰:异则有胜制,故主衰微。(眉批)如备化之纪,其类土,其虫倮。

⑤高士宗《黄帝素问直解》六气司天,不外五行,故六气五类,有相胜制也。如司天之气,则生物蕃盛,故同者盛之。如司天之气,异于运气,有所胜制,则生物衰微,故异者衰之。此天地盛衰之道,而为生化之常也。

⑥黄元御《黄元御医书全集》六气化生动物有五,毛虫之类,麟为之长,羽虫之类,凤为之长,倮虫之类,人为之长,介虫之类,龟为之长,鳞虫之类,龙为之长。毛虫属木,羽虫属火,倮虫属土,介虫属金,鳞虫属水。其于六气,各有胜制生化之殊,同其气则盛,异其气则衰,此天地之道,生化之常也。

⑦张琦《素问释义》五类,谓五虫各有其类。毛虫属木,羽虫属火,倮虫属土,介虫属金,鳞虫属水。

⑧高亿《黄帝内经素问详注直讲全集》〔注〕六气,三阴三阳。五类,五行所属之虫类。胜制者,各相为胜,各相为制也。六气五类,气之同者,则胎孕盛;气之异者,则胎孕衰,此天地生化之常也。

〔讲〕岐伯对曰:彼胎孕不育,治之不全者,以三阴三阳之六气,与五行所属之物类,有各相为胜,各相为制也。故六气五类,气之相同者,则胎孕盛焉;六气五类,气之相异者,则胎孕衰焉。此天地自然之道,而亦生化不易之常者也。

⑨孟景春等《黄帝内经素问译释》六气五类:六气,指司天在泉之六气。五类,指五类动物,即毛、羽、倮、介、鳞。同者:指六气与五类动物的五行属性相同。异者:指六气与五类动物的五行属性不同。

岐伯说:六气和五类动物之间,有相胜而制约的关系。若六气与动物的五行属性相同,则生育力就强盛,如果不同,生育力就衰退。这是自然规律,万物生化的常规。

⑩任廷革《任应秋讲〈黄帝内经〉(素问)》此句未具体注释,总体概括此段为:(提要)言五运之眚,见于五虫。

⑪张灿玾等《黄帝内经素问校释》五类:指毛虫、羽虫、倮虫、鳞虫、介虫五类而言。《类经》二十五卷第十五注"五类者,五行所化,各有其类。如毛虫三百六十,麟为之长;羽虫三百六十,凤为之长;倮虫三百六十,人为之长;介虫三百六十,龟为之长;鳞虫三百六十,龙为之长。凡诸有形动物,其大小高下五色之异,各有其类,通谓之虫也。然毛虫属木,羽虫属火,倮虫属土,介虫属金,鳞虫属水"。

岐伯说:六气与五类动物之间,有相胜而制约的关系,若物类的五行属性和六气五行属性相同的,生育就旺盛,不相同的,生育就衰退,这是自然界有关生化问题的一般规律。

⑫方药中等《黄帝内经素问运气七篇讲解》[六气五类,有相胜制也,同者盛之,异者衰之]"六气",指三阴三阳六气。"五类",指毛虫、羽虫、倮虫、介虫、鳞虫等五类动物。"同",指动物与当年的司天在泉之气在五行属性上相同;"异",指动物与当年的司天在泉之气在五行属性上相同(编者按:此处应为"不同")。"盛",指动物生长繁殖良好;"衰",指动物生长繁殖不好或不育。全句是解释前句"岁有胎孕不育,治之不全"的原因。意即各类动物的生长繁殖与一定的气候变化密切相关。这就是原文所谓的:"六气五类,有相胜制也"。如果该年气候环境与该类动物要求的生长繁殖条件相同,则该年该类动物生长繁殖旺盛;反之,如果该年气候环境与该类动物要求的生长繁殖条件不符,则该年该类动物生长繁殖就不旺盛甚至不育。这就是原文所谓的"同者盛之,异者衰之"。

⑬王洪图等《黄帝内经素问白话解》五类:指五类动物,即毛虫、羽虫、倮虫、鳞虫、介虫。

岐伯说:六气和五行生化了五种不同的虫类,而运与气之间存在着相互制约的关系,如果六气与五运相同,那么与运气相应的虫类,就会繁衍兴盛;如果六气和五行不同,相应的虫类就会出现衰退,这是自然界中万物生化的一般规律。

⑭郭霭春《黄帝内经素问白话解》六气五类:"六气",指司天,在泉的六气。"五类",指五行所属的五类,动物,如毛、羽、倮、介、鳞。同者、异者:指六气与运气相同或不同。

岐伯说:六气和五行所化的五种虫类,是相胜相克的。如六气与运气相同,则生物就会繁盛,如六气与运气不相同,则生物就会减衰,这是天地孕育的道理,生化的自然规律。

(3) 故厥阴司天,毛虫静,羽虫育,介虫不成;在泉,毛虫育,倮虫耗,羽虫不育。

①王冰《黄帝内经素问》谓乙巳、丁巳、己巳、辛巳、癸巳、乙亥、丁亥、己亥、辛亥、癸亥之岁也。静,无声也,亦谓静退,不先用事也。羽为火虫,气同地也。火制金化,故介虫不成,谓白色有甲之虫少孕育也。地气制土,黄倮耗损,岁乘木运,其

又甚也。羽虫不育，少阳自抑之，是则五寅五申岁也。凡称不育不成，皆谓少，非悉无也。

②马莳《黄帝内经素问注证发微》故五巳、五亥之岁，乃厥阴风木司天也。毛虫属水，羽虫属火，介虫属金。惟厥阴风木司天，则少阳相火在泉，故毛虫静者，木用事，而毛虫无恙也；羽虫育者，木同地化也；介虫不成者，火制金化也。若五寅、五申之岁，主厥阴风木在泉，则少阳相火司天矣。其毛虫育者，木旺也，倮虫耗者，木胜土也；羽虫不育者，少阳之火自抑也。

③张介宾《类经》巳亥年也，厥阴风水司天，则少阳相火在泉。毛虫同天之气，故安静无损。羽虫同地之气，故多育。火制金之化，故介虫不成。寅申岁也，厥阴风木在泉。毛虫同其气，故育。木克土，故倮虫耗。木郁于下，火失其生，故羽虫虽生而不育。按：此六气五类，胜制不育，岁有司天在泉之分，故其气应各有时，而五类之生育亦各有时，以生育之期，而合气应之候，再以五色五性参其盛衰，无不应者。观《六元正纪大论》曰：岁半之前，天气主之；岁半之后，地气主之；上下交互，气交主之。则司天之气，当自大寒节为始，以主上半年。在泉之气，当自大暑节为始，以主下半年。上下交互之气，则间于二者之间，而主乎中也。

④张志聪《黄帝内经集注》厥阴司天则少阳在泉，故主毛虫静而羽虫育。静，谓安静而能长成。育，生育也。介虫不成，谓癸巳癸亥岁受火运之胜制，而金类之虫不成也。按毛虫三百六十而麟为之长，羽虫三百六十而凤为之长，倮虫三百六十而人为之长，鳞虫三百六十而龙为之长，介虫三百六十而龟为之长。五类之虫，于天地之生物备矣。玉师曰：司天之气主岁半以前，故主静而长成；在泉之气主岁半以后，故始生育也。（眉批）静对耗看。厥阴在泉，故主毛虫育。木胜土，故主倮虫耗。下文曰地气制己胜是也。羽虫不成，谓丙寅丙申岁，受水运之胜制，故火类之虫不育。

⑤高士宗《黄帝素问直解》凡厥阴司天，则少阳在泉，厥阴木也，故厥阴司天，主毛虫静，毛虫，木虫也，静，安静也。少阳，相火也，故主羽虫育，羽虫，火虫也，育，生育也。巳亥之岁，厥阴司天，岁当癸巳癸亥，受火运之胜制，则金类之介虫不成。介虫，金虫也。凡厥阴在泉，则少阳司天，厥阴，木也，故厥阴在泉，主木类之毛虫育，木制其土，故倮虫耗，倮虫，土虫也，耗，虚耗也。寅申之岁，少阳司天，岁当丙寅丙申，受水运之胜制，则火类之羽虫不育。

⑥黄元御《黄元御医书全集》风木司天，与毛虫同气，故静。相火在下，与羽虫同气，故育。金受火刑，故介虫不成。风木在泉，故毛虫育。土受木刑，故倮虫不育。岁半之前，天气主之；岁半之后，地气主之。司天主上半年，在泉主下半年。

⑦张琦《素问释义》此句未具体注释。

⑧高亿《黄帝内经素问详注直讲全集》〔注〕毛虫，木属。《礼·乐记》：毛者孕鬻。《正义》曰：羽，鸟也；毛，兽也。是兽为毛虫，凡貂狐貒貉之属，皆缛毛者也。又，麟为毛虫之长。虫非一类。静，安静无恙也。羽虫火属。《月令》：其虫羽。羽

为火者,火主文明,其性飞扬。凤为羽族之长,身备五彩,有文明之象。羽,翼也,鸟舒翼而飞舞,象火性之飞扬。育,生育也。介虫金属秋令,肃杀严正,故虫介。介者,坚确不拔,象金之坚刚也。又,龟为介虫之长。倮虫土属,月令中央土,其虫倮倮,赤体也,人为倮虫之长。耗者,或无、或减、或虚、或败,皆谓之耗也。厥阴司天,毛虫同气,故静;羽虫火属,木能生火,故育;介虫金属,为天气所制,故不成。厥阴在泉,毛虫同气,故育;倮虫为在泉之气所制,故耗;羽虫火属,厥阴为风木,木本生火,奈居非其地,而不能生火也,故羽虫不育。

〔讲〕故厥阴风木司天,则丁巳丁亥之岁,属木之毛虫,同司天之气,皆安静而无恙也;属火之羽虫,得风木之气,皆孕育而生长也;属金之介虫,受制胜己之气,皆衰败而不成也。至若厥阴在泉之岁,则为风木之气化,属木之毛虫,亦同在泉之气而孕育;属土之倮虫,受制在泉之气而虚耗;属火之羽虫,因木衰气微而不育矣。厥阴之胎孕不育,其治化有如此也。

⑨孟景春等《黄帝内经素问译释》静:含有既不生育,也不消耗的意思。虫:新校正认为此下少一"耗"字。

所以逢厥阴风木司天,毛虫不生育,亦不耗损,厥阴司天则少阳相火在泉,羽虫同地之气,故得以生育,火能克金,故介虫不能生成;若厥阴在泉,毛虫同其气,则多生育,因木克土,故倮虫遭受损耗,羽虫静而不育。

⑩任廷革《任应秋讲〈黄帝内经〉(素问)》此句未具体注释,总体概括此段为:(提要)言五运之眚,见于五虫。

⑪张灿玾等《黄帝内经素问校释》同者盛之,异者衰之:《类经》二十五卷第十五注"六气五类,各有相生相制。同者同其气,故盛。异者,异其气,故衰"。同,指五类之五行属性与六气之五行属性相同;异,指五类之五行属性与六气之五行属性不同。静:不生育的安静状态。育:生育繁殖的意思。不成:指生育不成。耗:生育受到损耗。

所以厥阴风木司天之年,毛虫安静,羽虫生育,介虫生育不成;厥阴风木在泉之年,毛虫生育,倮虫耗损,羽虫不能生育。

⑫方药中等《黄帝内经素问运气七篇讲解》以下是介绍各个年份司天在泉之气与各类动物的生长繁殖之间的关系。

"厥阴司天",指厥阴风木司天。这一年的气候特点是:上半年气候偏温,风气偏胜,雨量减少。厥阴司天必然就是少阳相火在泉,所以下半年气候偏热,火气偏旺,气候应凉不凉。"在泉",指厥阴风木在泉之年。由于厥阴在泉必然就是少阳相火司天,所以这一年的气候特点是:上半年气候偏热,火气偏胜。下半年气候偏温,风气偏胜,雨量减少。"毛虫",指多毛的动物。这类动物在五行行类上属于木,其繁殖生长与风和温热密切相关。"羽虫",指多羽毛的动物,主要是指鸟类。这类动物在五行归类上属于火,其繁殖生长与火热密切相关。"介虫",指身有介壳的动物。这类动物在五行归类上属于金,其生长繁殖与清凉密切相关。"倮虫",指无毛、无羽、无介、无鳞的动物。这类动物在五行归类上属于土,其生长繁殖与湿密切相关。根据前述"同者盛之,异者衰之"的规律,原文谓"厥阴司天,毛虫静,羽虫育,介虫不成"意即厥阴司天之年,上半年气候温和,风气偏胜,与毛虫的生长繁殖条件要求相同,因此"毛虫静"。"静",此处作正常解,非静止不动。张志聪注云:"静,谓安静而能长成。""羽虫育","育"者,繁殖生长也。厥阴司天,则少阳在泉,下半年气候偏热,对羽虫的生长繁殖有利,所以谓"羽虫育"。但该年与介虫要求的生长繁殖条件不符,因为介虫要求的生长繁殖条件是气候偏凉,所以谓"介虫不成"。不成者,生长繁殖少或不育也。"在泉,毛虫育,倮虫耗,羽虫不育"意即厥阴在泉之年,下半年气候温和,风气偏胜,与毛虫要求的生长繁殖要求相同,因此谓"毛虫育"。关于"羽虫",要求生长繁殖的条件为炎热,厥阴在泉不热而温,且风气偏胜,这与羽虫要求的气候条件就有距离,因此,生长繁殖就相对比较差,所以原文谓"羽虫不育"。应该指出这里所谓的"不育",不能解释为不繁殖生长,只是说相对差一些。王冰注此云:"凡称不育不成,皆谓少,非悉无也。"倮虫的生长繁殖条件要求有一定的湿度,厥阴在泉之年,风气偏胜,雨量不足,所以与倮虫所要求的生长繁殖条件不符,因则也就要影响其正常生长繁殖,故原文谓"倮虫耗",耗者,耗损也。

⑬王洪图等《黄帝内经素问白话解》静:安静状态。耗:生育受到损耗。

所以逢巳、亥年,厥阴风木司天,毛虫不受影响而安静,羽虫可以生育,介虫不能生成;若寅、申年,厥阴风木在泉,毛虫可以生育,倮虫遭到损耗,羽虫不能孕育。

⑭郭霭春《黄帝内经素问白话解》静:安静而无损。育:生育繁殖的意思。

所以厥阴司天的时候,毛虫不受影响而安静,羽虫可以生育,介虫不能生成;若厥阴在泉,毛虫可以生育,倮虫遭到损耗,羽虫也就不育。

(4)少阴司天,羽虫静,介虫育,毛虫不成;在泉,羽虫育,介虫耗不育。

①王冰《黄帝内经素问》谓甲子、丙子、戊子、庚子、壬子、甲午、丙午、戊午、庚午、壬午之岁也。静,谓胡越燕、百舌鸟之类也。是岁黑色毛虫孕育少成。地气制金,白介虫不育,岁乘火运,斯复甚焉,是则五卯五酉岁也。(〔新校正云〕详介虫耗,以少阴在泉,火克金也。介虫不育,以阳明在天,自抑之也。)

②马莳《黄帝内经素问注证发微》凡称不育不成者,非悉无也,皆谓少耳。五子、五午之岁,乃少阴君火司天也,则阳明燥金在泉矣。故羽虫静者,火用事,而羽虫无恙也;介虫育者,地金旺也;毛虫不成者,地金胜木也。若五卯、五酉之岁,主少阴君火在泉,则阳明燥金司天矣。其羽虫育者,火气旺也;介虫耗而不育者,火胜金也。

③张介宾《类经》子午岁也,少阴君火司天。羽虫同天之气,故安静。介虫同地之气,故育。金气在地则木衰,故毛虫胎孕不成。少阴在泉,卯酉岁也。羽虫同其气,故育。介虫受其制,故耗而不育。

④张志聪《黄帝内经集注》少阴司天则阳明在泉,故主羽虫静而介虫育。毛虫不成,谓庚子庚午岁,受金运之胜制,是以木类之虫不成。少阴在泉,故主羽虫育。

地气制己胜,故主介虫耗。少阴在泉乃阳明司天之岁,如癸卯癸酉岁,受火运之胜制,当至介虫不育,故曰介虫耗不育。盖谓耗则所胜微,不育则胜制甚,故下文曰诸乘所不成之运则甚。谓受五运之所乘制,以致不育不成,乃胜制之甚者也。

⑤高士宗《黄帝素问直解》凡少阴君火司天,则阳明燥金在泉,故少阴司天,主火类之羽虫静,而金类之介虫育。子午之岁,少阴司天,岁当庚子庚午,受金运之胜制,则本类之毛虫不成,凡少阴在泉,则阳明司天,少阴,火也,故羽虫育。卯酉之岁,阳明司天,岁当癸卯、癸酉,受火运之胜制,则金类之介虫耗,而且不育。

⑥黄元御《黄元御医书全集》君火司天,故羽虫静。燥金在下,故介虫育。木受金刑,故毛虫不成。君火在泉,故羽虫育。金受火刑,故介虫不育。

⑦张琦《素问释义》此句未具体注释。

⑧高亿《黄帝内经素问详注直讲全集》〔批〕此举少阴司天之岁,以明六气之胜制,而见五类之胎孕不育也。

〔注〕少阴司天,羽虫同气故静。庚临子午,介虫同气,故育;毛虫乃属司天之退气,故不成。少阴在泉,羽虫同气,故育;介虫为在泉之气所制,故耗而不育也。

〔讲〕少阴君火,司天之岁,如戊子戊午之年,属火之羽虫同司天之气,皆安静;而属金之介虫同正商庚运,皆孕育而生长也;属木之毛虫因生火以泄气,皆衰败而不成也。至若少阴在泉之岁,则为君火之气化,属火之羽虫,亦同在泉之气而孕育;属金之介虫受制在泉之气,为火克而不育;少阴之胎孕不育,其治化有如此也。

⑨孟景春等《黄帝内经素问译释》少阴君火司天,羽虫同其气,故羽虫不生育,亦不耗损,少阴司天则阳明燥金在泉,介虫同地之气,故得以生育,金克木,故毛虫不能生成;少阴在泉,羽虫同其气,则多生育,火克金,故介虫遭受损耗且不得生育。

⑩任廷革《任应秋讲〈黄帝内经〉(素问)》此句未具体注释,总体概括此段为:(提要)言五运之眚,见于五虫。

⑪张灿玾等《黄帝内经素问校释》少阴君火司天之年,羽虫安静,介虫生育,毛虫生育不成;少阴君火在泉之年,羽虫生育,介虫损耗不能生育。

⑫方药中等《黄帝内经素问运气七篇讲解》"少阴司天",指少阴君火司天之年。少阴君火司天,必然就是阳明燥金在泉。因此这一年的气候特点便是:上半年气候偏热,下半年则气候偏凉。羽虫属于火虫,其生长繁殖要求一定的温热气候环境。少阴君火司天之年,上半年气候偏热,与羽虫的要求相同,所以原文谓"羽虫静"。介虫属于金虫,其生长繁殖条件要求清凉气候环境。少阴司天之年,阳明在泉,下半年气候偏凉,有利于介虫的繁殖生长,所以原文谓"介虫育"。毛虫属于木虫。其生长繁殖要求气候温和的环境条件。少阴司天之年,阳明在泉,下半年气候偏凉,不利于毛虫的生长,所以原文谓"毛虫不成"。"在泉",指少阴在泉之年。少阴君火在泉,必然就是阳明燥金司天。因此这一年的气候特点便是:上半年气候偏凉,下半年气候偏热。由于下半年气候偏热,与羽虫的生长繁殖条件要求相同,所以原文谓"羽虫育"。但是,其与介虫要求的生长繁殖条件不同,所以原文谓"介虫

耗不育"。

⑬王洪图等《黄帝内经素问白话解》逢子、午年,少阴君火司天,羽虫不受影响而安静,介虫可以生育,毛虫不能生成;若卯、酉年,少阴君火在泉,羽虫可以生育,介虫遭到损耗而不能孕育。

⑭郭霭春《黄帝内经素问白话解》少阴司天的时候,羽虫不受影响而安静,介虫可以生育,毛虫不能生成;若少阴在泉,羽虫可以生育,介虫遭到耗损并且不得生育。

(5)太阴司天,倮虫静,鳞虫育,羽虫不成;在泉,倮虫育,鳞虫不成。

①王冰《黄帝内经素问》谓乙丑、丁丑、己丑、辛丑、癸丑、乙未、丁未、己未、辛未、癸未之岁也。倮虫,谓人及虾蟆之类也。羽虫,谓青绿色者,则鹦鹉、鸳鸟、翠碧鸟之类也,诸青绿色之有羽者也。岁乘金运,其复甚焉。地气制水,黑鳞不育,岁乘土运而又甚乎,是则五辰五戌岁也。(〔新校正云〕详此少一耗字。)

②马莳《黄帝内经素问注证发微》五丑、五未之岁,乃太阴湿土司天也,则太阳寒水在泉矣。故倮虫静者,土用事,而倮虫无恙也;鳞虫育者,地水旺也;羽虫不成者,水胜火也。若五辰、五戌之岁,主太阴湿土在泉,则太阳寒水司天矣。其倮虫育者,土气旺也;鳞虫不成者,土胜水也。

③张介宾《类经》太阴湿土司天,丑未岁也。倮虫同天之气,故安静无损。鳞虫同地之气,故育。在泉水盛则火衰,故羽虫胎孕不成。太阴在泉,辰戌岁也。倮虫同其气,故育。鳞虫受其制,故不成。详此少一耗虫。

④张志聪《黄帝内经集注》太阴司天则太阳在泉,故主倮虫静而鳞虫育。如辛丑辛未岁,受水运之胜制,则火类之虫不成。太阴在泉,故主倮虫育。制己所胜,当主鳞虫耗。如甲辰甲戌岁,受土运之胜制,当主鳞虫不成。按太阴湿土司天,太阳寒水在泉,寒湿相合,而无生长之气,故不曰耗而总曰不成。

⑤高士宗《黄帝素问直解》凡太阴湿土司天,则太阳寒水在泉,故太阴司天,主土类之倮虫静,而水类之鳞虫育。丑未之岁,太阴司天,岁当辛丑、辛未,受水运之胜制,则火类之羽虫不成。凡太阴在泉,则太阳司天,太阴,土也,故倮虫育。辰戌之岁,太阳司天,岁当甲辰甲戌,受土运之胜制,则水类之鳞虫不成。

⑥黄元御《黄元御医书全集》湿土司天,故倮虫静。寒水在下,故鳞虫育。火受水刑,故羽虫不成。湿土在泉,故倮虫育。水受土刑,故鳞虫不成。

⑦张琦《素问释义》此句未具体注释。

⑧高亿《黄帝内经素问详注直讲全集》〔批〕此举太阴司天之岁,以明六气之胜制,而见五类之胎孕不育也。

〔注〕太阴司天,倮虫同气,故静;辛临丑未,鳞虫同气,故育;羽虫乃属司天之退气,故不成。太阴在泉,倮虫同气,故育;鳞虫为在泉之气所制,故不成也。鳞虫,水属,生于庶鱼中,龙为鳞族之长。凡水族有甲者,皆谓之鳞。

〔讲〕太阴湿土司天之岁,如己丑己未二年,属土之倮虫,同司天之气,皆安静而无恙也;属水之鳞虫,同正宫辛运,皆孕育而生长也;属火之羽虫,因生土以泄气,皆衰败而不成也。至若太阴在泉之岁,则为湿土之气化,属土之倮虫,同在泉之气而孕育;属水之鳞虫,受制在泉之气,为土所克而不育矣。太阴之胎孕不育,其治化有如此也。

⑨孟景春等《黄帝内经素问译释》太阴湿土司天,倮虫同其气,故倮虫不生育,亦不耗损,太阴司天则太阳寒水在泉,鳞虫同地之气,故鳞虫多生育,水克火,故羽虫不能生成;太阴在泉,倮虫同其气,则多生育,土克水,故鳞虫不能生成。

⑩任廷革《任应秋讲〈黄帝内经〉〈素问〉》此句未具体注释,总体概括此段为:(提要)言五运之眚,见于五虫。

⑪张灿玾等《黄帝内经素问校释》太阴湿土司天之年,倮虫安静,鳞虫生育,羽虫生育不成;太阴湿土在泉之年,倮虫生育,鳞虫损耗生育不成。

⑫方药中等《黄帝内经素问运气七篇讲解》"太阴司天",指太阴湿土司天之年。太阴湿土司天,必然是太阳寒水在泉。因此这一年的气候特点便是:上半年气候偏于潮湿,雨水较多,下半年气候特别寒冷。倮虫属于土虫,其生长繁殖条件要求气候环境偏湿。太阴司天之年,上半年气候偏湿,与倮虫要求相符,因此原文谓"倮虫静"。"鳞虫",属于水虫,指体有鳞甲的动物,主要指鱼类等水生动物,其生长繁殖条件要求气候偏寒以及水多的环境。太阴司天之年,太阳寒水在泉,下半年气候偏寒,与鳞虫要求相符,因此原文谓"鳞虫育"。太阴司天之年,太阳寒水在泉,上半年偏湿,下半年偏寒,与羽虫要求的生长繁殖条件不相符合,因此原文谓"羽虫不成"。"在泉",指太阴湿土在泉之年。太阴湿土在泉,必然是太阳寒水司天。这一年的气候特点便是:上半年偏冷,下半年偏湿。由于下半年偏湿,与倮虫要求相符,因此原文谓"倮虫育"。由于下半年偏湿,雨水较多,冬令应冷不冷,与鳞虫的要求有一定距离,因此原文谓"鳞虫不成"。

⑬王洪图等《黄帝内经素问白话解》逢丑、未年,太阴湿土司天,倮虫不受影响而安静,鳞虫可以生育,羽虫不能生成;若辰、戌年,太阴湿土在泉,倮虫可以生育,鳞虫不能生成。逢寅、申年,少阳相火司天,羽虫不受影响而安静,毛虫可以生育,倮虫不能生成。

⑭郭霭春《黄帝内经素问白话解》太阴司天的时候,倮虫不受影响而安静,鳞虫可以生育,羽虫不能生成;太阴在泉,倮虫可以生育,鳞虫虽育而不能生成。

(6)少阳司天,羽虫静,毛虫育,倮虫不成;在泉,羽虫育,介虫耗,毛虫不育。

①王冰《黄帝内经素问》谓甲寅、丙寅、戊寅、庚寅、壬寅、甲申、丙申、戊申、庚申、壬申之岁也。倮虫,谓青绿色者也。羽虫,谓黑色诸有羽翼者,则越燕、百舌鸟之类是也。地气制金,白介耗损,岁乘火运,其又甚也,毛虫不育,天气制之。是则五巳五亥岁也。

②马莳《黄帝内经素问注证发微》五寅、五申之岁,乃少阳相火司天也,则厥阴风木在泉矣。故羽虫静者,火用事,而羽虫无恙也;毛虫育者,木同地化也;倮虫不

成者,地木胜土也。若五巳、五亥之岁,主少阳相火在泉,则厥阴风木司天矣。其羽虫育者,火气旺也;介虫耗者,火胜金也;毛虫不育者,木同火化也。

③张介宾《类经》少阳相火司天,寅申岁也。羽虫同天之气,故静。毛虫同地之气,故育。在泉木盛则土衰,故倮虫不成。少阳在泉,巳亥岁也。羽虫同其气,故育。介虫受其制,故耗。火在泉,则木为退气,故毛虫亦不育。

④张志聪《黄帝内经集注》少阳司天则厥阴在泉,故主羽虫静而毛虫育。倮虫不成者,谓壬寅壬申岁,受木运之胜制而土类不成也。少阳在泉,故主羽虫育。制己所胜,故主介虫耗。如乙巳乙亥岁,受金运之胜制,则木类之虫不育。

⑤高士宗《黄帝素问直解》凡少阳相火司天,则厥阴风木在泉,故主火类之羽虫静,而木类之毛虫育。当壬寅壬申之岁,受木运之胜制,则土类之倮虫不成。凡少阳在泉,则厥阴司天,少阳,火也,故羽虫育,火盛金衰,故介虫耗,当乙巳乙亥之岁,受金运之胜制,则木类之毛虫不育。

⑥黄元御《黄元御医书全集》相火司天,故羽虫静。风木在下,故毛虫育。土受木刑,故倮虫不成。相火在泉,故羽虫育。金受火刑,故介虫不育。

⑦张琦《素问释义》此句未具体注释。

⑧高亿《黄帝内经素问详注直讲全集》〔批〕此举少阳司天之岁,以明六气之胜制,而见五类之胎孕不育也。

〔注〕少阳司天,羽虫同气,故静;一阳气升,毛虫得气,故育;倮虫因司天之气太过,故不成。少阳在泉,羽虫同气故育;介虫为在泉之气所制,故耗;毛虫为在泉退气,且木从火化,故不育。

〔讲〕少阳相火,司天之岁,如戊寅戊申二年,属火之羽虫,同司天之气皆安静而无恙;属木之毛虫,得少阳之气,皆孕育而生成也;属土之倮虫,因火炎而土燥,皆衰败而不成也。至若少阳在泉之岁,则为相火之气化,属火之羽虫,亦同在泉之气而孕育;属金之介虫,受制在泉之气而虚耗;属木之毛虫,因火气太过而不育矣。少阳之胎孕不育,其治化有如此也。

⑨孟景春等《黄帝内经素问译释》少阳相火司天,羽虫同其气,故羽虫不生育,亦不耗损,少阳司天则厥阴风木在泉,毛虫同地之气,故多生育,木克土,故鳞虫不能生成;少阳在泉,羽虫同其气,则多生育,火克金,故介虫遭受损耗,而毛虫静而不育。

⑩任廷革《任应秋讲〈黄帝内经〉〈素问〉》此句未具体注释,总体概括此段为:(提要)言五运之眚,见于五虫。

⑪张灿玾等《黄帝内经素问校释》少阳相火司天之年,羽虫安静,毛虫生育,倮虫生育不成;少阳相火在泉之年,羽虫生育,介虫耗损,毛虫不能生育。

⑫方药中等《黄帝内经素问运气七篇讲解》"少阳司天",指少阳相火司天之年。少阳相火司天,必然是厥阴风木在泉。这一年的气候特点便是:上半年气候偏热,火气偏胜,下半年气候偏温,风气偏胜,应凉不凉。羽虫属于火虫,其生长繁殖

条件要求气候偏热。少阳相火司天之年，上半年气候偏热，与羽虫所要求的生长繁殖条件相符，所以原文谓"羽虫静"。毛虫属于木虫，其生长繁殖条件要求气候偏温。少阳司天，厥阴在泉，下半年气候偏温，风气偏胜，气候不凉，与毛虫所要求的生长繁殖条件相符，所以原文谓"毛虫育"。倮虫属于土虫，其生长繁殖条件要求气候偏湿。少阳相火司天之年，上半年气候偏热，下半年气候偏温，风气偏胜，雨量不多，与倮虫所要求的生长繁殖条件不同，因此倮虫生长繁殖不好，所以原文谓"倮虫不成"。"在泉"，指少阳相火在泉之年。少阳相火在泉，必然是厥阴风木司天。因此这一年的气候特点便是：上半年气候偏温，风气偏胜，下半年气候偏热。由于下半年偏热，与羽虫生长繁殖所要求的条件相符，所以原文谓"羽虫育"。由于上半年气候偏温，下半年气候偏热，与介虫所要求的生长繁殖条件不符，因而介虫在生长繁殖方面要受到损害，所以原文谓"介虫耗"。由于少阳在泉，下半年气候偏热，与毛虫生长繁殖要求气候偏温不完全符合，所以在毛虫的生长方面，由于过犹不及的原因，也要受到一定影响，所以原文谓"毛虫不育"。

⑬王洪图等《黄帝内经素问白话解》若巳、亥年，少阳相火在泉，羽虫可以生育，介虫遭到损耗，毛虫不能生成。逢卯、酉年，阳明燥金司天，介虫不受影响而安静，羽虫可以生育，介虫不能生成。

⑭郭霭春《黄帝内经素问白话解》少阳司天的时候，羽虫不受影响而安静，毛虫可以生育，倮虫不能生成；少阳在泉，羽虫可以生育，介虫遭到耗损，毛虫不能生育。

（7）阳明司天，介虫静，羽虫育，介虫不成；在泉，介虫育，毛虫耗，羽虫不成。

①王冰《黄帝内经素问》谓乙卯、丁卯、己卯、辛卯、癸卯、乙酉、丁酉、己酉、辛酉、癸酉岁也。羽为火虫，故蕃育也。介虫，诸有赤色甲壳者也。赤介不育，天气制之也。地气制木，黑毛虫耗，岁乘金运，损复甚焉，是则五子五午岁也。羽虫不就，以上见少阴也。

②马莳《黄帝内经素问注证发微》五卯、五酉之岁，乃阳明燥金司天也，则少阴君火在泉矣。介虫静者，金用事，而介虫无恙也；羽虫育者，地火旺也；介虫不成者，火胜金也。若阳明燥金在泉，则少阴君火司天矣。介虫育者，金气旺也；毛虫耗者，金胜木也；羽虫不成者，水为火复也。

③张介宾《类经》阳明燥金司天，卯酉岁也。介虫同天之气，故静。羽虫同地之气，故育。复言介虫不成者，虽同乎天气，而实制乎地气也。阳明在泉，子午岁也。介虫同其气，故育。毛虫受其制，故耗。金火之气不相和，故羽虫不成。

④张志聪《黄帝内经集注》阳明司天则少阴在泉，故主介虫静而羽虫育。如癸卯癸酉岁，受火运之胜制，则金类之虫不成。阳明在泉，故主介虫育。制己所胜，故主毛虫耗。如逢丙子丙午岁，受水运之胜制，则火类之虫不成。

⑤高士宗《黄帝素问直解》凡阳明燥金司天，则少阴君火在泉，故主金类之介虫静，而火类之羽虫育，当癸卯癸酉之岁，受火运之胜制，则金类之介虫不成。凡阳明在泉，则少阴司天，阳明金也，故介虫育，金盛木衰，故毛虫耗，当丙子丙午之岁，

受木运之胜制,则火类之羽虫不成。

⑥黄元御《黄元御医书全集》燥金司天,故介虫静。君火在下,故羽虫育。燥金在泉,故介虫育。木受金刑,故毛虫不成。

⑦张琦《素问释义》此句未具体注释。

⑧高亿《黄帝内经素问详注直讲全集》〔批〕此举阳明司天之岁,以明六气之胜制,而见五类之胎孕不育也。

〔注〕阳明司天,介虫同气,故静;羽虫火属,气主所生,故育;复言介虫不成者,以阳明居非其地,故不能生成也。阳明在泉,介虫同气,故育;毛虫为在泉之气所制,故耗;羽虫火属,阳明在泉,金旺火衰,兼金生水,而水复克火,故不成。

〔讲〕阳明燥金司天之岁,如乙卯乙酉二年,属金之介虫,同司天之气,皆安静而无恙也;属火之羽虫,因火得旺气,皆孕育而生长也;属金之介虫,因司天失其位,皆衰败而不成也。至若阳明在泉之岁,则为燥金之气化,属金之介虫,亦同在泉之气而孕;属木之毛虫,受制在泉之气而虚耗;属火之羽虫,因金盛火弱而不育矣。阳明之胎孕不育,其治化有如此也。

⑨孟景春等《黄帝内经素问译释》阳明燥金司天,介虫同天之气,故介虫静而不生育,阳明司天则少阴君火在泉,羽虫同地之气,故多生育,火克金,故介虫不得生成;阳明在泉,介虫同其气,则多生育,金克木,故毛虫耗损,而羽虫不能生成。

⑩任廷革《任应秋讲〈黄帝内经〉(素问)》此句未具体注释,总体概括此段为:(提要)言五运之眚,见于五虫。

⑪张灿玾等《黄帝内经素问校释》阳明燥金司天之年,介虫安静,羽虫生育,介虫生育不成;阳明燥金在泉之年,介虫生育,毛虫耗损,羽虫生育不成。

⑫方药中等《黄帝内经素问运气七篇讲解》"阳明司天",指阳明燥金司天之年。阳明燥金司天,必然是少阴君火在泉。因此这一年的气候特点便是:上半年气候偏凉,下半年气候偏热。介虫属于金虫,其生长繁殖条件要求气候偏凉。阳明司天之年,上半年气候偏凉,与介虫所要求的条件相符,因此原文谓"介虫静"。羽虫属于火虫,其生长繁殖条件要求气候偏热。阳明司天之年,少阴君火在泉,下半年气候偏热,与羽虫所要求的生长繁殖条件相符,有利于羽虫的生长繁殖,因此原文谓"羽虫育"。介虫属于金虫,其生长繁殖条件要求气候偏凉,所以阳明司天之年谓"介虫静",但是由于阳明司天之年,少阴在泉,下半年气候偏热,这又不符合介虫的生长繁殖要求,因此这一年总的来说介虫仍然繁殖生长不好,生而不长或者是长而不成,所以原文一方面谓"介虫静",另一方面又谓"介虫不成"。"在泉",指阳明燥金在泉。阳明在泉必然是少阴司天。因此这一年的气候特点是:上半年气候偏热,下半年气候偏凉。因为下半年气候偏凉,这与介虫所要求的生长繁殖条件相符,所以介虫生长良好,因此原文谓"介虫育"。但下半年气候偏凉,又不适合于毛虫和羽虫的气候要求,因而毛虫和羽虫都生长不好,所以原文谓"毛虫耗,羽虫不成"。在这里,"羽虫"之所以用"不成"这个词,是因为阳明在泉则少阴司天,少阴属火,与羽

虫同类,所以羽虫在上半年仍然能生,但阳明在泉,下半年气候偏凉,就与羽虫的要求不相应,所以羽虫虽然能生,但不能成。这一年总的来说,羽虫生长不好,因此原文谓"羽虫不成"。

⑬王洪图等《黄帝内经素问白话解》若子、午年,阳明燥金在泉,介虫可以生育,毛虫遭到损耗,羽虫不能生成。逢辰、戌年,太阳寒水司天,鳞虫不受影响而安静,倮虫可以生育。

⑭郭霭春《黄帝内经素问白话解》阳明司天的时候,介虫不受影响而安静,羽虫可以生育,介虫不能生成;阳明在泉,介虫可以生育,毛虫遭到耗损,羽虫不能生成。

(8) 太阳司天,鳞虫静,倮虫育;在泉,鳞虫耗,倮虫不育。

①王冰《黄帝内经素问》谓甲辰、丙辰、戊辰、庚辰、壬辰、甲戌、丙戌、戊戌、庚戌、壬戌之岁也。倮虫育,地气同也。鳞虫静,谓黄鳞不用也。是岁雷霆少举,以天气抑之也。(〔新校正云〕详此当云鳞虫不成。)天气制胜,黄黑鳞耗,是则五丑五未岁也。(〔新校正云〕详此当为鳞虫育,羽虫耗,倮虫不育。注中鳞字亦当作羽。)

②马莳《黄帝内经素问注证发微》五辰、五戌之岁,乃太阳寒水司天也,则太阴湿土在泉矣。鳞虫静者,水用事,而鳞虫无恙也;倮虫育者,地气同也。

③张介宾《类经》太阳寒水司天,辰戌岁也。鳞虫同天之化,故静。倮虫同地之化,故育。太阳在泉,丑未岁也。鳞虫同其气,故育。羽虫受其制,故耗。水土之气不相和,故倮虫不育。按:此当云鳞虫育、羽虫耗,今于鳞虫下缺育羽虫三字,必脱简也。

④张志聪《黄帝内经集注》太阳司天则太阴在泉,故主鳞虫静而倮虫育。太阳寒水在泉,乃太阴湿土司天,水湿合化,则土不能制水矣。耗,散也。鳞虫耗者,土崩溃而鳞见于陆也。如丁丑丁未岁,受木运之胜制,则土类之虫不成。

⑤高士宗《黄帝素问直解》凡太阳寒水司天,则太阴湿土在泉,故太阳司天主水类之鳞虫静,而土类之倮虫育,太阳在泉,则太阴司天,当己丑己未之岁,受土运之胜制,则水类之鳞虫耗,当丁丑丁未之岁,受土运之胜制,则土类之倮虫不育。按上文厥阴少阴等,凡司天而此虫静者,则在泉必此虫育,盖静者,育之基,太阳司天而鳞虫静,在泉当云鳞虫育,今不云育而云耗,以明生育有常变,终举太阳如是,可以例推于厥阴少阴等。亦有静而不育者矣。

⑥黄元御《黄元御医书全集》寒水司天,故鳞虫静,湿土在下,故倮虫育。寒水在泉,故鳞虫育。火受水刑,故羽虫不育。

⑦张琦《素问释义》以上所列,天地气胜制生化之义,参错不一,如厥阴在泉,羽虫何以不育?少阴司天,毛虫何以不成?太阴司天,土应克水,鳞虫何育?少阳在泉,则厥阴司天,天地气同,毛虫何以不育?古书错误,难以臆断,阙之可也。

⑧高亿《黄帝内经素问详注直讲全集》〔批〕此举太阳司天之岁,以明六气之胜制,而见五类之胎孕不育也。

〔注〕太阳司天,鳞虫同气,故静;土能胜水,倮虫得气,故育。太阳在泉,鳞虫同

气故育;羽虫为在泉之气所制,故耗;倮虫虽克在泉之气,而在泉之气既胜,水胜而土自崩溃也,故不育。

〔讲〕太阳寒水司天之岁,如丙辰丙戌二年,属水之鳞虫同司天之气而无恙也;倮虫土属能克司天之气,皆孕育而生长也。至若太阳在泉之岁,则为寒水之气化,属水之鳞虫,亦同在泉之气而孕育;属火之羽虫,受制在泉之气而虚耗;属土之倮虫,虽克在泉寒水,而寒水时当旺地,水胜侮土,凡属倮虫皆不育。此太阳之胎孕不育,其治化有如此也。

⑨孟景春等《黄帝内经素问译释》鳞虫耗:新校正认为当作"鳞虫育,羽虫耗"。因太阳在泉,属水之鳞虫当繁育而不当耗损。耗损者当是属火的羽虫。

太阳寒水司天,鳞虫同天之化,故鳞虫静而不生育,太阳司天则太阴湿土在泉,倮虫同地之气,故多生育;太阳在泉,鳞虫同其气,故多生育,水克火,故羽虫损耗,倮虫静而不育。

⑩任廷革《任应秋讲〈黄帝内经〉(素问)》此句未具体注释,总体概括此段为:(提要)言五运之眚,见于五虫。

⑪张灿玾等《黄帝内经素问校释》太阳寒水司天之年,鳞虫安静,倮虫生育;太阳寒水在泉之年,鳞虫生育,羽虫耗损,倮虫不能生育。

⑫方药中等《黄帝内经素问运气七篇讲解》"太阳司天",指太阳寒水司天之年。太阳寒水司天,必然是太阴湿土在泉。因此,这一年的气候特点是:上半年气候寒冷,下半年雨量增多,气候偏热偏湿。鳞虫生长繁殖条件要求气候偏寒,太阳司天之年,上半年气候偏冷,有利于鳞虫的生长,所以原文谓"鳞虫静"。太阳司天,则太阴在泉,下半年气候偏湿,有利于倮虫的生长繁殖,所以原文谓"倮虫育"。"在泉",指太阳寒水在泉之年。太阳寒水在泉,必然是太阴湿土司天。这一年的气候特点是:上半年气候偏湿,下半年气候偏冷。这与鳞虫生长繁殖要求的条件相符,但是原文却谓"鳞虫耗",不好理解。新校正注此时提出了修改意见,其注云:"详此当为鳞虫育,羽虫耗,倮虫不育。"认为"鳞虫耗"为"鳞虫育"之误,甚当。这就是说,太阳寒水在泉之年,下半年天气寒冷,这与鳞虫要求的生长繁殖条件相符,所以鳞虫生长良好,因此应为"鳞虫育"。倮虫为土虫,其生长繁殖要求气候偏湿。太阳寒水在泉之年,下半年气候偏寒冷,与倮虫要求的条件不一致,因而对倮虫的生长会产生不良影响,所以原文谓"倮虫不育"。

⑬王洪图等《黄帝内经素问白话解》若丑、未年,太阳寒水在泉,鳞虫遭到损耗,倮虫不能生成。

⑭郭霭春《黄帝内经素问白话解》太阳司天的时候,鳞虫不受影响而安静,倮虫可以生育;太阳在泉,鳞虫可以生育,羽虫遭到耗损,倮虫不能生育。

第二十七解

(一)内经原文

诸乘所不成之运,则甚也。故气主有所制,岁立有所生,地气制己胜,天气制胜己,天制色,地制形,五类衰盛,各随其气之所宜也。故有胎孕不育,治之不全,此气之常也,所谓**中根**也。根于外者亦五,故生化之别,有五气、五味、五色、五类,五宜也。

帝曰:何谓也? 岐伯曰:根于中者,命曰神机,神去则机息;根于外者,命曰气立,气止则化绝。故各有制,各有胜,各有生,各有成。故曰:不知年之所加,气之同异,不足以言生化。此之谓也。

(二) 字词注释

(1) 气主

①王冰《黄帝内经素问》此词未具体注释。

②马莳《黄帝内经素问注证发微》六气主有所制。

③张介宾《类经》气主者,六气主乎天地也。

④张志聪《黄帝内经集注》气主者,谓五运为五气之主。

⑤高士宗《黄帝素问直解》气主。

⑥黄元御《黄元御医书全集》六气分主有所制。

⑦张琦《素问释义》此词未具体注释。

⑧高亿《黄帝内经素问详注直讲全集》〔注〕六气各有所主。〔讲〕六气主有所制。

⑨孟景春等《黄帝内经素问译释》六气所主之司天在泉。

⑩任廷革《任应秋讲〈黄帝内经〉(素问)》此词未具体注释。

⑪张灿玾等《黄帝内经素问校释》六气之主。

⑫方药中等《黄帝内经素问运气七篇讲解》"气",指六气。"主",指司天在泉。"气主有所制",指司天在泉之气各有所制。

⑬王洪图等《黄帝内经素问白话解》六气所主之司天在泉。

⑭郭霭春《黄帝内经素问白话解》六气所主。

(2) 岁立

①王冰《黄帝内经素问》此词未具体注释。

②马莳《黄帝内经素问注证发微》岁立。

③张介宾《类经》岁立者,子甲相合,岁气立乎中运也。

④张志聪《黄帝内经集注》岁立者,谓岁半以前天气主之,岁半以后地气主之。

⑤高士宗《黄帝素问直解》以立岁运。

⑥黄元御《黄元御医书全集》岁运中立有所生(岁立,《六微旨论》:子甲相合,命曰岁立是也)。

⑦张琦《素问释义》此词未具体注释。

⑧高亿《黄帝内经素问详注直讲全集》〔注〕岁立,谓每年立其司天之气而气各有所生育之类也。

⑨孟景春等《黄帝内经素问译释》张介宾:"子甲相合,岁气立乎中运也。"故岁

运在中,秉五行而立。

⑩任廷革《任应秋讲〈黄帝内经〉(素问)》此词未具体注释。

⑪张灿玾等《黄帝内经素问校释》岁运之立。

⑫方药中等《黄帝内经素问运气七篇讲解》"岁立",指一年。"岁立有所生",指一年之中与司天在泉之气相应的动物胎孕生长良好。

⑬王洪图等《黄帝内经素问白话解》各年的岁运。

⑭郭霭春《黄帝内经素问白话解》岁运所立。

(3) 中根

①王冰《黄帝内经素问》生气之根本,发自身形之中。中根也。

②马莳《黄帝内经素问注证发微》根在于内,所谓中根也。

③张介宾《类经》凡动物之有血气心知者,其生气之本,皆藏于五内,以神气为主,故曰中根。

④张志聪《黄帝内经集注》生气之根本,发自身形之中。中,根也。

⑤高士宗《黄帝素问直解》五运在中,万物生化,所谓中根也。

⑥黄元御《黄元御医书全集》缘为天地所制,治化不全,此六气之常也,所谓根于中也。

⑦张琦《素问释义》凡物皆得五行之气,以根于中也。

⑧高亿《黄帝内经素问详注直讲全集》〔注〕中根者,谓血气之属,随天地之气,潜根于中也。

⑨孟景春等《黄帝内经素问译释》高世栻:"五运在中,万物生化,所谓中根也。"意思是说五运在中央,万物从五运而化生,称为"中根"。

⑩任廷革《任应秋讲〈黄帝内经〉(素问)》此词未具体注释。

⑪张灿玾等《黄帝内经素问校释》指存在于物质内部之根由。王冰注:"生气之根本,发自身形之中,中根也。"

⑫方药中等《黄帝内经素问运气七篇讲解》"中",即内在;"根",指基础。"中根",指生命现象产生的内在基础,即内因。

⑬王洪图等《黄帝内经素问白话解》所以一年之中,各类动物有受孕作胎繁殖与不能生育等不同的生化表现,这都是由运气的一般规律所决定的,这种情况称为中根。

⑭郭霭春《黄帝内经素问白话解》五运在中,是万物生化之根本。

(三) 语句阐述

(1) 诸乘所不成之运,则甚也。

①王冰《黄帝内经素问》乘木之运,倮虫不成。乘火之运,介虫不成,乘土之运,鳞虫不成。乘金之运,毛虫不成。乘水之运,羽虫不成。当是岁者,与上文同,悉少能孕育也。斯并运与气同者,运乘其胜,复遇天符及岁会者,十孕不全一二也。

②马莳《黄帝内经素问注证发微》此则乘所不成之运者,则悉少孕育也。

③张介宾《类经》上文言六气，此兼五运也。以气乘运，其不成尤甚。故木乘木运，则倮虫不成；火乘火运，则介虫不成；土乘土运，则鳞虫不成；金乘金运，则毛虫不成；水乘水运，则羽虫不成。故上文言不成不育者，谓其衰少耳，非全无也。此言甚者，则十全其二三耳。

④张志聪《黄帝内经集注》此总结上文而言诸乘所不成之运气，则胜制之甚也。金西铭曰：经文止曰不成，今师疏出运气有相胜制，恐与经义不合欤？曰：参究经旨，贵在精微，若云顺文训释，何异糠粕中尘垢？试观厥阴司天，则胜己之虫不成，少阴太阴司天，则生我之虫不成，少阳司天，则我生之虫不成，阳明司天，则曰介虫静，又曰介虫不成，奚既静而又不成耶？太阳司天，不曰某虫不成，要知太阴少阴司天，亦可以我生之虫不成，少阳司天，亦可以生我之虫不成，阳明司天，逢岁运之胜制，故虽育而不成，太阳司天，或值天符之岁，则无不成之虫。六气之中，皆可互相推转。书不尽言，言不尽意，当于错综中求之，其义自得。再按《六元正纪论》曰：五运之化，或从天气而逆地气，或从地气而逆天气，如戊寅戊申岁，以火运而值少阳司天，是从天气而逆地气矣。如癸巳癸亥岁，以火运而值少阳在泉，是从地气而逆天气矣。从天气则无有不成之虫，逆地气则当介虫不育，从地气则当羽虫育，逆天气则当介虫不成。以五运之从逆合六十年推之，五类之不育不成始备。

⑤高士宗《黄帝素问直解》总结上文，而言六气司天，六气在泉，受五运之胜制，则诸虫耗，不育不成，故曰诸乘所不成之运，则受制之甚也。

⑥黄元御《黄元御医书全集》五类为天地之气所制，再乘所不成之运，则更甚也。如风木主令，司天、在泉。再乘木运，则倮虫不成，二火主令，再乘火运，则介虫不成，湿土主令，再乘土运，则鳞虫不成，燥金主令，再乘金运，则毛虫不成，寒水主令，再乘水运，则羽虫不成。以六气而合五运，其制胜尤甚也。

⑦张琦《素问释义》运气各有生化制胜互文也。

⑧高亿《黄帝内经素问详注直讲全集》〔批〕此因乘所不成，而特举根中、根外二义，以发明之也。

〔注〕上言司天在泉，气有同异盛衰之分，此则专言克制之运乘之也。乘者，克也。不成者，谓为五运所克，而孕育不成也。

〔讲〕司天在泉之气，有同盛异衰之分如此，则克制之乘运可知矣。如水乘火则羽虫不成，火乘金则介虫不成，金乘木则毛虫不成，木乘土则倮虫不成，土乘水则鳞虫不成。凡诸所乘不成之运者，悉少孕育，则胎孕之不成，更有甚也。

⑨孟景春等《黄帝内经素问译释》诸乘所不成之运，则甚也：指五运被六气所乘，则被克之气所应之虫类更不能孕育。张介宾："上文言六气，此兼五运也。以气乘运，其不成尤甚。"

凡五运被六气所乘的时候，被克之年所应的虫类，则更不能孕育。

⑩任廷革《任应秋讲〈黄帝内经〉〈素问〉》此句未具体注释，总体概括此段为：（提要）言五运之眚，见于五虫。

⑪张灿玾等《黄帝内经素问校释》《类经》二十五卷第十五注："上文言六气,此兼五运也。以气乘运,其不成尤甚。故木乘木运则倮虫不成;火乘火运则介虫不成;土乘土运则鳞虫不成;金乘金运则毛虫不成;水乘水运则羽虫不成。"指六气与五运相乘,则被克之气所应之虫类不育尤甚。

凡六气与五运相乘时,被克之年所应的虫类,生育不成的情况更甚。

⑫方药中等《黄帝内经素问运气七篇讲解》"诸",指六气。"乘",指克而太过。"不成",指动物胎孕生长不好。"运",指五运。全句意即凡属与各类动物胎孕生长气候不相应的年份,如果再遇上当年司天之气乘克过甚,则该类动物的胎孕生长就更加不好。以丁卯年为例,丁卯年的年干是丁,丁壬化木,属于木运。丁是阴干,因此丁卯年属于木运不及。木运不及之年属于木类的毛虫胎孕生长不好,因此丁卯年毛虫的胎孕生长不好。丁卯年的年支是卯,卯酉阳明燥金,燥金司天。金可以克木,丁卯年从运来说本来就是木运不及,如果再加上司天之气来乘,克上加克,对木的损害就更加突出,因此这一年毛虫的胎孕生长就尤其不好。这就是原文所谓的:"诸乘所不成之运,则甚也。"

⑬王洪图等《黄帝内经素问白话解》如果不能孕育生成的五运,再遇到不能孕育生成的六气,那么情况就会更加严重。

⑭郭霭春《黄帝内经素问白话解》"诸",指六气。"运",指五运。"不成之运",即不能孕育的岁运。全句意思是:六气与五运相乘,不成的岁运,则孕育更不得成。

凡是遭到克制而不能成长的气运,就更甚重了。

(2) 故气主有所制,岁立有所生,地气制己胜,天气制胜己,天制色,地制形,五类衰盛,各随其气之所宜也。

①王冰《黄帝内经素问》天气随己不胜者制之,谓制其色也,地气随己所胜者制之,谓制其形也。故又曰天制色,地制形焉。是以天地之间,五类生化,互有所胜,互有所化,互有所生,互有所制矣。宜则蕃息。

②马莳《黄帝内经素问注证发微》故六气主有所制,岁立主有所生,在泉之地气则制己所胜,如厥阴在泉而木能胜土之类,但其所制者则在五类之形,如倮虫不育之类。司天之气则制其胜己,如厥阴司天,而金能克木,但其所制者则在五类之色,如介虫不白之类。所以五类盛衰各随其气之所宜,气盛则盛,气衰则衰。

③张介宾《类经》气主者,六气主乎天地也。岁立者,子甲相合,岁气立乎中运也。制者,盛衰相制也。生者,化生所由也。《六微旨大论》曰:天枢之上,天气主之;天枢之下,地气主之;气交之分,人气从之,万物由之。即气主所制,岁立所生之义。地气制己胜,谓以己之胜,制彼之不胜,如以我之木,制彼之土也。天气制胜己,谓司天之气,能制夫胜己者也。如丁丑、丁未,木运不及,而上见太阴,则土齐木化,故上宫与正宫同。癸卯、癸酉,火运不及,而上见阳明,则金齐火化,故上商与正商同。乙巳、乙亥,金运不及,而上见厥阴,则木齐金化,故上角与正角同者是也。盖以司天在上,理无可胜,故反能制胜己者。胜己者犹可制,则己胜者不言可知矣。

色化于气,其象虚,虚本乎天也。形成为质,其体实,实出乎地也。故司天之气制五色,在泉之气制五形。

④张志聪《黄帝内经集注》气主者,谓五运为五气之主。岁立者,谓岁半以前天气主之,岁半以后地气主之。司天在泉之六气以立岁,六气有所生而五运有所制,故有不育不成。地气制己胜者,如厥阴在泉倮虫耗,少阴在泉介虫耗,制己所胜之虫类,故曰地制形。《六元正纪论》曰:天气不足,地气随之,地气不足,天气随之,运居于中而常先也。是五运之气运化于天地之中,而常先胜于司天在泉之气者也。上文曰少阳司天,火气下临,白起金用;阳明司天,燥气下临,苍起白用。是司天之气又能制胜己之运气,而使白起丹起苍起黄起,故曰天制色。此皆五运六气之各有制,各有胜,各有生,各有成。

⑤高士宗《黄帝素问直解》然五行之理,制而后生,故气主有所制,则岁立有所生,谓六气主乎上下而有所制,则五行在中,以立岁运,而有所生也。地气,在泉之气也,地制己胜,如上文厥阴在泉,倮虫耗,少阴在泉,介虫耗不育,太阴在泉,鳞虫不成,少阳在泉,介虫耗,阳明在泉,毛虫耗者是也。天气,司天之气也,天气制胜己,如上文少阳少阴司天,火热下临,则白起金用,阳明司天,燥气下临,则苍起木用,太阳司天,寒气下临,则火明丹起,厥阴司天,风气下临,则土隆黄起,太阴司天,湿气下临,则黑起水变者是也。天气制于上,而白苍丹黄黑色,起而应之,是天制色也,地气制于下,而诸虫耗,及不育不成,是地制形也。上文云,六气五类,有相胜制,同者盛之,异者变之,此复承上文形色制胜之意,而言五类盛衰,各随天气地气之所宜,以为衰盛也。

⑥黄元御《黄元御医书全集》六气分主有所制,岁运中立有所生(岁立,《六微旨论》:子甲相合,命曰岁立是也)。地气制乎己胜,天气制乎胜己(六气司天,乘权秉令,故不但制己胜,兼制胜己)。在天成象,故天制五色(色即象也),在地成形,故地制五形。有生则盛,有制则衰,五类之盛衰,各随其气之所宜也(五类与六气相宜则盛,如青色毛形与木气相宜是也)。五脏之从革,天气制之。五味之始终,地气制之。五类之盛衰,天气、地气皆制之也。

⑦张琦《素问释义》地气,在泉之气。天气,司天之气。凡气皆制己胜,惟在天之气义无所屈,虽胜气者,反能制之。如木不及,上宫与正宫同。岁运之木,反同土化。金不及,上角与正角同,岁运之金,反同木化。在胜气则寡于畏,在天气则能制胜己也。得木气者遇厥阴则盛,遇阳明则衰,余皆如此推。

⑧高亿《黄帝内经素问详注直讲全集》〔注〕气,六气主者,谓六气各有所主,而制其所胜也。岁立,谓每年立其司天之气而气各有所生育之类也。地气,在泉之气。天气,司天之气。色系于天,天为气,故制以色。形附于地,地为质,故制以形五类、五属也。衰,谓不育不成而耗也。盛,谓育而成也。是皆各随其气之盛衰,物因随其气之所宜。

〔讲〕故六气主有所制,岁立主有所生,惟在泉之地气,独制己之所胜。如厥阴在泉,木胜克土之类,与司天之气,独制所胜于己者,如厥阴司天,金来克木之类是也。然司天之气,其所制者以色见也,在泉之气,其所胜者以形见也。是以五行化生之类,或同而盛,或异而衰,皆各随其气之所宜。

⑨孟景春等《黄帝内经素问译释》气主:六气所主之司天在泉。

所以六气所主的司天在泉,各有制约的作用,子甲相合,而岁运在中,秉五行而立,万物都有所生化,在泉之气制约岁气之我所胜者,司天之气制约岁气之胜我者,司天之气制色,在泉之气制形,五类动物的繁盛和衰微,各自随着天地六气的不同而相应。

⑩任廷革《任应秋讲〈黄帝内经〉〈素问〉》此句未具体注释,总体概括此段为:(提要)言五运之眚,见于五虫。

⑪张灿玾等《黄帝内经素问校释》气主有所制,岁立有所生:《类经》二十五卷第十五注:"气主者,六气主乎天地也。岁立者,子甲相合,岁气立乎中运也。制者,盛衰相制也。生者,化生所由也。"《类经》二十五卷第十五注:"地气制己胜,谓以己之胜,制彼之不胜,如以我之木,制彼之土也。天气制胜己,谓司天之气,能制夫胜己者也。如丁丑丁未,木运不及,而上见太阴,则土齐木化,故上宫与正宫同。癸卯癸酉,火运不及,而上见阳明,则金齐火化,故上商与正商同。乙巳乙亥,金运不及,而上见厥阴,则木齐金化,故上角与正角同者是也。盖以司天在上,理无可胜,故反能制胜己者,胜己者犹可制,则己胜者不言可知矣。"《类经》二十五卷第十五注:"色化于气,其象虚,虚本乎天也;形成为质,其体实,实出乎地也。故司天之气制五色,在泉之气制五形。"

所以六气之主,皆能相互制约,岁运之立,皆有所生化,在泉可以制约己所胜之气,司天可以制约胜己之气,天主乎气,能制五色,地主乎质,能制五形,五虫之类的盛衰,各随其相应之气以适应之。

⑫方药中等《黄帝内经素问运气七篇讲解》[故气主有所制,岁立有所生]"气",指六气。"主",指司天在泉。"气主有所制",指司天在泉之气各有所制。"岁立",指一年。"岁立有所生",指一年之中与司天在泉之气相应的动物胎孕生长良好。全句意即各个年度中由于司天在泉之气的不同,因此与司天在泉相应的有关动物胎孕生长良好;反之,与司天在泉之气不相应的动物胎孕生长就不好。以我们前面讲述的厥阴在泉为例,厥阴在泉,风气偏胜,属于木类的毛虫胎孕生长就好,这就叫"岁立有所生"。反之。属于土类的倮虫,由于木乘土的原因,胎孕生长就不好。这就叫做"气主有所制"。

[地气制己胜,天气制胜己]"地气",指在泉之气。"己胜",即己所胜,以木与土为例,如果以"木"为"己",则"土"就是"己胜"。"地气制己胜",意即从在泉之气来说,其所制的主要是己之所胜。例如少阳相火在泉,由于火可以克金,因此属于金类的介虫则"耗"。"天气",指司天之气。"胜己",即己所不胜。仍以土克水为例,水是"己",则土就是"胜己"。"天气制胜己",意即从司天之气来说,不但可以制己

胜,有时还可以受己所不胜的制约而出现从化。例如前述之第"太阳司天,鳞虫静,倮虫育",太阳寒水司天,水气用事,倮虫属于土虫,水和土的关系是所不胜的关系。太阳寒水司天,倮虫可以不育,但这里说"倮虫育"。这一方面固然是太阳司天,太阴在泉的原因,但也有"天气制胜己","水从土化"的因素存在。对于"天气制胜己"的提法,有的注家从运气同化的角度来解释。张介宾注云:"天气制胜己,谓司天之气能制夫胜己者也。如丁丑丁未,木运不及而上见太阴,则土齐木化,故上宫与正宫同;癸卯癸酉,火运不及,而上见阳明,则金齐火化,故上商与正商同;乙巳乙亥,金运不及,而上见厥阴,则木齐金化,故上角与正角同者是也。盖以司天在上,理无可胜,故反能制胜己者。胜己者犹可制,则己胜者不言而知矣。"意即在岁运不及之年时,如果值年司天之气与岁运是相胜的关系,则以司天之气为主,从司天之气而化。关于这方面的内容,在前面有关部分已作解释,读者可以参看前节。

[天制色,地制形]"天",指司天之气,亦指上半年。"制",指制化。"色",指颜色。"地",指在泉之气,亦指下半年。"形",指形体。全句意即各类生物的颜色生成与上半年司天之气有关。各类生物在形体上的完全成熟与下半年在泉之气有关。质言之,亦即上半年主生,下半年主成。各类生物的生长繁殖良否主要在当年的下半年。

[五类衰盛,各随其气之所宜]"五类"指毛、羽、倮、介、鳞五虫。"盛衰",指胎孕生长繁殖好坏。"气",指司天在泉之气。全句意即各类动物胎孕繁殖生长良否与当年气候变化密切相关。气候环境适宜,则相关类别的动物胎孕生长就好;反之,气候环境不适宜,则相关类别的动物胎孕生长就不好。

⑬王洪图等《黄帝内经素问白话解》气主:六气所主之司天在泉。

所以说司天、在泉之气,对动物盛衰都有一定的影响,而各年的岁运,则是万物生化与发展的重要保障。在泉之气能制约己所胜的岁运,司天之气能制约胜己的岁运。司天之气属于阳,所以能制约五色,在泉之气属于阴,因而能影响形质。五类动物的繁衍与衰退,各自随着运气的不同而变化。

⑭郭霭春《黄帝内经素问白话解》地气制己胜:在泉之气制约它所胜的岁气。"地气",在泉之气。天气制胜己:司天之气制约胜它的岁气。天制色:"天",指司天的气。"色",指白、苍、丹、黄、黑五色,代表其所属的五运之气。"天制色",司天之气可制约所胜的一方。地制形:"地",指在泉之气。"形",指倮、羽、毛、介、鳞五类动物。"地制形",指在泉之气可制约所胜的一方。

所以六气所主各有所胜,而岁运所立,各有其生化的作用。在泉之气,制其所胜者;司天之气,制其胜己者;司天之气制色,在泉之气制形。五种虫类的繁衍和衰微,都是适应着六气而产生的。

(3) 故有胎孕不育,治之不全,此气之常也,所谓中根也。

①王冰《黄帝内经素问》天地之间,有生之物,凡此五类也。五,谓毛羽倮鳞介也。故曰:毛虫三百六十,麟为之长。羽虫三百六十,凤为之长。倮虫三百六十,人

为之长。鳞虫三百六十,龙为之长。介虫三百六十,龟为之长。凡诸有形,跂行飞走,喘息胎息,大小高下,青黄赤白黑,身被毛羽鳞介者,通而言之,皆谓之虫矣。不具是四者,皆为倮虫。凡此五物,皆有胎生、卵生、湿生、化生也。因人致问,言及五类也。生气之根本,发自身形之中。中根也。非是五类,则生气根系,悉因外物以成立,去之则生气绝矣。

②马莳《黄帝内经素问注证发微》至有胎孕不育,治之不全者,乃气之常也。此其生气之根本,发自身形之中,外无根,而根在于内,所谓中根也。

③张介宾《类经》气之所宜,谓色青形毛者宜于木之类也。有所宜则有所不宜,故胎孕有不育,治化有不全,皆岁气之常也。凡动物之有血气心知者,其生气之本,皆藏于五内,以神气为主,故曰中根。

④张志聪《黄帝内经集注》五类衰盛,各随其气之所宜,故有胎孕不育,治之不全,此胜制之常也。

⑤高士宗《黄帝素问直解》五类衰盛,则生化不全,故岁有胎孕不育,治之不全,此气运之常也。五运在中,万物生化,所谓中根也。

⑥黄元御《黄元御医书全集》六气有制胜,五类有同异,气同则盛,气异则衰,故有胎孕不育。缘为天地所制,治化不全,此六气之常也,所谓根于中也(动物根于中,以神机为主)。

⑦张琦《素问释义》凡物皆得五行之气,以根于中也。

⑧高亿《黄帝内经素问详注直讲全集》〔注〕故胎孕不育,治之有不全者,此气化之常也。中根者,谓血气之属,随天地之气,潜根于中也。

〔讲〕故有胎有孕,有不育治之不全如此,皆气化之常也。《元始天纪》所谓:天地之气,根于形身之中,而为中根者此也。

⑨孟景春等《黄帝内经素问译释》因此有胎孕和不育的分别,生化的情况也不能完全一致,这是运气的一种常度,因此称之为中根。

⑩任廷革《任应秋讲〈黄帝内经〉〈素问〉》(提要)言五运之眚,见于五虫。

⑪张灿玾等《黄帝内经素问校释》中根:指存在于物质内部之根由。王冰注:"生气之根本,发自身形之中,中根也。"

所以有孕与不孕的区别,是由于岁治有所不全的缘故,这是五气变化的一般规律,所谓中根,就是指存在于物体内部的根由。

⑫方药中等《黄帝内经素问运气七篇讲解》

[所谓中根也]"中",即内在;"根",指基础。"中根",指生命现象产生的内在基础,即内因。此句是承上句言,意即"五类盛衰,各随其气之所宜"的原因,是因为各类动物有其各自不同的内在基础,因此,对气候环境的要求也不同,在不同年份中胎孕生长的情况也就不同。

⑬王洪图等《黄帝内经素问白话解》所以一年之中,各类动物有受孕作胎繁殖与不能生育等不同的生化表现,这都是由运气的一般规律所决定的,这种情况称为

中根,也就是动物类生命的内在根源。

⑭郭霭春《黄帝内经素问白话解》中根:五运在中,是万物生化之根本。

所以有胎孕和不育的分别,这不是治化的不全,而是运气的一种正常现象,因此叫做中根,中根以外的六气,也是根据五行而施化。

(4) 根于外者亦五,故生化之别,有五气、五味、五色、五类、五宜也。

①王冰《黄帝内经素问》谓五味五色类也。然木火土金水之形类,悉假外物色藏,乃能生化。外物既去,则生气离绝,故皆是根于外也。(〔新校正云〕详注中色藏二字当作已成。)然是二十五者,根中根外悉有之。五气,谓臊焦香腥腐也。五味,谓酸苦辛咸甘也。五色,谓青黄赤白黑也。五类有二矣,其一者,谓毛羽倮鳞介,其二者,谓燥湿液坚软也。夫如是等,于万物之中互有所宜。

②马莳《黄帝内经素问注证发微》至于根生于外者,凡金玉土石草木之类,则假外气以生,亦以五行而分者有五。故凡生化有别,其气味色类宜各有五者,不以动植而殊也。

③张介宾《类经》凡植物之无知者,其生成之本,悉由外气所化,以皮谷为命,故根于外。无论动植之物,凡在生化中者,皆有五行之别。如臊焦香腥腐,五气也。酸苦甘辛咸,五味也。青赤黄白黑,五色也。物各有类,不能外乎五者。物之类殊,故各有互宜之用。

④张志聪《黄帝内经集注》此言五运之气根于中,而生化气味色类之于外也。夫苍黅丹素玄之气,经于五方之分,生化五行,以应生长化收藏之五气,故所谓中根也。犹根本之于枝叶,根于中而生发于外也。根于外者,谓天地阴阳之气以生育草木昆虫,而草木昆虫皆有五者之气味色类,仍本于五行之所生,故曰生化之别有五气五味也。五类五宜者,谓五类之虫,各有五行气之所宜也。玉师曰:天之五气生化五行,地之五行复生三阴三阳之六气,是以司天在泉生育虫类,仍本于五气之所化。

⑤高士宗《黄帝素问直解》六气在外,合于五行,是根于外者亦五。故万物生化之别,其中各有五气,五味,五色,五类,五宜以为生化之别也。

⑥黄元御《黄元御医书全集》根于外者,亦有五等(植物根于外,以气立为主),故生化之殊别,有五气(臊、焦、香、腥、腐)、五味(酸、苦、甘、辛、咸)、五色(青、赤、黄、白、黑)、五类、五宜之不同,与六气错综,必有盛衰也。

⑦张琦《素问释义》王注:谓五味五色类也。然木火土金水之形类,悉假外物色藏,乃能生化。外物既去,则生气离绝,故皆是根于外也。王注:然是二十五者,根中根外悉有之。于万物之中,互有所宜也。

⑧高亿《黄帝内经素问详注直讲全集》〔注〕根外者,谓形质之类,如水火木金土,有生而无知,假外气以为生也。生化各别者,谓气味色类宜之不一也。五气,臊、焦、香、腥、腐也。五味,酸苦甘辛咸也。五色,青、赤、黄、白、黑也。五类,毛、羽、倮、介、鳞也。五宜,风、火、湿、燥、寒也。生化之类不齐,皆各随其天地之气也。

〔讲〕然气亦有不独根于形身之中者,今试以其根于外者言之,其成形成质。本乎五行者,是为五类,故凡化生之各类别者,有臊、焦、香、腥、腐之五气,有酸、苦、甘、辛、咸之五味,有青、赤、黄、白、黑之五色,毛、羽、倮、介、鳞之五类,风、火、湿、燥、寒之五宜也。

⑨孟景春等《黄帝内经素问译释》在中根之外的六气,同样根据五行而施化,所以万物的生化有五气、五味、五色、五类的分别,随五运六气而各得其宜。

⑩任廷革《任应秋讲〈黄帝内经〉(素问)》此句未具体注释,总体概括此段为:(提要)言五运之眚,见于五虫。

⑪张灿玾等《黄帝内经素问校释》五类:王冰注:"五类有二矣:其一者,谓毛羽倮鳞介。其二者,谓燥湿液坚耎也。"当是指前者。五宜:指五类事物之中,互有所宜。

存在于物体外部的根由也有五种气化,所以生化有了区别,有五气,有五味,有五色,有五类,五类物中又互有所宜。

⑫方药中等《黄帝内经素问运气七篇讲解》〔根于外者亦五〕"外",即外在,"根于外",指生命现象产生的外在条件,即外因。此句与"中根"相对应而言,意即五类盛衰的原因,除了各有其内因以外,还有各种外在因素,而这些因素也都可以用五行加以归类。所以原文谓:"根于外者亦五,故生化之别,有五气五味五色五类五宜也。"

⑬王洪图等《黄帝内经素问白话解》在自然界中,那些无知觉的植物类,它们生命的根源,同样也是五运六气,而以皮壳作为存在的象征,叫做根于外,并且顺从五行的规律,产生臊、焦、香、腥、腐五气,酸、苦、甘、辛、咸五味,青、赤、黄、白、黑五色等,而分别为五类植物,各类按其五行属性,分别与五运六气相应。

⑭郭霭春《黄帝内经素问白话解》所以生化之气不齐,而有臊、焦、香、腥、腐五气,酸、苦、辛、咸、甘五味,青、黄、赤、白、黑五色,毛、羽、倮、鳞、介五类分别。它们在万物之中各得其所宜。

(5)帝曰:何谓也? 岐伯曰:根于中者,命曰神机,神去则机息;根于外者,命曰气立,气止则化绝。

①王冰《黄帝内经素问》诸有形之类,根于中者,生源系天,其所动静,皆神气为机发之主,故其所为也,物莫之知,是以神舍去,则机发动用之道息矣。根于外者,生源系地,故其所生长化成收藏,皆为造化之气所成立,故其所出也,亦物莫之知,是以气止息,则生化结成之道绝灭矣。其木火土金水,燥湿液坚柔,虽常性不易,及乎外物去,生气离,根化绝止,则其常体性颜色,皆必小变移其旧也。(〔新校正云〕按《六微旨大论》云:出入废则神机化灭,升降息则气立孤危,故非出入则无以生长壮老已,非升降则无以生长化收藏。)

②马蒔《黄帝内经素问注证发微》何也? 盖根于中者,以生气根于身中,而神气为静动之主,命曰神机,若神去则机息。《六微旨大论》云:出入废则神机化灭。

故非出入,则无以生长壮老已者是也。

③张介宾《类经》物之根于中者,以神为之主,而其知觉运动,即神机之所发也,故神去则机亦随而息矣。物之根于外者,必假外气以成立,而其生长收藏,即气化之所立也,故气止则化亦随而绝矣。所以动物之神去即死,植物之皮剥即死,此其生化之根,动植之有异也。《六微旨大论》曰:出入废则神机化灭,升降息则气立孤危。故非出入则无以生长壮老已;非升降,则无以生长化收藏。即根于中外之谓。

④张志聪《黄帝内经集注》此复申明五运之气运化于天地之中,司天在泉之气循行于天地之外,各有制胜有生成,交相承制也。神者,阴阳不测之谓。机者,五运之旋机也。神在天为风,在地为木,在天为热,在地为火,在天为湿,在地为土,在天为燥,在地为金,在天为寒,在地为水,出入于天地之间,而为生物之生长壮老已,故曰根于中者,命曰神机,神去则机息矣。气立者,谓天地阴阳之气上下升降,为万物之生长化收藏,故曰根于外者,名曰气立,气止则化绝矣。

⑤高士宗《黄帝素问直解》生化之别,何谓也?五运在中,故根于中者。命曰神机,若神去则机息。六气在外,故根于外者,命曰气立,若气止,则化绝。

⑥黄元御《黄元御医书全集》根于中者,以神为机,故有知觉,神去则机息,根于外者,由气而化,故有枝干,气止则化绝。

⑦张琦《素问释义》有知之物以神运,故曰根于中。无知之物以气成,故曰根于外。其实气亦根于中,以其不能运动,假外气以立,故曰外耳。形与气不相离,非气无以运形,非形则气亦无所丽也。

⑧高亿《黄帝内经素问详注直讲全集》〔注〕所谓根于中者,谓血气之属,有神以主中,凡一切知觉运动,皆神明之机所发,若神去,则生机息矣。所谓根于外者,谓形质之属,假气以成立,凡一切生长收藏,皆造化之气所成,若气止,则化机绝矣。

〔讲〕黄帝曰:夫子所谓根中根外者,何谓也?岐伯对曰:其言根于中者,以气血之属,其生机皆发于身中,虽有知觉运动,无一不有神以主之,所谓神机是也。若神去而散,则生机未有不息者。其言根于外者,以形质之属,皆见于外貌,虽有生长收藏,无一不假气以成之,所谓气立是也。若气止而息,则化机未有不绝者。

⑨孟景春等《黄帝内经素问译释》黄帝道:什么道理呢?岐伯说:根于中的叫做神机,它是生化作用的主宰,所以神去则生化的机制也停止。根于外的叫做气立,假如没有六气在外,则生化也随之而断绝。

⑩任廷革《任应秋讲〈黄帝内经〉〈素问〉》(提要)言五运之眚,见于五虫。(讲解)五运之损,五虫的生长和发育就会受到影响,但是人类这种高级动物与自然界其他的生命不同,人是"根于中"的,人的体内存有高级的生命功能,被称作"神机",比其他生命的适应能力要强得多。"根于外者"是指一般的生命而言,这种根于外的生物完全依靠于五运六气,运气不正常即很难生存。这里把自然界的生物分成这样两类来认识是非常有道理的,人就是和其他的动物不一样嘛。

⑪张灿玾等《黄帝内经素问校释》《类经》二十五卷第十五注:"物之根于中者,以神为之主,而其知觉运动,即神机之所发也,故神去则机亦随而息矣。物之根于外者,必假外气以成立,而其生长收藏,即气化之所立也,故气止则化亦随而绝矣。"

黄帝说:这是什么意思呢? 岐伯说:根源于事物内部的因素,有如神之发机,名为神机,神去后则生化之机即停止。根源于事物外部的因素,有如气化之所立,名曰气立,气止后则生化断绝。

⑫方药中等《黄帝内经素问运气七篇讲解》[根于中者,命曰神机,神去则机息。根于外者,命曰气立,气止则化绝]关于"根于中"和"根于外"的问题,历代注家解释不一。王冰认为"中根"即生气之根本;"根于外"是表现于外的五色、五味、五气等。他说:"生气之根本,发自身形之中,中根也。""谓五味五色类也。然木火土金水之形类,悉假外物色藏,乃能生化。外物既去,则生气离绝,故皆是根于外也。"张介宾认为"中根"是指动物,"根外"是指植物。他说:"凡动物之有血气心知者,其生气之本,皆藏于五内,以神气为主,故曰中根。""凡植物之无知者,其生成之本,悉由外气所化,以皮谷为命,故根于外。"张志聪认为"根中"与"根外"是指五运之气的作用和表现。他说:"此言五运之气,根于中而生化气味色类之于外也。"我们基本上同意王冰和张志聪的注释精神,但认为解释得不够透彻易懂,我们不同意张介宾所谓动物植物的提法,因为动物或植物都存在根内与根外的问题。我们认为这一小节是解释生命现象的产生与内因和外因的关系。"根于中者,命曰神机,神去则机息",是指各种生命现象都有它自己天赋的、特有的、内在的有机结构,如果没有这个有机结构,则生命现象就自然停止或根本不会产生。"根于外者,命曰气立,气止则化绝",是指各种生命现象的产生和存在,都必须有它相应的自然环境。如果没有这个环境,则生命现象也同样不会存在。这种把外因与内因统一起来加以认识的精神,是《内经》的基本精神。那种把"根中"与"根外"分割开来的认识,显然是错误的。

⑬王洪图等《黄帝内经素问白话解》黄帝说:这是什么道理? 岐伯说:凡根于中的动物类,以神为生命的根本,它们的知觉运动,就是神的功能表现,叫做神机。所以说如果神败散而去,功能也就随之消失,动物也就死亡了;根于外的植物类,借助外界的六气而生存、成立,叫做气立。它们生、长、化、收、藏的生化过程,就是六气盛衰的表现,所以说如果六气停止,生化也就随之而断绝,植物的生命也就终止了。

⑭郭霭春《黄帝内经素问白话解》黄帝道:这是什么道理呢? 岐伯说:生物的生命,其根源藏于内的,叫做神机,如果神离去了,则生化的机能也就停止。凡生命根源于外的,叫做气立,假如在外的六气歇止,那么生化也就随之断绝了。

(6) 故各有制,各有胜,各有生,各有成。

①王冰《黄帝内经素问》根中根外悉如是。

②马莳《黄帝内经素问注证发微》故凡制胜生成皆各有之。

③张介宾《类经》根中根外,皆如是也。

④张志聪《黄帝内经集注》此天地五行之气,升降出入,动而不息,各有胜制,各有收成,万物由之,人气从之,按上文曰岁立,此节曰气立,盖谓司天在泉之气以立岁也。六气包乎地之外而通贯于地之中,故曰根于外。(眉批)五运内合五藏,五藏主藏五神,天有此神机,人有此神机,神去则机息矣。又:阳气者卫外而为固也,故根于外。

⑤高士宗《黄帝素问直解》根中根外,故运气各有所制,各有所胜,各有所生,各有所成。

⑥黄元御《黄元御医书全集》此句未具体注释。

⑦张琦《素问释义》此句未具体注释。

⑧高亿《黄帝内经素问详注直讲全集》〔注〕故凡制胜生成,皆各随其气也。

〔讲〕故凡制胜生成,根中根外,莫不各随其气而有自然之制,各随其气而有自然之胜,各随其气而有自然之生,各随其气而有自然之成也。

⑨孟景春等《黄帝内经素问译释》故运各有制约,各有相胜,各有生,各有成。

⑩任廷革《任应秋讲〈黄帝内经〉〈素问〉》(提要)言五运之眚,见于五虫。(讲解)五运之损,五虫的生长和发育就会受到影响,但是人类这种高级动物与自然界其他的生命不同,人是"根于中"的,人的体内存有高级的生命功能,被称作"神机",比其他生命的适应能力要强得多。"根于外者"是指一般的生命而言,这种根于外的生物完全依靠于五运六气,运气不正常即很难生存。这里把自然界的生物分成这样两类来认识是非常有道理的,人就是和其他的动物不一样嘛。

⑪张灿玾等《黄帝内经素问校释》所以万物各有所制,各有所胜,各有所生,各有所成。

⑫方药中等《黄帝内经素问运气七篇讲解》"各",指六气。"制",指制约。"胜",指偏胜。"生",指发生。"成",指成长或成熟。全句意即六气之间各有其相制而对生命现象产生正常作用的一面,也有其偏胜而对生命现象产生不利的另一面,因而在物化现象上也就有其生成正常的一面和生成反常的一面。

⑬王洪图等《黄帝内经素问白话解》因此,五运六气对于自然界中的万物,有制约、消耗、发生、成熟等不同的作用。

⑭郭霭春《黄帝内经素问白话解》所以说运各有制约,各有相胜,各有所生,各有所成。

(7)故曰:不知年之所加,气之同异,不足以言生化。此之谓也。

①王冰《黄帝内经素问》(〔新校正云〕按《六节藏象论》云:不知年之所加,气之盛衰,虚实之所起,不可以为工矣。)

②马莳《黄帝内经素问注证发微》苟不知年之所加,气之同异,不足以言生化者,正此之谓也。《六节脏象论》曰:不知年之所加,气之盛衰,虚实之所起,不可以为工矣。此则就治病者而言,义与此异,原出《灵枢·官针第七篇》末节。

③张介宾《类经》《六节藏象论》曰：不知年之所加，气之胜衰，虚实之所起，不可以为工矣。与此大同。

④张志聪《黄帝内经集注》故不知五运六气之临御，太过不及之异同，不足以言生化矣。

⑤高士宗《黄帝素问直解》必知年之所加，气之同异，乃可以言生化之道。苟不知此，不足以言生化，引《六节藏象》之言，而言即此神机气立之谓也。

⑥黄元御《黄元御医书全集》所以然者，以年运有加临，六气有同异，则万物有盛衰也。若不知年之加临，气之同异，则不足以言生化之妙也。

⑦张琦《素问释义》此句未具体注释。

⑧高亿《黄帝内经素问详注直讲全集》〔注〕年之所加者，谓六气加临也。气之同异者，谓同盛异衰也。

〔讲〕故先师曰：不知每岁六气之所加，五运常气之同异，皆不足以言生化之道。正此根中根外之谓也。

⑨孟景春等《黄帝内经素问译释》因此说，如果不知道当年的岁运和六气的加临，以及六气和岁运的异同，就不足以谈生化。就是这个意思。

⑩任廷革《任应秋讲〈黄帝内经〉〈素问〉》（提要）言五运之眚，见于五虫。（讲解）五运之损，五虫的生长和发育就会受到影响，但是人类这种高级动物与自然界其他的生命不同，人是"根于中"的，人的体内存有高级的生命功能，被称作"神机"，比其他生命的适应能力要强得多。"根于外者"是指一般的生命而言，这种根于外的生物完全依靠于五运六气，运气不正常即很难生存。这里把自然界的生物分成这样两类来认识是非常有道理的，人就是和其他的动物不一样嘛。

⑪张灿玾等《黄帝内经素问校释》因此说，不知道每年的岁运与岁气相加临的情况，运与气相同与不同的差别，不足以谈论生化的问题。就是这个意思。

⑫方药中等《黄帝内经素问运气七篇讲解》"年之所加"，指各个年份的五运六气，客主加临情况。"气之同异"，指运和气之间的关系，主和客之间的关系。"生化"，指正常的生命变化现象。全句意即研究生命变化规律，必须首先要了解自然气候变化规律。

⑬王洪图等《黄帝内经素问白话解》所谓不懂得各年五运与六气的相互加临的情况，以及六气对于万物不同的作用，就没有资格谈论万物的生化问题，就是说的这个道理。

⑭郭霭春《黄帝内经素问白话解》设若不知道岁运和六气的加临，以及六气的同异，就不能晓得生化，就是这个道理。

第二十八解

（一）内经原文

帝曰：气始而生化，气散而有形，气布而蕃育，气终而象变，其致一也。然而五味所资,生化有薄厚,成熟有少多,终始不同,其故何也? 岐伯曰:地气制之也,非天不生、地不长也。

（二）字词注释

（1）气

①王冰《黄帝内经素问》此字未具体注释。

②马莳《黄帝内经素问注证发微》气。

③张介宾《类经》此字未具体注释。

④张志聪《黄帝内经集注》气,谓五运之化气。

⑤高士宗《黄帝素问直解》气。

⑥黄元御《黄元御医书全集》气。

⑦张琦《素问释义》此字未具体注释。

⑧高亿《黄帝内经素问详注直讲全集》〔讲〕气。

⑨孟景春等《黄帝内经素问译释》此字未具体注释。

⑩任廷革《任应秋讲〈黄帝内经〉〈素问〉》此字未具体注释。

⑪张灿玾等《黄帝内经素问校释》气。

⑫方药中等《黄帝内经素问运气七篇讲解》"气",指气候或阳气。这是谈气候变化与物化现象之间的关系。

⑬王洪图等《黄帝内经素问白话解》气。

⑭郭霭春《黄帝内经素问白话解》气。

（2）非天不生、地不长

①王冰《黄帝内经素问》故天地之间,无必生必化,必不生必不化,必少生少化,必广生广化也。

②马莳《黄帝内经素问注证发微》天之不生而地之不长。

③张介宾《类经》非天之不生,气少则少,非地之不长也。

④张志聪《黄帝内经集注》天不生地不长也。

⑤高士宗《黄帝素问直解》非天气之不生,实地气有以制之,而不长也。

⑥黄元御《黄元御医书全集》天之不生而地之不长。

⑦张琦《素问释义》未具体注释。

⑧高亿《黄帝内经素问详注直讲全集》〔注〕非天地不生长也。〔讲〕岂天之不生乎? 以地之不长故也。

⑨孟景春等《黄帝内经素问译释》指万物依天气而生,并依地气而长,若非天地之气,则不足以生长。

⑩任廷革《任应秋讲〈黄帝内经〉〈素问〉》未具体注释。

⑪张灿玾等《黄帝内经素问校释》非天气而不能生,非地气不能长。

⑫方药中等《黄帝内经素问运气七篇讲解》未具体注释。

⑬王洪图等《黄帝内经素问白话解》非天气而不能生,非地气而不能长。

⑭郭霭春《黄帝内经素问白话解》天不生地不长。

（三）语句阐述

（1）帝曰：气始而生化，气散而有形，气布而蕃育，气终而象变，其致一也。

①王冰《黄帝内经素问》始，谓始发动。散，谓流散于物中。布，谓布化于结成之形。谓终极于收藏之用也。故始动而生化，流散而有形，布化而成结，终极而万象皆变也。即事验之，天地之间，有形之类，其生也柔弱，其死也坚强。凡如此类，皆谓变易生死之时形质，是谓气之终极。（〔新校正云〕按《天元纪大论》云：物生谓之化，物极谓之变。又《六微旨大论》云：物之生从于化，物之极由乎变，变化相薄，成败之所由也。）

②马莳《黄帝内经素问注证发微》此言五味所资者，有生化成熟不同，正以地气制之，而详推其用药之法也。帝问万物之生化者，气之始发也；既而气流散于物，则为有形；又既而气布化于结成之形，则为蕃育；及至于物象之变，如生则柔弱而死则坚强之类者，气之终也。

③张介宾《类经》此以下详明在泉六化，五味五谷之有异也。始者肇其生几，散者散于万物，布者布其茂盛，终者收于成功。

④张志聪《黄帝内经集注》此论五运之气主生化万物，而受在泉之气以制之，非天地之不生长也。气，谓五运之化气。气始而生化者，得生气也。气散而有形者，得长气也。气布而蕃育者，得化气也。气终而象变者，感收藏之气物极而变成也。此五运之气主生长化收藏，自始至终，其致一也。

⑤高士宗《黄帝素问直解》承上文五类衰盛之意，而言一岁四时，万物同受其气，始而生化，散而有形，布而蕃育，终而象变，万物尽然，其致一也。

⑥黄元御《黄元御医书全集》万物枯荣，皆由于气，气始而有生化，气散而有形质（散谓发散），气布而物蕃育（布谓舒布），气终而象变易（终谓气尽）。万物秉赋，其致一也。

⑦张琦《素问释义》此句未具体注释。

⑧高亿《黄帝内经素问详注直讲全集》〔批〕生化之有厚薄，成熟之有多少，皆在泉之气制之也。长，上声。

〔注〕始，初也。散，发也。布，敷陈也。终，死也。周年，皆是生长蕃变，本一致也。

〔讲〕黄帝曰：万物之生化者，气之发始也。及其气之流行布散，以孕以育，而万物于是有形，又及其气之敷陈广布，大生广生，而万物于是蕃育。若夫气极而终，或收或藏，成败分而变象著矣。可见物之自始至终，虽各不同，而其所致，究何尝外乎一气哉？

⑨孟景春等《黄帝内经素问译释》黄帝道：万物开始受气而生化，气散而有形，气敷布而繁殖，气终的时候便发生变化，万物虽不同，但这种情况是一致的。

⑩任廷革《任应秋讲〈黄帝内经〉（素问）》此句未具体注释，总体概括此段为：

（提要）言在泉六化,见于五味五谷之异。

⑪张灿玾等《黄帝内经素问校释》王冰注:"始,谓始发动。散,谓流散于物中。布,谓布化于结成之形。终,谓终极于收藏之用也。故始动而生化,流散而有形,布化而成结,终极而万象皆变也。"

黄帝说:万物之气在其开始的阶段,便具有生化的作用,其气逐渐扩散,而具有一定的形态,由于气的布化,而能够发育生殖,气化的终止,物体则发生变易,这种情况是完全一致的。

⑫方药中等《黄帝内经素问运气七篇讲解》[气始而生化]"气",指气候或阳气。这是谈气候变化与物化现象之间的关系。"始",即开始。"生化",即生长变化。"气始而生化",意即在春天里,阳气发动,气候开始转向温暖,植物开始萌芽生长。张志聪谓:"气,谓五运之化气,气始而生化者,得长气也。"即属此义。

[气散而有形]"散",有扩散之义。此处指阳气的扩散和增强。"气散而有形",意即阳气增强扩散就可以使万物进一步成长。例如在春天里,阳气增强,气候由温转热,植物逐渐生长成形。张志聪谓:"气散而有形者,得生气也。"即属此义。

[气布而蕃育]"布",指布散,亦即阳气的进一步扩散和增强。"蕃育",指生长茂盛。意即阳气愈盛,万物生长愈好,例如在夏天里,烈日炎炎,自然界绿树成荫,欣欣向荣,逐渐成熟。张志聪谓:"气布而蕃育者,得化气也。"即属此义。

[气终而象变]"终",指终结,此处指阳气增长到了极度由盛转衰的阶段。"象",指自然景象。"变",指变化或改变。"气终而象变",意即阳气到了极度就会向相反的方面转化。阳极阴生,例如在秋天、冬天里,气候由温热转为寒凉,万物由萌芽生长、欣欣向荣一变而为树凋叶落、一片凄沧,整个自然景象发生了完全不同的变化。张志聪谓:"气终而象变者,感收藏之气,物极而变成也。"即属此义。

[其致一也]"致",有达到或目的之义。"一",即一个,一致,无分歧。"其致一也",是承前述而言,意即前述之气,虽然从前后来说,有始有终,从物候来说,有生长有收藏。但是这都是生物成长中应有的一个过程。从生物成长本身来说,是一致的。所以张志聪谓:"此五运之气,主生长化收藏,有始至终,其致一也。"

⑬王洪图等《黄帝内经素问白话解》黄帝说:气是万物的根本,有了气就开始有生化,气流动就能造就成形体,气敷布就有生命繁衍,气到了极点事物就会发生变更。这个过程对于万物来说,都是一致的。

⑭郭霭春《黄帝内经素问白话解》黄帝道:气形成就能生化,气流动就能造就物体的形质,气敷布就可繁殖,气终了的时候,形体物象便发生变化,一切物质都是如此。

(2) 然而五味所资,生化有薄厚,成熟有少多,终始不同,其故何也?

①王冰《黄帝内经素问》此句未具体注释。

②马莳《黄帝内经素问注证发微》始终不外乎一气而已,然而五味所资以养人者,《六节脏象论》云:天食人以五气,地食人以五味。其生化有厚薄,成熟有多少,

终始不同,其故何也?

③张介宾《类经》此言万物之始终散布,本同一气,及其生化成熟,乃各有厚薄少多之异也。

④张志聪《黄帝内经集注》资,助也。夫化生五味,五味所资者,以五运所化之味,而反资助其地气也。

⑤高士宗《黄帝素问直解》然而五味所资,何以生化有薄厚,成熟有少多?终始不同,故举以问。

⑥黄元御《黄元御医书全集》然而五行滋息,而生五味(百族之繁,五味尽之),五味所资,生化则有薄厚,成熟则有多少,散布非一,始终不同,其故何也?

⑦张琦《素问释义》此句未具体注释。

⑧高亿《黄帝内经素问详注直讲全集》〔注〕不同,谓五味化生,有厚薄多少之殊也。

〔讲〕然五味所资,为生为化,各有厚薄之分,为成为熟,各有多少之异,其始而生化终而成熟,有所不同者,其故何也?

⑨孟景春等《黄帝内经素问译释》然而五谷的资生,生化有厚有薄,成熟有少有多,开始和结果也有不同,这是什么缘故呢?

⑩任廷革《任应秋讲〈黄帝内经〉(素问)》此句未具体注释,总体概括此段为:(提要)言在泉六化,见于五味五谷之异。

⑪张灿玾等《黄帝内经素问校释》然而五味的资生,生化有厚有薄,成熟有多有少,开始和终止也不相同,这是什么缘故呢?

⑫方药中等《黄帝内经素问运气七篇讲解》前句言终始不同,"其致一也"。此句言"终始不同",在物的质上也有相应的差异。"五味",指辛、甘、酸、苦、咸。此处是泛指食物或药物。"资",有帮助或依靠之义。"生化",指饮食或药物的生长变化。"厚薄",指作用的大小或作用部位的浅深。"终始",此处指季节的先后。全句意即由于季节有先有后,阳气有多有少,因而食物和药物在质量上也就有好有坏,作用上也就有大有小。这就是说,从整个气候和物候之间的关系来说,春生,夏长,秋收,冬藏。季节的先后,阳气的多少是生物生命变化全过程的不同时期不同表现。从物候变化来说,从生物本身的生长和消亡来说是一致的,没有什么分歧和差异。所以前文说:"气始而生化,气散而有形,气布而蕃育,气终而象变,其致一也。"但是从生物本身的作用和具体表现来说,由于在各个时期,生物本身所受到的气候影响不同,因而其在质量上、作用上仍然有所不同。所以这里说:"五味所资,生化有薄厚,成熟有少多,终始不同。"这就好像一个人的生命一样,一个人有生长壮老已的不同阶段,从整个人生来说它们之间是一个自然连续的过程,没有什么根本的分歧和差异,但是从具体表现和作用来说,年轻和年老仍然有其差别。

⑬王洪图等《黄帝内经素问白话解》然而,各种物类,虽然它们都是依赖五味来滋生的,但在生化上却有厚有薄,在成熟的程度上有多有少,无论开始和终结都

各不相同,这是什么缘故呢?

⑭郭霭春《黄帝内经素问白话解》资:禀受。

然而五味所禀受之气,在生化上有厚有薄,在成熟上有少有多,其结果与开始也不同,这是什么缘故呢?

(3) 岐伯曰:地气制之也,非天不生、地不长也。

①王冰《黄帝内经素问》天地虽无情于生化,而生化之气自有异同尔。何者?以地体之中有六入故也。气有同异,故有生有化,有不生有不化,有少生少化,有广生广化矣。故天地之间,无必生必化,必不生必不化,必少生少化,必广生广化也。各随其气分所好所恶所异所同也。

②马莳《黄帝内经素问注证发微》伯言此乃在泉之气有以制之也,非天之不生而地之不长也。王(冰)注云:天地虽无情于生化,而生化之气自有异同尔。何者?以地体之中有六入故也。气有同异,故有生有化,有不生有不化,有少生少化,有广生广化矣。故天地之间,无必生必化,必不生必不化,必少生少化,必广生广化也,各随其气分所好所恶所异所同也。

③张介宾《类经》地气者,即在泉也。制之者,由其所成也。在泉六化,各有盛衰,物生于地,气必应之,故气薄则薄,非天之不生,气少则少,非地之不长也。王(冰)氏曰:天地虽无情于生化,而生化之气自有异同尔。何者?以地体之中有六入故也。气有同异,故有生有化,有不生有不化,有少生少化,有广生广化矣。故天地之间,无必生必化,必不生必不化,必少生少化,必广生广化也,各随其气,分所好所恶,所异所同也。

④张志聪《黄帝内经集注》盖言五运之气主生化,而因地气以制之,是以生化有厚薄,成熟有多少也。倪仲宣曰:地气制之,谓在泉之六气也。天地之气乃阴阳寒暑之气,故曰非天不生地不长也。

⑤高士宗《黄帝素问直解》生化薄厚,成熟少多,乃地气制之而然也,此非天气之不生,实地气有以制之,而不长也。

⑥黄元御《黄元御医书全集》此缘在泉之气制之,非天之不生而地之不长也(天地之生长,一也,而在泉之气,六者不同,故物有薄厚多少之殊也)。

⑦张琦《素问释义》此句未具体注释。

⑧高亿《黄帝内经素问详注直讲全集》〔注〕地气,在泉之气也。制之者,为所克制,非天地不生长也。

〔讲〕岐伯对曰:彼厚薄多少之不等者,在泉之地气,有以制之也。岂天之不生乎?以地之不长故也。

⑨孟景春等《黄帝内经素问译释》岐伯说:这是由于受在泉之气所控制,故其生化非天气则不生、非地气则不长。

⑩任廷革《任应秋讲〈黄帝内经〉(素问)》此句未具体注释,总体概括此段为:(提要)言在泉六化,见于五味五谷之异。

⑪张灿玾等《黄帝内经素问校释》岐伯说:这是由于地气的制约,所以万物非天气而不能生,非地气不能长。

⑫方药中等《黄帝内经素问运气七篇讲解》"地气",指在泉之气。"制",此处指作用。"地气制之也",是承上句而言,是解释为什么"终始不同","生化有薄厚","成熟有少多"的道理。此句意即整个生物的成长过程,从一年来说,是春生,夏长,长夏化,秋收,冬藏。春夏属于上半年,与司天之气有关,秋冬属于下半年,与在泉之气有关。这就是说,司天之气与生有关,在泉之气与成有关。物质的生长变好不好,从全过程来说,既要有生,也要有成。生得好,但成得不好,最后仍然是不好。有生无成,则更是等于没有生。因此食物或药物等的质量问题,虽然说与生有关,但其关键则在于成得如何,而成得如何又与在泉之气密切相关,所以原文谓:"地气制之也。"

⑬王洪图等《黄帝内经素问白话解》岐伯说:这是因为受在泉之气制约的结果。所以说万物非天气而不能生,非地气不能长。

⑭郭霭春《黄帝内经素问白话解》岐伯说:这是由于在泉之气所控制,所以生化上有厚薄多少的差异,而不是天不生地不长啊!

第二十九解

(一)内经原文

帝曰:愿闻其道。岐伯曰:寒热燥湿,不同其化也。故少阳在泉,寒毒不生,其味辛,其治苦酸,其谷苍丹。阳明在泉,湿毒不生,其味酸,其气湿,其治辛苦甘,其谷丹素。太阳在泉,热毒不生,其味苦,其治淡咸,其谷黅秬。厥阴在泉,清毒不生,其味甘,其治酸苦,其谷苍赤;其气专,其味正。少阴在泉,寒毒不生,其味辛,其治辛苦甘,其谷白丹。太阴在泉,燥毒不生,其味咸,其气热[注],其治甘咸,其谷黅秬。**化淳**则咸守,气专则辛化而俱治。

[注]其气热:郭霭春《黄帝内经素问校注》、人民卫生出版社影印顾从德本《黄帝内经素问》此处为"其气热",其中郭霭春注:吴本"其"下不重"其"字;张灿玾《黄帝内经素问校释》、方药中等《黄帝内经素问运气七篇讲解》、孟景春等《黄帝内经素问译释》此处为"其气热"。故仅用一"其"字。

(二)字词注释

(1)毒

①王冰《黄帝内经素问》夫毒者,皆五行标盛暴烈之气所为也。。

②马莳《黄帝内经素问注证发微》所谓毒者,五行暴烈之气所成也。

③张介宾《类经》所谓母(编者按:此处应为"毒")者,凡五行暴烈之气,各有所化,故火在地中,则寒毒之物不生,火气制金,则味辛之物应之。

④张志聪《黄帝内经集注》毒,独也。谓独寒独热之物类,则有偏胜之毒气矣。

⑤高士宗《黄帝素问直解》毒,犹独也,阴阳不和,偏胜则毒也。

⑥黄元御《黄元御医书全集》性之极寒者,则有毒。

⑦张琦《素问释义》毒。

⑧高亿《黄帝内经素问详注直讲全集》〔注〕〔讲〕毒。

⑨孟景春等《黄帝内经素问译释》毒：指有毒之物，包括药物在内。古人认为有毒之物，皆由于五行的暴烈之气所生。

⑩任廷革《任应秋讲〈黄帝内经〉（素问）》此字未具体注释。

⑪张灿玾等《黄帝内经素问校释》毒：王冰注"夫毒者，皆五行标盛暴烈之气所为也"。

⑫方药中等《黄帝内经素问运气七篇讲解》"毒"，指气味偏胜，具有治疗作用的食物或药物。张志聪注："毒，独也，谓独寒独热之物类，则有偏胜之毒气矣。"

⑬王洪图等《黄帝内经素问白话解》毒。

⑭郭霭春《黄帝内经素问白话解》毒。

（2）秬(jù)

①王冰《黄帝内经素问》咸秬，地化也。

②马莳《黄帝内经素问注证发微》咸秬为地气所生也。

③张介宾《类经》秬，黑黍也。

④张志聪《黄帝内经集注》此字未具体注释。

⑤高士宗《黄帝素问直解》秬乃黑黍，水之谷也。

⑥黄元御《黄元御医书全集》秬，黑黍也。

⑦张琦《素问释义》此字未具体注释。

⑧高亿《黄帝内经素问详注直讲全集》〔注〕秬，水色。

⑨孟景春等《黄帝内经素问译释》高世栻："秬乃黑黍，水之谷也。"

⑩任廷革《任应秋讲〈黄帝内经〉（素问）》此字未具体注释。

⑪张灿玾等《黄帝内经素问校释》本为黑黍，在此当指黑色谷类而言。

⑫方药中等《黄帝内经素问运气七篇讲解》"秬"（jù 音巨），指黑色谷物，如黑黍之类。

⑬王洪图等《黄帝内经素问白话解》qú，音渠，即黑黍，属水。

⑭郭霭春《黄帝内经素问白话解》此字未具体注释。

（3）专

①王冰《黄帝内经素问》气化专一。

②马莳《黄帝内经素问注证发微》气化专一。

③张介宾《类经》其气化专一。

④张志聪《黄帝内经集注》专，主也。

⑤高士宗《黄帝素问直解》专不二也。

⑥黄元御《黄元御医书全集》专。

⑦张琦《素问释义》专一。

⑧高亿《黄帝内经素问详注直讲全集》〔注〕得气之专。〔讲〕水火相合气化专一。

⑨孟景春等《黄帝内经素问译释》风木司天则相火在泉,木灭相生,故其气专一。

⑩任廷革《任应秋讲〈黄帝内经〉(素问)》此字未具体注释。

⑪张灿玾等《黄帝内经素问校释》专一。

⑫方药中《黄帝内经素问运气七篇讲解》"其气专",指它的作用专一。

⑬王洪图等《黄帝内经素问白话解》专一。

⑭郭霭春《黄帝内经素问白话解》专一。

(4)化淳

①王冰《黄帝内经素问》淳,和也。化淳,谓少阳在泉之岁也,火来居水而反能化育,是水咸自守不与火争化也。

②马莳《黄帝内经素问注证发微》化之至淳者。

③张介宾《类经》淳,厚也。

④张志聪《黄帝内经集注》化淳。

⑤高士宗《黄帝素问直解》化淳。

⑥黄元御《黄元御医书全集》化淳。

⑦张琦《素问释义》此词未具体注释。

⑧高亿《黄帝内经素问详注直讲全集》〔注〕〔讲〕化淳。

⑨孟景春等《黄帝内经素问译释》指太阴湿土,气化淳厚。

⑩任廷革《任应秋讲〈黄帝内经〉(素问)》此词未具体注释。

⑪张灿玾等《黄帝内经素问校释》生化之淳和。

⑫方药中《黄帝内经素问运气七篇讲解》"化",指变化。"淳",指淳厚或完全。"化淳",指变化完全。

⑬王洪图等《黄帝内经素问白话解》气化淳厚。

⑭郭霭春《黄帝内经素问白话解》淳厚。

(三)语句阐述

(1)帝曰:愿闻其道。岐伯曰:寒热燥湿,不同其化也。

①王冰《黄帝内经素问》举寒热燥湿四气不同,则温清异化可知之矣。

②马莳《黄帝内经素问注证发微》何也? 以寒热燥湿清温不同其化故耳。

③张介宾《类经》气有六而言其四,举大概之要耳。

④张志聪《黄帝内经集注》寒热燥湿乃司天在泉之六气,与五运不同其化,是以五运所主之生化蓄育,因地气以制之,致有厚薄多少也。毒,独也。谓独寒独热之物类,则有偏胜之毒气矣。

⑤高士宗《黄帝素问直解》愿闻制之之道。制之之道,乃寒则不热,热则不寒,燥则不湿,湿则不燥,寒热燥湿,不同其化,有以制之,如下文所云也。

⑥黄元御《黄元御医书全集》在泉之气,寒、热、燥、湿,其化不同,故生化成熟亦殊。

⑦张琦《素问释义》举四者以赅六气。

⑧高亿《黄帝内经素问详注直讲全集》

〔注〕道,地气所制之道也。六气各有其化,故凡五味、五治、五色,皆各随其气也。

〔讲〕黄帝曰:生化厚薄成熟多少,既属地气制之矣。不知地气所以制之之道,究安在也?愿得闻之。岐伯对曰:寒热燥湿气各不同,故地亦不同其化也。不同其化,则生化收成,又安得同乎?

⑨孟景春等《黄帝内经素问译释》黄帝又道:请告诉我其中的道理。岐伯说:寒、热、燥、湿等气,其气化作用各有不同。

⑩任廷革《任应秋讲〈黄帝内经〉〈素问〉》此句未具体注释,总体概括此段为:(提要)言在泉六化,见于五味五谷之异。

⑪张灿玾等《黄帝内经素问校释》黄帝说:我想听听其中的道理。岐伯说:寒热燥湿等不同之气,其气化作用各不相同。

⑫方药中等《黄帝内经素问运气七篇讲解》[寒热燥湿,不同其化也]这是解释上句为什么食物或药物的质量和作用与在泉之气有关的道理。"寒热燥湿,不同其化也",意即在泉之气由于有寒热燥湿的不同,根据前述"同者盛之,异者衰之"的规律,所以就能直接影响各类药物或食物的性质和作用。以下分别介绍各个年份在泉之气不同其化的具体内容。

⑬王洪图等《黄帝内经素问白话解》黄帝说:我想听听其中的道理。岐伯说:寒、暑、燥、湿的气化作用,各不相同。

⑭郭霭春《黄帝内经素问白话解》黄帝又道:希望听听这其中的道理。岐伯说:寒、热、燥、湿的气化,各有不同。

(2)故少阳在泉,寒毒不生,其味辛,其治苦酸,其谷苍丹。

①王冰《黄帝内经素问》巳亥岁气化也。夫毒者,皆五行标(借为"熛")盛暴烈之气所为也。今火在地中,其气正热,寒毒之物,气与地殊,生死不同,故生少也。火制金气,故味辛者不化也。少阳之气上奉厥阴,故其岁化苦与酸也。六气生岁,唯此岁通和,木火相承,故无间气也。苦丹地气所化,酸苍天气所生矣。余所生化,悉有上下胜克,故皆有间气矣。

②马莳《黄帝内经素问注证发微》故巳亥之岁,少阳相火在泉也,火在地中,故寒毒之物不生,所谓毒者,五行暴烈之气所成也。火制金气,故味辛者不化。少阳之气,上奉厥阴,故其岁化所治者苦之与酸,苦属火而酸属木。其谷之所生者苍之与丹,苍属木而丹属火。苦丹为地气所化,酸苍为天气所生。然六气主岁,惟此岁通和,木火相承,故无间气,余所生化悉有上下胜克,则皆有间气矣。

③张介宾《类经》少阳相火在泉,巳亥岁也。所谓母(毒)者,凡五行暴烈之气,各有所化,故火在地中,则寒毒之物不生,火气制金,则味辛之物应之。少阳之上,厥阴主之,下火上木,故其治苦酸,其谷苍丹。苦丹属火,地气所化;酸苍属木,天气

所生也。

④张志聪《黄帝内经集注》少阳相火在泉,故寒毒之类不生,寒热不同其化矣。如辛巳辛亥岁,寒水化运,值少阳在泉,地气制之,以致寒毒不生,乃地气制胜其化运也。夫五色五味,五运之所主也。如少阳司天则白起金用,是色从天制,所谓天制色也。少阳在泉,其味辛,是味从地制,所谓地制形也。此化运之色味,因司天在泉之胜制,畏而从之,故曰五味所资,谓化运之五味,反资助其地气也。治,主治也。少阳在泉则厥阴司天,故所主之苦酸。其谷主苍丹者成熟,从天地之气而不从运化也。按审平之纪,其色白,其味辛,如值少阳司天,则白色反从天化,少阳在泉,则辛味反资地气,是天地之气胜制其运气也。如厥阴司天,介虫不成,厥阴在泉,羽虫不育,是五运之气胜制其司天在泉也。故曰:各有制,各有胜,各有生,各有成。谓五运六气各有生成,如逢胜制则不生不成矣。(眉批)五运仿此类推。

⑤高士宗《黄帝素问直解》地气制之,故但论在泉之气。在泉者,地气也,少阳,火也。故少阳在泉,热而不寒,则寒毒不生,毒,犹独也,阴阳不和,偏胜则毒也。火制其金,不但寒毒不生,其味辛者,亦不生也。苦,火味也,酸,木味也,苍,木色也,丹,火色也,少阳火气在泉,上承厥阴之木气,故其治苦酸,其谷苍丹。

⑥黄元御《黄元御医书全集》少阳相火在泉,热甚,故寒毒不生(性之极寒者,则有毒)。金受火刑,则作辛味,故其味辛。少阳在下,则厥阴在上,相火味苦而色丹,风木味酸而色苍,故其治苦酸(治者,乘权而主治也),其谷苍丹(与木火同气,是以独旺也)。

⑦张琦《素问释义》火在地中,寒毒不能结聚。未详,诸家皆以味辛者不化为说,凿出不化二字,非也。治义亦未详。苦酸为风火之味,反不云味而云治,疑是其治辛,其味苦酸,上下互易耳。火治辛,则不化之义自见,正释地气制之之义。

⑧高亿《黄帝内经素问详注直讲全集》〔批〕此举少阳在泉,以明地气制之之义也。

〔注〕少阳,相火也,火在泉则热,故气化之寒毒不生。火盛克金,金从火化,故味辛。苦,火味也。酸,木味也。相火上临风木,故其治化,酸以收之,苦以泄之也。苍,木色。丹,火色。其谷亦应司天在泉之气也。

〔讲〕如少阳相火在泉,火在地中,寒毒之物,必不生也。兼火制金气,而金从乎火,故其味辛。少阳之气,上奉厥阴而其治化,宜用苦以泄其热气,宜用酸以收其阴气。至若其谷则上应司天之气而色苍,下应在泉之气而色丹也。

⑨孟景春等《黄帝内经素问译释》毒:指有毒之物,包括药物在内。古人认为有毒之物,皆由于五行的暴烈之气所生。

故少阳相火在泉,则寒毒之物不生,火能克金,味辛的东西被克而不生,其所主之味是苦和酸,在谷类是属青和火红色的一类。

⑩任廷革《任应秋讲〈黄帝内经〉(素问)》此句未具体注释,总体概括此段为:(提要)言在泉六化,见于五味五谷之异。

⑪张灿玾等《黄帝内经素问校释》毒：王冰注"夫毒者，皆五行标盛暴烈之气所为也"。

所以少阳在泉相火在下，则寒毒不能生，火克金则辛味不化，其治化应于苦酸，其在谷类应于青色与赤色之类。

⑫方药中等《黄帝内经素问运气七篇讲解》[少阳在泉，寒毒不生]"少阳在泉"，指少阳相火在泉之年。"毒"，指气味偏胜，具有治疗作用的食物或药物。张志聪注："毒，独也，谓独寒独热之物类，则有偏胜之毒气矣。""寒毒"，即具有寒凉作用的食物或药物。"少阳在泉，寒毒不生"，意即少阳在泉之年，由于少阳主火，这一年的下半年气候偏热。根据"同者盛之，异者衰之"的规律，所以少阳在泉之年，其所生成的食物或药物，在气味上也均偏于温热。偏于寒凉的食物或药物，由于与在泉之气不相应，所以不生长或少生长。王冰注："火在地中，其气正热，寒毒之物，气与地殊，生死不同，故生少也。"亦即此义。

[其味辛，其治苦酸]"辛"，指辛辣。"其味辛"，指少阳在泉之年气候偏热，因此，所生长的食物或药物亦偏于温热。具温热作用的食物或药物，例如姜、桂、葱、蒜、辣椒等，味多辛辣。"治"，指治疗。"苦酸"，指苦味或酸味的食物或药物。"其治苦酸"，指少阳在泉之年，气候偏热，因而所发生的疾病在性质上亦多属于热。在治疗上多需要用寒凉的食物或药物。具有寒凉作用的药物，例如黄连、黄芩、芍药等，其味多为苦味或酸味。

[其谷苍丹]"谷"，指农作物。"苍"，指属于木类的农作物，例如麻类。"丹"，指属于火类的农作物，例如黍类。"其谷苍丹"，意即少阳在泉之年，厥阴风木司天。这一年在气候上的特点是上半年偏温，风气偏胜，宜于木类谷物生长；下半年偏热，火气偏胜，宜于火类谷物生长。因此这一年上半年苍谷生成较好，下半年丹谷生成较好。

⑬王洪图等《黄帝内经素问白话解》所以少阳相火在泉的年份，寒毒之物不能生。火能克金，所以凡辛味之物都不能生。于它相应的滋味是苦味、酸味；它在谷物是属于青色和红色之类。

⑭郭霭春《黄帝内经素问白话解》所以少阳相火在泉的时候，寒毒之物不能生长，金从火化，所以味辛，其主治之味是苦、酸，其在谷类颜色上是苍色和丹色。

（3）阳明在泉，湿毒不生，其味酸，其气湿，其治辛苦甘，其谷丹素。

①王冰《黄帝内经素问》（〔新校正云〕云：详在泉六，唯阳明与太阴在泉之岁，云其气湿其气热，盖以湿燥未见寒温之气，故再云其气也。）子午岁气化也。燥在地中，其气凉清，故湿温毒药少生化也。金木相制，故味酸者少化也。阳明之气上奉少阴，故其岁化辛与苦也。辛素，地气也。苦丹，天气也。甘，间气也。所以间金火之胜克，故兼治甘。

②马莳《黄帝内经素问注证发微》子午之岁，阳明燥金在泉也，燥在地中，故湿毒之物不生。金制木气，故味酸者不化。燥气胜湿，故气之湿者不行。新校正："详

在泉六,惟阳明与太阴在泉之岁,云其气湿、其气热,盖以湿燥未见寒温之气,故再云其气也。"阳明之气,上奉少阴,故其岁化所治者辛苦甘,辛属金而苦属火。其谷之所生者丹素,丹属火而素属金。辛素为地气所生,苦丹为天气所生,甘为间气所生,所以间金火之胜克,故兼治甘也。

③张介宾《类经》阳明燥金在泉,子午岁也。燥在地中,故湿毒之物不生。金克木,故味酸者应之。燥胜湿,故气湿者应之。阳明之上,少阴主之,下金上火,故其治辛苦,其谷丹素。辛素属金,地气所化;苦丹属火,天气所生。然治兼甘者,火金之间味也。甘属土,为火之子,为金之母,故能调和于二者之间。

④张志聪《黄帝内经集注》阳明燥金在泉,是以湿毒之物类不生。酸,木味也。敷和之纪,其色苍,其味酸。如值壬子壬午之岁,阳明在泉,地气制之而木运之味反从地化,故其味主酸。夫阳明不从标本从中见太阴湿土之化,故其气主湿。所主之味辛苦甘,亦兼从土化也。其谷主丹素者成熟,从司天在泉之气化,下篇所谓岁谷是也。(眉批)司天在泉主辛苦,从土化,故云兼。

⑤高士宗《黄帝素问直解》阳明在泉,燥而不湿,故湿毒不生。金制其木,其味酸者,亦不生也。又曰,其气湿者,申明其味之酸,一如其气之湿,犹之湿毒之不生也。辛,金味也,苦,火味也,甘,土味也,阳明在泉,秉金土之气,而上承少阴之火热,故其治辛苦甘。丹,火色也,素,金色也,故其谷丹素。

⑥黄元御《黄元御医书全集》阳明燥金在泉,燥盛,故湿毒不生。木受金刑,则作酸味,故其味酸。阳明在下,则少阴在上,燥金味辛而色素,君火味苦而色丹,故其治苦甘,其谷丹素。土味甘,土者,火之子,金之母,位居火金之间,故兼甘味。

⑦张琦《素问释义》阳明少阴,金火胜克,甘为间味,以和之也。淡亦甘之属。

⑧高亿《黄帝内经素问详注直讲全集》〔批〕此举阳明在泉,以明地气制之之义也。

〔注〕阳明,燥金也,燥盛则地干,故气化之湿毒不生。金盛克木,木从金化,故味酸。湿者,土气也。其治辛苦甘者,辛属金,苦属火,甘属土,燥金上临君火,火盛克金,中间以土而化克,所谓间气是也,故其治宜辛苦甘也。丹,火色。素,金色。其谷亦应司天在泉也。

〔讲〕如阳明燥金在泉,燥在地中,湿毒之物,必不生也。兼金制木气,而木从乎金,故其味酸。湿为土气,金为土生,子兼母气,故其气湿也。阳明之气,上奉少阴,而其治化,宜用辛以助其本气,宜用苦以顺其火气,宜用甘以资其生气。至若其谷,则上应司天之气而色丹,下应在泉之气而色素也。

⑨孟景春等《黄帝内经素问译释》阳明燥金在泉,则湿毒之物不生,味酸及属湿的东西都不生,其所主之味是辛、苦、甘,在谷类是属于火红和素色的一类。

⑩任廷革《任应秋讲〈黄帝内经〉(素问)》此句未具体注释,总体概括此段为:(提要)言在泉六化,见于五味五谷之异。

⑪张灿玾等《黄帝内经素问校释》阳明在泉,燥金在下,则湿毒不生,金克木则

酸味不化,气湿者不化,其治化应于辛苦甘,其在谷类应于赤色与白色之类。

⑫方药中等《黄帝内经素问运气七篇讲解》[阳明在泉,湿毒不生]"阳明在泉",指阳明燥金在泉之年。"湿",指湿润。"湿毒",此处是指具有滋润作用的食物或药物。"阳明在泉,湿毒不生",意即阳明在泉之年,由于阳明主凉、主燥,因此,这一年的下半年气候偏凉、偏燥,其所生成的食物或药物,在气味上也偏于凉燥,滋润的药物或食物,由于与在泉之气不相应,所以不生长或少生长。

[其味酸,其气湿,其治辛苦甘]"酸",即酸味。"其味酸",指阳明在泉之年,气候偏凉、偏燥,其所生长的食物或药物,在性味上亦偏于凉燥。具有凉燥作用的食物或药物,例如芍药、乌梅、木瓜、五味子之属,其味多酸。"气",指气候,"湿",指潮湿,雨水偏多。"其气湿",意即阳明在泉之年,这一年的下半年,气候偏凉偏燥。由于胜复乘侮的原因,则又可能出现偏湿的情况。这也就是《至真要大论》中所谓的"阳明厥阴不从标本,从乎中也。"的道理,所以张志聪注云:"夫阳明不从标本,从中见太阴湿土之化,故其气主湿。"关于六气标本,从标从本从乎中气的问题,在《至真要大论》中再详加讨论,此处从略。"治",指疾病治疗。"辛苦甘",指具有辛味、苦味、甘味的食物或药物。"其治辛苦甘",意即阳明在泉之年,下半年气候偏凉、偏燥,但也可以出现偏湿,在疾病性质上也可以表现为凉、燥、湿三种不同情况,因而在治疗上也可以采用以辛味的药物或食物治凉,以苦味的药味或食物燥湿,以甘味的药物或食物治燥的治疗方法。

[其谷丹素]"谷",指谷物。"丹",指红色谷物。"素",指白色谷物。"其谷丹素",意即阳明燥金在泉之年,少阴君火司天,这一年在气候上的特点是上半年偏热,宜于属于火类的红色谷物生长;下半年偏凉、偏燥,宜于属于金类的白色谷物生长。因此这一年上半年丹谷生长较好,下半年素谷生长较好。

⑬王洪图等《黄帝内经素问白话解》阳明燥金在泉的年份,湿毒之物不能生。金能克木,所以凡酸味之物也和湿润之物一样不能生。与它相应的滋味是辛味、苦味、甘味;它在谷物是属于红色和白色之类。

⑭郭霭春《黄帝内经素问白话解》阳明燥金在泉的时候,湿毒之物不能生长,木从金化,所以味酸,其气湿,其主治之味是辛、苦、甘,其在谷类颜色上是丹色和素色。

(4)太阳在泉,热毒不生,其味苦,其治淡咸,其谷黅秬。

①王冰《黄帝内经素问》丑未岁气化也。寒在地中与热殊(守)化,故其岁物热毒不生。水胜火,味故当苦也。太阳之气上奉太阴,故其岁化生淡咸也。大阴土气上生于天,气远而高,故甘之化薄而为淡也。味以淡亦属甘,甘之类也。淡黅,天化也。咸秬,地化也,黄也。(〔新校正云〕详注云味故当苦,当作故味苦者不化,传写误也。)

②马莳《黄帝内经素问注证发微》丑未之岁,太阳寒水在泉也,寒在地中,故热毒之物不生,水胜火味,故味苦者不化。太阳之气上奉太阴,故其岁化所治者淡咸,

淡属土而咸属水,以淡为甘之薄味也。王(冰)注云:土气上主于天,气远而高,故甘之化薄而为淡也。其谷之所生者黅秬,黅属土而秬属水。淡黅为天气所生,咸秬为地气所生也。

③张介宾《类经》太阳寒水在泉,丑未岁也。寒在地中,故热毒之物不生。水克火,故味苦者应之。太阳之上,太阴主之,上土下水,故其治淡咸,其谷黅秬。淡,即甘之薄味也。秬,黑黍也。淡黅属土,天之所生;咸秬属水,地之所化也。

按:王氏(王冰)曰:太阴土气,上主于天,气远而高,故甘之化薄而为淡也,所以淡亦甘之类也。观下文太阴在泉,其治甘咸,则王氏之言益信。

④张志聪《黄帝内经集注》太阳寒水在泉,故热毒之类不生,寒热不同其化也。如癸丑癸未岁,火主化运,火畏水制,而火味反资从其地气,故其味苦。淡附于甘,故所主之味淡咸。其谷主黄玄者成熟。

⑤高士宗《黄帝素问直解》太阳在泉,寒而不热,故热毒不生,水制其火,其味苦者,亦不生也。淡味附于甘,淡,土味也,咸,水味也,黅,土色也,秬乃黑黍,水之谷也。太阳在泉,上承太阴,太阴者,土也,故其治淡咸,其谷黅秬。

⑥黄元御《黄元御医书全集》太阳寒水在泉,寒盛,故热毒不生。火受水刑,则作苦味,故其味苦。太阳在下,则太阴在上,寒水味咸而色秬(秬,黑黍也)。湿土味淡而色黅,故其治淡咸,其谷黅秬。

⑦张琦《素问释义》此句未具体注释。

⑧高亿《黄帝内经素问详注直讲全集》〔批〕此举太阳在泉,以明地气制之之义也。

〔注〕太阳,寒水也。水在泉则寒,故气化之热毒不生。水盛克火,火从水化,故味苦。淡者,甘之薄味也。咸者,水之正味也。寒水上临湿土,故其治淡咸。黅,土色。秬,水色。其谷应司天在泉之气也。

〔讲〕如太阳寒水在泉,寒在地中,热毒之物必不生也。兼水制火气,而火从乎水,故其味苦。太阳之气,上奉太阴,而其治化,宜用淡以顺其土气,宜用咸以助其水气。至若其谷则上应司天之气,而色黅;下应在泉之气,而色秬也。

⑨孟景春等《黄帝内经素问译释》秬:高世栻"秬乃黑黍,水之谷也"。

太阳寒水在泉,则热毒之物不生,凡苦味的东西都不生,其所主之味是淡和咸,在谷类属土黄和黑色一类。

⑩任廷革《任应秋讲〈黄帝内经〉〈素问〉》此句未具体注释,总体概括此段为:(提要)言在泉六化,见于五味五谷之异。

⑪张灿玾等《黄帝内经素问校释》太阳在泉,寒水在下,则热毒不能生,水克火则苦味不化,其治化应于淡咸,其在谷类应于黄色与黑色之类。

⑫方药中等《黄帝内经素问运气七篇讲解》〔太阳在泉,热毒不生〕"太阳在泉",指太阳寒水在泉之年。"热毒",指具有温热作用的食物或药物。"太阳在泉,热毒不生",意即太阳在泉之年,由于太阳主寒,因此这一年的下半年气候偏于寒

冷,其所生长的食物或药物,在性味上也相应偏于寒凉。具有温热作用的食物或药物,由于与在泉之气不相应,所以不生长或少生长或质量不好。

[其味苦,其治淡咸]"苦",即苦味。"其味苦",指太阳在泉之年。这一年下半年气候偏寒,其所生长的食物或药物,在性味上也以偏于寒凉者能较好生长。具有寒凉作用的食物或药物,例如黄连、黄柏、苦参之属,其味多苦。"治",指对疾病的治疗。"淡咸",指淡味和咸味的食物或药物。"其治淡咸",意即太阳在泉之年,下半年气候偏寒,人体疾病在性质上亦以寒证为多。寒可以生湿而在临床上出现水饮潴留症状,因而在治疗上可以选用具有淡渗作用的食物或药物来作治疗。寒可以出现阳虚不固而在临床上出现滑脱症状,因而在治疗上可以选用味咸而具有固涩作用的食物或药物来作治疗。

[其谷齡秬]"齡",指黄色谷物,例如小米之类。"秬"(jù 音巨),指黑色谷物,例如黑黍之类。"其谷齡秬",意即太阳寒水在泉之年,太阴湿土司天。这一年在气候上的特点是上半年偏湿,雨水多,宜于属于土类的黄色谷物生长;下半年偏冷,宜于属于水类的黑色谷物生长。因此,这一年上半年齡谷生长较好,下半年秬谷生长较好。

⑬王洪图等《黄帝内经素问白话解》太阳寒水在泉的年份,热毒之物不能生。水能克火,所以凡苦味之物都不能生。与它相应的滋味是咸味、淡味;它在谷物是属于土黄色和黑色之类。

⑭郭霭春《黄帝内经素问白话解》太阳寒水在泉的时候,热毒之物不能生长,火从水化,所以味苦,其主治之味是淡、咸,在谷类颜色上是黄色和黑色。

(5)厥阴在泉,清毒不生,其味甘,其治酸苦,其谷苍赤;其气专,其味正。

①王冰《黄帝内经素问》寅申岁气化也。温在地中与清殊性,故其岁物清毒不生。木胜其土,故味甘少化也。厥阴之气上合少阳,所合之气既无乖忤,故其治化酸与苦也。酸苍,地化也。苦赤,天化也。气无胜克,故不间气以甘化也。厥阴少阳在泉之岁,皆气化专一,其味纯正。然余岁悉上下有胜克之气,故皆有间气间味矣。

②马蒔《黄帝内经素问注证发微》寅申之岁,厥阴风木在泉也,风气与火气相合,则温在地中,故清毒之物不生。木胜其土,故味甘者少化也。厥阴之气上合少阳,气无乖忤,故其岁化所治者酸苦,酸属木而苦属火。其谷之所生者苍赤,苍属木而赤属火。酸苍为地气所生,苦赤为天气所生也。气无胜克,故不间气以甘化耳。惟此厥阴在泉之岁,少阳司天,木火相合,气化专一,味亦纯正,故曰其气专,其味正。

③张介宾《类经》厥阴风木在泉,寅申岁也。风行地中,与清殊性,故清毒之物不生。木克土,故味甘者应之。厥阴之上,少阳主之,上火下木,故其治酸苦,其谷苍赤。苦赤属火,天之所生;酸苍属木,地之所生也。厥阴在泉,则少阳司天,上阳下阴,木火相合,故其气化专一,味亦纯正。其他岁气则上下各有胜制,气不专一,

下篇 五常政大论篇

故皆兼夫间味也。

④张志聪《黄帝内经集注》厥阴在泉,则清毒不生。土畏木制,故其味甘,其所主之味酸苦。其谷主苍,赤者成熟。专,主也。正,中也。谓厥阴不从标本从中见少阳之火化,而在泉之气味又从中见所主之苦热,故其气专,其味正。玉师曰:阳明所至为清劲,厥阴从中见之火化,是以清毒不生,故下文曰:气专则辛化而俱治。(眉批)其味正照应诸同正岁之正字。

⑤高士宗《黄帝素问直解》厥阴在泉,风气属阳,故清毒不生,木制其土,其味甘者,亦不生也。厥阴在泉,上承少阳,故共治酸苦,其谷苍赤,上承少阳,则在泉者厥阴,中见者亦厥阴,在泉中见,无有二气,故其气专,在泉中见,无有二味,故其味正。专不二也,正,不偏也

⑥黄元御《黄元御医书全集》厥阴风木在泉,风盛,故清毒不生。土受木刑,则作甘味,故其味甘。厥阴在下,则少阳在上,故其治咸苦,其谷苍赤。其气最专,其味最正。

⑦张琦《素问释义》王注:厥阴少阳在泉之岁,皆气化专一,其味纯正。余岁悉上下有克胜,故有间气间味矣。

⑧高亿《黄帝内经素问详注直讲全集》〔批〕此举厥阴在泉,以明地气制之之义也。

〔注〕厥阴,风木也,其性温,温能胜清,故气化之清毒不生。木盛克土,土从木化,故味甘。风木上临相火,故其治酸苦。谷色苍赤,应司天在泉之气也。且苍禀地气,赤禀天气,地气与天气相生,得气之专,而无间气,专而味自正,无有相制相胜,而间于他味也。

〔讲〕如厥阴风木在泉,温在地中,清毒之物,必不生也。兼木制土气,而土从乎木,故其味甘。厥阴之气,上奉少阳,而其治化,宜用酸以顺其木气,宜用苦以候其火气。至若其谷,以上应司天之气而色赤;下应在泉之气,而色苍。且厥阴在泉之气,少阳司天,水火相合气化专一,味亦纯正,故曰:其气专、其味正,而无有他气他味之相间也。

⑨孟景春等《黄帝内经素问译释》专:风木司天则相火在泉,木灭相生,故其气专一。

厥阴风木在泉,则清毒之物不生,凡甘味的东西都不生,其所主之味是酸、苦,在谷类是属于青和红色之类;厥阴在泉,则少阳司天,上阳下阴,木火相合,故其气化专一,其味纯正。

⑩任廷革《任应秋讲〈黄帝内经〉〈素问〉》此句未具体注释,总体概括此段为:(提要)言在泉六化,见于五味五谷之异。

⑪张灿玾等《黄帝内经素问校释》厥阴在泉,风木在下,其气温,故清毒不能生,木克土则甘味不化,其治化应于酸苦,其在谷类应于青色与赤色之类,其气专一,其味纯正。

⑫方药中等《黄帝内经素问运气七篇讲解》[厥阴在泉,清毒不生]"厥阴在泉",指厥阴风木在泉之年。"清毒",指具有清凉作用的食物或药物。"厥阴在泉,清毒不生",意即厥阴在泉之年,由于厥阴主风、主温,因此这一年的下半年气候多风、偏温。其所生成的食物或药物,在气味上也偏于温热,或具有温热作用的药物在这一年中生长较好。至于具有清凉作用的食物或药物,由于与在泉之气不相应,所以不生长或少生长,或质量不好。

[其味甘,其治酸苦]"甘",即甜味。"其味甘",指厥阴在泉之年,气候偏温,因此其所生的食物或药物,亦偏于温热。具温热作用的食物或药物,其偏热者多具辛味已如前述,其偏温者,例如橘皮、橘络之属,味多辛甘。"治",指治疗。"酸苦",指酸味和苦味。"其治酸苦",指厥阴在泉之年,下半年气候偏于温热,风气偏胜,人体疾病在性质上亦以热病、风病为多见,因而在治疗上对温热病就可以选用具有清热作用的苦味食物或药物来作治疗,对于风病也就可以选用具有息风收敛作用的酸味食物或药物来治疗。

[其谷苍赤]"苍",指青色谷物。"赤",指红色谷物。"其谷苍赤",意即厥阴在泉之年,少阳相火司天,这一年在气候上的特点是上半年偏热,火气偏胜,宜于属于火类的红色谷物生长;下半年偏温,风气偏胜,宜于属于木类的青色谷物生长。因此这一年上半年赤谷生长较好,下半年苍谷生长较好。

[其气专,其味正]这是对前述"其谷苍丹","其谷丹素","其谷黅秬","其谷苍赤"等句以及后文所述"其谷白丹","其谷黅秬"等句的解释。"其气专",指它的作用专一。"其味正",指辛甘酸苦咸五味正常,与它的作用一致。全句意即各个年度之所以各有它相应生长较好的谷物或药物,这是与不同年份有不同的气候特点密切相关。气候炎热,性味偏于温热的谷物或药物就容易生长或者质量较好;气候寒凉,性味偏于寒凉的谷物或药物就容易生长,或者质量较好。反之,就不生长或生长不好,或虽然生长而质量较差。与岁气相应,其气就"专",其味就"正";反之则否。

⑬王洪图等《黄帝内经素问白话解》厥阴风木在泉的年份,清毒之物不能生。木能克土,所以凡甘味之物都不能生。与它相应的滋味是酸味、苦味;它在谷物是属于青色和红色之类。厥阴风木在泉,则少阳相火司天,上为少阳,下为厥阴,木火之气相合,气化专一,所以滋味纯正。

⑭郭霭春《黄帝内经素问白话解》厥阴风木在泉的时候,清毒之物不能生长,土从木化,所以味甘,其主治之味是酸、苦,在谷类颜色上是青色和红色,厥阴司天则少阳在泉,木火相生,则气化专一,其味纯正。

(6)少阴在泉,寒毒不生,其味辛,其治辛苦甘,其谷白丹。

①王冰《黄帝内经素问》卯酉岁气化也。热在地中与寒殊化,故其岁药寒毒甚微。火气烁金,故味辛少化也。少阴阳明主天主地,故其所治苦与辛焉。苦丹为地气所育,辛白为天气所生。甘,间气也。所以间止克伐也。

②马莳《黄帝内经素问注证发微》卯酉之岁，少阴君火在泉也，热在地中，故寒毒之物不生。火胜其金，故味之辛者不化。少阴之火上奉阳明，故其岁化所治者辛苦甘，辛属金，苦属火，而甘则间气所生也。其谷之所生者白丹，白属金而丹属火。苦丹为地气所育，辛白为天气所生也。

③张介宾《类经》少阴君火在泉，卯酉岁也。热在地中，故寒毒之物不生。火克金，故味辛者应之。少阴之上，阳明主之，上金下火，故其治辛苦，其谷白丹。辛白属金，天之所化；苦丹属火，地之所生也。

④张志聪《黄帝内经集注》少阴君火在泉，是以寒毒不生。金畏火制，故其味辛。少阴在下则阳明在上，阳明之上，燥气治之，中见太阴，阳明从中见湿土之化，故所主之味辛苦甘，兼从中见之土味也。其谷主白丹者成熟。

⑤高士宗《黄帝素问直解》少阴少阳，皆属于火，故寒毒不生，其味辛，与少阳相同，解亦同之，少阴在泉，上承阳明，阳明秉金土之气，故其治辛苦甘，其谷白丹。

⑥黄元御《黄元御医书全集》少阴君火在泉，热盛，故寒毒不生。金受火刑，则作辛味，故其味辛。少阴在下，则阳明在上，故其治辛苦，其谷白丹。

⑦张琦《素问释义》此句未具体注释。

⑧高亿《黄帝内经素问详注直讲全集》〔批〕此举少阴在泉，以明地气制之之义也。

〔注〕少阴，君火也，在泉则热，故气化寒毒不生。火盛克金，金从火化，故味辛。君火上临燥金，故治辛、苦，其复杂以甘者，以土之气间于中而化克也。谷色白丹者，应司天在泉之气也。

〔讲〕如少阴君火在泉，热在地中，寒毒之物必不生也。兼火制金气，而金从乎火，故其味辛。少阴之气，上奉阳明，而其治化，宜用辛以顺其金气，宜用苦以候其火气，宜用甘以助间气所生之土气。至若其谷，则上应司天之气而色白，下应在泉之气而色丹也。

⑨孟景春等《黄帝内经素问译释》少阴君火在泉，则寒毒之物不生，凡辛味的东西都不生，其所主之味是辛、苦、甘，在谷类是白色和火红色之类。

⑩任廷革《任应秋讲〈黄帝内经〉〈素问〉》此句未具体注释，总体概括此段为：(提要)言在泉六化，见于五味五谷之异。

⑪张灿玾等《黄帝内经素问校释》少阴在泉，君火在下，则寒毒不能生，火克金则辛味不化。其治化应于辛苦甘，其在谷类应与白色与赤色之类。

⑫方药中等《黄帝内经素问运气七篇讲解》[少阴在泉，寒毒不生]"少阴在泉"，指少阴君火在泉之年。"寒毒"，指具有寒凉作用的食物或药物。"少阴在泉，寒毒不生"，意即少阴君火在泉之年，由于少阴主火，因此这一年的下半年气候偏热，其所生的食物或药物，在性味上也相应偏热，或这一类食物或药物生长质量较好。相反，具有寒凉作用的食物或药物，由于与在泉之气不相应，因此不生长或少生长，或虽然生长而质量甚差。

［其味辛,其治辛苦甘］"辛",指辛味。"其味辛",指少阴在泉之年,这一年下半年气候偏热,其所生的食物或药物,在性味上也以偏于温热者能较好地生长,或者质量较好。具温热作用的食物或药物,例如姜、桂之类,其味多辛。"治",指对疾病的治疗。"辛",指辛味。"苦",指苦味。"甘",指甜味。"其治辛苦甘",意即少阴君火在泉之年,阳明燥金司天。这一年上半年气候偏凉,下半年气候偏热。人体疾病从性质上来说,也与之相应,下半年多热病,而在治疗上应用具有清热作用的苦味药物来作治疗;上半年则多凉证,在治疗上应用具有温热作用的辛温或甘温药物来作治疗。

［其谷白丹］"白",指白色谷物。"丹",即前述之丹谷,指红色谷物。"其谷白丹",意即少阴在泉之年,阳明燥金司天,这一年在气候上上半年偏凉,适宜于属于金类的白色谷物生长;下半年偏热,适宜于属于火类的红色谷物生长。因此这一年上半年白谷生长较好,下半年丹谷生长较好。

⑬王洪图等《黄帝内经素问白话解》少阴君火在泉的年份,寒毒之物不能生。火能克金,所以凡辛味之物都不能生。与它相应的滋味是辛味、苦味、甘味;它在谷物是属于白色和红色之类。

⑭郭霭春《黄帝内经素问白话解》少阴君火在泉的时候,寒毒之物不能生长,金从火化,所以味辛,其主治之味是辛、苦、甘,在谷类颜色上是白色和红色。

（7）太阴在泉,燥毒不生,其味咸,其气热,其治甘咸,其谷黅秬;化淳则咸守,气专则辛化而俱治。

①王冰《黄帝内经素问》辰戌岁气化也。地中有湿与燥不同,故干毒之物不生化也。土制于木,故味咸少化也。太阴之气上承太阳,故其岁化甘与咸也。甘黅,地化也。咸秬,天化也。寒湿不为大忤,故间气同而气热者应之。淳,和也。化淳,谓少阳在泉之岁也,火来居水而反能化育,是水咸自守不与火争化也。气专,谓厥阴在泉之岁也,木居于水而复下化,金不受害,故辛复生化,与咸俱王也。唯此两岁,上下之气无克伐之嫌,故辛得与咸同应王而生化也。余岁皆上下有胜克之变,故其中间甘味兼化以缓其制。抑余苦咸酸三味不同其生化也,故天地之间,药物辛甘者多也。

②马莳《黄帝内经素问注证发微》辰戌之岁,太阴湿土在泉也,湿在地中,故燥毒之物不生。土胜其水,故味之咸者少化也。寒湿不为大忤,故间气同而气热者应之。太阴之气上奉太阳,故其岁化所治者甘咸,甘属土而咸属水。其谷黅秬,黅属土而秬属水。甘黅为地气所化,咸秬为天气所化也。凡此诸气在泉,惟少阳在泉之岁火来居泉,而反能化育,是水咸自守,不与火争化,乃化之至淳者也。厥阴在泉之岁,木居于水而复下化,金不受害,故辛复生化,与咸俱旺,是气之至专者也。上文厥阴在泉而曰其气专,其味正,正谓此耳。

③张介宾《类经》太阴湿土在泉,辰戌岁也。湿在地中,故燥毒之物不生。土克水,故味咸者应之。湿不远寒,故气热之物不成。太阴之上,太阳主之,下湿上

寒,故其治甘咸,其谷黅秬。咸秬属水,天气所生;甘黅属土,地气所主也。六气惟太阴属土,太阴司地,土得位也,故其化淳。淳,厚也。五味惟咸属水,其性善泄,淳土制之,庶得其守矣。土居土位,故曰气专。土盛生金,故与辛化而俱治。俱治者,谓辛与甘咸兼用为治也。盖辛属金,为土之子,为水之母,能调和于水土之间,此即太阴在泉,其治甘咸之间味也。然太阴、太阳相为上下,皆当用之;但太阴在泉辛化厚,太阳在泉辛化薄耳。

④张志聪《黄帝内经集注》太阴湿土在泉,是以燥毒之物类不生。水畏土制,故其味咸。太阴在下则太阳在上,故其气热,谓太阳之从本从标,味从地化而气从天化也。其所主之味甘咸。其谷主黅秬者成熟。此复申明五味所资其化气者,因胜制而从之也。化淳者,谓阳明从中见湿土之化,燥湿相合,故其化淳一。金从土化,故味之咸者,守而勿敢泛溢,畏太阴之制也。气专者,厥阴从中见少阳之主气,故味之辛者,与甘酸苦味俱主之。盖辛受火制,制则从火化也。夫寒热燥湿,在泉之六气也。酸苦甘辛咸,五运之五味也。以燥湿之化淳则咸守,相火之气专则辛化,盖因地气制之而味归气化也。玉师曰:味归气化,则从在泉之寒热燥湿,而生长化收藏之气,不能始终一致,是以生化有厚薄,成熟有多少。

⑤高士宗《黄帝素问直解》太阴在泉,湿而不燥,故燥不毒生。土制其水,其味咸者,亦不生也。又曰其气热者,谓燥同于热,燥毒不生,则热毒亦不生,以燥热之同,而类推之,则寒于同湿,风气同于燥,清气同于寒,亦举一以例其余也。甘,土味也,咸,水味也,黅,土色也,秬,黑黍也,太阴在泉,上承太阳,故其治甘咸,其谷黅秬。淳,柔和也,化淳上承太阳柔和之水化也,化淳则咸守,言太阴在泉,土制其水,咸味不生,上承太阳水化之淳,则咸守,气专,则辛化而俱治,言辛属燥金之味,太阴在泉,燥毒不生,若太阴之气专一,则土生其金,辛味生化,而与太阴俱治,太阴如是,余可类推,举一以例其余,圣人立言之法也。

⑥黄元御《黄元御医书全集》太阴湿土在泉,湿盛,故燥毒不生。水受土刑,则作咸味,故其味咸。太阴在下,则太阳在上,故其治甘咸,其谷黅秬。六气惟太阴湿土在泉,则为得位(以土归土故也)。土主化,化生五味,自得为甘。化淳则水不侮土,咸得其守,气专则金有所生,与辛化俱治也。

⑦张琦《素问释义》少阴火克金,故味辛者少化。天气系阳明燥金,故其治辛苦。辛,天气。苦,地气。然与辛少化义相触矣。太阴其味咸,其治－甘咸,亦同古文讹伪,大抵然也。

⑧高亿《黄帝内经素问详注直讲全集》〔批〕此举太阴在泉,以明地气制之之义也。〔批〕此举化淳则咸守,气专则辛化之旨,而备细言之也。

〔注〕太阴,湿土也,湿胜则地泥,故气化之燥毒不生。土盛克水,水从土化,故其味咸,其气热也。湿土上临寒水,故其治既宜以甘,又宜以咸也。凡味咸者,性皆寒,寒主固守,化淳则咸守其阴。凡味辛者,性皆热,热主舒散,气专则辛化其阳。此六气生五味、五治、五色,气化之阴阳,各从类而俱治之也。

〔讲〕如太阴湿土在泉,湿在地中,燥毒之物,必不生也。兼土制水气,而水从乎土,故其味咸。热,火气也。子兼母气,故其气热也。太阴之气,上奉太阳,而其治化,宜用甘以顺其土气,宜用咸以资其水气。至若其谷,则上应司天之气而色秬,下应在泉之气而色黔也。由此观之,寒主固守故化淳者,宜用咸以治其阴;热主舒散,故气专者,宜用辛以治其阳,何也?

⑨ 孟景春等《黄帝内经素问译释》化淳:指太阴湿土,气化淳厚。

太阴湿土在泉,燥毒之物不生,凡咸味及气热的东西都不生,其所主之味是甘和咸,在谷类是土黄和黑色之类;太阴在泉,是土居地位,所以其气化淳厚,足以制水,故咸味得以内守,其气专精而能生金,故辛味也得以生化,而与湿土同治。

⑩ 任廷革《任应秋讲〈黄帝内经〉〈素问〉》此句未具体注释,总体概括此段为:(提要)言在泉六化,见于五味五谷之异。

⑪ 张灿玾等《黄帝内经素问校释》王冰注:"化淳,谓少阳在泉之岁也。火来居水而反能化育,是水咸自守,不与火争化也。气专,谓厥阴在泉之岁也,木居于水而复下化,金不受害,故辛复生化,与咸俱王也。惟此两岁,上下之气无克伐之嫌,故辛得与咸同应王而生化也。余岁皆上下有胜克之变,故其中间甘味兼化以缓其制。"吴崑注:"五行之用,土主化,水味咸,水制于土者也。故土化淳和则咸者守位,无有越过。气专者,运与在泉同是太阴湿土,己丑己未二岁是也。土盛则生金,故与辛化而俱治。"二说不同,似以王冰注为是,与上文厥阴在泉,"其气专其味正"之义亦合,姑从之。

太阴在泉,湿土在下,则燥毒不生,土克水则咸味不化,气热者不化,其治化应于甘咸,其在谷类应于黄色与黑色之类。少阳在泉,其生化之气淳和,水火不相争,故咸味可以自守;厥阴在泉气化专一,其味纯正,金不受害,故与辛味都受到治化。

⑫ 方药中等《黄帝内经素问运气七篇讲解》[太阴在泉,燥毒不生]"太阴在泉",指太阴湿土在泉之年。"燥毒",由于燥有凉燥之义,因此此处亦指具有寒凉第作用的食物或药物。"太阴在泉,燥毒不生",意即太阴在泉之四年,由于太阴主湿热,因此这一年下半年气候偏湿偏热,冬天应冷不冷,雨水偏多,其所生的食物或药物,在性味上也相应偏湿、偏温,或者这一类的食物或药物生长质量较好。相反,具有寒凉作用的食物或药物,由于与在泉之气不相应,因此不生长或少生长,或虽然生长但质量不好。

[其味咸,其气热,其治甘咸]"咸",指咸味。由于水之大者为海,海水味咸,因此咸为水之味,咸可以代表水。"其味咸",指太阴在泉之年,气候偏湿,因此其所产生的食物或药物,滋润多汁者居多。这里的"咸",应作多汁来理解,不一定是指咸味。"其气热",指太阴在泉之年,下半年湿热偏胜,冬令应寒不寒,雪少雨多。"其治甘咸",指太阴湿土在泉之年,则太阳寒水司天。这一年上半年气候偏寒,人体疾病与之相应以寒证为多见。因此在治疗上应用具有甘温作用的药物来治疗;下半年气候偏湿偏热,人体疾病也相应偏于湿热,因此在治疗上应用具有咸寒、清热利

湿作用的药物来治疗。

[其谷黅秬]"黅",即指黄色谷物,在五行上属于土。"秬",指黑色谷物,在五行上属于水。"其谷黅秬",意即太阴在泉之年,太阳寒水司天。这一年气候特点,上半年偏于寒冷,下半年偏于湿热。太阳属水,宜于秬谷的生长。太阴属土,宜于黅谷生长。因此这一年以"黅"谷和"秬"谷生长较多或质量较好。

[化淳则咸守,气专则辛化而俱治]这两句经文,历代注家解释不一,言人人殊。王冰认为这是指少阳在泉及厥阴在泉而言,他说:"淳,和也,化淳,谓少阳在泉之岁也。火来居水而反能化育,是水咸自守不与火争化也。气专,谓厥阴在泉之气也,木居于水而复下化,金不受害,故辛复生化与咸俱王也。"张介宾则认为这是指太阴在泉之气而言,他说:"六气惟太阴属土,太阴司地,土得位也,故其化淳。淳,厚也。五味惟咸属水,其性善泄,淳土制之,庶得其守矣。土居土位,故曰气专,土盛生金,故与辛化而俱治,俱治者,谓辛与甘咸兼用为治也。"张志聪则认为这是从标本中气的角度来讲五味的产生与在泉之气的关系,他说:"此复申明五味所资其化气者,因胜制而从之也。化淳者,谓阳明从中见湿土之化。燥湿相合,故其化淳一,金从土化,故味之咸者,守而勿敢泛溢,畏太阴之制也,气专者,厥阴从中见少阳之主气。故味之辛者,与甘酸苦味俱主之。故辛受火制,制则从火化也。夫寒热燥湿,在泉之六气也,酸苦甘辛咸,五运之五味也。以燥湿之化淳则咸守,相火之气专则辛化。盖因地气制之而味归气化也。"高世栻的解释与张介宾大同小异,他说:"化淳则咸守,言太阴在泉,土制其水,咸味不生,上承太阳水化之淳,则咸守,气专则辛化而俱治,言辛属燥金之味,太阴在泉,燥毒不生,若太阴之气专一,则土生其金,辛味生化而与太阴俱治。"上述诸家注释,我们基本同意张志聪"盖因地气制之而味归气化"的结论,但问题说得不够清楚易懂。我们认为"化淳则咸守,气专则辛化而俱治"这两句经文,是前述"五味所资,生化有薄厚,成熟有少多","地气制之",以及六气在泉与生物寒热燥湿不同属性之间关系的进一步说明和总结。"化",指变化。"淳",指淳厚或完全。"化淳",指变化完全。"咸",为水之味,"水",有"精"之义,此处应作"精"来理解。"守",指严密,不外泄。"化淳则咸守",质言之,意即物质(主要指食物或药物)生长变化完全,它的精微有用部分也就充足而完整。"气",指气候。"专",指专一。"辛",为金之味。在人体五脏中,肺属于金,主气,因此,此处的"辛",应作气或功能来理解。"化",指化生。"俱治",指精气均属正常。"气专则辛化而俱治",质言之,意即只有在气候条件与同类物质的生长条件要求完全一致,亦即"气专"的时候,这种物质(主要指食物或药物)的作用才好。全句意即由于各个年份的在泉之气不同,因此各年所产生的食物或药物等,质量上有好有坏,数量上有少有多,即所谓"生化有厚薄,成熟有少多"。其与在泉之气相应的,就属于"气专",因此也就"化淳","咸守",亦即质量好。"辛化俱治",亦即作用大,反之则否。以上就是我们对此两句原文的理解。

⑬王洪图等《黄帝内经素问白话解》太阴湿土在泉的年份,燥毒之物不能生。

土能克水,所以凡咸味、气热之物都不能生。与它相应的滋味是甘味、咸味;它在谷物是属于黄色和黑色之类。太阴属于土,在泉属于地,太阴在泉,正是土气居于地位,所以它的气化淳厚,足以制约水气,因而咸味得以内藏而不外泄;又因为土气精专,而能生金,所以辛味也得以生化,金土之气共同主持时令。

⑭郭霭春《黄帝内经素问白话解》太阴湿土在泉的时候,燥毒之物不能生长,水从土化,所以味咸,其气热,其主治之味是甘、咸,在谷类颜色上是黄色和黑色。太阴在泉,而其气化淳厚,土能制水,所以咸味得以内守。土居土味,而能生金,其气专精,所以辛味也得以生化,能与湿土同治。

第三十解

(一)内经原文

故曰:**补上下**者从之,治上下者逆之,以所在寒热盛衰而调之。故曰:上取、下取、内取、外取,以求其过。**能毒**者以厚药,不胜毒者以薄药。此之谓也。气反者,病在上,取之下;病在下,取之上;病在中,傍取之。治热以寒,温而行之;治寒以热,凉而行之;治温以清,冷而行之;治清以温,热而**行**之。故消之,削之,吐之,下之,补之,写[注1]之,久新同法。

帝曰:病在中而不实不坚,且聚且散,奈何? 岐伯曰:悉乎哉问也! 无积者求其藏,虚则补之,药以祛之,食以随之,行水渍之[注2],和其中外,可使毕已。

[注1]写:郭霭春《黄帝内经素问校注》、孟景春等《黄帝内经素问译释》、人民卫生出版社影印顾从德本《黄帝内经素问》此处为"写";张灿玾《黄帝内经素问校释》、方药中等《黄帝内经素问运气七篇讲解》此处为"泻"。孟景春注:写,指泻法之意。故此处"写"通"泻"。

[注2]行水渍之:郭霭春《黄帝内经素问校注》此处为"行之渍之";张灿玾《黄帝内经素问校释》、方药中等《黄帝内经素问运气七篇讲解》、孟景春等《黄帝内经素问译释》、人民卫生出版社影印顾从德本《黄帝内经素问》此处为"行水渍之"。

(二)字词注释

(1)补上下

①王冰《黄帝内经素问》上,谓司天。下,谓在泉也。

②马莳《黄帝内经素问注证发微》司天地者,之下也。其司天地之气不及而补之。

③张介宾《类经》补者补其不足,治者治其有余。上谓司天,下谓在泉。

④张志聪《黄帝内经集注》上下,谓司天在泉之气。补,助。

⑤高士宗《黄帝素问直解》上下,司天在泉也。上下之气,不足则补,有余则治,故曰补上下者。

⑥黄元御《黄元御医书全集》虚则宜补,补上下者从之。

⑦张琦《素问释义》上谓心肺,下谓肝肾。补不足者,必同其气。

⑧高亿《黄帝内经素问详注直讲全集》〔注〕上下,谓司天在泉也。补上下者,谓从其气而补之也。

⑨孟景春等《黄帝内经素问译释》补上下:上下,指司天在泉。因司天在泉之

气而引起人体的不足,应当从其不足而补之。如木火不足,用酸苦之味补之等。

⑩任廷革《任应秋讲〈黄帝内经〉(素问)》此词未具体注释。

⑪张灿玾等《黄帝内经素问校释》司天、在泉之气不及而病不足的,用补法时当顺其气。

⑫方药中等《黄帝内经素问运气七篇讲解》"上下",指司天在泉之气,亦即泛指风、火(君火、相火)、湿、燥、寒六气。"补",即扶正。

⑬王洪图等《黄帝内经素问白话解》调补因为司天、在泉之气不及而造成的虚证,应该用顺从其气的方法治疗。

⑭郭霭春《黄帝内经素问白话解》补上下者:因司天、在泉之气不及而引起的疾病应该用补法,补要顺其气而补。"上下",指司天、在泉之气。

(2)能毒

①王冰《黄帝内经素问》胜毒。

②马莳《黄帝内经素问注证发微》耐毒药。

③张介宾《类经》能毒。

④张志聪《黄帝内经集注》能胜其毒。

⑤高士宗《黄帝素问直解》能胜毒。

⑥黄元御《黄元御医书全集》能毒,能,音耐。

⑦张琦《素问释义》能,耐同。

⑧高亿《黄帝内经素问详注直讲全集》〔注〕能毒者,谓病甚体壮,药则取气味之厚;〔讲〕能受毒药者。

⑨孟景春等《黄帝内经素问译释》能(nài 奈)毒:能,通"耐"。毒,剧烈的意思。凡性能猛烈的药物,均称之为毒药。

⑩任廷革《任应秋讲〈黄帝内经〉(素问)》此词未具体注释。

⑪张灿玾等《黄帝内经素问校释》能,音义同"耐"。毒,指味厚性猛的药物。

⑫方药中等《黄帝内经素问运气七篇讲解》"能",为多音多义词,此处读"耐",义与"耐"同。"能毒者",即对药物的耐受性比较强的人。

⑬王洪图等《黄帝内经素问白话解》能:音义同耐。

⑭郭霭春《黄帝内经素问白话解》耐受毒药。

(3)行之

①王冰《黄帝内经素问》此词未具体注释。

②马莳《黄帝内经素问注证发微》行之。

③张介宾《类经》行之。

④张志聪《黄帝内经集注》行之。

⑤高士宗《黄帝素问直解》行之。

⑥黄元御《黄元御医书全集》行之。

⑦张琦《素问释义》行之。

⑧高亿《黄帝内经素问详注直讲全集》〔注〕行之，〔讲〕温以行之、凉以行之、冷以行之、热以行之。

⑨孟景春等《黄帝内经素问译释》指服药。

⑩任廷革《任应秋讲〈黄帝内经〉（素问）》此词未具体注释。

⑪张灿玾等《黄帝内经素问校释》用药或服药的意思。

⑫方药中等《黄帝内经素问运气七篇讲解》行之。

⑬王洪图等《黄帝内经素问白话解》指服药。

⑭郭霭春《黄帝内经素问白话解》此词未具体注释。

（三）语句阐述

（1）故曰：补上下者从之，治上下者逆之，以所在寒热盛衰而调之。

①王冰《黄帝内经素问》上，谓司天。下，谓在泉也。司天地气太过，则逆其味以治之。司天地气不及，则顺其味以和之。从，顺也。

②马莳《黄帝内经素问注证发微》盖此两岁，上下之气无克伐之嫌，故辛得与咸同应，旺而生化，余岁则上下有胜克之变，故其中间甘味兼化，以缓其制抑。余苦咸酸三味不同其生化也。是以天地之间，药物辛甘者居多耳。故司天地者，上下也。其司天地之气不及而补之，则当顺其味以和之；司天地之气太过而泻之，则当逆其味以治之。皆以所在之或寒或热或盛或衰而善调之。

③张介宾《类经》此下皆言治法也。补者补其不足，治者治其有余。上谓司天，下谓在泉。从之谓同其气，如以辛补肺，以甘补脾之类是也。逆之谓反其气，如以苦治肺，以酸治脾之类是也。当各以病之所在，随其寒热盛衰之宜而调之也。

④张志聪《黄帝内经集注》上下，谓司天在泉之气。补，助。从，顺也。如少阳在泉则厥阴司天，当用苦酸之味以补之，盖助其上下之气也。治，平治也。逆，反也。如司天之气，风淫所胜，平以辛凉，热淫所胜，平以咸寒，如诸气在泉，寒淫于内，治以甘热，火淫于内，治以咸冷，谓淫胜之气，又当反逆以平之。故以所在之寒热盛衰而调之，谓盛则治之，衰则补之，则上下之气和调矣。

⑤高士宗《黄帝素问直解》上下，司天在泉也。上下之气，不足则补，有余则治，故曰补上下者，从之，从，顺也，如木火不足，则用酸苦之味以补之，金水不足则用辛咸之味以补之，补，犹助也。治上下者，逆之，逆，反也，如风淫所胜，治以辛凉，热淫所胜，治以咸寒，寒淫所胜，治以甘温之类，治，犹平也。所谓从之逆之者，乃以所在之寒热，或盛或衰，而调之使和也，司天在泉，则有上下，五运在中，则有内外，取其有过者而热治之。

⑥黄元御《黄元御医书全集》虚则宜补，补上下者从之，顺其外之寒温，以热疗寒，以寒疗热也（寒药温行，热药凉行，亦从治之法也）。实则宜攻，攻上下者异之（治即攻也），反其外之寒温，以热治寒，以寒治热也（清药冷行，温药热行，亦反治之法也），以其所在之寒热盛衰而调之（因地制宜）。

⑦张琦《素问释义》此下言治法。上谓心肺，下谓肝肾。补不足者，必同其气，

如辛补肺,甘补脾是也。治有余者,必逆其气,如苦治肺,酸治脾也。审寒热盛衰,则表里虚实可见,而其气可调矣。

⑧高亿《黄帝内经素问详注直讲全集》〔注〕上下,谓司天在泉也。补上下者,谓从其气而补之也。治上下者,谓逆其气而治之也。

〔讲〕盖六气所生之五味、五色、五治,俱本乎气化之阴阳,故治之俱宜各从其类。古语云:司天在泉,其气不及,而有宜补者,则察其气之所在,从其气而补之;司天在泉,其气之太过,而有宜治者,则察其病之所在,逆其气而治之。为补为治如此,究不外以病所在之处,视其寒热盛衰而调和之。

⑨孟景春等《黄帝内经素问译释》补上下:上下,指司天在泉。因司天在泉之气而引起人体的不足,应当从其不足而补之。如木火不足,用酸苦之味补之等。逆之:六气太过引起的病,用逆治的方法。如热淫所胜,治以咸寒之类。

所以说:因司天在泉之气不及而病不足的,用补法当顺其气,因太过而病有余的,治疗时当逆其气,根据其寒热盛衰进行调治。

⑩任廷革《任应秋讲〈黄帝内经〉〈素问〉》此句未具体注释,总体概括此段为:(提要)据运气的盛衰确立治法。

⑪张灿玾等《黄帝内经素问校释》补上下者从之,治上下者逆之:王冰注"上,谓司天。下,谓在泉也。司天地气太过,则逆其味以治之;司天地气不及,则顺其味以和之。从,顺也"。上取下取,内取外取,以求其过:王冰注"上取,谓以药制有过之气也,制而不顺则吐之。下取,谓以迅疾之药除下病,攻之不去则下之。内取,谓食及以药内之,审其寒热而调之。外取,谓药熨令所病气调适也。当寒反热,以冷调之,当热反寒,以温和之,上盛不已,吐而脱之,下盛不已,下而夺之,谓求得气过之道"。马莳注与王注义近。吴崑注:"察其面目口舌,上取也。问其二便通塞,下取也。切其脉之虚实,内取也。探其身之寒热,外取也。"《类经》二十五卷第十四注:"上取下取,察其病之在上在下也。内取外取,察其病之在表在里也。于此四者而求其过之所在。"诸说不一,今从《类经》注。

所以说:司天、在泉之气不及而病不足的,用补法时当顺其气,司天在泉之气太过而病有余的,调治时当逆其气,根据司天在泉所在之气的寒热盛衰进行调治。

⑫方药中等《黄帝内经素问运气七篇讲解》〔补上下者从之,治上下者逆之〕"上下",指司天在泉之气,亦即泛指风、火(君火、相火)、湿、燥、寒六气。"补",即扶正。"治",即祛邪。"从",即与其本气之属性一致。"逆",即与其本气之属性相反。"补上下者从之",意即风、火、湿、燥、寒六气偏衰时,在处理上就要针对它本气的不及予以补充或增强。从自然气候来说,如果是应热不热,就应生火令热;应寒不寒,就应渍水令寒;应燥不燥,就应以风令燥;应湿不湿,就应滋水令湿。从人体疾病的治疗来说也是一样,应热不热,就要用辛温扶阳药物温中令热;应寒不寒,就要用寒凉药物清热令寒;应燥不燥,就要用芳香宣化药物除湿令燥,应湿不湿,就要用滋润养阴药物生津润燥。"治上下者逆之",意即风、火、湿、燥、寒六气偏盛时,在处理上

就要针对它本气的偏盛以清泻或平抑。从自然气候来说,如果热而太甚,就要以寒令凉;寒而太甚,就要取火御寒;燥而太甚,就要滋水令湿;湿而太甚,就要风吹令燥。从人体疾病的治疗来说也是一样,寒证用热药,热证用凉药,燥病用润药,湿病用燥药。这就是说,古人从生活经验中总结出气候不及时要补;气候偏盛时要泻。并且也就从此演化出治疗疾病也按风、火、湿、燥、寒来定性,还从而制定出"寒者温之,热者凉之,虚者补之,实者泻之"的治疗原则以及"从治""逆治"的治疗方法。由此可以看出,中医学中的某些治疗原则和治法基本上来自古人的生活实践。

[以所在寒热盛衰而调之]"所在",指具体时间或具体位置。"寒热",即寒和热。"盛衰",即实和虚或太过和不及。"调",即调和或调治。此承上句而言,意即前述之"补上下者从之,治上下者逆之"这一原则,在具体运用时还要进一步加以定位。如寒热盛衰表现在司天之气则重点在调和司天之气有关的时令,如表现在在泉之气,则重点又在在泉之气,如表现在各个间气时,则重点又在四间气所属时令。推而广之,人体疾病的治疗也是如此。如寒热盛衰表现在心,则重点治心,寒热盛衰表现在肝,则重点治肝等。这些都叫做"以所在寒热盛衰而调之"。张仲景在《金匮要略·脏腑经络先后病脉证》中指出:"夫诸病在脏,欲攻之,当随其所得而攻之,如渴者与猪苓汤,余皆仿此。"所谓"当随其所得而攻之"的治则与本篇所论"以所在寒热盛衰而调之"含义相同。这些论述正是我们在分析病机中要求进行定位和定性分析的理论基础和文献依据之一。

⑬王洪图等《黄帝内经素问白话解》所以说,要调补因为司天、在泉之气不及而造成的虚证,应该用顺从其气的方法治疗,如用辛味补肺、甘味补脾之类;要调治因为司天、在泉之气令太过而引起的实证,应该用逆其气的方法治疗,如用苦味治肺、酸味治脾之类。治法要以疾病所在部位和寒热盛衰的性质为根据。

⑭郭霭春《黄帝内经素问白话解》补上下者从之:因司天、在泉之气不及而引起的疾病应该用补法,补要顺其气而补。"上下",指司天、在泉之气。"从",顺的意思。逆之:(因司天在泉之气太过而引起的疾病)逆其气而治之。

所以说:因司天在泉之气不及而引起的疾病应该用补法,补就要顺其气而补。因司天在泉之气太过而引起的疾病应该用治法,治就要逆其气而治,都要从表现出的寒热盛衰而加以调治。

(2) 故曰:上取、下取、内取、外取,以求其过。能毒者以厚药,不胜毒者以薄药。此之谓也。

①王冰《黄帝内经素问》上取,谓以药制有过之气也,制而不顺则吐之。下取,谓以迅疾之药除下病,攻之不去则下之。内取,谓食及以药内之,审其寒热而调之。外取,谓药熨令所病气调适也。当寒反热,以冷调之,当热反寒,以温和之,上盛不已,吐而脱之,下盛不已,下而夺之,谓求得气过之道也。药厚薄,谓气味厚薄者也。(〔新校正云〕按《甲乙经》云:胃厚色黑大骨肉肥者,皆胜毒。其瘦而薄胃者,皆不胜毒。又按《异法方宜论》云:西方之民,陵居而多风,水土刚强,不衣而褐荐,华食

而脂肥,故邪不能伤其形体,其病生于内,其治宜毒药。)

②马莳《黄帝内经素问注证发微》故曰:凡治病者,或取之上而吐之,或取之下而下之,或取之内而内消之,或取之外而熨解之,此上下内外皆就人身言。皆求人身之有病者何在。其耐毒药者,以气味之厚者治之;不耐毒药者,则止以气味之薄者治之耳。《灵枢经·论痛第五十三篇》少俞曰:胃厚色黑大骨及肥者,皆胜毒;故其瘦而薄皮者,皆不胜毒也。

③张介宾《类经》上取下取,察其病之在上在下也。内取外取,察其病之在表在里也。于此四者而求其过之所在,然后因其强弱,以施厚薄之治。若其人胃厚色黑,骨大肉肥,此能毒者也,宜治以厚药。若其胃薄色浮,骨小肉瘦,此不能毒者也,宜治以薄药。能,耐同。

④张志聪《黄帝内经集注》夫司天在泉之气升降于上下,五运之气出入于外内,各求其有过者,取而治之。能胜其毒者治以厚药,不能胜毒者以薄药,此治岁运之法也。徐振公曰:能以大寒之药治热淫,大热之药治热病,是能胜其毒者也。

⑤高士宗《黄帝素问直解》故曰上取下取,内取外取,以求其过,其气有余,能胜毒者,投以厚味之药,其气不足,不胜毒者,投以薄味之药,即以求其过而讯之谓也。

⑥黄元御《黄元御医书全集》上取下取(或取之上,或取之下,或病在上,取之下,或病在下,取之上),内取外取(或病在表,固其里;或病在里,泄其表;或病在中,旁取之;或病在旁,中取之),以求其过(求其有过之处)。能毒者,治之以气厚之药(西北人多能毒);不胜毒者,治以气薄之药(东南人多不胜毒,此其大概也),随其肠胃之坚脆不同也。

⑦张琦《素问释义》此取,谓诊候也。取上以知下,取外以知内,则有过之处见矣。能,耐同。《甲乙经》云:胃厚色黑大骨肉肥者,皆胜毒,其瘦而胃薄者,皆不胜毒。此明上以所在寒热盛衰而调之之义。

⑧高亿《黄帝内经素问详注直讲全集》〔注〕所谓上下内外取之者,六气有升有降,有在表在里之殊,求其过者,审察病在何处也。能毒者,谓病甚体壮,药则取气味之厚。不能毒,谓病轻体弱,药则取气味之薄。此施治之法也。

〔讲〕所以六气有升而宜上取者,有降而宜下取者,有在里而宜内取者,有在表而宜外取者,皆无非详察其病之过。谅其病甚体壮,能受毒药者,则以厚药治之;病微体弱,不能受其毒药者,则以薄药治之。施治之法如此,正此化淳则咸守,气专则辛化,而俱治之之谓也。

⑨孟景春等《黄帝内经素问译释》能(nài 奈)毒:能,通"耐"。毒,剧烈的意思。凡性能猛烈的药物,均称之为毒药。

所以说:从上、下、内、外取治,总要探求致病的原因。凡体强能耐受毒药的就给以性味厚的药物,体弱而不能胜任毒药的就给以性味薄而和缓的药物。就是这个道理。

⑩任廷革《任应秋讲〈黄帝内经〉〈素问〉》此句未具体注释,总体概括此段为:

(提要)据运气的盛衰确立治法。

⑪张灿玾等《黄帝内经素问校释》能毒：能，音义同"耐"。毒，指味厚性猛的药物。

所以说：要从上部、下部、内部、外部去探求病情。能够耐受毒药的，用气味俱厚性较峻猛的药物治疗，不能耐受毒药的，用气味俱薄性较缓和的药物治疗。就是这个意思。

⑫方药中等《黄帝内经素问运气七篇讲解》[上取、下取、内取、外取，以求其过]"上取"，王冰认为是吐法，他说："上取谓以药制有过之气也。制而不顺，则吐之。""下取"，王冰认为是下法，他说："下取，谓以迅疾之药除下病，攻之不去，则下之。""内取"，王冰认为是食疗及药疗，他说："内取，谓食得以药内之，审其寒热而调之。""外取"，王冰认为是外治法，他说："外取，谓药熨令所病气调适也。"我们认为这几句是承上句而言，仍以从治则来理解为好。"取"，此处作治疗解。"上取"，即治上，"下取"即治下，"内取"即治内，"外取"即治外。"过"，即疾病。全句意即上治、下治、内治、外治，总要根据病位所在，有的放矢，病在什么地方就治什么地方，不能滥伐无过。这是对前句"以所在寒热盛衰而调之"的进一步阐述。

[能毒者以厚药，不胜毒者以薄药]"能"，为多音多义词，此处读"耐"，义与"耐"同。"能毒者"，即对药物的耐受性比较强的人。"厚药"，即作用较强烈的药物。"胜"，此处与"能"同义。"不胜毒者"，即对药物的耐受性较差的人。"薄药"，即作用较缓和的药物。全句意即在治疗中对患者投药时要注意到患者的体质特点，以及对药物的耐受能力。对药物耐受性比较强者，可以给作用较强或毒性较大的药物，反之，对药物耐受性比较差者，则给作用较缓和或毒性较小的药物。这就是说，在治疗投药中必须注意患者特点，要因人而异。新校正云"按《甲乙经》云：胃厚，色黑，大骨，肉肥者，皆胜毒。其瘦而薄胃者，皆不胜毒。"也就是说，体强者一般对药物耐受力较强，体弱者一般对药物耐受力较弱。我们从临床中也体会到，年老者、久病者、平素体弱者，对药物耐受力均较差，治疗上不宜用重剂剧药。青壮年患者、新病者、平素体强者，对药物耐受力均较强，治疗上可以用重药重剂。治疗投药，充分考虑体质差异，因人制宜，这正是中医诊断治疗疾病的宝贵经验和特点之一，应予继承和发扬。

⑬王洪图等《黄帝内经素问白话解》虽然有从上治、从下治、从内治、从外治等各种治法，但使用时总要先明确气的太过与不及，根据疾病的部位，才能确定适宜的治疗方法。还要根据病人的体质，对于能够耐受剧烈药物的人，就给予气味厚而作用峻猛的药物；对于不能耐受剧烈药物的人，就给予气味薄而作用缓和的药物，就是说的这个道理。

⑭郭霭春《黄帝内经素问白话解》上取、下取："上取"，指以药制有过之气。"下取"，指以迅速之药除下病。厚、薄：指药的气味厚薄。

所以说无论用上取、下取、内取、外取之法，总要先找着其气不及和太过的原因，再予治疗。身体强能耐受毒药的就给以性味厚的药，身体弱而不能耐受毒药的,就给以性味薄的药,就是这个道理。

(3)气反者,病在上,取之下;病在下,取之上;病在中,傍取之。

①王冰《黄帝内经素问》下取,谓寒逆于下,而热攻于上,不利于下,气盈于上,则温下以调之。上取,谓寒积于下,温之不去,阳藏不足,则补其阳也。傍取,谓气并于左,则药熨其右,气并于右,则熨其左以和之,必随寒热为适。凡是七者,皆病无所逃,动而必中,斯为妙用矣。

②马蒔《黄帝内经素问注证发微》上文上下内外皆正治也。然有反气而治者,则病在上取之下,盖气壅于上,而宜降之也;病在下取之上,盖气滞于下,而宜升之也;病在中者则旁取之,盖病在于中,而经脉行于左右,则或灸或刺,或熨或按,皆当取之于旁也。

③张介宾《类经》气反者,本在此而标在彼也。其病既反,其治亦宜反。故病在上,取之下,谓如阳病者治其阴,上壅者疏其下也。病在下,取之上,谓如阴病者治其阳,下滞者宣其上也。病在中,傍取之,谓病生于内而经连乎外,则或刺或灸,或熨或按,而随其所在也。

④张志聪《黄帝内经集注》气反者,谓上下外内之病气相反也。如下胜而上反病者,当取之下;上胜而下反病者,当取之上;外胜而内反病者,当取之外旁。《至真要论》曰:上胜而下俱病者,以地名之;下胜而上俱病者,以天名之。即此义也。

⑤高士宗《黄帝素问直解》申明上下内外,病气有相反者,则病在上,当取之下,谓气壅于上,而宜降之也。病在下,当取之上,谓气带于下,而宜升之也。病在中,当取之外,而左右旁取之,谓气逆于中,通其经脉,而旁达之也。

⑥黄元御《黄元御医书全集》气之反者,病在上而取之下,病在下而取之上,病在中而傍取之,所谓假者反之也。

⑦张琦《素问释义》此取,谓施治也。在上取上,在下取下,治热以寒,治寒以热,气之常也。其有反者,病在上而其本在下。如上壅者,疏其下则通;阳越者,温其下则降也。病在下而其本在上,如下闭者,宣其上则利;阳陷者,益其上则升也。病在中而本因于四傍者,则旁取之,如脾胃之病而治心肺肝肾也。四傍之因于中者,先取中。可知此即标本先后之义,治病之首务也。

⑧高亿《黄帝内经素问详注直讲全集》〔批〕此举六气之反者,详申其治也。

〔注〕气反,六气之至,反其常时也。病在上者,如风性上升,则为巅顶之疾,风善行数变,伤风之甚,则反热而入里。取之下者,当取其下而泄之也。病在下者,如中湿则湿气下行,寒应四末。取之上者,当取其上而汗之也。中者,脾胃也,如木乘土位,则中病。风应肝,肝主筋,四肢为筋之所束,故旁取之。皆权其反而治之也。

〔讲〕上取,下取,内取,外取,以求其故,先哲之论,固如是已。然亦有反其气而治者焉。如六气之治,反其时而治者,病在上,则宜取其下而泻之;病在下,则宜取其上而汗之,病在中则宜旁取之;

⑨孟景春等《黄帝内经素问译释》若病气有相反的,如病在上的,治其下;病在

下的,治其上;病在中的,治其四旁。

⑩任廷革《任应秋讲〈黄帝内经〉〈素问〉》此句未具体注释,总体概括此段为:(提要)据运气的盛衰确立治法。

⑪张灿玾等《黄帝内经素问校释》气反者:指病情本标不同,有反常态者。《类经》二十五卷第十四注:"本在此而标在彼也。"病在上取之下……病在中傍取之:王冰注"下取,谓寒逆于下,而热攻于上,不利于下,气盈于上,则温下以调之。上取,谓寒积于下,温之不去,阳脏不足,则补其阳也。傍取,谓气并于左,则药熨其右,气并于右,则熨其左以和之,必随寒热为适"。马莳注:"然有反气而治者,则病在上取之下,盖气壅于上而宜降之也。病在下取之上,盖气滞于下而宜升之也。病在中者则傍取之,盖病在于中,而经脉行于左右,则或灸或刺或熨或按,皆当取之于傍也。"《类经》二十五卷第十四注:"气反者,本在此而标在彼也。其病既反,其治亦宜反。故病在上取之下,谓如阳病者治其阴,上壅者疏其下也。病在下取之上,谓如阴病者治其阳,下滞者宣其上也。病在中傍取之,谓病生于内而经连乎外,则或刺或灸或熨或按,而随其所在也。"张志聪注:"气反者,谓上下外内之病气相反也。如下胜而上反病者,当取之下;上胜而下反病者,当取之上;外胜而内反病者,当取之外旁。"诸说互有发明,马注似义胜,今并存之,以资参考。

病情有本标不同,气反常态的,病在上部,取治于下部;病在下部,取治于上部;病在中部,取治于旁侧。

⑫方药中等《黄帝内经素问运气七篇讲解》"气反者",指疾病的表现部位与其原发部位相反。疾病的原发部位在上,而疾病反表现在下,例如:病所在肺,但表现为大便秘结或腹泻或小便不利。疾病原发部位在下,而疾病表现却在上,例如,病所在大肠,大便不通,但却表现为呕吐。这些都叫作"气反"。由于如此,所以在治疗上就要"病在下,取之上",如前述之肺虚便秘、腹泻或小便不利,就要用补肺或宣肺的方法来治疗,下病上取。"病在上,取之下",如前述之呕吐不止,就要用通便的方法来治疗,上病下取。"病在中,傍取之",即病在里,例如由表证而引起的恶心、呕吐、腹泻,就要用解表的方法来治疗,表解而里自和。这就是说对疾病的治疗,不但要"上取下取,内取外取,以求其过","以所在寒热盛衰而调之",首先考虑病位所在,而且要进一步分析其病机,孰为原发,孰为继发,以治疗求本。这是中医辨证论治的关键所在。

⑬王洪图等《黄帝内经素问白话解》如若疾病出现了假象,就应当用反治法来治疗,病在上的,从下部治疗;病在下的,从上部治疗;病在中央的,从四旁来治疗。

⑭郭霭春《黄帝内经素问白话解》若病气反其常候,如病在上而治其下,病在下而治其上,病在中而治其左右。

(4)治热以寒,温而行之;治寒以热,凉而行之;治温以清,冷而行之;治清以温,热而行之。

①王冰《黄帝内经素问》气性有刚柔,形证有轻重,方用有大小,调制有寒温。

盛大则顺气性以取之,小软则逆气性以伐之,气殊则主必不容,力倍则攻之必胜,是则谓汤饮调气之制也。(〔新校正云〕按《至真要大论》云:热因寒用,寒因热用,必伏其所主,而先其所因,其始则同,其终则异,可使破积,可使溃坚,可使气和,可使必已者也。)

②马莳《黄帝内经素问注证发微》不惟是也,病之热者,当以寒药,然性寒则与病逆,必温而行之可也;病之寒者,当以热药,然性热则与病逆,必凉而行之可也;病之温者,当以清药,然性清则与病逆,必冷而行之可也;病之清者,当以温药,然性温则与病逆,必热而行之可也。

③张介宾《类经》此即《至真要大论》寒因热用、热因寒用之义。凡药与病逆者,恐不相投,故从其气以行之,假借之道也。

④张志聪《黄帝内经集注》治热以寒,温而行之者,盖寒性与热气不合,故当温而行之,所谓寒因热用,热因寒用,其始则同,其终则异,可使破积,可使溃坚,可使气和,可使必已,此反治之法也。治温以清,冷而行之,治清以温,热而行之,此正治之法也。盖竟以清冷治温热,以温热治清冷,所谓逆者正治是也。

⑤高士宗《黄帝素问直解》申明寒热盛衰,有从治之法,有逆治之法。治热以寒,以寒药而治热病也,温而行之,服药宜温,温则寒性之药,始行于热分而治之。治寒以热,以热药而治寒病也,凉而行之,服药宜凉,凉则热性之药,始行于寒分而治之,此以寒治热,以热治寒,而有从治之法也。治温以清,冷而行之,以清药而治温病,且冷服以行其温,治清以温,热而行之,以温药而治清病,且热服以行其清,此以清治温而且冷,以温治清而且热,为逆治之法也。

⑥黄元御《黄元御医书全集》以寒治热,温而行之,同其内热也。以热治寒,凉而行之,同其内寒也。以清治温,冷而行之,异其里温也。以温治清,热而行之,异其里清也。

⑦张琦《素问释义》治热以寒,然兼有内寒,则当温而行之。如附子泄心汤是也。治寒以热,然兼有上热,则当凉而行之,如四逆汤加人尿猪胆汁是也。治温以清,其热虽不甚,而势方渐加,则当以寒冷折之。治清以温,其寒虽不甚,而势难骤去,则当热而化之。治其方萌,而绝其滋蔓,故有病似轻而药重也。

⑧高亿《黄帝内经素问详注直讲全集》〔注〕寒以治热,热以治寒,清以治温,温以治清,此固正法也。而服药之时,则有活法以行之。必须温行凉行,冷行热行,不使其过寒过热,过清过温,则不逆其味而适其病矣。

〔讲〕以及治热以寒,而服药必须温以行之;治寒以热,而服药必须凉以行之;治温以清,而服药必须冷以行之;治清以温,而服药必须热以行之者,皆以顺其病而使之易受也。

⑨孟景春等《黄帝内经素问译释》行之:指服药。

治热病用寒药,而用温服的方法;治寒病用热药,而用凉服的方法;治温病用凉药,而用冷服的方法;治清冷的病用温药,而用热服的方法。

⑩任廷革《任应秋讲〈黄帝内经〉〈素问〉》此句未具体注释,总体概括此段为:(提要)据运气的盛衰确立治法。

⑪张灿玾等《黄帝内经素问校释》治热以寒……热而行之:王冰注"气性有刚柔,形证轻重,方用有大小,调制有寒温。盛大则顺气性以取之,小要则逆气性以伐之,气殊则主必不容,力倍则攻之必胜,是则谓汤饮调气之制也"。王氏此注义甚明。凡大寒大热者,病气不容药气,故当顺气性以取之,即从治之法。病微者,则可以逆其气性,并取清药冷服,温药热服之法,其力倍,攻之必胜。行之,用药或服药的意思。

治热病用寒热,待温时服药;治寒病用热药,待凉时服药;治温病用凉药,待冷时服药;治凉病用温药,应热时服药。

⑫方药中等《黄帝内经素问运气七篇讲解》这一段经文,是谈服药的方法。服药的方法一般有四种:一种是凉药热服,即原文所谓的"治热以寒,温而行之"。句中的"热",是指热证,"寒"是指寒凉药物,"温"是指温服。一种是热药凉服,即原文所谓的"治寒以热,凉而行之"。句中的"寒",是指寒证,"热",是指热药,"凉",是指凉服。另一种是凉药凉服,即原文所谓的"治温以清,冷而行之"。句中的"温",指温热证,"清",指凉药,"冷",指冷服。还有一种是热药热服,即原文所谓的"治清以温,热而行之"。句中的"清",指寒证,"温",指温热药,"热",指热服。上述这四种服药方法,历代注家均从正治反治的道理来解释,凉药热服,热药凉服,认为属于反治范围。凉药凉服,热药热服,认为属于正治范围。关于正治和反治,以后在《六元正纪大论》和《至真要大论》中均将作较详细的讨论,读者可以参看后章,此处从略。

⑬王洪图等《黄帝内经素问白话解》治疗热病用寒性药,而采用温服法;治疗寒病用热性药,而采用凉服法;治疗温病用清凉药,而采用冷服法;治疗清冷的病用温性药,而采用热服法。

⑭郭霭春《黄帝内经素问白话解》治热用寒药,应该温服;治寒用热药,应该凉服;治温用凉药,应该冷服;治清冷用温药,应该热服。病者身体的虚实不同,其制方也就不同。

(5)故消之,削之,吐之,下之,补之,写之,久新同法。

①王冰《黄帝内经素问》量气盛虚而行其法,病之新久无异道也。

②马莳《黄帝内经素问注证发微》不惟是也,凡消之削之,吐之下之,补之泻之,皆量其顺逆而行之,不以病之久新而异其法也。

③张介宾《类经》消以去滞,削以攻坚,上实者宜吐,下实者宜下,补因正之不足,写因邪之有余,但此中用有缓急,治有先后,而病之久新同其法也。

④张志聪《黄帝内经集注》消之削之,内取外取也。吐之下之,上取下取也。补之泻之,补上补下,治上治下也。久者,谓伏气之病;新者,感而即发。(眉批)在泉之气邪淫于内。

⑤高士宗《黄帝素问直解》申明上下内外,病气相反者,则有正取之法,故内取

而消之,外取而削之,上取而吐之,下取而下之,从而补之,逆而泻之,久病新病,同一正取之法也。

⑥黄元御《黄元御医书全集》满者消之,坚者削之,高者吐之,低者下之,虚者补之,实者泻之,病有新久,其法则同也。

⑦张琦《素问释义》消之去其滞,削之去其坚,吐之宣其上,下之泄其实,补其不足,泻其有余,审其虚实,而施治,病之新久无异法也。

⑧高亿《黄帝内经素问详注直讲全集》〔注〕消,消其积也。削,削其坚也。吐,吐其上焦之邪也。下,下其中焦之滞也。补,补其不足也。泻,泻其有余也。不问病之新久,皆以此法治之,无余蕴也。

〔讲〕然亦不可过寒、过热、过温、过清,而反助其病焉、故消其积,削其坚,吐其上焦之邪,下其中焦之滞,补其正之所不足,泻其邪之所有余。不问病之为新为久,皆同此一法以治之也。

⑨孟景春等《黄帝内经素问译释》故用消法通积滞,用削法攻坚积,用吐法治上部之实,用下法通下部之实,补法治虚证,泻法治实证,凡久病新病,都可根据这些原则进行治疗。

⑩任廷革《任应秋讲〈黄帝内经〉(素问)》此句未具体注释,总体概括此段为:(提要)据运气的盛衰确立治法。

⑪张灿玾等《黄帝内经素问校释》所以病积者用消法,病有余者用削法,病在上者用吐法,病在下者用通下法,病虚者用补法,病实者用泻法,久病新病都可以根据这些原则进行治疗。

⑫方药中等《黄帝内经素问运气七篇讲解》"消之削之",指治疗上的消法。所谓"消法",即用具有消散或清削作用的药物及方剂,或其他物理方法的处理以消散积聚,借以达到治疗目的的一种治疗方法。"吐之下之",指治疗上的吐法和下法。所谓"吐法",即用具有催吐作用的药物或其他物理方法的处理,使患者发生呕吐,借以达到治疗目的的一种治疗方法。"下法",即用具有泻下作用的药物内服或外用使患者发生泻下借以达到治疗目的的一种治疗方法。"补之泻之",指治疗上的补法和下法。所谓"补法",即用具有增强人体功能或补充人体营养物质的药物或食物以增强人体体力或补充人体营养借以达到治疗目的的一种治疗方法。"久新",指患病的时间,亦即新病和久病。"久新同法",即不论疾病新久,上述的消法、吐法、补法、下法都可以用。这也就是说,不论新病久病,本身都有寒热虚实的不同,因而在治疗上就有温清补泻等不同的治法。这仍是对前述"以所在寒热盛衰而调之"这一治疗原则的进一步阐述和补充。

⑬王洪图等《黄帝内经素问白话解》如若疾病没有出现假象的,便不需用反治法,而用消法通积滞,用削法攻坚凝,用吐法涌出上焦之邪,用下法攻逐下焦之实,用补法治疗虚证,用泻法治疗实证。不论是久病还是新病,都应该遵循以上治疗法则。

⑭郭霭春《黄帝内经素问白话解》所以或用消法,或用削法,或用吐法,或用下

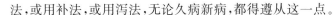

法,或用补法,或用泻法,无论久病新病,都得遵从这一点。

（6）帝曰:病在中而不实不坚,且聚且散,奈何?

①王冰《黄帝内经素问》此句未具体注释。

②马莳《黄帝内经素问注证发微》此言病有在中而聚散不常者,当审虚实,兼药食和中外以治之也。帝问病有在中者,而按之不实不坚,且聚且散,是果何法以治之?

③张介宾《类经》此句未具体注释。

④张志聪《黄帝内经集注》此论五运之气为病而有治之之法也。病在中者,根于中也。不实不坚,且聚且散者,神机之出入于外内也。如敷和之纪,其藏肝,其病里急支满。备化之纪,其藏脾,其病否。

⑤高士宗《黄帝素问直解》因消削吐下之言,复为此问。

⑥黄元御《黄元御医书全集》病在中,不坚不实,且聚且散,未成积聚也。

⑦张琦《素问释义》此句未具体注释。

⑧高亿《黄帝内经素问详注直讲全集》〔批〕病在里,而无坚实可按,及聚散无常者,治其失法,万难取效。

〔注〕病在中,在里也。不坚不实,聚散无常,非实邪也。

〔讲〕黄帝曰:治病之法固如是已,然有病在里,按之不实不坚,且或聚或散,而无常者,治之奈何?

⑨孟景春等《黄帝内经素问译释》黄帝道:若病在内,不实也不坚硬,有时聚而有形,有时散而无形,那怎样治疗呢?

⑩任廷革《任应秋讲〈黄帝内经〉(素问)》此句未具体注释,总体概括此段为:(提要)据运气的盛衰确立治法。

⑪张灿玾等《黄帝内经素问校释》黄帝说:病在内部,不实又不坚,有时聚有时散,应当怎样治疗呢?

⑫方药中等《黄帝内经素问运气七篇讲解》"中",指体内。"实",指有物。"坚",指坚硬。"聚",指聚积。"散",指分散。全句意即人体内脏有病,但是柔软无物,即使有时可以摸到有物,但是聚散不定,有时摸到,有时又摸不到。原文就此种现象提出问题,要求加以鉴别。

⑬王洪图等《黄帝内经素问白话解》黄帝说:若病在内部,不实也不坚硬,有时聚而成块,有时散而无形,这种病应当怎样治疗呢?

⑭郭霭春《黄帝内经素问白话解》黄帝道:若病在里面,不实也不坚硬,有时聚而有形,有时散而无形,这种病怎样治疗呢?

（7）岐伯曰:悉乎哉问也! 无积者求其藏,虚则补之,药以祛之,食以随之,行水渍之,和其中外,可使毕已。

①王冰《黄帝内经素问》随病所在,命其藏以补之。食以无毒之药,随汤丸以迫逐之,使其尽也。中外通和,气无流碍,则释然消散,真气自平。

②马莳《黄帝内经素问注证发微》伯言审其有积无积,如无积者,则求其病之

在于何脏,其脏虚者,宜有以补之,故药以祛其病,食以随其欲,不专于用药可也。所谓食,有如下节谷肉果菜是也。又必用药之汤水以渍之,则药食调其中,而汤水治其外,庶几中外和而病可已矣。

③张介宾《类经》积者有形之病,有积在中,则坚实不散矣。今其不实不坚、且聚且散者,无积可知也。无积而病在中者,藏之虚也。故当随病所在,求其脏而补之,脏气充则病自安矣。药以祛之,去其病也。食以随之,养其气也。行水渍之,通其经也。若是则中外和调而病可已矣。祛者,非攻击之谓,凡去病者皆可言祛。渍,资四切,浸洗也。

④张志聪《黄帝内经集注》盖五运之气内合五藏,故无积者当求其藏也。藏气虚则补之,先用药以祛其邪,随用食以养其正,行水渍之以取汗,和其中外,使邪从外出,可使毕已矣。玉师曰:积者,邪积于五藏之间,无积则邪干藏气,故当求其藏。

⑤高士宗《黄帝素问直解》内外之病,求之于经,上下之病,求之于府。若病在中,不实不坚,且聚且散,而无积者,当求之藏,藏虚则补之,或先用药以祛其邪,随用食以养其正,或行水渍之,以取其汗,则中外皆和,虚中有邪,可毕已。

⑥黄元御《黄元御医书全集》无积者求其脏,气虚则补之(无积则非实证,不可泻也),用药以祛之,用食以随之,行水以渍之,表里兼医,令其中外调和,可使尽愈也(承病在中,旁取之二句)。

⑦张琦《素问释义》无积而病在中,则为脏之虚。此言有积者或因乎中,或因乎外,和之则尽已。

⑧高亿《黄帝内经素问详注直讲全集》〔注〕在里无积,求其何脏之受病,不足则补之,药以祛其有余之邪,邪去食进以调正气,又外用药之汤水以浸渍之,则药食调其中,汤水治其外,使中外气和病必已矣。

〔讲〕岐伯对曰:悉乎哉问也!其不实不坚者,以其内无积也。其且聚且散者,以其病无定位也。凡遇此证,当求其病在何脏,邪属何气,审其脏气之不足而虚者则从而补之,见其脏之为邪所克者,则用药以祛之。且顺其欲而与之以食,使食随药进,以养胃气,更外用行药之汤水以渍之。庶能调和其中外,可使中外气和,而病为之尽愈已。

⑨孟景春等《黄帝内经素问译释》岐伯说:您问得真仔细!这种病如果没有积滞的,应当从内脏方面去探求,虚的用补法,有邪的可先用药驱其邪,然后以饮食调养之,或用水渍法调和其内外,便可使病痊愈。

⑩任廷革《任应秋讲〈黄帝内经〉(素问)》此句未具体注释。

⑪张灿玾等《黄帝内经素问校释》岐伯说:你问得很详尽啊!没有积的应当从内脏方面探求其病,虚的用补法,有邪气的可以用药物祛除之,随后以饮食调养之,用长流水汤洗以通其血脉,调和内外,就可使病痊愈。

⑫方药中等《黄帝内经素问运气七篇讲解》〔无积者,求其脏〕“积”,指聚积,亦即在人体可以摸到实体物,如症瘕肿物等。“脏”,指五脏,为腑的对应词。从阴阳

属性来说，"脏为阴，腑为阳"，"无积者，求其脏"一句，是回答上面所提的问题。上句所提的"不实不坚，且聚且散"，实际上就是摸不到实体性的东西。既然摸不到实体性的东西，那就是"无积"，属于阴证、虚证，就不能用前述的消法或下法，而只能用补法来作治疗。张介宾注此云："积者，有形之病。有积在中，则坚实不散矣，今其不实不坚，且聚且散者，无积可知也。无积而病在中者，藏之虚也，故当随病所在，求其脏而补之。"亦即此义。这也是前述"以所在寒热盛衰而调之"这一治疗原则在临床上的具体运用。

[虚则补之，药以祛之，食以随之，行水渍之，和其中外，可使毕已]上句言"无积者，求其脏"，这里说"虚则补之"，意即这种情况属于虚证，以补为主。但是上句又曾谈到"时聚时散"，说明虚中仍然挟实。因此在补虚的基础上，仍然要"药以祛之"，亦即在补虚扶正的基础上要同时祛邪。除了药物治疗以外，还要"食以随之"，注意到饮食在治疗中的积极作用。除药疗、食疗以外，还要注意到"行水渍之"，亦即运用水浴等理疗方法。"和其中外"，指对疾病采取综合治疗措施。这些治疗方法虽然都是承上文"无积者，求其脏"这一具体情况而提出的，但实际上指出了"以所在寒热盛衰而调之"的具体内容。这就是说，从治疗原则上来说，虚者补之，实者泻之。虚中挟实，补虚为主，辅以祛邪。从治疗手段来说，药疗为主，食疗次之，辅以理疗，进行综合处理。

⑬王洪图等《黄帝内经素问白话解》岐伯说：你问得真详尽啊！这种病如果是没有积滞的话，就应该从内脏来寻求病因，属于虚证的用补法，兼有邪气的，可以用药物驱逐它，随即用饮食辅助，调和胃气；或者用药汤洗浴法，祛除邪气，疏通经络，使内外调和，疾病就可以痊愈了。

⑭郭霭春《黄帝内经素问白话解》岐伯说：你问得真详尽啊！这种病如果没有积滞的话，应该从内脏里寻求病因，如虚就用补法，用药以祛邪，随用饮食加以滋养，用热汤以浴渍肌表，使其内外调和，这样可以使病完全治愈。

第三十一解

（一）内经原文

帝曰：有毒无毒，服有**约**乎？岐伯曰：病有久新，方有大小，有毒无毒，固宜常制矣。大毒治病，十去其六；常毒治病，十去其七；小毒治病，十去其八；无毒治病，十去其九。谷肉果菜，食养尽之，无使过之，伤其正也。不尽，行复如法。必先岁气，无伐天和。无**盛盛**，无**虚虚**，而遗人天殃。无致邪，无失正，绝人长命！

（二）字词注释

（1）约

①王冰《黄帝内经素问》此字未具体注释。

②马莳《黄帝内经素问注证发微》约方。

③张介宾《类经》约，度也。《禁服》篇曰：夫约方者，犹约囊也，囊满而弗约则

输泄,方成弗约则神与弗俱。

④张志聪《黄帝内经集注》约,规则也。

⑤高士宗《黄帝素问直解》约,规则也。

⑥黄元御《黄元御医书全集》约,制也。

⑦张琦《素问释义》此字未具体注释。

⑧高亿《黄帝内经素问详注直讲全集》〔注〕〔讲〕定制。

⑨孟景春等《黄帝内经素问译释》约,规则、常规的意思。

⑩任廷革《任应秋讲〈黄帝内经〉(素问)》此字未具体注释。

⑪张灿玾等《黄帝内经素问校释》约:规则。

⑫方药中等《黄帝内经素问运气七篇讲解》张隐庵注:"约,规则也。"

⑬王洪图等《黄帝内经素问白话解》约:规则。

⑭郭霭春《黄帝内经素问白话解》限制。

(2) 盛盛

①王冰《黄帝内经素问》盛者转盛。

②马莳《黄帝内经素问注证发微》邪气实者而又补之,是之谓盛盛也。

③张介宾《类经》盛其盛。

④张志聪《黄帝内经集注》盛盛。

⑤高士宗《黄帝素问直解》太过而补,是盛盛也。

⑥黄元御《黄元御医书全集》盛其所盛。

⑦张琦《素问释义》盛者转盛。

⑧高亿《黄帝内经素问详注直讲全集》〔注〕盛盛;〔讲〕凡邪盛者,无使再盛。

⑨孟景春等《黄帝内经素问译释》实证用补,使其重实,叫做"盛盛"。

⑩任廷革《任应秋讲〈黄帝内经〉(素问)》此词未具体注释。

⑪张灿玾等《黄帝内经素问校释》用补法治实证。

⑫方药中等《黄帝内经素问运气七篇讲解》"盛",指旺盛。"盛盛",前一个"盛"字,作使之旺盛解;后一个"盛"字,作本来旺盛解。"盛盛",意即已经很旺盛了,还再用使其旺盛的治疗方法。

⑬王洪图等《黄帝内经素问白话解》实证用补法。

⑭郭霭春《黄帝内经素问白话解》使实者更实。

(3) 虚虚

①王冰《黄帝内经素问》虚者转虚。

②马莳《黄帝内经素问注证发微》正气虚者而又泻之,是之谓虚虚也。

③张介宾《类经》虚其虚。

④张志聪《黄帝内经集注》虚虚。

⑤高士宗《黄帝素问直解》不以而消,是虚虚也。

⑥黄元御《黄元御医书全集》虚其所虚。

⑦张琦《素问释义》虚者益虚。

⑧高亿《黄帝内经素问详注直讲全集》〔注〕虚虚;〔讲〕凡正虚者,无使再虚。

⑨孟景春等《黄帝内经素问译释》虚证用泻,使其重虚,叫做"虚虚"。

⑩任廷革《任应秋讲〈黄帝内经〉(素问)》此词未具体注释。

⑪张灿玾等《黄帝内经素问校释》用泻法治虚证。

⑫方药中等《黄帝内经素问运气七篇讲解》"虚",指虚弱不足。"虚虚",前一个虚字,作使之虚弱解释;后一个"虚"字,作本来虚弱解。"虚虚",意即已经很虚弱了,还再用使其虚弱的治疗方法。

⑬王洪图等《黄帝内经素问白话解》虚证用泻法。

⑭郭霭春《黄帝内经素问白话解》虚虚:即虚证用泻法,使虚者更虚。

(4)夭

①王冰《黄帝内经素问》此字未具体注释。

②马莳《黄帝内经素问注证发微》夭。

③张介宾《类经》夭。

④张志聪《黄帝内经集注》夭。

⑤高士宗《黄帝素问直解》夭。

⑥黄元御《黄元御医书全集》夭。

⑦张琦《素问释义》夭。

⑧高亿《黄帝内经素问详注直讲全集》〔讲〕夭殃。

⑨孟景春等《黄帝内经素问译释》夭:原作"天",据《吴注素问》《类经》改。

⑩任廷革《任应秋讲〈黄帝内经〉(素问)》此字未具体注释。

⑪张灿玾等《黄帝内经素问校释》夭折。

⑫方药中等《黄帝内经素问运气七篇讲解》"夭殃",指灾害。

⑬王洪图等《黄帝内经素问白话解》后患。

⑭郭霭春《黄帝内经素问白话解》邪气更盛。

(三)语句阐述

(1)帝曰:有毒无毒,服有约乎?

①王冰《黄帝内经素问》此句未具体注释。

②马莳《黄帝内经素问注证发微》此言约方有法,而药食皆先之岁气也。帝问凡药有毒无毒,服之者有所约乎?《灵枢·禁服篇》云:约方者犹约囊也,囊满而弗约则输泄,方成而弗约则神与弗俱。

③张介宾《类经》约,度也。《禁服》篇曰:夫约方者,犹约囊也,囊满而弗约则输泄,方成弗约则神与弗俱。

④张志聪《黄帝内经集注》食,叶寺。约,规则也。

⑤高士宗《黄帝素问直解》上文云,能毒以厚药,不胜毒以薄药,是厚药有毒,薄药无毒,因问有毒无毒之药,服之其有规则乎?

⑥黄元御《黄元御医书全集》此句未具体注释。

⑦张琦《素问释义》此句未具体注释。

⑧高亿《黄帝内经素问详注直讲全集》〔批〕治法方宜虽各不同,然必需从此论,斟酌行之,而不失其邪正虚实,乃不绝人长命也。

〔注〕有毒无毒之药,服有定制否也?

〔讲〕黄帝曰:凡药之有毒无毒,服之亦有定制乎?

⑨孟景春等《黄帝内经素问译释》约:规则、常规的意思。

黄帝道:有毒药和无毒药,服用时有一定的规则吗?

⑩任廷革《任应秋讲〈黄帝内经〉〈素问〉》此句未具体注释,总体概括此段为:(提要)据运气的盛衰确立治法。

⑪张灿玾等《黄帝内经素问校释》黄帝说:有毒的药物和无毒的药物,服用时有一定的常规吗?

⑫方药中等《黄帝内经素问运气七篇讲解》"毒",指药物气味特别偏胜,如大寒大热之类。张志聪注:"毒者,有大寒大热及燥湿偏胜之毒气。"此处亦可作为药物的毒性来理解。"服",指服用。"约",张隐庵注:"约,规则也。"全句是问:气味特别偏胜或毒性较大的药物,在服食上有没有什么规定?

⑬王洪图等《黄帝内经素问白话解》黄帝说:作用峻猛的有毒药物与作用和平的无毒药物,在服用方法上有一定制度吗?

⑭郭霭春《黄帝内经素问白话解》黄帝道:有毒的药和无毒的药,服法也有什么限制吗?

(2)岐伯曰:病有久新,方有大小,有毒无毒,固宜常制矣。

①王冰《黄帝内经素问》此句未具体注释。

②马莳《黄帝内经素问注证发微》伯言病有久者则方必大,病有新者则方必小,故药有大毒、常毒、小毒、无毒之分,则去病以六分、七分、八分、九分而止,当量其病之新故,而制方大小以用之。

③张介宾《类经》病重者宜大,病轻者宜小,无毒者宜多,有毒者宜少,皆常制之约也。

④张志聪《黄帝内经集注》病有久新者,谓病之能毒不能胜毒也。方有大小者,谓有可以厚药,止可以薄药也。毒者,有大寒大热及燥湿偏胜之毒气,故止可攻疾,中病即止,过则伤正矣。

⑤高士宗《黄帝素问直解》食,音嗣,凡病有久新,处方有大小,因病处方,用有毒无毒之药,固宜有经常之制矣。

⑥黄元御《黄元御医书全集》病有新久不同,方有大小不一,有毒无毒之药,服之固有常制。

⑦张琦《素问释义》此句未具体注释。

⑧高亿《黄帝内经素问详注直讲全集》〔注〕病有不同,用药亦异,病之甚者方

大,病之微者方小,此有一定之常制也。

〔讲〕岐伯对曰:病有新久之不同,为病久而甚者方宜大,病新而微者方宜小。其有毒无毒,用药之方,夫固有常制矣。

⑨孟景春等《黄帝内经素问译释》岐伯说:病有新久,处方有大小,药物有毒无毒,服用时当然有一定的规则。

⑩任廷革《任应秋讲〈黄帝内经〉〈素问〉》此句未具体注释,总体概括此段为:(提要)据运气的盛衰确立治法。

⑪张灿玾等《黄帝内经素问校释》岐伯说:病有新久的不同,方有大小的区别,有毒药物和无毒药物,固然有一定的常规用法。

⑫方药中等《黄帝内经素问运气七篇讲解》[病有久新,方有大小]"病有久新",指疾病有新病和久病。"方有大小",指制方上有大方和小方。关于大方和小方,《至真要大论》谓:"君一臣二,制之小也,君一臣三佐五,制之中也,君一臣三佐九,制之大也。"这就是说"大方"药味多,"小方"药味少。前文曾谓:"故消之削之,吐之下之,补之泻之,久新同法。"这是讲不论疾病是新病或者是久病都可以用补法和泻法。此句谓"病有久新,方有大小",是讲在疾病的治疗上,虽然从治法上来说新病和久病不一定有什么差异,但是在具体用药上,还是有所区别的。

[有毒无毒,固宜常制]"常",有经常或一般之义。"制",即制度,与前句之"约"同义。"常制",即常规。"有毒无毒,固宜常制",意即各种药物在使用上均有常规用法。

⑬王洪图等《黄帝内经素问白话解》岐伯说:疾病有新久的不同,方剂有大小的区别,有毒的药物和无毒的药物,在应用方面,当然有一定的制度。

⑭郭霭春《黄帝内经素问白话解》岐伯说:病有新久,处方有大小,药的有毒无毒,一定有它的常规。

(3)大毒治病,十去其六;常毒治病,十去其七;小毒治病,十去其八;无毒治病,十去其九。

①王冰《黄帝内经素问》下品药毒,毒之大也。中品药毒,次于下也。上品药毒,毒之小也。上品中品下品无毒药,悉谓之平。大毒之性烈,其为伤也多。小毒之性和,其为伤也少。常毒之性,减大毒之性一等,加小毒之性一等,所伤可知也。故至约必止之,以待来证尔。然无毒之药,性虽平和,久而多之,则气有偏胜,则(《类经》作"必",守)有偏绝。久攻之则脏气偏弱,既弱且困,不可长也,故十去其九而止。

②马莳《黄帝内经素问注证发微》至于谷肉果菜,以食为养,但尽其所宜,无使过之以伤其正耳。夫药食兼行如此,如病未尽,又行之复如前法也。王(冰)注云:大毒之性烈,其为伤也多,小毒之性和,其为伤也少,常毒减大毒之性一等,加小毒之性一等,所伤可知也。故至约必止之,以待来证尔。然无毒之药,性虽平和,久而多之,则气有偏胜,则有偏绝,久攻之,则脏气偏弱,既弱且困,不可长也,故十去其九而止。

③张介宾《类经》药性有大毒、常毒、小毒、无毒之分,去病有六分、七分、八分、九分之约者,盖以治病之法,药不及病,则无济于事,药过于病,则反伤其正而生他患矣。故当知约制,而进止有度也。王(冰)氏曰:大毒之性烈,其为伤也多。小毒之性和,其为伤少。常毒之性,减大毒之性一等,加小毒之性一等,所伤可知也。故至约必止之,以待来证尔。然无毒之药,性虽平和,久而多之,则气有偏胜,必有偏绝,久攻之则藏气偏弱,既弱且困,不可长也,故十去其九而止。

④张志聪《黄帝内经集注》是以大毒之药治病,病去其六,即止后服;常毒治病,病去其七即止之;小毒治病,病去其八即止之。

⑤高士宗《黄帝素问直解》是以大毒治病十去其六而止,常毒治病,十去其七而止,小毒治病,十去其八而止,无毒治病十去其九而止。

⑥黄元御《黄元御医书全集》大毒治病,十去其六而止;常毒治病,十去其七而止;小毒治病,十去其八而止;无毒治病,十去其九而止。

⑦张琦《素问释义》此句未具体注释。

⑧高亿《黄帝内经素问详注直讲全集》〔注〕又当视其大毒常毒有毒无毒治之者,或去其六七,或其八九。

〔讲〕如大毒之药,十分之病,一方可以去其六;常毒之药,十分之病,一方可以去其七;小毒之药,十分之病,一方可以去其八;无毒之药,十分之病,一方可以去其九。然究不可过用也,以大毒之药,治病药性太烈,为伤必多,病去其六,即可止而勿服矣。常毒之药,较大毒而稍减其性焉,病去七分,亦可止而勿服矣。至若小毒之药,则性和平病去八九分,皆可服之,亦必病去八九分,乃可去之。治病者,宜斟酌也。

⑨孟景春等《黄帝内经素问译释》凡用大毒之药,病去十分之六,不可再服,一般的毒药,病去十分之七,不可再服;小毒的药物,病去十分之八,不可再服;即使没有毒的药物,病去十分之九,也不必再服。

⑩任廷革《任应秋讲〈黄帝内经〉(素问)》此句未具体注释,总体概括此段为:(提要)据运气的盛衰确立治法。

⑪张灿玾等《黄帝内经素问校释》大毒治病……十去其九:药物之毒,大小不一,大毒者,其性烈,小毒或无毒者,其性缓,性烈者,其效速而易伤正,性缓者,其效慢而不害命。所以用药时,必量药之性,以制其剂,不及则无济于事,太过则反伤其正。王冰注:"大毒之性烈,其为伤也多。小毒之性和,其为伤也少。常毒之性,减大毒之性一等,加小毒之性一等,所伤可知也。故至约必止之,以待来证尔。然无毒之性,性虽和平,久而多之,则气有偏胜,则有偏绝,久攻之则脏气偏弱,既弱且困,不可长也,故十去其九而止。"

凡毒性大的药物,病治去十分之六,即勿再服,一般毒性的药物,病治去十分之七,即勿再服,毒性不大的药物,病治去十分之八,即勿再服,无毒性的药物,病治去十分之九,即勿再服。

⑫方药中等《黄帝内经素问运气七篇讲解》"大毒",指毒性较大的药物。"常毒",指具有一般毒性的药物。"小毒",指毒性较小的药物。"无毒",指没有毒性的药物。"六""七""八""九"等,指用药时间的长短。全句意即毒性较大的药物,服用时间宜短;毒性一般或毒性较小的药物,服用时间可以稍长;无毒的药物,服用时间则可以较长,但也只能"十去其九",不能无限期的长期服用。

⑬王洪图等《黄帝内经素问白话解》凡用毒性大的药物治病,只能用到病邪去除十分之六,就应该停药;用一般毒性的药物治病,只能用到病邪去除十分之七,就应该停药;用毒性小的药物治病,只能用到病邪去除十分之八,就应该停药;即便是用没有毒性的药物治病,也只能用到去除病邪的十分之九,就应该停药。

⑭郭霭春《黄帝内经素问白话解》凡用大毒之药,病去十分之六,不可再服;用小毒之药,病去十分之七,不可再服;用平常的毒药,病去十分之八,不可再服;无毒的药,病去十分之九,也不必再服。

(4)谷肉果菜,食养尽之,无使过之,伤其正也。不尽,行复如法。

①王冰《黄帝内经素问》服至约已,则以五谷五肉五果五菜,随五藏宜者食之,以尽其余病,药食兼行亦通也。(〔新校正云〕按《藏气法时论》云:毒药攻邪,五谷为养,五果为助,五畜为益,五菜为充。)法,谓前四约也。余病不尽,然再行之,毒之大小,至约而止,必无过也。

②马莳《黄帝内经素问注证发微》服至约已,则以五谷、五肉、五果、五菜随五脏宜者食之,已尽其余病,药食兼行亦通也。《脏气法时论》云:毒药攻邪,五谷为养,五果为助,五畜为益,五菜为充。然岁有六气分主,有南面北面之政,必先知六气所在,人脉至尺寸应之。太阴所在其脉沉,少阴所在其脉钩,厥阴所在其脉弦,太阳所在其脉大而长,阳明所在其脉短而清,少阳所在其脉大而浮。如是六脉,则为天和。不知之者,呼为寒热,攻寒令热,脉不变而热疾已生;制热令寒,脉如故而寒疾已起。

③张介宾《类经》病已去其八九,而有余未尽者,则当以谷肉果菜饮食之类培养正气而余邪自尽矣。如《藏气法时论》曰:毒药攻邪,五谷为养,五果为助,五畜为益,五菜为充者是也。然毒药虽有约制,而饮食亦贵得宜,皆不可使之太过,过则反伤其正也。如此而犹有未尽,则再行前法以渐除之,宁从乎慎也。

④张志聪《黄帝内经集注》即无毒之药,亦不可太过,所谓久而增气,物化之常也,气增而久,夭之由也。《藏气法时论》曰:毒药攻邪,五谷为养,五果为助,五畜为益,五菜为充,气味合而服之,以补精益气。故以药石治病,谷肉食养,使病尽去之,又无使过之伤其正也。如病不尽,复以药石治养如前法。(眉批)新者能毒,久则不能胜毒矣。

⑤高士宗《黄帝素问直解》服药之外,更兼谷肉果菜,为之谷养,使病尽除去之。毒药攻邪,中病即止,无使过之,伤其正也。谷肉果菜,食养之而病不尽,复欲治之,其行复如前法。

⑥黄元御《黄元御医书全集》其未去者，以谷、肉、果、菜饮食调养尽之，无使毒药过剂，伤其正气也。若其不尽，则行复如法，用药以祛之，用食以随之（承能毒者以厚药，不胜毒者以薄药二句）。

⑦张琦《素问释义》邪有不尽，则再依前法行之，除之以渐，乃尽去也。

⑧高亿《黄帝内经素问详注直讲全集》〔注〕则当用谷肉果菜以养之，即《脏气法时论》所谓毒药攻邪，五谷为养，五果为助，五畜为益，五菜为充是也。如法，如前治之法也。

〔讲〕至若用毒药以攻其邪，则必用五谷以为养，五畜以为益，五果以为助，五菜以为充，食之养之，随其所欲而尽之，然亦无使之太过，以伤其正也。在药食既久，病已全愈者，固不必言已，若病犹未尽，是不得不再为调治，其行药之功，复如前法，正气决不可伤。

⑨孟景春等《黄帝内经素问译释》以后就用谷类、肉类、果类、蔬菜等饮食调养，使邪去正复而病痊愈，不要用药过度，以免伤其正气。如果邪气未尽，再用药时仍如上法。

⑩任廷革《任应秋讲〈黄帝内经〉〈素问〉》此句未具体注释，总体概括此段为：(提要)据运气的盛衰确立治法。

⑪张灿玾等《黄帝内经素问校释》谷肉果菜……伤其正也：《类经》十二卷第十一注"病已去其八九，而有余未尽者，则当以谷肉果菜饮食之类，培养正气而余邪自尽矣。如《脏气法时论》曰：毒气攻邪，五谷为养，五果为助，五畜为益，五菜为充者是也。然毒药虽有约制，而饮食亦贵得宜，皆不可使之太过，过则反伤其正也"。

随后用谷、肉、果、菜等饮食加以调养，则病乃痊愈，药物不可过用，以免损伤正气。邪气不尽者，再用药时仍如上法。

⑫方药中等《黄帝内经素问运气七篇讲解》〔谷肉果菜，食养尽之，无使过之，伤其正也〕"谷"，指粮食，"肉"，指肉食，"果"，指水果，"菜"，指蔬菜。"食养"，指饮食调养。"尽之"，指收功或结束治疗。"过"，指用药太过。"正"，指正气，亦即人体本身所固有的生理调节代偿防御能力。全句是对上文用药原则的解释和补充，意即用药物治疗疾病，必须掌握分寸，适可而止。毒性愈大的药物，愈不能长服久服，主要应依靠饮食调养来恢复健康，巩固疗效。为什么用药物治疗疾病，必须适可而止？为什么任何药物都不能长服久服？为什么要"谷肉果菜，食养尽之"？这涉及中医学对疾病本质的认识以及对于疾病的防治原则问题。对于自然界气候变化来说，古人认为整个自然界气候变化存在着一个自调的规律。这也就是前面已经讲过的："五运之政，犹权衡也，高者抑之，下者举之，化者应之，变者复之。此生长化成收藏之理，气之常也。失常则天地四塞矣。"对于人体与自然环境的关系，古人认为也存在着一个自调规律，即认为自然界气候的一般变化，人体能自动适应它。自然界中的各处致病因素，人体能自动防御它。致病以后对人体的各种损伤，人体能自动代偿并修复它。自然界的各种自调现象，中医学叫作"正气"。人体的各种自

调现象,生理调节代偿防御能力,中医学也叫作"正气"。"正气",中医学认为是自然界生命现象之所以能够存在的根本原因,也是人体健康能够得到保证的关键所在。由于如此,所以中医学认为,疾病的发生从根本上来说,是人体正气不足的结果,也是正气与邪气斗争的表现。因此,中医学对疾病的治疗也就立足于如何恢复人体的正气,亦即把恢复和加强人体的生理调节代偿防御能力放在头等重要的地位。任何可以影响人体正气的措施都应该慎用或不用,即使是具有针对病邪作用的措施,也只能在不影响人体正气的前提下应用。如果超过了这个范围,就必须停止使用。具有毒性的药物,由于它对病邪,亦即对致病因素有一些特异性的治疗作用,所以在疾病的治疗中是必需的。正如《素问·脏气法时论》中所谓的:"毒药攻邪。"但是具有毒性的药物,在具有治疗作用的同时,又具有损害人体正气的副作用。即使是无毒的药物,虽然并不具毒性作用,但是它既然能治病,亦必然在气味上有其偏胜之处;我们正是运用其偏胜的一面,来调节和恢复在致病因素影响下人体失去的相对平衡状态。但是在长时间服用过程中,又必然会造成人体新的偏胜失衡而对正气有所损伤。由于如此,所以中医学对于疾病的治疗,从来就不主张完全依靠药物,认为使用药物只能是在病邪较盛时用以顿挫病势的一种手段。一旦病邪已衰,即应适可而止。特别是有毒的药物,更应尽早停用或不用。中医对于疾病的治疗,十分强调依靠人体的自调能力,认为能够善于调动人体正气,对疾病进行因势利导的治疗,这就是最好的治疗。这些基本观点,在《内经》中,特别是在本篇中,阐发得十分深刻,明确指出:"大毒治病,十去其六;常毒治病,十去其七;小毒治病,十去其八;无毒治病,十去其九;谷肉果菜,食养尽之,无使过之,伤其正也。"还指出:"必养必和,待其来复。"在《六元正纪大论》中提出:"大积大聚,其可犯也,衰其大半而止,过者死。"《脏气法时论》也指出:"毒药攻邪,五谷为养,五果为助,五畜为益,五菜为充,气味合而服之,以补益精气。"在《汉书·艺文志》中甚至提出:"有病不治,常得中医。"上述论述充分说明了中医对疾病本质的认识和治疗疾病的指导思想,即认为疾病是人体正气与病邪相搏的过程,治疗疾病必须立足于调动和恢复人体固有的自调能力来战胜疾病,恢复健康。任何损伤人体正气的治疗,都必须慎用或不用,充分重视饮食调养在恢复正气中的重要作用等。这些认识正是中医整体观在疾病治疗上的具体体现。

[不尽,行复如法]"不尽",指疾病未愈。"行复如法",指仍可以再用前述的用药方法来进行治疗。这就是说用药物治疗疾病,特别是用具有一定毒性的药物治疗疾病,可以采用间断投药的方法。这种投药法,既可以避免因连续使用毒性药物对人体正气带来的损害,同时还可达到间断服药而使病邪受到顿挫的治疗目的。这是古人治疗经验的总结,也是至今中医在治疗疾病上最常用的投药方法。

⑬王洪图等《黄帝内经素问白话解》随后可以用五谷、肉类、果品、蔬菜等饮食物进行调养。这样就可以使正气逐渐恢复,邪气尽去。总之,用药不能过量,以免损伤人体的正气。假如病邪不能靠饮食调养而去除,那么还可以按照上面所说的

给药方法,进行治疗。

⑭郭霭春《黄帝内经素问白话解》以后用谷肉果菜,饮食调养,就可使病气都去掉了,但不可吃得过多而损伤了正气。如果邪气未尽,还可再按上法服药。

(5) 必先岁气,无伐天和。无盛盛,无虚虚,而遗人夭殃。无致邪,无失正,绝人长命!

①王冰《黄帝内经素问》岁有六气分主,有南面北面之政,先知此六气所在,人脉至尺寸应之。太阴所在其脉沉,少阴所在其脉钩,厥阴所在其脉弦,太阳所在其脉大而长,阳明所在其脉短而涩,少阳所在其脉大而浮。如是六脉,则谓天和,不识不知,呼为寒热。攻寒令热,脉不变而热疾已生,制热令寒,脉如故而寒病又起。欲求其适,安可得乎! 夭枉之来,率由于此。不察虚实,但思攻击,而盛者转盛,虚者转虚,万端之病,从兹而甚,真气日消,病势日侵,殃咎之来,苦夭之兴,难可逃也,悲夫! 所谓伐天和也。攻虚谓实,是则致邪。不识藏之虚,斯为失正。正气既失,则为死之由矣。

②马莳《黄帝内经素问注证发微》故凡用药以治病者,必先岁气,无伐天和可也。又当知病有虚实,如邪气实者而又补之,是之谓盛盛也,又谓之致邪也;正气虚者而又泻之,是之谓虚虚也,又谓之失正也。斯则遗人以夭殃,而绝其长命耳。

③张介宾《类经》五运有纪,六气有序,四时有令,阴阳有节,皆岁气也。人气应之以生长收藏,即天和也。设不知岁气变迁而妄呼寒热,则邪正盛衰无所辨,未免于犯岁气、伐天和矣,夭枉之由,此其为甚。邪气实者复助之,盛其盛矣。正气夺者复攻之,虚其虚矣。不知虚实,妄施攻补,以致盛者愈盛,虚者愈虚,真气日消,则病气日甚,遗人夭殃,医之咎也。盛其盛,是致邪也。虚其虚,是失正也。重言之者,所以深戒夫伐天和而绝人长命,以见岁气不可不慎也。

④张志聪《黄帝内经集注》必先知岁运之盛衰,衰则补之,盛则泻之,补则从之,泻则逆之。无伐天运之中和,无盛盛,无虚虚,而遗人夭殃。邪则祛之,正则养之,无绝人长命。

⑤高士宗《黄帝素问直解》然必先知岁气之太过不及,无过用毒药,伐其天和,太过而补,是盛盛也,不以而消,是虚虚也,故无盛盛,无虚虚,而遗人夭殃,盛盛则致邪,虚虚则失正,故无致邪,无失正,而绝人长命,斯可矣。

⑥黄元御《黄元御医书全集》用药之法,必以岁气为先(法运气之盈虚,顺阴阳之消长),无伐天和(天和者,天运自然之气数也,逆岁气则伐伤天和矣)。无盛其所盛,无虚其所虚,而遗人夭殃。无助其邪,无损其正,而绝人长命。盛盛虚虚,助邪损正,所谓逆岁气而伐天和者也。

⑦张琦《素问释义》五运有纪,六气有位,有主客,有太少。人气应之,即天和也。不察虚实,妄施攻补,则盛者转盛,虚者益虚,真气日消,难可挽救,是遗人夭殃也。盛盛,是致邪也。虚虚,是失正也。

⑧高亿《黄帝内经素问详注直讲全集》〔注〕且每岁有六气之分,当岁之气有偏

胜,人病因之治之者,因气治病,无妄伐天真冲和之元气也。无盛盛者,谓邪盛不宜再固,再固则邪气愈盛矣。无虚虚者,谓正气不宜再攻,再攻则正气愈衰矣,夭殃岂能免乎?所谓致邪者,谓盛者再盛,是致其邪也。所谓失正者,谓虚者再虚,是失其正也。命乌能长保乎?此深言治病邪正不得宜,皆治者之咎。

〔讲〕必先知六气所在,与主岁之气为何如,从而调之,无伤天真冲和之气焉。凡邪盛者,无使再盛,凡正虚者,无使再虚,慎毋于补泻之中而遗人以夭殃也。无邪者无致其邪,正虚者无失其正,慎毋昧虚实而绝人长命也。

⑨孟景春等《黄帝内经素问译释》盛盛:实证用补,使其重实,叫做"盛盛"。虚虚:虚证用泻,使其重虚,叫做"虚虚"。

必须首先知道该年的气候情况,不可违反天人相应的规律。不要实证用补使其重实,不要虚证误泻使其重虚,而造成使人夭折生命的灾害。不要误补而使邪气更盛,不要误泻而损伤人体正气,断送了人的性命!

⑩任廷革《任应秋讲〈黄帝内经〉〈素问〉》此句未具体注释。

⑪张灿玾等《黄帝内经素问校释》必先岁气,无伐天和:治病时,首先应明确主岁之气,不可对抗天气与人气相应的规律。《类经》十二卷第十一注:"五运有纪,六气有序,四时有令,阴阳有节,皆岁气也。人气应之以生长收藏,即天和也。"盛盛:用补法治实证。虚虚:用泻法治虚证。致:招引的意思。

用药时,必须首先明确当年岁气的盛衰情况,不可违抗天气与人气相应的规律,不可犯了实证用补法,虚证用泻法的错误,给人们造成夭折和灾殃。不可因用药不当而招致邪气侵害,损伤人体正气,断送了人的性命。

⑫方药中等《黄帝内经素问运气七篇讲解》[必先岁气,无伐天和]"岁气",指这一年气候变化的特点。"必先岁气",指在诊治疾病上,首先要了解这一年气候变化上的特点。"伐",指消伐或损害。"天和",指自然界的正常气候变化及人体的自调功能。"无伐天和",指在诊治疾病时要注意自然界季节气候特点与人体生理病理的关系,不要损害或干扰人体的自调能力。这就是说,在诊治疾病中,不但要掌握药物的特性以及用药的分寸和方法,时刻注意不要损伤人体正气,而且由于人与天地相应,季节气候变化与人体正气密切相关,因而也要密切注意季节气候与人体的关系,根据季节气候特点对患者进行适当处理。这是中医学整体恒动观,人与天地相应思想在疾病治疗中的具体体现和运用。

[无盛盛,无虚虚,而遗人夭殃]"盛",指旺盛。"盛盛",前一个"盛"字,作使之旺盛解;后一个"盛"字,作本来旺盛解。"盛盛",意即已经很旺盛了,还再用使其旺盛的治疗方法。"虚",指虚弱不足。"虚虚",前一个虚字,作使之虚弱解释;后一个"虚"字,作本来虚弱解。"虚虚",意即已经很虚弱了,还再用使其虚弱的治疗方法。"遗",指给予。"夭殃",指灾害。"无盛盛,无虚虚,而遗人夭殃"一句,是指治疗原则而言,意即在对疾病的治疗上,必须注意邪正的盛衰而决定治疗上的补泻。不能在邪气已经很盛的情况下再给予助邪的药物,也不能在正气已经很虚弱的情况下再

给予伤正的药物。邪气很盛再予助邪,这就叫作"盛盛",或者叫作"实实"。正气已虚再予伤正,这就叫作"虚虚"。"实实""虚虚",从治疗原则上来说都是原则性的错误,都必然造成"遗人夭殃",也就是说,给病人带来严重的危害。

[无致邪,无失正,绝人长命]"致邪",即帮助邪气。"失正",即损伤正气。"长命",指人的生命和健康。全句是承上句而言,意即"无盛盛,无虚虚"的原因,就是因为"盛盛"可以"致邪","虚虚"可以"失正"。因而盛盛、虚虚都可以给人的健康带来危害,甚至断送人的生命,这就是原文所谓的"遗人夭殃"和"绝人长命"。

⑬王洪图等《黄帝内经素问白话解》致:招引的意思。

必须首先明确当年的运气,是太过还是不及,治疗时才不致违背天人相应的规律,而攻伐人体的和平之气。不要犯实证用补法,虚证用泻法的错误,那样会使实邪更盛,正气更虚,而给病人留下后患;用补法时不要招致邪气侵害,用泻法时不能损伤人体正气,否则就会断送病人的性命。

⑭郭霭春《黄帝内经素问白话解》致邪:(实证误补)使邪气更盛。失正:(虚证误泻)使正气丧失。

一定得先知道岁气的偏胜,千万不能攻伐天真的冲和之气,不要使实者更实,不要使虚者更虚,而给患者留下后患。总之,一方面要注意不能使邪气更盛,另一方面要注意不能使正气丧失,以免断送人的生命。

第三十二解

(一)内经原文

帝曰:其久病者,有气从不康,病去而瘠,奈何?岐伯曰:昭乎哉圣人之问也!**化不可代**,时不可违。夫经络以通,血气以从,复其不足,与众齐同,养之和之,静以待时,谨守其气,无使倾移,其形乃彰,生气以长,命曰圣王。故《**大要**》曰:无代化,无违时,必[注]养必和,待其来复。此之谓也。帝曰:善。

[注]必:郭霭春《黄帝内经素问校注》、孟景春等《黄帝内经素问译释》、方药中等《黄帝内经素问运气七篇讲解》、人民卫生出版社影印顾从德本《黄帝内经素问》此处为"必";张灿玾等《黄帝内经素问校释》此处为"心",笔者疑误。

(二)字词注释

(1)瘠(jí)

①王冰《黄帝内经素问》此字未具体注释。

②马莳《黄帝内经素问注证发微》瘠。

③张介宾《类经》瘠瘦,瘠音寂。

④张志聪《黄帝内经集注》形尚瘦也。

⑤高士宗《黄帝素问直解》瘠。

⑥黄元御《黄元御医书全集》形体羸瘦。

⑦张琦《素问释义》此字未具体注释。

⑧高亿《黄帝内经素问详注直讲全集》〔注〕痿弱。〔讲〕瘠弱。

⑨孟景春等《黄帝内经素问译释》瘦弱。

⑩任廷革《任应秋讲〈黄帝内经〉（素问）》此字未具体注释。

⑪张灿玾等《黄帝内经素问校释》此字未具体注释。

⑫方药中等《黄帝内经素问运气七篇讲解》"瘠"（jí 音脊），指消瘦。

⑬王洪图等《黄帝内经素问白话解》瘦弱。

⑭郭霭春《黄帝内经素问白话解》瘦弱。

（2）化不可代

①王冰《黄帝内经素问》化，谓造化也。可代能代造化。

②马莳《黄帝内经素问注证发微》天地有自然之化，不可以人力代，故无代化也。

③张介宾《类经》化，造化也。凡造化之道，衰王各有不同，如木从春化，火从夏化，金从秋化，水从冬化，土从四季之化，以及五运六气各有所主，皆不可以相代也，故曰化不可代。

④张志聪《黄帝内经集注》化，谓五运之化气。代，更代也。

⑤高士宗《黄帝素问直解》化不可代。

⑥黄元御《黄元御医书全集》化不可代。

⑦张琦《素问释义》此词未具体注释。

⑧高亿《黄帝内经素问详注直讲全集》〔注〕化者，天地自然之气化，人之所以为生者，不可以人力代之，必俟其时之自至，而切勿违天也。

⑨孟景春等《黄帝内经素问译释》指天地气化，非人力所可代行。

⑩任廷革《任应秋讲〈黄帝内经〉（素问）》"化不可代"是指五运六气的相生相制的变化是不能错乱的，自然界的运动变化是有规律的，要认识这些客观规律，不能试图去改变这些规律；而"代"是主观的意识不是客观的反应，要充分掌握五运六气的基本规律，而不能取代之，这样就有积极的意义了。

⑪张灿玾等《黄帝内经素问校释》万物生化，不可以人力代之。

⑫方药中等《黄帝内经素问运气七篇讲解》"化"，指自然界生化现象。"代"，指代替。

⑬王洪图等《黄帝内经素问白话解》天地运气对万物的影响，是人力所不能代替的。

⑭郭霭春《黄帝内经素问白话解》不要用人力代替天地的气化。

（3）《大要》

①王冰《黄帝内经素问》《大要》，上古经法也。引古之要旨，以明时化之不可违，不可以力代也。

②马莳《黄帝内经素问注证发微》未具体注释。

③张介宾《类经》《大要》，上古书名。

④张志聪《黄帝内经集注》未具体注释。

⑤高士宗《黄帝素问直解》《大要》。

⑥黄元御《黄元御医书全集》《大要》,古书。

⑦张琦《素问释义》未具体注释。

⑧高亿《黄帝内经素问详注直讲全集》〔讲〕《养生大要》。

⑨孟景春等《黄帝内经素问译释》《大要》:古经书。

⑩任廷革《任应秋讲〈黄帝内经〉(素问)》未具体注释。

⑪张灿玾等《黄帝内经素问校释》《大要》王冰注:"上古经法也。"

⑫方药中等《黄帝内经素问运气七篇讲解》"大要",不少注家认为指古医经。张介宾注曰:"上古书名。此引古语,以明化不可代,时不可失,不可不养,不可不和,以待其来复,未有不复者矣。"但是"大要"究竟是不是指古医书,由于后世根本没有见到过这书,所以也无从肯定。我们注意到,在《素问》中,"大要"一语多出现在结论之前,如《至真要大论》中谓:"气有多少,病有盛衰,治有缓急,方有大小,愿闻其约奈何? 岐伯曰:气有高下,病有远近,证有中外,治有轻重,适其至所为故也。大要曰:君一臣二,奇之制也;君二臣四,偶之制也;君二臣三,奇之制也;君二臣六,偶之制也。"其中"大要",就可以解释成为"大致说来",或者"一般来说",不一定是指书名。再看《至真要大论》中的另一段:"夫气之生与其化,衰盛异也。寒暑温凉,盛衰之用,其在四维,故阳之动,始于温,盛于暑;阴之动,始于清,盛于寒。春夏秋冬,各差春分。故大要曰:彼春之暖,为夏之暑,彼秋之忿,为冬之怒,谨按四维,斥候皆归,其终可见,其始可知,此之谓也。"这里的"大要",也可以解释成"一般说来"。从整段文义来看,也不像是书名。《至真要大论》中病机十九条一段,在列举病机十九条的内容以后,接着就谓:"故大要曰:谨守病机,各司其属,有者求之,无者求之,盛者责之,虚者责之,必先五胜。疏其血气,令其条达,而致和平,此之谓也。"这里所谓的"大要",更可以解释成为"总的来说",或"扼要来说"。从文字结构来看,更不像是指书名。本节所说的"大要",也是在前面讲了许多"化不可代,时不可违"的内容以后所作的总结性文字。因此也可以解释成为"总之说来"。由于如此,所以我们认为把"大要"解释成为古医经名是缺乏根据的。类似这样的例子也还有,如有人把《九卷》释为《灵枢》,把"奇恒""阴阳""揆度"等都解释为古医书名,我们认为也缺少根据,因此对这些提法暂持保留态度。

⑬王洪图等《黄帝内经素问白话解》大要:古经书。

⑭郭霭春《黄帝内经素问白话解》《大要》。

(三) 语句阐述

(1) 帝曰:其久病者,有气从不康,病去而瘠,奈何?

①王冰《黄帝内经素问》从,谓顺也。

②马莳《黄帝内经素问注证发微》此言人病而瘠者,当顺化奉时以待之也。帝问岁气有久病者,气乃不康,及病去而瘠。

③张介宾《类经》谓气已顺而身犹不康,病已去而形则瘠瘦也。瘠音寂。

④张志聪《黄帝内经集注》此论人之形体亦由气运之所资养者也。夫神去则

机息,气止则化绝,神气之不可不调养也。然而神气犹主人,形骸若器宇,形与神俱而后可终其天年,是形之不可不调养也。气从者,谓神气已调。不康而瘠,谓身不康而形尚瘦也。

⑤高士宗《黄帝素问直解》气从而顺,此身宜康,其病已去,此形宜强,其有久病者,气从,而身反不康,病已去,而身反瘠,其故何也?

⑥黄元御《黄元御医书全集》久病伤损,气从不康,病去而形体羸瘦,此非医药所能遽复也。

⑦张琦《素问释义》气从不康四字有讹。

⑧高亿《黄帝内经素问详注直讲全集》〔批〕病久而气从不康,病去而弱不强者,皆正气未复之故,宜依此论培养之。

〔注〕气从不康者,谓气顺犹不安。病去而瘠者,谓病去犹瘦弱也。

〔讲〕黄帝曰:人有其病已久者,已顺其气而犹不安康,已去其病而犹见瘠弱者,奈何?

⑨孟景春等《黄帝内经素问译释》黄帝道:有久病的人,气机虽已调顺而身体不得康复,病虽去而形体依然瘦弱,应当怎样处理呢?

⑩任廷革《任应秋讲〈黄帝内经〉〈素问〉》此句未具体注释,总体概括此段为:(提要)据运气的盛衰确立治法。

⑪张灿玾等《黄帝内经素问校释》黄帝说:久病的人,有的气机已经顺适,而身体不得康健,病虽已愈而形体瘦弱的,应当怎样呢?

⑫方药中等《黄帝内经素问运气七篇讲解》"气从",指正气已经恢复。"康",指健康。"瘠"(jí音脊),指消瘦,全句是说:久病患者,疾病痊愈以后,正气已经恢复,但身体仍然十分瘦弱,身体还不十分健康。

⑬王洪图等《黄帝内经素问白话解》瘠:瘦弱。

黄帝说:有久病的人,正气虽然已经调顺,却不能完全恢复健康;病邪虽然已经除去,身体仍然很瘦弱,这时应该怎么办呢?

⑭郭霭春《黄帝内经素问白话解》瘠:瘦弱

黄帝道:那久病的人,有时气顺,而身体并不健康,病虽去了,而身体仍然瘦弱,又怎么办呢?

(2)岐伯曰:昭乎哉圣人之问也!化不可代,时不可违。

①王冰《黄帝内经素问》化,谓造化也。代大匠斫,犹伤其手,况造化之气,人能以力代之乎?夫生长收藏,各应四时之化,虽巧智者亦无能先时而致之,明非人力所及。由是观之,则物之生长收藏化,必待其时也。物之成败理乱,亦待其时也,物既有之,人亦宜然。或言力必可到,而能代造化,违四时者,妄也。

②马莳《黄帝内经素问注证发微》伯言天地有自然之化,不可以人力代,故无代化也;人物有成败之时,不可以私智违,故无违时也。

③张介宾《类经》化,造化也。凡造化之道,衰旺各有不同,如木从春化,火从

夏化,金从秋化,水从冬化,土从四季之化,以及五运六气各有所主,皆不可以相代也,故曰化不同可代。人之藏气,亦必随时以为衰王,欲复藏气之亏,不因时气不可也,故曰时不可违。不违时者,如金水根于春夏,木火基于秋冬,藏气皆有化原,设不预为之地,则临时不易于复元,或邪气乘虚再至,虽有神手,无如之何矣。愚按:此节诸注皆谓天地有自然之化,人力不足以代之,故曰化不可代。然则当听之矣,而下文曰养之和之者,又将何所为乎?谓非以人力而赞天工者乎?其说不然也。

④张志聪《黄帝内经集注》化,谓五运之化气。代,更代也。时,谓六气之主时。违,逆也。如敷和之纪,其藏肝,其养筋;升明之纪,其藏心,其养血;备化之纪,其藏脾,其养肉;审平之纪,其藏肺,其养皮毛;静顺之纪,其藏肾,其养骨髓。是形之皮肉筋骨皆由化运之所资养,不可更代者也。又如春气养筋,夏气养血脉,长夏气养肌肉,秋气养皮毛,冬气养骨髓,是形之皮肉筋骨又皆由四时气之所养,而时不可违也。

⑤高士宗《黄帝素问直解》天之气化,即人之气化也,故化不可代,天之四时,即人之四时也,故时不可违。

⑥黄元御《黄元御医书全集》盖造化之理,盈虚消长,自有定时,化不可代,时不可违。

⑦张琦《素问释义》运气各有所主,衰旺不同,人之脏气亦随之以为衰王,不能非其时而助长,亦不可后其时为补救。如木火基于秋冬,金水根于春夏,补脏气者滋其化原,则当旺之时,气自易复也。

⑧高亿《黄帝内经素问详注直讲全集》〔注〕化者,天地自然之气化,人之所以为生者,不可以人力代之,必俟其时之自至,而切勿违天也。

〔讲〕岐伯对曰:昭乎哉,圣人之问也!此天地自然之气化,不可以人力代之者也,必俟其时之自至,其病自愈,切不可自逞聪明,反其天地成败之时,而过以违用也。

⑨孟景春等《黄帝内经素问译释》岐伯说:您所问的真精细啊!要知道天地之气化,是不可用人力来代行的,四时运行的规律,是不可以违反的。

⑩任廷革《任应秋讲〈黄帝内经〉〈素问〉》(提要)据运气的盛衰确立治法。(讲解)文中云"化不可代",许多医家解释"化"为"造化"之意,认为"造化"代表自然的力量,自然有不可抗拒的力量,人在自然界面前毫无作为,人对自然的变化毫无能力。这样的解释太过消极,失去了现实意义。我认为,"化不可代"是指五运六气的相生相制的变化是不能错乱的,自然界的运动变化是有规律的,要认识这些客观规律,不能试图去改变这些规律;而"代"是主观的意识不是客观的反应,要充分掌握五运六气的基本规律,而不能取代之,这样就有积极的意义了。

"时不可违",是说要适应春、夏、秋、冬四时的规律,不能把冬季当作夏季,也不能把夏季当作冬季,反自然界之规律即曰"违"。

我认为上述两句话这样来理解比较好,之所以要掌握五运六气的规律,是要用之来预防或应对因运气不正常发生的种种病变,太过有太过的治疗方法,不及有不及的治疗方法,怎么会是完全无能为力的呢? 这段文字中提出的很多治疗方法都是很可取的。

⑪张灿玾等《黄帝内经素问校释》化不可代,时不可违:万物生化,不可以人力代之,四时之气的变化规律,不可随意违背。王冰注:"化,谓造化也。代大匠斫,犹伤其手,况造化之气,人能以力代之乎。夫生长收藏,各应四时之化,虽巧智者亦无能先时而致之,明非人力所及。由是观之,则物之生长收藏化,必时也,物之成败理乱,亦待其时也。物既有之,人亦宜然。"

岐伯说:你提这个问题是很高明的啊! 运气之主化,四时之有序,是天地的自然规律,不能以人力去替代它,也不可违背它。

⑫方药中等《黄帝内经素问运气七篇讲解》[化不可代,时不可违]"化",指自然界生化现象。"代",指代替。"时",指时令或季节。"违",指违反。全句意即自然界的各种生化现象,如春生、夏长、长夏化、秋收、冬藏等,都各有其相应的季节和时令,这是不以人们主观意志而改变的客观规律。因此,人们必须顺应这个规律不可违反。不过应该指出,关于"化不可代,时不可违"的含义,历代注家有两种看法。一种看法是认为自然变化,人力不能代替。这种看法以王冰为代表。他说:"化,谓造化也。代大匠斫,犹伤其手,况造化之气,人能以力代之乎,夫生长收藏,各应四时之化,虽巧智者,亦无能先时而致之,明非人力所及,由是观之,则物之生长收藏化,必待其时也。物之成败理乱亦待其时也。物既有之,人亦宜然。或言力必可致而能代造化违四时者,妄也。"另一种看法,虽然也认为"化不可代,时不可违",但又认为在一定条件下,人能胜天。这种看法,以张介宾为代表。他说:"化,造化也。凡造化之道,衰旺各有不同,如木从春化,火从夏化,金从秋化,水从冬化,土从四季之化,以及五运六气各有所主,皆不可以相代也。故曰化不可代。人之藏气,亦必随时以为衰旺,欲复藏气之亏,不因时气不可也。故曰时不可违。不违时者,如金水根于春夏,木火基于秋冬,藏气皆有化原。设不预为之地,则临时不易于复元,或邪气乘虚再至,虽有神手,无如之何矣。"这就是说,他原则上也同意"化不可代,时不可违"的提法,但是他又认为:"此节诸注皆谓天地有自然之化,人力不足以代之,故曰化不可代。然则当听之矣,而下文曰养之和之者,又将何所为乎? 谓非以人力而赞天工者乎? 其说不然也。"这就是说,他又不完全同意"化不可代,时不可违"的提法,认为人力可以替天工,人力在这里也有一定的作用。张介宾在《景岳全书·先天后天论》中更是十分强调了人的作用,明确提出了"人能胜天"的看法。他说:"人生于地,悬命于天,此人之制命于天也。裁之培之,倾之覆之,此天之制命于人也。天本无二,而以此视之,则有天之天者,谓生我之天生于无而由乎天地。有人之天者,谓成我之天成于有而由乎我也……以人之禀赋言,则先天强厚者多寿,先天薄弱者多夭,后天培养者,寿者更寿,后开斫削者,夭者更夭……若以人之作用言,则先天之强者不可恃,恃则并失其强矣,后天之弱者当知慎,慎则人能胜天矣。"我们完全赞同张介宾所论,即一方面承认自然规律,服从自然规律,这也就是原文

所谓的"化不可代,时不可违",以及下文所谓的"无代化,无违时"。但是也并非在自然规律面前一切听其自然,像张氏注文中所提的"然则当听之矣"而无所作为,在一定程度上人不但可以适应自然而且可以改造自然,正如张氏所主张的"人能胜天"。事实上张氏的论点也正是《内经》的论点。在《六元正纪大论》中,就十分明确地提出:"通天之纪,从地之理,和其运,调其化,使上下合德,勿相夺伦,天地升降,不失其宜,五运宣行,勿乖其政。"这就是说,人在认识到自然变化规律之后,就可以掌握它,控制它,使它为人造福。如何掌握它,控制它?在该篇中明确提出要"调之正味从逆",还提出"养之和之",这就是说,依靠饮食药物或精神调养来加以矫正。这也就是张介宾所注的"以人力而赞天工","慎则人能胜天"。联系前文曾提出"有久病者,气从不康,病去而瘠"应如何处理的问题,理解了"化不可代,时不可违"的精神实质以后,在处理方法上就十分明确,那就是久病之后,人体瘦弱,这是因为疾病长期消耗的结果,要想全部恢复,这不是凭人的主观意志所能代替的,只能注意饮食起居和精神调养,并需等待一定的时间才能逐渐恢复。这里既认识到了自然规律不能违反,也体现了人的作用,饮食起居和精神调养的作用。

⑬王洪图等《黄帝内经素问白话解》岐伯说:这是只有圣人才能提出来的问题啊!天地运气对万物的影响,是人力所不能代替的,四时阴阳的变迁,人们也是不能违背的。

⑭郭霭春《黄帝内经素问白话解》岐伯说:你问得真够高明的!天地对万物的生化,人是不能代替的,四时的气序,人是不可违反的。

(3)夫经络以通,血气以从,复其不足,与众齐同,养之和之,静以待时,谨守其气,无使倾移,其形乃彰,生气以长,命曰圣王。

①王冰《黄帝内经素问》此句未具体注释。

②马莳《黄帝内经素问注证发微》今久病而不康,及病去而瘠者,其经络已通,血气已顺,当复其不足之脏而与足者同,必养之和之而静以待时,则形自彰而不瘠矣。

③张介宾《类经》疾病既去而不求其复,则元气衰而瘠矣。养者,养以气味。和者,和以性情。静以待时者,预有修为而待时以复也。如阳虚者喜春夏,阴虚者喜秋冬,病在肝者愈于夏,病在心者愈于长夏,病在脾者愈于秋,病在肺者愈于冬,病在肾者愈于春,皆其义也。谨守其气,无使倾移,则固有弗失,日新可期,是即复原之道,而生气可渐长矣。

④张志聪《黄帝内经集注》脉络者,所以行气血而荣阴阳。血者,神气也。如经络以通,血气以从,复其神气之不足,而与无病者之相同,是神气已复,但身不康健而形尚瘦瘠,故当存养其神,和调其气,静以待时,谨守其气,无使倾移,其形得时化之养,渐乃彰著矣。此气运养身之大要也。愚谓伏羲神农黄帝,乃治世之圣人,出世之真人。如曰养之和之,静以待时,谨守其气,无使倾移,其形乃彰,生气以长,命曰圣王,皆治世语,盖欲使世人顺天地之和,以养此身形神气。

⑤高士宗《黄帝素问直解》病则经络不通,血气不从,病去则经络以通,血气以

从。病则正气不足,不与众同,病去,则复其不足,与众齐同。然病虽去,尤必养之和之,静以待时,谨守其气,无使倾移,然后其形乃彰,生气以长,命曰寿世之圣王。化不可代,时不可违,养之和之,静以待时。

⑥黄元御《黄元御医书全集》夫经络既通,血气既顺,复其不足,与众相同。此须养之和之,静以待时,谨守其气,无使倾移,其形体已彰,其生化自长,如此命曰圣王之定法。

⑦张琦《素问释义》待时,如木病愈在春之类。

⑧高亿《黄帝内经素问详注直讲全集》〔注〕养生之道,既经络流通,血气顺从,其不足之脏,必须复之,与他脏之足者等,摄养调和,静以待其时。至守其不足之气,毋倾移而败之,则形自彰而不瘠,生气得以长久也。

〔讲〕况夫久病而不康,病去而犹瘠者,其经络已无复有邪之凝滞而通矣。其血气已无复有邪之亢害而从矣,不过正气不足,犹未复耳。斯时也,亦第举其本脏之不足者与同诸脏,同为摄养,同为调和,静以待其时之至谨守其不足之气,无使倾移耗败,则其形体自渐次而乃彰矣,其生气亦渐次而以长矣。如是摄生非愚贱所能,非上根贤者之圣王不能也。

⑨孟景春等《黄帝内经素问译释》若经络已经畅通,血气已经和顺,要恢复正气的不足,使与平常人一样,必须注意保养,协调阴阳,耐心等待天时,谨慎守护真气,不使有所消耗,它的形体就可以壮实,生气就可以长养,这就是圣王的法度。

⑩任廷革《任应秋讲〈黄帝内经〉(素问)》此句未具体注释,总体概括此段为:(提要)据运气的盛衰确立治法。

⑪张灿玾等《黄帝内经素问校释》以:在此通"已"。静以待时:《类经》十二卷第十二注"静以待时者,预有修为而待时以复也。如阳虚者喜春夏,阴虚者喜秋冬,病在肝者愈于夏,病在心者愈于长夏,病在脾者愈于秋,病在肺者愈于冬,病在肾者愈于春,皆其义也"。倾移:偏倾变动而不得平衡。

若经络已经畅通,气血已经顺从,使其不足的正气能够得到恢复,并与健康人一样,必须注意保养,使内外协调,静心等待天时,谨慎守护真气,不使其发生偏差,其形体就可以壮实,生气就可以长养,能做到这样的,就叫做"圣王"。

⑫方药中等《黄帝内经素问运气七篇讲解》[复其不足,与众齐同,养之和之,静以待时]"复其不足",指完全恢复健康。"与众齐同",指恢复到与一般人一样。"养之和之",指要注意饮食调养。"静以待时",指要耐心地等待。全句是承上句而言,意即久病之后,人体消瘦,健康不佳,这是病后的自然现象,如果要完全恢复到正常人一样健康,那就要注意饮食调养,并且要耐心等待,到一定时间才能完全恢复。

[谨守其气,无使倾移,其形乃彰,生气以长,命曰圣王]这几句是解释上句,即回答如何"养之和之"。"谨守其气",指在生活饮食起居上注意到与季节气候晨昏昼夜相应。这也就是《素问·四气调神大论》中所指出的:"春三月……夜卧早起,广步于庭,被发缓形,以使志生……夏三月……夜卧早起,无厌于日,使志无怒……

秋三月……早卧早起,与鸡俱兴……冬三月……早卧晚起,必待日光……去寒就温,无泄皮肤……"以及"春夏养阳,秋冬养阴"等。"无使倾移",指认真坚持上述养生之道,不要偏废。"其形乃彰",指身体就会逐渐壮实起来。"生气以长",指生机旺盛。"命曰圣王",意即能做到上述所述,就是有学问、有修养的人。这也就是《素问·四气调神大论》中所谓的:"夫四时阴阳者,万物之根本也,所以圣人春夏养阳,秋冬养阴,以从其根,故与万物沉浮于生长之门……故阴阳四时者,万物之终始也,死生之本也,逆之则灾害生,从之则苛疾不起,是谓得道。道者,圣人行之,愚人佩之。""圣王",即圣人之意。全句意即久病患者,身体消瘦,要恢复健康,就必须在起居上适应四时气候,饮食上注意调养,而且需要一个过程,要耐心等待,然后才能逐渐恢复健康。

⑬王洪图等《黄帝内经素问白话解》所以,病人只能注意适应天地四时的变化,使经络通畅,气血和顺,慢慢地恢复它的不足,要和正常人养生方法一样,静养精神,调和五脏,耐心地等待天时,谨慎地保护正气,不要使它泄漏耗损。这样,病人的形体自然就会日渐充实,生气也会一天一天地增长起来,这就叫圣王调养之法。

⑭郭霭春《黄帝内经素问白话解》因此只能顺应天地四时的气化,使经络畅通,气血和顺,慢慢来恢复它的不足,使与正常人一样,或补养,或调和,要耐心地观察,谨慎地守护着正气,不要使它耗损。这样,病人的形体就会强壮,生气也会一天一天地增长起来,这叫做圣王之法。

(4) 故《大要》曰:无代化,无违时,必养必和,待其来复。此之谓也。帝曰:善。

①王冰《黄帝内经素问》《大要》,上古经法也。引古之要旨,以明时化之不可违,不可以力代也。

②马莳《黄帝内经素问注证发微》此句未具体注释。

③张介宾《类经》《大要》,上古书名。此引古语以明化不可代,时不可失,不可不养,不可不和,以待其来复,未有不复者矣。来复之义,即《易》之复卦,一阳生于五阴之下,阳气渐回则生意渐长,同此理也。

④张志聪《黄帝内经集注》如曰上古有真人者,中古有至人者,盖谓此真之易失而不易得也。如曰圣人为无为之事,乐恬怆之能,从欲快志于虚无之守,故寿命无穷,与天地终,此圣人之治身也,盖谓治世之圣贤能修此身,自能寿敝天地,无有终时。好道之士,当知生此天地气交之中,宜顺时调养此神气,苟此真不失,亦能归于真人,若妄为世外之事,犹恐堕落旁门。(眉批)守其血气,以待形彰。又:在藏主神,在外主形。又:治世者圣王,出世者真人。治世之圣人不欲使人妄作世外之想,故曰上古有真人者。

⑤高士宗《黄帝素问直解》故《大要》曰:无代化,无违时,必养必和,待其来复。此即帝问之谓也。帝故善之。此一节,言阴阳太少之异,五类盛衰之理,五运六气,根中根外,皆为五常之政也。

⑥黄元御《黄元御医书全集》故《大要》(古书)曰:无代化,无违时,必养必和,

待其精神血肉之来复,正此义也(承病有久新句推之)。

⑦张琦《素问释义》此句未具体注释。

⑧高亿《黄帝内经素问详注直讲全集》〔讲〕所以《养生大要》曰:无以人功,强代造化,无以私智,强违天时,必养其不足,必和其众气,以待其真气之来复。正此之谓也。黄帝曰:善哉言乎! 蔑以加矣。

⑨孟景春等《黄帝内经素问译释》所以《大要》上说:不要以人力来代替天地之气化,不要违反四时的运行规律,必须善于调养,协调阴阳,等待真气的恢复。就是这个意思。黄帝道:讲得很对。

⑩任廷革《任应秋讲〈黄帝内经〉(素问)》此句未具体注释,总体概括此段为:(提要)据运气的盛衰确立治法。

⑪张灿玾等《黄帝内经素问校释》《大要》:王冰注"上古经法也"。

所以《大要》上说:人力不能代化,养身不可违时,必须注意保养,必须使阴阳协调,以待正气来复。就是这个意思。黄帝说:好。

⑫方药中等《黄帝内经素问运气七篇讲解》[故大要曰]见字词注释(3)《大要》。

[无代化,无违时,必养必和,待其来复]这几句是承前"化不可代,时不可违"而言。前文提出了"化不可代",所以这里讲"无代化"。前文提出了"时不可违",所以这里讲"无违时"。前文提出了"静以待时",所以这里讲"待其来复",以与之相呼应。应该指出的是,对这几句经文,不能只从消极方面来理解,不能完全理解为听其自然,应该重视"必养必和"的作用。这就是说,必须是在"必养必和"的前提下待其来复。这和前文所讲的"养之和之,静以待时"的含义完全一样。既重视自然规律,服从自然规律,但同时又强调人的作用。我们应正确理解其精神实质。正是这种朴素的辩证法思想,指导着中医学能够比较全面地、正确地认识自然、人体和疾病的规律,并顺应客观规律因势利导来指导治疗战胜疾病。

⑬王洪图等《黄帝内经素问白话解》大要:古经书。

《大要》上所说:不要试图用人力代替天地变化的规律,不要违背四时阴阳的顺序,必须静养精神,调和血脉,安心等待正气的恢复,就是这个意思。黄帝说:讲得好。

⑭郭霭春《黄帝内经素问白话解》无代化:不要用人力代替天地的气化。

《大要》上说:不要以人力来代替天地的气化,不要违反四时的运行,必须静养,必须安和,等待正气的恢复,就是这个意思。黄帝道:讲得好。

参考文献

[1] 王晓毅."天地""阴阳"易位与汉代气化宇宙论的发展[J].孔子研究,2003(04)：83-90.

[2] 孔庆洪."气化结构"假说之探讨[J].中国医药学报,1996,11(05):56-58.

[3] 张立平.中医整体思维模式下的《黄帝内经》经典治则治法探析[J].中国中医药现代远程教育,2015,13(17):6-8.

[4] 岳东辉.中医疫病病因学理论探析[J].中华中医药杂志,2012,27(12):3045.

[5] 单施超,赵博.回溯运气学说的争鸣与比较[J].中华中医药杂志,2015,30(06)：1885-1888.

[6] 史桂荣,王雷,李春巧.五运六气在中医理论中的独特价值[J].中医学报,2013,28(01):56-57.

[7] 汤巧玲,张家玮,宋佳,等.论中医运气学说的哲学基础[J].中国中医基础医学杂志,2016,22(04):488-489.

[8] 杨力.中医运气学[M].北京:北京科学技术出版社,1999:9.

[9] 方药中,许家松.黄帝内经素问运气七篇讲解[M].北京:人民卫生出版社,2007:10,152,9.

[10] 顾植山.从阴阳五行与五运六气的关系谈五运六气在中医理论中的地位[J].中国中医基础杂志,2006,12(06):463-465.

[11] 左帮平,陈涛,杨会军,等.五运六气与疫病关系的现代研究综述[J].辽宁中医药大学学报,2009,11(05):217-219.

[12] 喻嘉兴.《内经》运气构架初探[J].湖南中医杂志,2000,16(02):7-10.

[13] 郭蕾.天人相应论的思想文化基础[J].山西中医学院学报,2002,3(04):6-9.

[14] 蒲晓田,马淑然,陈玉萍等.关于中医"天人相应"理论内涵的探讨[J].中医杂志,2012,53(23):1984-1986.

[15] 郭霞珍.《黄帝内经》"五脏应时"说与天人相应观[J].中华中医药杂志,2012,27(05):1223-1226.

[16] 黄辉,王键.天人合一思想的本体意义及其比较学研究[J].南京中医药大学学

报(社会科学版),2016,17(04):219-224.

[17] 张娜,刘晓燕,郭霞珍.基于"天人相应"理论的四时—阴阳—五脏关系的探讨[J].世界中医药,2016,11(02):224-227.

[18] 张青龙,郑晓红,马伯英.《黄帝内经》自然观浅议[J].中医药导报,2016,22(09):9-13.

[19] 王钊.论阴阳为天人相应之中介[J].北京中医学院学报,1988,(2):15.

[20] 余云岫,恽铁樵.灵枢商兑与群经见智录[M].北京:学苑出版社,2007:108-111.

[21] 傅遂山.浅谈五行学说对中医养生的指导作用[J].河南中医,2010,30(06):530-533.

[22] 潘毅.《黄帝内经》脏气法时理论的变通[J].中医学报,2011,26(08):926-927,932.

[23] 李檬.五脏的生理特性是中医的特征性内容[J].河南中医,2008,28(02):11-12.

[24] 常立果.《内经》"脏气法时"思想研究[D].北京:北京中医药大学,2007.

[25] 程世德.内经理论体系纲要[M].北京:人民卫生出版社,1993.

[26] 许筱颖,郭霞珍.基于中医"天人相应"理论探讨藏象时间结构本质研究的思考[C]//中国中西医结合学会时间生物医学专业委员会.2009全国时间生物医学学术会议论文集,2009:6.

[27] 烟建华.《内经》五脏概念研究[J].中医药学刊,2005,23(3):395-399,406.

[28] 烟建华.论《内经》生命的四时法则[J].北京中医药大学学报,1998,21(04):3-6,72.

[29] 邢玉瑞.中医方法全书[M].西安:陕西科学技术出版社,1997:8.

[30] 王玉川.关于五行休王问题[J].中医杂志,1984,32(10):54-57.

[31] 吉凤霞.五行休王与精气盛衰节律探讨[J].中国医药学报,1998,13(04):9-11,81.

[32] 孟庆云.五运六气对中医学理论的贡献[J].北京中医药,2009,28(12):937-940.

[33] 陈曦.中医"气化"概念诠释[J].世界中医药,2014,11(9):1413-1418,1442.

[34] 王慧峰,严世芸.论藏象体系的天人气化和谐[J].中华中医药学刊,2011,29(10):2296-2297.

[35] 汤铁城.气化论精华初探——略论"气"与"火"的辩证法[J].医学与哲学,1984(02):15-18.

[36] 祝世讷.气化学说——开辟解剖结构的发生学研究[J].山东中医药大学学报,2007,31(3):179-181.

[37] 倪卫东.探讨运气学说核心理论及其在《伤寒论》理论研究中的价值[D].南京:

南京中医药大学,2009.

[38] 吕凌.钱乙五行思想研究[D].沈阳:辽宁中医药大学,2006.

[39] 高巧林.朱震亨中医心理学思想[D].济南:山东师范大学,2009.

[40] 朱文浩,庄泽澄.李杲"阴火"浅说[J].甘肃中医,2005,(01):9-10.

[41] 杨威,潘桂娟,于峥,等.中医基础理论研究的要素与实践[J].中国中医基础医学杂志,2012,18(11):1177-1178,1180.

[42] 郑洪.五脏相关学说理论研究与临床分析[D].广州:广州中医药大学,2002:43.

[43] 邓铁涛.略论五脏相关取代五行学说[J].广州中医学院学报,1988(02):65-68.

[44] 王琦.专题讲座——中医原创思维十讲(四)气为一元的一元观[J].中华中医药杂志,2012,27(05):1353-1354.

[45] 孙以楷,甄长松.庄子通论[M].北京:东方出版社,1995:168.

[46] 恽铁樵.伤寒论研究(线装书)[M].恽氏铅印本,1935:7,19.

[47] 王庆国,李宇航,王震.《伤寒论》六经研究41说[J].北京中医药大学学报,1997,20(4),23-30.

[48] 戴玉.《伤寒论》六经气化学说的形成和发展[J].江苏中医杂志,1982(04):4-6.

[49] 刘渡舟.《伤寒论》的气化学说[J].新中医,1983(02):6-8.

[50] 刘温舒著.张立平校注.素问运气论奥校注[M].北京:学苑出版社,2009:191.

[51] 杨威.五运六气研究[M].北京:中国中医药出版社,2011:289.

[52] 王象礼.陈无择医学全书[M].北京:中国中医药出版社,2005:237.

[53] 陈曦.从《内经》气化理论解析中药气味学说[J].中国中医基础医学杂志,2014,20(10):1321-1323.

[54] 李磊.三阴三阳学说文化哲学探源[J].南京中医药大学学报(社会科学版)2006,7(2):74-77.

[55] 孙志其,韩涛.基于气本体论的三阴三阳体系构建与应用[J].中华中医药杂志,2017,32(05):2307-2310.

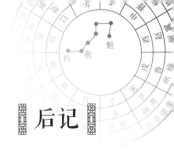

《黄帝内经》运气九篇所阐述的五运六气理论,虽然多年来纷争不断,但是五运六气理论所蕴含的主要学术思想,极具学术价值,这一点毋容置疑,这也是作为一个中医学者,必须潜心学习、研究五运六气理论的原因所在。

五运六气理论是对天地之气的交互变化,所形成的六十种自然气候状态,以及其与人、生物、植物相适应的周期性变化规律的高度总结,其理论充分展示了中医学"天人相应"的学术思想。《素问·六微旨大论》:"上下之位,气交之中,人之居也。故曰天枢之上,天气主之;天枢之下,地气主之;气交之分,人气从之,万物由之,此之谓也"。"天人相应"是中医学中阴阳五行学说的灵魂,五运六气理论正是这一学术思想的集中体现,只有深刻理解五运六气理论,才可以更好地理解、掌握、体悟中医学阴阳五行学说的"天人相应"思想。五运六气理论是在中国古代传统文化的土壤中孕育、形成和发展的,是古人基于长期的对自然界气候、物候、病候的观察,并充分运用了我国古代先进的天体结构理论以及古代天文历法成就而形成的天地人一体的结构模型,从时空角度揭示了自然界的气候、物候、病候周期运动规律,揭示了中医学"天人相应"思想的科学性。

中医学理论认为气是宇宙的本元,气的升降相因,交错相感是产生自然界一切事物及现象的根源。《六微旨大论》说:"气之升降,天地之更用也","天气下降,气流于地,地气上升,气腾于天;故高下相召,升降相因,而变由作矣。"自然界一切气候现象都是由"五运"和"六气"交错叠加,综合而形成的。故《五运行大论》:"上下相遘,寒暑相临,气相得则和,不相得则病",人及生物、植物如果适应自然界气候的变化就可以健康,反之则生灾病,即"从其气则和,逆其气则病"。因此,在治疗上必须遵崇"必先岁气,无伐天和"的"法时而治"的学术思想。所以作为一个医生必须"上知天文,下知地理,中知人事"。可以说,五运六气理论是中医学认识环境与人体健康关系的学说,其本质是探索人与环境协调统一的"天人相应"关系。人类生存环境可以分为外环境和内环境,外环境可以分为天文环境、地理环境、社会环境,人的生存,离不开环境,人必须适应环境才可以生存。"天人相应"正是阐述人与环境协调统一的重要学说。五运六气理论所展示的主要学术思想,主要包括两个方面:第一,基于五运六气对人体脏腑功能的影响,建立起气候—物候—病候相关的天、地、人结构体系。将人体置于整个宇宙空间的整体论角度考察人体生命现象和健康、疾病,充分体现出天人相应的"脏气法时"学术思想;第二,通过"天人一气""天人同构""天人相应",建立起来的天、地、人气化理论。五运六气理论所体现出来的"天人相应"的"整体衡动观"及"气化论"思想与《黄帝内经》其它篇章一脉相承。研究五运六气对于继承、理解、学习、运用、创新与发展中医学理论具有重要的启发作用。

本团队在学习、理解、运用并研究五运六气理论的基础上,通过古籍研究、文献分析、逻辑推理、经验总结、整合归纳等方法,并结合传统辨证论治方法,建立了以"五运六气"理论为基础,以五脏生克制化为推演方法的五脏功能兼顾的"五脏生克制化辨证模式"。其具体内容是基于三个时间点(出生时间、发病时间、就诊时间)五运六气影响下的五脏功能盛衰情况,根据脏腑间生、克、复的关系,全面分析患者的体质、脏腑发病规律,以及疾病的病因病机;并综合传统辨证论治方法,实现五脏平衡辨证。"五脏生克制化辨证模式"将代表中医学"天人相应"学术思想典范的五运六气学说与临床密切结合起来,是对中医学核心思想的继承、发展与创新,它可大大简化临证诊治流程,提高辨证的准确性,提高临床疗效,是临证治疗中简便易行的辨证方法,值得在临床疾病治疗中做更深、更全面的推广。《五运六气体质辨识及选方用药指导—五脏生克制化辨证模式(体质篇)》已由上海交通大学出版社出版,书中主要介绍了"五脏生克制化辨证模式"的体质辨识及临床用药指导部分的相关内容,对于理解学习五运六气理论并探索其临床应用具有一定指导意义。

杜武勋

二〇一八年九月